T0206440

CAMBRIDGE LIBRARY COLLECTION

Books of enduring scholarly value

Classics

From the Renaissance to the nineteenth century, Latin and Greek were compulsory subjects in almost all European universities, and most early modern scholars published their research and conducted international correspondence in Latin. Latin had continued in use in Western Europe long after the fall of the Roman empire as the lingua franca of the educated classes and of law, diplomacy, religion and university teaching. The flight of Greek scholars to the West after the fall of Constantinople in 1453 gave impetus to the study of ancient Greek literature and the Greek New Testament. Eventually, just as nineteenth-century reforms of university curricula were beginning to erode this ascendancy, developments in textual criticism and linguistic analysis, and new ways of studying ancient societies, especially archaeology, led to renewed enthusiasm for the Classics. This collection offers works of criticism, interpretation and synthesis by the outstanding scholars of the nineteenth century.

Claudii Galeni Opera Omnia

Galen (Claudius Galenus, 129–c. 199 CE) is the most famous physician of the Greco-Roman world whose writings have survived. A Greek from a wealthy family, raised and educated in the Greek city of Pergamon, he acquired his medical education by travelling widely in the Roman world, visiting the famous medical centres and studying with leading doctors. His career took him to Rome, where he was appointed by the emperor Marcus Aurelius as his personal physician; he also served succeeding emperors in this role. A huge corpus of writings on medicine which bear Galen's name has survived. The task of editing and publishing such a corpus, and of identifying the authentic Galenic texts within it, is a hugely challenging one, and the 22-volume edition reissued here, edited by Karl Gottlob Kühn (1754–1840) and published in Leipzig between 1821 and 1833, has never yet been equalled.

Cambridge University Press has long been a pioneer in the reissuing of out-of-print titles from its own backlist, producing digital reprints of books that are still sought after by scholars and students but could not be reprinted economically using traditional technology. The Cambridge Library Collection extends this activity to a wider range of books which are still of importance to researchers and professionals, either for the source material they contain, or as landmarks in the history of their academic discipline.

Drawing from the world-renowned collections in the Cambridge University Library, and guided by the advice of experts in each subject area, Cambridge University Press is using state-of-the-art scanning machines in its own Printing House to capture the content of each book selected for inclusion. The files are processed to give a consistently clear, crisp image, and the books finished to the high quality standard for which the Press is recognised around the world. The latest print-on-demand technology ensures that the books will remain available indefinitely, and that orders for single or multiple copies can quickly be supplied.

The Cambridge Library Collection will bring back to life books of enduring scholarly value (including out-of-copyright works originally issued by other publishers) across a wide range of disciplines in the humanities and social sciences and in science and technology.

Claudii Galeni
Opera Omnia

VOLUME 18
PART 1

EDITED BY KARL GOTTLOB KÜHN

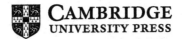

CAMBRIDGE
UNIVERSITY PRESS

CAMBRIDGE UNIVERSITY PRESS

Cambridge, New York, Melbourne, Madrid, Cape Town,
Singapore, São Paolo, Delhi, Tokyo, Mexico City

Published in the United States of America by Cambridge University Press, New York

www.cambridge.org
Information on this title: www.cambridge.org/9781108028455

© in this compilation Cambridge University Press 2011

This edition first published 1821-3
This digitally printed version 2011

ISBN 978-1-108-02845-5 Paperback

MEDICORVM GRAECORVM

OPERA

QVAE EXSTANT.

EDITIONEM CVRAVIT

D. CAROLVS GOTTLOB KÜHN

PROFESSOR PHYSIOLOGIAE ET PATHOLOGIAE IN
LITERARVM VNIVERSITATE LIPSIENSI PVBLICVS
ORDINARIVS ETC.

VOL. XVIII. PARS I.

CONTINENS

CLAVDII GALENI T. XVIII.

LIPSIAE

PROSTAT IN OFFICINA LIBRARIA CAR. CNOBLOCHII

1829.

ΚΛΑΥΔΙΟΥ ΓΑΛΗΝΟΥ

ΑΠΑΝΤΑ.

CLAVDII GALENI

OPERA OMNIA.

EDITIONEM CVRAVIT

D. CAROLVS GOTTLOB KÜHN

PROFESSOR PHYSIOLOGIAE ET PATHOLOGIAE IN
LITERARVM VNIVERSITATE LIPSIENSI PVBLICVS
ORDINARIVS ETC.

VOL. XVIII. PARS I.

LIPSIAE

PROSTAT IN OFFICINA LIBRARIA CAR. CNOBLOCHII

1829.

CONTENTA VOLUMINIS XVIII. PARTIS I.

I. Hipp. aphorifmi et Galeni in eos commentarii   p. 1

II. Galeni adverfus Lycum libellus 196

III. Galeni adverfus ea, quae Juliano in Hippocra-
tis aphorifmos enunciata funt, libellus . . . 246

IV. Hippocratis de articulis liber et Galeni in eum
commentarii quatuor 300

V. Galeni de fafciis liber 768

VI. Ex Galeni commentariis de fafciis libellus . 828

ΙΠΠΟΚΡΑΤΟΥΣ ΑΦΟΡΙΣΜΟΙ ΚΑΙ ΓΑΛΗΝΟΥ ΕΙΣ ΑΥΤΟΥΣ ΥΠΟΜΝΗΜΑΤΑ.

Ed. Chart. IX. [245.]   Ed. Baf. V. (300.)

α'.

[245] (300) Ἐν τῇσι λειεντερίῃσιν ὀξυρεγμίη ἐπιγι-
νομένη μὴ πρότερον γινομένη σημεῖον ἀγαθόν.

Ἡ λειεντερία ταχεῖα διὰ τῆς κοιλίας καὶ τῶν ἐντέρων
διέξοδός ἐστι τῶν ἐσθιομένων τε καὶ πινομένων, τοιούτων
ὑποχωρούντων ὁποῖα κατεπόθη. συντομώτερον δ᾽ ἄν τις

HIPPOCRATIS APHORISMI ET GALENI IN EOS COMMEN-TARII.

I.

*In diuturnis lienteriis ſi ructus acidus qui prius non exti-
tit oboriatur, ſignum bonum eſt.*

Lienteria celer eſt per ventrem et inteſtina tum eſcu-
lentorum tum potulentorum transitus, qua talia dejiciun-
tur, qualia devorata fuere. Quod ſi quis ipſam brevius

αὐτὴν ἀφοριζόμενος εἴ- [246] ποι στέρησιν πέψεως, οὔτε
κατὰ χροιὰν οὔτε κατὰ σύστασιν ἢ ὀσμὴν ἢ ὅλως ἡντιναοῦν
ποιότητα (301) γενομένης ἐν τῇ γαστρὶ μεταβολῆς σιτίων.
ὠνομάσθη δὲ τὸ πάθος οὕτως ὑπονοησάντων τῶν πρώτως
θεμένων τὴν προσηγορίαν αὐτῷ διὰ λειότητα γεγονέναι
τῆς ἔνδον ἐπιφανείας τῶν ἐντέρων, δι᾽ ἣν οὐκέτι ἀντιλαμ-
βάνεται τῶν ἐμπεριεχομένων ἐν αὐτοῖς, ὡς ἂν ὅτε κατὰ φύ-
σιν εἶχε τῇ τραχύτητι κατεχόντων αὐτά. πολλὰ μὲν οὖν
καὶ ἄλλα τῶν πρώτως ὀνομασάντων τὰ πράγματα δίκαιον
ἐπαινεῖν, οὐ μὴν ἐπί γε ταῖς λειεντερίαις ἀποδέχομαι τοὺς
ἄνδρας, ἀγνοήσαντας ὅτι τῆς γαστρὸς αὐτῆς ἔργον ἐστὶ περι-
πτύσσεσθαί τε τὰ σιτία ἔν τινι χρόνῳ, ὡς σφιγγούσης τε καὶ
κατεχούσης αὐτὰ καὶ αὖθις ὠθεῖν κάτω καὶ ὡς ἡ κατὰ τὴν κύ-
στιν γίνεται στραγγουρία, μὴ περιμενούσης ἀθροισθῆναι τὸ
οὖρον, ἀλλ᾽ εὐθὺς ἀποτριβομένης αὐτῆς ἢ ὡς δακνῶδες ἢ ὡς
βαρῦνον, οὕτω δ᾽ καὶ κατὰ τὴν γαστέρα αἱ ταχεῖαι διέξοδοι.

definire velit, diceret coctionis privationem effe, nulla
neque fecundum confiftentiam neque fecundum colorem
aut odorem aut nullam aliam omnino qualitatem in ven-
triculo ciborum mutatione facta. Ita vero morbus hic
appellatus eft exiftimantibus illis qui primum ipfi talem
appellationem impofuerunt, propter interioris inteftinorum
fuperficiei laevitatem fieri, ob quam non amplius ipfa
retineant in fe contenta cibaria, fed celerrime praeter-
labi finant; quafi vero fua, quum fecundum naturam fe
habebant, afperitate ipfa retinerent. Quum itaque in
multis aliis eos laudandos aequum fit qui primum rebus
impofuerunt nomina, in lienteria tamen eos viros minime
probare poffum, quum ipfius ventriculi munus effe igno-
raverint, cibos circumplecti aut ipfos conftringendo quo-
dam tempore retinere rurfusque deorfum propellere. Et
rurfus quemadmodum in vefica fit urinae ftillicidium pa-
tienter non ferente urinam colligi, fed ftatim ut morden-
tem aut gravantem expellente, fic et in ventriculo cele-

αὗται γὰρ αἱ αἰτίαι κοιναὶ ἁπάσης εἰσὶν ἐκκρίσεως· ἃς
εἴπερ οἱ πρῶτοι θέμενοι τοὔνομα τῷ πάθει λειεντερίαν ἠπί-
σταντο, τὴν μὲν περὶ τῆς λειότητος τῶν ἐντέρων ὑπόνοιαν
οὐκ ἂν ἐπῄνεσαν, ἀντ᾽ αὐτῆς δὲ τὴν ἀῤῥωστίαν τῆς γαστρὸς
ὅλης καὶ τῶν ἐντέρων ᾐτιάσαντο δι᾽ ἣν αἰτίαν βαρυνόμενα
ταῦτα τὰ μόρια πρὸς τῶν καταποθέντων ἀποτρίβεται διὰ
ταχέων αὐτά. δυνατὸν δέ ποτε καὶ διά τινας χυμοὺς δα-
κνώδεις ἐπιπολῆς ἑλκωθέντων αὐτῶν γενέσθαι τὸ πάθος, εἰ
καὶ μὴ μεγάλως πεπόνθοι τὰ τῆς δυνάμεως. ἀναγκαῖον γὰρ
ἔστι καὶ τότε διεξερχομένων τῶν σιτίων ἀνιώμενα τὰ ἡλκω-
μένα προωθεῖν αὐτὰ κάτω καὶ πέμπειν ἀφ᾽ ἑαυτῶν ὅτι
τάχιστα. τούτου δὲ διὰ πάντων τῶν μορίων γενομένου τό
τε τάχος ἀκολουθήσει τῆς διεξόδου καὶ τὸ μηδ᾽ ἀρχήν
τινα πέψεως εἰληφέναι. ἀλλὰ τῇ μὲν τοιαύτῃ λειεντερίᾳ
δήξεώς τινος αἴσθησις ἔσται. τῇ δὲ δι᾽ ἀῤῥωστίαν τῆς
κατὰ γαστρὸς καὶ τὰ ἔντερα, χωρὶς ἁπάσης ἀνιαρᾶς αἰσθή-
σεως γίνεσθαι τὴν ὑποχώρησιν. ὑπάρχει δέ τι τοῦτο διά-

res cibariarum tranſitus. Hi enim ſunt omnium excre-
tionum communes cauſae; quas ſi illi ſciviſſent qui primi
huic affectui lienteriae nomen indiderunt, talem de ea
inteſtinorum laevitate opinionem improbaſſent, ac ejus
vice totius ventriculi et inteſtinorum imbecillitatem cau-
ſam ſtatuiſſent, ob quam hae corporis partes cibis aſſum-
ptis gravatae ipſos citiſſime propellunt. Poteſt etiam in-
terdum quorundam humorum mordacitate et acrimonia in
ſuperficie exulceratis inteſtinis haec affectio accidere,
etiamſi vires ipſorum non magnopere laborent. Tum enim
neceſſarium fuerit, ut permeantibus cibis partes exulce-
ratae dolorem inferant, atque ideo deorſum illos propel-
lant et a ſe ipſis quam citiſſime omittant, quo per omnes
partes facto tanta ſequetur tranſitus celeritas, ut nullum
fiet coctionis rudimentum. Verum tali lienteriae morſus
cujusdam ſenſus inerit. In ea vero quae propter ventri-
culi et inteſtinorum imbecillitatem accidit, citra omnem
doloris ſenſum fient dejectiones. Ceterum hoc non par-

φορον οὐ μικρὸν τῇ ἑτέρᾳ τῶν λειεντεριῶν. ἡ μὲν γὰρ ὑπὸ
δριμέων χυμῶν ἐξεσμένης ἐπιπολῆς τῆς τε γαστρὸς ὅλης
καὶ τῶν ἐντέρων γιγνομένη, εἰ μὲν ἡ κακοχυμία παύσαιτο,
τάχιστα θεραπεύεται διὰ τῶν στυφόντων ἐδεσμάτων τε καὶ
πομάτων. εἰ δ᾽ ἐπὶ πλείονα παραμείνη χρόνον, εἰς δυσεν-
τερίαν μεταπίπτει. ἡ δὲ δι᾽ ἀῤῥωστίαν τῆς καθεκτικῆς δυ-
νάμεως ἐπὶ δυσκρασίᾳ μὲν πάντως ἐγγίνεται, ἤτοι δ᾽ αὐ-
τῶν ἐστι τῶν σωμάτων διάθεσις ἕξιν ἤδη τινὰ ἔχουσα δύσ-
λυτον ἢ διὰ χυμόν τινα περιεχόμενον ἐν τῇ κοιλίᾳ καὶ τοῖς
ἐντέροις, εἰς δὲ ἐκ τούτων τῶν χυμῶν ἐστι καὶ τὸ φλέγμα.
διὸ καὶ ὀξεῖαι τοῖς κάμνουσιν ἐρυγαὶ συμβαίνουσιν, ἃς ὀξυ-
ρεγμίας ὀνομάζουσι, γινομένας καὶ χωρὶς φλέγματός τινος
ἐπὶ ψυχροτέρᾳ γαστρί. καί τισί γε τῶν λειεντεριῶν, ὅσαι
διὰ ψυχρότητα γίνονται, συνεισβάλλουσι μὲν ὀξυρεγμίαι, πε-
ριουσῶν δὲ παύονται. κατ᾽ ἀρχὰς μὲν γὰρ ὀλίγον τινὰ
χρόνον ἐν τῇ γαστρὶ μένει τὰ σιτία, προϊόντος δὲ καὶ ἐπαυ-
ξανομένου τοῦ πάθους οὐδὲ τοῦτον. ἐφ᾽ οἷς μὲν οὖν ὀλι-
γοχρόνιός ἐστιν ἡ μονὴ γίνεταί τις οἷον ἀρχὴ πέψεως καὶ

vum quoddam eſt utrique lienteriarum diſcrimen. Nam
quae ab humorum fit acrimonia totius ventriculi et inte-
ſtinorum abraſa ſuperficie, ſiquidem humorum pravitas
ceſſaverit, adſtringentibus tum eduliis tum potibus citiſ-
ſime curatur. Si vero longiore tempore perſeveret, in
dyſenteriam tranfit mutaturque. At quae propter reten-
tricis facultatis imbecillitatem fit ab intemperie plane
conciliatur, quae vel ipſorum corporum diſpoſitio eſt ali-
quem jam habitum ſolutu difficilem non ſequuta vel quae
propter humorem aliquem in ventriculo atque inteſtinis
contentum evenit, ex quibus humoribus unus eſt pituita,
qua aegrotantibus acidi ructus eveniunt, quas oxyregmias
appellitant, etiam citra pituitae cujusdam conſortium
ventriculo frigidiore obortas. Et ſane cum quibusdam
lienteriis ex frigiditate ortum ducentibus una invadunt
acidi ructus, ſed temporis progreſſu ceſſant. Nam per
initia exiguo quodam tempore cibi in ventriculo retinen-
tur; procedente autem atque aucto morbo, ne hoc qui-

ΚΑΙ ΓΑΛΗΝΟΥ ΕΙΣ ΑΥΤΟΥΣ ΥΠΟΜΝΗΜΑΤΑ. 5

Ed. Chart. IX. [246. 247.]   Ed. Baf. V. (301.)

διὰ τοῦτο ἀποτυχία. μεμαθήκαμεν δὲ τὰς διὰ ψυχρὰν αἰ-
τίαν ἀποτυχίας τῆς πέψεως ὀξυρεγμίαν [247] ἐργαζομέ-
νας. ἐφ᾽ οἷς· δὲ οὐκ ἄρχεται πέττεσθαι τὰ σιτία τὴν ἀρ-
χὴν, οὐδὲ μεταβολή τις αὐτῶν γίνεται κατὰ ποιότητα, ὥστε
οὐδ᾽ ὀξυρεγμίαι, πλὴν εἰ μὴ φλέγμα καὶ μάλιστα ὀξὺ πλεο-
νάζοιτο κατὰ τὴν γαστέρα. διὰ τοῦτ᾽ οὖν ὁ Ἱπποκράτης
οὐχ ἁπλῶς εἶπε τὴν ὀξυρεγμίαν σημεῖον ἀγαθὸν εἶναι ταῖς
λειεντερίαις, ἀλλὰ πρῶτον μὲν ἐν ταῖς χρονίαις προσέθηκεν,
ὡς ταῖς γε ἀρχομέναις, ὡς εἴρηται, συνεισβάλλει πολλάκις,
εἶτα πρόσθεν οὐ γινομένη, φησίν. ὅσαι γὰρ ὑπὸ φλέγμα-
τος καταψύξαντος τὴν γαστέρα γίγνονται λειεντερίαι, σύνε-
στιν αὐταῖς ἡ ὀξυρεγμία διὰ παντὸς ὥς τι σύμπτωμα. ταῖς
μὲν οὖν μήτε ἀρχομέναις ἔτι μήτε διὰ φλέγμα γινομέναις
οὐ σύνεστιν ὀξυρεγμία, γιγνομένη δέ ποτε σημαίνει δια-
μένειν μὲν τοσοῦτον ἤδη χρόνον ἐν τῇ γαστρὶ τὴν τροφὴν
ὡς ἀρχὴν μεταβολῆς λαμβάνειν, ἀναμιμνήσκεσθαι δὲ τῶν

dem accidit. Ubi igitur in ventriculo brevis eſt cibi
mora, tum quaedam fit coctionis inchoatio, proindeque
ejusdem fruſtratio. Nos autem a frigida cauſa profectas
coctionis fruſtrationes ructus acidos gignere didicimus. In
quibus autem per initia cibi nullum ſubeunt coctionis ru-
dimentum, nulla quoque fit ipſorum ſecundum qualita-
tem mutatio, ac proinde neque ructus acidus, niſi pituita
eaque potiſſimum in ventriculo exuberet. Propterea
Hippocrates in lienteriis acidum ructum bonum ſignum
eſſe non abſolute pronunciavit, verum primum in diutur-
nis addidit: nam quum incipientibus, ut dictum eſt, ſaepe
ſimul acidi ructus oboriuntur, deinde qui prius, inquit,
non extiterunt. Quae namque a pituita ventriculum re-
frigerante fiunt lienteriae, ſemper cum ipſis tanquam ſym-
ptoma quoddam oxyregmia eſt. Cum illis igitur quae
neque etiamnum incipiunt, neque a pituita procreantur,
non ſunt acidi ructus. Si quando vero fiant, tantum
jam temporis cibum in ventriculo permanere, quoad mu-
tationis principium conſequantur et naturam ſuorum ope-

οἰκείων ἔργων τὴν φύσιν. ἐμοὶ μὲν ἱκανῶς, ὡς νομίζω, πε-
πλήρωται τὰ τῆς ἐξηγήσεως. εἰ δέ τις ἐπιστημονικῶς ἐκμα-
θεῖν βούλεται τὰ κεφάλαια τῶν εἰρημένων, ἐν μὲν τῇ τῶν
φυσικῶν δυνάμεων πραγματείᾳ περὶ τῶν τῆς γαστρὸς ἔχει
δυνάμεων ἀποδείξεις οὐκ ὀλίγας, ἐν δὲ ταῖς τῶν συμπτωμά-
των αἰτίαις περὶ τῶν ταχέως ἀποκρινομένων ἁπάνιων.
ἐπεὶ δ᾽ Ἐρασίστρατος ἐν τῷ δευτέρῳ περὶ κοιλίας κατεψεύ-
σατό τε τῶν ἑαυτοῦ πρεσβυτέρων, ἐτάραξέ τε καὶ συνέχει
τὴν ἔννοιαν τῆς λειεντερίας, ἄμεινον εἶναί μοι δοκεῖ καὶ
ταῦτα προσθεῖναι, καὶ πρῶτά γε αὐτὴν τὴν Ἐρασιστράτου
παραγράψαι ῥῆσιν ἔχουσαν οὕτως· περὶ δὲ τῆς καλουμένης
λειεντερίας ῥητέον. οἱ μὲν οὖν πρότερον ἰατροὶ εἰς τρία
μέρη διῄρουν τὸ πάθος, λειεντερίαν, δυσεντερίαν, τεινεσμόν.
καί τινες μὲν ἐν τοῖς ἐκκρινομένοις τὰς διαφορὰς του πά-
θους θεωροῦντες καὶ λέγοντες. ὅτε μὲν γὰρ αἱματώδη τε
καὶ μυξώδη προχωροίη τὰ ἀπὸ τῆς κοιλίας, τότε μὲν δυσεν-
τερίαν τὸ πάθος ἐκάλουν. εἰ δ᾽ ἄπεπτα εἶεν τὰ διαχωρού-
μενα, μεμιγμένα δὲ τοῖς αἱματώδεσί τε καὶ μυξώδεσι, λειεν-

rum reminifci fignificabit. Atque mihi videor quae ad
textus explicationem fpectant, ea fatis explevifſe. Si
quis autem eorum quae dicta funt capita fcienter difcere
velit, is in opere de naturalibus facultatibus et in libris
de fymptomatum caufis omnium quae celeriter excernun-
tur explicatas caufas habet Quoniam vero Erafiftratus
fecundo de ventriculo fuperiorum medicorum auctorita-
tem ementitus eft ac de lienteria notionem turbavit con-
fuditque, melius effe mihi vifum eft haec etiam fuperad-
dere, ac primum ipfius Erafiftrati textum ita fe habentem
fubfcribere: de lienteria vocata dicendum eft, fuperiores
enim medici inteftinorum affectum in tres partes divife-
runt, lienteriam, dyfenteriam et tenefmum. Atque ex his
nonnulli in ipfis excretis morbis differentias fpectantes di-
cunt. Quum enim ex alvo et cruenta et mucofa prodeunt,
tum hunc affectum dyfenteriam vocabant; fi vero quae
excernuntur, cruda fuerint, fed cruentis et mucofis per-
mixta lienteriam, quum vero biliofa fanguinolentis atque

ΚΑΙ ΓΑΛΗΝΟΥ ΕΙΣ ΑΥΤΟΥΣ ΥΠΟΜΝΗΜΑΤΑ. 7

Ed. Chart. IX. [247.]   Ed. Baf. V. (301.)

τερίαν, ὅτε δὲ ὑπίῃ χολώδεα τοῖς αἱματώδεσι καὶ μυξώδεσι
μεμιγμένα, τεινεσμὸν προσηγόρευον τὸ πάθος. ταυτὶ μὲν
οὖν ὁ Ἐρασίστρατος εἶπεν, οὐκ οἶδα τί δόξαν αὐτῷ προσ-
θεὶς τοῖς ἀπέπτοις διαχωρήμασιν αἱματώδη τε καὶ μυξώδη.
τοῦτο γὰρ οὐδεὶς προσέθηκεν οὔτε τῶν κατὰ τὸν αὐτὸν
αὐτῷ γεγονότων χρόνων ἐπιφανεστάτων, οἷον Φιλότιμος,
Ἡρόφιλος, Εὔδημος, οὔτε τῶν μετ' αὐτὸν γενομένων τις
ἄχρι τῶν νεωτέρων τούτων τῶν περὶ τὸν Ἀρχιγένην, οὐ
μὴν οὐδ', ὡς αὐτὸς εἶπεν, οἱ πρότεροι ἰατροί, τουτέστιν ὅσοι
πρεσβύτεροι τῶν Ἐρασιστράτου χρόνων. Διοκλῆς μὲν γὰρ
ἐν τῷ περὶ πάθους αἰτίας θεραπείας βιβλίῳ ταῦτα γράφει·
τὸ δὲ τρίτον γίνεται μὲν ὡς τὰ πολλὰ ἐκ δυσεντερίας, κα-
λεῖται δὲ λειεντερία. ἔπεται δ' αὐτῇ καὶ διαχώρησις ὑγρὰ
καὶ ἀφρίζουσα καὶ ὠμὴ καὶ πολλὴ καὶ ταχεῖα μετὰ τὸ
πιεῖν καὶ φαγεῖν. Πραξαγόρας δ' ἐν τῷ δευτέρῳ τῶν
συνεδρευόντων· τοῖς δὲ λειεντερικοῖς, φησὶν, ἐπειδὴ ὄλισθον
ἔχει τὸ ἔντερον καὶ οὐχ ἥκιστα τὸ περὶ τὴν νῆστιν, ἀνάγκη
ταχέως φέρεσθαι τὰ ἀπὸ τῶν σιτίων διαχωρήματα. εἶθ'
ἑξῆς ὅτι τοῖς ταχέως διεξερχομένοις ἀναγκαῖόν ἐστιν ἀπέ-

mucofis permixta fubeunt, tenefmum affectum appellabant.
Haec igitur Erafiftratus protulit, nefcio qua ductus opi-
nione crudis dejectionibus mucofa et cruenta addiderit.
Hoc enim nullus appofuit, neque eorum qui iisdem tem-
poribus claruerunt medici, quales Philotimus, Herophilus
et Eudemus, neque eorum qui pofteri adufque recentiores
iftos Archigenis fectatores extiterunt, fed nec quod ipfe
dicit medicorum fuperiorum, hoc eft eorum qui ante Era-
fiftrati feculum fuerunt, ullus affirmavit. Diocles fiqui-
dem in libro de caufae morbi curatione haec fcribit:
tertium morbi genus plerumque dyfenteriam excipit, vo-
catur autem lienteria, quam fequitur humida, fpumans,
cruda, multa et cita ab adfumpto cibo ac potu dejectio.
Praxagoras autem fecundo de fignis adfidentibus inquit:
lientericis quia lubrica funt inteftina, inprimifque jeju-
num, cito ferri neceffario ciborum dejectiones. Praeterea

πτοις είναι παν- [248] τάπασιν, ὁ Πραξαγόρας γράφει·
τὸ μὲν ἰδιαίτατον τοῦ πάθους ἐν τῇ ταχείᾳ διεξόδῳ
τιθέμενος, τὸ δὲ μὴ πέπτεσθαι τῶν ἐξ ἀνάγκης ἀκολου-
θούντων τι ποιούμενος. οὐ γὰρ ὅτι παντάπασιν ἄπεπτα
μένει τὰ σιτία, διὰ τοῦτ᾽ ἐκκρίνεται ταχέως, ἀλλ᾽ ὅτι τα-
χέως ἐκκρίνεται, διὰ τοῦτο οὐδ᾽ ὅλως πέπτεσθαι, καὶ διὰ
τοῦτο καὶ ἡμεῖς καὶ ἄλλοι πολλοὶ τῶν ἰατρῶν τα- (302)
χεῖαν διέξοδον ἀπέπτων παντάπασι τῶν σιτίων φαμὲν εἶ-
ναι τὴν λειεντερίαν. οὕτως δὲ περὶ αὐτῆς ἐοίκασι γινώσκειν
καὶ ἄλλοι παλαιοί. ἐν μὲν γὰρ τῷ περὶ παθῶν Ἱπποκρά-
τους, εἴτ᾽ οὖν αὐτοῦ τοῦ Ἱπποκράτους ἐστὶ τὸ βιβλίον
εἴτε Πολύβου τοῦ μαθητοῦ αὐτοῦ, ταυτὶ γέγραπται περὶ
τῆς λειεντερίας· τὰ σιτία διαχωρέει ἄσηπτα, ὑγρὰ, ὀδύνη
οὐ κινέει, λεπτύνεται δὲ τὸ σῶμα. δηλονότι παλαιά τις
ἦν συνήθεια τούτοις τοῖς ἀνδράσιν ἄσηπτα καλεῖν ἅπερ
ἡμεῖς ἄπεπτα λέγομεν. ἐν δὲ τῷ διαιτητικῷ τῷ ὑγιεινῷ,
τῷ Ἱποκράτει μὲν ἐπιγεγραμμένῳ καὶ αὐτῷ, τοῖς δ᾽ ἀπο-

Praxagoras deinceps fcribit: *cibaria quae cito permeant,
omnino cruda effe oportere;* qui maximam affectionis pro-
prietatem in celeri dejectionum transitu ftatuit et quod
cibi coctionis expertes permaneant, quiddam eorum efficit
quae necessario confequuntur. Non enim certe quia omnino
crudi permanent, propterea cito dejiciuntur, fed quia
confeftim excernuntur, nullam propterea coctionem fub-
eunt. Quamobrem tum nos, tum alii medici plerique
lienteriam definimus citam effe ciborum nullam prorfus
coctionem habentium pervafionem. Sic de ipfa veteres
quoque medici fentire videntur: nam in libro Hippocratis
de morbis, five ipfius fit Hippocratis liber five Polybi
ejus difcipuli, haec de lienteria fcripta funt: *cibaria deji-
ciuntur imputrida, humida, dolorem non concitantia, cor-
pus autem extenuatur.* Nimirum hifce viris fuit confue-
tudo jam olim recepta appellandi imputrida quae nos
cruda et coctionis expertia vocamus. In libro quoque de
victu falubri, qui et ipfe Hippocrati adfcribitur, licet qui

Ed. Chart. IX. [248.]   Ed. Baf. V. (302.)

ξενοῦσιν αὐτὸ, τισὶ μὲν εἰς Φιλιστίωνα, τισὶ δ᾽ εἰς Ἀρίστωνα, τισὶ δ᾽ εἰς Φερεκύδην ἀναφέρουσι, γέγραπται ταυτί. πάσχουσι δέ τινες καὶ τοιαῦτα διαχωρέει αὐτοῖς τὸ σιτίον ὑγρὸν ἄπεπτον, οὐ διὰ νόσημα, οἷον λειεντερίαν, οὐδὲ πόνον οὐδένα παρέχει. οὗτοι μὲν οὖν οἱ ἄνδρες ἅπαντες Ἐρασιστράτου πρεσβύτεροι, μυρίοι δ᾽, ὡς ἔφην, ἄλλοι πάντες κατ᾽ αὐτὸν τὸν Ἐρασίστρατον ὕστεροι γεγονότες ὡσαύτως τοῖσδε περὶ τῆς λειεντερίας ἔγραψαν, ὥστ᾽ οὐκ οἶδ᾽ ὅ τι παθὼν Ἐρασίστρατος καταψεύδεται τῶν πρεσβυτέρων αἱματώδη καὶ μυξώδη τοῖς ἀπέπτοις μεμίχθαι λέγων ὑπολαμβάνειν αὐτοὺς ἐν ταῖς λειεντερίαις.

β'.

Οἷσι ῥῖνες ὑγρότεραι φύσει καὶ ἡ γονὴ ὑγροτέρη, ὑγιαίνουσι νοσηρότερον, οἷσι δὲ τἀναντία, ὑγιεινότερον.

adulterinum cenfent, nonnulli ad Arifionem, nonnulli ad Philiflionem, quidam ad Pherecydem referant, haec fcriptis patent: *Haec nonnulli patiuntur: cibus eis dejicitur humidus, non coctus, non propter morbum, verbi gratia, lienteriam, neque aliquem dolorem affert.* Hi quidem viri omnes Erafiftrato funt feniores, milleque alii, ut dixi, tum qui Erafiftrati aetate floruerunt, tum qui poft eum fuerunt, in eandem omnes fententiam de lienteria fcripferunt. Quare quod Erafiftrato in mentem venerit nefcio, ut de majoribus mentiretur, dum in levitate inteftinorum cruenta et mucofa cibis non coctis permifceri fententiam eorum effe praedicat.

II.

Quibus nares humidiores natura funt et humidior genitura, ii morbofiore funt valetudine; at quibus contraria funt, falubriore.

Ed. Chart. IX. [248. 249.]   Ed. Baf. V. (302.)

Ἐν μὲν ταῖς ξηροτέραις φύσει κράσεσιν οὐδὲν ὅλως
ἐρεῖ διὰ τῶν ῥινῶν ἐξ ἐγκεφάλου περίττωμα σαφὲς οὐδ'
αἰσθητὸν, ὥσπερ οὐδὲ διὰ τοῦ δέρματος ἱδρώς, ἀλλ' ἡ κα-
λουμένη πρὸς τῶν ἰατρῶν ἄδηλος διαπνοὴ τὰ λελεπτυσμένα
τῶν περιττωμάτων ἀτμοειδῶς ἐκκενοῖ. ταῖς δ' ὑγροτέραις
φύσεσιν αἰσθητὰ γίνεται περιττώματα καὶ μάλιστα κατὰ
τὸν ἐγκέφαλον, ὅτι φύσει ψυχρότερός ἐστι. ταῖς δ' αὐταῖς
ταύταις καὶ τὴν γονήν, τουτέστι τὸ σπέρμα, γίνεσθαί φησιν
ὑγροτέραν ὥσπερ καὶ ἐν ταῖς ξηροτέραις ἀναλισκομένης τῆς
ὑδατώδους ὑ- [249] γρότητος, παχύτερόν τε καὶ ξηρότερόν
ἐστι τὸ σπέρμα. τοὺς οὖν ὑγροτέρους, εἴτ' οὖν μόνον τὸν
ἐγκέφαλον εἴτε καὶ τὸ σύμπαν σῶμα τὴν ὑγιεινὴν διαγωγὴν
οὐκ ἄμεμπτον ἔχειν συμβέβηκεν, ἀλλὰ κατάῤῥοις τε συνεχῶς
ἐπὶ σμικραῖς αἰτίαις ἁλίσκεσθαι, κἂν δι' ὑπερώας αὐτοῖς
κάτω ῥέπῃ τὸ περίττωμα, κακοῦσθαι τὰ ὑποκείμενα φά-
ρυγγα καὶ λάρυγγα καὶ τραχεῖαν ἀρτηρίαν καὶ πνεύμονα
καὶ στόμαχον καὶ γαστέρα καὶ βῆχάς τε αὐτοῖς γίνεσθαι
καὶ δυσπνοίας καὶ συνάγχας, ἀπεψίας τε καὶ διαῤῥοίας.

Siccioribus natura temperamentis nullum e cerebro
per nares manifeſtum aut ſenſibile excrementum eſſluit,
quemadmodum neque per cutem ſudor, ſed quae abdita
medicis cutis perſpiratio vocata extenuata excrementa va-
poris inſtar evacuat. Humidioribus vero naturis ſenſibilia
fiunt excrementa praeſertimque cerebri, quod natura ſit
frigidins, his ipſis genituram, hoc eſt ſemen ipſum, hu-
midiorem eſſe pronunciat, ut ſiccioribus aquoſa humidi-
tate exhauſta tum craſſius tum ſiccius ſemen eſt. Qui
igitur ſive ſolo cerebro ſive univerſo corpore ſunt humi-
diores, hi ſalubrem vitae ſtatum ac illaeſum habere ne-
queunt; verum continuo catarrhis leves ob cauſas corri-
piuntur. Quod ſi per palatum ipſis deorſum redundans
humor feratur, ſubjectas partes male affici neceſſe eſt,
fauces, guttur, aſperam arteriam, pulmonem, ſtomachum
et ventrem, tuſſes etiam ipſis oboriri, dyſpnoeas, anginas,

Ed. Chart. IX. [249.]   Ed. Baf. V. (302.)

ἔστι δ᾽ ὅτε καὶ δυσεντερίας, ὅταν ἁλμυρώτερόν πως γένηται
τὸ καταῤῥέον, ἀναγκαῖόν ἐστιν. εἴρηται δ᾽ αὐτῷ κἂν τῷ
περὶ ὑδάτων καὶ τόπων καὶ ἀέρων βιβλίῳ περὶ τούτων,
ὥσπερ γε κἀν τοῖς περὶ νούσων τε καὶ παθῶν.

γ'.

Ἐν τῇσι μακρῇσι δυσεντερίῃσιν αἱ ἀποσιτίαι κακὸν, καὶ
ξὺν πυρετῷ κάκιον.

Αἱ δυσεντερίαι γίνονται μὲν ὑπὸ δριμέων χυμῶν, ἑλ-
κώσεις δ᾽ εἰσὶν ἐντέρων, ἐν ἀρχῇ μὲν ἐπιπολῆς ξυομένων,
τῷ χρόνῳ δὲ βαθύτερα καὶ σηπεδονώδη τούπίπον ἰσχόντων
τὰ ἕλκη, καθ᾽ ὃν μάλιστα χρόνον ἡ γαστὴρ αὐτοῖς συμπά-
σχουσα βλάπτεται περὶ τὰς πέψεις. ἐπαυξούσης δ᾽ ἀεὶ καὶ
μᾶλλον ἀνωτέρω τῆς κακώσεως, ἐπειδὰν καὶ τὸ στόμα συμ-
πάθῃ τῆς κοιλίας, ἀπόσιτοι γίνονται, τουτέστιν ἀνόρεκτοι.
γίγνονται μὲν γὰρ ἐνίοτε καὶ κατ᾽ ἀρχὰς ἀπόσιτοι διὰ τοὺς
συῤῥέοντας ἰχῶρας ἐξ ἥπατος, ἐφ᾽ ὧν ἔφαμεν ἐξύσθαι τὰ

cruditates, diarrhoeas, interdum etiam dyſenterias, quum
deſtillans humor falſior quodammodo fuerit. Porro de
his ipſis egit libro de aëre, locis et aquis, quemadmo-
dum et libris de morbis et affectibus.

III.

*In longis dyſenteriis cibi faſtidia malum et cum febre pe-
jus denunciant.*

Dyſenteriae exulcerationes funt inteſtinorum ab acu-
tis humoribus factae. Nam initio abraditur extima eo-
rum fuperficies; deinde temporis ſpatio profundiora et
putria habent ulcera, quo maxime tempore ventriculi per
confenfum affecti coctione laeduntur, qua noxa magis ac
magis femper furfum evecta fimul ventriculi os eſt affe-
ctum, cibos faſtidiunt, hoc eſt non appetunt. Nam per
initia etiam interdum cibum averſantur propter defluentes
ab hepate ichoras, a quibus inteſtina abradi dicebamus,

12   *ΙΠΠΟΚΡΑΤΟΥΣ ΑΦΟΡΙΣΜΟΙ*

Ed. Chart. IX. [249. 250.]   Ed. Baf. V. (302.)
ἔντερα καὶ μάλισθ' ὅταν ὦσιν οὗτοι πικρόχολοι, μέρος γὰρ
αὐτῶν ἐπιπολάζον ἀναφέρεται πρὸς τὸ στόμα τῆς γαστρός.
κατὰ δὲ τὰς χρονίας δυσεντερίας, ὅταν ἐπιγένηται τοῦτο τὸ
σύμπτωμα, νέκρωσιν ἤδη τινὰ σημαίνει γεγονέναι τῇ γαστρὶ
κατὰ συμπάθειαν, ἐφ' ᾗ τελέως ἀπολωλεκέναι ἀναγκαῖον τὸ
εἰς τὴν ζωὴν ἔργον. εἰ δ' ἅμα τῇ ἀνορεξίᾳ καὶ πυρετὸς
ἐπιγένοιτο τῇ δυσεντερίᾳ, δυοῖν θάτερον, ἢ σηπεδών τίς
ἐστι περὶ τὰ ἕλκη, ἢ ἀξιόλογος φλεγμονή· καὶ οὕτως, ὡς εἴ-
ρηται, συμπασχούσης ὅλης αὐτῆς ἤδη τῆς γαστρὸς ὀλεθρίως
ἔχουσιν οἱ κάμνοντες.

δ'.

Τὰ περιμάδηρα ἕλκεα κακοήθεα.

[250] "Οταν ἤτοι τὰς τρίχας ἐκπιπτούσας ἴδῃς τῶν
περικειμένων τῷ ἕλκει χωρίων ἢ καὶ τὸ δέρμα λεπίδας
ἐπιπολῆς ἀφιὲν, ἴσθι τοῖς οὕτως ἔχουσι μοχθηροὺς χυμοὺς
ἐπιρρεῖν τῷ μέρει ἀκριβῶς ἀναβιβρώσκοντας τὸ ἕλκος. οὐ

---

fi praefertim hi picrocholi fuerint: nam eorum pars fu-
pernatans ad os ventriculi effertur. Longis vero dyfen-
teriis quum hoc fymptoma fupervenerit, quandam jam per
confenfum ventriculo mortificationem advenifle indicat,
qua appetentiam aboleri prorfus necefle eft opus ad vi-
tam necefarium. Si vero una cum inappetentia dyfen-
teriae febris accefferit, ex duabus altera, vel aliqua ulce-
rum putredo vel ingens inflammatio adeft, atque ita, ut
dictum eft, toto per confenfum ventre affecto, perniciofe
habent aegroti.

IV.

Circumglabra ulcera maligna funt.

Quum vel pilos a circumjectis ulceri regionibus de-
fluere vel cutem fquamulas e fumma parte amittere vi-
deris, fcito qui ita fe habent, iis pravos humores in par-
tem affluere, qui vehementer ulcus erodunt. Non enim

Ed. Chart. IX. [250.]   Ed. Bas. V. (302.)
γὰρ δήπου τὰς μὲν ῥίζας τῶν τριχῶν διαφθείρειν δύναται,
τὸ δ' ἡλκωμένον ἐᾶν συνεπουλοῦσθαι.

έ.

Τῶν ὀδυνέων καὶ ἐν πλευρῆσι καὶ ἐν στήθεσι καὶ ἐν τοῖσιν
ἄλλοισιν, εἰ μέγα διαφέρουσι καταμαθητέον.

Καταμανθάνειν οὐ μόνον χρὴ τὸν ὀδυνώμενον τόπον
ὁποῖός ἐστιν, ἀλλὰ καὶ τὸ μέγεθος τῆς κατ' αὐτὸν ὀδύνης
τηλίκον ἐστί. χρήσιμον οὖν τοῦτο πρός τε διάγνωσιν τοῦ
πεπονθότος τόπου καὶ πρόγνωσιν τῶν γενησομένων περὶ τὸν
κάμνοντα καὶ προσέτι την τῆς θεραπείας εὕρεσιν ἐν τῇ
γοῦν πλευρᾷ ὅταν ἄλγημα ᾖ μέγα, πρῶτον μὲν οὐκ ἀκίν-
δυνον, εἶτα καὶ θεραπείας δεήσεται πλείονος. εἰ μὲν εἰς
κλεῖι ἡ ὀδύνη διατείνοι, φλεβοτομίας, εἰ δ' εἰς ὑποχόνδριον,
καθάρσεως, ὡς αὐτὸς ἐν τῷ περὶ διαίτης ὀξέων ἐδίδαξεν.

certe pilorum radices corrumpere queunt et ulceratum
locum non prohibere cicatrice obduci.

V.

*Dolores tum laterum tum pectoris ceterarumque partium
an multum differant perdiſcendum.*

Perdiſcere non modo oportet locum dolentem qualis
ſit, ſed et in eo doloris magnitudinem quanta ſit. Haec
autem tum ad loci affecti dignotionem, tum ad praeno-
tionem eorum quae laboranti eventura ſunt tum prae-
terea ad curationis inventionem confert. Quum ergo in
latere magnus dolor fuerit, primum is eſſe non poteſt,
quin membrana coſtas ſuccingens vocata patiatur; ſecundo
non vacat periculo; deinde majore etiam indiget curatione.
Nam ſi ad claviculam dolor porrigatur, venae ſectione
utendum erit; ſi vero ad hypochondrium, purgatione,
quemadmodum in libro de victu acutorum ipſe docuit.

Ed. Chart. IX. [250. 251.]   Ed. Baf. V. (302. 303.)

εἰ μέντοι μέτριον εἴη τὸ ἄλγημα καὶ προσέτι μηδὲ νυγμα-
τῶδες, οἷόνπερ ἦν κατὰ τὸν ὑπεζωκότα, μήτε διατεῖνον πρὸς
ὑποχόνδριον ἢ κλεῖν, ἐγχωρεῖ καὶ τῶν σαρκωδῶν μορίων
ἐπὶ ταῖς πλευραῖς πεπονθότων αὐτὸ γίνεσθαι καὶ διὰ τοῦτο
μήτε κινδυνῶδες εἶναι μήτε μεγάλου δεῖσθαι βοηθήματος.
οὕτω δὲ καὶ καθ᾽ ἕκαστον τῶν ἄλλων μορίων ἐπισκεπτέον
ἐστὶ τὸ μέγεθος τῆς ὀδύνης, οἷον ἐπὶ νεφρῶν, εἰ τύχοι. τοῦ
σαρκώδους μὲν αὐτὸν φλεγμαίνοντος, ἔσται βαρεῖα ἡ ὀδύνη,
καθάπερ αὐτὸς ἐν ἐπιδημίαις εἶπε, τὴν οἷον βάρους τινὸς
ἐγκειμένου κατὰ τὸ χωρίον αἴσθησιν ἐπάγουσαν οὕτως ὀνο-
μάσας. τῶν δ᾽ ἄλλων μερῶν τῶν κατὰ τοὺς νεφροὺς πα-
σχόντων ὀξεῖα ἡ ὀδύνη. λέγω δ᾽ ἄλλα μέρη τόν τε περιέ-
χοντα χιτῶνα τούτων καὶ τὴν ἔνδον κοιλίαν καὶ τὰς εἰς
αὐτὴν περαινούσης (303) ἀρτηρίας τε καὶ φλέβας καὶ
προσέτι τὰς ἐκφύσεις τῶν οὐρητήρων. οὕτως δ᾽ ἔχει κἀπὶ
τοῦ ἥπατος, αὐτοῦ μὲν τοῦ σαρκώδους φλεγμαίνοντος ὀδύνη
γίνεται βαρεῖα, [251] τοῦ δὲ περικειμένου χιτῶνος ἢ τῶν
ἀγγείων ὀξεῖα, καὶ αὐτῆς δὲ τῆς ὀξείας ἔνδειξιν φέρει τὸ μᾶλ-

Si vero mediocris dolor extiterit et praeterea minime
punctorius, qualis in membrana erat fuccingente, neque
ad claviculam aut hypochondrium pertingat, tum ipfum
carnofis coftarum partibus affectis fieri contingit, atque
ideo neque effe periculofum, neque magno auxilio indi-
gere. Sic et in fingulis aliis partibus doloris magnitudo
confideranda eft, veluti in renibus, fi forte carnofa eo-
rum pars inflammationem fubeat, dolor gravis erit, quem-
admodum ipfe in epidemiis tradidit, ita eum dolorem
appellans, qui veluti ponderis cujusdam affecto loco in-
cumbentis fenfum invehit. Aliis vero renum partibus af-
fectis acutus dolor cruciabit. Alias dico partes tunicam
renes obtegentem, internum ventriculum et in hunc defi-
nentes tum arterias tum venas, ac praeterea ureterum
exortus. Sic etiam in jecore fe res habet, parte fiqui-
dem ejus carnofa inflammata dolor gravis oritur, obte-
gente vero tunica aut vafis inflammatis acutus. Atque
ipfius doloris acuti indicium affert major minorve efficien-

ΚΑΙ ΓΑΛΗΝΟΥ ΕΙΣ ΑΥΤΟΥΣ ΥΠΟΜΝΗΜΑΤΑ. 15

Ed. Chart. IX. [251.]   Ed. Baſ. V. (303.)
λον καὶ ἧττον τοῦ ποιοῦντος αἰτίου. χολώδης μὲν γὰρ καὶ
δριμὺς χυμὸς ἐπιτείνει τὴν ὀδύνην, οὕτω δὲ καὶ φυσῶδες
πνεῦμα διέξοδον οὐκ ἔχον, ἐκλύει δὲ ὁ φλεγματώδης· οὐ
μόνον δὲ ποιότητός τινος μέγεθος ὀδύνης ἔνδειξίν τινα ἡμῖν
δίδωσιν, ἀλλὰ καὶ ποσότητος. ἐπιτείνεται γὰρ ἑκάστου τῶν
ὁτιοῦν ἐργαζομένων αἰτίων ἡ ἐνέργεια τῆς οὐσίας αὐξανομέ-
νης. εἰ μὲν οὖν τὸ μέγεθος ἑκάστης ὀδύνης ἀξιῶν ἐπισκέ-
ψασθαι τοῦτον ἔγραψε τὸν ἀφορισμὸν Ἱπποκράτης, αὐτάρ-
κως ἐξήγημαι τὴν χρείαν αὐτοῦ· εἰ δ᾽ οὐ μόνον τὴν κατὰ
μέγεθος διὰ τῶν ὀδυνῶν ἐπισκέπτεσθαί φησι δεῖν, ἀλλ᾽ ἔτι
γενικώτερον καὶ οἷον καθολικώτερον ἐνδείκνυται, συμβου-
λεύων ἁπάσας τὰς ἀξιολόγους ἐν ταῖς ὀδύναις ἐπισκέπτεσθαι
διαφοράς, ἔτι μείζονα χρείαν ἐξ αὐτοῦ καρπωσόμεθα. γε-
νήσεται γὰρ ὁ λόγος τοιοῦτος, οὐχ ἁπλῶς χρὴ σκοπεῖσθαι
τὴν ὀδύνην τῶν μορίων, οὐδ᾽ ἡγεῖσθαι τὴν αὐτὴν ἐπὶ παν-
τὸς εἶναι διάθεσιν· οἷον εἰ ἔμπροσθεν μὲν Δίων, νυνὶ δὲ
Θέων ἀλγεῖ πλευρὰν, ὑπολαμβάνειν ὡσαύτως ἔχειν αὐτοὺς,

tis cauſae magnitudo. Biliofus fiquidem et acris humor
dolorem intendit, ficut et fpiritus flatulentus exitum non
habens, remittit pituitofus. Non folum autem qualitatis
cujusdam magnitudo nobis aliquam dat doloris fignificatio-
nem, fed etiam quantitatis: intenditur enim cujusvis cau-
fae efficientis actio aucta ejus fubftantia. Si itaque Hip-
pocrates quia doloris magnitudinem confiderandam effe
vellet, hunc aphorifmum fcripfit, fatis ipfius ufum expo-
fuimus: fi vero non ratione magnitudinis dumtaxat do-
lorum differentias fpectandas effe pronunciat, fed genera-
lius etiamnum quiddam ac veluti univerfalius indicat, qui
omnes effatu dignas dolorum differentias animadvertendas
effe confulit, multo etiam majorem ex ipfo utilitatis fru-
ctum percepturi fumus. Erit enim oratio hujusmodi:
non fimpliciter partium dolorem confiderare oportet, ne-
que eandem effe in omnibus affectionem arbitrari opor-
tere, ut fi exempli gratia antea quidem Dioni, poftea vero
Theoni latus doluerit, non eodem modo utrumque fe ha-

Ed. Chart. IX. [251.]   Ed. Baf. V. (303.)
ἀλλὰ καταμαθητέον εἴτε μεγάλα διαφέρουσιν ἀλλήλων εἴτε
παραπλήσιοί πώς εἰσι. γίνεται δὲ τοῦτο ἐκ δυοῖν καταφα-
νές, ἰδέας τε τῆς ὀδύνης καὶ σφοδρότητος· ἰδέας μὲν εἰ
νυγματώδης ἢ τονώδης ἢ ναρκώδης ἢ μετὰ βάρους ἐμφά-
σεως ἢ οἱονεὶ κεντοῦντός τινος ἢ διαβιβρώσκοντος ἢ διηνε-
κοῦς ἢ διάλειμμα ἔχοντος ἢ ὁμαλοῦ ἢ ἀνωμάλου τινός. κατὰ
δὲ τὰς σφοδρότητας τοὺς μᾶλλόν τε καὶ ἧττον σκοπεῖν, ὅπερ
ὀλίγον ἔμπροσθεν ἡ κατὰ μέγεθος ἐν ταῖς ὀδύναις ὠνομά-
ζετο διαφορά. σύνηθες γάρ ἐστι τοῖς ἰατροῖς καταχρωμέ-
νοις τὸ σφοδρότερον ἅπαν ὀνομάζειν μεῖζον, εἰ καὶ μὴ πο-
σὸν, ἀλλὰ καὶ ποιὸν ὑπάρχει. τὸν μὲν γὰρ πυρετὸν οὐδὲ
παύονται μέγαν ἢ μικρὸν ἢ μέτριον ἅπαντες ὀνομάζοντες,
ἐν θερμασίᾳ τὴν ὕπαρξιν ἔχοντα. θαυμασιὸν οὖν οὐδέν,
εἰ καὶ τὸν σφοδρότερον πόνον μείζονα προσαγορεύουσιν.
ἔτι δὲ μᾶλλον οὐδὲν θαυμαστὸν ἐστιν ὅσα κεχώρισται ταῖς
ἰδέαις ἀλλήλων μέγα διαφέρειν αὐτὰ λέγειν, οἷον τὸν μετὰ

bere exiſtimandum; ſed num multum inter ſe dolore dif-
ferant an quodammodo exiſtant ſimiles cognoſcendum.
Id vero ex duobus fit perſpicuum, doloris tum ſpecie
tum vehementia. Ex ſpecie quidem, ſi punctorius, ſi
tenſivus aut torpidus aut phantaſia gravis aut tanquam
lancinans aut erodens aut pertundens aut continuus aut
cum intermiſſione aut aequabilis aut inaequabilis. Ex ve-
hementia etiam qui vehementior remiſſiorve ſit ſpectare
oportet, quae paulo ſupra ſecundum magnitudinem in
doloribus dicebatur differentia. Conſuetum enim erat me-
dicis vocabulo abutentibus quidquid vehementius eſt ma-
jus nominare, etiam ſi id non quantum, ſed quale exi-
ſtat. Febrem enim quae ſuam habet in calore eſſentiam,
magnam aut parvam aut mediocrem omnes nominare non
ceſſant. Quare mirum non eſt ſi dolorem etiam vehe-
mentiorem majorem vocitent. Imo vero magis admira-
tione dignum non eſt, ſi quae ſpeciebus ſeparata ſunt,
ea inter ſe multum differre dicantur; veluti ſi dolorem
qui ponderis cujusdam phantaſiam refert, ab eo qui lan-

Ed. Chart. IX. [251. 252.]   Ed. Baf. V. (303.)
βάρους ἐμφάσεως πόνον, τοῦ μετὰ τοῦ τιτρώσκεσθαι δοκεῖν
ἤ τι τῶν ἄλλων πάσχειν τῶν προειρημένων.

στʹ.

Τὰ νεφριτικὰ καὶ ὁκόσα κατὰ τὴν κύστιν ἀλγήματα ἐργω-
δῶς ὑγιάζεται τοῖσι πρεσβύτῃσιν.

[252] Τοῖς γέρουσι μόγις ὑγιάζεσθαί φησι, τουτέστι
μετὰ πολλῆς πραγματείας καὶ χρόνου μακροῦ τὰ κατὰ νε-
φροὺς καὶ κύστιν, ὅτι δὴ τοὔργον αὐτῶν ἄπαυστόν ἐστιν,
ἡσυχίας δὲ δεῖ τοῖς ὁτιοῦν μέλλουσι θεραπευθήσεσθαι, καὶ
ὅτι περίττωμα δι᾽ αὐτῶν κενοῦται δριμὺ παροξύνειν ἐπιτή-
δειον, εἴθ᾽ ἕλκος εἴτε φλεγμονή τις ἐν αὐτοῖς εἴθ᾽ ὁτιοῦν
ἄλλο συσταίη πάθημα. πολὺ δὲ δὴ μᾶλλον τῶν πρεσβυτι-
κῶν σωμάτων ἐργαδῶς ὑγιάζεται τὰ κατὰ τὴν κύστιν, ὅτι
καὶ τἄλλα σύμπαντα νοσήματα καὶ μάλισθ᾽ ὅσα ἢ χρόνια,
τὰ γὰρ τοιαῦτα καὶ αὐτὸς ἔφη πρόσθεν συναποθνήσκειν.

cinare et pertundere partem, qui aliud quidpiam ex iis
quae fupra dicta funt facere videtur, diverfum effe dixeris.

VI.

*Renum et veficae affectiones ac dolores fenibus operofe
fanantur.*

Affectus renum et veficae fenibus vix fanari pronun-
ciat, hoc eft multo negotio ac longo tempore. Quod certe
earum partium actio irrequieta fit; quiete autem opus eft,
quodcunque fanari debeat, quodque excrementum, quod
per eos vacuatur, acre fit, quod irritandi five ulceris,
five inflammationis, five alterius cujuspiam affectionis in
ipfis confiftentis vim habet. Multo vero difficilius fanan-
tur in fenibus veficae affectus, quoniam alii etiam morbi
omnes, praecipue longi in ipfis vix medelam admittunt:
tales enim fenes ufque ad mortem comitari fupra dixit.

ζ'.

*Τὰ ἀλγήματα τὰ κατὰ τὴν κοιλίην γινόμενα τὰ μὲν με-
τέωρα κουφότατα, τὰ δὲ μὴ μετέωρα ἰσχυρότερα.*

Μετέωρα νῦν ἀκουστέον οὐ κατὰ τὸ μῆκος τοῦ σώμα-
τος, ἀλλὰ κατὰ τὸ βάθος. ὁρίζει δὲ ταῦτα ἐπὶ τῶν κατὰ
τὴν γαστέρα χωρίων τὸ περιϋόναιον· ὥσθ' ὅσα μὲν ἐν τοῖς
ἐπικειμένοις τῷδε γίνεται κεκλῆσθαι μετέωρα. τὰ δ' ἐν
τοῖς ὑποκειμένοις, τουτέστιν ἐν αὐτοῖς τοῖς ἐντέροις καὶ
τῇ γαστρὶ καὶ τὰ ἐν τῷ βάθει, ταῦτα λέγει μὴ μετέωρα.
πρόδηλον δ' ὅτι τὰ τοιαῦτα καλῶς κέκληκεν ἰσχυρότερα.

η'.

*Τοῖσι ὑδρωπικοῖσι τὰ γενόμενα ἕλκεα ἐν τῷ σώματι οὐ ῥηϊ-
δίως ὑγιάζεται.*

Ἐδίδαξεν αὐτὸς ἐν τῷ περὶ ἑλκῶν οὐ πρότερον ἐπου-
λώμενα τὰ ἕλκη, πρὶν ἀκριβῶς ξηρανθῆναι. τοῦτο δ' οὐ ῥᾳ-

VII.

*Qui dolores in ventre concitantur, ſublimes quidem le-
viores, non ſublimes vero vehementiores.*

Sublimes nunc ſecundum corporis longitudinem, ſed
profunditatem intelligendi ſunt. Hos autem circumſcribit
in ventris regione peritonaeum, ita ut qui in partibus
hoc elatioribus fiunt, ſublimes vocentur, qui vero parti-
bus huic ſubjacentibus, hoc eſt inteſtinis ipſis atque ven-
triculo et alto corpore conſiſtunt, non ſublimes dicantur.
Porro liquet ejusmodi dolores vehementiores Hippocratem
merito vocaſſe.

VIII.

Orta hydropicis in corpore ulcera non facile ſanantur.

Docuit ipſe libro de ulceribus non prius ad cicatri-
cem ulcera perduci quam plane exſiccata ſint. Hoc au-

Ed. Chart. IX. [252. 253.]   Ed. Baf. V. (303.)
δίον ἐπὶ τῶν ὑδρωπικῶν ἐργάζεσθαι διὰ τὴν ἀμετρίαν τῆς
ὑγρότητος.

ϑ'.

[253] Τὰ πλατέα ἐξανθήματα οὐ πάνυ τι κνησμώδεα.

Καθάπερ τῶν φυμάτων ἁπάντων διττή τίς ἐστιν ἡ
διαφορά, τῶν μὲν ἀνατεινομένων εἰς ὀξὺ καὶ ὑψηλῶν γινο-
μένοιν, τῶν δ' ἐκτεινομένων μὲν ἐπὶ πλέονα τόπον, οὐ μὴν
εἰς ὕψος αἰρομένων. οὕτως καὶ τῶν ἐξανθημάτων ἔνια μὲν
ὑψηλὰ γίνεται, τινὰ δὲ πλατέα. τὰ μὲν οὖν ὑψηλότερα φύ-
ματα καὶ ἐξανθήματα θερμότερος ἐργάζεται χυμός, τὰ δὲ
ταπεινότερα ψυχρότερος, ὥστε διὰ διττὴν τὴν αἰτίαν οὐ
πάνυ τι κνησμώδεα γίνεται τὰ πλαῆ. διαπνεῖται γὰρ εἰς
πλάτος ἐκτεταμένα καὶ τὸν ἐργαζόμενον αὐτὰ χυμὸν ἧττον
ἔχει δριμύν.

tem in hydropicis ob humiditatis immoderationem non
facile fieri.

IX.

Latae puftulae raro pruriginofae.

Quemadmodum tuberculorum omnium duplex eft dif-
ferentia: quaedam enim in acutum faftigiantur et fubli-
mia extenduntur, non tamen in altum attolluntur: fic et
puftularum nonnullae fublimes acuminantur, nonnullae
humiles latae fiunt. Elatiora autem tubercula fublimiores-
que puftulas calidior humor procreat, humiliora vero fri-
gidior. Quare ob duplicem caufam latae puftulae non
admodum pruriunt: cutis enim perfpiratu in latitudinem
exhalant extenfae et efficientem ipfas humorem minus
acrem obtinent.

ί.

Κεφαλὴν πονέοντι περιωδυνέοντι πῦον ἢ ὕδωρ ἢ αἷμα
ῥυὲν κατὰ τὰς ῥῖνας ἢ κατὰ τὰ ὦτα ἢ κατὰ τὸ στόμα
λύει τὸ νόσημα.

Πολλὰ καὶ ἄλλα οὕτω δέδεικται λέγων ὁ Ἱπποκράτης,
ἐφ᾽ ὧν ἐὰν μὴ προσέχῃ τις τὸν νοῦν, δοκεῖ μόνον εἶναι τὸ
λεγόμενον ὑπ᾽ αὐτοῦ θεραπευτικὸν τοῦ πάθους, ἄλλο δὲ οὐ-
δέν. ὁ δὲ οὐ τοῦτο μόνον φησὶν, ἀλλ᾽ ἁπλῶς ὅτι πῦον ἢ
ὕδωρ ῥυὲν, ἤτοι διὰ τῶν ὤτων ἢ τῶν ῥινῶν λύει τὸ νόση-
μα. καὶ εἴ γε οὕτως ἀντιστρέφων εἰρήκει, καθάπερ ἐγὼ
νῦν, ἀνέγκλητος ἂν ἦν ὁ λόγος. ἐπειδὰν ἤτοι διὰ φλεγμονὴν
ἢ ὑγρῶν ἀπέπτων πλῆθος ἠθροισμένον ἐν τῇ κεφαλῇ τὴν
ὀδύνην συμβαίνει γίνεσθαι, τηνικαῦτα τῆς φλεγμονῆς δια-
πυησάσης ἢ τῆς ὑγρότητος ἐκκριθείσης λύσιν γίνεσθαι τῆς
ὀδύνης. ἐὰν δὲ διὰ πνεῦμα φυσῶδες ἢ αἵματος πλῆθος ἢ

X.

*Capite dolenti ac vehementer laboranti pus aut aqua aut
fanguis per nares vel os vel aures effluens morbum
folvit.*

Plura et alia fic Hippocratem pronunciare demonstra-
vimus, quibus nifi quis animum advertat, videatur quod
ab ipfo dicitur folum et unicum effe affectionis propofi-
tae remedium, aliud vero nullum. Verum ipfe non hoc
duntaxat effe dicit, fed fimpliciter, quod pus vel aqua
per aures aut nares effluens morbum folvit. Quod fi in-
verfo ordine dixiffet, quemadmodum ego nunc *feci*, ora-
tio reprehenfione vacaffet. Quum vel propter inflamma-
tionem vel humorum crudorum multitudinem in capite
acervatam fieri dolorem contigerit, tunc inflammatione
fuppurata aut excreto humore morbi fiet folutio. Si
vero propter flatulentum fpiritum aut fanguinis copiam

δάκνουσαν χολὴν ἢ ὅλως κατὰ δυσκρασίαν ἢ ὀδύνη γίνεται,
δι' ἄλλων ἰαθήσεται.

ια'.

[254] Τοῖσι μελαγχολικοῖσι καὶ τοῖσι νεφριτικοῖσιν αἱ-
μοῤῥοΐδες ἐπιγινόμεναι ἀγαθόν.

Οὐ τῷ τῆς κενώσεως μόνον λόγῳ αἱμοῤῥοΐδες ἰῶνται
τὰ τοιαῦτα τῶν παθῶν, ἀλλὰ καὶ αὐτὴ ἡ ποιότης τοῦ κε-
νουμένου. παχὺ γὰρ εἰώθασιν αἱ τοιαῦται κενοῦν αἷμα
μεστὸν τοῦ μελαγχολικοῦ χυμοῦ, παραπλησίαν ἔχοντος ἐν
αἵματι δύναμιν, οἵαν περ ἐν τοῖς οἴνοις ἡ τρὺξ, ὥστ' οὐδὲν
θαυμαστὸν καὶ μελαγχολίαν καὶ νεφρῖτιν ἰᾶσθαι διὰ τῶν
αἱμοῤῥοΐδων, ἐκκενοῦν πεφυκυιῶν τὴν οἷον ἰλὺν τοῦ αἵματος.

ιβ'.

(304) Αἱμοῤῥοΐδας ἰηθέντι χρονίας, ἢν μὴ μία διαφυ-
λαχθῇ, κίνδυνος ὕδρωπα ἐπιγενέσθαι ἢ φθίσιν.

aut bilem mordacem aut denique ob intemperiem dolor
acciderit, per alia remedia fanabitur.

XI.

Melancholicis et nephriticis fuccedentes haemorrhoides
bonum.

Non vacuationis ratione folum, fed ipfa etiam hu-
moris vacuandi qualitate ejusmodi affectus haemorrhoides
fanant. Hae namque craffum fanguinem profundere fo-
lent humoris melancholici plenum, talem in fanguine
vim obtinentis, qualem in venis faex habet. Quare nihil
mirum et melancholiam et nephritin per haemorrhoides
curari, utpote quae fanguinis veluti faecem vacuare foleant.

XII.

Diuturnas haemorrhoides curanti, nifi una fervata fit,
hydropem aut tabem fuccedere.

Τὰς αἱμοῤῥοΐδας ἀδύνατον γενέσθαι χωρὶς τοῦ διὰ
πλῆθός τε καὶ πάχος αἵματος ἀναστομωθῆναί τινας φλέ-
βας, ἀποτιθεμένου τοῦ ἥπατος εἰς αὐτὰς ἰλυῶδές τε καὶ
μελαγχολικὸν αἷμα. ἐὰν οὖν ἀποκλείσῃ τις αὐτὸ τῆς ἐν-
τεῦθεν φορᾶς, ἅμα μὲν σκιῤῥῶδες ἐργάζεται τὸ ἥπαρ, ἅμα
δὲ καὶ τῷ πλήθει καὶ τῷ πάχει βαρυνόμενον ἀποσβέννυσι
τὴν ἐν αὐτῷ θερμασίαν, ὁμοίου τοῦ συμβαίνοντος ὄντος
τῷ κατὰ τὰς ἐκτὸς φλόγας, ὑφ᾿ ὧν κακῶς ξύλα πολλὰ σω-
ρευθέντα πνίγει τε καὶ σβέννυσι τὸ πῦρ. εἴπερ οὖν ὑπὸ
τῆς ἐμφύτου θερμασίας γεννᾶται τὸ αἷμα, πρόδηλον ὡς
οὐκέτι γεννηθήσεται σβεννυμένης αὐτῆς, ὁ δὲ ὕδερος ἀπο-
τυχίᾳ τῆς αἱματώσεως γίνεται. ἐὰν δέ ποτε δυνηθῇ τὸ
ἧπαρ ἀπώσασθαι τὸ πλῆθος ἐπὶ τὰς ἐν τῷ πνεύμονι φλέ-
βας, ἀγγείου ῥαγέντος ἐνταῦθα φθινώδεις γίνονται. εἰκό-
τως οὖν συμβουλεύει κἂν μίαν φυλάττειν αἱμοῤῥοΐδα, ὡς
διὰ ταύτης ἐκκενοῦσθαι τὴν ἰλυώδη κακοχυμίαν τοῦ ἥπατος
καὶ μάλιστα ἐφ᾿ ὧν ἐμελέτησε χρόνῳ πλείονι διὰ τούτων
ἐκκρίνειν αὐτὰς φλεβῶν.

Haemorrhoides citari eſt impoſſibile, quin propter
ſanguinis multitudinem et craſſitudinem venarum ora quae-
dam aperiantur, jecore in ipſas faeculentum et melancho-
licum ſanguinem deponente. Si quis igitur ipſi viam
praecluſerit, tum ſcirrhoſum ipſum effecerit, tum multi-
tudine et craſſitie gravatum calorem in ipſo extinxerit;
quum quid ſimile acciderit, quale flammis externis in
quibus multa ligna ignem ſuffocant atque extinguunt.
Itaque ſi a nativo calore generetur ſanguis, conſtat ipſo
extincto non amplius procreatum iri. At vero hyderus
procreationis ſanguinis fruſtratione oboritur. Quodſi quan-
doque jecur plenitudinem in pulmonis venas protendere
queat, vaſe hic rupto tabidi fiunt. Ratione igitur unam
ſaltem haemorrhoidem ſervandam eſſe conſulit, ut per
hanc faeculenta jecoris cacochyma vacuetur, praeſertim
quibus longo tempore per hujusmodi venas excerni con-
ſuevit.

ιγ'.

[255] Ὑπὸ λυγμοῦ ἐχομένῳ πταρμοὶ ἐπιγινόμενοι λύουσι
τὸν λυγμόν.

Καθάπερ αὐτὸς εἶπεν ὑπὸ πληρώσεώς τε καὶ κενώσεως
γίνεσθαι τὸν σπασμόν, οὕτω καὶ τὸν λυγμόν. ὅταν οὖν
ὑπὸ πληρώσεως γένηται, τοὐπίπαν δὲ οὕτω συνίσταται,
βιαίας δεῖται κενώσεως, ἵν᾽ ὥσπερ μοχλευθέντα τὰ κατὰ
τούτων ὑγρὰ διαπνείσῃ τε καὶ κενωθῇ. τοῦτο δὲ ὁ πταρ-
μὸς ἐργάζεται· τοὺς δὲ ἐπὶ κενώσει λυγμοὺς σπανίως ἐπιγι-
νομένους οὐκ ἰᾶται πταρμός. ὅτι δ᾽ ἐπὶ πληρώσει συνεχῶς
γίνεται λυγμός, ὁρᾶται κἀπὶ τῶν παιδίων λυζόντων πολλά-
κις, ὅταν ὑπερπλησθῇ. καὶ τὸ κρύος δὲ καὶ ψύξις τῷ δυσ-
διάπνευστα ἐργάζεσθαι πάντα τὰ νευρώδη σώματα τὴν πλή-
ρωσιν αὐτῶν ἀποτελεῖ καὶ διὰ τοῦτο λύουσιν ἐπ᾽ αὐτῶν.

XIII.

Singultu laboranti ſternutamenta ſuccedentia ſingultum
ſolvunt.

Quemadmodum auctor convulſionem tum a plenitu-
dine, tum vacuatione fieri docebat, ita quoque ſingultum
accidere. Quum igitur a plenitudine, nam plerumque ita
creatur, violento opus eſt motu, ut tanquam recte quae-
dam remotae humiditates ipſum efficientes perflentur va-
cuenturque. Hoc autem ſternutatio efficit. Qui vero ob
inanitionem raro fiunt ſingultus, eos non ſanat ſternuta-
mentum. Quod autem ob plenitudinem ſingultus frequen-
tes oboriatur, in pueris etiam conſpicitur, qui quum ſe
ſupra modum repleverint, crebro ſingultiant. Frigus et
perfrigeratio nervoſa corpora omnia aegre perſpirabilia
reddunt, quorum repletionem efficiunt proindeque ſingul-
tus ipſis accidit.

ιδ'.

Ὑπὸ ὕδρωπος ἐχομένῳ τοῦ κατὰ τὰς φλέβας ἐν τὴν κοιλίην
ὕδατος ῥυέντος λύσις.

Ἕν καὶ τοῦτό ἐστι παράδειγμα τῶν αὐτομάτων γινο-
μένων ἐπ' ὠφελείᾳ κενώσεων· αὐτομάτων δηλονότι λεγομέ-
νων οὐ τῶν χωρὶς αἰτίας, ἀλλὰ χωρὶς τῆς ἐξ ἡμῶν αἰτίας.
ὅταν γὰρ δόντων ὑδραγωγὸν φάρμακον ἡ τοιαύτη κένωσις
γένηται, οὐκέτ' αὐτὴν ὀνομάζομεν αὐτόματον.

ιε'.

Ὑπὸ διαῤῥοίης ἐχομένῳ μακρῆς ἀπ' αὐτομάτου ἔμετος ἐπι-
γινόμενος λύει τὴν διάῤῥοιαν.

[256] Ἕν καὶ τοῦτό ἐστιν ὡσαύτως παράδειγμα τῶν
καλῶν ὑπὸ τῆς φύσεως γινομένων, ὃ χρὴ μιμεῖσθαι τὸν ἰα-
τρόν. ἡ δὲ ὠφέλεια τῷ τῆς ἀντισπάσεως λόγῳ.

XIV.

Hydrope laboranti ſi aqua ex venis in ventrem fluxerit,
morbi fit ſolutio.

Hoc etiam unum eſt exemplum vacuationum quae
ſponte et utiliter oboriuntur. Spontaneas autem dicimus
non quae ſine cauſa, ſed ſine opera noſtra fiunt. Si nam-
que dato medicamento aquas ducente talis facta fuerit
vacuatio, non amplius ſpontaneam appellamus.

XV.

Longo alvi profluvio laboranti ſpontanea ſuccedens vomi-
tio alvi profluvium ſolvit.

Hoc quoque ſimiliter exemplum eſt eorum quae prae-
clare a natura geruntur, quod medicum imitari oportet.
Ejus autem utilitas revulſionis ratione aeſtimatur.

ΚΑΙ ΓΑΛΗΝΟΥ ΕΙΣ ΑΥΤΟΥΣ ΥΠΟΜΝΗΜΑΤΑ. 25

Ed. Chart. IX. [256.]　　　　　　　　Ed. Baf. V. (304.)

ιστ'.
Ὑπὸ πλευρίτιδος ἢ ὑπὸ περιπνευμονίης ἐχομένῳ διαῤῥοίη
ἐπιγινομένη κακόν.

Τοῖς πάσχουσι μορίοις οὐχ ἁπλῶς ἕτερα συμπάσχειν
πέφυκεν, ἀλλ' ὅταν ἐν ἰσχυρῷ γένωνται πάθει. κατὰ τοῦτ'
οὖν καὶ τῷ ἥπατι παθόντι λυγμὸς μὲν ἐπιγίνεται, στομά-
χου συμπαθόντος, βὴξ δὲ καὶ δύσπνοια τῶν ἀναπνευστι-
κῶν ὀργάνων. οὕτω γοῦν καὶ τοῖς ἀναπνευστικοῖς ὀργάνοις
μεγάλως κακοπραγοῦσι τὸ ἧπαρ συμπάσχει, καὶ τοῦτό γε
σαφῶς ἐνεδείξατο καὶ αὐτὸς ὁ Ἱπποκράτης οὐχ ἁπλῶς εἰ-
πὼν ὑπὸ πλευρίτιδος ἢ περιπνευμονίας ἐκταραχθεῖσαν τὴν
κοιλίαν κακὸν εἶναι σημεῖον, ἀλλὰ προσθεὶς τῷ ἐχομένῳ,
ὡσεὶ κατεχομένῳ καὶ βιαζομένῳ τῷ κάμνοντι πρὸς τῶν
τοιούτων παθῶν, εἰρήκει τὴν διάῤῥοιαν ἐπιγινομένην κακὸν
εἶναι σημεῖον, ἐπειδὴ τοῖς οὕτως ἔχουσι διάῤῥοια γίνεται,
μήθ' ἕλκειν ἔτι καλῶς εἰς ἑαυτὸ τὴν τροφὴν δυναμένου τοῦ

XVI.

*Pleuritide aut peripneumonia affecto diarrhoea fuccedens
malum.*

Partibus affectis aliae non fimpliciter confentire con-
fueverunt, fed quum vehementi affectu detinentur. Hac
itaque ratione et jecore graviter patiente fingultus quidem
fupervenit per confenfum affecto ftomacho, tuffis autem
et fpirandi difficultas per confenfum affectis fpirabilibus
inftrumentis. Sic fane et fpirabilibus organis magnopere
affectis hepar compatitur, hocque ipfum manifefte often-
dit ipfe Hippocrates, quum non fimpliciter dixit: *in pleu-
ritide aut peripneumonia turbatam et folutam alvum ma-
lum effe fignum;* fed adjecit, *affecto*, ac fi detento et
talibus morbis vexato laboranti diceret diarrhoeam fuper-
venientem fignum effe malum, quoniam his ita affectis
alvi profluvium oboritur, quum jecur non amplius ad fe

ἥπατος μήθ᾽ αἱματοῦν, ἔστι δ᾽ ὅτε καὶ τῆς κοιλίας διαφθει-
ρούσης αὐτήν. ἐπὶ μέντοι μετρίᾳ πλευρίτιδί τε καὶ περι-
πνευμονίᾳ διάῤῥοια ἐπιγινομένη δύναταί ποτε τῷ λόγῳ τῆς
κενώσεως ὠφελῆσαι καὶ μᾶλλον ὅταν φαίνηται τὰ τῆς πέ-
ψεως σημεῖα τοῖς πάθεσι παρόντα καὶ οὔτε φόβος ἐστὶν,
ἀλλὰ καὶ ἀκινδύνως. κοινῇ δ᾽ ἐπὶ τούτων καὶ τῶν ἄλλων
ἁπάντων, ὅσα κατὰ τὸν αὐτὸν λέγεται τρόπον, ἐκείνου με-
μνῆσθαι προσήκει, τοῦ διὰ μηδὲν ἄλλο πρόσκαιρόν τε καὶ
πρόδηλον ἐπιγεγονέναι τὸ σύμπτωμα. καθάπερ γε καὶ νῦν
τὴν διάῤῥοιαν ἐξ ἐδέσματός τινος ἢ πόματος, ἀλλὰ τῷ λόγῳ
τοῦ νοσήματος. ὅσα γὰρ δι᾽ ἄλλο τι καὶ μὴ διὰ τὸ νόσημα
γέγονεν, οὐ δύναται σημαίνειν αὐτοῦ τὸ ἦθος εἴ γε συνῆ-
φθαι χρὴ κατά τι τὸ σημεῖον τῷ δηλουμένῳ πρὸ αὐτοῦ.

ιζ΄.
[257] Ὀφθαλμιῶντα ὑπὸ διαῤῥοίης ληφθῆναι ἀγαθόν.

attrahere alimentum, neque probe in fanguinem conver-
tere valeat et ventriculus etiam interdum ipfum corrum-
pat. Moderatae tamen pleuritidi et peripneumoniae fu-
perveniens alvi folutio poteft aliquando vacuationis ratio
prodeffe multoque magis poftquam coctionis figna morbis
ineffe apparuerint, neque metus adeft, fed morbus peri-
culo vacat. Communiter autem in his et aliis omnibus
quae eodem modo efferuntur, exceptionis hujus meminiffe
decet, dum modo nulla alia extemporali et manifefta oc-
cafione acciderit ejusmodi fymptoma, veluti fi nunc
diarrhoea ex cibo aut potu aliquo fit orta, fed morbi
ratione intervenerit. Nam quae alia ex caufa et non vi
morbi eveniunt, ipfius mortem fignificare nequeunt, fi-
gnum fiquidem in aliquo cum re fignificata conjunctum
effe oportet.

XVII.
Ophthalmia laborantem diarrhoea corripi bonum.

Ed. Chart. IX. [257.]   Ed. Baſ. V. (304.)

Οὐχ ὡς σημεῖον τοῦτο τῶν ὀφθαλμιώντων ἀγαθὸν,
ἀλλ᾽ ὡς αἴτιον παρ᾽ αὐτοῦ εἴρηται, διὰ τὸ τὴν πλεονεξίαν
τῶν χυμῶν ἐκκενοῦν τε ἅμα καὶ ἀντισπᾷν κάτω. ἔστι δ᾽
αὐτῷ καὶ τοῦτο παράδειγμα ἕν τῶν αὐτομάτως ἐπ᾽ ὠφελείᾳ
κινουμένων, ἃ χρὴ τὸν ἰατρὸν μιμεῖσθαι, ἀμέλει καὶ ποιοῦ-
σιν οὕτω πάντες ἐν ὀφθαλμίαις, τὴν γαστέρα διά τε κλυ-
στήρων καὶ καθάρσεων ὑπάγοντες.

ιη´.

Κύστιν διακοπέντι ἢ ἐγκέφαλον ἢ καρδίην ἢ φρένας ἢ τῶν
ἐντέρων τι τῶν λεπτῶν ἢ κοιλίην ἢ ἧπαρ θανατῶδες.

Τὸ θανατῶδες ὄνομά πολλάκις εἴρηται ἐν ἄλλοις τε
καὶ κατ᾽ αὐτὸ τοῦτο τὸ βιβλίον, ἐπὶ τῶν ἐξ ἀνάγκης τεθνη-
ξομένων, πολλάκις δὲ τῶν ὡς ἐπὶ τὸ πολύ. διὸ καὶ νῦν
ἄδηλόν ἐστιν εἴτε πάντως ἀποφαίνεται θάνατον ἔπεσθαι
ταῖς τῶν εἰρημένων μορίων διακοπαῖς, εἴτ᾽ ἐπί τινων ἐγχω-

Hoc non tanquam bonum ophthalmia laborantibus
fignum, fed ut caufa ab eo pronunciatur, quod humorum
redundantia fimul vacuetur et ad inferiora refellatur.
Quod unum ipfi quoque exemplum eft eorum quae fponte
et utiliter vacuantur et quae medicum imitari oportet;
nimirum ita omnes faciunt qui in ophthalmiis alvum tum
clyfteribus tum purgationibus fubducunt.

XVIII.

Cui praecifa vefica fuerit aut cerebrum aut cor aut fe-
ptum transverfum aut tenue quoddam inteftinum aut
ventriculus aut jecur, letale eft.

Nomen letale tum aliis in libris tum hoc ipfo faepe
de iis qui ex neceffitate interituri funt, faepe etiam de
iis qui plerumque, protulit. Quare nunc abditum eft,
utrum dictarum partium praecifiones omnino mortem fe-
qui velit innuere, an in quibusdam raro hominem fervari

ρεῖ σωθῆναι σπανίως τὸν ἄνθρωπον. ὅτι μὲν οὖν ἡ τῆς
καρδίας τρῶσις ἐπιφέρει θάνατον ἐξ ἀνάγκης ἔν τι τῶν
ὁμολογουμένων ἐστὶν, οὐ μὴν ἐπί γε τῶν ἄλλων ὡμολόγηται
πᾶσα τρῶσις ἄφυκτον ἔχειν τὸν θάνατον, ἀλλ᾽ ἡ μεγάλη
τε καὶ μέχρι πάθους, ὅπερ εἰκός ἐστι σημαίνεσθαι πρὸς
τῆς διακοπέντι φωνῆς, ἵνα ὅ τε τῆς κύστεως χιτὼν ὅλως
διακοπῇ μέχρι τῆς ἐντὸς εὐρυχωρίας, ἕκαστόν τε τῶν ἄλ-
λων. ἐπὶ μὲν οὖν τῆς κύστεως ὡμολόγηται τὸ μὴ συμφύε-
σθαι τὴν τοιαύτην τρῶσιν, ὥσπερ γε καὶ τοῦ νευρώδους
(305) τῶν φρενῶν καὶ τῶν λεπτῶν ἐντέρων. ἐπὶ δὲ τῆς
κοιλίας ἀμφισβη- [258] τεῖται. τινὲς γὰρ σεσῶσθαί φα-
σιν ἐπ᾽ αὐτῇ σπανίως τοὺς τρωθέντας. ἥπατος δὲ οὐ μό-
νον τρῶσιν βαθεῖαν ἐπὶ τῶν λοβῶν γινομένην θεραπεύεσθαί
φασιν, ἀλλὰ καὶ λοβὸν ἀποτμηθέντα. ἴσμεν δ᾽ ὅτι κἂν τῷ
περὶ τῶν ὀλεθρίων τραυμάτων ἔνια τῶν εἰρημένων ἐπιχειρεῖ
θεραπεύειν ὁ γράψας τὸ βιβλίον. τό γε μὴν ἀκόλλητον
μένειν τὴν διακοπὴν αὐτῶν, ἐπὶ μὲν τῆς καρδίας τε καὶ
τοῦ διαφράγματος ἐκ τῆς διηνεκοῦς τῶν μορίων γίνεται

contingat. Quod itaque cordis vulnus mortem neceſſario
afferat ex iis quae ab omnibus conceduntur unum eſt;
non tamen ab aliis conceſſum eſt quodcunque vulnus
mortem invehere, ſed quod magnum atque profundum eſt,
quod conſentaneum eſt per dictionem *praeciſa* ſignificari:
ut tota veſicae tunica diviſa ad internam uſque capacita-
tem pertuſa atque aliorum unumquodque ſimiliter diviſum
intelligatur. In veſica ſiquidem conceſſum eſt tale vulnus
non coaleſcere, ut nec in parte etiam ſepti transverſi
nervoſa ac tenuibus inteſtinis. De ventriculo vero dubi-
tatur. Quosdam enim in eo vulneratos dicunt, aliquando,
ſed raro fuiſſe ſanatos. At vero non vulnus ſolum in
jecoris fibris acceptum, ſed fibram etiam abſciſſam ſana-
tam fuiſſe proferunt. Scimus autem libro de vulneribus
exitioſis inſcripto, ex his quaedam ejus libri auctorem
curare aggredi. Quod vero earum partium diacope inglu-
tinata maneat, in corde quidem ac ſepto transverſo fit

κινήσεως, ἐπὶ δὲ τῆς κύστεως ὅτι νευρώδης καὶ λεπτὴ καὶ
ἄναιμος ἀμέλει καὶ τὸν τράχηλον αὐτῆς ὁρῶμεν ὁσημέραι
θεραπευόμενον ἐν ταῖς λιθοτομίαις, ἐπειδὴ σαρκώδης ἐστί.
τὸ δ' ἧπαρ αἱμορῥαγικὰς ἔχει τὰς τρώσεις, καὶ διὰ τοῦτο
ἀποθνήσκειν φθάνουσιν οἱ τρωθέντες οὕτως, πρὶν αὐτὸ κολ-
ληθῆναι. τὸ δ' οὕτως εἶπον, ἵνα καὶ φλέψ τις διακοπῇ,
διὰ τοῦτ' οὖν οὔτε οἱ τὰς ἐπιπολῆς αὐτοῦ τρώσεις ἰᾶσθαι
λέγοντες οὔτε οἱ τοὺς λοβοὺς ἀφῃρηκέναι δοκοῦσιν ἀληθεύειν.
ἐγκέφαλον δὲ τρωθέντα πολλάκις εἴδομεν ἰαθέντα καὶ ἅπαξ
ἐν τῇ κατὰ τὴν Ἰωνίαν Σμύρνῃ, ἔτι γε τοῦ διδασκάλου
Πέλοπος ζῶντος, ἐπ' ἀξιολόγῳ τῇ τρώσει. τουτὶ μὲν οὖν
τῶν πάνυ σπανίων ἐστὶν, ἀληθὲς δὲ τὸ τὰς μεγάλας τρώσεις
οἵας περ ἔοικεν ὁ Ἱπποκράτης ὀνομάζειν διακοπὰς ἐπιφέ-
ρειν θάνατον. αἵ γε μὴν ἄχρι τινὸς τῶν ἐν αὐτῷ κοιλιῶν
τρώσεις ὁμολογοῦνται πᾶσι θάνατον ἐπιφέρειν. ἡ δὲ τῶν
λεπτῶν ἐντέρων φύσις καὶ μᾶλλόν γε ἡ τῆς κοιλίας οὐκ ὀλί-
γον μετέχει τῆς σαρκώδους οὐσίας, καὶ διὰ τοῦτο ἐπιπολῆς

ob perpetuum eorum motum; in veſica vero quia nervoſa,
tenuis et exſanguis exiſtit. Nam ipſam cervicem, quod
carnoſa ſit, in calculorum extractione quotidie ſanari
conſpicimus. Hepar vero ſauciatum vulnerationes habet
haemorrhoicas atque idcirco prius moriuntur qui ita vul-
nerati ſunt quam vulnera conglutinari queant. Hoc au-
tem ita dixi ut perfectam venam etiam eſſe intelligatur.
Ea re igitur nec qui minime ſuperficiaria jecoris vulnera
ſe curaſſe, nec qui ejus lobos abſtuliſſe proferunt, veri-
tatem proferre videntur. Vulneratum autem cerebrum
ſaepe ſanatum vidimus ſemelque Smyrnae Joniae, vivente
adhuc praeceptore Pelope, ex inſigni vulnere. At id ex
iis eſt quae rariſſime eveniunt, verum autem eſt magnas
vulnerationes, quales Hippocrates diacopas appellare vi-
detur, mortem afferre; quae tamen aduſque aliquem ven-
triculum cerebri vulnera penetrant, interitum invehere
concedunt omnes. Tenuium autem inteſtinorum et ven-
triculi magis natura carnoſae ſubſtantiae non parum par-

μὲν τρωθέντα κυλλᾶιαι πολλάκις, ὅλα δὲ διακοπέντα μέχρι
τῆς ἔσω κοιλίας ἐν τῷ σπανιωιτάτῳ. οὐ τοῦτο δέ μοι δοκεῖ
διὰ τὴν οὐσίαν αὐτῶν, ἀλλ' ὅτι φάρμακον ἐπιθεῖναι, καθά-
περ τοῖς ἔξω τραύμασιν οὐ δυνάμεθα. διὸ καὶ διὰ τῶν
καταπινομένων ἐπιχειρεῖ θεραπεύειν τὴν κοιλίαν ὁ περὶ
τῶν ὀλεθρίων τραυμάτων γράψας, εἴτ' αὐτὸς ὁ Ἱπποκράτης
εἴτ' ἄλλος τις ἕτερος.

ιθ'.

Ἐπὴν διακοπῇ ὀστίον ἢ χόνδρος ἢ νεῦρον ἢ γνάθου τὸ λε-
πιὸν ἢ ἀκροποσθίη, οὔτε αὔξεται οὔτε συμφύεται.

Αὔξεσθαι μὲν γὰρ λέγει τὸ γεννᾶσθαί τινα ἑτέραν
οὐσίαν τοιαύτην, οἷα τοῦ διακοπέντος ἐστὶν, ὥσπερ ἐπὶ τῶν
κοίλων ἑλκῶν ὁρᾶται σὰρξ βλαστάνουσα, συμφύεσθαι δὲ
ὅταν τοῦ διακοπέντος σώματος τὰ χείλη κολληθῇ. τὸ μὲν
οὖν μὴ γεννᾶσθαι χόνδρον ἢ ὀστοῦν [259] ὡμολόγηται,

ticipat, atque ideo fumma parte vulnerata faepius agglu-
tinantur; tota vero perfecta ad eorum cavitatem ufque
rariffime. Hoc autem mea quidem fententia propter eo-
rum fubftantiam accidere non videtur, fed quia medica-
mentum ipfis internis, ut externis vulneribus imponere
non poffumus. Quapropter per affumpta vulneratum ven-
triculum auctor libri de vulneribus exitiofis infcripti, five
Hippocrates is fuerit five alius quispiam, curare aggreditur.

XIX.

Quum os perfectum fuerit aut cartilago aut nervus aut
tenuis genae particula aut praeputium, neque augefcit,
neque coalefcit.

Augeri vocat aliquam hujusmodi alteram procreari
fubftantiam, qualis eft perfectae partis, quemadmodum in
canis ulceribus caro fuccrefcere confpicitur; coalefcere
autem quum difcifli corporis labra conglutinantur. Jam
vero quod neque cartilago neque os generentur conceffa

περὶ δὲ τοῦ μὴ κολλᾶσθαί τινες ἀμφισβητοῦσιν, ἐναργῶς
γὰρ ὁρᾶσθαί φασι τὰ καταγνύμενα τῶν ὀστῶν κολλώμενα.
πεπλάνηνται δ᾽ οἱ τοιοῦτοι καὶ διδάξειεν ἄν τις αὐτοὺς ἐπὶ
τῶν ἀλόγων ζώων, ὅσα κατάξαντά τι μόριον ἐπωρώθη.
ταῦτα γὰρ εἴτε τις ζῶντα εἴτε τεθνεῶτα βούλοιτο σκοπεῖν
ἀνατεμὼν εὑρήσει σαφῶς ὑπὸ τοῦ πώρου καθάπερ ὑπὸ
δεσμοῦ τινος ἐν κύκλῳ περιγραφέντος ἐσφιγμένα τὰ κεχω-
ρισμένα μόρια τῶν ὀστέων, ἅπερ εἰ ἀποξέσειεν, ἀκόλλητον
ὄψεται τὸ βάθος τοῦ κατάγματος. οὕτω δὲ καὶ περὶ τῶν
εἰρημένων ἀμφισβητοῦσί τινες, οἱ μὲν αὐξάνεσθαι λέγοντες,
οὐ μὴν συμφύεσθαι, τινὲς δὲ ἐν τῷ σπανίῳ καὶ συμφύεσθαι.
τοῦ μὲν οὖν αὐξηθῆναι τὰ κατὰ διάβρωσιν ἡλκωμένα δεῖ-
ται, καὶ οὐδένα τεθέαμαι τῶν οὕτω παθόντων μὴ σαρ-
κωθέντα, τοῦ κολληθῆναι δὲ τὰ διῃρημένα καὶ οὐ τὰ δια-
κεκομμένα. διαφέρει γὰρ ἀλλήλων ταῦτα τῶν διακεκομ-
μένων ἐς τὸ πέρας ἐχόντων διήκουσαν τὴν διαίρεσιν, ἅπερ
ἔφη νῦν ὁ Ἱπποκράτης μὴ συμφύεσθαι, οὐ μόνον ὅτι
νευρώδη τέ ἐστι καὶ λεπτὰ, ἀλλ᾽ ὅτι καὶ τοιούτων αὐτῶν

res eft; an vero conglutinentur, nonnulli dubitant: nam
perfpicue confpici proferunt offa perfracta conglutinari;
fed hi aberrant idque doceri poffunt in brutis animalibus,
quorum pars quaedam fracta callum contraxit. Haec enim
fi quis viva aut mortua diffectione velit infpicere, mani-
feflo partes offium feparatas callo tanquam vinculo cir-
cumfcripto conftrictas effe comperiet: quas fi abraferit,
fracturae profundum non conglutinatum confpicietur Sic
autem et commemoratis fententiis ambigunt, nonnulli au-
geri affirmantes, non tamen coalefcere; quidam vero coa-
lefcere, fed raro. Quae itaque per erofionem ulcerata
funt, augeri poftulant, etiam nullum vidi ita affectorum,
cui raro non regenerata fit; conglutinari autem defide-
rant quae divifa et non perfecta funt. Haec enim inter
fe differunt, quia perfecta divifionem fortiuntur ad extre-
mum ufque pervadentem, quae nunc Hippocrates coale-
fcere non profert; non ob id tantum quod nervofa fint

Ed. Chart. IX. [259.]   Ed. Baf. V. (305.)
ὄντων, ἀφίστανται τὰ χείλη τῆς τρώσεως ἀλλήλων οὐκ
ὀλίγον.

κ'.

῍Ην ἐς τὴν κοιλίην αἷμα ἐκχυθῇ παρὰ φύσιν, ἀνάγκη ἐκπυη-
θῆναι.

Τινὲς μὲν χωρὶς ἄρθρου γράφουσιν ἢν ἐς κοιλίην αἷμα
ἐκχυθῇ, βουλόμενοι πᾶσαν δηλοῦσθαι κοιλότητα. μαρτυρεῖ
γ' αὐτοῖς ἡ τοῦ παρὰ φύσιν προσθήκη, τοιοῦτόν τι δι' αὐ-
τῆς ἐνδεικνυμένου τοῦ Ἱπποκράτους· ἐὰν ἐκχυθῇ ποτε τῆς
οἰκείας κοιλότητος τὸ αἷμα καὶ εἰς ἑτέραν κοιλότητα ἥντι-
ναοῦν ἀφίκηται, μένειν αἵματι τούτῳ παντάπασιν ἀμήχα-
νον. οὕτω γοῦν καὶ κατὰ τὰς φλεγμονὰς καὶ τὰς ἐκχυμώ-
σεις ὀνομαζομένας φαίνεται γιγνόμενον ἐπὶ μὲν τῶν φλε-
γμονῶν κατὰ μικρὰ διασπειρομένου τοῦ αἵματος εἰς τὰς λόγῳ
θεωρητὰς ἐν ταῖς μυσὶ κοιλότητας, ἐπὶ δὲ τῶν ἐκχυμώ-
σεων εἰς τὰς περικειμένας χώρας τοῖς ἀγγείοις ἐκχεομένου.

et tenuia, fed vulneris labra a fe invicem non parum
diſtent.

XX.

Si fanguis in uterum praeter naturam effufus fuerit, eum
fuppurari neceſſe eſt.

Quidam fine articulo: *fi in ventrem effufus fuerit*
fanguis, fcribunt, omnem volentes cavitatem figņificari
ipfisque teſtimonio eſt, *praeter naturam* additum, per
quam adjectionem tale quid oſtendit Hippocrates. Si
quando fanguis a proprio conceptaculo in aliam quamcun-
que cavitatem pervenerit, ut hic fanguis permaneat, omnino
perarduum eſt. Sic igitur et in phlegmonis et in fuggil-
lationibus appellatis fieri confpicitur: in phlegmonis qui-
dem per minimas partes difperfo fanguine in eas mufculo-
rum cavitates quas fola ratione fpeculamur; fuggillationi-
bus vero affufo in fpatia et vafa circumjacentia fanguine.

Ed. Chart. IX. [259. 260.] Ed. Baf. V. (305)

τὸ δ᾽ ἐκπυηθῆναι κακῶς εἴρηται μιᾶς μεταβολῆς ὄνομα
ὑπάρχον. διὸ καί τινες εἰς τὸ γενικώτερον αὐτὸ μεταλαμ-
βάνουσιν εἰς τὸ φθαρῆναι, τοῦτο σημαίνεσθαι λέγοντες ὑπ᾽
αὐτοῦ. καὶ γὰρ οὕτω φαίνεται γιγνόμενον ὡς μὴ διαμένειν
αἷμα τὸ τῆς κατὰ φύσιν χώρας ἐκπεσὸν, ἀλλὰ ποτὲ μὲν
ἐκπυΐσκεσθαι, ποτὲ δὲ μελαίνασθαι, ποτὲ δὲ θρομβοῦσθαι,
καὶ μάλισθ᾽ ὅταν εἰς μεγάλην κοιλότητα ἐκπέσῃ παρὰ φύσιν.

κα'.

[260] Τοῖσι μαινομένοισι κιρσῶν ἢ αἱμοῤῥοΐδων ἐπιγινο-
μένων τῆς μανίης λύσις.

Ἐνταῦθα μανίαν τὴν κυρίως μελαγχολίαν καλεῖ, οὐχὶ
τὴν ἀπὸ χολῆς. κιρσὸς γάρ ἐστιν ἀνεύρεσις τῶν φλεβῶν
τῶν ἐν τοῖς μηροῖς καὶ σκέλεσιν ἀπὸ παχέος καὶ μελαγχο-
λικοῦ γενόμενος αἵματος, ὥστε ὠθούσης τῆς φύσεως εἰς
ἀκυρώτερα μόρια τοὺς τὴν μανίαν ἐργαζομένους χυμοὺς

Porro fuppurari dictum eft, quum nomen fit unius in
fanguine factae mutationis; quare nonnulli ipfum ad ge-
neralius, hoc eft ad omnem fanguinis corruptelam trans-
ferunt idque ab ipfo dicunt fignificari. Sic etenim fieri
videtur fanguinem non permanere, quum e fuo naturali
loco exciderit, fed aliquando fuppurari, aliquando nigre-
fcere, aliquando in grumos concrefcere, ac praefertim
quum in magnam capacitatem praeter naturam exciderit.

XXI.

*Infanientibus fi varices aut haemorrhoides accefferint, in-
faniae folutio.*

Hic infaniam proprie melancholiam vocat, non a
bile furorem. Varix autem eft venarum quae in femori-
bus et cruribus habentur, a craffo et melancholico fan-
guine facta dilatatio. Natura namque humores infaniam
efficientes maximeque melancholicos et craffos ad partes

Ed. Chart. IX. [260.] Ed. Baf. V. (305.)
καὶ μάλισθ' ὅταν ὦσι μελαγχολικοὶ καὶ παχεῖς, ἥ τε τῶν
εἰρημένων παθῶν ἔπεται γένεσις, ἥ τε τῆς μανίας λύσις.

κβʹ.

Ὁκόσα ῥήγματα ἐκ τοῦ νώτου ἐς τοὺς ἀγκῶνας καταβαίνει,
φλεβοτομία λύει.

Κάλλιον ἔνιοι γράφουσιν ὁκόσα ἀλγήματα. τὸ γάρ τοι
ῥῆγμα μεταβαίνειν αὐτὸ τῶν ἀδυνάτων ἐστὶν, εἴ γε δὴ
διασπωμένου τε καὶ ῥηγνυμένου κατὰ τὸ σαρκῶδες αὐτοῦ
μορίου τοῦ μυὸς γίνεται τὸ ῥῆγμα. φαίνεται γοῦν ἐνίοτε
πάνυ σαφῶς ἀθροιζόμενον ἐν τῇ τῆς ῥήξεως χώρᾳ τὸ αἷμα
καὶ ἡ ἴασις ἐν τῷ διαφορῆσαι τοῦτο κεῖται. τὰ δ' ἄλλα
τὰ κατὰ τὸν νῶτον ἀλγήματα μεθιστάμενα καταῤῥέων ἐρ-
γάζεται χυμός, ἐνίοτε μὲν καὶ μόνος, ὡς τὰ πολλὰ δὲ καὶ
μετὰ φυσώδους καὶ παχέος πνεύματος, ὃν ἐκλαμβάνειν τε
χρὴ καὶ κενοῦν διὰ τῆς κατ' ἀγκῶνα φλεβοτομίας, ὅταν
ἐνταῦθα φανεῖται ῥέων· αὐτὸς γὰρ ἐκέλευσε κατὰ τὰς ῥο-

ignobiliores protrudente, dictorum affectuum tum genera-
tio tum infaniae folutio fequitur.

XXII.

Ruptiones quae ex dorfo ad cubiti articulum defcendunt,
venae fectio folvit.

Melius quidam fcribunt, dolores qui: nam ruptionem
ipfam defcendere unum eft impoffibilium, fiquidem di-
vulfa ac rupta mufculi parte carnofa ruptio. Videtur
itaque nonnunquam admodum manifefte collectus in loco
ruptionis fanguis huicque curatio in difcuffione ftatuitur.
Reliquos vero dorfi dolores translatitios defluens humor
procreat, interdum folus, fed magna ex parte cum fla-
tulento et craffo fpiritu conjunctus, quem fecta in cubito
excipere et vacuare oportet, quum eo fluere apparet.
Ipfe namque imperavit pro inclinationum impetu humo-

Ed. Chart. IX. [260. 261.] Ed. Baf. V. (305. 306.)
πᾶς τῶν χυμῶν τὰς κενώσεις ποιεῖσθαι. ταὐτὸ δὲ σημαίνει
καὶ ἥδε ἡ λέξις, ἀκτέα γὰρ ᾗ ῥέπει, διὰ τῶν συμφερόντων
χωρίων. εἰ δὲ περὶ τῶν ῥηγμάτων ὁ λόγος αὐτῷ γέγραπται
τὰ κατὰ συμπάθειαν ἀλγήματα γινόμενα ἀκουστέον εἰρῆσθαι
καταβαίνειν εἰς τοὺς ἀγκῶνας, οὐκ αὐτὴν τὴν διαίρεσιν τοῦ
σαρκώδους μορίου. καὶ μέντοι καὶ ὠφελεῖσθαι δυνατόν
ἐστιν ὑπὸ τῆς φλεβοτομίας τὰ τοιαῦτα τῷ κοινῷ λόγῳ
τῆς κενώσεως.

κγ΄.

[261] (306) Ἦν φοβὸς καὶ δυσθυμίη πολὺν χρόνον
ἔχουσα διατελέει, μελαγχολικὸν τὸ τοιοῦτον.

Ἐὰν μὴ διά τινας φανερὰς αἰτίας φοβεῖταί τις ἢ δυσ-
θυμῇ φανερῶς ἐστι μελαγχολικὰ καὶ τὰ τοιαῦτα συμπτώ-
ματα καὶ μᾶλλον εἰ τύχῃ κεχρονικότα. διὰ μέντοι φανε-
ρὰν αἰτίαν ἀρξάμενα, κἄπειτα χρονίζοντα μὴ λανθανέτω σε
μελαγχολίαν ἐνδεικνύμενα. καὶ γὰρ καὶ μανία πολλοῖς ἤδη

rum vacuationes faciendas eſſe. Idem vero hic textus
ſignificat: *eo ducendum, quo vergunt per loca conferentia.*
Quod ſi de ruptis ab ipſo ſcripta ſit oratio, dolores per
conſenſum et ſympathiam factos exaudiendum eſt dici ab
eo in cubitos deſcendere, non ipſam carnoſae partis divi-
ſionem. Et certe talibus utilis eſſe poteſt venae ſectio
communi vacuationis ratione.

XXIII.
Si metus et moeſtitia longo tempore perſeverent, ejusmodi
ſymptoma melancholicum eſt.

Si quis non manifeſtam ob cauſam metuat ant moe-
ſtus ſit, liquido conſtat melancholica eſſe ejusmodi ſymp-
tomata, et magis ſi longum tempus perſeverarint. Si ta-
men propter cauſam manifeſtam orta ſint diuque poſtea
perſeverent, non te lateat melancholiam ſignificare. Et-

φαίνεται γεγενημένη, διὰ θυμὸν ἢ ὀργὴν ἢ λύπην ἀρξαμέ-
νη, αὐτοῦ τοῦ σώματος δηλονότι πρὸς τὸ παθεῖν τὰ πα-
θήματα ταῦτα κατὰ τὸν καιρὸν ἐκεῖνον ἐπιτηδείως ἔχοντος.

κδ'.

Ἐντέρων ἦν διακοπῇ τῶν λεπτῶν τι, οὐ ξυμφύεται.

Τοῦτο καὶ κατὰ τὸν ὀλίγον ἔμπροσθεν εἰρημένον ἀφο-
ρισμὸν ἐδήλωσεν, οὗ ἡ ἀρχὴ, κύστις ἢν διακοπῇ, ἢ ἐγκέφα-
λος. οὐκ οἶδα δ' ὅπως νῦν μάτην γέγραπται. καιεμάθο-
μεν δὲ αὐτὸ τοῦτο καὶ κατ' ἄλλους τινὰς ἀφορισμοὺς, οὓς
καὶ ἐξαιρεῖν ἄμεινον.

κε'.

Ἐρυσίπελας ἔξωθεν μὲν εἴσω τρέπεσθαι οὐκ ἀγαθόν· ἔσω-
θεν δὲ ἔξω ἀγαθόν.

enim jam multos in maniam incidiffe conſtat, quae ab
excandeſcentia aut ira aut moeſtitia principium habuit,
ipſo ſcilicet corpore id temporis idoneo ad tales ſuſci-
piendas affectiones exiſtente.

XXIV.

Si quod inteſtinorum tenuium perfectum fuerit, id non
coaleſcit.

Hoc etiam paulo ante pronunciato aphoriſmo decla-
ravit, cujus initium: ſi cui perfecta veſiea vel cerebrum
fuerit, non novi quo pacto ſcriptus ſit. Idem quoque in
aliis quibusdam aphoriſmis factum eſſe certo ſcimus quos
expungere fuerit melius.

XXV.

Eryſipelas foris intro verti minime bonum; intus vero
foras, bonum.

Ed. Chart. IX. [262.]   Ed. Baf. V. (306.)

[262] *Οὐκ ἐρυσίπελας μόνον, ἀλλὰ καὶ πᾶν ἄλλο
ὁτιοῦν μεθιστάμενον ἐκ τῶν βαθέων τε καὶ κυρίων μερῶν
ἐπὶ τὸ δέρμα, τῶν ἀγαθῶν εἶναι σημείων τε ἄμα καὶ αἰ-
τίων ὑποληπτέον ἐστίν· ἔμπαλιν δὲ μεθιστάμενόν γε ἐπὶ τὸ
βάθος τῶν κακῶν. ἀλλὰ καὶ ἄλλα πολλὰ φαίνεται κατὰ
τὸ βιβλίον ὁμοίως εἰρηκὼς ὁ Ἱπποκράτης, ὥσπερ τινὰ
παραδείγματα τῶν καθόλου λόγων, ἐφ᾿ ὧν καὶ τὴν τοῦ συμ-
βαίνοντος ἐμπειρίαν ἐναργεστέραν ἔχειν δυνάμεθα· τοιαῦτα
γὰρ εἶναι χρὴ τὰ παραδείγματα.*

κστ´.

Οἷσιν ἂν ἐν τοῖσι καύσοισι τρόμοι γένωνται παρακοπὴ λύει.

*Εἴτ᾿ αὐτὸς ὁ Ἱπποκράτης τοὺς τοιούτους ἀφορισμοὺς
ἔγραψεν, οἷον παραδείγματα λόγων γενικωτέρων τε καὶ κα-
θολικωτέρων, εἴτ᾿ ἄλλοι παρέθεσαν, ἐάσαντες ζητεῖν ἑτέ-
ροις, ἐκεῖνο μόνον ἐπ᾿ αὐτῶν φυλάττοιμεν, ὅπερ καὶ πρόσθεν*

Non eryſipelas folum, ſed et alium quemcunque af-
fectum ex profundis ac principibus partibus ad cutem
traduci et bonum ſignum et bonam cauſam eſſe exiſtiman-
dum eſt; contra vero ad internas et profundas partes re-
migrare malum. Sed alia atque alia multa hoc libro
ſimiliter protulit Hippocrates, quaedam veluti univerſa-
lium ſententiarum et praeceptorum exempla, a quibus
evidentiorem rei eventus experientiam habere poſſimus.
Ejusmodi enim eſſe exempla oportet.

XXVI.

*Quibus in febribus ardentibus tremores oboriuntur, eas
delirium ſolvit.*

Sive Hippocrates ipſe tales aphoriſmos ſcripſit, veluti
quaedam generaliorum et univerſaliorum documentorum
exempla, ſive alii addiderunt, ceteris id exquirendum re-
linquentes, illud dumtaxat in ipſis obſervabimus quod et

μὲν εἴρηται καὶ νῦν δὲ ἐπὶ τοῦ καύσου λεχθήσεται. τὰ
γὰρ ποιοῦντα τὸν πυρετὸν τοῦτον αἴτια κατὰ τὸ φλεβῶδες
ὑπάρχοντα γένος, ὅταν εἰς τὰ νεῦρα μεταστῇ, τρόμον μὲν
πρώτως ἐργάζεται, συμπασχού δὲ τῆς ἀρχῆς καὶ παρα-
φροσύνας. ὡς οὖν ἐπὶ καύσου ἡ μετάστασις, οὕτω κἀπὶ
παντὸς ἄλλου πυρετοῦ δύναται γενέσθαι καὶ ὅλως ἐξ ἀρτη-
ριῶν καὶ φλεβῶν εἰς νεῦρα μετάστασις τῶν λυπούντων χυ-
μῶν, ὥσπερ αὖ πάλιν ἐκ νεύρων εἰς αὐτά. οὐκ ἀκριβῶς
οὖν εἴρηκε τὸν καῦσον ὑπὸ τῆς παραφροσι-νης λύεσθαι.
ταῦτα γὰρ ὀνομάζειν εἴωθεν ὁ Ἱπποκράτης ἐπιγινόμενά τισι
λύειν αὐτῶν τὴν κατασκευήν, ὅσα τελέως ἐκθεραπεύει τὸν
ἄνθρωπον, οὐχ ὅσα γεννᾷ πάθος ἕτερον οὐδὲν ἧττον τοῦ
πρόσθεν ἐπικίνδυνον.

κζ'.

[263] Ὁκόσοι ἔμπνοι ἢ ὑδρωπικοὶ καίονται, ἐκρυέντος
τοῦ πύου ἢ τοῦ ὕδατος ἀθρόου πάντως ἀπόλλυνται.

antea dictum eſt et nunc in febre ardente repetetur. Quae
enim hanc febrem efficiunt cauſae in venoſo genere con-
ſiſtentes, quum ad nervos translatae fuerint, primario
tremores faciunt, per conſenſum vero ardente translatio
ſit; ſic et in omni alia febre fieri poteſt; denique tum ex
arteriis tum venis in nervos et contra ex nervis in ar-
terias et venas noxiorum humorum fit transfluxus. Porro
non plane pronunciavit febrem ardentem a delirio ſolvi:
ea namque Hippocrates dicere conſuevit conſtitutionem
eorum quibus ſupervenerint ſolvere, quaecunque homi-
nem prorſus perſanant, non quae aliam affectionem gene-
rant priore non minus periculoſam.

XXVII.

*Qui empyi aut hydropici uruntur aut ſecantur, pure aut
aqua confertim effluente omnino intereunt.*

'Εμπύους ὀνομάζειν μάλιστα εἴωθε τοὺς ἐν τῇ μεταξὺ
θώρακός τε καὶ πνεύμονος εὐρυχωρίᾳ τὸ πῦον ἔχοντας, οὓς
ὅπως χρὴ καίειν εἴρηκεν ἐν τῷ μεγάλῳ περὶ παθῶν, οὗ ἡ
ἀρχή· ἦν τοῦ πνεύμονος αἱ ἀρτηρίαι. τινὲς δ᾽ ἐπιγράφουσι
τὸ βιβλίον τοῦτο περὶ ἐμπύων. δέονται μὲν οὖν καύσεως
οἱ πλεῖστον ἔχοντες πῦον, ὡς ἀπογνῶναι διὰ τῶν πτυσμά-
των ἐκκαθαρθῆναι, τοῖς δ᾽ αὐτοῖς τούτοις καὶ ἡ δύσπνοια
γίνεται σφοδρὰ διὰ τὴν στενοχωρίαν, ὥστε καὶ διὰ ταύτην
ἡμᾶς ἀναγκάζεσθαι καίειν αὐτούς. ἐπὶ δὲ τῶν ὑδρωπικῶν
αἱ παρακεντήσεις ὀνομαζόμεναι μᾶλλον τῶν καύσεων ἐν
ἔθει τοῖς ἰατροῖς εἰσιν. ἀλλὰ νῦν γε τὸ κοινὸν παρακεντή-
σεώς τε καὶ καύσεως, ὅπερ ἐστὶν ἀθρόα κένωσις, ὁ Ἱππο-
κράτης συμβουλεύει φυλάττεσθαι. φαίνεται γὰρ οὕτως ἀπο-
βαῖνον ὡς λέγει. γέγραπται δὲ καὶ πρὸς Ἐρασιστράτου
λεπτομερέστερον περὶ τῶν ὑδερικῶν ἐπὶ πλέον ὡς φάσκον-
τος αὐτοῦ πεπειρᾶσθαι τῆς ἀθρόας κενώσεως, πυρετούς
τε φερούσης καὶ θάνατον. ὁρῶμεν δὲ ἐπὶ τῶν ἄλλων μο-
ρίων, ὥσπερ ἐπὶ θώρακος, ὅταν ὄγκος τις ἐμπυήσῃ μέγας,

Empyos maxime nominare conſuevit qui thoracis et
pulmonis intermedio ſpatio collectum pus continent: quos
quomodo oporteat urere tradidit in magno de morbis
libro, cujus initium, *pulmonis arteriae;* quidam hunc li-
brum de *ſuppuratis* inſcribunt. Egent igitur uſtione qui
tantam puris copiam habent, ut id per ſputa expurgari
poſſe deſperent, atque his ipſis vehemens ſpirandi diffi-
cultas oboritur propter loci anguſtiam, ita ut hujus ra-
tione cogamur nos eos urere. In hydropicis autem pun-
ctiones ſeu paracenteſes appellatae quam uſtiones medicis
uſitationes exiſtunt. Verum in praeſenti Hippocrates
quod uſtioni et paracenteſi commune eſt, univerſam ſcili-
cet et confertam vacuationem vitandam eſſe conſulit: ita
enim ut ipſe pronunciat, evenire apparet. Ab Eraſiſtrato
etiam ſcriptum eſt de hydropicis tum ſubtilius tum co-
pioſius; atque is experientia compertum et comprobatum
habere ſe dicit, univerſim factam vacuationem febres ac
mortem afferre. Sed et in aliis partibus, ut thorace,

40 ΙΠΠΟΚΡΑΤΟΥΣ ΑΦΟΡΙΣΜΟΙ

Ed. Chart. IX. [263. 264.]　　　　　Ed. Baf. V. (306.)

ἐπισφαλῆ γινομένην τὴν ἀθρόαν κένωσιν, ἔν γε τῷ παρα-
χρῆμα λειποψυχούντων τε καὶ καταπιπτόντων τὴν δύναμιν
καὶ μετὰ ταῦτα δυσανάκλητον ἐχόντων τὴν ἀσθένειαν. ἔοι-
κεν οὖν ἐπὶ μὲν τοιούτων ἐκ τῆς ἐπὶ πολὺ τῶν σωμάτων
διαστάσεως καὶ τῆς τοῦ πύου δριμύτητος, ἀνεστομῶσθαί
τινα τῶν ἀρτηριωδῶν ἀγγείων, ἃ πρότερον μὲν οἷον ἐπίπωμά
τι τὸ πῦον εἶχε, κενωθέντι δ᾽ ἀθρόως τῷ πύῳ συνέπεται
καὶ συνεκκρίνεται πνεῦμα καὶ κατὰ τοῦτο ἡ βλάβη γίνεται
τοῖς κάμνουσιν. κατὰ μέντοι τοὺς ὑδέρους οὐ διὰ τοῦτο
μόνον βλάβη γίνεται τοῖς κάμνουσιν, ἀλλὰ καὶ ὁ τοῦ σπλάγχ-
νου σκίῤῥος, ὡς ἂν μηκέτ᾽ ὀχούμενος ὑπὸ τῆς ὑδατώδους
οὐσίας, κατασπᾷ τό τε διάφραγμα καὶ τὰ κατὰ τὸν θώρακα
σπλάγχνα.

κη΄.

[264] Εὐνοῦχοι οὐ ποδαγριῶσιν οὐδὲ φαλακροὶ γίνονται.

quum magnus tumor aliquis fuppuravit, confertim factam
vacuationem periculofam effe confpicimus, nimirum ipfis
animo defectis et viribus proftratis, quae virium debilita-
tio poftea non facile farciri aut refocillari queat. In ta-
libus itaque ob magnam corporum a fe invicem fepara-
tionem et puris acrimoniam, vafa quaedam arteriofa re-
cludi videntur, quae prius operculi vice pus habebant;
quo derepente et confertim vacuato, multus fpiritus una
cum eo excernitur, unde detrimentum aegrotantibus ac-
cidit. In hyderis non ob id dumtaxat laborantes oblae-
duntur, fed etiam vifceris fcirrhus utpote non amplius
fuftentatus ab aquofa fubftantia, deorfum tum diaphragma
tum vifcera thorace contenta retrahit.

XXVIII.

Eunuchi neque podagra laborant neque calvi fiunt.

Ed. Chart. IX. [264.]   Ed. Baf. V. (306.)
Τοὺς εὐνούχους τὸ τῆς τομῆς τῶν ὄρχεων πάθος
ὁμοίους ταῖς γυναιξὶ ποιεῖ. ἐκείναις οὖν ὥσπερ οὐ γίνε-
ται φαλάκρωσις, οὕτως οὐδὲ τοῖς εὐνούχοις διὰ τὸ ψυχρὸν
τῆς κράσεως. τὸ μέντοι μὴ ποδαγριᾶν αὐτοὺς ἐν μὲν τοῖς
καθ᾽ Ἱπποκράτην χρόνοις ἦν ἀληθές, ἐν δὲ τῷ νῦν οὐκέτι,
διὰ τὴν ὑπερβάλλουσαν ἀργίαν τε ἅμα καὶ ἀκολασίαν τῆς
διαίτης. ἔχει δὲ ὧδε τὸ σύμπαν ἀναγκαῖον μὲν ἀσθενε-
στέρους ἔχειν τοὺς πόδας, μέλλει τις ἁλῶναι ποδάγρα, κα-
θάπερ τὸν ἐγκέφαλον, εἰ μέλλει τις ἐπιληπτικὸς ἔσεσθαι.
οὐ μὴν ἀναγκαῖόν γε πάντως ἑκάτερον ἁλῶναι τῷ πάθει
μηδὲν ἐν τῷ βίῳ πλημμελοῦντα. μαθήσῃ δὲ ἐναργῶς ὅτι
τοῦ μέρους ἡ ἀσθένεια τὸ πάθος οὐχ ἱκανὴ ποιεῖν ἐστιν
ἐν τῷ μεταξὺ χρόνῳ τῶν παροξυσμῶν, ἐν ᾧ μηδὲν ὅλως
ἐνοχλοῦνται, καίτοι τῆς φυσικῆς ἀσθενείας διὰ παντὸς
ὑπαρχούσης αὐτῇ. εὔδηλον δὲ καὶ τοῦτ᾽ ἔστιν ἐπὶ τῶν πο-
δαγρικῶν ἐναργῶς φαινόμενον, ὡς ἐπιρρέοντος αὐτοῖς τινος
ἐπὶ τοὺς πόδας χυμοῦ περιττοῦ συνίσταται τὸ πάθος. ἐὰν
οὖν μηδέποθ᾽ οὗτος ἐπιρρέει, πρόδηλον ὡς οὐδὲ τὸ πάθος

Exfectio tefticulorum eunuchos feminis efficit fimi-
les. Quemadmodum ergo feminis calvitium non accidit,
fic nec eunuchis propter frigidum temperamentum. Ce-
terum eunuchos podagra laborare Hippocratis quidem
temporibus verum erat, nunc vero non amplius tum pro-
pter nimium otium tum fimul victus intemperantiam.
Res autem univerfa ita fe habet: fi quis podagra corripi
debeat, ei pedes imbecilliores effe neceffe eft, quemad-
modum cerebrum, fi quis futurus fit epilepticus. Neutrum
tamen his affectibus omnino corripi neceffarium eft, fi
nihil in victus inftituto deliquerit. Quod autem partis
imbecillitas ad morbi generationem idonea non fit, ex
intermedio acceffionum tempore manifefto didiceris, quo
prorfus non infeftantur, etiam fi naturalis imbecillitas
ipfis femper infit. Hoc autem manifeftum effe etiam in
podagricis et aperte conftat humore quodam fupervacaneo
in pedes defluente hunc ipfis affectum conftitui. Si ergo
hic humor nunquam affluat, liquet quoque nunquam mor-

42 ΙΠΠΟΚΡΑΤΟΥΣ ΑΦΟΡΙΣΜΟΙ

Ed. Chart. IX. [264.] Ed. Baf. V. (306. 307.)

ἔσται ποτέ, οὐκ ἐπιῤῥυήσεται δὲ διὰ παντὸς, εἰ τὸ σῶμα
γενήσεται δ' ἀπέριττον, ἐὰν γυμνάζηται τὰ μέτρια καὶ πέτ-
τῃ καλῶς ὁ ἄνθρωπος τὴν τροφὴν, ὅθεν ἀργίαι τε καὶ ἀ-
δηφαγίαι βλάπτουσιν αὐτούς. βλάπτουσι δὲ καὶ τῶν ἰσχυ-
ρῶν καὶ πολλῶν οἴνων αἱ πόσεις καὶ (307) μάλισθ' ὅταν
ἄνευ τοῦ προεδηδοκέναι τις αὐτῶν προσφέρηται. πληροῦσι
γὰρ ἑτοίμως οὗτοι τὸ νευρῶδες γένος, ὥσπερ καὶ αἱ συνου-
σίαι. κατὰ μὲν τοὺς Ἱπποκράτους χρόνους ὀλίγοι παντά-
πασιν ἐποδαγρίων, διὰ τὸ τοῦ βίου κόσμιον, ηὐξημένης δὲ
τῆς τροφῆς εἰς τοσοῦτον ἐν τοῖς καθ' ἡμᾶς χρόνοις, ὡς
ἂν μηδ' ἐπινοεῖν ἔστι προσθήκην αὐτῇ, ἄπειρόν τι τὸ
πλῆθος τῶν ποδαγριώντων ἐστίν. ἐνίων μὲν οὖν οὔτε γυ-
μναζομένων καὶ πρὸ τῆς τροφῆς πινόντων οἴνους ἰσχυρούς,
ἀφροδισίοις τε χρωμένων ἀμέτρως. ἐνίων δὲ, εἰ καὶ μὴ
περὶ πάντα, καθ' ἕν γοῦν ἢ δεύτερον ὧν εἶπον πάντως
ἁμαρτανόντων. ἀλλ' ὅταν ἡ πλημμέλεια γίνηται μεγάλη,
πολλάκις ἐξαρκεῖ καὶ μόνον ἕν τι τῶν εἰρημένων ἁμαρτη-
θέν. διὰ τοῦτο γοῦν καὶ οἱ εὐνοῦχοι ποδαγριῶσιν, εἰ καὶ

bum futurum eſſe; non affluet autem ſi corpus perpetuo
excrementis vacet. Vacat autem excrementis, ſi moderato
utatur exercitio probeque cibum concoxerit: unde tum
ſegnities tum edacitas ipſos laedit, laedunt etiam mul-
torum ac vehementium vinorum potiones, ac maxime
quum quis ante praeſumptum cibum ipſis utatur. Haec
enim quemadmodum et coitus prompte nervoſum genus
opplent. Hippocratis quidem temporibus pauci omnino
podagra laborabant propter honeſtam vitae temperantiam,
noſtra vero aetate aucto huc uſque epularum luxu, ut
nihil ſupra addi poſſe videatur, infinita eſt podagra labo-
rantium multitudo; quum nonnulli nunquam ſeſe exer-
ceant, ſed et prave concoquant ſeque inebrient et ante
cibum vina fortia potent, ac immoderata venere utantur;
nonnulli vero etiam ſi in omnibus, in uno tamen aut
altero ex enarratis delinquant. Et vero ſaepe quum pec-
catum magnum eſt, in uno eorum quae diximus deli-
quiſſe ſat eſt. Ob has igitur cauſas etiam eunuchi po-

ὅτι μάλιστα τῶν ἀφροδισίων ἀπέχονται. τηλικαύτη γοῦν
ἔστιν ἥ τε ἀργία καὶ ἡ ἀπληστία ἐπ' αὐτῶν καὶ οἰνοφλυγία,
ὥστε καὶ τῶν ἀ- [265] φροδισίων χωρὶς ἁλῶναι δύνασθαι
ποδάγρᾳ. τὰ δ' αὐτὰ δηλονότι κἀπὶ τῶν ἀρθριτικῶν εἰ-
ρῆσθαι νόμιζε. τοὐπίπαν γὰρ ἅπαντες οἱ ἀρθριτικοὶ πρό-
τεροι γίνονται ποδαγρικοί. προσελήλυθε δὲ ταῖς εἰρημέναις
αἰτίαις, δι' ἃς νῦν ποδαγριῶσι πολλοὶ, καὶ τὸ πατέρων τοὺς
πλείστους γεγονέναι καὶ πάππων ἤδη ποδαγρικῶν, ἐφ' ὧν
δηλονότι τὸ σπέρμα μοχθηρότερον ἦν καὶ διὰ τοῦτο καὶ τοῖς
ἐγγόνοις ἰσχυροτέραν τοῖς μορίοις εἰργάσατο τὴν ἀσθένειαν.

κθ'.

Γυνὴ οὐ ποδαγρᾷ, ἢν μὴ τὰ καταμήνια αὐτέῃ ἐκλείπῃ.

Τῷ λόγῳ τῶν κενώσεων οὐ ποδαγριῶσιν αἱ γυναῖκες.
ἐδείχθη γὰρ ἐν τῷ πρὸ τούτου λόγῳ χωρὶς τῆς κατὰ του
χυμοὺς περιουσίας ἐκ μόνης τῆς τῶν μορίων εὐπαθείας
μὴ δυναμένη συστῆσαι ποδάγρα. ἀλλὰ κἀνταῦθα πάλιν

dagra corripiuntur, etiamſi quam maxime ſibi a rebus ve-
nereis temperent. Talis enim eſt eorum deſidia, tanta
ingluvies et crapula, ut etiam absque podagra corripi
poſſint. Haec eadem et de arthriticis, ſiquidem fere
omnes prius podagrici fiunt. Accedit ad has cauſas qui-
bus plerique nunc in podagras incidunt, quod multi et
parentes et avos podagricos habuere, in quibus ſemen
nimirum vitiatum erat, quod ideo vehementiorem par-
tium imbecillitatem conciliavit.

XXIX.

*Mulier podagra non laborat, niſi ipſam menſtrua de-
fecerint.*

Mulieres non menſtruarum vacuationum ratione po-
dagricae fiunt. In ſuperiore ſiquidem commentario oſten-
ſum eſt ſine humorum redundantia, ex ſolo partium con-
ſenſu facili podagram oboriri non poſſe. At vero hoc loco

ἔμπροσθεν μὲν ἀληθὲς ἦν τὸ χωρὶς τοῦ τελέως ἐκλιπεῖν τὰ
καταμήνια, διὰ τὴν σμικρότητα τῶν ἁμαρτημάτων ὧν ἔμ-
προσθεν ἡμάρτανον αἱ γυναῖκες. νυνὶ δὲ διὰ τὸ μέγεθος
αὐτῶν ἔνιαι ποδαγριῶσι, πρὶν ἐκλιπεῖν τὰ καταμήνια, παμ-
πόλλαις μὲν ἐλλιπῶς γινομένων, ὀλίγαις δὲ καὶ συμμέτρως.

λ'.

Παῖς οὐ ποδαγριᾷ πρὸ τοῦ ἀφροδισιάζειν.

Ὅτι μεγίστην δύναμιν εἰς ποδάγρας γένεσιν ἡ τῶν
ἀφροδισίων ἔχει χρῆσις εὔδηλον κἀπὶ τῶν παιδίων, ὥσπερ
ὀλίγον ἔμπροσθεν κἀπὶ τῶν εὐνούχων ἔλεγεν. εὐνούχους
μὲν οὖν ἑωράκαμέν τινας ποδαγριῶντας, παῖδας δ᾽ οὐκ εἴ-
δομεν. ἀλλ᾽ εἰ καί τις ἑάλω τοιούτῳ πάθει, μετὰ τοῦ καὶ
τὰ γόνατα καὶ τὰ κατὰ τὰς χεῖρας ἄρθρα συνεξοιδῆσαι πέ-
πονθεν ἀρθριτικὸν τρόπον τινὰ αἰφνίδιον, ὑπὸ πληθώρας
ἐκ πολλῶν ἀπεψιῶν ἀθροισθείσης.

rurfum olim verum erat, antequam menſtrua omnino de-
feciſſent, *mulieres podagra non corripi*, propter errorum
quos ſuperiore aetate mulieres admittebant parvitatem.
Nunc vero ob eorum magnitudinem nonnullae podagra
laborant, priusquam eas menſtrua deficiunt, quampluri-
mis ipſarum parcius, paucis vero etiam commoderate
fluentibus.

XXX.

Puer ante venereorum uſum podagra non laborat.

Quod magnam vim ad podagrae generationem vene-
ris uſus habeat manifeſtum eſt etiam in pueris, quemad-
modum paulo antea de eunuchis quoque dicebat. Eunu-
chos certe podagra cruciari vidimus, pueros non vidimus.
Verum ſi quis tali affectu correptus ſit, una cum genuum
et articulorum qui in manibus habentur magno tumore
id mali paſſus eſt arthritidi cuipiam derepente ortae non
diſſimiliter propter plethoram multis cruditatibus acervatam.

ΚΑΙ ΓΑΛΗΝΟΥ ΕΙΣ ΑΥΤΟΥΣ ΥΠΟΜΝΗΜΑΤΑ. 45

Ed. Chart. IX. [266.]   Ed. Baf. V. (307.)

λα΄.

[266] Ὀφθαλμῶν ὀδύνας ἀκρητοποσίη ἢ λουτρὸν ἢ πυ-
ρίη ἢ φλεβοτομίη ἢ φαρμακείη λύει.

Ἐκ πείρας μοι δοκεῖ μᾶλλον, οὐκ ἐκ λόγου τινὸς ἐγνω-
κέναι τῶν εἰρημένων ἕκαστον ὁ Ἱπποκράτης· οὐδὲν γὰρ
θαυμαστὸν ὀδυνώμενον ἄνθρωπον ἐπὶ λουτρὸν ὁρμήσαντα
παύσασθαι τῆς ὀδύνης ἢ κωλυόμενον οἶνον πιεῖν, εἴτ᾽ οὐδὲν
ὠνηνάμενον, ὁρμῆσαι πρὸς αὐτὸν ὄντα καὶ ἄλλως οἰνόφλυγα,
κἄπειτα ὠφεληθῆναι. καθάπερ οὖν καὶ ἄλλα πολλὰ τῶν
οὕτως ὁραθέντων ἐγράφη τοῖς ἰατροῖς ἀδιορίστως, οὕτω
κἀνταῦθα δοκεῖ μοι γεγράφθαι, μήτε λογικῶς εἰπόντος αὐ-
τοῦ τὰς διαθέσεις μήτ᾽ ἐμπειρικῶς τὰς συνδρομάς. τό γε
μὴν ἐκ τῶν οὕτω γραφομένων λόγων χρήσιμον ἡμῖν ἐστιν
εἰς τὸ ζητῆσαι τὰς διαθέσεις ἐφ᾽ αἷς ἀκρητοποσίη τε καὶ
λουτρὸν ἕκαστόν τε τῶν εἰρημένων ἐφεξῆς ὀνίνησιν, ὅπερ
κἀμοὶ συνέβη. τὸ μὲν γὰρ ὅτι πάντως εἰσί τινες τῶν ὀδυ-

XXXI.

Oculorum dolores meri potio aut balneum aut fomentum
aut venae fectio aut purgatio folvit.

Hippocrates pronunciatorum quodque experientia ma-
gis quam ratione aliqua cognoviffe mihi videtur. Nihil
enim mirum, fi quis homo dolens oculis ad balneum pro-
fectus dolore liberatus fuerit aut interdicto vini potu,
deinde nulla hinc percepta utilitate ad vini potionem fe
contulerit, ipfe alioqui vino et crapulae deditus poftea
melius habuerit. Quemadmodum igitur et pleraque alia
quae fic vidiffet, medicis citra ullam diftinctionem fcri-
pfit: ita haec quoque mihi tradidiffe videtur, quum neque
ut rationalis affectiones, neque ut empiricus fymptoma-
tum concurfus explicet. Ceterum ex aphorifmis hoc modo
fcriptis utilitatem capiemus, fi affectus in quibus meraca
potio aut balneum, atque deinceps enumeratorum quod-
que conveniat cxquifiverimus; quod et mihi contigit:

νωμένων ὀφθαλμοὺς, οἱ μὲν ἀκρητοποσίαις, οἱ δὲ λουτροῖς
ὠνηνάμενοι, πιστεύων Ἱπποκράτει ἐπεπείσμην. οὐ γὰρ ἂν
ἔγραψεν αὐτὸ μὴ θεασάμενος, οὐ μὴν ὑπό γε τῶν διδασκά-
λων τινὸς ἐθεασάμην ποτὲ τοιοῦτον βοήθημα προσενεχθὲν
κάμνοντι. ζητήσας οὖν πάσας τὰς διαθέσεις, ἐφ᾽ αἷς ἀναγ-
καῖόν ἐστιν, οὐ κατὰ τὸν ὀφθαλμὸν μόνον, ἀλλὰ καὶ κατ᾽
ἄλλα μόρια γίνεσθαι τὰς ὀδύνας, εἶτ᾽ ἐμαυτὸν πείσας εὑρη-
κέναι. τοὐτεῦθεν ἐσκεψάμην αὐτῶν τὰ γνωρίσματα, κἄπειδὴ
καὶ περὶ τούτων ἐπείσθην, ἐτόλμησα προσαγαγεῖν τὰ βοη-
θήματα τοῖς ὀδυνωμένοις· καὶ πρῶτον μὲν ἔλουσα νεανίσκον
ὃν εὐλόγως ὁ θεραπεύων πεφλεβοτόμηκε κατὰ τὴν δευτέραν
ἡμέραν ἀπ᾽ ἀρχῆς, εἶθ᾽ ἑξῆς ἐθεράπευσε τοῖς διὰ πείρας
φαρμάκοις, φλεγμονῆς μόνης οὔσης κατὰ τοὺς ὀφθαλμούς.
ὠδυνᾶτο δὲ κατά τινας εἰσβολὰς σφοδρότατα καθ᾽ ἃς αὐτὸς
ἔφασκεν αἰσθάνεσθαι δριμέων ὑγρῶν ἀθρόως ἐπιῤῥυέντων
τοῖς ὀφθαλμοῖς, εἶτ᾽ ἐκκριθέντων αὐτῶν ἐπαύετο τὸ σφο-
δρότατον τῆς ὀδύνης, οὐ μὴν παντάπασιν ἀνώδυνος ἐγίγνετο,

nam quosdam omnino eſſe oculorum doloribus affectos,
quorum nonnulli meri potionibus, nonnulli balneis juva-
rentur, fidem Hippocrati adhibens eram perſuaſus, non
enim iſtud niſi intuitus ipſe ſcripſiſſet, quum tamen a
nemine praeceptorum unquam hujusmodi remedium ocu-
lorum doloribus laboranti adhibitum fuiſſe ſpectaſſem. In-
dagatis itaque cunctis affectibus, quibus non in oculis
dumtaxat, verum etiam ceteris in partibus dolores oboriri
neceſſarium eſt; deinde ratus me ipſos inveniſſe, hinc et
propria ipſorum ſigna ſpeculatus ſum, quibus adductus
tum demum auxilia dolentibus afferre non dubitavi. At-
que inprimis adoleſcentem lavi, cui medicus curationi
incumbens, ratione duce, ſecundo ab initio morbi die
venam ſecuit, ac deinceps curavit medicamentis quae per
experientiam noverat, ſola inflammatione oculos obſidente.
Cruciabatur autem vehementiſſimis doloribus per quosdam
inſultus, quibus ipſe acres humores confertim affluentes
in oculos ſe ſentire dicebat; ipſis deinde excretis doloris

καὶ τοῦτο αὐτὸ συνέβη δι᾽ ὅλης τῆς πέμπτης ἡμέρας, ἀεὶ
καὶ μᾶλλον αὐξανόμενον, οὐκέτ᾽ οὖν φέρων τὴν ὀδύνην ἐκά-
λεσεν ἐμέ τε καὶ τῶν ὀφθαλμικῶν ἰατρῶν τινα τῶν τότε
ὄντων ἐν ʿΡώμῃ τὸν δοκιμώτατον· ἐκείνῳ μὲν οὖν ἐδόκει
τότε χρῆσθαί τινι κολλυρίῳ τῶν ἐμπλαστικῶν τε ἅμα καὶ
ἀνωδύνων, οἷα [267] τά τε διὰ ψιμυθίου πεπλυμμένου
καὶ ἀμύλου καὶ μήκωνος συντιθέμενα. μάλιστα γὰρ ἂν οὕ-
τως ἀνασταλήσασθαι τὸ ἐπιρρέον ἤλπιζε διὰ τῶν ἐμπλαστι-
κῶν, ναρκωθήσεσθαί τε ἅμα διὰ τῶν ναρκωτικῶν τὴν αἴσ-
θησιν. ἐγὼ δ᾽ ἐξ ἀρχῆς ἀπόπτως ἔσχηκα πρὸς τὰ τοιαῦτα
τῶν φαρμάκων· οὔτε γὰρ ἀναστέλλει τὰ σφοδρὰ τῶν ῥευ-
μάτων, ἀλλ᾽ ἐκκρίνεσθαι κωλύει καὶ διὰ τοῦτο δριμέων μὲν
ὄντων αὐτῶν ἑλκοῦσθαι συμβαίνει τὸν κερατοειδῆ· πολλῶν
δὲ διατείνεσθαί τε καὶ παροξύνεσθαι σφοδρῶς, ὥσπερ ῥη-
γνύμενον, ἐφ᾽ οἷς εἰ μὴ καὶ μεγάλως εἴη ναρκωτικὸν τὸ
φάρμακον, ἀφορήτους συμβαίνει εἶναι τὰς ὀδύνας. εἰ δ᾽
οὕτως εἴη ναρκωτικὸν ὡς καὶ τῆς μεγίστης φλεγμονῆς ἀναι-

vehementia, non tamen prorfus doloris erat expers, et hoc
ipfi quinto quoque die univerfo accidebat femperque ma-
gis ac magis invalefcebat. Quum igitur dolorem diutius
ferre non poffet et me et quendam ex oculariis medicis,
qui tum Romae erant, celeberrimum accerfivit. Huic
itaque videbatur collyrio quodam emplaftico fimulque ano-
dyno utendum effe, cujusmodi funt collyria quae ex ce-
ruffa lota, amylo et papavere componuntur. Nam fic
maxime poffe reprimi per emplaftica id quod influebat
fimulque fenfum ftupefieri per narcotica fperabat. Ego
vero ab initio fufpecta habui talia medicamenta: neque
enim vehementes fluxiones reprimunt, fed eas excerni
prohibent, ideoque fi acres ipfi humores extiterint, cor-
neam ulcerari accidit; fi vero multi extendi ac vehemen-
ter irritari, quia fi rumpantur, evenit. Quibus nifi me-
dicamentum fit vehementer narcoticum, dolores intolera-
biles excitantur. Si vero adeo ipfos ftupefaciat, ut oculi
maximam inflammationem non fentiant, tum viforiam fa-

σϑήτους ἐργάζεσϑαι τοὺς ὀφϑαλμοὺς, ἀναγκαῖόν ἐστιν ἅμα
κακοῦσϑαι τὴν ὀπτικὴν δύναμιν, ὡς μετὰ τοῦ παύσασϑαι
τὴν ὀφϑαλμίαν ἢ παντελῶς ἀμυδρὸν ἢ μηδ' ὅλως αὐτοὺς
ὁρᾶν, ἅμα δ' ὑπολείπεσϑαί τινα σκιῤῥώδη διάϑεσιν ἐν τοῖς
χιτῶσι δυσίατον. ἅτε οὖν ταῦτα γινώσκων, ὁρῶν τε τὸ
ἐπιῤῥέον οὐκ ὀλίγον ἰσχυρῶς τε δριμὺ καὶ ϑερμὸν, ἐνόησα
χρήσασϑαι πυρίᾳ πρότερον, ἕνεκα πείρας, ὡς ἐξ αὐτῆς ἀκρι-
βέστερον εἰσόμενος, ὁποία τίς ἐστιν ἡ διάϑεσις. εἴωϑε γὰρ
ἐπὶ τῶν τοιούτων ἡ πυρία παρηγορεῖν μὲν ἄχρι τινὸς, ἐπι-
καλεῖσϑαι δ' ἕτερον ῥεῦμα. καϑ' ὃν γὰρ λόγον διαφορεῖν
πέφυκε τὸ περιεχόμενον ἐν τοῖς ὀφϑαλμοῖς, κατὰ·τὸν αὐτὸν
λόγον ἕλκειν ἕτερον ἐκ τῶν πλησίων· ἀλλ' ἅμα γε τῷ κε-
λεῦσαί με τό ϑ' ὕδωρ κομισϑῆναι τὸ ϑερμὸν καὶ τὸν σπόγ-
γον, αὐτὸς ὁ κάμνων ἔφη πεπειρᾶσϑαι ἤδη πολλάκις δι'
ὅλης ἡμέρας τοῦ βοηϑήματος, παρηγοροῦντος μὲν αὐτὸν,
ὀλίγῳ δ' ὕστερον ὀδύνην μείζονα ἐπιφέροντος. ἀκούσας οἶν
ἐγὼ τοῦτον τὸν μὲν ὀφϑαλμικὸν ἰατρὸν ἀπέλυσα, παραμένειν
αὐτὸς ὑποσχόμενος καὶ ποιήσειν ἀνώδυνον τὸν κάμνοντα χω-

cultatem adeo laedi neceſſe eſt, ut poſtquam inflammatio
ceſſarit aut omnino ſubobſcure aut nihil plane cernat;
tum etiam quandam praeduram affectionem curatu difficilem in oculorum tunicis relinqui. Quum igitur iſta noviſſem et affluentem humorem animadverterem, non paucum valdeque acrem et calidum primum fomento utendum cenſui experientiae gratia, ut qui certius ex ea qualisnam foret affectio intellecturus eſſem. Solet enim fomentum in his aliquantiſper dolorem mitigare, ſed aliam
fluxionem evocare. Qua enim ratione conſuevit contentum oculis humorem diſcutere, eadem ratione alterum
quoque ex vicinis partibus attrahere. Verum ſimul atque
aquam et ſpongiam afferri juſſi, aeger ipſe dixit ſe multoties jam idem remedium toto die expertum eſſe, quod
primum dolorem imminuit, ſed paulo poſt dolorem majorem invehit. Quare quum ego audiviſſem, ocularium
medicum abire permiſi, pollicitus ipſe me apud aegrum

ῥὶς φαρμάκου (308) ψυκτικοῦ, τῷ λουτρῷ δὲ αὐτίκα χρη-
σάμενος καὶ μόνῳ, οὕτως ἀνώδυνον εἰργασάμην αὐτὸν, ὡς
δι᾽ ὅλης νυκτὸς κοιμηθῆναι, μηδ᾽ ἅπαξ καλέσαντα τῶν πα-
ρακοιμωμένων μηδένα. τοὐτεῦθεν δὲ λοιπὸν ἐφ᾽ ὧν ἐση-
μειωσάμην ἐπιῤῥεῖν μὲν τοῖς δριμεῖς χυμοὺς τοῖς ὀφθαλμοῖς,
οὐ μὴν ἔτι γε πληθωρικὸν εἶναι τὸ σῶμα, βαλανείου χρή-
σει τὴν ὀδύνην αὐτῶν ἰασάμην. ἄλλον δέ τινα νεανίσκον
ἡμερῶν μὲν ἤδη πλειόνων ὀφθαλμιῶντα, κατ᾽ ἀγρὸν οὐκ
ἐγγὺς ὄντα τῆς πόλεως, ὕστερον δ᾽ ὡς ἐν αὐτοῖς διέμενεν,
ἀφικόμενον εἰς τὴν πόλιν ἰδὼν αὐχμηροὺς μὲν ἔχοντα τοὺς
ὀφθαλμοὺς, ἰσχυρῶς δ᾽ ὠγκωμένας καὶ πλήρεις αἵματος
τὰς κατ᾽ αὐτοὺς φλέβας, ἐκέλευσα λουσάμενον ἀκρατεστέρῳ
χρῆσθαι τῷ πώματι, οὕτω πειραθῆναι καθυπνῶσαι· καὶ
τοίνυν ὕπνος τε βαθὺς αὐτῷ γίνεται καὶ ἀνώδυνος ἔωθεν
ἀνέστη καί μοι θάρσος ἐνεποίησεν, ἐφ᾽ ὧν ἐστιν ἔνστασις
αἵματος παχέος ἐν τοῖς τῶν ὀφθαλμῶν φλεβίοις ἄνευ πλη-
θωρικῆς διαθέσεως ἐν ὅλῳ τῷ σώματι, οἴνου χρῆσθαι πό-
σει δυναμένου καὶ κενοῦν τὸ αἷμα καὶ τῷ σφοδρῷ τῆς κινή-

commorari eumque abſque frigido medicamento dolore va-
cantem redditurum. Quam primum itaque ſolo balneo
uſus ſic aegrotum dolore vacuum reddidi, ut tota nocte
dormierit, nec aſſidentium qui juxta dormiebant quem-
quam ſemel appellaverit. Ab hujus curatione in poſterum
in quibus acres humores in oculos influere, nec dum ta-
men plethoricum corpus eſſe ſignis deprehendi, balnei
uſu eorum dolorem ſanavi. Sed alterum quoque quen-
dam adoleſcentem qui ruri non prope urbem profectum
conſpicatus ſqualidos quidem oculos habere et plenas ſan-
guine ipſorum venas admodum tumere, juſſi, ubi laviſſet,
vino uti meraciore atque ita quo ſuavem ſomnum iniret
contendere. Ceterum ſomnus profundus ipſum invaſit et
mane dolore vacuus ſurrexit, mihique fiduciam praebuit,
in quibus ſanguis craſſus oculorum venulas diſtenderet,
nulla toto corpore affectione plethorica, utendi vini po-
tione, quod quidem ſanguinem et attenuare et vacuare

σεως ἐκφράττειν τὰς ἐνστάσεις. ταυτὶ μὲν οὖν ἀγωνιστικὰ
βοηθήματα τῆς κατ' ὀφθαλμοὺς ὀδύνης. ἀσφαλέστατον δ'
ἡ πυρία καὶ πάντως τινὰ χρείαν παρέχον ἢ ὡς σημεῖον εἰς
διάγνωσιν [268] ἢ ὡς αἴτιον ὑγιείας τοῖς ὀφθαλμοῖς. ὅταν
μὲν γὰρ μηκέθ' ὅλως ἐπιῤῥέῃ, κατὰ μὲν τὴν πρώτην προσ-
φορὰν, αὐτῷ τῷ θερμαίνειν μόνῳ παρηγορίαν τινὰ μετρίαν
ἤνεγκεν, ὀλίγῳ δ' ὕστερον αὐξάνει τὴν ὀδύνην καὶ γίνεται
τηνικαῦτα διαγνωστικὸν σημεῖον ὡς καταμαθόντας ἡμᾶς τὴν
διάθεσιν ἐπί τινα κένωσιν ὅλου τοῦ σώματος ἀφικέσθαι,
πληθωρικοῦ μὲν ὄντος αὐτοῦ διὰ φλεβοτομίας, κακοχύμου
δὲ διὰ καθάρσεως. οὐ γὰρ δὴ χαλεπόν γέ σοι διακρῖναι
κακοχυμίαν ἀπὸ πλήθους αἵματος.

λβ'.

Τραυλοὶ ὑπὸ διαῤῥοίης μάλιστα ἁλίσκονται μακρῆς.

fuique motus vehementia obſtructiones liberare poſſit. At-
que haec ſunt doloris oculorum remedia agoniſtica. Se-
curiſſimum autem eſt fomentum quod aliquam omnino
utilitatem aſſert vel ut ſignum ad dignotionem vel ut
caufa ſanitatis oculorum effectrix. Quum enim nihil
omnino influit amplius in oculos, admotum fomentum
contentum ipſis ſupervacaneum humorem difcutit atque
ita ipſis ſanitatem reſtituit. Quum vero adhuc influit ad
primam admotionem ipſo ſolo calefactu quandam mitiga-
tionem aſſert, ſed paulo poſt dolorem amplificat, ac tunc
diagnoſticum fit ſignum, unde nos aſſectu intellecto ad
aliquam totius corporis vacuationem pervenimus. Si nam-
que plethoricum corpus ſuerit venae ſectione, ſi caco-
chymiam purgatione vacuabimus. Non enim profecto tibi
a ſanguinis plenitudine cacochymiam diſtinguere perar-
duum eſt.

___

XXXII.

Balbi longa diarrhoea maxime corripiuntur.

ΚΑΙ ΓΑΛΗΝΟΥ ΕΙΣ ΑΥΤΟΥΣ ΥΠΟΜΝΗΜΑΤΑ. 51

Ed. Chart. IX. [268.]   Ed. Bas. V. (308.)

Ὥσπερ τὸ ψελλίζεσθαι τῆς διαλέκτου πάθος ἐστὶν, οὐ
τῆς φωνῆς, οὕτω καὶ τὸ τραυλίζειν μὴ δυναμένης τῆς γλώτ-
της ἀκριβῶς ἐκείνας διαρθροῦν τὰς φωνὰς, ὅσαι διὰ τοῦ
τ καὶ ρ λέγονται, καθάπερ αὐτήν τε ταύτην τὴν τραύλω-
σιν καὶ ὁμοίως τάσδε, τρέχει, τρέμει, τραχὺς, τροχὸς,
τρυφερὸς ὅσαι τε ἄλλαι παραπλήσιαι. δέονται γὰρ αἱ
τοιαῦται πᾶσαι τῆς γλώττης μετὰ τοῦ πλατύνεσθαι στηρι-
ζομένης ἐπὶ τοῖς προσθίοις ὀδοῦσιν. ὅταν οὖν ἀτονωτέρα
τισὶ ὑπάρχῃ, στηρίζεται χεῖρον καὶ οὐ διαρθροῖ τὸν τοῦ τ
καὶ ρ φθόγγον, ἀλλ᾽ ἐπὶ τὸν τ καὶ λ μεταπίπτει. δύναται
δ᾽ αὐτῇ γενέσθαι τοῦτο καὶ διότι βραχυτέρα πώς ἐστι τοῦ
προσήκοντος, ὅπερ ἐστὶ σπανιώτατον· ἀλλὰ καὶ διότι μα-
λακωτέρα τε καὶ ὑγροτέρα τὴν κρᾶσιν ἡ τραύλωσις γίνεται.
οὕτω γοῦν καὶ τὰ παιδία τραυλίζει παραπλησίου τοῦ συμ-
βαίνοντος αὐτοῖς ὑπάρχοντος οἷόν τι καὶ περὶ τὴν βάδισιν
γίνεται. καὶ γὰρ καὶ ταύτην τὰ μὲν οὐδ᾽ ὅλως, τὰ δ᾽ οὐχ
ἱκανῶς ἔχει τῶν σκελῶν αὐτοῖς διὰ μαλακότητα στηρίζεσθαι
βεβαίως ἀδυνατούντων. ἐνίοις δὲ καὶ τῶν τελείων, ὅταν

Quemadmodum balbutire linguae, non vocis vitium
eſt, ſic etiam traulizare, quum lingua eas voces articulate
pronunciare non poteſt, quae per t et r proferuntur,
qualis haec ipſa eſt traulolis et hae ſimiles, trepidat, tre-
mit, tragula, trochus, triticum et quae ceterae ſunt his
conſimiles. Omnes ſiquidem hujusmodi linguam et quae
dilatetur et quae primoribus innitatur dentibus, deſide-
rant. Quum igitur quibusdam lingua imbecillior exiſtat,
deterius innititur et quem ſonum t et r edunt, articulate
efferre nequit, ſed ad t et l pronunciandum labitur. Id
autem ipſi accidere poteſt, quod lingua quodammodo bre-
vior ſit quam deceat: quod rariſſimum exiſtit; ſed et mol-
liori et humidiori ſit temperamento, accidit balbuties;
quam ob cauſam pueri balbutiunt conſimili in ipſis eventu
atque ambulando fit. Etenim ex his nonnulli nequaquam
prorſus incedunt, alia vero inceſſu ſunt parum firmo,
cruribus prae mollitudine titubantibus et vocillantibus.

διαλεγόμενοι κάμνωσι, συμβαίνει τραυλίζειν, ὥσπερ καὶ τοῖς
ἐπὶ τὸ πλεῖστον αὐλήσασιν, οὕτω δὲ καὶ τοῖς ἐν νόσῳ κεκ-
μηκόσιν ἰσχυρῶς τὴν δύναμιν, ὥσπερ γε καὶ διὰ τὸ σφο-
δρότερον ξηρανθῆναι τὴν γλῶτταν ἐνίοις. ἀλλ' ἡ τοσαύτη
ξηρότης οὐδενὶ τῶν κατὰ φύσιν ἐχόντων ὑπάρξαι δύναται.
καὶ διὰ τοῦτο μόνης ὑγρότητος ἀμέτρου σύμπτωμά ἐστιν
ἐν τοῖς φύσει τραυλοῖς ἡ τῆς διαλέκτου βλάβη μὴ δυναμέ-
νων τῶν μυῶν τῆς γλώττης ἐγκρατῶς στηρίζεσθαι. τοῦτο
δὲ αὐτοῖς συμβαίνειν ἐγχωρεῖ μὲν καὶ διὰ τὴν οἰκείαν ἀρ-
ρωστίαν, ἐγχωρεῖ δὲ καὶ διὰ τὴν τῶν νεύρων, ὧν παρ' ἐγκε-
φάλου λαμβάνει δηλονότι. καὶ οἱ μεθύοντες οὖν ἐνίοτε
τραυλίζουσι, τοῦτο μὲν ὑ- [269] γρότητι πολλῇ διαβρεχο-
μένου τοῦ ἐγκεφάλου, τοῦτο δ' ὑπὸ πλήθους αὐτῆς βαρυνο-
μένου. συμβήσεται γοῦν οὕτω καὶ τοῖς φύσει τραυλοῖς ἤτοι
τὸν ἐγκέφαλον ὑγρὸν ὑπάρχειν ἢ τὴν γλῶτταν ἢ ἀμφότερα.
τοῦ μὲν οὖν ἐγκεφάλου τοιαύτην ἔχοντος κρᾶσιν ἀπορρεῖν
μὲν εἰκός ἐστι περιττωμάτων ὑγρῶν πλῆθος, ὑποδέχεσθαι
δὲ αὐτὰ καταρρέοντα τὴν γαστέρα, κἀντεῦθεν ἁλίσκεσθαι

Nonnullis etiam aetate integra interloquendo defeſſis bal-
butire contingit; quemadmodum ex iis qui plurimum tibia
cecinerunt et quibus vires morbo vehementer proſtratae
ſunt; et quibus demum lingua vehementius exaruit. Ve-
rum tanta ſiccitas nemini ſecundum naturam ſe habenti
adeſſe poteſt. Atque ideo ſolius humiditatis immoderatae
natura balbis ſymptoma eſt loquutionis laeſio, quum lin-
guae muſculi valide ſtabiliri nequeant. Hoc autem ipſi
vel propter propriam imbecillitatem accidere poteſt et
propter nervorum quos videlicet e cerebro ſuſcipit infir-
mitatem. Quare et ebrii nonnunquam balbutiunt, tum
quia multa humiditate cerebrum perfunditur, tum quia
ipſius copia praegravatur. Sic itaque continget natura
balbis ut vel cerebrum humidum habeant vel linguam
vel utrumque. Atque cerebro quidem tale temperamentum
adepto, humidorum excrementorum copiam ex eo defluere
par eſt, eaque fluentia ventriculum ſuſcipere indeque lon-

Ed. Chart. IX. [269.]　　　　　Ed. Baf. V. (308.)

διαῤῥοίαις μακραῖς τὸν ἄνθρωπον. τῆς γλώττης δ᾽ αὐτῆς
ὑγροτέρας οὔσης σφόδρα φύσει καὶ τὴν κοιλίαν εἰκὸς εἶναι
τοιαύτην, ὡς ἂν θατέρου τῶν χιτώνων αὐτῆς κοινοῦ πρὸς
τὴν γλῶτταν ὑπάρχοντος, ἀσθενοῦς δὲ δι᾽ ὑγρότητα, κοι-
λίας δ᾽ οἰκεῖον πάθημα, χρονία διάῤῥοια.

λγ᾽.

Οἱ ὀξυρεγμιώδεες οὐ πάνυ τι πλευριτικοὶ γίνονται.

Τοὺς ὀξυρεγμιώδεις ὀξεῖαν ἔχοντας ἐρυγὴν σπανίως φη-
σὶν ἁλίσκεσθαι πλευρίτισι· τὸ γὰρ οὐ πάνυ τῶν σπανίως
γιγνομένων δηλωτικόν ἐστιν, οὐ τῶν οὐδ᾽ ὅλως, ὡς ἔνιοι
τῶν ἐξηγησαμένων τὸ βιβλίον ἔγραψαν. εἴρηται δ᾽ ἡμῖν ἐν
τοῖς περὶ πλευρίτιδος λόγοις ὡς ἡ μὲν ἅμα τοῖς ὠχροῖς τε
καὶ ξανθοῖς πτύσμασιν ἐπὶ χολώδεσι γίνεται χυμοῖς, ἡ δ᾽
ἅμα τοῖς ἀφρώδεσι ἐπὶ φλεγματικοῖς. ὥσπερ καὶ ἡ μὲν
ἅμα τοῖς μελαντέροις ἐπὶ τοῖς μελαγχολικοῖς, ἡ δ᾽ ἅμα

gis alvi profluviis hominem corripi. Quum vero ipſa
lingua praehumidior exiſtat natura, ventriculum quoque
talem eſſe conſentaneum eſt, utpote qui alteram ſui tuni-
cam habeat cum lingua communem quae propter humidi-
tatem imbecillis redditur; ventriculi vero familiaris affe-
ctio diuturna diarrhoea eſt.

XXXIII.

Qui acidum eructant, non admodum pleuritici fiunt.

Oxyregmiodes acidum ructum habentes raro pleuri-
tide corripi tradit. Nam illud non admodum id quod raro,
non quod nullo modo uſu venit declarat, ut quidam li-
bri interpretes ſcripſerunt. In ſermonibus autem de pleu-
ritide a nobis dictum eſt, pleuritidem quae cum pallidis
et flavis ſputis eſſet, ex bilioſis humoribus ortum habere;
quae vero cum ſpumoſis, ex pituitoſis: quemadmodum et
quae cum nigrioribus, ex melancholicis; quae denique

τοῖς ἐρυθροῖς ἐπ᾽ αὐτῷ τῷ αἵματι. φλεγμονὴ μὲν γὰρ
ἐστι περὶ τὸν ὑπεζωκότα καλούμενον ὑμένα ἡ τῶν πλευρι-
τικῶν διάθεσις. ἁπάσης δὲ φλ᾽·ημονῆς γινομένης ὑπὸ πλεο-
νεξίας τινὸς χυμοῦ κατὰ τὴν ·είνου φύσιν, τό τε τῶν
πτυσμάτων εἶδος ἐπιγίνεται τοῖς πλευριτικοῖς ἤ τε τῆς σω-
τηρίας, ἤ τε τοῦ θανάτου προσδοκία. καταδέχεσθαι δ᾽
οὐχ ὁμοίως πεφύκασι τοὺς χυμοὺς οἵ θ᾽ ὑμένες καὶ ὁ
πνεύμων. πυκνὴ μὲν γὰρ καὶ ἡ τῶν ὑμένων φύσις, ἀραιὸς
δὲ πάντη καὶ μανὸς ὁ πνεύμων ἐστὶν, ὥστε τούτῳ μὲν ἅπαν-
τας ἕτοιμον δέχεσθαι τοὺς χυμοὺς, τῷ δ᾽ ὑπεζωκότι τοὺς
χολώδεις μᾶλλον. διὰ τοῦτο οὖν οἷς φύσει πλεονάζει τὸ
φλέγμα, σπανίως ἁλίσκονται πλευρίτισι καὶ μάλιστ᾽ ἐὰν ἁλυ-
κότητά τινα καὶ δριμύτητα προσλάβῃ. τὸ γὰρ τοιοῦτον
δάκνον τὰ ἔντερα πρὸς τὴν διαχώρησιν ἐρεθίζει καὶ συμ-
βαίνει τηνικαῦτα μὴ μόνον τῷ φλέγματι κενοῦσθαι, συναπ-
έρχεσθαι δ᾽ αὐτῷ πολλὰ καὶ τῶν ἄλλων περιττωμάτων.
ἔλεγε δ᾽ αὐτὸς ἐν τῷ περὶ ὑδάτων τε καὶ τόπων καὶ ἀέρων

cum rubris ex fanguine fieri oftendimus. Etenim in-
flammatio membranae coftas fuccingentis appellatae pleu-
riticorum affectus. Quum vero omnis inflammatio ex
alicujus humoris redundantia gignatur pro ejus natura,
tum fputi fpecies pleuriticis fupervenit, tum falutis aut
mortis exfpectatio. Non peraeque autem membranae ac
pulmo humoribus fufcipiendis nati funt; denfa fiquidem
eft membranarum natura, pulmo vero omnem in partem
rarus et laxus; quare huic quidem promptum eft omnes
humores fufcipere, membranae vero fuccingenti biliofis
magis. Ob hanc igitur caufam quibus natura pituita ex-
uberat, ii raro pleuritide corripiuntur, praefertimque fi
falfedinem aliquam atque acrimoniam adfumpferit. Talis
enim pituita mordens inteftina ad dejectionem proritat,
tumque non folam pituitam vacuari, fed una cum ea alia
etiam multa excrementa dejici contingit. Sed ipfe in li-
bro etiam do aquis, locis et aëre minime pleuritidi aliis-

Ed. Chart. IX. [269. 270.]   Ed. . V. (308.)
*ἥκιστα πλευρίτισί τε καὶ τοῖς ἄλλοις νοσήμασι ἁλίσκεσθαι
τοὺς ὑγρὰν ἔχοντας φύσει τὴν γαστέρα.*

λδ'.

[270] *Ὁκόσοι φαλακροὶ, τουτέοισι κιρσοὶ μεγάλοι οὐ γί-
νονται, ὁκόσοις δ᾽ ἂν φαλακροῖς ἐοῦσι κιρσοὶ ἐπιγίνων-
ται, πάλιν οὗτοι γίνονται δασέες.*

*Ὁπόταν ἐν ἀνδρὸς φρονίμου συγγράμματι λόγος εὑρε-
θῇ προφανῶς ψευδὴς, εἰκότως ἀπορεῖσθαι συμβαίνει τοὺς
ἀναγινώσκοντας αὐτὸν καὶ πρῶτον μὲν ἑαυτοῖς ἀπιστεῖν, ὡς
μηδὲ τὰ φανερὰ γινώσκουσι, εἶθ᾽ ἑξῆς ὑποπτεύειν, μή τι
τῶν ὑποκειμένων ψευδὲς εἴη. τίς γὰρ οὐκ οἶδε ἀνίατόν τι
πάθημα τὴν φαλάκρωσιν ὑπάρχουσαν; ἀλλὰ καὶ τὸ μηδέ-
ποτε ἐπιγίνεσθαι μεγάλους κιρσοὺς τοῖς φαλακροῖς οὐκ
ἀληθές, ὥσπερ οὐδὲ τὸ γενομένων κιρσῶν παύεσθαι τὴν
φαλάκρωσιν, εἰ 'μή τι ἄρα, καθάπερ ἔνιοί φασι, τὴν κα-
λουμένην ὑπὸ τῶν ἰατρῶν μαδάρωσιν ὀνομάζει φαλάκρωσιν.*

que morbis obnoxios effe dicebat eos qui alvum natura
humidam haberent.

XXXIV.

*Qui calvi funt, iis varices magni non oboriuntur; quibus
vero calvis exiftentibus varices fuccedunt, ii rurfum ca-
pillati fiunt.*

Quum in viri prudentis opere oratio comperitur evi-
denter falfa, merito lectores ipfum dubitare accidit, ac
primum quidem fibi ipfis diffidere, tanquam ea non af-
fequantur, quae etiam fint manifefta; deinde vero fufpi-
cari ne quid ex iis quae propofita funt falfum fuerit.
Quis enim non novit calvitium quendam affectum effe
infanabilem? Sed neque illud verum eft, magnos varices
calvis nunquam fupervenire, ficuti neque varicibus ortis
calvitium ceffare, nifi forte, ut nonnulli ajunt, vocatum
a medicis capillorum defluvium calvitium nominat. Illud

ἐκείνη γὰρ ὑπὸ μοχθηρῶν χυμῶν γιγνομένη, καθάπερ αἵ τε
ὀφιάσεις καὶ ἀλωπεκίαι ὀνομαζόμεναι, μετασιάνιων εἰς τὰ
σκέλη τῶν φαύλων χυμῶν ἐργάζεσθαι δύνανται κιρσούς,
ἀνακτήσασθαί τε τὰς τρίχας. εἰ γὰρ ἔμπροσθεν ὑπὸ μοχ-
θηρῶν χυμῶν φθειρομένων αὐταῖς τῶν ῥιζῶν ἡ διαφθορὰ
συνέβαινεν, εἰκότως νῦν ἐπὶ τῇ μεταστάσει τῶν χυμῶν, εἰς
τὴν κατὰ φύσιν ἐπανήξουσι κατάστασιν.

λε'.

Τοῖσιν ὑδρωπικοῖσι βὴξ ἐπιγινομένη κακόν.

Ἐπιγίνεσθαι τοῖς πάθεσιν ἕτερα πάθη τε καὶ συμ-
πτώματα τοῖς παλαιοῖς ἰατροῖς ἔθος ἐστὶ λέγειν ὅσα κατὰ
τὸν αὐτοῦ πάθους λόγον αὐξανομένου συμβαίνειν εἴωθε.
τοιοῦτον γάρ τι καὶ τὸ τῶν ἐπιγινομένων ἐστὶ Πραξαγόρου
βιβλίον. οὕτω δὲ καὶ νῦν εἴρηται ἐπὶ τῆς βηχός· οὐ γὰρ
ἐπειδὰν δι' ἄλλην τινὰ γένηται πρόφασιν, [271] ὑδερικῷ
βὴξ ὀλέθριόν ἐστι σημεῖον, ἀλλ' ὅταν αὐτῷ τῷ λόγῳ τοῦ

enim quum a vitiofis humoribus ortum habeat, ut et quae
ophiafis et alopecia nominatur, iisdem pravis humoribus
in crura translatis varices facere et capillos reftituere
poteft. Si namque prius a vitiofis humoribus corruptis
capillorum radicibus eorum fiat jactura, merito nunc iis-
dem alio migrantibus, ad naturalem ftatum revertentur.

XXXV.

Hydropicis tuffis fuccedens malum.

Morbis alios morbos et fymptomata fupervenire me-
dicis moris fuit dicere, quae ipfius morbi augefcentis
ratione accidere confueverunt. Talis enim eft Praxagorae
liber de fupervenientibus. Sic etiam nunc de tufli dictum
eft; non enim quum ex alia occafione fit hydropico tuffis,
fignum eft exitiofum, fed quum ipfius morbi ratione.

ΚΑΙ ΓΑΛΗΝΟΥ ΕΙΣ ΑΥΤΟΥΣ ΥΠΟΜΝΗΜΑΤΑ. 57

Ed. Chart. IX. [271.]   Ed. Baf. V. (308.)

νοσήματος. ἡνίκα γὰρ ἂν ἐς τοσοῦτον αὐξηθῇ πλῆθος ἐπὶ
τῶν ὑδερικῶν παθῶν ἡ ὑδατώδης ὑγρότης, ὡς ἤδη καὶ τὰς
τραχείας ἀρτηρίας καταλαμβάνειν, εἶτα βὴξ ἐπιγένηται, τότε
κίνδυνος ἕπεται πνιγῆναι τὸν ἄνθρωπον οὐκ εἰς μακράν.

λστ'.

Δυσουρίην φλεβοτομίη λύει, τέμνειν δὲ τὰς εἴσω.

Οὐδ' οὗτος ὁ λόγος ὑγιής ἐστιν, εἰ μὴ προσλάβῃ τὸν
καὶ συνδεσμὸν, ὥστε γενέσθαι τὸν ἀφορισμὸν τοιόνδε, δυσου-
ρίην καὶ φλεβοτομία λύει. ὄντως γὰρ καὶ φλεβοτομία λύει
δυσουρίαν, ἐκείνην δηλονότι τὴν διὰ φλεγμονὴν καὶ πλῆθος
γεγενημένην. τὸ δὲ τέμνειν τὰς εἴσω περὶ τῶν ἐν ταῖς χερσὶ
φλεβῶν λεγόμενον, οὔτ' ἀληθές ἐστιν, οὔτε ὁμολογούμενον
Ἱπποκράτει. φαίνεται γὰρ ἐν ἅπασι τοῖς συγγράμμασιν
ἐπὶ μὲν τῶν ἀνωτέρω τοῦ ἥπατος ἐκ τῶν χειρῶν ἀποχέων
τοῦ αἵματος, ἐπὶ δὲ τῶν κατωτέρω τὰς κατὰ ἰγνὺν ἢ σφυ-

Quum enim in hydropicis affectibus aquofa humiditas
tanta copia creverit, ut jam afperas arterias occupet,
deinde tuffis fuperveniat, tunc ne haud id ita multo poft
homo fuffocetur periculum imminet.

XXXVI.
Urinae difficultatem venae fectio folvit, fecundae autem funt interiores.

Sed neque fana eft haec oratio, nifi etiam conjunctionem affumpferit, ut ejusmodi fit aphorifmus: *difficultatem urinae etiam venae fectio folvit.* Revera enim etiam venae fectio dyfuriam folvit, illam videlicet quae propter inflammationem et plenitudinem facta eft. Illud autem, *fecandas effe interiores,* fi de manuum venis dicatur, neque verum eft, neque ab Hippocrate conceffum. In omnibus fiquidem fuis operibus, partibus fupra jecur affectis, ex manibus fanguinem mittere, inferioribus vero

ρὸν κελεύων τέμνειν. εἰ δὲ περὶ τούτων αὐτῶν εἰρῆσθαί
τις ὑπολάβοι τὸ τέμνειν τὰς εἴσω, μικρὰν τοῦτο δύναμιν
ἔχει. ἀπὸ μιᾶς γὰρ ἀμφότερα πεφύκασι φλεβὸς τῆς ἐν ἰγνύι
τριχῇ σχισθείσης, ὅτι καὶ μία φλὲψ εἰς τοῦθ᾽ ἥκει τὸ κῶ-
λον, οὐχ ὥσπερ ἐπὶ τῆς χειρὸς δύο. βέλτιον οὖν ἐστι καὶ
τοῦτον τὸν ἀφορισμὸν ἕνα τῶν παρακειμένων ὑπολαβεῖν.

λζ'.

Ὑπὸ κυνάγχης ἐχομένῳ οἴδημα γενέσθαι ἐν τῷ τραχήλῳ
ἀγαθόν· ἔξω γὰρ τρέπεται τὸ νούσημα.

Ἀληθὴς ὁ λόγος καὶ ἡ αἰτία πρόδηλος, εἴ γε ἐκ τῶν
διὰ βάθους τε καὶ κυριωτέρων μορίων εἰς τὸ δέρμα μεθί-
στασθαι τὰ πάθη λυσιτελεῖ.

poplitis et malleoli venas fecare jubet. De quibus fi quis
ipfum illud dixiffe arbitretur: *fecandas autem effe inte-
riores*, parvi id eft momenti. Ab una namque et eadem
vena utraque tam interior quam exterior nafcitur in po-
plite trifariam divifa, non quemadmodum in manum
duae. Quare melius eft hunc etiam aphorifmum unum
effe inter adfcititios opinari.

XXXVII.

*Angina correpto cervicis tumorem oboriri bonum: foras
enim morbus vertitur.*

Vera eft oratio et caufa manifefta. Ex profundis fi-
quidem et principibus partibus morbos ad cutem trans-
ferri confert.

ΚΑΙ ΓΑΛΗΝΟΥ ΕΙΣ ΑΥΤΟΥΣ ΥΠΟΜΝΗΜΑΤΑ. 59

Ed. Chart. IX. [272.]   Ed. Baf. V. (309.)

λη΄.

[272] Ὁκόσοισι κρυπτοὶ καρκίνοι γίνονται, μὴ θεραπεύειν
βέλτιον. θεραπευόμενοι γὰρ ἀπόλλυνται ταχέως, μὴ θε-
ραπευόμενοι δὲ πολὺν χρόνον διατελοῦσιν.

Κρυπτοὺς καρκίνους εἴρηκεν ἤτοι τοὺς χωρὶς ἑλκώσεως
ἢ τοὺς κεκρυμ ένους, ὅπερ ἐστὶ μὴ φαινομένους ὃ πάλιν
ἴσον δύναται τῷ διὰ βάθους εἶναι τοῦ σώματος. ἀλλὰ
καὶ τὸ θεραπεύειν διττόν ἐστιν· ἓν μὲν τὸ πάντα πράττειν
ὡς ὑγιὲς ἀποφῆναι τὸ πεπονθὸς μέρος, ἕτερον δὲ τὸ προ-
νοεῖσθαι τὴν ἁρμόττουσαν τῷ πάθει πρόνοιαν, ὅπερ ἐστὶ
παρηγορεῖν τε καὶ πραΰνειν αὐτὸ, καὶ μάλισθ᾽ ὅταν ᾖ μεθ᾽
ἑλκώσεως. ἀναγκαῖον γὰρ εἰ καὶ μηδὲν ἄλλο τηνικαῦτα τοὺς
ἰχῶρας ἀποπλύνειν ὑγρῷ τινι χρώμενον, ὅπερ οὐ τὸ τυχὸν
εἶναι προσήκει, ἀλλ᾽ ὅ τί περ ἂν ἤτοι διὰ πείρας ἢ δι᾽ ἐν-
δείξεως εὑρεθῇ μήτε σήπειν πεφυκὸς μήτ᾽ ἐρεθίζειν τὸ
πεπονθὸς μέρος. ταύτης μὲν οὖν τῆς θεραπείας οὔτ᾽ ἀφί-
στασθαι προσήκει οὔθ᾽ οἱ χωρὶς ἑλκώσεως δέονται καρκίνοι.

XXXVIII.

*Quibus occulti cancri oriuntur, eos non curare praeſtat.
Curati namque cito intereunt, non curati vero diutur-
niori tempore perdurant.*

Occultos cancros dixit vel qui ſunt ſine ulceratione
vel abditos, hoc eſt non apparentes, quod rurſus idem
ſignificat, ac ſi dicatur, qui in alto ſunt corpore. Sed
et curatio duplex eſt: una quidem omnia agere quo pars
affecta ad ſanitatem perducatur; altera vero eam adhibere
providentiam quae affectui congruat, hoc eſt ipſum miti-
get ac demulceat, praeſertim ſi conjunctam habeat ulce-
rationem. Tunc enim ſi non aliud quidquam *agatur*, ſa-
niem humido quodam uſurpato abluere neceſſum eſt, non
quocunque, ſed quod per experientiam aut indicationem,
nec putreſcere nec irritare partem affectam compertum
habeatur. Ab hac igitur curatione abſtinere non decet,
neque qui ſine ulceratione cancri ſunt, eam poſtulant.

τῆς δ᾽ ἐκ τοῦ τεμεῖν καὶ καῦσαι ἃ μόνῳ καρκίνῳ γινο-
μένῳ ἐστὶν ἰάματα, συμβουλεύει μὴ προσάγεσθαι κατὰ τοὺς
κρυπτοὺς καρκίνους. ὅτι μὲν οὖν οἱ ἐν τῷ βάθει διὰ τῆς
τοιαύτης ἀγωγῆς οὐ θεραπεύονται καὶ ἡ πεῖρα διδάσκει.
πάντας γὰρ οἶδα τοὺς ἐπιχωρήσαντας ἰᾶσθαι καρκίνους
τοιούτους παροξύναντας μᾶλλον αὐτούς, ἐν τάχει τε τοὺς
ἀνθρώπους ἀποκτείναντας. οἵ τε γὰρ τὸν ἐν τῷ οὐρανί-
σκῳ συστάντα καὶ τὸν ἐν τῇ ἕδρᾳ καὶ τὸν ἐν τῷ κρυπτῷ
τῷ γυναικείῳ τεμόντες καὶ καίσαντες οὐκ ἠδυνήθησαν ἀπου-
λῶσαι τὰ ἕλκη καὶ τῇ τῆς ἰάσεως ταλαιπωρίᾳ συνέτηξαν
τοὺς ἀνθρώπους ἄχρι θανάτου, οἷς ἐνῆν μὴ θεραπευομένοις
ἀλυπότερον ἄχρι πλείονος ἐξαρκέσαι χρόνου. τοὺς μὲν οὖν
τοιούτους καρκίνους οὐδ᾽ ὅλως ἐπιχειρητέον ἰᾶσθαι, τοὺς
δ᾽ ἐπιπολῆς ἐκείνους μόνους οὓς ἐκτεμεῖν οἷόν τε σὺν ταῖς
ῥίζαις αὐταῖς, ὡς ἂν εἴποι τις. οὐδὲν γὰρ χεῖρον υἱονεὶ
ῥίζας τινὰς ὀνομάσαι τοῦ καρκίνου τὰς διατεταμένας ἄχρι
τῶν πέριξ σωμάτων πεπληρωμένας φλέβας αἵματος μελαγ-
χολικοῦ. πολλοὶ μὲν γὰρ τῶν ἀξιολόγων ἰατρῶν οὐδὲ τού-

Altera vero quae fecando et urendo fit, quae foli qui fit
cancro funt remedia, ne in cancris occultis adhibeamus
confulit. Quod igitur qui in profundo latent ejusmodi
praefidiis non curentur docet etiam experientia. Omnes
enim novi qui hujusmodi cancros curare funt aggreffi,
magis irritaffe brevique homines enecaffe. Nam et qui
cancrum in palato ortum et qui in fede et qui in finu
muliebri fecuerunt aut ufferunt, ulcera ad cicatricem
perducere non potuerunt, fed homines curationis cruciatu
adufque mortem excarnificarunt; qui citra curationem lon-
giori tempore cum minore moleftia vitam exegiffent. Hifce
igitur cancris medendi provincia fufcipienda non eft. Ex
iis vero qui fumma corporis parte confiftunt, eos folum
curare tentandum eft, quos una cum ipfis, ut fic loquar,
radicibus exfcindere et exftirpare licet. Nihil enim de-
terius fit fimilitudine quasdam cancri venas radices nomi-
nare, quae fanguine melancholico impletae adufque par-
tium ambitum diftenduntur. Multi fiquidem infignes me-

Ed. Chart. IX. [272. 273.]   Ed. Baf. V. (309.)

τους ἐπιτρέπουσι χειρουργεῖν, ἀλλὰ μόνους ὅσοι περ ἂν ἑλ-
κωθέντες ἅμα μὲν ἀνιαροὶ τοῖς κάμνουσιν ὦσιν, ὡς αὐτοὺς
ὀρεχθῆναι τῆς χειρουργίας, ἅμα δ᾽ ἐν τοῖς τοιούτοις συ-
στῶσι μορίοις ἃ μετὰ τῶν ῥιζῶν ἐκτεμεῖν καὶ καῦσαι δυ-
νατόν ἐστιν. ἔνιοι δὲ οὐδὲ τούτοις ἀνασκευάζεσθαι ἐῶσιν,
ἀλλὰ τελέως ἀφίστασθαι συμβουλεύουσι βοηθημάτων ἀγω-
νιστικῶν [273] ἐπὶ καρκίνου παντός. Ἱπποκράτης γοῦν
ὅτι μὲν τοὺς ἐν τῷ βάθει τοῦ σώματος οὐκ ἀεὶ συνεβού-
λευσε θεραπεύειν ἀγωνιστικῶς ἐξ αὐτῆς τοῦ πάθους τῆς
φύσεως ἔξεστι τεκμήρασθαι. εἰ δὲ καὶ τὸν ἐπιπολῆς τε
καὶ χωρὶς ἑλκώσεως ἄδηλον ἐστιν, ὅσον ἐπὶ τῇ κατὰ τὸν
ἀφορισμὸν λέξει. γεγράφασι δ᾽ αὐτὸν οἱ περὶ τὸν Ἀρτε-
μίδωρόν τε καὶ τὸν Διοσκορίδην, ἄχρι τοῦ μὴ θεραπεύειν
βέλτιον.

———

λθ'.

*Σπασμὸς γίνεται ἢ ὑπὸ πληρώσιος ἢ κενώσιος, οὕτω δὲ
καὶ λυγμός.*

———

dici ne hos quidem chirurgia curari concedunt, fed illos
folos qui exulcerati tum laboribus ita faevi funt, ut
ipfi ultro manum admovere defiderent, tum in iis funt
partibus quas una cum radicibus exfcindere et urere pof-
fumus. Nonnulli vero neque has exflirpare permittunt,
fed in omni cancro remediis agoniflicis omnino abflinen-
dum effe confulunt. Hippòcrates certe quod cancros in alto
corpore delitefcentes non femper agoniflice curandos effe
fuaferit, ex ipfa affectionis natura conjectare licet. An
vero eos etiam qui fumma corporis parte fine ulceratione
confiflunt, quantum ex aphorifmi textu conjici poteft, in-
certum eft: quem quidem aphorifmum Artemidorus et
Diofcorides fcripferunt ufque ad ea verba, *non curare
praeftat.*

———

XXXIX.

*Convulfio aut a repletione aut vacuatione oboritur, ita
vero etiam fingultus.*

Ὁ σπασμὸς, ὡς καὶ τοὔνομα αὐτὸ δηλοῖ, σπωμένων
ἐπὶ τὰς οἰκείας κεφαλὰς γίνεται τῶν μυῶν. ἐναργέστερον
δ᾽ ἂν εἴποι τις ἀνασπωμένων, ὅσπερ κἂν τῷ κατὰ φύσιν
αὐτοῖς ἐστι κινήσις. ἀλλ᾽ ἐκείνη μὲν οὐκ ἄνευ τῆς ὁρμῆς
γίνεται τοῦ ζώου, πάθος δ᾽ ἀκούσιόν ἐστιν ὁ σπασμὸς εἰς
παραπλησίαν διάθεσιν ἐρχομένων τῶν νευρωδῶν μορίων ἐν
αὐτοῖς, ἥνπερ κἂν τοῖς καθ᾽ ὁρμὴν κινήσεσιν ἐλάμβανον.
ὑπὸ γάρ τοι πληρώσεως γίνεται, καθάπερ ἐν ταῖς ὑπερβαλ-
λόντως ὑγραῖς καταστάσεσι τοῦ περιέχοντος ἀέρος αἱ χορ-
δαὶ, διὰ τοῦτο γοῦν καὶ ῥήγνυνται πολλάκις. (310) οὕτω
δὲ κἂν ταῖς ξηροτέραις καταστάσεσι συμβαίνει, συνάγεται
γὰρ εἰς ἑαυτὰ καὶ σπᾶται πάντα τὰ νευρώδη σώματα ξη-
ραινόμενα βιαιότερον, ὥσπερ οἱ πρὸς τῷ πυρὶ θερμανθέν-
τες ἄχρι πλείονος ἱμάντες. ὅμοιον δ᾽ αὐτοῖς πάσχουσι καὶ
ὅσους ἥλιος θερμὸς ἐξήρανεν. ὁ μὲν οὖν σπασμὸς ὑπὸ τῶν
ἐναντίων εἰκότως γίνεται, λυγμὸς δὲ συγχωρείσθω μὲν ὀνο-
μάζεσθαι σιομάχου πάθος, ὅταν ἕτερόν τι προσκείμενον;
κατὰ λόγον. ὅταν δ᾽ αὐτὸ μόνον τοῦτο ὑπάρχῃ σπού-

Convulfio, ut et ipfum nomen indicat, convulfis fit
ad propria capita mufculis vel ut quis apertius definiat,
revulfis, qualis etiam ipfis fecundum naturam motus eſt.
Verum hic quidem non fine nativo animalis fit impetu;
convulfio vero affectus eſt involuntarius nervofis partibus
ad confimilem affectum accedentibus, quem etiam in mo-
tibus pro animi impetu editis affumebant. Nam idem in
fpaſmo a repletione ipfis fit, quod ambientis aëris ſtatu
fupra modum humido fidibus accidit, quo inebriatae faepe
rumpuntur. Sic etiam ficcioribus coeli conſtitutionibus
idem oboritur. Nam in fefe coguntur et convelluntur
omnia corpora nervofa violentius exficcata, quemadmo-
dum quae ad ignem diutius excalefacta funt lora et quae
his fimilia patiuntur quaeque folis aeftus exficcavit. Con-
vulfio igitur merito a contrariis fit caufis; fingultus vero
concedatur ſtomachi convulfio dici, dum erit alterum
orationis propofitum. Quum vero hoc ipfum folum ſtu-

Ed. Chart. IX. [273. 274.]   Ed. Baf. V. (310.)

δασμα τὸ γνῶναι τὴν οὐσίαν τοῦ παθήματος, ἄμεινον ἴσως
ἐστὶν οὐ σπασμὸν ὀνομάζειν αὐτὸ, ἀλλὰ κίνησίν τινα· ἐν
μὲν γὰρ τῷ αὐτῷ γένει τῷ κατὰ τοὺς ἐμέτους, ἐπιτεταμέ-
νην δὲ καὶ σφοδροτέραν ἐκείνης. ἀπώσασθαι γάρ τι τῶν
καθ᾽ ἑαυτὸν ὁ στόμαχος ὀρεγόμενος ἐπ᾽ ἄμφω τὰ συμπτώ-
ματα ὁρμᾷ, σφοδρότερον μὲν ἐν τοῖς λυγμοῖς, μετριώτερον
δὲ ἐν τοῖς ἐμέτοις, ἐπειδὴ κατὰ μὲν τοὺς ἐμέτους τὸ περιε-
χόμενον ἐν τῇ τῆς γαστρὸς εὐρυχωρίᾳ μόνον ἐφίεται διώ-
σασθαι. κατὰ δὲ τοὺς λυγμοὺς καὶ τὰ διὰ βάθους ἐν αὐ-
τῷ τῆς γαστρὸς τῷ στόματι περιεχόμενα. στόμαχον δέ μοι
νῦν ἄκουε μὴ μόνον αὐτὸν ὃν ὀνομάζουσι κυρίως, ἀλλὰ τὸ
τῆς γαστρὸς στόμα. τὰ γὰρ ἐν τούτῳ περιεχόμενα τῆς γα-
στρὸς ὀρεχθείσης ἐκκρῖναι λίζουσιν. ὅ τι δὲ τῶν δυσεκκρίτων
τε καὶ οἷον ἀναποθέν- [274] των εἰς τὸ στόμα τῆς γα-
στρὸς ἢ διὰ τὸν λυγμὸν ἔκκρισις γίνεται μαθεῖν ἔστι κἀκ
τῶν ὁσημέραι συμβαινόντων πᾶσι σχεδὸν ἢ μᾶλλον ἢ ἧττον.
ἐάν τε γὰρ αὐτὸ μόνον δριμὺ ὃν τὸ πέπερι καταπίωσιν,
ἐάν τε καὶ μετὰ μέλιτος ἤ τινος ἄλλου, κἄπειτα ἐπιπίωσιν

dium exſtet, ut affectionis hujus ſubſtantiam dignoſcamus,
praeſtat fortaſſis non convulſionem appellare, ſed quan-
dam motionem quae ſit in eodem cum vomitu genere,
ſed eo porrectior ac vehementior. Nam quum quid in ſe
contentum ſtomachus expellere appetit, ad duo ſympto-
mata incitatur, unum quidem vehementius in ſingultibus,
alterum moderatius in vomitionibus; quandoquidem per
vomitus quae in ventriculi capacitate continentur ea tan-
tum appetit propellere; per ſingultus vero etiam ea quae
ipſo ventriculi ore penitiora comprehenduntur. Stoma-
chum nunc a me non ſolum ipſum quem proprie appel-
lant, ſed etiam ventriculum intellige. Quae namque in
hoc continentur, appetente ventriculo excernere ſit ſin-
gultus. Jam vero quod eorum quae difficulter excernun-
tur et quae veluti abſorpſerit ventriculi os, fiat per ſin-
gultus excretio, ex iis diſcendum quae quotidie prope
omnibus plus minusve uſu veniunt. Sive enim ſolum quid
acre veluti piper devoraverint, ſive cum melle aut alio

οἶνον ὕδατι κεράσαντές θερμῷ εὐθέως λίζουσι, τῆς μὲν τοῦ
πόματος ιθερμότητος ποδηγούσης εἰς τὸ βάθος τὸ πέπερι,
τῇ δριμύτητι δὲ αὐτοῦ τῆς γαστρὸς ἀνιωμένης, ἐπιχειρού-
σης δὲ τῇ βίᾳ τῆς κινήσεως ἀπορρῖψαι τὸ λυποῦν· ἐδείχθη
δ᾽ ἐν τοῖς τῶν συμπτωμάτων αἰτίοις, ὅτι καὶ ἡ βὴξ καὶ ὁ
πταρμὸς καὶ τὸ ῥῖγος ἐκ τῶν τοιούτων εἰσὶ κινήσεων.

μ'.
Ὁκόσοισι περὶ τὸ ὑποχόνδριον πόνοι γίνονται ἄτερ φλεγμο-
νῆς, τουτέοισι πυρετὸς ἐπιγινόμενος λύει τὸν πόνον.

Ἔπεται μὲν καὶ ταῖς δήξεσι πόνος, ἀλλ᾽ εἰθισμένοι
τῷ τῆς δήξεώς ὀνόματι προσαγορεύειν εἰσὶν, οὐ τῷ τοῦ
πόνου τὰ τοιαῦτα συμπτώματα. γίνεται δὲ καὶ διὰ φλε-
γμονώδη τινὰ διάθεσιν ὁ πόνος. οὕτως δ᾽ ὠνόμασται, διότι
καὶ τοῖς ἐρυσιπέλασιν ἔζευκται ὁ πόνος. ὅταν οὖν μήτε διὰ

quopiam, poſteaque vinum ſuperbiberint calida aqua tempe-
ratum, protinus ſingultiunt: potionis quidem calore piperi
viam in profundum praeeunte, ſua vero acrimonia pipere
ventriculum moleſtia afficiente, unde ipſe violentiore
motu quod moleſtum eſt exigere expurgare conatur. Ce-
terum in libris de ſymptomatum cauſis et tuſſim et ſter-
nutationem et rigorem ex talium motionum eſſe genere a
nobis demonſtratum eſt.

XL.
*Quibus ad hypochondrium dolores citra inflammationem
oriuntur, iis ſuccedens febris dolorem ſolvit.*

Sequitur et morſus dolor. Verum conſueti ſunt mor-
ſus nomine non talia doloris ſymptomata appellare. Fit
etiam dolor propter quandam phlegmonodem affectionem.
Sic autem appellata eſt, quod eryſipelata etiam dolor co-
mitetur. Quum igitur neque ob hujusmodi aliquam af-

Ed. Chart. IX. [274. 275.]   Ed. Baf. V. (310.)

τοιαύτην τινὰ διάθεσιν ὀδύνῃ τὶς ᾖ κατὰ τὸ ὑποχόνδριον,
ἤ τε τῆς δήξεως αἴσθησις αὐτὴ ἀπῇ, καταλείπεται γίνεσθαι
τὸν πόνον ἢ δι᾽ ἔμφραξιν ἢ διὰ πνεῦμα φυσῶδες, ἤ τινα
δυσκρασίαν ἀνώμαλον, ἅπερ ἡ τοῦ πυρετοῦ θερμότης ἰᾶ-
σθαι πέφυκε, τὰ μὲν τέμνουσα καὶ λεπτύνουσα καὶ διαφο-
ροῦσα, τὰς δὲ εἰς ὁμαλότητα κράσεως ἄγουσα.

μα'.

Ὁκύσοισι διάπυόν τι ἐὸν ἐν τῷ σώματι μὴ ἀποσημαίνει,
τουτέοισι διὰ παχύτητα τοῦ πύου ἢ τοῦ τόπου οὐκ ἀπο-
σημαίνει.

[275] Καὶ διττῶς γέγραπται ἡ κατὰ τὸν ἀφορισμὸν
ἑρμηνεία καὶ διττῶς αὐτὴν ἐξηγοῦνται καὶ λόγον ἡ ἑκατέρα
τῶν τε γραφῶν ἔχει καὶ τῶν ἐξηγήσεων. καὶ γὰρ καὶ διὰ
τὴν τοῦ πύου παχύτητα καὶ διὰ τὴν τοῦ τόπου κατακρύ-
πτεται πολλάκις ἡ διάγνωσις τοῦ περιεχομένου κατά τι χω-
ρίον πύου. δεόντως οὖν τινὲς μὲν ἔγραψαν τούτοισι διὰ

fectionem hypochondrio dolor incubuerit et morſus ipſo
ſenſus abfuerit, relinquitur dolor vel propter obſtructio-
nem vel propter flatulentum ſpiritum vel ob aliquam in-
aequalem intemperiem; quibus omnibus febrilis calor ſua
natura mederi poteſt, quum incidat, attenuet ac diſcutiat;
hanc vero ad temperamenti aequalitatem adducat.

XLI.

Quibus ſuppuratum quoddam in corpore exiſtens ſignis
non proditur, iis ob puris aut loci craſſitudinem ſui
ſigna non edit.

Bifariam ſcripta eſt aphoriſmi oratio et bifariam ipſam
explicant interpretes et utraque rationem habet tum ora-
tio tum interpretatio.   Nam et propter puris et loci
craſſitudinem ſaepe occultatur puris quodam loco contenti
dignotio.   Recte ergo nonnulli ſcripſerunt: *his ob loci*

Ed. Chart. IX. [275.]   Ed. Baf. V. (310.)
παχύτητα τοῦ τόπου οὐκ ἀποσημαίνει, τινὲς δὲ τούτοισι
διὰ παχύτητα τοῦ πύου.

μβ΄.
Ἐν τοῖσιν ἰκτερικοῖσι τὸ ἧπαρ σκληρὸν γενέσθαι πονηρόν.

Ἐνδείκνυται γὰρ ἡ σκληρότης τηνικαῦτα φλεγμονὴν ἢ
σκίῤῥον εἶναι κατὰ τὸ σπλάγχνον, ὡς ἄνευ γε ταύτης ἐγχω-
ρεῖ μὲν καὶ δι᾽ ἔμφραξιν αὐτοῦ γεγονέναι τὸν ἴκτερον, ἐγχω-
ρεῖ δὲ καὶ τῆς φύσεως κριτικῶς ἀπωσαμένης εἰς τὸ δέρμα
τὸν ἐν ταῖς φλεψὶ πλεονάζοντα χυμόν.

μγ΄.
Ὁκόσοι σπληνώδεες ὑπὸ δυσεντερίης ἁλίσκονται, τουτέοισιν
ἐπιγιγνομένης μακρῆς δυσεντερίης ἢ ὕδρωψ ἐπιγίνεται ἢ
λειεντερίη καὶ ἀπόλλυνται.

crassitudinem sui signa non edit; quidam vero: his pro-
pter puris crassitudinem.

XLII.
Ictericis jecur durum fieri malum.

Icterum hic dicit ex hepatis ortum inflammatione.
Tunc enim durities phlegmonem aut scirrhum viscus ob-
sidere prodit: quemadmodum et sine hac potest etiam pro-
pter ejusdem obstructionem icterus oboriri; potest et cri-
tico modo natura.redundantem in venis humorem ad cu-
tem protrudente.

XLIII.
*Qui lienosi dysenteria corripiuntur, iis oborta longa dys-
enteria hydrops aut lienteria succedit ac intereunt.*

Ἐχρῆν τούτου προτετάχθαι τὸν ἀφορισμὸν ἐκεῖνον,
καθ᾽ ὅν φησι· τοῖς σπληνώδεσι δυσεντερίη ἐπιγινομένη ἀγα-
θόν. ἀλλ᾽ οὗτος μὲν ἐν τοῖς ἑξῆς ἐστι μετὰ τέσσαρας ἄλ-
λους μέσους, ἡμῖν δ᾽ ἀναγκαῖον αὐτοῦ ἤδη μνημονεῦσαι.
ὅσοι γὰρ σπληνώδεις εἰσὶ, τουτέστι ὅσοι σπλῆνα χρονίως
ἐσκληρυσμένον ἔχουσι, τούτοις ἐπιγινομένη δυσεντερία λύει
τὴν διάθεσιν. ὅσον γε κατὰ τὸν λό- [276] γον τῆς με-
ταστάσεώς τε καὶ κενώσεως τῶν ἐμπεπλασμένων τῷ σπληνὶ
παχέων τε καὶ μελαγχολικῶν χυμῶν ἀποτελεσθῇ. ἀλλ᾽ ἐπεὶ
πολλάκις ὑπὲρ τὸ σύμμετρον αἱ τοιαῦται κενώσεις ἐκτεινό-
μεναι βλαβεραὶ τοῖς κάμνουσι γίνονται, δεόντως ὁ Ἱππο-
κράτης ἐδήλωσεν ἐς ὅ τι τελευτᾶν πέφυκεν ἄμετρος δυσεν-
τερία, τοιαύταις ἐπιγινομένη διαθέσεσι· κακωθέντων γάρ
τοι τῶν ἐντέρων ὑπὸ τῆς διόδου τῶν μοχθηρῶν χυμῶν,
ἥ τε δύναμις αὐτῶν κάμνει καὶ ἡ συμμετρία τῆς ἐμφύτου
θερμασίας ἀπόλλυται. διὰ τοῦτο οὖν ἡ λειεντερία καὶ ὁ
ὕδερος ἐπιγίνονται. λειεντερία μὲν ἐπὶ τῇ τῶν ἐντέρων
κακώσει μόνη· ὁ δ᾽ ὕδερος κατὰ συμπάθειάν τε ἥπατος καὶ
σπληνὸς καὶ πάντως τοῦ γένους τῶν φλεβῶν.

Oportebat huic aphorifmo illum praeponi, in quo
ait, lienofis dyfenteria fuperveniens bonum. Verum is
in fequentibus poft alios quatuor intermedios fcribitur,
fed nobis nunc ipfius meminiffe neceffe eft. Quicunque
enim lienofi funt, hoc eft quibus jamdiu lien obduruit,
iis dyfenteria fuperveniens affectionem folvit quantum ra-
tione tum translationis tum vacuationis humorum craffo-
rum et melancholicorum lieni infarctorum effectum fit.
Sed quoniam faepe hujusmodi vacuationes fupra modum
extenduntur et noxiae funt laborantibus, decenter Hippo-
crates quem exitum immoderata dyfenteria quae talibus
fuccedit affectionibus habere foleat declaravit. Male fi-
quidem affectis inteftinis vitioforum humorum transitu
tum ipforum vires laborant tum caloris innati fymmetria
deperditur. Quamobrem lienteria et hyderus fuperveniunt:
lienteria quidem folo inteftinorum vitio; hyderus vero pro-
pter jecoris aut lienis et totius generis venofi confenfum.

68 ΙΠΠΟΚΡΑΤΟΥΣ ΑΦΟΡΙΣΜΟΙ

Ed. Chart. IX. [276.]   Ed. Baf. V. (310.)

μδ'.

Οκόσοισιν ἐκ στραγγουρίης εἰλεὸς ἐπιγίγνεται, ἐν ἑπτὰ ἡμέρῃσιν ἀπόλλυνται οἱ τοιοῦτοι, ἢν μὴ πυρετοῦ ἐπιγινομένου ἅλις τὸ οὖρον ῥυῇ.

Κατὰ τὸν εἰλεὸν οὐδὲν μὲν διεξέρχεται κάτω, οὐδ' ἂν δριμυτέρῳ κλύσματι χρήσηταί τις, ἔμετος δὲ κόπρου ἐπιγίνεται τοῖς ὀλεθρίοις αὐτῶν εἰλεοῖς. ὅτι μὲν οὖν ἀποκεκλεισμένης τῆς κάτω διεξόδου γίνεται τὸ πάθος, ὅτι τε περὶ τὰ λεπτὰ τῶν ἐντέρων, οὐ τὰ παχέα, σχεδὸν ἅπασιν ὡμολόγηται. καὶ μὲν δὴ καὶ ὅτι διὰ φλεγμονὴν ἔμφραξις ἤτοι κόπρου σκληρᾶς ἢ γλίσχρων ὑγρῶν καὶ παχέων γίνεται λέλεκται πολλοῖς. ἐμοὶ δὲ δοκεῖ καὶ φλεγμονὴν ἢ σκίρρον ἢ ἀπόστημα δύνασθαι τὴν στενοχωρίαν ἐργάζεσθαι τοιαύτην, ὥστε μηδὲν κάτω διεξέρχεσθαι δύνασθαι. τὸ δ' ὑφ' ὑγρῶν παχέων ἢ γλίσχρων οὐ πάνυ τι δοκεῖ πιθανὸν εἶναι. τίθει δ', εἰ βούλει, καὶ τοῦτο καὶ εἴ τι πρὸς τούτῳ λέγοιεν ἕτερον, ἀλλ' ἐκεῖνό γε τὸ σχεδὸν ἅπασι δόξαν, ὅσοι τοὺς ἀφο-

XLIV.

Quibus ex ſtranguria volvulus ſuccedit, intra ſeptem dies intereunt, niſi oborta febre copioſa urina effluat.

In ileo nihil deorſum dejicitur, ne ſi quis etiam acriori utatur clyſtere. Stercoris autem vomitus iis accidit qui exitialiter laborant. Quod igitur intercluſo inferiore transitu in tenuibus inteſtinis et non craſſis hic morbus fiat prope ab omnibus conceſſum eſt. Quin etiam propter inflammationem et obſtructionem vel duri ſtercoris vel craſſorum et viſcidorum humorum fieri dixerunt nonnulli. Mihi vero videtur etiam inflammatio vel ſcirrhus vel abſceſſus tantam poſſe coarctationem facere, ut nihil inferne pervadat. Quod autem humores craſſi et lenti in cauſa eſſe poſſunt, non admodum mihi probabile videtur. Verum hoc etiam, ſi placet, ponito et ſi quid aliud praeterea dixerint. Illud vero, quod aphoriſmo-

ΚΑΙ ΓΑΛΗΝΟΥ ΕΙΣ ΑΥΤΟΥΣ ΥΠΟΜΝΗΜΑΤΑ. 69

Ed. Chart. IX. [276. 277.] Ed. Baf. V. (310. 311.)
ρισμοὺς ἐξηγήσαντο, πάνυ μοι δοκεῖ τῶν ἀπι- (311) θά-
νων εἶναι. λέγουσι γὰρ ὅτι τῆς κύστεως φλεγμαινούσης
στενοχωρίαν ἔν τισι τῶν ἐντέρων ἐκ τῆς παραθλίψεως γι-
νομένην ἐπιφέρειν τὸ πάθος τὸν εἰλεόν. ἐγὼ δὲ πλείστους
μοι δοκῶ καθ' ὅλον ἐμαυτοῦ τὸν βίον ἑωρακέναι, τοὺς μὲν
κινδυνεύσαντας μόνον, οὐκ ὀλίγους δὲ καὶ ἀποθανόντας ἐξ
ἐπισχέσεως οὔρων, ἐναργῶς ἅπασι φαινομένης τηνικαῦτα
κατὰ περιγραφὴν ἰδίαν μεγίστης τῆς κύστεως, ὡς διατετά-
σθαι μὲν ἐσχάτως, ὀδυνᾶσθαι δὲ ὡς εἰκὸς ἐπὶ τῇ διατάσει,
καὶ τούτων οὐδεὶς εἰλεώδης ἐγένετο. πῶς ἂν οὖν τίς ποτε
πεισθῇ διὰ φλεγμονὴν κύστεως ἐντέρου στενοχωρουμένου γί-
νεσθαί ποτε τὸν εἰλεὸν οὐ μᾶλλον ἢ κατὰ τὸν ὄγκον τῆς
μήτρας [277] τὸν ἐν τῇ κυήσει· καίτοι μέχρι τῶν ὑπο-
χονδρίων ὁ κατ' ἐκείνην ὄγκος ἀνατείνεται καὶ μᾶλλον θλί-
βειν τε καὶ στενοχωρεῖν δύναται τὰ λεπτὰ τῶν ἐντέρων. ἡ
δὲ κύστις εἰς ὄγκον ἀρθεῖσα θλίβειν μόνον οἷά τ' ἐστὶ τὸ
ἀπευθυσμένον. ἀτοπώτερον δ' ἔνιοι λέγουσι τὸ διὰ τὸν
ἐπιγινόμενον πυρετὸν ὠφελεῖσθαι τὸν εἰλεόν. ὁ μὲν γὰρ

rum interpretibus fere omnibus vifum eſt, nullam pror-
fus mihi verifimilitudinem habere videtur. Ajunt enim
inflammata veſica viae anguſtiam facta in quibusdam in-
teſtinis compreſſione, ileum morbum afferre. Ego vero
plurimos per totam meam vitam me vidiſſe videor, alios
quidem periclitari tantum, non paucos vero emori etiam
ex urinae ſuppreſſione, omnibus tunc luculenter ſecun-
dum propriam circumſcriptionem maxima apparente ve-
ſica, adeo ut extreme diſtenderetur et ob eam, ut par
eſt, tenſiorem doleret, quorum tamen nullus ileoſus fa-
ctus eſt. Quomodo igitur aliquis unquam crediderit ob
veſicae inflammationem anguſtiore facto inteſtino ileum
aliquando fieri potius, quam uteri tumore praegnationis
tempore? Atqui uſque ad hypochondria illius tumor ex-
tenditur, atque magis premere tenuia inteſtina et coarctare
poteſt; veſica vero in tumorem ſublata ſolum poteſt
rectum inteſtinum premere. Abſurdius etiam nonnulli
dicunt oborta febre ileum juvari. Ea namque febris ob

Ed. Chart. IX. [277.]   Ed. Baf. V. (311.)
πυρετὸς ἐπί τινι φλεγμονῇ τῆς κύστεως εἰκότως ἂν γένοιτο
καὶ ὅσῳ ἂν μείζων ᾖ καὶ χαλεπώτερον, τοσοῦτον εἰκὸς κἀ-
κεῖ ἂν αὐξάνεσθαι σύμπτωμα ὑπάρχοντα τῆς φλεγμονῆς. ὁ
δ᾽ εἰλεὸς, ὡς αὐτοὶ λέγουσιν, ἐπὶ τῇ φλεγμονῇ συνέστηκε
καὶ μόνην ἐλπίδα λύσεως ἔχει τὴν παῦλαν τῆς φλεγμονῆς,
ᾗ καὶ τὸν πυρετὸν ἀναγκαῖόν ἐστι συμπραΰνεσθαι. σημεῖον
οὖν ἀγαθὸν ἔστω τῆς λύσεως ἐπὶ τῶν κατὰ τὸν εἰλεὸν πα-
θημάτων πραϋνόμενος ὁ πυρετὸς ἢ λυόμενος, οὔτε δέ ἐστι
σημεῖον ἢ αἴτιον ἀγαθὸν ἐπιγιγνόμενος ἢ αὐξανόμενος. ἴσμεν
γὰρ ἐκεῖνα μόνα τῶν νοσημάτων ὀνινάμενα πρὸς τῶν πυρε-
τῶν, ὅσα κατὰ ψύξιν σύνεστι ποτὲ μὲν αὐτὴν μόνην, ἐνίοτε
δὲ ἅμα χυμοῖς ὠμοῖς καὶ φλεγματώδεσιν ἢ φυσώδει πνεύ-
ματι βέλτιον οὖν ἀγνοεῖν ὁμολογεῖν, ὅπως εἴρηται τὰ κατὰ
τὸν ἀφορισμὸν τοῦτον ὑφ᾽ Ἱπποκράτους. οὔτε γὰρ ὁ λόγος
ἐνδείκνυται τὴν ἀλήθειαν αὐτῶν οὔθ᾽ ἡ πεῖρα διδάσκει,
τρίτον δ᾽ οὐδὲν ἔχομεν ἄλλο πρὸς πίστιν, εἴ γε μὴ ὦπταί
ποτε τοιοῦτος ἄρρωστος οὔθ᾽ ὑφ᾽ Ἱπποκράτους οὔθ᾽ ὑφ᾽

veficae inflammationem merito accenderetur, quae quanto
phlegmone major et gravior fuerit, tanto illam quoque
augeri par eft, quum fit inflammationis fymptoma. Ileus
vero, ut ipfi ajunt, ex inflammatione ortum habuit et
unicam folutionis fpem habet inflammationis ceffationem,
cum qua etiam febrem fecundari neceffarium eft. Bonum
igitur folutionis cruciatuum et affectuum quos ileus affert
febris vel remiffa vel foluta. Quae vero fupervenit fe-
bris aut augetur, neque bonum fignum eft neque bona
caufa. Eos enim folos morbos a febribus juvari novimus
qui refrigeratione conflant, interdum quidem fola, inter-
dum vero cum humoribus crudis et pituitofis vel flatulen-
tis fpiritibus. Satius eft itaque fateri nos ignorare quo-
modo accipienda fint quae hoc in aphorifmo ab Hippo-
crate pronunciata funt. Neque enim ratio eorum veri-
tatem demonftrat neque docet experientia; tertium autem
nullum aliud habemus ad fidem faciendam. An talis
nunquam aegrotus Hippocrati aut alteri cuipiam vifus eft?

ἄλλου τινός· οὔτε γὰρ εἰ γνήσιός ἐστιν ὁ ἀφορισμὸς εἰπεῖν
ἔχω. πλῆθος οὖν ὠμῶν καὶ παχέων χυμῶν ἅμα ψύξει σφο-
δρᾷ βέλτιόν ἐστιν ὑποτίθεσθαι τῶν εἰρημένων συμπτωμάτων
αἴτιον· οὕτως γὰρ ἂν μόνος ὅ τε πυρετὸς ἴαμα γένοιτο τῆς
διαθέσεως ἥ τε τῶν εἰργομένων οὔρων κένωσις. οὕτως
γὰρ εἴωθε παχέα καὶ πολλὰ καὶ ἀθρόα κενοῦσθαι πεττο-
μένων αὐτῶν.

με'.

Ἕλκεα ὁκόσα ἐνιαύσια γίνεται ἢ μακρότερον χρόνον ἴσχου-
σιν ἀνάγκη ὀστέον ἀφίστασθαι καὶ τὰς οὐλὰς κοίλας γί-
γνεσθαι.

Ὁκόσα χρονίζει τῶν ἑλκῶν, ἤτοι μηδ' ὅλως οὐλῆς αὐ-
τοῖς ἐπιγιγνομένης ἢ κἂν ἐπιγένηται, πάλιν ἀναλυομένης,
οὐδὲν ἁμαρτανόντων δηλονότι κατὰ τὴν θεραπείαν τῶν ἰα-
τρῶν, ἀναγκαῖόν ἐστιν ἤτοι δι' ἐπιῤῥοήν τινα μοχθηρῶν
ὑγρῶν ἢ τὴν ἐν αὐτῷ τῷ μορίῳ διάθεσιν ἐν χρόνῳ κατα-

Neque enim an legitimus fit hic aphorifmus profiteri pof-
fum. Quare crudorum humorum multitudinem una cum
vehementi perfrigeratione commemoratorum fymptomatum
effe caufam praeftat fupponere. Sic enim et fola febris
fuerit affectionis remedium et retentarum urinarum va-
cuatio. Sic enim hac copiofae et confertae vacuari con-
fueverunt ipfis concoctis humoribus.

XLV.

*Ulcera annua quaecunque fuerint aut longius tempus ha-
buerint, os abfcedere et cicatrices cavas fieri neceffe eft.*

Quae diuturna manent ulcera aut ipfis nullo modo
cicatrix obducitur aut fi obducta fit, rurfum refolvatur,
nihil videlicet medicis in curatione peccantibus vel pro-
pter aliquam pravorum humorum affluentiam vel propter
affectionem in ipfa parte ex affluentibus humoribus diu-

Ed. Chart. IX. [277. 278.] Ed. Baf. V. (311.)
σκευασθεῖσαν ἐκ τῶν ἐπιρρεόντων [278] ὑγρῶν ἢ διά τι
πάθος ὀστοῦ φθειρομένου κατὰ τὸ χωρίον ἐκεῖνο γίνεσθαι
δυσίατα. τὰ μὲν ἄλλα τῶν ἑλκῶν ἀεὶ μείζω καὶ χείρω γί-
νεται, καὶ σύμπαντα ταῦτα φαγεδαίνας ἐκάλουν οἱ παλαιοί.
διορίζεσθαι δ᾿ ὕστερον ἐπεχείρησαν ἔνιοι προσηγορίαις
ἕκαστον ἰδίαις, ἔνια μὲν αἰτῶν χειρώνεια καλοῦντες, ἔνια
δὲ τηλέφεια, φαγεδαίνας δ᾿ ἄλλα, καί τινες ἔτι ἄλλας πε-
ριεργοτέρας ἐπιφέροντες προσηγορίας. ἀλλ᾿ ἡμῖν ἀρκέσει
τῶν μὲν ἐπιλαμβανομένων τι τοῦ πέριξ χωρίου τὰ μὲν ἕρ-
πητας ὀνομάζειν, ὅταν ἐπιπολῆς ᾖ καὶ κατ᾿ αὐτὸ τὸ δέρμα,
τὰ δὲ φαγεδαίνας, ὅσα καὶ τὴν ὑποκειμένην διαφθείρει
σάρκα. τὸ γὰρ σηπεδονῶδες ὑπό τινων ὀνομαζόμενον ἕλκος
οὐχ ἕλκους ἐστὶ διαφορά τις ἴδιος, ἀλλ᾿ ἐπιπλεγμένον πά-
θος ἐξ ἕλκους τε καὶ σηπεδόνος. ἴσμεν δ᾿ ὅτι καὶ χωρὶς
ἕλκους αὐτὴ καθ᾿ ἑαυτὴν ἡ σηπεδὼν ἐν πολλοῖς τῶν μο-
ρίων συνίσταται. καλεῖται δέ τι καὶ ἄνθραξ ἕλκος ἐσχα-
ρῶδες, ἅμα πολλῇ τῇ τῶν πέριξ σωμάτων φλογώσει. ταυτὶ
μὲν οὖν ἰδίαν ἔσχηκε προσηγορίαν, ὅ τε ἄνθραξ καὶ ἡ φα-

turnitate partam vel ob aliquod offis eo in loco corrupti
vitium, curatu difficilia evadere necesse est. Cetera vero
ulcera femper majora et deteriora fiunt; atque haec
omnia phagedaenas *exedentia* prisci vacabant. Nonnulli
vero posteriores ea distinguere aggressi funt et proprias
fingulis appellationes indiderunt, ac ipsorum nonnulla
chironia, quaedam telephia, alia phagedaenas nuncuparunt
et quasdam etiamnum alias nimis curiosas appellationes
attulerunt. Verum nobis fatis fuerit ex his quae aliquam
circumstantis loci partem occupant, alia herpetas nomi-
nare, quum in fuperficie et cute ipfa confistunt; alia pha-
gedaenas quae carnem etiam fubjectam corrumpunt. Quod
enim putridum atque depafcens a nonnullis nominatur,
non est propria quaedam ulceris differentia, fed affectus
ex ulcere et putredine implicitus. Scimus autem et abs-
que ulcere putredinem ipfam per fe multis corporis par-
tibus confistere. Quoddam etiam vocatur carbunculus ul-

γέδαινα καὶ ὁ ἕρπης. ὅσα δ᾽ ἕλκη γίνεται χωρὶς τῶν εἰ-
ρημένων συμπτωμάτων, αὐτὰ καθ᾽ ἑαυτὰ προσαγορεύειν
ἔθος ἐστὶ τοῖς παλαιοῖς, αὐτὸ τοῦτο μόνον ἕλκη περὶ ὧν
καὶ νῦν ὁ λόγος ἐστὶ τῷ Ἱπποκράτει διδάσκοντι ὡς ὅσα
τοιαῦτα τῶν ἑλκῶν ἐστὶν, εἰς χρόνον ἐκπίπτει πλείονα. φαί-
νεται δὲ καὶ ἡ πεῖρα τῷ λόγῳ μαρτυροῦσα καὶ πολλάκις
γε πολλὰ τῶν τοιούτων ἑλκῶν συνουλωθέντα. μετὰ χρόνον
οὐ πολὺν ἀναφλεγμαίνειν τε καὶ αὖθις ἀναρρήγνυσθαι λυο-
μένης αὐτῶν τῆς οὐλῆς. γίνεται δὲ τοῦτο διὰ τοιάνδε
τινὰ αἰτίαν, ὅταν ἐκ τῶν προσφερομένων φαρμάκων ἡ κατὰ
τοῦ πεπονθότος ὀστοῦ σὰρξ ἐπικειμένη ξηρανθεῖσα συνου-
λωθῇ, παραχρῆμα μὲν ταχέως ὑγιάζεσθαι δοκεῖ, κατὰ βραχὺ
δὲ πάλιν, ἰχῶρός τινος ἐπιρρέοντος ἐκ τοῦ φθειρομένου κατὰ
τὸ βάθος ὀστοῦ, φλεγμονή τέ τις αὖθις ἐπιγίνεται καὶ πύου
γένεσις ἕπεται, διαβιβρώσκοντος μὲν τὴν ὅλην ἐπιφάνειαν,
δάκνοντος δὲ τὴν σάρκα. τίς οὖν ἡ τῶν τοιούτων ἑλκῶν
ἴασίς ἐστιν; οὐκ ἄλλη τις, ἀλλ᾽ ἣν αὐτὸς μὲν εἶπεν ἐν τῷ

cus cruſtoſum cum magna vicinarum partium inflamma-
tione. Haec igitur propriam appellationem ſortita ſunt,
carbunculus, phagedaena et herpes. Quae vero ulcera
ſine dictis ſymptomatibus ipſa per ſe ſiunt, haec ulcera
tantum appellare veteribus conſuetum erat, de quibus
Hippocrati nunc eſt ſermo, qui docet quae ejusmodi ſunt
ulcera in longius tempus excidere. Atque experientia
rationi ſuffragari videtur multaque ſaepius hujusmodi ul-
cera ad cicatricem perducta non multo poſt tempore rur-
ſum inflammantur et cicatrice ſoluta rumpuntur. Hoc au-
tem aliquam ob cauſam oboritur. Quum admotis medi-
camentis caro oſſi affecto ſuperpoſita ſiccata duxit cicatri-
cem, ſanitas quam primum reſtituta eſſe videtur; ſed rur-
ſus ex oſſe altius corrupto ichore quopiam paulatim
affluente, iterum oboritur inflammatio et puris ſubſequi-
tur generatio, a quo cicatrix eroditur et caro exulceratur.
Quaenam igitur eſt talium ulcerum curatio? Alia pro-
fecto nulla praeter eam quam libro de ulceribus tradidit

περὶ ἑλκῶν βιβλίῳ, ἡμεῖς δ᾽ ἀπεδείξαμεν ἐν τῷ τρίτῳ τῆς
θεραπευτικῆς μεθόδου. ξηραίνεσθαι μὲν γὰρ ἕλκη πάντα
δεῖται, μάλιστα δ᾽ ἐφ᾽ ὧν ὀστοῦν πέπονθεν. ὅρος δέ ἐστι
τῆς ξηρότητος ἀποστῆναι τὸ πεπονθὸς αὐτοῦ μέρος. εἰ-
κότως δὲ καὶ τὰς οὐλὰς εἰς τοσοῦτον συμβαίνει γίνεσθαι
κοίλας, εἰς ὅσον ἂν ἥκῃ πάχους τὸ ἀποστάν.

μστ΄.

Ὁκόσοι ὑβοὶ ἐξ ἄσθματος ἢ βηχὸς γίνονται πρὸ τῆς ἥβης
ἀπόλλυνται.

[279] Ὑβοὺς καὶ κυφοὺς εἴωθεν ὀνομάζειν Ἱππο-
κράτης οὓς ἅπαντες οἱ νῦν ἄνθρωποι προσαγορεύουσι κυρ-
τούς. καὶ γὰρ καὶ ὄντως ἡ ῥάχις αὐτοῖς εἰς τοὐπίσω γίνε-
ται κυρτή. τῷ μὲν οὖν κυρτῷ τὸ κοῖλον ἀντικειμένως λέ-
γεται, τῷ ὑβῷ τε καὶ κυφῷ τὸ λορδόν. ἀλλὰ ταῦτα μὲν
ἐπὶ μόνης τῆς ῥάχεως, ἐκεῖνα δ᾽ ἐπὶ πάντων λέγουσιν οἱ
Ἕλληνες. ὅπως δ᾽ ἡ κύφωσις γίνεται διῆλθεν αὐτὸς ἐν τῷ

et nos tertio therapeuticae methodi explicavimus. Exſic-
cari namque poſtulant omnia ulcera, praecipue vero ea
in quibus os affectum eſt. Terminus autem ſiccitatis eſt
affectam ipſius oſſis partem abſcedere. Et vero merito
tantum cavas fieri cicatrices contingit, quantam abſceſſus
craſſitudinem habuerit.

XLVI.

Qui gibbi ex afthmate aut tuffi fiunt ante pubertatem,
intereunt.

Hybos et cyphos nominare conſuevit Hippocrates
quos nunc omnes homines gibboſos appellitant. Etenim
revera ipſis ſpina a tergo extuberat. Gibbo igitur ca-
vum opponitur extuberanti et gibboſo repandum. Verum
haec nomina de ſola ſpina, illa vero de omnibus Graeci
efferunt. Quomodo autem cyphoſis ſeu gibboſitas ſiat,

περὶ ἄρθρων βιβλίῳ, καθάπερ καὶ περὶ λορδώσεώς τε καὶ
σκολιώσεως καὶ σείσεως. ἴδια γὰρ ἔξαίρετα ῥάχεως πάθη
ταῦτα καὶ χρὴ τὸν βουλόμενον ἐπιστήμονα γενέσθαι τῶν
παθῶν τῶνδε τοῖς ἐν ἐκείνῳ τῷ βιβλίῳ γεγραμμένοις ἐπὶ
πλέον ὁμιλῆσαι. νῦν δ' ἡμεῖς ἐροῦμεν ὅσα χρήσιμά εἰσιν
εἰς τὸν προκείμενον ἀφορισμόν. ὑβοῦται ῥάχις ἔστιν ὅτε
μὲν καὶ διά τινα πληγὴν ἢ κατάπτωσιν, ὑβοῦται δὲ καὶ
διά τινα φύματα σκληρὰ συστάντα κατὰ τὴν πρόσω χώραν,
ὑφ' ὧν φυμάτων, ὅταν μὲν εἷς σπόνδυλος ἐλχθῇ πρόσω,
λορδοῦται κατ' αὐτὸν ἡ ῥάχις, οὕτω δὲ κἂν πλείους ὦσιν
ἐφεξῆς ἀλλήλων. ὅταν δὲ μὴ συνεχεῖς ὦσιν ἀλλήλων οἱ τει-
νόμενοι σπόνδυλοι, κύφωσις γίνεται τοσοῦτον χωρούντων
ὀπίσω τῶν μελῶν, ὅσον εἴσω κατεκάμφθησαν οἱ ταθέντες.
(312) ὁρᾶται γοῦν ἐπὶ πάντων τοῦτο τῶν σκληρῶν με-
τρίως γινόμενον, οἷον καλάμων καὶ λύγων καὶ ῥάβδων, ὅσα
τ' ἄλλα τοιαῦτα. καὶ λέγεται περὶ αὐτῶν ἐπὶ πλέον ἐν
ταῖς ἐξηγήσεσι ταῖς εἰς τὸ περὶ τῶν ἄρθρων βιβλίον. ἀλλὰ

ipfe libro de articulis differuit, ut etiam quomodo lordo-
fis, fcoliofis et feifis fiant, hoc eft curvatio, obliquatio
et concuffio. Hae namque funt propriae ac praecipuae
fpinae affectiones, quarum affectionum peritus effe qui
velit, iis quae eo in libro fcripta funt plenius ipfum in-
cumbere oportet. Nos autem nunc quae ad propofitum
aphorifmum utilia videntur explicaturi fumus. Gibba
fpina fit interdum propter ictum aut cafum; gibba etiam
fit propter dura quaedam tubercula quae parte anteriore
confiftunt: a quibus fi quando una vertebra prorfum tra-
hatur, ea parte fpinae lordofis curvatio editur, ita etiam
fi plures fuerint fe ordine confequentes. Quum vero ten-
fae vertebrae non fuerint inter fe continnae, tum cypho-
fis feu gibbofitas formatur tantum partibus pone ceden-
tibus, quantum tenfae vertebrae introrfum retorquentur.
Hoc enim in omnibus duris mediocriter redditis cernitur,
veluti calamis, viminibus, virgis et hujusmodi ceteris.
Atque de his copiofius in expofitionibus libri de articulis

νῦν γε τοὺς πρὸ τῆς ἥβης ὑβωθέντας ἐπ᾽ ἄσθματι καὶ βηχὶ
διαφθείρεσθαί φησι ταχέως. οὐ γὰρ ἐθέλει τούτοις ὁ θώ-
ραξ, ὡς αὐτὸς ἔφη, ἐφεξῆς συναύξεσθαι καὶ διὰ τοῦτο στε-
νοχωρία πολλὴ γίνεται τοῖς ἀναπνευστικοῖς ὀργάνοις. ἅπασι
μὲν κοινὸν τοῖς αὐτομάτως ὑβωθεῖσι, τουτέστιν οἷς ἄνευ
πληγῆς ἢ καταπτώσεως ἔπαθεν ἡ ῥάχις, ἐπὶ φύμασι σκλη-
ροῖς ἢ δυσσέπτοις γίνεσθαι τοιούτοις. διαφορᾶς δ᾽ οὔσης
πολλῆς ἐν τοῖς φύμασι κατά τε τὸν ὄγκον καὶ τὴν σκληρό-
τητα καὶ τὸ χωρίον ἐν ᾧ συνέστη, τὰ μὲν ἐπὶ σκληροῖς τε
ἅμα καὶ μεγάλοις συστάντα δυσπνουστέρους αὐτίκα τοὺς
ἀνθρώπους ἐργάζεται, τὰ δὲ μεθιέντα τι τῆς ἐν αὐτοῖς
ὑγρότητος εἰς τὰς τραχείας ἀρτηρίας βηχώδεις ἀποτελοῦσι
τοὺς ἀνθρώπους. ἀλλὰ ταῦτα μὲν ὅσα μεθίησιν ὑγρότητος
ἀκριβῶς ἐστὶ σκληρὰ καὶ διὰ τοῦτο ἀναγκαῖόν ἐστιν ἐκπυῆ-
σαί ποτε καὶ διαφθεῖραι τὸν ἄνθρωπον· ὅσα δ᾽ οὐ μεθίη-
σιν, ὑπὸ παχέων γίνεται χυμῶν καὶ διὰ τοῦτό ἐστιν ἄπε-
πτά τε καὶ σκληρὰ καὶ πολλῷ χρόνῳ μένοντα χωρὶς τοῦ
διαπυΐσκειν ἐπιτρέπει ζῆν τὸν ἄνθρωπον. ὅσα δ᾽, ὡς ἔφην

differitur. Nunc vero qui ante pubertatem ex afthmate
et tufli gibbi facti funt cito interire pronunciat. Neque
enim vult in his thoracem, ut ipfe ait, una cum aliis
augeri, atque ideo magna anguftia premuntur inftrumenta
fpirabilia. Omnibus porro qui fponte gibbi facti funt,
hoc eft quibus fine ictu vel cafu fpina affecta eft com-
mune exiftit, quod tales propter tubercula dura et coctu
difficilia evaferint. Sed quum multa fit inter tubercula
pro tumore, duritie et loco in quo confiftunt differentia;
quae dura fimulac magna funt, protinus fpiratu difficilio-
res homines efficiunt. Quae vero de fua humiditate ali-
quid in afperas arterias transmittunt, homines tufficulo-
fos reddunt. Verum quae de fua humiditate aliquid
transmittunt, plane dura non funt, atque ideo ut fuppu-
rent tandemque hominem fuffocent neceffarium eft. Quae
vero nihil transmittunt, ex craffis humoribus ortum ha-
bent, atque ob id dura funt et cruda longoque tempore
citra fuppurationem manentia hominem vivere finunt.

ἅμα βηχὶ τὴν γένεσιν ἔσχεν, ἐπείγεται πρὸς τὴν διαπύησιν
καὶ διὰ τοῦτό ἐστιν ὀλέθρια. οὕτω δὲ καὶ ὅσα μετὰ δυσ-
πνοίας ἐγένετο θανατώδη τοῖς ἔτ᾽ αὐξανομένοις· ἤτοι γὰρ
μεγάλα ταῦτ᾽ ἔστιν ἢ ἐν ἐπικαίρῳ χωρίῳ τοῦ θώρακος.
ὅταν οὖν ὁ μὲν πνεύμων ἅμα τῇ καρδίᾳ τοῖς τοιούτοις αὐ-
ξάνηται, σμικρύνηται δ᾽ ἡ περιέχουσα χώρα, μήτ᾽ αὐξανο-
μένων τῶν πλευρῶν, ἔν τε τῷ κάμπτεσθαι διὰ τὴν ὕβωσιν
ὅλον τὸν θώρακα στενότερον ἐργαζομένων, ἀναγκαῖόν [280]
ἐστιν ἐν τάχει τοιαύτην αὐτοῖς γίνεσθαι τὴν δυσπνοίαν ὡς
διαφθεῖραι τὸν ἄνθρωπον. ὅπου γὰρ οὐδέπω τῆς κυφώ-
σεως ἐπιγιγνομένης ἐπὶ μόνοις τοῖς παρὰ φύσιν ὄγκοις
ἐδύσπνουν, τί χρὴ προσδοκῆσαι τῶν μὲν φυμάτων αὐξη-
θέντων τῷ χρόνῳ, στενωθέντος δὲ τοῦ θώρακος; ὅτι μέντοι
πολλῶν οὐσῶν δυσπνοιῶν ἄσθμα προσαγορεύειν Ἱπποκρά-
της εἴωθεν ἐκείνην μόνην ἐν ᾗ συμβαίνει πυκνοῦσθαι τὴν
ἀναπνοὴν ἱκανῶς εὔδηλον παντί. καλοῦσι γοῦν οὕτω καὶ
νῦν οἱ ἄνθρωποι τὸ ἀσθμαίνειν ἐν δρόμοις τε καὶ γυμνα-

Quae vero, ut dixi, una cum tuffi ortum habuerunt, ad
fuppurationem properant ideoque perniciofa funt. Sic et
quae cum difficili anhelitu fiunt, iis qui adhuc crefcunt
exitiofa exiftunt. Aut enim haec magna funt aut in loco
thoracis vitae praeopportuno. Quum igitur pulmo una
cum corde in talibus augeatur et fpatium continens mi-
nuatur, coftis nimirum non crefcentibus, fed propter gib-
bum arctatis, totum pectus anguftius efficientibus, tantam
brevi fpiritus difficultatem fieri neceffe eft ut homo fuf-
focetur et pereat. Quandoquidem fi gibbofitate nondum
fuperveniente propter folos praeter naturam tumores dyf-
pnoea laborabant, quid fore putandum auctis temporis
fpatio tuberculis, thorace vero anguftiore reddito? Porro
autem quum multae fint fpirandi difficultates, conftat
Hippocratem folam eam afthma pro confuetudine appellare,
in qua frequentiorem et crebriorem refpirationem fieri
contingit. Ita vero nunc et in curfibus et vehementiori-
bus exercitationibus homines anhelare dicunt. Qui vero

σίοις συντόνοις γιγνόμενον. οἱ δὲ μεθ᾽ Ἱπποκράτους καὶ
πάθος τι χρόνιον ἔνιοι μὲν ἁπλῶς ἄσθμα προσαγορεύουσιν,
ἔνιοι δὲ καὶ ὀρθόπνοιαν, ὅταν ἄνευ πυρετοῦ διὰ παντὸς
οὕτω δυσπνέωσιν οἱ κάμνοντες.

μζ'.

Ὁκόσοισι φλεβοτομίη ἢ φαρμακείη συμφέρει τουτέους τοῦ
ἦρος φλεβοτομεῖν ἢ φαρμακεύειν χρή.

Πρόδηλον ὅτι περὶ τῶν ὑγιαινόντων μὲν ἔτι, νοσησόν-
των δὲ εἰ μὴ κενωθεῖεν, ὁ λόγος αὐτῷ νῦν ἔστι. τούτους
γὰρ φθάνειν χρὴ κενοῦν ἦρος εἰσβάλλοντος ἤτοι διὰ φλεβο-
τομίας, εἰ πληθωρικοῖς ἁλίσκονται νοσήμασιν, ἢ διὰ κα-
θάρσεως, εἰ τοῖς κατὰ διαφθοράν. ἡμεῖς γοῦν οὕτως ἀνό-
σους πολλοὺς φυλάττομεν ἐτῶν ἤδη πολλῶν ἔμπροσθεν
καθ᾽ ἕκαστον ἐνιαυτὸν ἀεὶ νοσοῦντας, ἀλλὰ καὶ ποδάγραν
καὶ ἀρθρῖτιν ἀρχομένην ἔτι καὶ μήπω περὶ τοῖς ἄρθροις
εἰργασμένην πώρους ἐκ τῆς τοιαύτης κενώσεως ἐτῶν ἤδη

poſt Hippocratis aetatem fuere, affectum etiam quendam
diuturnum nonnulli ſimpliciter aſthma, nonnulli ortho-
pnoeam appellarunt, quum continenter citra febrem ae-
groti difficile ſpiritum ducunt.

LXVII.

*Quibus venae ſectio aut purgatio confert, his vere venam
ſecare aut purgans medicamentum exhibere convenit.*

Liquet de iis qui adhuc ſani, ſed aegrotaturi ſunt,
niſi vacuentur, ipſi nunc orationem eſſe. Horum enim
vere ineunte, anticipanda eſt vacuatio vel per phleboto-
miam, ſi phlethoricis morbis corripiantur vel per purga-
tionem, ſi morbis ſint ab humorum corruptione penden-
tibus obnoxii. Nos equidem multos a morbis ita conſer-
vamus et incolumes tuemur, qui multos jam annos antea
ſemper aegrotabant; imo et podagram et arthritim adhuc
incipientem nondum in articulis culto genito, per vacua-

πολλῶν ἐκωλύσαμεν γενέσθαι. κατά τε τὸν αὐτὸν τρόπον
αἵματος πτύσιν ἐπιληψίαν, μελαγχολίαν, ἀποπληξίαν καὶ
ἄλλα τὰ τοιαῦτα χρόνια πάθη διὰ τῆς εἰρημένης κενώ-
σεως ἐπὶ πολλῶν ἀνθρώπων ἐπαύσαμεν. ἡ μὲν οὖν φλε-
βοτομία κοινὸν βοήθημά ἐστι τῶν πληθωρικῶν νοσημάτων,
ἡ κάθαρσις δὲ, οὑτωσὶ μὲν ἀκοῦσαι, κατὰ γένος ἕν τι
βοήθημά ἐστιν, οὐ μὴν κατ᾽ εἶδός γε ἀκοῦσαι. ἐνίοις μὲν
γὰρ συμφέρει τοὺς φλεγματώδεις κενοῦσθαι χυμοὺς, ἐνίοις
δὲ τοὺς πικροχόλους, ἐνίοις δὲ τοὺς μελαγχολικοὺς, ἐνίοις δὲ
ὀῤῥῶδες περίττωμα κατά γε τὴν τῶν εἰθισμένων αὐτοῖς γί-
νεται παθῶν οὐσίαν. οἷον αὐτίκα τις μελαγχολίᾳ ἁλίσκεται
καθ᾽ ἕκαστον ἔτος, εἰ μὴ καθαρθείη, καὶ θαῦμά ἐστιν ἰδεῖν
ὅπως ἤδη καὶ αὐτὸς ἀρ- [281] χομένου τοῦ πάθους δια-
γινώσκει τε τὴν πρώτην γένεσιν εὐθὺς καὶ καλέσας με
κενοῦταί τε τὰ μέλαινα καὶ παραχρῆμα παύεται τῆς μελαγ-
χολίας. καὶ συμβαίνει γε τούτῳ διὰ τῆς καθάρσεως ἄμφω
ταῦτα χρηστὰ, τό τε καθαίρεσθαι τὰ περιττὰ καὶ τὸ τῇ
δριμύτητι τῶν ἐκκρινομένων ἀναστομωθεῖσαν ἐπὶ βραχὺ

tionem multos jam annos fieri prohibuimus. Eodem modo
fanguinis exfcreationem, epilepfiam, melancholiam, apo-
plexiam et alios ejusmodi diuturnos morbos et multis ho-
minibus dicta vacuatione fuftulimus. Phlebotomia igitur
commune eft ad plethoricos morbos auxilium; purgatio
vero fi generatim quidem exaudiatur unum quoddam eft
contra morbos remedium, non tamen fi fpeciatim acci-
piatur. Nonnullis fiquidem pituitoforum humorum, qui-
busdam bilioforum, aliis melancholicorum et quibusdam
ferofi excrementi vacuatio conducit, pro morborum qui-
bus tentari confueverunt natura. Exempli gratia quidam
quotannis nifi purgetur laborat melancholia, et mira
vifu res eft, quomodo jam ipfe etiam incipientis morbi
primam praefentifcat generationem, meque protinus accer-
firi jubeat, quo melancholicis humoribus expurgato, e
veftigio ceffat melancholia, atque huic quidem ex purga-
tione haec duo commoda eveniunt, unum quod expurgen-
tur fupervacanea, alterum quia excretorum acrimonia re-

Ed. Chart. IX. [281.]　　　　　Ed. Baf. V. (312.)

τὴν αἱμοῤῥοΐδα συνεκκρίνειν τε καὶ αὐτὴν αἵματος μοχθη
ροῦ. συνήθους γὰρ οὔσης αὐτῷ τῆς τοιαύτης ἐκκρίσεως,
εἶτ᾽ ἐπισχεθείσης ἡ μελαγχολία συνέστηκε. καθαίρω τοιγαρ
οῦν αὐτὸν, οὐκ ἦρος μόνον, ἀλλὰ φθινοπώρου καὶ, ὡς εἰ
καταφρονήσας ἐνίοτε ἐνταῦθα μὴ φθάσειε καθαρθῆναι,
τῶν τοῦ πάθους αἰσθάνεται συμπτωμάτων. οὕτω δὲ καὶ
γυναῖκά τινα καθ᾽ ἕκαστον ἔτος εἰσβάλλοντος ἦρος ὁμοίως
κενῶν, καρκινώδη ποτὲ ὄγκον ἐν μαστῷ ἔχουσαν ἰασάμην,
ἰσχυρῶς κενώσας, πολλάκις διὰ φαρμάκου καθαίροντος μέ
λανα καὶ εἰ παραλειφθείη ποτὲ ἡ κάθαρσις, ὀδύνη διὰ
βάθους αὐτῇ γίνεται καὶ οὕτως αὕτη μετακαλουμένη με πα
ραχρῆμα κελεύει καθαίρειν. ἐλέφαντα δὲ ἀρχόμενον ἑτέρῳ
τὰ μὲν πρῶτα διὰ φλεβοτομίας καὶ καθάρσεως ἰασάμην.
ἑκάστου δὲ ἔτους ἀρκεῖ καὶ τούτῳ μία κάθαρσις, ἐλλει
φθείσης δ᾽ αὐτῆς αὐτίκα τὸ πάθος ἐπισημαίνει. τὰ μὲν
οὖν τοιαῦτα νοσήματα καθάρσεως χρῄζει μελαγχολικῶν χυ
μῶν, ἐπιληπτικὰ δὲ καὶ ἀσθματικὰ καὶ ἀποπληκτικὰ τῶν

clufa, paululum haemorrhois pravi fanguinis aliquid ipfa
etiam profundat. Nam quum folemnis ipfi et confueta fit
ejusmodi excretio haemorrhoica, ejus poftea fuppreſſione
melancholia orta eſt. Ipfum itaque non vere folum, fed
auctumno etiam purgo, quia fi per haec tempora propriae aliquando purgationis anticipationem neglexerit, nonnulla fentiat fuperioris morbi fymptomata. Sic mulierem
etiam quandam quae cancrofum in mamma tumorem habebat, quotannis vere ineunte vacuans fanavi, fubinde
vehementi medicamento melanagogo ufus, quam quidem
purgationem fi quando praetermiferat, dolor ipfi profundus fentiebatur, atque illico accerfitum me purgare fe
jubebat. Elephantiam quoque in altero incipientem, primum phlebotomia et purgatione curavi, atque huic quotannis purgatio unica fatis erat, quae fi quando negligeretur, quam primum morbus indicationem fui edebat.
Hujuscemodi igitur morbi humorum melancholicorum egent
purgatione, ut epileptici et afthmatici et apoplectici pi

φλεγματωδῶν, ἀρθριτικὰ δὲ τὰ μὲν ἅμα θερμασίᾳ πολλῇ
τῶν πικροχόλων, τὰ δὲ σὺν ὄγκοις ψυχροῖς τῶν φλεγματι-
κῶν. ἄλλος δέ τις ὥρᾳ θέρους ἀεὶ τριταίοις ἁλισκόμενος
πυρετοῖς ἤδη πολλῶν ἐτῶν οὐκ ἐπυρεξεν, ὠχρὰν χολὴν ὑφ'
ἡμῶν φθάνων καθαίρεσθαι κατὰ τὴν τοῦ ἦρος τελευτήν.
οὕτω γὰρ καὶ ἄμεινόν ἐστι τοὺς τοιούτους κενοῦσθαι, ὡς
τοὺς ἐπιληπτικούς τε καὶ ἀποπληκτικοὺς καὶ ἀρθριτικούς τε
καὶ μελαγχολικούς, ὅσοι τε ἄλλοι διὰ πάχος χυμῶν νοσοῦ-
σιν, εἰσβάλλοντος ἦρος ἄμεινον κενοῦσθαι, περὶ ὧν ἁπάν-
των ἰδίᾳ μοι γέγραπται κατὰ τὴν πραγματείαν ἐκείνην, ἐν
ᾗ γέγραπται περὶ τῶν δεομένων ἦρος ὥρᾳ κενοῦσθαι. μό-
ριον δέ ἐστιν αὕτη τῆς ὅλης ὑγιεινῆς πραγματείας.

μη'.

Τοῖσι σπληνώδεσι δυσεντερίη ἐπιγινομένη ἀγαθόν.

Ὀλίγον ἔμπροσθεν ἐξηγησάμην τὸν ἀφορισμὸν τοῦτον, ἡνί-
κα τὸν λόγον ἐποιούμην ὑπὲρ τοῦ γεγραμμένου τόνδε τὸν τρό-

tuitoforum purgatione gaudent. Quidam etiam alius ae-
ftivo tempore femper tertiana corripi folitus jam annos
multos febrem non eft expertus, bile pallida per nos fub
veris finem perpurgata. Tum enim tales vacuari multo
praeftat, quemadmodum epilepticos, apoplecticos, arthri-
ticos et melancholicos et quotquot denique propter hu-
morum craffitiem aegrotant, vacuari ineunte vere melius
eft, de quibus omnibus privatim fcripfimus in tractatu de
iis qui verna vacuatione; qui quidem tractatus pars eft
totius operis quod de fanitate tuenda infcribitur.

XLVIII.

Lienofis dyfenteria fuccedens bonum.

Paulo ante hunc aphorifmum explanavi, quum de eo
verba facerem hunc in modum fcripta: *qui lienofi dyfen-*

Ed. Chart. IX. [281. 282.]   Ed. Baf. V. (312. 313.)
πον· ὅσοι σπληνώδεες ὑπὸ δυσεντερίης ἁλίσκονται, τουτέοι-
σιν ἐπιγιγνομένης μακρῆς τῆς δυσεντερίης ὕδρωψ ἐπιγίνε-
ται ἢ λειεντερίη καὶ ἀπόλλυνται. οὔκουν ἔτι δεήσει τῷδε
τῷ νῦν προχειρισθέντι νεωτέρας ἐξηγήσεως.

μθ'.

[282] Ὁκόσα ποδαγρικὰ νοσήματα γίνεται, ταῦτα ἀπο-
φλεγμήναντα ἐν τεσσαράκοντα ἡμέρῃσιν ἀποκαθίστανται.

Αἱ κατὰ τοὺς ποδαγρικοὺς φλεγμοναὶ ῥεύματος εἰς τὰ
τῶν ποδῶν ἄρθρα κατασκήπτοντος γίνονται. δέχονται (313)
δὲ τὸ ῥεῦμα τοῦτο πρῶτον μὲν αἱ χῶραι τῶν διατρώσεων,
ἔπειτα δὲ τὰ πέριξ πάντα μέχρι καὶ τοῦ δέρματος. οὕτω
δὲ πληροῦσθαί φαμεν τὰς διαρθρώσεις, εὔδηλον ὅτι τοὺς
περικειμένους αὐταῖς ἔξωθεν κύκλῳ συνδέσμους ἀναγκαῖόν
ἐστι τείνεσθαι. τὰ μέντοι νεῦρα καὶ τοὺς τένοντας οὐκ
εἰκὸς φλεγμαίνειν αὐτοῖς, ἀλλὰ μόνον τῷ συνεκτείνεσθαι
ταῖς συναρθρώσεσιν ὀδυνᾶσθαι. δῆλον δὲ ἐκ τοῦ μηδέποτε

teria corripiuntur, iis oborta longa dyfenteria, hydrops
lienteriae fuccedit ac intereunt. Quare huic nunc expofito
nova iterum explanatione opus non eft.

XLIX.
Qui podagrici morbi fiunt, fedata infiammatione intra
dies quadraginta definunt.

Podagricorum inflammationes fluxione fiunt in pedum
articulos decumbente. Hanc autem fluxionem primum
quidem articulationum fpatia fufcipiunt; deinde quae cir-
cumftant adufque cutem omnia. Quum vero articulatio-
nes impłeri dicimus, liquet ligamenta in orbem ipfis cir-
cumpofita neceffario tendi. Nervos tamen et tendines
inflammari podagricis non eft verifimile, fed dolere folum
quia fimul cum articulationibus tenduntur: quod ex eo fit
manifeftum, quia podagricus convelli nunquam vifus fit,

ΚΑΙ ΓΑΛΗΝΟΥ ΕΙΣ ΑΥΤΟΥΣ ΥΠΟΜΝΗΜΑΤΑ. 83

Ed. Chart. IX. [282.] Ed. Baf. V. (313.)

ὁρᾶσθαι σπασθέντα ποδαγρὸν, ὅπερ εἴωθεν ἔπεσθαι συνε-
χέστατα νεύρων τε καὶ τενόντων φλεγμοναῖς. ἄλλως τε
τῆς ἰάσεως αὐτοῖς σκοπὸς κοινός ἐστι πρὸς τὰ φλεγμήναντα
πάντα. διαφορηθῆναι γὰρ χρὴ τὸ ῥυὲν εἰς τοὺς πόδας, εἰ
μὲν λεπτὸν εἴη κατὰ τὴν σύστασιν ἐλάττονι χρόνῳ, παχὺ
δ᾽ ὑπάρχον ἢ γλίσχρον πλείονι, καὶ πολὺ ἔτι μᾶλλον, εἰ γλί-
σχρον ἅμα τε εἴη καὶ παχὺ, δεήσεται χρόνου μακροτέρου.
πορρωτέρω μέντοι τῶν μ᾽ ἡμερῶν οὐκ ἂν ἐκταθείη τῆς
φλεγμονῆς ἡ θεραπεία, τοῦ τ᾽ ἰατροῦ δηλονότι πράττοντος
ὀρθῶς ἅπαντα καὶ κάμνοντος εὐπαθοῦς ὑπάρχοντος. ἡ δ᾽
ἐν τοῖς σαρκώδεσι μορίοις φλεγμονὴ τῷ τῶν ὀξέων ὑποπέ-
πτωκεν ὅρῳ, τῇ τεσσαρεσκαιδεκάτῃ ἡμέρᾳ, ἐπειδὴ μανω-
τέρα τέ ἐστι καὶ μαλακωτέρα τῆς τῶν συνδεσμῶν καὶ νεύ-
ρων φύσεως ἢ τῆς σαρκὸς οὐσία. διὰ τοῦτο δὲ καὶ φλεγ-
μαίνειν ἄρχεται βραδύτερον ἥ τε τῶν τενόντων καὶ συνδέσ-
μων καὶ νεύρων φύσις, ὅταν τρωθῇ, καὶ πρὸς τὴν ἀκμὴν
τῆς φλεγμονῆς ἀφικνεῖται χρόνῳ πλείονι καὶ θεραπεύεται
βραδύτερον. ᾧ γὰρ λόγῳ μόγις εἰς ἑαυτὰ παραδέχεταί τι

id quod frequentiffime nervorum et tendinum inflamma-
tiones fequi confuevit. Alias curationis indicatio ipfis
communis eft cum omnibus inflammatione laborantibus.
Nam difcuti oportet quod in pedes defluxit, breviore
quidem tempore, fi tenuiori fuerit fubftantia, longiore
vero, fi craffa vel lenta; multoque longiore egebit tem-
pore, fi fimul vifcidum et craffum fuerit quod defluxit;
ultra dies tamen quadraginta non prorogabitur inflamma-
tionis curatio, fi medicus pro fuo munere rite omnia
peragat et facilis aeger obtemperet. At carnofis partibus
infidens inflammatio morborum acutorum fubjicitur ter-
mino, qui quartus decimus dies eft, quandoquidem rarior
et mollior eft carnis fubftantia quam ligamentorum et
nervorum natura. Quamobrem tardius etiam ligamento-
rum, tendinum et nervorum quum vulnerantur natura
inflammari incipit et longiori ad inflammationis vigorem
tempore pervenit tardiusque curatur. Qua enim ratione

Ed. Chart. IX. [282. 283.]   Ed. Baf. V. (313.)
τῆς ἔξωθεν ὑγρότητος, ὄντα πυκνὰ καὶ σκληρὰ τὰ τοιαῦτα
μόρια, τῷ τοιούτῳ λόγῳ καὶ μεθίησι μόγις. διὰ τοῦτο
οὖν καὶ ταῖς ποδαγρικαῖς φλεγμοναῖς ὁ Ἱπποκράτης ὅρον
ἔθετο λύσεως παντελοῦς οὐ τὴν τεσσαρεσκαιδεκάτην ἡμέραν,
ἀλλὰ τὴν τεσσαρακοστήν. ἐπειδὴ τά τε ἐν ταῖς διαρθρώ-
σεσιν ὑγρὰ διὰ τῶν περιεχόντων αὐτὰ συνδέσμων ἀτμοειδῶς
ἐκκενωθῆναι χρὴ καὶ τοὺς συνδέσμους κατὰ τὰ ἐμπεσόντα
αὐτοῖς. μέμνηται δὲ κἂν τῷ προγνωστικῷ τῆς τεσσαρακο-
στῆς ἡμέρας, ὡς ἂν αὐτῇ κρινομένων ὅσα μήτ᾽ ἀκριβῶς
ἐστιν ἤδη χρόνια καὶ τὸν τῶν ὀξέων ὑπερεκπέπτωκεν ὅρον.
εἴρηται δ᾽ ἐπὶ πλεῖστον ὑπὲρ τῶν τοιούτων ἁπάντων ἐν τῇ
περὶ τῶν κρισίμων ἡμερῶν πραγματείᾳ.

ν΄.

[283] Ὁκόσοισιν ὁ ἐγκέφαλος διακοπῇ, τουτέοισιν ἀνάγκη
πυρετὸν καὶ χολῆς ἔμετον ἐπιγίνεσθαι.

---

vix aliquid in fe humoris alieni fufcipiunt, quum denfae
fint ac durae hujuscemodi partes ac ipfa ratione aegre
quoque dimittunt. Quapropter Hippocrates podagricis in-
flammationibus terminum integrae folutionis non diem
quartum decimum, fed quadragefimum ftatuit, quia tum
qui articulationibus infunt humores per ligamenta ipfos
continentis vaporis in fpeciem vacuari oportet, tum qui
in ipfa ligamenta inciderunt. Meminit autem et in pro-
gnoftico quadragefimi diei, ut in quo morbi judicantur
qui non funt plane diuturni, acutorum tamen terminum
excefferunt. Sed de his omnibus in opere de diebus ju-
dicatoriis quam ampliffime dictum eft.

L.

Quibus perfectum fuerit cerebrum, iis febrem et bilis vo-
mitum fuccedere neceffe eft.

Ed. Chart. IX. [283.]   Ed. Baf. V. (313.)

Εἰκότως πυρέττουσιν ἐγκεφάλου διακοπέντος, τῷ κοι
νῷ λόγῳ, καθ᾽ ὃν ἅπαντος μορίου κυρίου φλεγμήναντος
ἕπεται πυρετός. ὁ δὲ τῆς χολῆς ἔμετος γίνεται διὰ τὴν
πρὸς τὸν ἐγκέφαλον κοινωνίαν συμπασχούσης τῆς γαστρὸς
καὶ μάλιστα τοῦ στόματος αὐτῆς, εἰς ὃ καταπέφυκεν ἐξ
ἐγκεφάλου συζυγία τις ἀξιολόγων νεύρων. εἴωθε μὲν οὖν
καὶ ἄλλως ἐπί γε μεγάλοις ἀλγήμασι καὶ λύπαις ἰσχυραῖς
συῤῥεῖν εἰς τὴν γαστέρα χολῶδες περίττωμα, πολὺ δ᾽ ἔτι
μᾶλλον ὅταν ἀῤῥωστήσῃ. φέρεται γὰρ εἰς τὰ τοιαῦτα τῶν
γειτνιώντων αὐτοῖς μορίων τὰ περιττώματα καὶ μάλισθ᾽
ὅσα λεπτὰ ταῖς συστάσεσίν ἐστιν, οἷόνπερ αὐτὸ τὸ χολῶδες
ὑπάρχον ὑγρὸν καὶ σὺν αὐτῷ πᾶν ὅσον ὀῤῥῶδες ὑγρὸν, ὃ
δὴ καὶ μίγνυται πολλάκις ἐμούντων τῇ χολῇ καὶ πάνυ σπά
νιόν ἐστιν, ἀκριβῆ χολὴν ἄνευ περιττώματος ὀῤῥώδους ἐμου
μένην θεάσασθαι. φαίνεται δὲ καὶ ἐν τοῖς ὑγιαίνουσιν,
ὅταν ἐπὶ πλέον ἀσιτήσωσι καὶ μάλισθ᾽ ὅσοι χολωδέστεροι
τοὺς τοιούτους χυμοὺς ἡ γαστὴρ δεχομένη. δηλοῦσι δὲ
τοῦτο αἵ τε δήξεις αὐτοῖς καὶ οἱ ἔμετοι. οὐ μόνον δὲ ἐγκε

Jure febricitant cerebro perfecto, ratione communi, qua
quacunque parte principe inflammata febris fequitur. Bilis vero vomitus fit ventriculo propter focietatem quam
cum cerebro habet per confenfum affecto, ore praefertim
ipfius in quo ex cerebro conjugatio quaedam nervorum
majusculorum inferitur. Sed alias etiam propter magnos
dolores et vehementem moerorem excrementum biliofum
confuevit in ventriculum confluere, multoque magis fi
ipfe imbecillitate laboret. Ad ea enim quae infirma funt
partium vicinarum feruntur excrementa, praefertim fi tenui fubftantia conftent, qualis humor biliofus eft et cum
eo quidquid eft ferofi excrementi, quod per vomitiones
bili faepe permifcetur, raroque admodum bilem finceram
fine ferofo excremento evomi cernere eft. Apparet autem
etiam in bene, valentibus, biliofiore praefertim natura
praeditis ubi diutius cibo abftinuerunt tales ventriculum
humores recipere. Id vero ipfis produnt tum vellicationes tum vomitus. At non folum cerebro vulnerato bi

Ed. Chart. IX. [283.]   Ed. Baf. V. (313.)

φάλου τρωθέντος ἐμοῦσι χολὴν, ἀλλὰ καὶ τῆς περικειμένης
αὐτῷ σκληρᾶς μήνιγγος, ἥτις κατὰ πολλὰ μέρη συμφυὴς
ὑπάρχουσα τῷ ἐγκεφάλῳ τάχιστα μεταδίδωσιν αὐτῷ τῶν
ἑαυτῆς παθημάτων. οἱ δ᾽ Ἐρασιστράτιοι τὰς μήνιγγας
τῶν νεύρων ἀρχὰς τιθέμενοι, διὰ μὲν τὴν ἑαυτῆς φύσιν
ἐροῦσι τὴν παχεῖαν μήνιγγα ταῦτα ἐπιφέρειν τὰ συμπτώ-
ματα μόνην τρωθεῖσαν. εἰ δὲ καὶ πρὸς τὸν ἐγκέφαλόν ποτε
ἡ τρῶσις ἐξίκοιτο, τῷ φθάνειν ἀμφοτέρας προτιτρώσκεσθαὶ
τὰς μήνιγγας, οὕτω φήσουσι τὴν τῶν εἰρημένων γένεσιν
ἀκολουθεῖν παθημάτων. Ἐρασιστρατείους δ᾽ ἔφην ἐρεῖν
ταῦτα καὶ οὐκ αὐτὸν Ἐρασίστρατον. ὅτι πρεσβύτης ὢν
ἤδη καθ᾽ ὃν χρόνον αὐτοὶ φασι τὰ τῶν διαιρέσεων αὐτῷ
γεγράφθαι βιβλία, τὸν ἐγκέφαλον ἀπεφήνατο τῶν νεύρων
ἀρχὴν ὑπάρχειν. εἴρηται δὲ περὶ τούτων ἐπὶ πλέον ἐν τοῖς
περὶ τῆς Ἱπποκράτους ἀνατομῆς ὑπομνήμασιν.

lem vomunt, fed dura etiam membrana ipfi circumpofita
quae multis partibus cum cerebro cohaerens quam citiffi-
me fua ipfi mala impertit. Quia vero Erafiftrati fectato-
res meningas nervorum principia ftatuunt, folam vulnera-
tam crafſiorem meninga talia propter fuam ipfius naturam
inquiunt afferre fymptomata. Quod fi quando in cere-
brum vulnus penetraverit, ita etiam quod utraque meninx
illud prius exceperit, enumeratarum affectionum genera-
tionem fequi contendent. Dixi autem fectatores Erafi-
ftrati ifthaec dicturos effe et non ipfum Erafiftratum, quia
jam fenex erat et quo tempore ipfi de divifionibus libros
fcriptos effe ajunt, cerebrum pronunciavit nervorum effe
principium. De his etiam fufius in Hippocratis librum
de anatome commentariis dictum eft.

να'.

[284] Ὁκόσοισιν ὑγιαίνουσιν ἐξαίφνης ὀδύναι γίνονται
ἐν τῇ κεφαλῇ καὶ παραχρῆμα ἄφωνοι γίνονται καὶ ῥέγ-
χουσιν, ἀπόλλυνται ἐν ἑπτὰ ἡμέρῃσιν, ἢν μὴ πυρετὸς
ἐπιλάβῃ.

Ἀφώνους εἴωθεν ὁ Ἱπποκράτης ὀνομάζειν οὐχ οἷς ἡ
φωνὴ μόνη βέβλαπται, κατ' ἐξοχὴν δέ τινα τῇ ταύτης βλάβῃ
συνεπινοεῖν ἡμᾶς ἐνδείκνυται πάσας τὰς κατὰ προαίρεσιν
ἐνεργείας· ἐνίοτε μὲν οὖν ἐκείνων βεβλαμμένων οὐκ ἀπόλω-
λεν ἡ αἴσθησις. αὐτὸς γοῦν ἔφη τοὺς ἀφώνους αἰσθανο-
μένους συμβαίνειν γίνεσθαι, πολλάκις δὲ ἄμφω πέπονθεν,
ὅπερ ἀποπληξίαν ὀνομάζουσιν. ἔστι δὲ καὶ ταύτης αὐτῆς
ἡ μὲν ἀσθενής, ἡ δὲ ἰσχυρά. καὶ διὰ τοῦτο εἶπε, λύειν
ἀποπληξίην ἰσχυρὴν μὲν ἀδύνατον, ἀσθενέα δὲ οὐ ῥηΐδιον.
ἔοικε δὲ νῦν τῆς ἰσχυρᾶς ἀποπληξίας γνώρισμα προστεθει-
κέναι τὸ ῥέγχειν, ὃ καὶ τοῖς βαθέως ὑπνοῦσι γίνεται κατὰ

LI.

*Quibus fanitate fruentibus derepente capitis dolores ob-
oriuntur et illico muti fiunt ac ftertunt, intra dies fe-
ptem, nifi febris fuccefferit, intereunt.*

Mutos Hippocrates appellare confuevit non quibus
fola vox oblaefa fit, verum per excellentiam quandam una
cum hujus laefione omnes voluntarias actiones nobis in-
telligendas defert: quibus utique fenfus interdum non de-
perditur. Ipfe fiquidem dicebat mutos interdum effe fen-
tientes contingere; fed faepenumero utrumque et motum
et fenfum laefionem pati, quem affectum apoplexiam no-
minant. Eft autem haec duplex: una quidem debilis,
illa vero fortis; proinde dixit: *folvere apoplexiam fortem
eft impoffibile, debilem vero non facile.* Videtur autem
nunc fortis apoplexiae indicium appofuiffe, quod eft fter-
tere, quod etiam profunde dormientibus accidit, fecun-

τὴν τῆς διαθέσεως ὁμοιότητα, καθ᾽ ἕτερον μὲν τρόπον
ἑκατέροις, ὅμως οὖν ἔχωσί τι κακόν, ᾗ ἕπεται τὸ ῥέγχειν.
ἔστι δὲ τὸ κοινὸν ἀμφοῖν ἡ ἀῤῥωστία τῆς τῶν νεύρων ἐνερ-
γείας. καὶ λέλεκται περὶ τούτων ἁπάντων ἐπὶ πλέον ἐν τῇ
περὶ τῶν πεπονθότων τόπων πραγματείᾳ. νυνὶ δ᾽ ὅσον εἰς
τὸν ἀφορισμὸν ἀναγκαῖον εἰρήσεται· οἷς ἂν ὑγιαίνουσιν ἐξαί-
φνης ὀδύνη τις ἐν τῇ κεφαλῇ γένηται, μάλιστα εἰς πνεῦμα
φυσῶδες ἀναφέρειν χρὴ τὴν αἰτίαν. ἤδη δὲ καὶ εἰς πλῆθος
ὕλης ἀθρόως ἐπιῤῥεούσης, ἥντινα καὶ νῦν εἰς τὸν ἐγκέφα-
λον ἐνηνέχθαι δηλοῖ τὰ μετὰ τὴν ὀδύνην γινόμενα συμπτώ-
ματα, δι᾽ ὧν ὅτι φλεγματική τίς ἐστιν ἡ ὕλη συνεμφαίνε-
ται. καὶ διὰ τοῦτο ὁ πυρετὸς ἐπιγινόμενος λύει τὴν διά-
θεσιν ὡς ἂν ἐκθερμαίνων τε καὶ λεπτύνων καὶ διαφορῶν
τό τε φυσῶδες πνεῦμα καὶ τοὺς φλεγματικοὺς χυμούς. γί-
νεται δὲ τοῦτο ποτὲ μὲν τρισὶν ἢ τετράσιν ἡμέραις, ποτὲ
δὲ καὶ πλείοσι, οὐ μὴν ἐξωτέρω γε τῶν ἑπτά, διότι κύριον

dum affectionis fimilitudinem. Quamquam enim diverfo
modo uterque fit fomnus et apoplexia, nihilominus ali-
quid commune, ad quod ftertor confequitur. Id autem
utrique commune, actionis et nervorum imbecillitas. At-
que de his uberius in opere de locis affectis dictum eft.
Nunc vero quantum ad aphorifmi explicationem neceffa-
rium eft dicetur. Quibus fanis derepente capitis dolor
quidam oboritur, ejus rei caufa ad flatulentum fpiritum
praefertim referenda eft, fed jam quoque ad materiae
confertim effluentis multitndinem, quam etiam nunc in
cerebrum delatum fuiffe fymptomata indicant quae poft
dolorem accefferunt, quibus et materiam aliquam pituito-
fam fimul effe innotefcit, proindeque fuperveniens febris
eam folvit affectionem, ut quae tum flatulentum fpiritum,
tum pituitofos humores excalefaciat, attenuet, difcutiat.
Id autem fit tribus nonnunquam diebus aut quatuor, in-
terdum etiam pluribus, non tamen ultra feptimum proce-
dit diem; quia quae pars laborat eft princeps; ejusmodi

τὸ μέρος· οὐκ ἀνέχεται δὲ τὰ τοιαῦτα μόρια χρονίων τε
ἅμα καὶ ἰσχυρῶν διαθέσεων, ὡς ἐπιδέδεικται πολλάκις.

νβʹ.

[285] Σκοπεῖν δὲ χρὴ καὶ τὰς ὑποφάσιας τῶν ὀφθαλμῶν
ἐν τοῖσιν ὕπνοισιν· ἢν γάρ τι ὑποφαίνηται ξυμβαλλομέ-
νων τῶν βλεφάρων τοῦ λευκοῦ, μὴ ἐκ διαῤῥοίης ἐόν τε ἢ
ἐκ φαρμα- (314) κοποσίης, φλαῦρον τὸ σημεῖον καὶ
θανατῶδες σφόδρα.

Ἤτοι διὰ ξηρότητα τῶν βλεφάρων ἢ διὰ τῆς κενού-
σης αὐτὰ δυνάμεως ἀσθένειαν ὑποφαίνεταί τι τοῦ λευκοῦ,
μὴ δυναμένων ἀκριβῶς κλείεσθαι τῶν ὀφθαλμῶν. διὰ τοῦτο
γοῦν αὐτὸ καὶ κατὰ τὰς διαῤῥοίας τῆς φαρμακοποσίας,
ὅπερ ἐστὶ κατὰ τὰς καθαιρόντων φαρμάκων πόσεις, ὑπο-
φαίνεταί τι τοῦ λευκοῦ τῶν ὀφθαλμῶν, ὅταν ὑπνοῦντες τύ-
χωσι. ξηραίνεται γὰρ ἅπαν τὸ σῶμα καὶ ἡ δύναμις ἀσθε-
νὴς γίνεται κατὰ τὰς τοιαύτας κενώσεις. ἐπισυμβαίνει δὲ

---

vero partes diuturnos fimul et vehementes morbos non
ferunt, ut faepe a nobis oftenfum eft.

LII.

Quae per fomnos in oculis fubapparent, etiam fpectanda
funt. Si quid enim albi non commiffis palpebris fub-
appareat, neque id ex diarrhoea aut medicamenti po-
tione contingat, pravum fignum eft et admodum letale.

Aut ob palpebrarum ficcitatem aut propter facultatis
ipfas moventis imbecillitatem aliquid fubapparet in oculis
integre claudi non valentibus.   Ob hanc enim caufam
alvi etiam profluviis et medicamentorum purgantium po-
tionibus de oculorum albo aliquid confpicitur, quum dor-
miunt.   Totum enim corpus exficcatur ac talibus vacua-
tionibus vires imbecilles redduntur.   Amplius autem ficci-
tas palpebris fubfidet quod hae natura ficcae.   Quemad-

πλεῖον ἐν τοῖς βλεφάροις ἢ ξηρότης, ὅτι φύσει ξηρά. κα-
θάπερ οὖν αἱ βύρσαι ξηρανθεῖσαι δυσεπέκταντοι γίνονται,
κατὰ τὸν αὐτὸν τρόπον καὶ τὰ τοιαῦτα μόρια. καὶ μὲν δὴ
καὶ ὅτι καμνούσης τῆς δυνάμεως, οὐ μόνον ἀδυνατοῦσιν
ἀκριβῶς κλείειν τοὺς ὀφθαλμοὺς, ἀλλὰ καὶ τὸ στόμα καὶ
διὰ τοῦτο κοιμῶνται χάσκοντες εὔδηλον ἅπαντι τῷ γε
προσέχειν βουληθέντι τῇ φύσει τοῦ πράγματος τὸν νοῦν.

νγ'.

Αἱ παραφροσύναι αἱ μὲν μετὰ γέλωτος γινόμεναι ἀσφαλέ-
στεραι, αἱ δὲ μετὰ σπουδῆς ἐπισφαλέστεραι.

Οὐδεμία μὲν ἀσφαλής ἐστι παραφροσύνη, σφαλεραὶ
δ' ἧττον αἱ μετὰ γέλωτος, ὡς αἵ γε θρασεῖαι, καθάπερ
αὐτὸς ὀνομάζει σφαλερώτεραι πασῶν. ἐν τῷ μέσῳ δ' ἀμ-
φοῖν εἰσιν αἱ μετὰ σπουδῆς· γίνονται δὲ πᾶσαι μὲν ἐγκε-
φάλου πάσχοντος, εἴτε οὖν πρῶτόν τε καὶ καθ' ἑαυτὸν
εἴτε κατὰ συμπάθειαν. ἀλλήλων δὲ διαφέρουσι ταῖς ἐργα-

modum enim exficcata coria vix extenduntur, eodem quo-
que modo ejusmodi partes. Quin etiam quod laborante
facultate non folum oculos, fed os etiam exacte claudere
nequeunt, unde hiante ore dormiunt, liquet unicuique rei
naturam diligentius animadvertere volenti.

LIII.

*Quae deliria cum vifu fiunt, tutiora; quae cum ftudio,
periculofiora.*

Nulla deliria tuta funt, minus periculofa quae cum
rifu concitantur, velut audacia, quemadmodum ipfe ap-
pellitat, omnium periculofiffima. In amborum medio funt
quae cum ftudio exiftunt. Porro fiunt omnia affecto ce-
rebro, five primario et per fe, five fecundario et per
confenfum; differunt autem ab invicem caufis ipfis effi-

ΚΑΙ ΓΑΛΗΝΟΥ ΕΙΣ ΑΥΤΟΥΣ ΥΠΟΜΝΗΜΑΤΑ. 91

Ed. Chart. IX. [285. 286.]　　　　　Ed. Baf. V. (314.)

ζομέναις αὐτὰς αἰτίαις· ὅσαι μὲν γὰρ [286] ὑπὸ θερμα-
σίας γίνονται μόνης ἄνευ μοχθηροῦ χυμοῦ, παραπλήσιαί
πώς εἰσι ταῖς ἐπὶ οἴνου πόσεσι· ὅσαι δ᾽ ἐπὶ τῇ ξανθῇ
χολῇ μετὰ σπουδῆς ἐπιτελοῦνται. συγκαυθείσης δ᾽ αὐτῆς
ἐπὶ πλέον ὡς μελαγχολικωτέραν ὑπάρχειν ἤδη, μανιώδεις
ἱκανῶς αἱ παραφροσύναι γίνονται. μεμνῆσθαι γὰρ χρὴ τῶν
περὶ τῆς μελαίνης χολῆς ἐν ἄλλοις διωρισμένων, ὡς ἡ μὲν
ὑπεροπτηθείσης γίνεται τῆς ξανθῆς χολῆς, ἥπερ δὴ καὶ
χαλεπωτάτη παντοίως ἐστὶν, ἡ δ᾽ ἐκ τῆς τοῦ αἵματος, ὡς
ἂν εἴποι τις, ἰλύος καὶ τρυγός. παχυτέρα μὲν ἐκείνη τῇ
συστάσει, πολὺ δὲ ἀπολειπομένη τῷ μοχθηρῷ τῆς ποιότητος.
εἴρηται δὲ καὶ ὅτι τὴν οἷον τρύγα τοῦ αἵματος ἀκριβολο-
γούμενοι μὲν οὐδέπω μέλαιναν χολὴν ὀνομάζομεν, ἀλλὰ με-
λαγχολικὸν χυμὸν, καταχρώμενοι δὲ τοῖς ὀνόμασι καὶ μέ-
λαιναν ἐστιν ὅτε καλοῦμεν, ἐπειδὴ μικρὸν ὕστερον ἔσεσθαι
μέλλει μέλαινα μὴ φθασάντων κενῶσαι.

---

cientibus. Quae namque a folo calore citra pravum hu-
morem oboriuntur defipientis quodammodo fimiles funt
quae vini potiones fequuntur. Quae vero ob flavam bi-
lem cum ftudio perficiuntur, quae bilis flava, fi multum
exuratur, ut jam ad atrae naturam magis accedat, furio-
fae admodum et immanes fiunt delirationes. Nam quae
aliis in libris de atra bile definita funt, ea in memoriam
revocanda funt, quod quaedam ex flava bile fuperaffata
gignatur, quae omnium eft teterrima, alia vero ex fan-
guinis, ut quispiam dixerit, coeno et faece: quae quidem
craffiore quam altera conftet fubftantia, fed multum a
qualitatis malignitate recedat. Dictum eft praeterea bilem
quae veluti faex eft fanguinis, fi fincere et proprie loqua-
mur, nondum nos atram bilem, fed humorem melancho-
licum appellare, nominibus vero abufos atram bilem in-
terdum quoque vocare; quandoquidem nifi prius vacuetur,
atra paulo poft evafura eft.

νδ΄.

*Ἐν τοῖσιν ὀξέσι πάθεσι τοῖσι μετὰ πυρετοῦ αἱ κλαυθμώ-
δεες ἀναπνοαὶ κακόν.*

Τὰ παιδία πολλάκις ὁρᾶται κατὰ τὸν τοῦ κλαίειν και-
ρὸν εἰσπνέοντα διακεκομμένην πνοὴν, ἱσταμένου μεταξὺ τοῦ
θώρακος, εἶτ᾽ αὖθις τὸ λεῖπον προστιθέντος, ὅπερ αὐτὸς
ἐν ἐπιδημίαις ὡδί πως εἶπε· διπλῆ εἴσω ἐπανάκλησις, οἷον
ἐπὶ εἰσπνέουσι, καὶ γίνεται τοῦτο ποτὲ μὲν διὰ κάματον τῆς
δυνάμεως, ποτὲ δὲ διὰ τὴν τῶν ὀργάνων σκληρότητα, ποτὲ
δὲ ἀμφοῖν συνελθόντων, ἔστι δ᾽ ὅτε καὶ διὰ σπασμώδη
τινὰ τῶν μυῶν τοῦ θώρακος διάθεσιν. ἥ τε γὰρ ἀσθενὴς
δύναμις ὅταν εἰς ἅπαξ ἀδυνατήσῃ διαστεῖλαι τὸν θώρακα
τοσοῦτον ὅσῳ δεῖται τὸ ζῶον, ἵσταται μεταξὺ κατὰ τὴν ἐνέρ-
γειαν ἀναπαυομένη πρότερον, εἶθ᾽ οὕτως αὖθις ἔξορμᾷ.
τότε σκληρὸν ὄργανον οὐχ ἑπόμενον ἑτοίμως ὁμοίως τῇ δια-
στελλούσῃ δυνάμει, κραδαινόμενον ὑπ᾽ αὐτῆς βιαίως δια-
στέλλεται. περὶ δὲ τῆς σπασμώδους διαθέσεως τί δεῖ καὶ

LIV.
In morbis acutis cum febre gemebundae fpirationes malum.

Saepe pueri quo tempore plorant interrupto fpiritu
infpirare confpiciuntur, exfurgente medio thorace, deinde
rurfum integrae refpirationi quod deeft adjiciente, quod
ipfe in epidemiis in hunc modum edixit: gemina intro
fpiritus revocatio, quafi fuper infpirantibus. Hoc autem
fit interdum ob facultatis laborem, interdum ob inftru-
mentorum duritiem, interdum vero ambabus caufis con-
currentibus, fed et nonnunquam propter convulfivum ali-
quem mufculorum thoracis affectum oboritur. Etenim
imbecilla facultas quum femel thoracem tantum attollere
non potuerit, quantum ad ufum animal requirit medio
primum fubfiftit opere et aliquantifper quiefcit; deinde
rurfum fe effert impetu. Ac durum organum quum prom-
pte dilatantem facultatem non fequatur, ab ipfa violen-
tius concuffum dilatatur. Sed quid de convulfivo affectu,

λέγειν ὡς τοιαύτην ἀναπνοὴν ἐργάζεται; ψύξεως μὲν οὖν
καταλαβούσης ἤτοι τοὺς μῦς τοῦ θώρακος ἢ καὶ τὰ νεῦρα,
σκληρότης ἄν τις ἐν τοῖς ὀργάνοις γεννηθείη καὶ σπασμώδης
κίνησις, ἣν ὅ τε πυρετὸς ἰᾶσθαι πέφυκε καὶ τὰ θερμὰ
βοηθήματα. πυρετοῦ δὲ σὺν τούτοις ὄντος οὐκ ἐγχωρεῖ
ψύξιν αἰτιᾶσθαι τῶν κατὰ τὸν θώρακα μυῶν ἢ νεύρων·
ἀλλ᾽ ἤτοι σκληρότητα γεγενημένην ἢ δυνάμεως ἀῤῥωστίαν ἢ
σπασμώδη διάθεσιν. ὅ τι δ᾽ ἂν ᾖ τούτων, οὐκ ἀγαθόν
[287] ἐστιν ἐν ὀξεῖ νοσήματι συμβαίνειν. εἰ μὲν οὖν κατὰ
μόνης τῆς εἰρημένης κινήσεως τῶν ἀναπνευστικῶν ὀργάνων
ἡ κλαυθμώδης ἀναπνοὴ λέλεκται πρὸς αὐτοῦ, τέλος ἔχει τὰ
τῆς ἐξηγήσεως· εἰ δὲ καὶ μετὰ τοιούτου τινὸς ψόφου βού-
λεται τὴν εἰρημένην αὐτῷ ἀναπνοὴν συμβαίνειν, ὁποία τοῖς
κλαίουσι γίνεται καὶ πρὸς τοῖς εἰρημένοις αἰτίοις ἐνδείξεταί
τινα διάθεσιν ὀδυνώδη, καθ᾽ ἣν οἷον οἰμώζοντες ἢ στένον-
τες ἢ μικτόν τινα ἐξ ἀμφοῖν ἀποτελοῦντες ψόφον ἀνα-
πνέουσι οὕτως.

---

quod talem refpirationem efficiat dicendum eft? Nam fi
frigus thoracis mufculos vel etiam nervos invaferit, duri-
ties quaedam inftrumentis oborietur et motus convulfivus
quem tum febris tum calida auxilia fanare confueverunt.
At fi his febris conjuncta fit, mufculorum thoracis aut
nervorum perfrigerationem caufari non finit, fed vel du-
ritiem obortam vel facultatis imbecillitatem vel convulfi-
vum affectum. Quidquid vero horum in caufa fuerit, bo-
num non eft in morbo acuto accidere. Si igitur de fola
enunciata fpirabilium inftrumentorum motione gemebunda
refpiratio ab ipfo pronunciata fit, ea jam explicationis
finem habet; fi vero etiam cum tali quodam fonitu, qua-
lis plorantibus editur, ab ipfo proditam refpirationem
fieri velit, praeter dictas caufas quandam etiam dolorifi-
cam affectionem indicabit, qua tamquam flentes aut ge-
mentes aut aliquem mixtum ex ambobus fonum edentes
ita refpirant.

νε'.

Τὰ ποδαγρικὰ τοῦ ἦρος καὶ τοῦ φθινοπώρου κινέεται ὡς
ἐπὶ τὸ πολύ.

Τὰ ποδαγρικὰ καθάπερ καὶ τἄλλα πάντα ἀρθριτικὰ
τοῦ ἦρος αὐξάνεται καὶ διὰ τοῦτ᾽ αὐτὸς ἔμπροσθεν ἐν τῷ
τῶν ἠρινῶν νοσημάτων καταλόγῳ τῶν ἀρθριτικῶν ἐμνημό-
νευσεν, ἐν οἷς δηλονότι περιέχεται καὶ τὰ ποδαγρικά. πα-
ροξύνεταί γε μὴν ἐνίοτέ τε καὶ κατὰ τὸ φθινόπωρον οἷς
ἂν ἐν τῷ θέρει κατὰ τὴν ὀπώραν συναρθροισθῇ τις κακο-
χυμία. δέδεικται γὰρ ἡμῖν ἐν τοῖς τῶν φυσικῶν δυνάμεων
ὑπομνήμασιν ἑκάστου τῶν μορίων, ὥσπερ ἄλλαι τινὲς ὑπάρ-
χουσαι δυνάμεις οὕτω καὶ ἡ τῶν λυπούντων ἀποκριτικὴ
δύναμις. λυπεῖ δὲ τὰ μὲν τῷ πλήθει βαρύνοντα, τὰ δ᾽
ἀνιῶντα τῷ τῆς ποιότητος ἀλλοτρίῳ. κατ᾽ ἄμφω μὲν οὖν
ταῦτα τοῖς ἐν τῷ χειμῶνι μοχθηρῶς διαιτηθεῖσι παροξύ-
νεται τὰ χρόνια τῶν παθῶν, ἦρος ὥρᾳ χεομένων τῶν χυ-

LV.

Podagrici affectus vere et auctumno plerumque moventur.

Podagrici affectus, quemadmodum et omnes alii arti-
culares vere augentur, ideoque ipfe fuperius in morbo-
rum vernalium enumeratione articulatim meminit, in qui-
bus videlicet podagrici continentur. Concitantur tamen
interdum etiam autumno, quibus per oporam cacochymia
quaedam coacervata fuerit. A nobis enim commentariis
de facultatibus naturalibus demonftratum eft fingulis par-
tibus, quemadmodum alias quasdam facultates, ita facul-
tatem eorum expultricem effe quae molefta funt. Molefta
vero funt alia quaedam multitudine, alia vero aliena qua-
litate. Secundum utrumque igitur tum iis qui hiberno
tempore pravo victu ufi fint, per oporam diuturni affectus
concitantur, fufis humoribus et mox a fortioribus ad lo-

Ed. Chart. IX. [287. 288.]   Ed. Baf. V. (314.)
μῶν, εἶτα ἐπὶ τοὺς ἀσθενεῖς τόπους ἀπὸ τῶν ἰσχυροτέρων
ἀπωθουμένων, καθ᾽ ἕτερον δὲ μόνον ἐν φθινοπώρῳ.

νστ΄.

Τοῖσι μελαγχολικοῖσι νοσήμασιν ἐς τάδε ἐπικίνδυνοι αἱ ἀπο-
σκήψεες ἢ ἀποπληξίην τοῦ σώματος ἢ σπασμὸν ἢ μανίην
ἢ τύφλωσιν σημαίνουσι.

[288] Γίνονται μὲν καὶ διὰ φλεγματικὸν χυμὸν ἀπο-
πληξίαι τε καὶ σπασμοὶ καὶ πηρώσεις ὀφθαλμῶν. γίνονται
δὲ διὰ μελαγχολικὸν, ἐπειδὴ κοινόν ἐστιν ἐν ἀμφοτέροις τὸ
πάθος. οὐ μὴν τό γε τῆς μανίας ἐστὶ κοινόν· οὐδέποτε
γὰρ ἐπὶ φλεγματικῷ χυμῷ τὸ πάθος τοῦτο συνίσταται, δεό-
μένου γε πρὸς τὴν γένεσιν ἐρεθίζοντός τε καὶ δάκνοντος
χυμοῦ. τοιοῦτοι δέ εἰσιν ὁ μὲν τῆς ξανθῆς χολῆς διὰ τὸ
πᾶν, ὁ μελαγχολικὸς δὲ οὐ διὰ παντός, ἀλλὰ ὅταν πλέον
ἤτοι συγκανθεὶς ἢ διασαπεὶς ἐπικτήσηταί κακοήθη δριμύ-
τητα.

cos imbecilliores protulis.   Secundum alterum vero, au-
tumnali tantum tempeſtate.

LVI.

Morbis melancholicis per has tempeſtates periculoſi decu-
bitus aut apoplexiam corporis aut convulſionem aut
maniam aut caecitatem denunciant.

Fiunt etiam propter pituitoſum humorem apoplexiae,
convulſiones et caecitates; fiunt quoque propter melan-
cholicum, quoniam utrisque communis eſt affectus, non
tamen maniae affectus eſt communis. Nunquam enim hic
affectus ob pituitoſum humorem conflatur, quum ad ſui
generationem humore proritante ac mordente opus habeat.
Talis autem ſemper quidem eſt flava bilis; non ſemper
vero humor melancholicus, ſed quum ſupra modum aut
exuſtus aut putrefactus malignam qualitatem induerit.

νζ'.

(315) Ἀπόπληκτοι δὲ μάλιστα γίνονται ἡλικίῃ τῇ τεσσαράκοντα ἐτέων ἄχρις ἑξήκοντα.

Οὐ πᾶσαν ἀποπληξίαν, ἀλλὰ τὴν προειρημένην μόνην, ἥτις ἐπὶ μελαίνῃ μόνῃ συνίσταται χολῇ, συμβαίνει γίνεσθαι τοῖς τὴν εἰρημένην ἄγουσιν ἡλικίαν, ὅτι πλεονάζει μάλιστα κατ' αὐτὴν ὁ τῆς μελαίνης χυμὸς, ὥσπερ κἂν τῷ φθινοπώρῳ. ἁπλῶς δ' ἀποφηναμένῳ πλείους γέροντες γίνονται ἀπόπληκτοι. εἴπερ οὖν ἀληθὴς ὁ λόγος ἔσεσθαι μέλλοι, συναπτέον αὐτὸν τῷ κατὰ τὸν προειρημένον ἀφορισμὸν, ὡς εἰ καὶ οὕτως εἴρητο τοῖσι μελαγχολικοῖσι νοσήμασιν, ἐς τάδε ἐπικίνδυνοι αἱ ἀποσκήψιες, ἀποπληξίην τοῦ σώματος, ἥτις καταλαμβάνει τοὺς ἀπὸ τεσσαράκοντα ἐτέων μέχρις ἑξήκοντα.

νη'.
[289] Ἢν ἐπίπλοον ἐκπέσῃ, ἀνάγκη ἀποσαπῆναι.

LVII.

Apoplectici vero maxime fiunt aetate a quadragefimo anno adufque fexagefimum.

Non omnem apoplexiam, fed folam praedictam, quae ex fola fit atra bile, pronunciatam aetatem agentibus ortum habere contingit, quia per eam potiffimum fcatet atrae bilis humor, quemadmodum etiam per autumnum. Sed ut fimpliciter dicam, plures fenes apoplexia percelluntur. Si igitur vera futura fit oratio, ea cum praecedenti aphorifmo connectenda eft, ac fi ita diceretur: *morbis melancholicis per has tempeftates periculofi humorum decubitus corporis apoplexiam, quae homines a quadragefimo anno adufque fexagefimum invadit.*

LVIII.

Si omentum excidat, necefario putrefcit.

Ed. Chart. IX. [289.]　　　　　　　Ed. Baf. V. (315.)
Διὰ τὴν βραχυλογίαν δόξει ψευδὴς ὁ ἀφορισμὸς εἶναι
τοῖς μὴ καλῶς ἀκούσασιν αὐτοῦ. τὸ γὰρ λεγόμενόν ἐστι
τοιοῦτον· ὅταν ἐκπέσῃ, τουτέστιν ὅταν γυμνωθῇ καὶ προ-
κύψῃ τοῦ περιτοναίου τὸ ἐπίπλοον, οὐκ ἐνδέχεται τοῦτο
καταχθὲν ὑγιὲς καὶ σῶον μεῖναι. καθάπερ εἰ καὶ ἄλλο τι
προκύψειεν, οἷον ἔντερον ἢ σπλάγχνου λοβός. ἐκεῖναι μὲν
γὰρ εἰ μὴ πολλῷ χρόνῳ καταψυχθείη, τὴν ἀρχαίαν ἀπο-
λαμβάνει κρᾶσιν, ἐπουλωθείσης τῆς γεγενημένης κατὰ τὸ
ἐπιγάστριον διαιρέσεως. ἐπίπλοον δὲ κἂν ἐλαχίστῳ χρόνῳ
γυμνωθείη, σήπεται καταχθὲν, δι' ἣν αἰτίαν καὶ τέμνουσιν
αὐτοῦ τὸ γυμνωθὲν οἱ ἰατροί. ταύτην οὖν ἔχει ὁ ἀφορι-
σμὸς τὴν γνώμην, ἀδιοριστότερον εἰρημένος κατὰ λελεγμέ-
νην λέξιν, εἰ δέ τίς φησιν ὡς ἑώρακέ ποτε πρὸς βραχὺν
χρόνον τὸ ἐπίπλοον ἐκπεσὸν, ἔπειτα καταχθὲν μὴ σαπῆναι,
τὸ μὲν διηνεκὲς τῆς Ἱπποκράτους ἀποφάσεως ἀναιρήσει,
φυλάξαι δὲ τὸ ὡς ἐπὶ τὸ πολὺ, καὶ κοινόν ἐστι τοῦτο τῷ
ἀφορισμῷ πρὸς ἄλλους ὑφ' Ἱπποκράτους εἰρημένον, ἐν σχή-

Propter fermonis brevitatem falfus is effe videbitur
aphorifmus, qui non recte ipfum perceperint. Quod enim
dicitur eft hujusmodi: *quum omentum exciderit*, hoc eft
quum nudatum fuerit et extra peritonaeum promicuerit,
illud reductum fanum ac falvum permanere probabile non
eft; quemadmodum fi quid aliud velut inteftinum aut vi-
fceris lobus foras promineat. Haec namque nifi longo
tempore perfrixerint, priftinum ftatum recuperant, abdo-
minis ruptura ad cicatricem perducta. Omentum vero fi
vel minimo tempore nudetur, repofitum putrefcit. Quam
ob caufam medici partem ipfius nudatam praecidunt. Hanc
igitur fententiam habet aphorifmus minus diftincte hoc
textu pronunciatus. Si quis vero proferat fe nonnunquam
omentum pauco tempore prolapfum vidiffe, deinde repo-
fitum non computruiffe, enunciationis quidem Hippocra-
tis perpetuitatem fuftulerit; verum tamen obfervaveris,
illud plerumque contingere: *ut prolapfum foras omentum
putrefcat*; idque huic aphorifmo cum ceteris ab Hippocrate

Ed. Chart. IX. [289. 290.]　　　Ed. Baf. V. (315.)
ματι λέξεως τὸ διηνεκὲς ἐνδεικνύμενον, καίτοι γε οὐκ ἀπο
βαινόντων ἀεὶ τῶν πραγμάτων ὡσαύτως, ἀλλ᾽ ἐν σπανίῳ
ποτὲ καὶ ἐναντίως.

νθ'.

Ὁκόσοισιν ὑπὸ ἰσχιάδος ἐνοχλουμένοισι χρονίης τὸ ἰσχίον
ἐξίσταται καὶ πάλιν ἐμπίπτει, τουτέοισι μύξαι ἐπιγίνονται.

Ἀθροίζεται πολλάκις ἐν τοῖς ἄρθροις χυμὸς φλεγμα
τώδης, ὃν ὀνομάζει μύξαν, ὑφ᾽ οὗ διαβρεχόμενοι τῆς διαρ
θρώσεως οἱ σύνδεσμοι χαλαρώτεροι γίνονται καὶ διὰ τοῦτο
ἐξίσταται ῥᾳδίως τὴν κοιλότητα τὸ ἄρθρον, ἐμπίπτει τε
πάλιν οὐ χαλεπῶς, ἃ δὴ [290] καὶ νῦν φησι τοῖς οὕτω
διακειμένοις ἰσχιαδικοῖς συμβαίνειν. ὅταν δ᾽ εἴπῃ, τὸ ἰσχίον
ἐξίστασθαι, τὸ κατ᾽ ἰσχίον ἄρθρον ἀκουστέον, ὡς κἂν τῷ
περὶ ἄρθρων ἔλεγεν, ὤμου δὲ ἄρθρον ἕνα τρόπον οἶδα ὀλι
σθαῖνον ἐν ἴσῳ τῷ κατ᾽ ὦμον ἄρθρον.

proditis commune eft, ut ex dictionis forma perpetuitas
oftendatur, etiamfi res ipfae non femper eodem modo,
fed interdum etiam aliter licet raro eveniant.

LIX.

*Quibus ab ifchiade diuturna vexatis ifchium e proprio
loco excidit atque rurfus incidit, iis muci innafcuntur.*

　　Saepe in articulis humor pituitofus coacervatur, quem
mucum appellat, quo inebriata articulationis ligamenta
laxiora redduntur proindeque facile cavitate fua articulus
excidit ac incidit rurfus non difficile; quae fane nunc
ifchiadicis ita affectis ait accidere. Quum vero ifchium
ait excidere, articulus ifchii intelligendus eft, quo etiam
modo libro de articulis dicebat; humeri autem articulum
uno modo elabi fcio, quod perinde eft ac fi articulum
qui in humero habetur dixiffet.

Ed. Chart. IX. [290.]   Ed. Baf. V. (315.)

ξ.

Ὁκόσοισιν ὑπὸ ἰσχιάδος ἐνοχλουμένοισι χρονίης τὸ ἰσχίον
ἐξίσταται, τουτέοισι φθίνει τὸ σκέλος καὶ χωλοῦνται, ἢν
μὴ καυθῶσιν.

_____

Οὐ χρὴ χωρίζειν τὸν ἀφορισμὸν τοῦτου τοῦ προγε-
γραμμένου, συνάπτοντας δ᾽ αὐτοὺς εἰς ἕνα λόγον οὕτως
ἀκούειν. βούλεται γὰρ λέγειν ὅτι τοῖς ἰσχιαδικοῖς, οἷς διὰ
τὸ πλῆθος τῆς μύξης ἐξίσταται τὸ ἄρθρον, ἐμπίπτει τε πά-
λιν, ἀναγκαῖόν ἐστιν ἐν χρόνῳ φθίνειν τὸ σκέλος, ἂν μὴ
φθάσαντες τῇ καύσει ξηράνωμεν τὴν μύξαν, ὅπερ κἂν τῷ
περὶ ἄρθρων συνεβούλευε πράττειν ἐπὶ τοῦ συνεχῶς ἐκπί-
πτοντος βραχίονος. καὶ γὰρ καὶ νῦν ἡ αὐτὴ τοῦ λόγου
δύναμίς ἐστι καίειν συμβουλεύοντος αὐτοῦ κατ᾽ ἰσχίον, ὡς
ἐν τῷ περὶ ἄρθρων ἐδίδασκεν, ὅπως ἐκδαπανηθῇ τε τὸ μυ-
ξῶδες ἥ τε χαλαρότης τοῦ δέρματος, εἰς ἢν ὠλίσθανε τὸ
ἄρθρον ὑπὸ τῆς καύσεως εἰς συντονίαν ἀχθεῖσα, σφίγγει
τε καὶ κωλύει μεθίστασθαι, ὡς εἴ γε διὰ τὸ πλῆθος τῆς

LX.

Quibus ifchiade diuturna vexatis ifchium excidit, iis crus
tabefcit et claudicant, nifi urantur.

_____

Hunc aphorifmum a fuperiore fejungere non decet,
fed ipfos fimul in unam orationem conjunctos ita acci-
pere. Vult enim enunciare, quibus ifchiadicis propter
muci copiam articulus excidit rurfumque incidit, proceffu
temporis crus tabefcere neceffe eft, nifi antevertentes
uftione mucum exficcemus, quod et libro de articulis in
brachio jugiter excidente effici confulebat. Etenim etiam
utrobique eadem vis eft orationis, qua ipfe fuper ifchium
uftionem fieri confulit, ut libro de articulis docebat;
tum ut mucofa illuvies abfumatur, tum ut cutis laxitas
in quam articulus elabebatur per aduftionem ad conten-
fionem ducta articulum arctet et loco moveri prohibeat.

μύξεως ἐπὶ πλεῖον ἐξεστηκὸς μένει τὸ ἰσχίον, ἔστι μὲν δή-
που τοῦτο χωλεία τοῦ σκέλους. ἀκολουθήσει δ' ἐξ ἀνάγκης
αὐτῇ καὶ ἀτροφία, καθ' ὃ καὶ τοῖς ἄλλοις ἅπασιν, ὅσα τῶν
κατὰ φύσιν ἐστερήθη κινήσεων.

Quod ſi ob muci copiam iſchium eluxatum diutius man-
ſerit, id profecto cruris claudicatio fuerit, quam neceſſa-
rio ejusdem atrophia ſequetur, quomodo aliis etiam om-
nibus accidit, quae naturalibus motibus privata fuerint.

ΙΠΠΟΚΡΑΤΟΥΣ ΑΦΟΡΙΣΜΟΙ ΚΑΙ ΓΑΛΗΝΟΥ ΕΙΣ ΑΥΤΟΥΣ ΥΠΟΜΝΗΜΑΤΑ.

Ed. Chart. IX. [291. 292.]   Ed. Baf. V. (315.)

[291 292] Πάντες σχεδὸν οἱ προγράψαντες ἐξηγήσεις τῶν ἀφορισμῶν ἐν ἀρχῇ μὲν ἐπὶ πλέον ἐπεκτείνουσι τοῦ χρησίμου τὸν λόγον, ἐκλύονται δὲ προϊόντες, ὥστε πρῶτον μὲν ἐπὶ τὸ χρήσιμον προϊέναι μόνον, εἶθ᾽ ἑξῆς ἐλλιπέστερον τούτου καὶ τελευτῶντες [292] ἐσχάτως συντέμνουσι τὰς ἐξηγήσεις, ὡς μηδ᾽ ὅτι νόθοι τῶν ἀφορισμῶν εἰσιν ἔνιοι καὶ προφανῶς ψευδεῖς, ἔτι παρακολουθεῖν. ἀλλ᾽ ὥσπερ οἱ

HIPPOCRATIS APHORISMI ET GALENI IN EOS COMMENTARII.

Qui prope omnes aphorifmorum enarrationes ante nos fcripferunt, initio quidem longius quam utilitatis ferat ratio, commentarios protrahunt; in progreffu vero fatifcentes ita remittunt, ut primo quidem ad utilitatem ufque folum procedant; deinde ferie id imperfectius moliantur; poftremo denique expofitiones ita concidunt, ut ex aphorifmis nonnullos adulterinos effe palamque falfos, nequaquam animo percipiant. Verum quemadmodum difpu-

κάμνοντες ἐν τοῖς διαλόγοις ἐπινεύουσι πρὸς ἅπαν ἑτοίμως,
οὕτω καὶ αὐτοὶ προσίενταί τε πάντας, οὓς ἂν εὕρωσι γε-
γραμμένους ἀφορισμοὺς εἰς ἔσχατόν τε βραχυλογίας ἀφι-
κνοῦνται κατὰ τὰς ἐξηγήσεις αὐτῶν ἐπιλανθανόμενοι τῆς
ἐν ἀρχῇ μακρολογίας. ἀλλ᾽ ἡμεῖς γε τὰς ἄλλας αὐτῶν ἀτο-
πίας ἐπειράθημεν φυλάξασθαι καὶ πάσας ὁμαλῶς ποιήσα-
σθαι τὰς ἐξηγήσεις ἐσπουδάσαμεν, ἐστοχασμένας μὲν τῶν
ἀληθῶν τε ἅμα καὶ χρησίμων τῇ τέχνῃ, τῇ δὲ ἑρμηνείᾳ
μήτε εἰς βραχυλογίαν ἐσχάτην συνηγμένας, οὐ γὰρ ὑπομνή-
ματι τὸ τοιοῦτον, ἀλλὰ συγγράμματι πρέπει, μήτ᾽ εἰς μῆκος
τοσοῦτον, ὅσον ἐν ἀρχῇ τῶν ἐξηγήσεων ἐκεῖνοι πεποίηνται.
τὸ δ᾽ ἄριστον ἐν ἅπασι τοῖς λόγοις, ὅπερ καὶ σύμμετρόν
ἐστιν ἑκάστῃ πραγματείᾳ, τοῦτο ἐσπουδάσαμεν ἀπ᾽ ἀρχῆς
μέχρι τέλους διαφυλάξαι.

α΄.

Ἐν τοῖσιν ὀξέσι νοσήμασι ψύξις ἀκρωτηρίων κακόν.

------

tationibus feffi prompte ad omnia adnuunt, fic etiam
quoscunque fcriptos aphorifmos invenerint, omnes admit-
tunt et ad ultimam propriarum interpretationum brevi-
loquentiam deveniunt, prioris loquacitatis obliti. At
vero nos quum alias ipforum ineptias vitare conati fu-
mus, tum omnes explanationes aequabiliter efficere ftudui-
mus, quae tum vera tum fimul arti perutilia fpectarent
et interpretatione in fummam orationis brevitatem mi-
nime cogerentur, haec enim concifa brevitas libro, non
commentario convenit, neque in tantam verborum proli-
xitatem proferrent, quantam illi per explanationum ini-
tia inftituerunt. Sed quod in omnibus commentariis
optime laudatur, quodque unicuique tractatui fymmetriam
fervat, illud a principio ad finem ufque fervare ftuduimus.

I.

In acutis morbis extremarum partium frigus malum.

Ed. Chart. IX. [292.]   Ed. Baf. V. (315. 316.)

Ἐν μὲν τοῖς χρονίοις νοσήμασι καὶ μάλισθ᾽ ὅσα χωρὶς
πυρετῶν εἰσι καὶ κατὰ τὸν χειμῶνα καὶ γέρουσι ψυχρὰ γί-
νεσθαι τὰ τοῦ σώματος ἔσχατα μόρια, ῥῖνας καὶ πόδας καὶ
ὦτα καὶ χεῖρας ἄκρας, οὐδὲν ἄτοπον. οὐ μὴν ἔν γε τοῖς
ὀξέσι μέτριον τὸ κακὸν, ἀλλ᾽ ἱκανῶς ὀλέθριον τὸ σύμπτωμα,
φλεγμοναῖς σφοδροτάταις τῶν σπλάγχνων ἐπιγινόμενον. (316)
ὀξέα δὲ προσαγορεύεσθαι νοσήματά φησιν αὐτὸς, ὧν οἱ
πυρετοὶ τοὐπίπαν εἰσὶ συνεχεῖς. ἐν οἷς ὅταν ἄνευ μεγάλης
φλεγμονῆς ὦσι, μὴ ὅτι καταψύχεσθαι τοῖς ἀκροῖς, ἀλλὰ καὶ
διακαίεσθαι συμβέβηκεν. ἀλλ᾽ ὅταν τὸ τῆς φλεγμονῆς θερ-
μὸν ᾖ οὕτω σφοδρὸν, ὡς ἕλκειν ἐφ᾽ ἑαυτὸ δίκην σικύας ἐξ
ὅλου τοῦ σώματος τὸ αἷμα, διακαίονται μὲν οἱ οὕτως ἔχον-
τες τὰ σπλάγχνα, ψύχονται δὲ τὰ ἀκρωτήρια διὰ τὴν ἔν-
δειαν τοῦ αἵματος, ἀποχωροῦντος εἰς τὰ σπλάγχνα, καὶ οἱ
πλεῖστοί γε αὐτῶν οὐδὲ τῶν περιβολαίων ἀνέχονται, διὰ
τὸ περὶ τοῖς σπλάγχνοις καῦμα.

In morbis diuturnis, qui praefertim fine febre funt,
et per hiemem et aetatem fenilem extremam corporis
partes, veluti nares, auriculas, pedes et fummas manus
frigidas fieri nihil abfurdum. Non tamen in acutis me-
diocre malum eft, fed admodum perniciofum fymptoma,
quod vehementiffimis vifcerum inflammationibus oboritur.
Acutos autem morbos vocari pronunciat ipfe, quorum fe-
bres maximam partem funt continuae; in quibus quum
citra magnam inflammationem fuerint, non modo non
refrigerari extrema, verum etiam peruri accidit. Quum
vero inflammationis calor adeo vehemens fit, ut ad fe
curcurbitulae inftar ex toto corpore fanguinem attrahat,
iis ita affectis vifcera peruruntur, extrema vero frigefcunt
propter fanguinis intro ad vifcera fe recipientis inopiam,
atque eorum plurimi ne operimenta quidem ferunt propter
incendium inflammationis vifcera obfidentis.

β'.

[293] *Ἐπὶ ὀστέῳ νοσήσαντι σὰρξ πελιδνὴ κακόν.*

*Οὐ γὰρ ἐπὶ μετρίαις βλάβαις ὀστῶν, ἀλλὰ ταῖς ἰσχυ-
ραῖς σηπέδοσι τὸ τοιοῦτον εἶδος τῆς χρόας ἐγγίνεται πε-
ρικειμέναις σαρξὶ, σβεννυμένης δηλονότι τῆς κατὰ φύσιν
θερμασίας ἐν αὐτοῖς.*

γ'.

Ἐπὶ ἐμέτῳ λὺγξ καὶ ὀφθαλμοὶ ἐρυθροὶ κακόν.

*Οἷόν τι πάθος τοῖς μυσὶν ὁ σπασμός ἐστι, τοιοῦτον
ἐν τῷ στομάχῳ γίνεται ἡ λὺγξ, ὑγροῖς ἀνιῶσιν ἐπιγινομένη,
ποτὲ μὲν ὅλην τὴν κοιλίαν, ὡς τὰ πολλὰ δὲ τό τε στόμα
καὶ τὸν στόμαχον αὐτῆς, ἃ καὶ ἐν τοῖς ἐμέτοις ἀπορρίψασα,
παραχρῆμα παύεται τῆς λυγγός. ὡς ὅταν γε μηδ' ὑπὸ
τούτων παύηται, δυοῖν θάτερον ἐνδείκνυται, ἤτοι τὴν ἀρ-
χὴν τῶν νεύρων τὸν ἐγκέφαλον ἢ τὴν γαστέρα φλεγμαίνειν*

II.

Propter os aegrotans caro livida malum.

Non enim ob mediocrem oſſium laeſionem, ſed ob
niagnam cariem talis coloris ſpecies circumſtantibus car-
nibus oboritur, exſtincto videlicet calore nativo.

III.

A vomitu ſingultus et oculorum rubor malum.

Qualis affectio muſculis eſt convulſio, talis eſt ſtoma-
cho ſingultus, qui humoribus nonnunquam totum ventri-
culum infeſtantibus oboritur, ſaepius vero os ipſius et ſto-
machum; quibus per vomitiones ejectis ſtatim ſingultu
liberatur; qui ſi neque per iſtas ceſſet, ex duobus alte-
rum denunciat aut cerebrum nervorum principium aut

Ed. Chart. IX. [293. 294.]   Baf. V. (316.)
οὐ μετρίαν φλεγμονήν. τὸ δὲ τῶν ὀφθαλμῶν ἔρευθος ἕπε-
ται ἀμφοτέροις, καὶ μᾶλλόν γε ταῖς κατὰ τὸν ἐγκέφαλον
φλεγμονώδεσι διαθέσεσιν.

δ'.

Ἐπὶ ἱδρῶτι φρίκη οὐ χρηστόν.

Ὅτι τὰ κρίσιμα μὴ κρίνοντα τὰ μὲν θανατώδεα, τὰ
δὲ δύσκριτα λέλεκται πρὸς αὐτοῦ, διὰ τὸ [294] τὴν φύ-
σιν ἐν ταῖς τοιαύταις διαθέσεσιν ὑπὸ τοῦ νοσήματος νι-
κᾶσθαι.

ε'.

Ἐπὶ μανίῃ ἢ δυσεντερίῃ ἢ ὕδρωψ ἢ ἔκστασις ἀγαθόν.

Δυσεντερίαν μὲν ἢ ὕδρωπα τῷ λόγῳ τῆς μεταστάσεως
ἴαμα γίνεσθαι μανίας οὐδὲν ἄλογον, ἐκ τῆς κεφαλῆς τῶν
λυπούντων κάτω μεθισταμένων, ἔκστασιν δ' οὐδαμῶς διάλυ-

ventriculum non mediocrem pati inflammationem. Ocu-
lorum vero rubor utriusque fequitur affectiones, fed illam
magis cerebri phlegmonodem.

IV.

Horror poft fudorem non utilis.

Decretoria quae non decernunt partim letalia eſſe
partim difficilis judicii ab ipſo pronunciatum eſt, quod
natura in ejusmodi affectionibus vi morbi evicta ſuccumbat.

V.

A mania dyſenteria aut hydrops aut ecſtaſis bonum.

Dyſenteriam quidem hydropem translationis materiae
ratione, maniae remedium eſſe rationi non reluctatur,
quum a capite deorſum noxii humores transferantur.
Mentis autem emotionem ſeu ecſtaſin nullo modo maniae

σιν εἶναι μανίας, ὥστε μᾶλλον αὔξησιν ἄν τις εἴποι καὶ
μίντοι καὶ εἴπερ ὄντως ὁ Ἱπποκράτης πολλαχῆ μανίαν καὶ
σφοδρὰν ὠνόμασεν ἔκστασιν, οἴδαμεν οὕτω τινὰ παυσάμενον
ἧς ἔμπροσθεν εἶχε μετρίας μανίας, ἐλογισάμεθά τε τῇ σφο-
δρότητι τῆς κινήσεως τῶν ποιούντων τὴν μανίαν αἰτίων
ἀκολουθῆσαι τὴν λύσιν, ὥσπερ εἴωθε κἂν τοῖς ὀξέσι νοσή-
μασι τὰ σφοδρότατα τῶν συμπιωμάτων ἔστιν ὅτε κρίσεις
ἀγαθὰς ἐργάζεσθαι.

στ'.

Ἐν νούσῳ πολυχρονίῃ ἀποσιτίη καὶ ἄκρητοι ὑποχωρή-
σιες κακόν.

Καὶ αὐτὴ μὲν καθ' ἑαυτὴν ἡ ἀποσιτία σημεῖόν· ἐστι
μοχθηρὸν ἐν χρονίοις νοσήμασιν. ἐπὶ γὰρ τῶν σωθήσεσθαι
μελλόντων ἐκ τῶν τοιούτων νοσημάτων αὐτῷ τοὐναντίον
ὄρεξις σφοδροτέρα γίνεται σιτίων. ὥστ' οὐκ ἀγαθὸν ση-
μεῖον ἡ ἀποσιτία. ὅταν δὲ καὶ τὰ κατὰ τὰς διαχωρήσεις

folutionem effe, imo magis quivis dixerit incrementum
effe. At profecto, fi revera Hippocrates vehementem ma-
niam ecftafin appellaverit, quendam moderata mania, qua
prius detinebatur, ita liberatum fuiffe novimus, ratioci-
nationeque collegimus ex vehementi caufarum maniam
efficientium motu folutionem fubfequutam fuiffe, quem-
admodum in morbis acutis vehementiffima fymptomata
bonas interdum crifes efficere folent.

VI.

In morbo diuturno ciborum faftidium et fincerae dejectio-
nes malum.

Ipfum per fe cibi faftidium in morbis diuturnis pra-
vum fignum eft. Iis fiquidem qui ab hujusmodi morbis
evafuri funt, contrarius affectus, vehementior fcilicet ci-
borum appetentia folet accidere. Quare haud bonum eft
ciborum faftidium, multo certe minus quum etiam pravae

ὑπάρχει πονηρὰ, πολὺ δὴ καὶ μᾶλλον. ἀκράτους δ' ὑπο-
χωρήσεις εἴρηκε τὰς ἀμίκτους ὑδατώδους ὑγρότητος αὐτοῦ
τοῦ κενουμένου χυμοῦ μόνου διαχωροῦντος, εἴτε πικρόχολος
εἴτε μελαγχολικὸς εἴτε πρασοειδὴς εἴτε ὁ τῆς ἰώδους λε-
γομένης ὑπάρχει χολῆς, ἐνδείκνυνται γὰρ αἱ τοιαῦται δια-
χωρήσεις ἐκπεφρύχθαι τὴν κατὰ φύσιν ὑγρότητα πᾶσαν
ὑπὸ τῆς πυρετώδους θερμασίας.

ζ'.

[295] Ἐκ πολυποσίης ῥῖγος καὶ παραφροσύνη κακόν.

Ὅτι μὲν ἡ πολυποσία πολλὴν πόσιν οὐχ ὕδατος, ἀλλ'
οἴνου δηλοῖ πρόδηλον παντί. παραφρονοῦσι δ' ἐπὶ ταῖς
τοιαύταις πόσεσιν ἔνιοι πληρουμένης τῆς κεφαλῆς αἵματός
τε καὶ πνεύματος θερμοῦ. δι' αὐτὸ δὲ τοῦτο καὶ θερμό-
τεροι γίνονται, μάλιστα μὲν τὴν κεφαλὴν, ἤδη δὲ καὶ σύμ-
παν τὸ σῶμα. σπάνιοί γε μὴν ἐξ αὐτῶν εἰσιν οἱ σὺν τῇ
παραφροσύνῃ ῥιγώσαντες, ἐφ' ὧν οὐκ ἐξάπτεται τὸ σύμφυ-

---

funt dejectiones. Sinceras autem dejectiones nominavit
nulli aquofae humiditati permixtas, eo folo qui vacuatur
humore, five biliofo five melancholico five porraceo
five bile aeruginofa dicta, inteftina pervadente. Nam
ejusmodi dejectiones omnem nativam humiditatem a fe-
brili calore exuftam et confumptam effe indicant,

VII.

Ex multo potu rigor et delirium malum.

Quod polypofia non copiofam aquae, fed vini potio-
nem fignificet, patet omnibus. Delirant autem nonnulli
hujusmodi potionibus tum fanguine tum fpiritu calido
oppleto capite. Ob hanc ipfam caufam calidiores etiam
redduntur praecipue quidem capite, fed jam univerfo
etiam corpore. Ex his rari funt qui cum delirio rigeant,
in quibus calor nativus non incenditur, fed copia exftin-

τον θερμὸν, ἀλλὰ σβέννυται διὰ τὸ πλῆθος, ὥσπερ ἐπὶ
τῶν πολλῶν ξύλων ἐπιβληθέντων τῷ πυρὶ ἤ τε τοῦ λύχνου
φλὸξ ἐξ ἐλαίου καταχυθέντος ἀθρόως.

η'.

Ἐπὶ φύματος εἴσω ῥήξιος ἔκλυσις, ἔμετος καὶ λειποψυχίη
γίνεται.

Φῦμα μὲν ὠνόμασεν, ὅπερ ἐν ἑτέροις αὐτὸς εἴωθε
προσαγορεύειν ἐμπύημα, τὴν δ' ἔσω ῥῆξιν αὐτοῦ τὴν εἰς
τὴν γαστέρα λέγει. ταύτῃ γὰρ ἔμετος ἕπεται, ὡς αἵ γε τὸν
κατὰ θώρακά τε καὶ πνεύμονα φυμάτων ῥήξεις οὐκ ἐμέτους,
ἀλλ' ἐκ ἀνάγκης μὲν βῆχα, πολλάκις δὲ καὶ πνίγα φέρου-
σιν, ὥσπερ γε καὶ αἱ εἰς τὰ ἔντερα συῤῥήξεις τῶν ἐμπυη-
μάτων διαχώρησιν ἐργάζονται πύου. κοινὸν δὲ πασῶν ῥή-
ξεων ἔκλυσίς τε καὶ λειποψυχία, διὰ τὴν τοῦ ζωτικοῦ πνεύ-
ματος ἔκκρισιν, ὡς ἑτέρωθι δέδεικται.

guitur, quemadmodum ignem lignorum multitudine con-
jecta obrui et lucernae flammulam oleo affatim et repente
offufo opprimi cernimus.

VIII.

*Ex tuberculi introrfum ruptione exfolutio, vomitio et animi
defectio oboritur.*

Tuberculum nominavit quod in aliis textibus ipfe
empyema, hoc eft fuppurationem appellare confuevit.
Ipfius vero introruptionem in ventriculum effufionem in-
telligit. Hanc enim fequitur vomitio. Quemadmodum
quae in thoracem et pulmonem fiunt tuberculorum ru-
ptiones, non vomitiones, fed tuffim neceffario concitant,
faepe vero fuffocationem invehunt: fic etiam quae in in-
teftina fiunt empyematum ruptiones puris dejectionem effi-
ciunt. Porro omnium ruptionum communis eft tum vi-
rium exfolutio tum animi defectus propter vitalis fpiri-
tus excretionem, ut alibi demonftratum eft

ϑ'.

Ἐπὶ αἵματος ῥύσει παραφροσύνη ἢ καὶ σπασμὸς κακόν.

[296] Οὗτος ὁ ἀφορισμὸς ἡμᾶς ὠφελεῖ μεγάλα πρὸς
τὸ πεισθῆναι γίνεσθαί ποτε παραφροσύνας ἐπ' ἐνδείᾳ πα-
ραπλησίῳ τρόπῳ τοῖς κατὰ κῶλα τρόμοις. ἐκεῖνά τε γὰρ
ἀῤῥωστίᾳ τῆς κινούσης αὐτὰ δυνάμεως ἀστηρίκτους ἴσχει
τὰς κινήσεις, ὅ τ' ἐγκέφαλος παραφόρους. διόπερ οὐδὲ
σφοδρὸν γίνεταί ποτε τὸ τοιοῦτον εἶδος τῆς παραφροσύνης,
ἀλλὰ μέτριόν τε καὶ ὡς ἂν εἴποι τις ληρῶδες, αὐτὸς γὰρ
εἴωθεν ὀνομάζειν λῆρον τὴν μετρίαν παρακοπήν. ἐὰν οὖν
καὶ σπασμός ποτε συνέλθῃ τῇ τοιαύτῃ παραφροσύνῃ, παν-
τάπασιν ἀνιάτως ἔχουσιν. ἔνια μὲν οὖν τῶν ἀντιγράφων
διὰ τοῦ καὶ συνδέσμου γέγραπται, τινὰ δὲ τὸν παραδιαζευ-
κτικὸν ὀνομαζόμενον ἔχει τὸ ἤ, καθ' ὃν καὶ ἡ παραφρο-
σύνη μὲν οἰκ ἀγαθόν ἐστι σύμπτωμα μεθ' αἵματος ῥύσιν,
εἰ καὶ μόνη συμβαίη. πολὺ δὴ μᾶλλον ὁ σπασμὸς, εἰ καὶ
χωρὶς παραφροσύνης γένοιτο, μέγιστον δὲ κακὸν, εἰ ἀμφοῖν

IX.

Ex fanguinis profluvio deliratio aut etiam convulfio malum.

Hic aphorifmus nobis ad fidem faciendam magnopere
confert, delirationem nonnunquam ob defectum fieri con-
fimili modo quo artuum tremores. Hi namque artus
propter facultatis ipfos moventis imbecillitatem infirmas
habent motiones, cerebrum vero errabundas. Quapropter
neque vehemens eft hoc defipientiae genus, fed modera-
tum, atque, ut quispiam diceret, delirium. Ipfe fiquidem
moderatam defipientiam delirationem appellare confuevit.
Si quando igitur tali defipientiae convulfio accefferit, om-
nino defperata res eft. Quaedam igitur exemplaria per
et conjunctionem copulativam fcripta funt, quaedam vero
per *vel* disjunctivam nominatam habent, qua defipientia
poft fanguinis fluxum fymptoma minime bonum eft, etiam
fi fola contigerit. Multo fane magis convulfio, etiam fi
abfque defipientia facta fuerit. Maximum denique malum

Ed. Chart. IX. [296.]   Ed. Baf. V. (316. 317.)

ἐστι σύνοδος. ὅπου γε καὶ μόνος ὁ διὰ τὴν ἄμετρον κένωσιν γενόμενος σπασμὸς ὀλεθριώτατόν ἐστι σύμπτωμα. τὸ μὲν γὰρ τῆς παραφροσύνης ἧττόν ἐστι κακόν.

ι'.

Επὶ εἰλεῷ ἔμετος ἢ λυγξ ἢ σπασμὸς ἢ παραφροσύνη κακόν.

(317) Ἐν τοῖς εἰλεοῖς οὐδὲν ὑπέρχεται κάτω καὶ τοῦτό ἐστιν ἴδιον ἀχώριστον τοῦ πάθους. ἔμετος δὲ οὐκ ἀεὶ σύνεστιν, ἀλλ᾽ ὅταν ὀλεθρίως ἔχωσι. καὶ εἰ πλέον δὲ σπαράττονται καὶ κόπρος αὐτοῖς ἐπανέρχεται καὶ λύζουσιν. ἔνιοι δὲ καὶ παραφρονοῦσι καὶ σπῶνται, συμπασχούσης τῆς ἀρχῆς τῶν νεύρων τῇ τοῦ στομάχου κακώσει. δοκεῖ δέ μοι γίνεσθαι τὰ τοιαῦτα τῶν ἐντέρων, ἐν οἷς ἡ διάθεσίς ἐστιν, ἀπώσασθαι ἑαυτῶν τὴν κόπρον ἐφειμένων, ὅταν ἀνιαρὰ διὰ χρόνου μῆκος ᾖ, μὴ δυναμένων δὲ διὰ τὴν ἐν τοῖς κάτω μέρεσι στέγνωσιν ἐκεῖθεν διαπέμπειν, ἀλλ᾽ ἀναγκαζομένων

eſt, ſi utriusque conventus oboriatur. Quandoquidem ſola etiam convulſio ob immoderatam vacuationem facta ſymptoma eſt pernicioſiſſimum; nam deſipientia minus malum eſt.

X.

Ab ileo vomitio aut ſingultus aut convulſio aut deſipientia malum.

In ileis nihil ſubit deorſum idque hujus affectionis proprium eſt inſeparabile. Vomitus autem non ſemper adeſt, ſed quum perincioſe aegrotant. Quod ſi vehementius nauſea ac morſu diſtorqueantur, ſtercus ipſis tum remeat tum ſingultiunt. Nonnulli vero etiam deſipiunt et convelluntur, principio nervorum propter ſtomachi vitium affecto. Haec vero ſymptomata fieri videntur inteſtinis, quibus inſidet talis affectus, a ſeſe ſtercus depellere appetentibus, temporis longitudine moleſtum, neque propter factam in partibus inferioribus viae coarctationem, illuc transmittere nequeuntibus, ſed coactis inverſo na

Ed. Chart. IX. [296. 297.]   Ed. Baf. V. (317.)
ἔμπαλιν τῇ φύσει κινεῖσθαι βιαίως καὶ πρὸς τὴν ἄνω χώ
ραν ἐκθλίβειν τὰ λυποῦντα.

ια'.

[297] Ἐπὶ πλευρίτιδι περιπνευμονίη κακόν.

Ἐν μὲν τοῖς πλείστοις τῶν ἀντιγράφων ἐπὶ τῇ τελευτῇ
τοῦ ἀφορισμοῦ πρόσκειται τὸ κακόν, ἔν τισι δ' ἁπλῶς
οὕτως γέγραπται· ἐπὶ πλευρίτιδι περιπνευμονία, βουλομέ-
νων ἰῶν οὕτως γραφόντων οὐχ ὅτι κακόν ἐστιν ἢ ἀγαθὸν
ἐπιγινομένη πλευρίτιδι περιπνευμονία διδάσκειν νῦν αὐτὸν,
ἀλλ' ἁπλῶς αὐτὸ τοῦτο μόνον, ὅτι μεταπίπτειν εἴωθε πλευ-
ρῖτις εἰς περιπνευμοιίην ἢ ἐπιγίνεσθαι πλευρίτιδι περι-
πνευμονίαν. μεταπίπτει μὲν οὖν ὅταν τοῦ προτέρου παυ-
σαμένου ἕτερον γένηται, ἐπιγίνεται δὲ ὅταν διαμείναντος
ἐκείνου προσγένηται ἕτερον. ἀλλὰ νῦν φαίνεται περὶ τῶν
ἐπιγινομένων ὁ Ἱπποκράτης γράφων, οἷς εὐθὺς ἐξ ἀρχῆς
καὶ τὸ κακοῖς εἶναι ὑπάρχει. ὥστε κἂν μὴ πρόσκειται τὸ

turae ordine violenter moveri et ad loca fuperiora no-
xiam materiam extrudere.

XI.

A pleuritide peripneumonia malum.

In plurimis quidem exemplaribus ad aphorifmi finem
adjectum eft *malum;* in quibusdam vero ita fimpliciter
fcribitur; volentibus qui fic fcribunt non effe bonum vel
malum peripneumoniam pleuritidi fupervenientem nunc
Hippocratem docere, fed fimpliciter hoc ipfe unum tantum
pleuritin fcilicet in peripneumoniam transmutari folere
aut pleuritidi peripneumoniam fupervenire. Degenerat
igitur morbus, quum priore ceffante fuccedit alter; fuc-
cedit autem quum priore permanente alter accedit. Ve-
rum hoc loco videtur Hippocrates de fupervenientibus
agere, quibus ftatim ab initio malis effe accidit. Quare

Ed. Chart. IX. [297.]　　　　　　Ed. Baf. V. (317.)
κακὸν, ἤτοι γε ἐπακουστέον αὐτὸ κατὰ τὸν ἀπὸ κοινοῦ λε-
γόμενον τρόπον ἢ δυνάμει δηλοῦσθαι νομιστέον. ἅπασα
γὰρ ἡ τῶν οὕτως ἐπιγινομένων σύστασις οὐ σμικροῖς οὐδ᾽
ἐπιεικέσιν ἕπεται νοσήμασιν, ἀλλὰ μεγάλοις τε καὶ κακοή-
θεσιν· οἷον εὐθέως ἐπὶ τῶν εἰρημένων κατὰ τὸν ἀφορισμὸν
παθῶν, ὅταν μὴ στέγηται κατὰ τὰς πλευρὰς ὁ τὴν πλευ-
ρῖτιν ἐργαζόμενος χυμός, ἀφικνεῖταί τι μέρος αὐτοῦ καὶ
πρὸς τὸν πνεύμονα. τῇ μέντοι περιπνευμονίᾳ πλευρῖτις
οὐ πάνυ τι πέφυκεν ἕπεσθαι, διότι καὶ μὲν τὴν ἐπιεικῆ
περιπνευμονίαν ἐκκαθαίρεται πᾶς ὁ λυπῶν χυμὸς ἀναβηττό-
μενος. ἐν δὲ ταῖς ὀλεθρίαις φθάνει πνίγειν πρὸ τοῦ τὰς
πλευρὰς συμπαθεῖν.

ιβ'.

Ἐπὶ περιπνευμονίης φρενῖτις κακόν.

Ὅταν ὑπὸ θερμοῦ χυμοῦ περιπνευμονία, πολλοὺς ἀτμοὺς
ἐπὶ τὴν κεφαλὴν ἀναπέμπουσα πληροῖ τὸν ἐγκέφαλον ἀτμῶν

etiam fi hoc nomen *malum* non adjiciatur, fit tamen vel
fubaudiendum, quomodo vulgo enunciatur, vel potestate
fignificari exiftimandum. Omnis enim ejusmodi fuperve-
nientium ortus non parvos nec faciles, fed magnos et
malignos morbos fequitur. Exempli gratia ne a propofi-
tis hoc aphorifmo affectibus recedam, quum is humor qui
pleuritin procreat pleuris contineri nequeat, pars ejus
aliqua ad pulmonem etiam pervenit, unde fequitur peri-
pneumonia, quam tamen non admodum pleuritis fequi
folet; facili quidem et miti peripneumonia totus humor
noxius tuffi rejectus expurgatur; exitiali vero ac perni-
ciofa prius aeger fuffocatur, quam membranae coftas fuc-
cingentes afficiantur.

XII.

A peripneumonia phrenitis malum.

Quum a calido humore fit peripneumonia, ea multis
vaporibus in caput fublatis replet cerebrum et phreniti-

καὶ φρενῖτιν ἐργάζεται. τὰ δ' ἄλλα κοινὰ πρὸς τὸν ἔμ-
προσθεν εἰρημένον ἀφορισμὸν, οὐκ ἐν τούτῳ μόνον, ἀλλὰ
κἂν τοῖς ἐφεξῆς.

ιγ'.

[298] Ἐπὶ καύμασιν ἰσχυροῖσι σπασμὸς ἢ τέτανος κακόν.

Οἱ πλεῖστοι τῶν ἐξηγητῶν οὕτως ἴσασι γεγραμμένον
ἀφορισμὸν τοῦτον, ὁ δὲ Μαρῖνος ἐπὶ τραύμασι γράφει.
καὶ γὰρ τὸν ἑξῆς ἀφορισμὸν αὐτῷ φησο μαρτυρεῖν. ἀληθὲς
μὲν οὖν καὶ τὸ τοῖς ἰσχυροῖς τραύμασι φλεγμονάς τε καὶ
σπασμοὺς γίνεσθαι. τῶν δ' ἐξηγησαμένων σχεδὸν ἁπάντων
καὶ μάλιστα τῶν παλαιοτάτων, τὴν ἐπὶ καύμασιν ἰσχυροῖς
γραφὴν ἐπισταμένων, ἄμεινον καὶ ἡμᾶς ἐκείνην ἐξηγεῖσθαι.
τινὲς μὲν οὖν τὸ καύμασιν ἐν ἴσῳ τῷ πυρετοὺς ἤκουσαν,
ἔνιοι δὲ τὴν ἐκ τοῦ περιέχοντος πύρωσιν οὕτως εἰρῆσθαί
φασιν. ἔνιοι δὲ ἀντὶ τοῦ καυτηρίοις τε καὶ ἐσχάραις καὶ
πάντες ἀληθεύουσιν. ἐπιγίνονται γὰρ ἅπασι τούτοις οὐκ

dem efficit. Quae vero cetera ad prius pronunciatum
aphorifmum non huic folum, fed et fequentibus commu-
nia funt.

XIII.

A vehementibus ardoribus convulfio aut tetanus malum.

Plurimi interpretes hunc aphorifmum ita fcriptum
effe noverunt; Marinus vero propter vulnera fcribit. Et-
enim fequentem aphorifmum fibi ait adftipulari. Sane
quidem verum eft propter magna vulnera tum inflamma-
tiones tum convulfiones oboriri. Sed quum omnes fere
enarratores ac maxime vetuftiffimi hunc textum agnofcunt:
a vehementibus ardoribus;" nos quoque eundem praeftat
exponere. Quidam igitur ardores peraeque ac febres in-
tellexerunt; nonnulli vero aëris ambientis aeftum ita dici
autumant; nonnulli denique pro cauteriis et efcharis, at-
que omnes verum proferunt. His enim omnibus non boni

ἐπ᾽ ἀγαθῷ τέτανοί τε καὶ σπασμοὶ κατὰ ξηρότητα τῶν νεύ-
ρων, οὗσπερ χαλεπωτάτους ἐδείκνυμεν ὄντας.

ιδ᾽.

Ἐπὶ πληγῇ ἐς τὴν κεφαλὴν ἔκπληξις ἢ παραφροσύνη κακόν.

Ἡ μὲν γὰρ παραφροσύνη γνωρίζεται, φθεγγομένων τε
καὶ πραττόντων οὐδενὸς ἐχόμενα λόγου. ἡ δ᾽ ἔκπληξίς
ἐστιν, ὅταν μὴ φθέγγωνταί τι, μήτε πράττωσιν, ἀλλ᾽ ἀνα-
πεπταμένοις τοῖς ὀφθαλμοῖς, ἐφ᾽ ἡσυχίας μένωσιν ὁμοίως
τοῖς ὑπὸ δέους ἐκπλαγεῖσιν. ὅτι δὲ τὰ τοιαῦτα πάντα πά-
σχοντος ἐγκεφάλου γίνεται πρόδηλον· ἐδείχθη γὰρ ἐν ἐκείνῳ
τὸ τῆς ψυχῆς ἡγεμονικόν. ἐὰν γοῦν ἐπὶ τῇ τελευτῇ προγε-
γραμμένον ᾖ τὸ κακόν, εὔδηλον ὡς ὀρθῶς εἴρηται. διήκει
γὰρ εἰς αὐτὸν εἴσω τὸν ἐγκέφαλον ἐνδείκνυται τὴν πληγήν.
ἐὰν δὲ μὴ προσγράφηται, δυνατὸν ἡμῖν ἐστι καὶ προσυπα-
κοῦσαι, καθάπερ ἐν τοῖς ἔμπροσθεν ἔφαμεν ἀπὸ κοινοῦ.

cujusdam gratia fuperveniunt tetani et convulſiones pro-
pter nervorum ſiccitatem, quas perarduas eſſe demon-
ſtrabamus.

XIV.

Ob plagam in capite acceptam ſtupor aut deſipientia
malum.

Deſipientia quidem agnoſcitur diſſentanea et rationis
nihil habentia, tum loquentibus tum agentibus. Stupor
vero eſt, quum aegri quidquam neque loquuntur neque
agunt; ſed apertis oculis quieti manent timore perculſis
et attonitis ſimiles. Quod vero haec omnia affecto cere-
bro oboriantur manifeſtum eſt; in eo enim animae prin-
cipatum eſſe demonſtratum eſt. Si igitur in aphoriſmi
fine ſcriptum ſit, malum, conſtat recte dictum fuiſſe.
Initio namque in ipſum cerebrum penetrare plagam indi-
cat. Si vero non adſcribatur, nos nihilo minus de com-

Ed. Chart. IX. [298. 299.]　　　　　　　　Ed. Baf. V. (317.)

δυνατὸν δὲ καὶ τῷ συνενδείκνυσθαι τὰ συμπτώματα τὴν
βλάβην τοῦ ἐγκεφάλου τὸ μέγεθος τῆς κακώσεως ἐπινοεῖν.

ιε΄.

[299] *Ἐπὶ αἵματος πτύσει πύου πτύσις κακόν.*

"Ὅτι πᾶς οὗτος ὁ κατάλογος αὐτῷ τῶν καλουμένων ἰδίως
ἐπιγινομένων ἐστὶν, ὑπὲρ ὧν καὶ Πραξαγόρας ἓν ὅλον οὐ
σμικρὸν ἔγραψε βιβλίον, εὔδηλον εἶναι νομίζω κἀξ αὐτοῦ
τοῦ ἀφορισμοῦ. οὐ γὰρ ἅπασα πτύσις αἵματος ἐπομένην
ἔχει πύου πτύσιν, ἀλλ᾽ ἡ κακοήθης μόνη, διὸ καὶ ἐκ τοῦ
πνεύμονος τοὐπίπαν ἡ τοιαύτη.

ιστ΄.

*Ἐπὶ πύου πτύσει φθίσις καὶ ῥύσις.   ἐπὴν δὲ τὸ πτύελον
ἴσχηται, ἀποθνήσκουσιν.*

---

muni ipfum fubaudire commonftrant etiam laefionis mag-
nitudinem animadvertére poffumus.

XV.

A fanguinis fputo puris fputum malum.

Quod univerfa haec ipfi enumeratio fit eorum quae
proprie fupervenientia vocantur, de quibus Praxagoras
unum integrum non parvum librum confcripfit vel etiam
ex ipfo aphorifmo manifeftum effe auguror. Non enim
omne fputum fanguinis fequentem habet puris exfpuitio-
nem, fed quod folum malignum exiftit, cujusmodi omnino
eft quod letale ex pulmone editur.

XVI.

*A puris fputo tabes et fluxus.   Quum vero fputum fifti-
tur, intereunt.*

Ed. Chart. IX. [299. 300.]   Ed. Baf. V. (317.)

Ἢν ἰδίως ὀνομάζουσιν οἱ Ἕλληνες καὶ μάλιστ᾽ αὐτῶν
οἱ Ἀθηναῖοι φθόην, ταύτην νῦν ὁ Ἱπποκράτης ὠνόμασε
φθίσιν, ἐπὶ πνεύμονος ἑλκώσεσιν ἀνιάτοις, γιγνομένης ἅπαν-
τος τοῦ σώματος ἰσχνότητος μετὰ πυρετοῦ λεπτοῦ. τὸ δὲ
ῥύσις ἤτοι κατὰ τῆς τῶν τριχῶν ἐκπτώσεως ἢ κατὰ τῆς
ὑγρᾶς διαχωρήσεως εἴρηκεν, ἀμφότερα γὰρ εἴωθε γίνεσθαι,
ἐσχάτως ἐχόντων τῶν φθινόντων, τὸ μὲν ἐπὶ ξηρότητι, τὸ
δ᾽ ἐπ᾽ ἀρρωστίᾳ δυνάμεως. τό γε μὴν ἐπὶ τέλει γεγραμμέ-
νον· ἐπὴν δὲ τὸ πτύελον ἴσχηται, ἀποθνήσκουσι τὸν τρό-
πον δηλοῖ τοῦ θανάτου τῶν ὑπὸ φθόης ἀπολλυμένων. ἄχρι
γὰρ τοσούτου ζῶσιν ἰσχνοὶ γιγνόμενοι, μέχρι περ ἀναβήτ-
τειν δύνανται καὶ καθαίρειν διὰ τῶν ἀναπτυομένων τὸν
πνεύμονα. μενόντων δ᾽ ἔνδον αὐτῶν ἐμφράττονται μὲν αἱ
τῆς ἀναπνοῆς ὁδοὶ, πνίγονται δ᾽ οἱ πάσχοντες.

ιζ'.

[300]   Ἐπὶ φλεγμονῇ τοῦ ἥπατος λὺγξ κακόν.

Quam proprie Graeci maximeque Athenienſes phthoen
nominant, eam nunc Hippocrates phthiſin appellavit,
quum propter infanabilia pulmonis ulcera totius corporis
attenuatio fit et macies cum debili febre conjuncta. Flu-
xum autem vel de capiliorum defluvio vel de humida de-
jectione protulit. Utrumque enim tabidis ad extrema re-
dactis evenire confuevit, illud quidem ob ſiccitatem, haec
vero ob facultatis infirmitatem. Ceterum quod in apho-
rifmi fine fcriptum eſt: *quum vero ſputum ſiſtitur inter-
eunt*, interitus phthoe pereuntium modum explicat. Tam-
diu namque extenuati vivunt, quamdiu extuſſire et per
ſputa pulmonem expurgare poſſunt. Quum vero intus
ipſa manent, reſpirationis obſtruuntur viae et aegroti
ſuffocantur.

XVII.

Ob jecoris inflammationem ſingultus malum.

Εἶπον ἤδη καὶ πρόσθεν ὡς ἅπαντες οὗτοι οἱ ἐφεξῆς
ἀλλήλων ἀφορισμοὶ γεγραμμένοι διδάσκουσι περὶ τῶν ἐπι-
γενομένων συμπτωμάτων τοῖς πάθεσιν αὐξανομένοις καὶ χεί-
ροσιν αὐτῶν γιγνομένας· οὕτως οὖν καὶ νῦν ἡ λὺγξ ἐφ'
ἥπατι φλεγμαίνοντι γίνεσθαι λέλεκται, οὐ διὰ παντὸς οὔθ'
ὡς ἔτυχε πάσχοντος, ἀλλ' ὅταν εἰς μέγεθος αἴρηται (318)
ζεοίσης τῆς φλεγμονῆς, ὑφ' ἧς εἰς συμπάθειαν ὁ στόμαχος
ἔρχεται, ποτὲ μὲν τῷ λόγῳ τῶν κοινῶν νεύρων, ἅπερ ἐστὶν
(ὡς αὐτὸς ἐν τῷ δευτέρῳ τῶν ἐπιδημιῶν ἐδίδαξε) βραχύ-
τατα. διὸ καὶ τότε μόνον ἡ συμπάθεια γίνεται τῷ στο-
μάχῳ πρὸς τὸ ἧπαρ, ὅταν καὶ ἡ φλεγμονὴ μεγίστη τε καὶ
χειρίστη γένηται. καὶ μέντοι καὶ διὰ τὸ χολὴν ἱκανῶς
θερμήν τε καὶ πολλὴν ἐν ταῖς φλεγμοναῖς τοῦδε τοῦ σπλάγ-
χνου γεννᾶσθαί τε καὶ συῤῥεῖν εἰς τὴν ἀρχὴν τῶν ἐντέ-
ρων, ἧς ἐπιπολαζούσης καὶ ἀναθεούσης εἰς τὴν γαστέρα
δάκνεσθαί τε καὶ διὰ τοῦτο λύζειν τῷ στομάχῳ συμβέβη-
κεν. ἔνιοι δὲ οἴονται τὸ μέγεθος τῆς φλεγμονῆς τοῦ ἥπα-

Jam fuperius etiam protuli hos omnes ferie confcri-
ptos aphorifmos ea docere fymptomata quae morbis au-
gefcentibus et ingravefcentibus fuperveniunt. Ita fane
nunc fingultus quoque jecori inflammatione laboranti di-
citur fupervenire, non quidem femper, neque quomodo-
cunque affecto, fed quum fervente inflammatione in mag-
nitudinem attollitur, quo fervore ftomachus in fympathiam
et mali confenfum venit, communium nonnunquam ner-
vorum ratione qui, ut ipfe fecundo epidemiorum docuit,
funt perexigui. Quare tunc folum jecoris fit cum ftoma-
cho affectionis communicatio, quum phlegmone tum ma-
xima tum peffima evaferit. Quin etiam quia per ejus-
modi vifceris inflammationes bilis admodum calida et co-
piofa generatur et in inteftinorum principium confluit,
inde ipfa in ventriculum evadente et innatante, ut fto-
machus vellicetur et fingultiat accidit. Nonnulli vero
inflammationis magnitudinem quod ventriculum premat,

118   *ΙΠΠΟΚΡΑΤΟΥΣ ΑΦΟΡΙΣΜΟΙ*

Ed. Chart. IX. [300. 301.]   Ed. Baf. V. (318.)
τος θλῖβον τὴν κοιλίαν ἐργάζεσθαι τὴν λύγγα, διέξοδον οὐκ
ἔχοντος ὡς ἐκεῖνοί φασι τοῦ πνεύματος.

ιη'.

Ἐπὶ ἀγρυπνίῃ σπασμὸς ἢ παραφροσύνη κακόν.

Ἔνιοι προστιθέασι κἀνταῦθα τὸ κακόν. ἡμῖν δ' εἴ-
ρηται πρόσθεν ὡς εἰ μὴ καὶ προστεθείη περιέχονται δυ-
νάμεις. διὰ τί δὲ ταῖς ἀμέτροις ἀγρυπνίαις ἕπεται σπα-
σμὸς ἢ παραφροσύνη, δῆλόν ἐστι τῷ μεμνημένῳ τῶν ἔμ-
προσθεν. ὁ μὲν γὰρ σπασμὸς ἐῤῥέθη καὶ πρὸς αὐτοῦ τοῦ
Ἱπποκράτους ὥσπερ ὑπὸ πληρώσεως, οὕτω καὶ κενώσεως
γίνεσθαι. κενωτικώτατόν τι δὲ καὶ ξηραντικώτατόν ἐστιν
ἡ ἀγρυπνία, καὶ διὰ τοῦτο τόν τε κατὰ ξηρότητα [301]
φέρει σπασμὸν καὶ παραφροσύνην, αὐτῷ τῷ λόγῳ τῆς ἀμέ-
τρου ξηρότητος καὶ πρὸς τούτῳ, διότι χολωδέστερον ἐν
ταῖς μακραῖς ἀγρυπνίαις γίνεται τὸ αἷμα. κατά τινα μέν-
τοι τῶν ἀντιγράφων καὶ τά γε ἀκριβέστατα χωρὶς τῆς

---

fingultum facere arbitrantur, fpiritu, quemadmodum in-
quiunt, exitum non habente.

XVIII.

Ob vigiliam convulfio aut delirium malum.

Nonnulli quoque hic malum addunt; nos vero fupe-
rius diximus, etiamfi non fubjungatur, poteftate tamen
contineri. Cur autem immoderatas vigilias fequatur con-
vulfio aut defipientia, fuperiora recordanti manifeftum eft.
Nam quemadmodum ab ipfo Hippocrate convulfionem a
repletione, fic etiam a vacuatione oboriri pronunciatum
eft. Maximam autem vacuandi et exficcandi vim habent
vigiliae proptereaque ob ficcitatem convulfionem et defi-
pientiam invehunt, tum ipfa immoderatae ficcitatis ra-
tione tum praeterea quia per longas vigilias biliofior fan-
guis redditur. In quibusdam tamen exemplaribus iisque

Ed. Chart. IX. [301.]   Ed. Baf. V. (318.)

παραφροσύνη γέγραπται ὁ ἀφορισμὸς τρόπῳ τοιῷδε· ἐπὶ
ἀγρυπνίῃ σπασμός, ὡς ἂν οἶμαι, τὰ κάκιστα τῶν ἐπιγινο-
μένων ἐνταῦθα γράφοντος τοῦ Ἱπποκράτους.

ιθ'.

Ἐπὶ ὀστέου ψιλώσει ἐρυσίπελας.

Ἐν τούτῳ τῷ λόγῳ μάλιστα χρὴ προσυπακούειν τὸ
κακόν· οὐ γὰρ δὴ τοῦτό γέ φησιν ὡς διὰ παντὸς ἢ ὡς τὸ
πολὺ τοῖς ἐψιλωμένοις ὀστοῖς ἐρυσίπελας ἐπιγίνεται. τοὐναν-
τίον γὰρ πᾶν ἀληθές ἐστι, τῷ σπανίῳ ἕπεσθαι τοῖς οὕτω
παθοῦσιν ὀστοῖς ἐρυσίπελας· ἀλλ' ὅτι μοχθηρόν ἐστι σύμ-
πτωμα, συγγνωσθέντος ὀστοῦ τὴν πέριξ σάρκα φανῆναι
κατειλημμένην ἐρυσιπέλατι.

κ'.

Ἐπὶ ἐρυσιπέλατι σηπεδὼν ἢ ἐκπύησις.

-----

accuratiſſime ſcriptis ſine deſipientiâ ſcribitur hoc modo:
ob vigilias convulſio, ut arbitror peſſima ſupervenientia
hoc loco ſcribente Hippocrate.

XIX.

Ab oſſis nudatione eryſipelas.

Hoc maxime aphoriſmo *malum* ſubaudiendum eſt.
Non enim hoc dicit ſemper aut plerumque nudatis oſſibus
eryſipelas ſupervenire; contrarium enim omnino verum
eſt, ita ſcilicet affectis oſſibus eryſipelas raro ſupervenire,
ſed pravum eſſe ſymptoma, oſſe nudato carnem circum-
ſtantem obſeſſam eryſipelate conſpici.

XX.

Ab eryſipelate putredo aut ſuppuratio malum.

Ed. Chart. IX. [301. 302.] Ed. Baf. V. (318.)

Πρόδηλον δή που καὶ κατὰ τοῦτον τὸν λόγον ἐστὶν, ὡς τοῖς κακοήθεσιν ἐρυσιπέλασιν ἐπιγίνεται ταῦτα.

κα'.

Ἐπὶ ἰσχυρῷ σφυγμῷ ἐν τοῖς ἕλκεσιν αἱμορῥαγίη.

Ἐν τοῖς φλεγμαίνουσιν ἕλκεσιν ὁ σφυγμὸς γίνεται μὴ φερούσης τῆς ἐπικειμένης ταῖς ἀρτηρίαις σαρ- [302] κὸς τὴν κένωσιν αὐτῶν, ἀλλ' ὀδυνωμένης, ὅταν ἐμπίπτωσιν αἱ ταὶ διαστελλομέναι. ἔστι γὰρ ὁ τοιοῦτος σφυγμὸς ὀδυνηρά τις αἴσθησις, ἐκ τῆς τῶν ἀρτηριῶν κινήσεως γινομένη, ὧν οὐδὲ αἰσθανόμεθα τὴν ἀρχὴν, ἔν γε τῷ κατὰ φύσιν ἔχειν τὰ μόρια, διά τε τὸ τῆς ὁμιλίας αὐτῶν ἄλυπον καὶ διὰ τὴν εὐρυχωρίαν, ἐν ᾗ κινοῦνται. φλεγμονὴν δὲ ἥ τε στενοχωρία καὶ τὸ τῆς διαθέσεως ὀδυνηρὸν αἴσθησιν ἀνιαρὸν ἐργά ζεται τοῖς κάμνουσιν, ἐκ τῆς κινήσεως τῶν ἀρτηριῶν, ἣν καλοῦσιν οὐκ ἰατροὶ μόνον, ἀλλὰ καὶ πάντες ἄνθρωποι σφυγμόν. ἔοικε δὲ καὶ ἡ κίνησις αὕτη τῶν ἀρτηριῶν κατὰ

Hac profecto etiam oratione conſtat malignis eryſi pelatis iſta ſupervenire.

XXI.

A vehementi in ulceribus pulſu haemorrhagia malum.

In ulceribus inflammatis pulſus fit carne arteriis in cumbente ipſarum motum non ferente, ſed dolente, quum dilatatae concidunt. Eſt enim hujusmodi pulſus moleſtus quidam ſenſus et dolor arteriarum motione factus, quas ab initio quum partes ſecundum naturam habebant, non ſentiebamus, tum propter earum viciniam dolore vacantem, anguſtia et affectus dolorificus moleſtum laborantibus ſen ſum ex arteriarum motu invehunt, quem non ſolum me dici, verum etiam omnes homines vocitant. Porro is ipſe arteriarum motus per tales affectus augeri videtur.

Ed. Chart. IX. [302.]   Ed. Baf. V. (318.)

τὰς τοιαύτας διαθέσεις αὐξάνεσθαι. ἐδείχθη γὰρ ἐν τοῖς
τῶν φυσικῶν δυνάμεων ὑπομνήμασιν ὡς ἔστι καὶ ἡ τῶν
ἀλλοτρίων ἀποκριτικὴ μία τις ἐν αὐτοῖς δύναμις, ἥτις καὶ
τοὺς κρισίμους ἱδρῶτας ἐργάζεται καὶ τὰς αἱμοῤῥαγίας καὶ
τὰς τῆς γαστρὸς ὑποχωρήσεις, ὅσα τε ἄλλα τοιαῦτα. κατὰ
ταύτην οὖν τὴν δύναμιν ἐνίοτε σφοδρότερον ἡ φύσις ἐνερ-
γοῦσα μεγάλην τε ἅμα καὶ βίαιον ἐργάζεται τὴν κίνησιν τῶν
ἀρτηριῶν, ἐφιεμένη διώσασθαι τὰ λυποῦντα καὶ οὕτως ἐπι-
φέρει τὰς αἱμοῤῥαγίας.

κβ´.

Ἐπὶ ὀδύνῃ πολυχρονίῃ τῶν περὶ τὴν κοιλίην ἐκπύησις.

Εἴτε γὰρ ψύξις εἴθ᾽ ὅλως ἀνώμαλός τις εἴη δυσκρα-
σία περὶ τὴν κοιλίαν εἴτε πνεῦμα φυσῶδες εἴτε δριμύτης
τις δακνώδης ἀδύνατον αὐτοῖς εἰς πολὺν ἐκταθῆναι χρόνον
ἁπάντων δεόντως περὶ τὸν κάμνοντα γιγνομένων. ἀναγκαῖον
γὰρ τοῦτο προσυπακούειν ἐν ἅπασι τοῖς τοιούτοις λόγοις.

Nam in commentariis de naturalibus facultatibus demon-
ſtratum eſt quandam ipſis etiam ineſſe alienorum expul-
tricem facultatem, quae et ſudores criticos et ſanguinis
eruptiones et alvi dejectiones et ejusmodi cetera promovet.
Hac itaque facultate nonnunquam vehementius agens na-
tura et magnum ſimul et violentum arteriarum motum
efficit, appetens quae moleſta ſunt depellere, atque ita
haemorrhagias invehit.

XXII.

A diuturno partium alvinarum dolore ſuppuratio.

Sive enim perfrigeratio ſive omnino inaequalis quae-
dam intemperies circa ventrem fuerit ſive flatulentus
ſpiritus ſive quaedam mordax acrimonia, quo in longum
protrahatur tempus fieri non poteſt, omnibus ad aegri
curationem opportune geſtis. Hoc enim omnibus ejus-
modi orationibus ſubaudiri debet. Reſtat igitur adhuc

Ed. Chart. IX. [302. 303.]   Ed. Baf. V. (318.)
ὑπολείπεται γοῦν ἔτι διὰ φλεγμονὴν χρονίζειν τὴν ὀδύνην,
ἥτις ἐκπυήσει τῷ χρόνῳ δηλονότι μὴ φθάσαντός γε ἀπο-
θανεῖν τοῦ ἀνθρώπου. καὶ γὰρ τοῦτο χρὴ προσυπακούειν
ἐν τοῖς τοιούτοις λόγοις ἅπασιν.

κγ'.
Ἐπὶ ἀκράτῳ χωρήσει δυσεντερία.

[303] Ἀκρήτους ὑποχωρήσεις εἴωθεν ὀνομάζειν ὁ
Ἱπποκράτης τὰς ἀμίκτους ὑγρότητος ὑδατώδους, αὐτὸν
μόνον ἐχούσας εἰλικρινῆ ὑπερχόμενον κάτω χυμὸν, εἴτε τὸν
τῆς ξανθῆς χολῆς εἴτε τὸν τῆς μελαίνης. θαυμαστὸν οὖν
οὐδὲν ἐπὶ ταῖς τοιαύταις ὑποχωρήσεσιν ἀναβρωθῆναί τι
τῶν ἐντέρων.

κδ'.
Ἐπὶ ὀστέου διακοπῇ παραφροσύνη, ἢν κενεὸν λάβῃ.

propter inflammationem dolorem manere, quae nimirum
inflammatio fuppurabit temporis fpatio, nifi hominem
mors praeripiat. Etenim hoc quoque in omnibus talibus
orationibus fupplere oportet.

XXIII.
A fincera dejectione dyfenteria.

Sinceras dejectiones nominare confuevit Hippocrates
nulli aquofae humiditati permixtas, quae folum eum pu-
rum et fimplicem humorem fortiuntur qui per inferiora
dejicitur, five is fit bilis flava five atra. Itaque mirum
non eft, fi per tales dejectiones aliqua pars inteftinorum
erodatur.

XXIV.
*Ab offis perfectione delirium, fi ad vacuum ufque per-
vaferit.*

Ed. Chart. IX. [303.]   Ed. Baf. V. (318.)

Ἐπὶ τοῦ κατὰ τὴν κεφαλὴν ὀστέου δηλονότι διακο-
πέντος οὐχ ἁπλῶς οὐδ᾿ ὡς ἔτυχεν, ἀλλὰ μέχρι τῆς ἐντὸς
ἐπιφανείας, ἣν περιέχουσα τὸν ἐγκέφαλον ἐνδέχεται κενὴ
χώρα, παραφροσύνη γίνεται· πλησιάζει γὰρ ἤδη τὸ πάθημα
ταῖς μήνιγξι καὶ τῷ ἐγκεφάλῳ. Μαρῖνος δὲ οὐκ οἶδ᾿ ὅπως
ἰδίᾳ μὲν ἀναγινώσκειν ἀξιοῖ τὸ ἐπὶ ὀστέου διακοπῇ παρα-
φροσύνη. ἰδίᾳ δὲ αὖθις ἀρχὴν ἀφορισμοῦ δευτέρου ποιεῖ-
ται, τὸ ἢν κενεὸν λάβῃ, προστιθεὶς αὐτῷ τὸ ἐκ φαρμακο-
ποσίης σπασμός, οὕτως ὡς ὅλος ἀφορισμὸς τοιοῦτος γίνη-
ται· ἢν κενεὸν λάβῃ ἐκ φαρμακοποσίης σπασμὸς, θανατῶ-
δες. εἰκότως τε γὰρ φησιν εἰρῆσθαι τοῦτο. τὸν γὰρ ἐπὶ
κενώσει γινόμενον σπασμὸν ἀεὶ μέμφεσθαι τὸν Ἱπποκράτην.
ἀλλὰ τοῦτο μὲν αὐτὸ καλῶς εἶπεν ὁ Μαρῖνος, ὡς ὁ διὰ
κένωσιν ἄμετρον γινόμενος σπασμὸς, ὀλέθριόν ἐστιν. οὕτω
γοῦν καὶ ὁ ἐκ φαρμακοποσίης ὀλέθριος γίνεται· τὸ πρό-
τερον δ᾿ οὐκ αἰσθάνεται λόγον ἐργαζόμενος ψευδῆ· τὸ γὰρ
ἐπὶ ὀστέου διακοπῇ τὴν παραφροσύνην γίνεσθαι προφανῶς
ψεῦδός ἐστιν. οὔτε γὰρ κατ᾿ ἄλλο τι τῶν ὀστῶν οὔτε κατὰ

Defipientia fit offe capitis nimirum perfecto non fim-
pliciter neque ut fors tulerit ad interiorem ufque fuper-
ficiem, quam vacuus excipit locus, cerebrum continens.
Jam enim affectio membranis et cerebro adjacet At vero
Marinus nefcio quo modo feorfum illud legendum effe
cenfet: *ab offis perfectione defipientia.* Deinde alterius
aphorifmi feorfum facit principium: *fi adufque vacuum per-
vaferit;* hoc ipfi addito: *a medicamenti potione convulfio:*
ut totus aphorifmus fit hujusmodi, *fi ad vacuum prehenderit
a medicamenti potione convulfio, letale.* Hanc etenim lectio-
nem inquit rationi confentaneam effe. A vacuatione fiqui-
dem partam convulfionem femper damnat Hippocrates. Ve-
rum hoc ipfum recte quidem Marinus, factam ab immoderata
vacuatione convulfionem perniciofam effe protulit. Sic et
oborta ex pharmaci potione convulfio fuerit exitialis. At
non animadvertit, aphorifmum priorem falfum efficere. Ab
offis enim perfectione defipientiam fieri manifefto falfum
eft. Neque enim alio quodam offe neque cerebrum cranio

τῆς κεφαλῆς ἔπεται τῇ διακοπῇ παραφροσύνη, πρὶν ἐπὶ
τὰς μήνιγγας ἐξικέσθαι τὸ πάθος.

κέ.

(319)   Ἐκ φαρμακοποσίης σπασμὸς θανατῶδες.

[304]   Φαρμακοποσίας καὶ φαρμακείας ἰδίως εἴωθεν
ὁ Ἱπποκράτης ὀνομάζειν τὰς τῶν καθαιρόντων φαρμακείας
μόνον. ὅτι δ᾽ ἐπὶ τούτοις ἀμέτρως κενώσασι σπασμὸς ἐπι-
γινόμενος ὀλέθριόν ἐστιν, εἴ τις μέμνηται τῶν ἤδη πολλά-
κις εἰρημένων οὐκ ἀγνοεῖ.

κϛ´.

Ἐπὶ ὀδύνῃ ἰσχυρῇ τῶν περὶ τὴν κοιλίην ἀκρωτηρίων ψύ-
ξις κακόν.

Γίνεται μὲν ὡς καὶ πρόσθεν ἐρρέθη καὶ διὰ μέγεθος
φλεγμονῆς σπλάγχνων ἡ τῶν ἀκρωτηρίων ψύξις. γίνεται δὲ

tegente perfecto, deliratio prius fequitur quam ad menin-
gas affectio pervenerit.

XXV.
A medicamenti potione convulſio letale.

Pharmacopoſias et pharmacias peculiaris Hippocratis
mos appellandi eas duntaxat potiones, quae purgantibus
conſtant medicamentis.   Quod autem iſtis quum immode-
ratius vacuaverint, ſuperveniens convulſio ſit pernicioſa,
ſi quis eorum multoties a nobis promulgatorum memine-
rit, non ignorat.

XXVI.
A vehementi partium alvinarum dolore extremorum refri-
geratio malum.

Extremarum corporis partium refrigeratio fit, quem-
admodum et ſupra dictum eſt, tum propter inflammationis

καὶ διὰ λειποψυχίαν ἢ τὸ σβέννυσθαι τὴν ἔμφυτον θερμα-
σίαν ἢ τὸ πνίγεσθαι διὰ πλῆθος καὶ μάλισθ᾽ ὅταν ψυ-
χρὸν εἴη. γίνεται δὲ καὶ διὰ ὀδύνην ἰσχυρὰν ἐν τοῖς μέ-
σοις τοῦ σώματος ὑπάρχουσαν, δι᾽ ἣν συστέλλεται μὲν ἡ
φύσις εἰς ἑαυτήν, ἔπεται δ᾽ αὐτῇ καὶ τὸ αἷμα καταλεῖπον
οὐ μόνον τὰ ἀκρωτήρια τοῦ σώματος, οἷον πόδας καὶ χεῖρας
καὶ κεφαλὴν, ἀλλὰ καὶ σύμπαν τὸ δέρμα. μερικὴν οὖν τινα
αἰτίαν εἴρηκεν ὁ Ἱπποκράτης ἐν τῷδε τῷ λόγῳ, ψύξεως
ἀκρωτηρίων, ὥσπερ καὶ κατ᾽ ἄλλους πολλοὺς ἐδείχθη λόγους
τοῦτο πράττων, καὶ θαυμαστὸν οὐδέν ἐστι τὸν ἐξευρίσκοντα
πρῶτον πολλὰ μὴ πάντων ὁμοῦ τὴν εὕρεσιν, ἀλλ᾽ ἑκάστου
κατὰ μέρος ποιεῖσθαι.

κστ᾽.

Γυναικὶ ἐν γαστρὶ ἐχούσῃ τεινεσμὸς ἐπιγινόμενος ἐκτρῶσαι
ποιέει.

---

vifcerum magnitudinem tum ob animi defectum tum quod
calor nativus exftinguatur aut multitudine, praefertim fi
frigida fuerit, fuffocetur. Fit etiam propter vehementem
dolorem et medias corporis partes occupantem, ob quem
natura in fe ipfam contrahitur atque intro fe recipit, eam-
que fequitur fanguis, non folum extremas corporis partes
deferens, veluti pedes, manus et caput, fed etiam cutem
univerfam. Particularem igitur quandam hoc aphorifmo
Hippocrates caufam attrahit frigoris partium fummarum,
quemadmodum in aliis quoque multis placitis hoc ipfum
feciffe oftendimus. Nequaquam vero mirum eft, qui pri-
mus multa adinvenit, eum non omnium fimul, fed cujus-
que figillatim inventionem feciffe.

XXVII.

Mulieri utero gerenti fi tenefmus oboriatur, abortum efficit.

Περὶ τὸ καλούμενον ἀπευθυσμένον ἔντερον ὁ τεινισμὸς
γίνεται τὴν αὐτὴν ἔχων αἰτίαν τε καὶ διάθεσιν, ἣν ἐν ταῖς
δυσεντερίαις λαμβάνει τῶν ἄλλων τι τῶν ὑπερκειμένων ἐντέ-
ρων. ὠνομάσθαι δὲ τὸ πάθος ἀπὸ τῆς [305] τάσεώς φασι
τῆς γινομένης κατ' αὐτὴν, δι' ἣν καὶ προθυμούμενοι σφο-
δρῶς ἀποπατεῖν ἐξανίστανται συνεχῶς. διὰ τὴν τοιαύτην
οὖν ἔντασίν τε καὶ κακοπάθειαν τό τ' ἄλλο πᾶν σῶμα κά-
μνει καὶ μάλιστα πάντων ἡ μήτρα, συμφυὴς οὖσα τῷ ἀπευ-
θυσμένῳ. θαυμασιὸν δ' οὐδὲν ἐπὶ σφοδραῖς τε καὶ συνε-
χέσιν ἐξαναστάσεσι καὶ τάσεσι ἐκτιτρώσκεσθαι τὸ κυούμενον,
ὅτε καὶ ἐπὶ ταῖς ἄλλαις σφοδραῖς ἤτοι κινήσεσιν ἢ ὀδύναις
τῆς κυούσης ἐκτιτρώσκεσθαι πέφυκεν.

κη'.

Ὅ τι ἂν ὀστέον ἢ χόνδρος ἢ νεῦρον ἀποκοπῇ ἐν τῷ σώ-
ματι οὔτε αὔξεται οὔτε συμφύεται.

Tenefmus fit in recto inteflino vocato, eandem et
caufam et affectionem habens, quam per dyfenterias fuf-
cipit aliorum quoddam fuperiorum inteflinorum. Hunc
autem affectum ἀπὸ τῆς τάσεως, hoc eft a contentione ab
ea quae ipfo fit contentione nominari proferunt, qua
quum alvum folvere vehementer nituntur, crebro expur-
gant. Tali igitur contentione ac molefta follicitatione
quum totum corpus tum prae ceteris uterus recto inte-
flino coalefcens laborat. Nihil autem mirum eft per ve-
hementes ac frequentes exfurrectiones et contentiones con-
ceptum aboriri, quum et propter alias vehementes five
motiones five partus dolores gravidae foleant abortire.

XXVIII.

Os quodcunque perfectum fuerit aut cartilago aut nervus,
neque augetur neque coalefcit.

Ed. Chart. IX. [305.]   Ed. Baf. V. (319.)

Καὶ οὗτος ὁ ἀφορισμὸς ἔμπροσθεν ἤδη γέγραπται κατὰ τήνδε τὴν λέξιν. ἐπὴν διακοπῇ ὀστέον ἢ χόνδρος ἢ νεῦρον ἢ γνάθου τὸ λεπτὸν ἢ ἀκροποσθίη, οὔτε αὔξεται οὔτε συμφύεται, καὶ ἐφθάσαμεν αὐτὸν ἐξηγήσασθαι μετὰ τὸ ἕκτον ὑπόμνημα.

――――――――

κθ'.

Ἦν ὑπὸ λευκοῦ φλέγματος ἐχομένῳ διάῤῥοια ἰσχυρὴ ἐπιγένηται, λύει τὴν νοῦσον.

――――――――

Σύνηθές ἐστι τοῖς ἄλλοις ἰατροῖς ὀνομάζειν τινὰ λευκοφλεγματίαν ὕδρον ἤγουν ὡς καὶ πελιδνοῦ τινος φλέγματος ἢ ὡς κατὰ μὲν τὸν ἑαυτοῦ λόγον ὑπάρχοντος ἀεὶ λευκοῦ, δι' ἐπιμιξίαν δέ τινα τῶν ἄλλων χυμῶν μεταβάλλοντος τὸ ἀκριβὲς τῆς χρόας. δύναται δὲ καὶ ὡς ἐν τῷ περὶ ἄρθρων ἔγραψε· σπόνδυλοι δ' οἱ κατὰ ῥάχιν οὐχ ὡς οὐκ ὄντων τῶν σπονδύλων ἑτέρωθι διοριζόμενος, ἀλλ' ἁπλῇ προσ-

Atque hic aphorifmus fupra jam fcriptus eft his verbis: quum os perfectum fuerit aut cartilago aut nervus aut tenuis genae particula aut praeputium, neque augefcit neque coalefcit, atque ipfum explicare fexto commentario praecidimus.

――――――――

XXIX.

Si alba pituita detento vehemens diarrhoea fuccedat, morbum folvit.

Aliis quoque medicis confuetum eft quendam hyderum leucophlegmatiam feu albam pituitam appellare aut certe quod exiftat etiam livido quaedam pituita aut fui quidem ratione perpetuo fit alba, fed propter quorundam aliorum humorum mixtionem verum fincerumque colorem mutat. Poteft etiam, quemadmodum libro de articulis fcripfit, *quae in fpina funt vertebrae,* non qui tanquam fint alibi vertebrae diftinguat, fed fimplici adjectione utatur, fic hoc

θήκη χρώμενος, οὕτως κἀνταῦθα χωρὶς διορισμοῦ τὴν
προσθήκην τοῦ λευκοῦ πεποιῆσθαι. τὸ δ᾽ ὑπὸ διαῤῥοίας
ἰσχυρᾶς ἢ χρονίας, ἑκατέρως γὰρ γράφεται, λύεσθαι τὴν
τοῦ λευκοῦ φλέγματος πλεονεξίαν κοινὸν καὶ πρὸς ἄλλα πολλὰ
τῶν οὕτως εἰρημένων αὐτῷ.

λ'.

[306] Ὁκόσοισιν ἀφρώδεα τὰ ὑποχωρήματα ἐν τῇσι διαῤ-
ῥοίῃσι, τουτέοισιν ἀπὸ τῆς κεφαλῆς φλέγμα καταῤῥεῖ.

Ἀδιορίστως εἴρηται τοῦτο, γένοιτο μὲν γὰρ ἄν ποτε
τὸ διαχωρούμενον ἀφρῶδες, ἐκ τῆς κεφαλῆς ἐπιῤῥέοντος
ὑγροῦ πνευματώδους εἰς τὴν γαστέρα· γένοιτο δ᾽ ἄν ποτε
καὶ τῶν εἰς αὐτὴν καθηκόντων ἀγγείων ἐκχεόντων αὐτό.
συσταίη δ᾽ ἂν ἐνίοτε καὶ κατὰ τὴν γαστέρα, μίαν μὲν ὡς
ἂν εἴποι τις, ἔχον αἰτίαν συνεκτικὴν, ὅπως ἂν ἐκκρίνηταί
τε καὶ γένηται, προηγουμένας δὲ πλείους. ἔστι δὲ ἡ συνεκτικὴ
τοῦ τοιούτου φλέγματος αἰτία πνεῦμα φυσῶδες ἐν τῇ πρὸς

quoque loco abſque rei diſtinctione albi adjectionem fe-
ciſſe. Jam vero a forti vel diuturna diarrhoea, utroque
enim modo ſcribitur, albae pituitae ſolvi redundantiam
commune eſt cum aliis etiam multis quae ſimiliter ab ipſo
dicta ſunt.

XXX.

*Quibus per alvi profluvia ſpumoſae ſunt dejectiones, iis a
capite pituita defluit.*

Fiunt enim aliquando alvi excrementa ſpumoſa, fla-
tulento humore ex capite ad ventrem defluente. Hoc in-
diſtincte dictum eſt. Fiunt interdum et vaſis ad ipſum
porrectis illum effundentibus. Oboriuntur etiam interdum
in ipſo ventre unicam, prout quiſpiam dixerit, cauſam
continens, quomodocunque excernantur aut fiant, ante-
cedentes vero plures. Eſt autem hujus ſpumoſae pituitae
cauſa continens flatulentus ſpiritus, qui, dum humori

Ed. Chart. IX. [306.]   Ed. Baf. V. (319.)

ὑγρότητα μίξει σφοδρᾷ καὶ ἀνωμάλῳ κινήσει κεχρημένον,
ὡς αὐτό τε θραυσθῆναι καὶ τὸ φλέγμα θραῦσαι κατὰ πολλὰ
καὶ σμικρὰ μόρια. τῆς δὲ τοιαύτης αὐτῇ κινήσεως ἥ τε
οἰκεία φύσις αἰτία καὶ ποτὲ καὶ πλῆθος θερμασίας. οὕτως
γοῦν ἐπί τε τῶν ἑψημένων ἀφρὸς ὁρᾶται καὶ μάλισθ᾽ ὅταν
ᾖ γλίσχρα τὴν φύσιν, ἔν τε τῇ θαλάττῃ κατὰ τὰς βιαίας
τῶν ἀνέμων ἐμβολάς. ὅσοι δὲ ἡγοῦνται διὰ τοῦ πνεύμονος
εἰς τὴν γαστέρα τὴν ὁδοιπορίαν γίνεσθαι τῷ φλέγματι καὶ
διὰ τοῦτο ἀφρῶδες αὐτὸ φαίνεσθαι, οὐκ οἶδα τί φήσουσιν
ἐπὶ τῶν ἀπὸ κεφαλῆς σαφῶς εἰς πνεύμονα ῥευματιζομένων.
ἐχρῆν μὲν γὰρ αὐτοὺς ἀφρώδη διαχωρεῖν οἱ δ᾽ οὔτε δια-
χωροῦσιν οὔτ᾽ ἀναβήττουσιν ἀφρώδη, καίτοι πολλάκις ἐναρ-
γῶς αἱ τραχεῖαι κατὰ σπλάγχνον ἀρτηρίαι πλήρεις εἰσὶ
τοῦ καταῤῥέοντος ἐκ τῆς κεφαλῆς, ὃ πεφθὲν μὲν ἀναπτύε-
ται πύῳ παραπλήσιον, ἀφρῶδες δ᾽ οὐ γίνεται. ἀλλ᾽ οὐδ᾽
αἷμα διὰ παντὸς ἀφρῶδες ἀναπτύουσιν ἐκ πνεύμονος. ἔοι-
κεν οὖν ὅταν ἔξ αὐτῆς τοῦ σπλάγχνου τῆς ἰδίας οὐσίας

commifcetur, vehementi et inaequabili motione ita utitur,
ut et ipfe dirumpatur et pituitofum refringatur et in mul-
tas ac parvas partes comminuat. Ejusmodi vero motus
ipfa caufa eft tum propria natura tum nonnunquam etiam
caloris copia. Sic enim et in iis quae elixantur, ac ma-
xime fi lenta ac vifcida natura fuerint et in mari per vio-
lentos ventorum impetus fpuma confpicitur. Porro qui
pituitae viam et tranfitum in ventrem per pulmonem fieri
arbitrantur, atque ideo ipfam apparere fpumofam, quid
de iis qui in capite in pulmonem rheumatifmo aperte
laborant dicturi fint non video. Oportebat fiquidem in
ipfis alvi excrementa fpumofa effe. Verum hi neque fpu-
mofa dejiciunt neque extuffiunt, etiam fi faepe manifefto
afperae pulmonis arteriae eo qui a capite defluxit humore
oppletae fint, qui concoctus puri quidem fimilis exfpuitur,
fpumofus autem nequaquam evadit. Quin ne fanguinem
quidem fpumofum ex pulmone femper exfpuunt. Videtur
fane quum de ipfa propria vifceris fubftantia quidquam

130 *ΙΠΠΟΚΡΑΤΟΥΣ ΑΦΟΡΙΣΜΟΙ*

Ed. Chart. IX. [306. 307.]   Ed. Baf. V. (319.)
συναναφέρηταί τι ἀφρῶδες γίνεσθαι τὸ αἷμα. πτύουσί γε
μὴν καὶ οἱ πλευριτικοὶ ποτὲ τὸ ἀφρῶδες, ἔτι τε σπανιώτε-
ρον αὐτῶν μᾶλλον οἱ περιπνευμονικοί. θερμασίας δέ μοι
δοκεῖ ἀκράτου τε καὶ πυρώδους ἠθροισμένης ἐν τοῖς πά-
σχουσι μορίοις. εἰ δὲ τὸ καταῤῥέον ἐκ τῆς κεφαλῆς εἰς
τὰς τραχείας ἀρτηρίας τοῦ πνεύμονος, ὡς ἔνιοί φασι, διεξέρ-
χεται κάτω, πρῶτον μὲν εἰς τὰς τῆς καρδίας κοιλίας αὐτὸ
παραγίνεσθαι δεήσει, μετὰ δὲ τοῦτο δυοῖν θάτερον, ἤτοι
διὰ τῆς κοίλης φλεβὸς εἰς μὲν τὰ κυρτὰ τοῦ ἥπατος πρῶ-
τον, εἶτα ἐκεῖθεν εἰς τὰ σιμὰ καὶ οὕτως διὰ [307] τῶν
πυλῶν εἰς τὰς τῶν ἐντέρων ἕλικας, ἢ πρῶτον μὲν εἰς τὴν
μεγάλην ἀρτηρίαν, εἶθ᾽ οὕτως εἰς τὴν τοῦ μεσεντερίου. καὶ
πῶς ἂν ἔτι μένειν ἀφρῶδες ἀναμιχθέν τε τῷ αἵματι καὶ
τοσαύτας διεξελθὸν ἅμα αὐτῷ φλέβας.

κα′.

Ὁκόσοσι πυρέσσουσιν ἐν τοῖσιν οὔροισι κριμνώδεες αἱ ὑπο-
στάσιες γίνονται, μακρὴν τὴν ἀῤῥωστίην σημαίνουσι.

una effertur, fanguis efle fpumofus. Pleuritici tamen in-
terdum etiam fpumofum exfpuunt, atque his ipfis multo
rarius peripneumonici, calore fcilicet, ut mihi videtur,
intemperato atque igneo in partibus affectis collecto. Porro
fi quod e capite defluit in afperas pulmonis arterias deor-
fum, ut nonnulli volunt, ad fedem permeat; primum in
ventriculos cordis ipfum devenire oportebit; deinde ex
duabus alterum viam pergere aut primum per venam ca-
vam ad jecoris gibba; indeque ad fima deferri atque ita
per portas in inteftinorum fpiras pervenire; aut primum
quidem in magnam arteriam, deinde fic in eam quae me-
fenterium perreptat. Verum quomodo ubi et fanguine fit
permixtum et una cum eo tot venas pervaferit, fpumo-
fum etiamnum maneat.

XXXI.

*Quibus febricitantibus in urinis fedimenta craffiorem fari-
nam referentia oboriuntur, longum morbum fignificant.*

Ed. Chart. IX. [307.].　　　　　　　　Ed. Baf. V. (320.)

(320) Καὶ οὗτος ὁ λόγος διορισθεὶς ἀληθὴς γίνεται μαρτυρούμενος ὑπὸ τῆς πείρας. ὀλέθρια μὲν γάρ ἐστι τὰ κριμνώδη τῶν οὔρων, κἂν τῷ προγνωστικῷ λέλεκται καὶ φθάνουσιν ἀποθνήσκειν οἱ πλεῖστοι πρὶν χρονίσαι τὴν νόσον. ὅσοι δ᾽ ἐξ αὐτῶν ἐσώθησαν, ἐχρόνισαν οὗτοι πάντες, οἷς ἂκ πολλῆς τῆς πέψεως δεομένης τῆς διαθέσεως, ἐφ᾽ ᾗ τὸ τοιοῦτον οὖρον οὐροῦσιν. εἴρηται δ᾽ ἡμῖν ἐν τοῖς περὶ κρίσεων ὑπὲρ ἁπάντων οὔρων ἐπὶ πλέον ἔν γε μὴν ταῖς ἐπιδημίαις. ἀρκέσει γάρ μοι δυοῖν ἀῤῥώστοιν μνημονεῦσαι, κατὰ μὲν τὸ πρῶτον τοῦ μετὰ τρεῖς καταστάσεις δευτέρου γεγραμμένου Σιληνοῦ, περὶ οὗ κατὰ τὴν διήγησιν οὕτως εἶπεν· οὔρησεν ἀθρόως ὑπὸ τοῦ χυμοῦ κενούμενον ὑπόστασις κριμνώδης, λευκὴ, ἄκρεα πάλιν ψυχρὰ, ἐνδεκάτη ἀπέθανε. κατὰ δὲ τὸ τρίτον τοῦ τρίτου τῶν ἀῤῥώστων, περὶ οὗ κατὰ μὲν τὴν ἀρχὴν τῆς διηγήσεως οὕτως ἔγραψεν· ὁ κατακείμενος ἐν τῷ Δεάλκους κήπῳ. προελθὼν δὲ μετ᾽ ὀλίγον, οὖρα λεπτὰ, ποικίλα, ἐναιωρήματα ἔχοντα σμικρὰ οἷον

Haec quoque oratio adhibita diſtinctione vera fit, quae ab experientia comprobatur. Crimnodes ſiquidem urinas in prognoſtico perniciofas eſſe pronunciatum eſt; atque plurimi priusquam morbus diutius producatur, intereunt; qui vero ex ipſis ſervati ſunt, hi omnes diuturno morbo laborarunt, affectu nimirum in quo talis urina redditur multam coctionem efflagitante. Verum in libris de criſibus de omnibus urinis plenius dictum eſt. Ex epidemiis autem, ſatis enim mihi fuerit de duobus aegris tantummodo feciſſe mentionem, primo quidem libro de Sileno poſt tres aëris tempeſtates ſecundo loco ſcripto, de quo inter ea quae de ipſo refert Hippocrates ſic inquit: *minxit affatim ſub craſſum in matella depoſitum, ſedimentum crimnodes, extrema rurſum frigida; undecimo die morte peremptus eſt.* Tertio vero libro de aegroto qui ordine tertius eſt, de quo hiſtoriam initio ita ſcripſit: *qui in horto Dealcis decumbebat;* deinde paulo ulterius: *urinae tenues, variae, ſuspenſae, parva, craſſiori farinae*

κρίμνα. τοῦτον δέ φησι τεσσαρακοσταῖον κριθῆναι. δῆλον
οὖν κἀκ τούτων τῶν παραδειγμάτων, ὅσοι μὲν σωθήσεσθαι
μέλλουσι τῶν οὐρησάντων κριμνώδη, χρονίζουσιν, ὅσοι δὲ
ὀλεθρίως ἔχουσι, τούτους ἐνδέχεται καὶ διὰ ταχέων ἀπο-
θανεῖν.

λβ'.

Ὁκόσοισι δὲ χολώδεες αἱ ὑποστάσιες, ἄνωθεν δὲ λεπταί,
ὀξεἰην ἀῤῥωστίην σημαίνει.

[308] Τὸ μὲν χολῶδες ἀεὶ ὀξείας ἐργάζεται νόσους.
εἴρηται γὰρ ἡμῖν ὅτι τὸν πικρόχολον χυμὸν οὕτως ὀνομά-
ζειν ἔθος ἐστὶ τοῖς παλαιοῖς ἰατροῖς, ὡς τόν γε μελαγχο-
λικὸν ἀεὶ μετὰ προσθήκης λέγουσιν, οὐχ ἁπλῶς χολὴν ὡς
τὴν ξανθὴν, ἀλλὰ μέλαιναν χολήν. τὸ δ' ἄνωθεν λεπταί,
τουτέστιν ὑδατώδεες. οὕτω γὰρ εἴωθε χρῆσθαι τῇ τοῦ
λεπτοῦ προσηγορίᾳ ὁ Ἱπποκράτης, δόξειεν ἂν οὐ καλῶς
εἰρῆσθαι. τὸ γὰρ ὑδατῶδες οὖρον ἄπεπτόν ἐστι καὶ χρό-

confimilia continentes. Hunc autem dicit quadragefimo
die judicatum fuiffe. Liquet igitur et his exemplis qui-
cunque farinacea mejant, fi falvi quidem evafuri fint, eos
perdiu detineri; fi vero exitialiter aegrotent, etiam poffe
celeriter perimi.

XXXII.

Quibus biliofa fedimenta fupra tenuia, acutum morbum
fignificant.

Biliofus quidem humor acutos morbos femper efficit.
Sic enim veteres medicos pro confuetudine picrocholum
humorem appellare diximus, quemadmodum melancholi-
cum femper cum adjectione, non fimpliciter bilem veluti
flavam, fed atram bilem pronunciant. Illud vero *fupra
tenuia*, hoc eft aquofa, fic enim tenuis appellatione uti
confuevit Hippocrates, non recte dictum videretur. Aquofa
fiquidem urina cruda eft diuturnumque morbum portendit.

Ed. Chart. IX. [308.]　　　　　　　　Ed. Baſ. V. (320.)
νιον. ἐγὼ γοῦν οὐκ ἐθεασάμην ποτὲ οὖρον ὡς τὸ ὑφιστά-
μενον ἐν αὐτῷ χολῶδες εἶναι, τὸ δ᾽ ἐπιπολάζον ὑδατῶδες.
οὐκ ἀλόγως οὖν ἔνιοι τῶν ἐξηγητῶν ἔφασαν οὐ τόπου δη-
λωτικὸν, ἀλλὰ χρόνου τὸ ἄνωθεν ἐπίρρημα νῦν εἶναι, κα-
θάπερ εἰ καὶ οὕτως εἴρηται. τῶν οὔρων αἱ ὑποστάσεις,
ὅταν ἐξ ἀρχῆς μὲν ὦσι λεπταὶ, μετὰ δὲ ταῦτα χολώδεις
γεννηθῶσιν, ὀξεῖαν ἀρρωστίαν δηλοῦσιν.

λγ΄.

Ὁκόσοισι δὲ διεστηκότα οὖρα γίνεται, τουτέοισι ταραχὴ
ἰσχυρὴ ἐν τῷ σώματί ἐστι.

Τὰ διεστηκότα κυρίως μὲν ἀκούοντι ἀδύνατόν τι δη-
λώσει. συνεχὲς γὰρ ἑαυτῷ τὸ οὖρόν ἐστιν ἀεὶ μηδεμίαν ἐν
τῷ μέσῳ χώραν ἔχον κενήν. εἰ δὲ τὸ κατὰ τὴν σύστασιν
ἀνώμαλον εἰρῆσθαι δεχοίμεθα, δεόντως εἶπε ταραχὴν ἰσχυ-
ρὰν αὐτὸ σημαίνειν. ἐπικρατούσης μὲν γὰρ τῆς φύσεως

Equidem numquam fpectavi urinam, cujus fedimentum
eſſet biliofum et quod fupernatat aquofum. Non citra
rationem igitur interpretes nonnulli non locum, fed tem-
pus hoc aphorifmo per adverbium *fupra* fignificari arbi-
trantur, quafi dictum fit: fi urinarum fedimenta ab initio
tenuia, poſtea biliofa fiant, acutum morbum fignificant.

XXXIII.

*Quibus difparatae fiunt urinae, iis in corpore vehemens
eſt perturbatio.*

Si diductae urinae proprie accipiantur, quae fieri
nequeat, res declarabitur. Continua ſiquidem eſt ſibique
ipſi perpetuo cohaerens urina quae nullum intermedium
ſpatium vacuum fortitur. Si vero per urinae concretio-
nem inaequalitatem dici conceſſerimus, merito ipſam pro-
nunciavit vehementem perturbationem ſignificare. Nam
dominante ac vincente natura aequabiliter unita ſunt

Ed. Chart. IX. [308. 309.] Ed. Baf. V. (320.)

ὁμαλῶς ἤνωται πάντα, στασιαζόντων δὲ τῶν νοσωδῶν αἰ-
τίων αὐτῇ, τὸ μὲν κρατούμενόν τε καὶ πεττόμενον ἑτέραν
ἴσχει τὴν ἰδέαν, τὸ δὲ ἀνθιστάμενόν τε καὶ στασιάζον ἑτέ-
ραν. καὶ ὅταν γε πλείω τὰ τοιαῦθ᾽ ὑπάρχει, ποικιλωτέραν
ἀποφαίνει τὴν ἀνωμαλίαν τῶν οὔρων καὶ τὴν αἰτίαν αὐτῶν
τὴν ταραχήν.

λδ'.

Ὁκόσοισι δὲ ἐν τοῖσιν οὔροισιν ἐφίστανται πομφόλυγες νε-
φριτικὰ σημαίνουσι καὶ μακρὴν ἀῤῥωστίαν ἔσεσθαι.

[309] Πομφόλυγες γίνονται περιτεινομένης ὑγρότη-
τος φυσώδει πνεύματι. μᾶλλον δὲ εἴωθε τὸ τοιοῦτον συμ-
βαίνειν, ὁπόταν ἔχῃ τι γλίσχρον ἡ ὑγρότης. τηνικαῦτα δὲ
καὶ αἱ πομφόλυγες αὗται δύσλυτοί τε καὶ μόνιμοι γίνονται.
σημεῖον οὖν ἐστι τὸ συνεκκρίνεσθαι τοῖς οὔροις πνεῦμα
φυσῶδες ἀῤῥωστίας νεφρῶν ψυχρᾶς. ἡ τοιαύτη γὰρ ἀθροί-
ζει τὸ φυσῶδες πνεῦμα καὶ διὰ τοῦτό φησιν ἔσεσθαι τὴν

omnia. Morbificis vero caufis in ipfam tumultuantibus
quod fubigitur et coquitur, alteram *in urina* prae fe fert
ideam; quod vero reluctatur ac tumultuatur, alteram,
quumque plures funt ejusmodi caufae, magis variam uri-
narum inaequalitatem ejusque caufam perturbationem re-
praefentant.

XXXIV.

Quibus in urinis bullae fuperftant, iis nephritin ac lon-
gum fore morbum fignificant.

Procreantur bullae quum flatulentus humor fpiritu
circumextenditur. Id autem magis accidere confuevit,
fi quid lentoris humor fortiatur. Tunc etiam bullae ipfae
manent diutius ac difficile folvuntur. Quum igitur flatu-
lentus fpiritus una cum urinis excernitur, frigidae renum
invaletudinis fignum eft. Haec enim flatulentum fpiritum
colligit, ob idque longum fore morbum praenunciat. Fri-

ΚΑΙ ΓΑΛΗΝΟΥ ΕΙΣ ΑΥΤΟΥΣ ΥΠΟΜΝΗΜΑΤΑ. 135

Ed. Chart. IX. [309.]   Ed. Baf. V. (320.)

ἀῤῥωστίαν μακράν· τὸ γὰρ ψυχρὸν ἅπαν δύσλυτόν τε καὶ
δύσπεπτόν ἐστι καὶ διὰ τοῦτο χρόνιον. ἔνιοι δέ φασιν
ὑπὸ τῆς δριμύτητος τῶν οὔρων ἀνεστομωμένας τὰς κατὰ
νεφροὺς ἀρτηρίας ἐκκρίνειν τι τοῦ πνεύματος, ὃ συνεξερχό-
μενον τοῖς οὔροις τὰς πομφόλυγας ἐργάζεται.

λε΄.

Ὁκόσοισι δὲ λιπρὴ ἡ ἐπίστασις καὶ ἀθρόη, τουτέοισι νε-
φριτικὰ καὶ ὀξέα σημαίνει.

Εἴτε διαχώρησις εἴτ᾽ οὖρον ᾖ λιπαρὸν, ἐπὶ συντήξει
γίνεται πιμελῆς οὐ μᾶλλόν τι τῆς κατὰ τοὺς νεφροὺς ἢ
τῆς καθ᾽ ὅλον τὸ ζῶον. ὅθεν οὐδὲ νεφριτικὸν ἰδίως ἐστὶ
τὸ σημεῖον, ἀλλὰ κοινὸν ἁπάσης πιμελῆς τηκομένης ὑπὸ
θερμασίας πυρώδους· ἢ τοίνυν οὕτως ἀκουστέον ἐστὶν ὡς
ἐπὶ τῶν νεφριτικῶν εἶναι ὁμολογουμένων, οὐ τὸ γένος τοῦ
πάθους, ἀλλὰ τὴν ὀξύτητα διαγινώσκοντός τε καὶ προλέ-
γοντος ἐν ιῷδε τοῦ Ἱπποκράτους ἢ τὰ νεφριτικὰ μεταγρα-

gidum enim omne aegre tum folvitur tum coquitur pro-
indeque perdurat. Nonnulli porro narrant aperta ab uri-
narum acrimonia quae renibus infunt arteriarum ora fpi-
ritum aliquem emittere qui cum urinis illapfus bullas efficit.

XXXV.

*Quibus urinarum fummum pingue et confertum eft, iis re-
nalem et acutum morbum fignificant.*

Sive dejectio five urina fit pinguis, adipis fit colli-
quatione non magis in renibus quam toto animalis cor-
pore commorantis; unde neque proprium morbi renalis
id fignum eft, fed omnis adipis ab igneo calore collique-
facti commune. Aut igitur ita intelligendus aphorifmus,
quo in iis quae renum effe conceduntur affectionibus, hic
non affectionis genus, fed acumen tum dignofcat tum
praedicat Hippocrates aut ut interpretes nonnulli fecerunt

πτέον, ὡς ἔνιοι τῶν ἐξηγησαμένων ἐποίησαν εἰς τὰ φρενι-
τικά. καίτοι γε τοῦτο οὐδὲ φρενίτιδος μόνης σημεῖον οὔτε
τῆς ἁπλῶς οὔτε τῆς διακαοῦς, ἀλλὰ παντὸς συντήκοντος
πυρετοῦ. τό γε μὴν ἀθρόον προσκείμενον τῷ λόγῳ δύνα-
ται μὲν καὶ τὴν τοῦ χρόνου βραχύτητα δηλοῦν, δύναται δ'
οὐδὲν ἧττον καὶ τὴν τοῦ τόπου. τὸ γὰρ ἐσφιγμένον ἑαυτῷ τε
συνεχόμενον ἀθρόον ὀνομάζομεν, ἐναντίον ὑπάρχον τῷ διε-
σπασμένῳ. ταυτὶ μὲν οὖν ἄχρι τοσουτου καὶ τοῖς διδά-
σκαλοις ἡμῶν ἡρμήνευται. τὸ δέ μοι δοκοῦν ἤδη φράσω·
τὸ ἀθρόον προσκείμενον τῷ λόγῳ δοκεῖ μοι κατὰ τοῦ χρό-
νου λελέχθαι καὶ διὰ τοῦτο τῆς περὶ τοὺς νεφροὺς πιμελῆς
ἐνδείκνυσθαι τῆξιν. αἱ γοῦν ἐν ἄλλοις μέρεσι τοῦ ζώου
τηκόμεναι πιμελαὶ κατὰ βραχὺ καὶ οὐκ ἀθρόως ἐπὶ τὴν οὔ-
ρησιν ἀφικνοῦνται, μεταλαμβανομένης τῆς συντήξεως εἰς
τὰς πρώτας μὲν τὰς πλησίον αὐτῆς φλέβας, ἐφεξῆς δὲ τὰς
συνεχεῖς. εἶτ᾽ αὖθις εἰς ἄλλας τε [310] καὶ ἄλλας μέχρι
περ ἂν ἐπὶ τοὺς νεφροὺς ἀφίκηται. τῆς δὲ περὶ τοὺς νε-
φροὺς πιμελῆς τακείσης μετάληψις εἰς οὖρα ταχίσιη τε

verbum *nephritica* fcriptum in phrenetica mutandum eft:
quamquam hoc neque folius phrenitidis, neque fimplicis,
neque incendentis, fed omnis colliquefacientis febris
fignum eft. Porro nomen *confertum* additum orationi
poteft tum brevitatem temporis fignificare, tum etiam
poteft loci nihilominus. Quod enim in fe coactum eft et
continens, id confertum univerfumque dicimus, diftracto
atque difperfo contrarium. Atque hactenus ifta a noftris
etiam praeceptoribus explicata funt. Jam vero quod mihi
videtur dicam. Conferta vox orationi praefenti addita
mihi de temporis brevitate dici videtur, atque ideo ad-
ipis renum indicare colliquationem. In aliis fiquidem
corporis partibus liquefacti adipes paulatim non univerfim
cum urina manant, traducta colliquatione in primas fibi
vicinas venas, deinde in continuas, poftremo rurfum in
alias atque alias, donec tandem in renes ipfa perveniat.
Colliquefacti vero renum adipis in urinas traductio celer-
rima eft, neque paulatim, fed confertim fit, atque ideo

Ed. Chart. IX. [310.]   Ed. Baf. V. (320. 321.)

ἅμα καὶ οὐ κατὰ βραχύ. πᾶσα δὲ ἀθρόως γίνεται καὶ
διὰ τοῦτο περὶ τοῖς νεφροῖς αὐτοῖς ἐνδείκνυται τὴν διάθε-
σιν ὑπάρχειν. τούτῳ καὶ τὴν πεῖραν εὑρήσεις μαρτυροῦ-
σαν, ἐὰν ἀκριβῶς παραφυλάττῃς. καὶ μέντοι καὶ διττῆς
οὔσης γραφῆς, ἔν τισι μὲν γὰρ ἀντιγράφοις ἐπίστασις, ἔν
τισι δὲ ὑπόστασις γέγραπται, τὴν προτέραν ἀληθεστέραν
εἶναί φαμεν· ἐφίσταται γὰρ ἀεὶ τὸ λιπαρὸν, οὐχ ὑφιζάνει.
καὶ μέντοι καὶ τῇ τοῦ πρόσθεν ἀφορισμοῦ λέξει συμφωνεῖ
μᾶλλον ἡ τοιαύτη γραφή. κατ' αὐτὴν γὰρ εἶπεν ὁ Ἱππο-
κράτης, ὁκόσοισι δὲ ἐπὶ τοῖς οὔροις πομφόλυγες ἐφίστανται,
νεφριτικὰ σημαίνει καὶ μακρὴν τὴν ἀρρωστίαν ἔσεσθαι.
ἀκόλουθον οὖν τὸ ἐφίστανται τοῖς ἐφεξῆς εἰρημένοις ἐστίν.
ὁκόσοισι δὲ λιπαρὰ ἡ ὑπόστασις καὶ ἀθρόως, τουτέοισιν
νεφριτικὰ σημαίνει καὶ ὀξεῖην τὴν νόσον ἔσεσθαι.

———

λστ'.

(321) Ὁκόσοισι δὲ νεφριτικοῖσιν ἐοῦσι τὰ προειρημένα
ξυμβαίνει σημεῖα, πόνοι τε περὶ τοὺς μύας τοὺς ῥαχιαίους

———

renibus affectionem ineſſe iñdicat. Cui rei experientiam
quoque adſtipulari comperies, ſi diligenter obſervaveris.
Ceterum quum gemina exſtet lectio, in quibusdam enim
exemplaribus urinarum ſummum, in aliis ſedimentum
ſcribitur, priorem veriorem eſſe dicimus. Supernatat
enim ſemper quod pingue eſt, non ſubſidet. Ad haec
praecedentis aphoriſmi dictioni talis lectio congruit, in
illa enim dixit Hippocrates: quibus in urinis bullae ſuper-
ſtant, iis nephritin ac longum fore morbum ſignificant.
Superſtant igitur verbum ſubſequentibus pronunciandis
conſentaneum eſt. Quibus urinarum ſummum pingue et
confertum eſt, iis renalem et acutum morbum ſiguificant.

———

XXXVI.

*Quibus renum affectu laborantibus praedicta contingunt
ſigna doloresque ſpinae muſculis oboriuntur , ſi exterio*

γίνονται, ἢν μὲν περὶ τοὺς ἔξω τόπους γίνωνται, καὶ τὰ
ἀποστήματα προσδέχου ἐσόμενα ἔξω· ἢν δὲ μᾶλλον οἱ
πόνοι περὶ τοὺς εἴσω τόπους γίνωνται, καὶ τὸ ἀπόστημα
προσδέχου μᾶλλον ἐσόμενον εἴσω.

_____

Ἐν μὲν τοῖς ἔμπροσθεν ἀφορισμοῖς διαγνωστικὰ ση-
μεῖα πασχόντων νεφρῶν ἔγραψεν, ἐν τούτῳ δὲ περὶ τῶν
ὁμολογουμένων ἐκ πλείονος χρόνου νεφριτικῶν εἶναι διδά-
σκει, λέγων ἐπ᾽ αὐτῶν ἀπόστασιν ἔσεσθαι· τοῖς προγεγραμ-
μένοις σημείοις προελθόντος πόνου, τουτέστιν ἀλγήματος
κατὰ τοὺς ῥαχιαίους μῦς, οὓς καὶ ῥαχίτας ὀνομάζουσιν οἱ
ἰατροί. διττὸν δέ ἐστι γένος τῶν μυῶν τούτων, ἓν μὲν ὄπι-
σθεν ὑπὸ τῷ δέρματι περιλαμβάνον ἑκατέρωθεν ὅλην τὴν
ἄκανθαν, ἕτερον δ᾽ ἐν τοῖς πρόσω μέρεσιν ἐπιτεταμένον
οὐ καθ᾽ ὅλης τῆς ῥάχεως, ἀλλὰ μόνων τῶν κατ᾽ ὀσφὺν με-
ρῶν. καθ᾽ ὁποτέρους οὖν αὐτῶν ἐρείδῃ τὸ ἄλγημα καὶ τὴν
ἀπόστασιν ἐκεῖ γενήσεσθαι προσδέχου. πότερον δὲ τῶν νε-
φρῶν αὐτῶν ἐκπυησάντων ἢ μόνων τῶν μυῶν ἤ ποτε καὶ

res quidem locos obſideant, abſceſſus quoque futuros ex-
teriores exſpecta. Si vero dolores interioribus locis ma-
gis inſideant, abſceſſus etiam interiores magis futuros
metue.

_____

Superioribus quidem aphoriſmis quibus ſignis affectus
dignoſcuntur ea ſcriptis tradidit, in praeſenti vero de
iis agit quae renum affectibus diuturno tempore laboran-
tium eſſe conceduntur, futurum praedicans ipſis abſceſſum,
ſi ad prius ſcripta ſigna labor acceſſerit, hoc eſt dolor in
iis ſpinae muſculis, quos rachiae os et rachitas appellant
medici. Duplex autem eſt horum muſculorum genus,
unum quidem exteriorum pone ſub cute totam ſpinam
utrimque complectentium, alterum vero interiorum par-
tibus anterioribus non in totam ſpinam, ſed ſolas lumbo-
rum partes porrectorum. Utrascunque partes dolor firmus
obſideat, illic abſceſſum quoque futurum metue. Utrum
vero renibus ipſis ſuppurantibus id ſiat an ſolis muſculis,

συναμφοτέρων οὐκέτι διώρισεν. ἡ μέντοι πεῖρα δείκνυσιν
ἅπαντα τὰ γινόμενα. καὶ γὰρ οἷς μύες ἐνίοτε μόνοι τοῦτο
πάσχουσιν, ἤτοι γε οἱ ἔνδον τε πρόσω ἢ οἱ πίσω τε καὶ
ἔξω καὶ χωρὶς τῶν μυῶν, οἱ νεφροὶ ποτὲ μὲν εἴσω, ποτὲ δὲ
ἔξω ῥεπούσης αὐτοῖς τῆς ἀποστάσεως.

λζ'.

[311] Ὁκόσοι αἷμα ἐμέουσιν ἢν μὲν ἄνευ πυρετοῦ, σωτή-
ριον, ἢν δὲ ξὺν πυρετῷ, κακόν. Θεραπεύειν δὲ τοῖς ψυ-
κτικοῖσιν ἢ στυπτικοῖσιν.

Ἐμεῖται μὲν ἐκ στομάχου καὶ γαστρὸς, ἀναβήττεται δὲ
τὰ ἐκ τῆς τραχείας ἀρτηρίας ἀναφερόμενα καὶ πνεύμονος.
ἔνιοι μέντοι τῶν ἐξηγησαμένων τὸ βιβλίον εἰρῆσθαί φασι
τὸ ἐμέουσι καὶ κατὰ τῶν ἐξ ἀρτηρίας τε καὶ πνεύμονος
ἀναγόντων αἷμα. καίτοι γε σωτήριον εἶναι τοῦτο τὸ πά-
θημα, τουτέστι θεραπευθῆναι δυνάμενον, ὅταν μὴ πυρέτ-

an utrisque, non explicavit Hippocrates. Ceterum haec
omnia fieri oftendit experientia. Mufculi namque foli
nonnunquam hoc patiuntur vel interiores qui iidem funt
anteriores; vel pofteriores qui et exteriores habentur, et
fine mufculis quoque renes afficiuntur, alias introrfum,
alias extrofum inclinante in ipfis abfceffu.

XXXVII.

*Qui fanguinem vomunt, fi citra febrem, falutare; fi cum
febre malum. Hic affectus refrigerantibus et adftrin-
gentibus curandus eft.*

Vomitus ex ftomacho et ventre, extufliuntur quae ex
afpera arteria et pulmone efferuntur. Nonnulli tamen
hujus libri enarratores verbum *vomunt* etiam de iis dici
autumant, qui ex afpera arteria et pulmone fanguinem
rejectant. Atqui falutarem effe hunc affectum, hoc eft
aegros curari poffe, quum minime febricitant, nequaquam

τωσιν οἱ κάμνοντες, οὐκ ἀληθές. εἰ γὰρ καὶ ὅτι μάλιστα
χωρὶς πυρετοῦ τις ἐκ πνεύμονος ἀναβήττοι τὸ αἷμα, κίν-
δυνός ἐστι καὶ τούτῳ μὴ θεραπευθῆναι καὶ πάντως, χρο-
νίζοντος αὐτοῦ γενήσονται ὕστερον καὶ οἱ πυρετοί. διὰ
τοῦτο μὲν οὖν ἄμεινον ἀκούειν τοῦ ἐμέουσιν ὀνόματος ὡς
κυρίως εἰρημένου, προσεπισκοπεῖσθαί τε καὶ διορίζεσθαι τό
τ᾽ ἀκίνδυνον ἐν αὐτῷ καὶ τὸ κινδυνῶδες ἐκ τοῦ πυρέττειν
ἢ μή. τοῖς μὲν γὰρ ἀπυρέτοις εὔδηλον ὡς οὐδεμία φλε-
γμονὴ κατὰ τὸν τόπον ἐστὶν, ὅθεν ἀναφέρεται τὸ αἷμα,
ὥστε ἤτοι κατ᾽ ἀναστόμωσιν ἀγγείου γίνεσθαι τὸν ἔμετον
τοῦ αἵματος ἢ μεθ᾽ ἑλκώσεως, ἀλλὰ χωρὶς φλεγμονῆς. θε-
ραπεύεται δὲ τὰ χωρὶς φλεγμονῆς ἕλκη ῥᾳδίως τοῖς στυ-
πτικοῖς. ὅσον δὲ σὺν φλεγμονῇ τε ἅμα καὶ πυρετοῖς ἐστι,
μὴ ὅτι θεραπείας τυχεῖν, ἀλλ᾽ οὐδ᾽ ἐπὶ ταὐτοῦ δύναται
διαμεῖναι μεγέθους, ἀεὶ γὰρ μείζω καὶ κακοηθέστερα γί-
νονται.

---

verum eſt. Si quis enim et quam maxime citra febrem
ex pulmone ſanguinem extuſſiat, non fieri huic curatio-
nem periculum impendet. Quod ſi haec ſanguinis reje-
ctio diuturna perſeveret, omnino poſtea febres ſuccedent.
Quamobrem ſatius eſt hoc verbum *vomunt* proprie uſur-
patum accipere, ac deinceps tum animadvertere tum
praefinire quid in ipſo citra febrem vacet periculo et
quid periculi ex febre prodeat aut non prodeat. Nam
febre vacantibus liquet nullam loco inflammationem in-
eſſe, unde ſanguis effertur. Quare vel vaſis alicujus ore
recluſo fit ſanguinis vomitus vel cum ulcere, ſed citra
inflammationem. At quae citra inflammationem ſunt ul-
cera, adſtringentibus facile curantur, quae vero et cum
inflammatione ſimul et febiibus exiſtunt, non ſolum cu-
rationem non ſortiuntur, imo in eadem magnitudine per-
manere nequeunt; nam majora et maligniora ſemper
evadunt.

λη'.

Κατάῤῥοι ἐς τὴν ἄνω κοιλίην ἐκπυοῦνται ἐν ἡμέρῃσιν εἴ-
κοσιν.

---

[312] "Ἄνω κοιλίαν νῦν ὀνομάζει τὴν ὑπὸ τοῦ θώ-
ρακος περιγραφομένην, ἣν ὁ πνεύμων κατείληφε καὶ διὰ
τοῦτο εἰς τοῦτον ἐκ τῆς κεφαλῆς ὁ κατάῤῥους φέρεται διὰ
τῆς τραχείας ἀρτηρίας. ἐκπυΐσκεται δὲ τὸ πλεῖστον ἐν
ἡμέραις εἴκοσι καὶ οὐχ ὡς οἱ πλεῖστοι γράφουσιν, ἡμέραις
εἴκοσι μιᾷ. διὰ παντὸς γὰρ ὁ Ἱπποκράτης τὴν κ' ἡμέραν
κρίσιμον, οὐ τὴν κα' οἶδεν, ὡς ἐν τοῖς περὶ κρισίμων ἡμε-
ρῶν ὑπομνήμασιν ἔδειξα.

λθ'.

Ἢν οὐρέῃ αἷμα καὶ θρόμβους καὶ στραγγουρίην ἔχῃ καὶ
ὀδύνη ἐμπίπτῃ ἐς τὸν περίναιον καὶ τὸ ὑπογάστριον καὶ
τὸν κτένα, τὰ περὶ τὴν κύστιν νοσέειν σημαίνει.

XXXVIII.

*Defluxiones in ventrem superiorem viginti diebus fup-
purantur.*

Superiorem ventrem nunc appellat cavitatem thorace
circumfcriptam, quam pulmo occupat, atque propterea in
hunc per afperam arteriam fertur defluxio. Suppurat
autem plerumque intra dies viginti, non ut multi fcribunt
intra unum et vicefimum. Semper enim Hippocrates diem
vicefimum judicatorium ftatuit, non vicefimum primum,
quemadmodum in libris de diebus judicatoriis demon-
ftravimus.

XXXIX.

*Si quis fanguinem et grumos mejat et ftranguria laboret
dolorque ad interfemineum, imum ventrem et pectinem
concidat, veficae partes aegrotare fignificat.*

Σχεδὸν μὲν ἐν ἅπασι τοῖς ἀντιγράφοις ὁ ἀφορισμὸς
οὗτος γέγραπται· περιελεῖν δὲ αὐτὸν χρὴ διὰ τὸν ἔμπροσθεν
εἰρημένον. ἐξηγησάμεθα γὰρ αὐτὸν ἐν τῷ τετάρτῳ τῶνδε
τῶν ὑπομνημάτων τοιοῦτον ὑπάρχοντα τῇ λέξει, ἢν οὐρέῃ
αἷμα καὶ θρόμβους καὶ στραγγουρίη ἔχῃ καὶ ὀδύνη ἐμπίπτῃ
εἰς τὸ ὑπογάστριον καὶ τὸν κτένα, τὰ περὶ τὴν κύστιν νο-
σεῖ. κατὰ γοῦν αὐτὸν τὸν προκείμενον ἀφορισμὸν ἡ τελευτὴ
διττὴν ἔχει τὴν γραφὴν, μίαν μὲν, ὡς προγέγραπται, ἑτέ-
ραν δὲ τὴν κύστιν νοσέειν σημαίνει.

μ'.

Ἢν ἡ γλῶσσα ἐξαίφνης ἀκρατὴς γένηται ἢ ἀπόπληκτόν τι
τοῦ σώματος, μελαγχολικὸν τὸ τοιοῦτο γίνεται.

Ἀκρατῆ μὲν ὀνομάζει γλῶσσαν ἤτοι τὴν ἀστήρικτον
ὡς μὴ διαθροῦσαν ἀκριβῶς τὴν φωνὴν ἢ τὴν ἀκίνητόν τε
καὶ παραλελυμένην παντάπασιν. ἀπόπληκ- [313] τον δὲ
τι τοῦ σώματος τὸ παραλελυμένον. διὰ τί δὲ ἐξαίφνης γι-

In omnibus fere exemplaribus hic aphorifmus fcrip-
tus eft; ipfum autem eximere oportet propter alterum
fupra pronunciatum. Ipfum autem quarto horum com-
mentariorum his verbis fcriptum explanavimus: *fi quis
fanguinem et grumos mejat et ftranguria laboret dolorque
in imum ventrem et pectinem incidat, veficae partes la-
borant.* Porro praefentis aphorifmi finis geminam habet
lectionem: unam quomodo fupra fcriptus eft, alteram in
hunc modum: *veficae partes fignificat.*

XL.

*Si lingua derepente incontinens aut aliqua pars corporis
fiderata evadat, id fignum eft melancholicum.*

Incontinentem quidem linguam nominat, quae ita
debilis ac inftabilis eft, ut inexplanatam prorfus vocem
edat aut immobilis et omnino refoluta. Sideratam vero
corporis partem vocat quae refoluta eft. Cur autem haec

Ed. Chart. IX. [313.]   Ed. Baf. V. (321.)

νόμενα ταῦτα μελαγχολικὰ ὑπάρχειν φησὶν οὐκ οἶδα. μελαγχολίας μὲν γὰρ, ἢν δὴ καὶ συνήθως ἅπαντες Ἕλληνες ὁμολογοῦσιν, ὀρθῶς εἴρηται πρὸς αὐτοῦ τὰ τοιαῦτα γνωρίσματα, ἢν φόβος ἢ δυσθυμία πολὺν χρόνον ἔχουσα διατελέῃ, μελαγχολικὸν τὸ τοιοῦτον. ἄλλως δὲ μελαγχολικὰ λέγομεν εἶναι πάθη τούς τε καρκίνους καὶ τοὺς ἐλέφαντας, ἔτι τε λέπρας καὶ ψώρας καὶ μέλανας ἀλφούς. ἀλλ᾽ οὐδὲ τῶν τοιούτων παθῶν τινος οὔτε τῆς ὑπὸ πάντων ὀνομαζομένης μελαγχολίας ὁρᾶται προηγουμένη γλώσσης ἀκράτεια, καθάπερ οὐδὲ μορίου τινὸς ἀποπληξία. λοιπὸν οὖν ἐστι λέγειν, ὥσπερ ἐπὶ τεταρταίου πυρετοῦ, μελαγχολικὸν εἶναί φαμεν αἴτιον τὸν τῆς περιόδου χυμὸν, οὕτω καὶ τῶν εἰρημένοιν παθημάτων, τῆς τε κατὰ τὴν γλῶτταν ἀκρατείας καὶ τῆς τοῦ μορίου παραλύσεως. καὶ δυνατόν γε τῷ πάχει τοῦ χυμοῦ τὰ τοιαῦτα ἀκολουθῆσαι παθήματα, καθάπερ τῷ παχεῖ τε καὶ γλίσχρῳ φλέγματι, οὔκουν ἁπλῶς μελαγχολικὸν ἐροῦμεν εἶναι τῶν εἰρημένων ἑκάτερον, ὥσπερ οὐδὲ φλεγμα-

derepente oborta melancholica effe pronunciet, ignoro. Enimvero melancholiae, quam certe etiam pro confuetu-dine Graeci concedunt omnes, recte ab ipfo talia indicia funt prodita: *fi metus et moeftitia longo tempore hominem obfideant ac perfeverent, ejusmodi fymptoma melancholicum.* Alioqui melancholicas affectiones effe dicimus cancros, elephantas et praeterea lepras et pforas et alphos nigros. Verum neque talium affectionum aliquam, neque ab omnibus appellatam melancholiam linguae incontinentia praecedere videtur, ut neque partis alicujus fideratio. Quare fupereft, quemadmodum in quartana febre humorem melancholicum ipfius circuitus caufam effe dicimus, fic etiam dictarum affectionum et linguae incontinentiae et partis paralyfeos, fierique poffe ut propter humoris craffitudinem tales affectus confequantur, quales ex craffa et lenta et pituita ortum habent. Neutrum igitur commemoratorum dicemus fimpliciter effe melancholicum, ficuti neque pituitofum fimpliciter, fed pituitofum fimul et

Ed. Chart. IX. [313.]   Ed. Baf. V. (321. 322.)
τικὸν ἁπλῶς, ἀλλὰ φλεγματικὸν καὶ μελαγχολικόν. τὸ δὲ
ἐξαίφνης πρόσκειται. τῷ λόγῳ διὰ τὰς κατὰ βραχὺ γιγνο-
μένας βλάβας, ἐπί τε φλεγμονῇ σκιῤῥουμένῃ καὶ δυσκρασίᾳ
δυσλύτῳ.

μα'.

(322) Ἢν ὑπερκαθαιρομένων πρεσβυτέρων λὺγξ ἐπιγένη-
ται, οὐκ ἀγαθόν.

Κοινὸς οὗτος ὁ λόγος κατ' ἄμφω, καὶ καθ' ὅσον ἅπασι
τοῖς ὑπερκαθαιρομένοις οὐκ ἀγαθὸν ἡ λὺγξ καὶ καθ' ὅσον
τοῖς πρεσβυτέροις τὰ μοχθηρὰ πάντα χείρω διὰ τὴν ἡλι-
κίας ἀσθένειαν.

μβ'.

Ἢν πυρετὸς μὴ ἀπὸ χολῆς ἔχῃ, ὕδατος πολλοῦ καὶ θερ-
μοῦ καταχεομένου ἐπὶ τῆς κεφαλῆς, λύσις τοῦ πυρετοῦ
γίνεται.

melancholicum. At orationi additum eſt *derepente* ad-
verbium propter noxas quae paulatim tum ob ſcirrhoſam
inflammationem tum intemperiem ſolutu difficilem con-
trahuntur.

XLI.

Si ſuperpurgatis ſenioribus ſingultus oboriatur non bonum.

Haec oratio duas ob cauſas expoſita eſt, tum quate-
nus ſuperpurgatis omnibus ſingultus non bonus eſt tum
quatenus ſenibus mala omnia propter aetatis imbecillita-
tem deteriora ruunt.

XLII.

*Si febris a bile ortum non habeat, aquoſa copioſa et ca-
lida capiti affuſa, fit febris ſolutio.*

[314] Δηλοῖ σαφῶς ἐν τούτῳ τῷ λόγῳ μὴ πάντας ἀπὸ χολῆς γίνεσθαι τοὺς πυρετούς. δηλοῖ δὲ καὶ ὅτι πλὴν τῶν ἐπὶ χολῆς γινομένων οἱ λοιποὶ πάντες ὕδατος πολλοῦ καταχεομένου ἐπὶ τῆς κεφαλῆς λύονται. κατὰ τοῦτον γοῦν τὸν λόγον κἀν τῷ πρώτῳ τῶν ἐπιδημιῶν ἐπὶ Μελίτωνος ἔγραψε, λουτροῖς ἐχρήσατο κατὰ τῆς κεφαλῆς. οἵ τε γὰρ ἐπ' ἐγκαύσει καὶ ψύξει γινόμενοι πυρετοὶ πρὸς τῶν τοιούτων ὀνίνανται λουτρῶν, οἵ τ' ἐπὶ κόποις οὐδὲν ἧττον, οἵ τε διὰ στέγνωσιν πόρων, εἴτε δι' ἔμφραξιν εἴτε διὰ μύσιν στεγνωθέντων. ἀναπνεῦσαι γὰρ ἐπ' αὐτῶν χρὴ καὶ διαφορηθῆναι τὴν πυρετώδη θερμασίαν. οὐ μὴν ὅταν γε φλεγμονή τις καὶ χωρὶς φλεγμονῆς χυμῶν σηπεδὼν ἀνάπτῃ τὴν πυρετώδη θερμασίαν, ὀνίνησι τὰ λουτρὰ πρὶν ἤτοι κενωθῆναι τοὺς λυποῦντας χυμοὺς ἢ πεφθῆναι. ἀλλὰ τά γε τοιαῦτα νοσήματα πλευρίτιδάς τε καὶ περιπνευμονίας ἠπατίτιδάς τε καὶ σπληνίτιδας ἐκάλουν οἱ παλαιοὶ, σύμπτωμα τιθέμενοι τὸν πυρετὸν αὐτὸν, οὐκ αὐτὸ πάθος. ἐφ' ὧν δὲ

Hoc aphoriſmo conſpicue declarat omnes febres a bile ortum ducere, declarat quoque ceteras omnes febres, iis exceptis quae ex bile procreantur, aqua tepente copioſa ſupra caput affuſa ſolvi. Hac igitur ratione primo etiam epidemiorum de Melitone ſcripſit: *lavationibus ſupra caput uſus erat.* Febres enim ab aeſtu et frigore concitatae talibus lavationibus curantur; nec minus quae ex laſſitudinibus et quae ex meatuum exilium anguſtia ſive propter obſtructionem ſive conniventiam et praecluſionem coarctatorum obortae ſunt. Tranſpirare ſiquidem per ipſas oportet lavationes febrilemque calorem diſcuti diſſiparique. Non tamen quum quaedam inflammatio aut citra inflammationem humorum putredo igneum calorem accendit, balneae ſunt utiles, niſi vacuatis prius aut concoctis humoribus noxiis. Verum hujusmodi morbi pleuritides, peripneumonias, hepatitides et ſplenitidas appellabant veteres, qui febrem ipſam pro ſymptomate, non pro morbo ipſo conſtituebant. In quibus vero ſine partis

χωρὶς μορίου φλεγμονῆς οἱ κατὰ τὰς φλέβας χυμοὶ σηπό-
μενοι πυρετοὶ ἀνάπτουσιν, ἐπ᾽ ἐκείνων μόνων ἔλεγον ὑπὸ
πυρετοῦ τον ἄνθρωπον ὀχλεῖσθαι καὶ πυρετὸν ἔχειν αὐτὸν,
ἐπ᾽ ἐκείνων δὲ καὶ τὰς διαφορὰς τῶν πυρετῶν ἔγραψαν,
ἠπίαλον καὶ λειπυρίαν, ἑλκώδη τε καὶ τυφώδη καὶ λοιμώδη
καὶ καῦσον. ἡπατίτην δὲ τὸν πυρετὸν καὶ σπληνίτιν ἢ
περιπνευμονίην ἢ πλευρίτην οὐδεὶς εἶπεν, ὥστε νῦν ὁ λόγος
ἐστὶ τῷ Ἱπποκράτει περὶ τῶν αὐτῶν πυρετῶν μορίων ἄνευ
φλεγμονῆς. κατὰ μέντοι τὰ πλεῖστα τῶν ἀντιγράφων οὐχ
ὕδατος, ἀλλ᾽ ἱδρῶτος γέγραπται, τοιαύτην τινὰ ἔννοιαν ἐν-
δεικνυμένης τῆς γραφῆς· ἐὰν πυρετὸς μὴ ὑπὸ χολῆς ἔχῃ,
πολὺς ἱδρὼς ἀπὸ τῆς κεφαλῆς καταρρέων λύει τὸν πυρετόν,
οὐ δήπου τῆς κεφαλῆς μόνης ἐκχεῖσθαι τὸν ἱδρῶτα λέγοντος
τοῦ Ἱπποκράτους, ἀλλ᾽ ἀπὸ πρώτου φαινομένου μορίου
περὶ παντὸς τοῦ σώματος δηλοῦντος. ἐπὶ ταύτῃ τῇ γραφῇ
συμβήσεται τοὺς διὰ χολὴν πυρέττοντας ὑπὸ τῶν τοιούτων
ἱδρώτων μηδὲν ὀνίνασθαι. καὶ μὴν ἐναργῶς γε λύονται πολ-
λάκις οἵ τ᾽ ἄλλοι πυρετοὶ καὶ καθ᾽ οὓς ἡ ξανθὴ χολὴ

inflammatione putrefcentes in venis humores febrem ac-
cendunt, in his folis hominem febre vexari ipfumque fe-
brem habere dicebant. In his ipfis etiam febrium diffe-
rentias fcripferunt, epialam, lipyriam, heloden, typho-
den, peftilentiam et caufum appellantes. Hepaticam vero
febrem aut lienofam aut peripneumonicam aut pleuriticam
nemo protulit. Quare nunc Hippocrati habetur fermo de
ipfis febribus quae citra partium inflammationem exiftunt.
Porro in plurimis exemplaribus non aqua, fed fudor fcri-
bitur, lectione aliquam ejusmodi fententiam indicante. Si
febris non ex bile ortum habeat, copiofus fudor e capite
defluens fudorem effundi dicente Hippocrate, fed ex ea
parte quae prima oculis fubjicitur, idem de univerfo cor-
pore fignificante. Hac igitur lectione qui ex bile febri-
citant eos ab hujusmodi fudoribus nihilo juvari accidet.
At profecto faepe cum aliae multae febres tum in quibus
plurima eft flava bilis, tertianae ac ardentes, fudoribus

Ed. Chart. IX. [314. 315.]　　　Ed. Baf. V. (322.)

πλείστη τριταῖοί τε καὶ καῦσοι. βελτίων οὖν ἡ προτέρα
γραφὴ θεραπείαν ἀληθῆ διδάσκουσα τοῦ γένους τῶν εἰρη-
μένων πυρετῶν, ὅσοι διὰ κόπους ἢ ἐγκαύσεις ἢ ψύξεις ἢ
ὅλως στεγνώσεις τοῦ δέρματος γίγνονται. τὸ μὲν οὖν μὴ
ἀπὸ χολῆς ῥῆμα καὶ τὴν ὠχρὰν δύναται καὶ τὴν μέλαιναν
ἐνδείκνυσθαι χολήν. οὐ μὴν ἐπί γε ταύταις μόναις ἐδεί-
κνυμεν, ἀλλὰ καὶ διὰ φλέγμα σηπόμενον γίνεσθαι πυρετὸν
καὶ κατὰ τοῦτο μόνον ὁ ἀφορισμὸς οὐκ ἀληθεύειν δόξει,
πλὴν εἰ τὴν σηπεδόνα τοῦ φλέγματος εἰς χολώδη χυμὸν
ἀξιώσειέ τις μεταπίπτειν.

───────

μγ΄.
[315]　Γυνὴ ἀμφιδέξιος οὐ γίγνεται.

Ἀμφιδέξιον Εὐριπίδης εἴρηκε σίδηρον τὸν ἑκατέρωθεν
μὲν τέμνοντα, περιδέξιον δὲ τὸν Ἀστεροπαῖον Ὅμηρος τὸν
ἀμφοτέραις ταῖς χερσὶν ὁμοίως χρώμενον, ὡσεὶ καὶ ἀμφο-
τεροδέξιον εἴρηκει. κατὰ δὲ τὸν αὐτὸν τρόπον ἀμφαριστε-

aperte folvuntur. Quare prior lectio praeferenda eſt, quae
veram earum febrium generatim curationem docet, quae
laſſitudinibus, folis ardoribus, frigoribus aut denique cutis
conſtipationibus oboriuntur. Is vero textus *non a bile,*
tum pallidam tum atram bilem demonſtrare poteſt; non
tamen propter has folas, fed etiam et pituitam putrefcen-
tem excitari febrem oſtendimus, atque hoc folo verus
aphoriſmus eſſe non videbitur, niſi quis putrefactione pi-
tuitam in biliofum humorem transire ac degenerare
cenfuerit.

───────

XLIII.

Mulier ambidextra non fit.

Euripides ancipitem et utrimque fcindentem gladium
amphidexium appellavit, peridexium vero Aſteropaeum
Homerus, quod ambabus manibus fimiliter uteretur, quaſi
amphoterodexium dixiſſet. Eodem modo Ariſtophanes in

Ed. Chart. IX. [315.]   Ed. Baf. V. (322.)
ρὸν 'Αριστοφάνης εἶπεν ἐν Ταγηνίταις ἄνθρωπον ἀμφοτέ-
ρωθεν ἀριστερόν. Ἱππῶναξ ἀμφιδέξιον ἔφη κατὰ τόνδε τὸν
ἴαμβον.

'Αμφιδέξιος γὰρ εἰ μὴ καὶ οἰχ ἁμαρτάνω.

ἄνδρες μὲν οὖν ἀμφοτέραις ταῖς χερσὶν ὡς δεξιαῖς χρώ-
μενοι πολλάκις ὤφθησαν, γυνὴ δὲ οὐδεμία μέχρι δεῦρο, διὰ
τὴν ἀσθένειαν τῆς φύσεως. εἴπερ γὰρ ἀμφοτέραις ταῖς
χερσὶ διὰ ῥώμην τῆς κατὰ τὰ νεῦρα καὶ τοὺς μῦς δυνά-
μεως ἄνδρες τινὲς χρῶνται, δεόντως οὐδεμία γυνὴ χρήσε-
ται, ᾗ γε ἀγαπητόν ἐστι τῇ δεξιᾷ μόνῃ χρῆσθαι μετρίως.
τὰς γοῦν 'Αμαζονίδας αὐτός φησιν ἐπικαίειν τὸν δεξιὸν
τιτθὸν, ἵνα εἰς τὴν πλησίον χεῖρα πλείονος τροφῆς ἀφικνου-
μένης εὐρωστία τις αὐτῇ προσγένηται, ὡς τῇ φύσει γε
καὶ ταύτης ὑπαρχούσης ἀσθενοῦς. ἔνιοι μέντοι φασὶν ἀμ-
φιδέξιον εἰρῆσθαι τὴν ἐν τῷ δεξιῷ μέρει τῆς μήτρας γινο-
μένην. καὶ τούτων ἔτ' ἀλογώτερον ἕτεροι περὶ τῶν ἑρμα-
φροδίτων ὀνομαζομένων τὸν λόγον εἶναί φασι τῷ Ἱπποκράτει

Tagenitis hominem amphariſterum nuncupavit utrimque
finiſtrum. Et Hipponax amphidexium dixit hoc jambo:

Ego ambidexter ſum nec aberro namque.

Viri itaque qui ambabus manibus ut dextris utuntur ſaepe
viſi ſunt, mulier vero ob naturae imbecillitatem hucusque
nulla. Si namque propter nervorum et muſculorum ro-
bur perrari quidem viri ambabus manibus utantur, par
certe fuerit mulierem non uti, cui ſatis eſt, ſi ſola dex-
tra mediocriter utatur. Amazonidas ſiquidem ipſe dixit
mammam ſibi dextram adurere, ut copioſiore alimento
ad propinquam mamam perveniente, major ipſi firmitas
accedat tanquam naturae infirmae ac debili. Nonnulli
tamen amphidexiam mulierem dictam eſſe contendunt quae
dextra uteri parte procreata ſit. Atque his rurſum abſur-
dius alii qui de hermaphroditis appellatis Hippocrati hunc

ΚΑΙ ΓΑΛΗΝΟΤ ΕΙΣ ΑΤΤΟΤΣ ΤΠΟΜΝΗΜΑΤΑ. 149

Ed. Chart. IX. [315. 316.]   Ed. Baf. V. (322.)
τῷ μὲν ἄῤῥενι προσγίνεσθαι φάσκοντι γυναικεῖον αἰδοῖον,
τῇ θηλείᾳ δὲ μὴ προσγίνεσθαι τὸ ἀνδρεῖον.

μδ'.

Ὁκόσοισιν ἔμπυοι καίονται ἢ τέμνονται ἢν μὲν τὸ πῦον
καθαρὸν ῥυῇ καὶ λευκὸν, περιγίνονται, ἢν δὲ ὕφαιμόν τε
καὶ βορβορῶδες καὶ δυσῶδες, ἀπόλλυνται.

[316] Ἐμπυήματα μὲν εἴωθεν ὀνομάζειν οὐ τὰ κατὰ
θώρακα μόνον, ἀλλὰ καὶ τὰ καθ' ὁτιοῦν μόριον ἄλλο τοῦ
σώματος εἰς πῦον ἀλλοιωθέντα φύματα. μόνους δὲ ἐμ-
πύους προσαγορεύει τοὐπίπαν ἐξαιρέτους, οἷς μεταξὺ θώρα-
κός τε καὶ πνεύμονος ἤθροισται τὸ πῦον, οὓς ὅτι συνήθως
ἔκαιον οἱ παλαιοὶ μαθεῖν ἔστι καὶ ἐξ ὧν εἴρηκε Πλάτων
ὁ κωμικὸς ἐπὶ Κινησίου κατὰ τήνδε τὴν ῥῆσιν· μετὰ
ταῦτα δὲ Εὐαγόρου ὁ παῖς ἐκ πλευρίτιδος Κινησίας σκελε-
τός, ἄπυος, καλάμινα σκέλη φορῶν, φθόης προφήτης,
ἐσχάρας κεκαυμένος πλείστας ὑπ' Εὐρυφῶντος ἐν τῷ σώ-

aphorifmum efle proferunt, in quo doceat mari quidem
pudendum adnafci muliebre, mulieri vero virile nequaquam.

XLIV.

*Qui fuppurati uruntur aut fecantur, fi pus purum et al-
bum effluat, evadunt, fi fubcruentum et coenofum et
graveolens, pereunt.*

Empyemata confuevit nominare non quae in thorace
dumtaxat, fed etiam quavis in alia parte in pus mutata
funt tubercula. Prae ceteris vero empyos aut fuppura-
tos vocitat plerumque folos, quibus inter pectus et pul-
monem pus collectum eft, quos urere confuevifle veteres,
ex iis licet difcere quae Plato comicus in Cinefia his
verbis dixit. Poftea vero Euagorae filius Cinefias e pleu-
ritide fceletus et aridus pure vacans, arundinacea gerens
crura, tabis praenuncius, plurimis efcharis corpus inuftus
ab Euriphonte in concionem prodiit. Quod autem pus

μαιι. ὅτι δὲ τὸ μὲν πῦον τὸ λευκὸν ἀγαθόν ἐστι, τὸ δὲ
βορβορῶδες καὶ δυσῶδες μοχθηρὸν οὐδεὶς ἀγνοεῖ.

με'.

'Οκόσοι τὸ ἧπαρ διάπυον καίονται, ἢν μὲν τὸ πῦον καθαρὸν
ῥυῇ καὶ λευκὸν, περιγίνονται· ἐν χιτῶνι γὰρ τὸ πῦον
τουτέοισίν ἐστιν· ἢν δὲ οἷον ἀμόργη ῥυῇ, ἀπόλλυνται.

'Ο αὐτὸς εἶπε τὴν αἰτίαν, δι' ἢν οἱ μὲν ἀπόλλυνται
τῶν οὕτως ἐχόντων, οἱ δὲ περιγίνονται· καὶ γὰρ οἷς ἐν χι-
τῶνι τὸ πῦόν ἐστι μηδὲν πεπονθυίας τῆς οὐσίας τοῦ σπλάγ-
χνου σώζονται πάντες, οἷς δ' ἄχρι τῆς τοῦ ἥπατος σαρ-
κὸς ἡ φθορὰ διήκει, δεόντως ἀποθνήσκουσιν. ὅτι δὲ ἀμόρ-
γην ὀνομάζουσιν οἱ Ἕλληνες τὴν ὑπόστασιν τοῦ ἐλαίου καὶ
ὅτι τοιαύτης εἰκὸς γίνεσθαι τὴν ἄπεπτον σηπεδόνα τοῦ ἥπα-
τος εὔδηλον παντί.

album bonum fit, feculentum vero et foetidum malum
nemo ignorat.

XLV.

Qui fuppurato jecore aduruntur, fi pus purum albumque
fluat, fofpites evadunt, in tunica namque his pus ineft,
fi vero qualis amurca fluat, pereunt.

Ipfe caufam pronunciavit ob quam qui ita affecti funt,
eorum quidam intereunt, quidam evadunt. Etenim qui-
bus eft in tunica pus, illaefa vifceris fubftantia fervantur
omnes; quibus verò in carnem ufque jecoris corruptio
penetrat, ii ratione moriuntur. Quod autem amorgen
amurcam olei faecem Graeci nominent, quodque ipfi fimi-
lem par fit effe jecoris crudam putredinem omnibus ma-
nifeftum fit.

μστ'.

(323) Ὀφθαλμῶν ὀδύνας ἄκρητον ποτίσας καὶ λούσας
πολλῷ θερμῷ φλεβοτόμει.

---

[317] Τῶν παραγεγραμμένων εἶναί μοι δοκεῖ καὶ
οὗτος ὁ ἀφορισμός, οὐχ ὁμολογῶν ἑνὶ τῶν ἔμπροσθεν εἰρη-
μένων τὸ ὀδύνην ὀφθαλμῶν ἀκρατοποσίαν ἢ λουτρὸν ἢ πυ-
ρίην ἢ φλεβοτομίην ἢ φαρμακείην λύειν. τοῦτον μὲν τὸν
ἀφορισμὸν ἐξήγημαι κατὰ τὸ ἕκτον ὑπόμνημα, δεικνὺς τὰς
διαθέσεις, ἐφ᾽ ὧν ἕκαστον χρὴ τῶν βοηθημάτων ἄγειν εἰς
χρῆσιν. ὁ δὲ νῦν προκείμενος ἀφορισμὸς ἐπὶ μιᾶς διαθέ-
σεως ἀξιοῖ χρῆσθαι τοῖς τρισὶ βοηθήμασιν. εἰ μὲν οὖν ἔχει
τις ἡμᾶς διδάξαι τὴν διάθεσιν, ἐφ᾽ ἧς χρεία τῶν τριῶν
ἐστι βοηθημάτων, εἰσόμεθα χάριν αὐτῷ· μέχρι δ᾽ ἂν ἐξη-
γῶνται μὲν τὸν ἀφορισμὸν ὡς γνήσιον, μὴ διδάσκωσι δ᾽
ἡμᾶς τὴν διάθεσιν, οὐ πεισόμεθα ταῖς ἐξηγήσεσιν αὐτῶν.
ἃ γοῦν λέγουσιν οἱ ὅλως ἐγχειρήσαντες εἰπεῖν τι, κἂν μετρίως
πιθανά, ἔστι τοιαῦτα. ἐφ᾽ ὧν αἷμα παχὺ τὸ πλεονάζον ἐστὶ

XLVI.

In oculorum doloribus epoto mero et copiofa calida toto
corpore venam fecato.

Hic aphorifmus mihi quoque videtur ex adfcriptitiis
effe, quum uni ex fupra commemoratis minime congruat
docenti: oculorum dolores meri potionem aut balneum aut
fomentum aut venae fectionem aut purgationem folvere.
Atque hunc fane aphorifmum fexto commentario expla-
navimus, oftenfis iis affectibus, in quibus fingula remedia
ad ufum ducenda fint. Propofitus vero aphorifmus in
uno affectu tribus praefidiis utendum effe jubet. Quam-
diu vero hunc aphorifmum tanquam legitimum explicue-
rint, neque nos quisnam is fit affectus docuerint, eorum
explanationibus nequaquam fidem adhibebimus. At quae
dicunt ii qui omnibus modis aliquid etfi purum probabile
dicere contendunt, funt hujusmodi. In quibus craffus fan-

Ed. Chart. IX. [317.]   Ed. Baf. V. (323.)

καὶ διὰ τοῦτο κενώσεως χρῇζον, ἄμεινον νομίζουσι χέοντες
πρότερον αὐτὸ μετὰ ταῦτα χρῆσθαι τῇ φλεβοτομίᾳ, χεθή-
σεσθαι δὲ πιόντων τὸν ἄκραιον τῶν καμνόντων καὶ λουσα-
μένων. ἀλλ᾽ οἱ ταῦτα λέγοντες ὅτι μηδέποτε διὰ πείρας
ἦλθον ὧν λέγουσιν, ἀκριβῶς ἴσασιν οἱ τῶν ἔργων τῆς τέχνης
τρίβωνες. οὔτε γὰρ οἶνον οὔτε λουτρὸν ἀνέχεται ἡ πλη-
θωρικὴ διάθεσις ἄνευ μεγίστης βλάβης, ἀλλ᾽ ἔστι ταῦτα
τὰ βοηθήματα ταχέως αἵματος ἐσφηνωμένου κατά τι μό-
ριον ἄνευ τοῦ καθ᾽ ὅλον τὸ σῶμα πλήθους. οὕτω γοῦν
καὶ ὁ Ἀσκληπιάδης οἴνῳ χρῆται μετὰ τὴν τοῦ παντὸς σώ-
ματος κένωσιν, ὑπὲρ τοῦ τὰς ἐνστάσεις ἰᾶσθαι. πλήθους
δ᾽ ὄντος ἐν ὅλῳ τῷ σώματι διαρραγῆναι φθάνουσιν οἱ χι-
τῶνες ὀφθαλμῶν ἐν αὐτῷ τῷ πίνειν τε καὶ λούεσθαι. ὥστε
εἰ μὲν ἄνευ πλήθους ἡ ὀδύνη γίγνοιτο, δι᾽ ἔμφραξίν τε καὶ
σφήνωσιν αἵματος παχέος, ὀρθῶς μὲν λούσουσί τε καὶ οἶνον
δώσουσιν, οὐκ ὀρθῶς δὲ φλεβοτομήσουσιν· εἰ δὲ πλῆθος
εἴη, καλῶς μὲν φλεβοτομήσουσιν, οὐκ ὀρθῶς δὲ λούσουσι
καὶ οἶνον δώσουσιν.

---

guis redundat atque idcirco vacuatione eget, in his me-
lius effe putant fanguinem prius fundere, deinde uti phle-
botomia; fufilem autem fore et renuatum iri, fi meracum
aegri bibant et fe balneis laverint. Verum in artis ope-
ribus exercitati plane norunt talia proloquutos proloquio-
rum fuorum periculum nunquam feciffe. Neque enim
vinum neque balneum citra maximum detrimentum ple-
thorica fert affectio. Sed haec funt craffi fanguinis parti
cuidam impacti citra univerfi corporis plenitudinem prae-
fidia. Sic enim Afclepiades vino utitur poft totius cor-
poris vacuationem enftafεων curandarum gratia. Quod fi
totius fit corporis plenitudo, prius inter bibendum et la-
vandum dirumpentur tunicae quam earum expediatur ob-
ftructio. Quare fi citra plenitudinem dolor oboriatur
propter obftructionem et cuneationem craffi fanguinis, recte
quidem laverint illi et vinum dederint, non etiam venam
fecuerint. Si vero plenitudo fuerit, tum recte venam
fecabunt, male vero lavationibus et vino utentur.

ΚΑΙ ΓΑΛΗΝΟΤ ΕΙΣ ΑΤΤΟΤΣ ΤΠΟΜΝΗΜΑΤΑ. 153

Ed. Chart. IX. [317. 318.]   Ed. Baſ. V. (323.)

μζ'.

'Τδρωπιῶντα ἢν βὴξ ἔχῃ, ἀνέλπιστός ἐστι.

Τοῦτο πρόσθεν εἴρηται· τοῖς ὑδρωπικοῖς βὴξ ἐπιγενο-
μένη κακόν.

_____

μη'.

[318] Στραγγουρίην καὶ δυσουρίην θώρηξις καὶ φλεβοτο-
μίη λύει, τέμνειν δὲ τὰς εἴσω.

"Ότι μὲν ἡ στραγγουρία τὴν κατὰ στράγγα τῶν οὔρων
ἀπόκρισιν δηλοῖ τοὔνομα αὐτὸ διδάσκει. δυσουρία δὲ δύ-
ναται μὲν καὶ ἡ μετ' ὀδύνης οὔρησις εἰρῆσθαι, δύναται δὲ
καὶ ἡ μετὰ δυσχερείας τινὸς, ὡς μόγις ἐνεργεῖν τὴν κύστιν.
τὴν μὲν οὖν στραγγουρίαν αὐτῶν τε τῶν οὔρων ἐργάζεται
ἡ δριμύτης, ἀῤῥωστία τε τῆς καθεκτικῆς ἐν τῇ κύστει δυ-
νάμεως, ἥτις γίνεται διὰ δυσκρασίαν καὶ μάλιστα τὴν ψυ-
χράν. τὴν δὲ δυσουρίαν, εἰ μὲν μετὰ ὀδύνης εἴη, φλεγμονὴ

XLVII.

Hydrope laborantem ſi tuſſis detineat, deſperatus eſt.

Haec ſententia ſupra jam pronunciata eſt. Hydropi-
cis tuſſis ſuccedens malum.

_____

XLVIII.

Stranguriam et dyſuriam thorexis et venae ſectio ſolvit.
Interiores autem venae ſecandae ſunt.

Quod ſtranguria urinae guttatim ſtillantis excretionem
ſignificet, nomen ipſum docet. Dyſuria vero dici poteſt
tum quae cum dolore fit mixtio, tum quae cum quadam
difficultate, adeo ut vix functionem ſuam obeat veſica.
Porro ſtranguriam tum urinae ipſius efficit acrimonia tum
retentricis facultatis veſicae imbecillitas quae ob intempe-
riem fit potiſſimumque frigidam. Dyſuriam quidem ſi cum
dolore fuerit inflammatio et abſceſſus et ulceratio et in-

καὶ ἀπόστημα καὶ ἕλκωσις ἀνώμαλός τε δυσκρασία καὶ
πνεῦμα φυσῶδες· εἰ δὲ δυσχερής τις κίνησις εἴη, ἢ ἀῤῥω-
στία δυνάμεως ἢ παρὰ φύσιν ὄγκος. ἐκ τούτων ἁπασῶν
τῶν διαθέσεων τὴν μὲν ψύξιν ἡ θώρηξις λύει, τουτέστιν
ἤτοι ἁπλῶς οἴνου πόσις ἢ ἀκρατεσιέρου· καὶ μέντοι τὴν
τοιαύτην φλεγμονὴν, ἥτις δι᾽ ἔμφραξιν παχέος αἵματος
ἄνευ πλήθους ἐγένετο, τὴν δὲ σὺν πλήθει φλεγμονὴν, ἤδη
δὲ καὶ τὴν ἄλλην, ὅση χωρὶς μὲν ἐνδείας ἐστὶ, μετ᾽ εὐρω-
στίας δὲ δυνάμεως, ἰᾶται φλεβοτομία. περὶ δὲ τοῦ τιμιειν
τὰς εἴσω φλέβας εἴρηταί μοι κατὰ τὸ πρὸ τούτου βιβλίον,
ἐν ᾧ τόνδε τὸν ἀφορισμὸν ἐξηγούμην, δυσουρίην φλεβοτο-
μίη λύει, τέμνειν δὲ τὰς εἴσω.

μθ'.

Ὑπὸ κυνάγχης ἐχομένῳ οἴδημα καὶ ἐρύθημα ἐν τῷ στήθει
ἐπιγιγνόμενον ἀγαθόν. ἔξω γὰρ τρέπεται τὸ νούσημα.

---

aequalis intemperies et flatulentus fpiritus faciunt; fi vero
difficilis quaedam veficae motio exftiterit tum vel faculta-
tis imbecillitas vel tumor contra naturam caufa eft. In-
ter hos omnes veficae affectus frigidum morbum folvit
thorexis, hoc eft vini fimpliciter potio vel meracioris
eamque praeterea inflammationem quae propter obftructio-
nem fanguinis craffioris citra plenitudinem facta fit; quae
vero cum plenitudine orta eft inflammatio, imo etiam
quae fine defectu fit et cum virium robore, utramque fa-
nat venae fectio. Ceterum de venis interioribus fecandis
fuperiore libro a me dictum eft, in quo mihi explicatus
eft aphorifmus ille, dyfuriam phlebotomia folvit. Vena
autem interior incidenda eft.

XLIX.

Ab angina detento fi tumor et rubor in pectore oboriantur,
bonum; foras namque vertitur morbus.

Ed. Chart. IX. [318. 319.]   Baf. V. (323.)

Οὗτος ὁ ἀφορισμὸς ἔμπροσθεν εἴρηται κατὰ τήνδε τὴν λέξιν· ὑπὸ κυνάγχης ἐχομένῳ οἴδημα γενέσθαι ἐν τῷ βρόγχῳ ἀγαθόν. ἐξήγημαι δ᾽ αὐτὸν ἐν [319] τῷ τετάρτῳ τῶνδε τῶν ὑπομνημάτων. ἐνταῦθ᾽ οὖν ἔοικε παραγεγράφθαι, προσθεῖναί τινος βουληθέντος τὸ ἔξω γὰρ τρέπεται τὸ πάθος.

ν΄.

Ὁκόσοισι σφακελισθῇ ὁ ἐγκέφαλος, ἐν τρισὶν ἡμέρῃσιν ἀπόλλυνται· ἢν δὲ ταύτας διαφύγωσιν, ὑγιέες γίνονται.

Τὸ σφακελίζειν μὲν, ὡς πολλάκις εἴρηκεν ἐν τῷ περὶ ἀγμῶν καὶ ἄρθρων, ἐπὶ τοῦ διαφθείρεσθαι τοὔνομα φέρων, ἐνταυθοῖ οὐκ ἐγχωρεῖ φθορὰν ἀκοῦσαι τοῦ ἐγκεφάλου προκειμένου τοῦ, ἢν δὲ ταύτας διαφύγωσιν, ὑγιέες γίνονται. εἰ γὰρ δὴ φθορᾷ τῆς οὐσίας ἐστὶν ὅλης ἑκάστου τῶν σφακελιζόντων μορίων ὁ σφάκελος, οὐκ ἐνδέχεται θεραπευθῆναι τὸν οὕτω κάμνοντα. μή ποτε οὖν ἐνίοτε οὕτω καταχρώμε-

Hic aphorifmus antea his verbis fcriptus eft: *angina correpto cervicis tumorem oboriri bonum;* quem quidem explicavi quarto horum commentariorum. Hic igitur adfcriptus effe videtur, volente quopiam illud adjungere, *foras enim morbus vertitur.*

L.

Quibus cerebrum fideratum eft, ii intra tres dies intereunt; fi vero hos effugerint, fani evadunt.

Siderati quidem, ut plerumque libro de fracturis et articulis pronunciavit, pro corrumpi ufurpat vocabulum. Hic vero cerebri corruptionem intelligere non poffumus hoc textu addito: *fi vero hos effugerint, fani evadunt.* Si namque fphacelus totius fubftantiae fit corruptio partis cujusque fideratae, qui ita laborat curationem non admittit. Num igitur interdum hujus verbi abufu, quum qui

νοι φέρωσι τοὔνομα καὶ κατὰ τῶν ἀρχομένων μὲν ἐμπί-
πτειν τῇ διαθέσει, μηδέπω δ᾽ ἀκριβῶς ἐχόντων αὐτὴν συμ-
πεπληρωμένην. τοιαῦτα γάρ τινα κἀπὶ τῶν σαρκωδῶν μο-
ρίων ἐν ταῖς γαγγραίναις συμβαίνει, τοῦ μὲν πάθους αὐτοῦ
διὰ μέγεθος τῆς φλεγμονῆς ἀναισθησίαν τε καὶ μελασμὸν
ἢ πάντως γε νεκρώδη τινὰ χροιὰν ἐπιφέροντος τῷ πάσχοντι
μορίῳ. γαγγραινοῦσθαι δὲ λέγομεν καὶ τὸν ἀρχόμενον ἐμ-
πίπτειν τῇ διαθέσει. ὥσπερ οὖν γάγγραιναν ἤδη μὲν συμ-
πεπληρωμένην, ὡς νενεκρῶσθαι τὸ μόριον ἀδύνατον ἰᾶσθαι,
γεννωμένην δ᾽ ἔτι δυνατόν, οὕτω καὶ σφάκελον. καίτοι γε
καὶ τὴν ἐν τοῖς σαρκώδεσι μορίοις νέκρωσιν ἐπὶ μεγέθει
φλεγμονῆς, ἣν ἰδίως ὀνομάζουσι γάγγραιναν οἱ ἰατροὶ καὶ
ταύτην οἱ Ἕλληνες ἐκάλουν σφάκελον. οὕτω γοῦν μοι δοκεῖ
καὶ ὁ Ἡρόδοτος τὸν μηρὸν εἰρηκέναι· τοῦ Καμβύσου σφα-
κελίζεσθαι καὶ τὸν ἐγκέφαλον δὲ σφακελίζειν οὕτως ἄν τις
εἴποι μόνως· καὶ μέντοι καὶ διὰ τί παχὺς ὁ θάνατος ἐπ᾽
αὐτοῦ, πρόδηλον ὡς τοῦ τε πάθους ὄντος χαλεπωτάτου καὶ
μορίου κυριωτάτου. μὴ φθάσαντος δὲ ἀποθανεῖν ἐν τρισὶ

hanc in affectionem incidere incipiunt, eos nondum plane
ipfam completam habere fignificent. Ejusmodi enim non-
nulla carnofis etiam partibus per gangraenas accidunt,
quum affectus ob inflammationis magnitudinem parti labo-
ranti et anaefthefiam (fenfus vacuitatem) et nigritiem aut
omnino cadaverofum quendam calorem conciliat. Eum
autem etiam gangraena laborare dicimus, qui hunc in
affectum incidere incipit. Quemadmodum igitur jam com-
pletam eoque progreffam gangraenam ut pars emoriatur,
fanare non licet, dum vero adhuc generatur licet: fic
etiam fphacelum. Quamquam carnofarum etiam partium
necrofin quae inflammationis fequitur magnitudinem et
quam medici gangraenam proprie nominant, etiam fphace-
lum Graeci appellabant. Ita fane Herodotus Cambyfis fe-
mur fiderari dixiffe mihi videtur; cerebrum quoque fide-
rari folum ita quispiam diceret. Atque etiam quamobrem
cita mors fiderato cerebro oboriatur, manifeftum eft, tum
quia graviffimus tum quia pars maxime princeps. Quod

Ed. Chart. IX. [319. 320.]   Ed. Baf. V. (323. 324.)
ταῖς πρώταις ἡμέραις τοῦ κάμνοντος, ἀλλ᾽ εἰς τὴν τετάρ-
την ἀφικομένου, παρακμάζειν τε χρὴ τὸ πάθος ἐλπίζειν,
ἐῤῥῶσθαί τε τὴν δύναμιν, ὡς κρατῆσαι τελέως αὐτοῦ.

να΄.

[320] Πταρμὸς γίνεται ἐκ τῆς κεφαλῆς διαθερμαινομένου
τοῦ ἐγκεφάλου ἢ διυγραινομένου τοῦ ἐν τῇ κεφαλῇ κενοῦ·
ὑπερχεῖται γὰρ ὁ ἀὴρ ὁ ἐνεὼν ἔξω. ψόφει δὲ ὅτι διὰ
στενοῦ αὐτῷ ὁ διέξοδός ἐστιν.

(324) Αἱ τοιαῦται λέξεις δύο σημαίνουσιν, ἓν μὲν
καθόλου λεγόμενον ἐπὶ παντὸς τοῦ προκειμένου πράγματος,
ὥσπερ ἐνταῦθα τῶν πταρμῶν, ἕτερον δ᾽ ἐπὶ μέρους, ὡς
ἐνταῦθα περὶ τῶν ἐξ ἐγκεφάλου γινομένων πταρμῶν. ὁ
μὲν οὖν πρῶτος λόγος ἔσται τοιοῦτος· πᾶς πταρμὸς ἐξ
ἐγκεφάλου γίνεται, διαθερμαινομένου τοῦ ἐγκεφάλου ἢ διυ-
γραινομένου τοῦ ἐν τῇ κεφαλῇ κενοῦ, ὥσπερ ἐστὶν ἀληθέ-

fi tribus primis diebus aeger prius non interierit, fed ad
quartum diem perveniat, morbum declinare et vires ita
roborari fperandum eft, ut morbum omnino evicerint.

LI.

*Sternutatio cietur ex capite, calefacto cerebro aut per-
humectato quod in capite eft vacuo. Aër enim intus
contentus foras erumpit. Strepit autem quod ipfi per
anguftum fit exitus.*

Tales fententiae duo fignificant; unum quod univer-
faliter de omni re propofita dicitur, veluti hoc textu de
fternutationibus; alterum quod particulariter, ut hic de
fternutationibus ex capite factis. Prima itaque fententia
talis erit, omnis fternutatio cietur ex capite percalefacto
cerebro aut perhumectato quod in capite eft vacuo. Se-
cunda vero fternutamentum ex capite fumens impetum
oboritur, cerebro excalefacto aut perhumectata cerebri

Ed. Chart. IX. [320.]   Ed. Baf. V. (324.)
στερος· οὐ γὰρ πᾶς πταρμὸς γίνεται διαθερμαινομένου τοῦ
ἐγκεφάλου ἢ διυγραινομένου τοῦ ἐν τῇ κεφαλῇ κενοῦ. πτε-
ροῖς γοῦν τινες ἐρεθίζοντες τὰς ῥῖνας πτάρνυνται καὶ μετὰ
βηχὸς δέ τι πνεῦμα κάτωθεν ἀφικνούμενον εἰς τοὺς τῆς
ῥινὸς πόρους αἴτιον γίνεται πταρμοῦ. καὶ τὸ νομίζειν δὲ
τὸν ἐκ τῆς κεφαλῆς ἐκκρινόμενον ἀέρα μόνον εἶναι τὸν ψο-
φοῦντα, προφανῶς ψεῦδός ἐστιν. ἐναργῶς γὰρ φαίνεται
κάτωθεν ἐκ τοῦ πνεύμονος ὁ ἀὴρ ἀναφερόμενος, ἀθρόως
συστελλομένου τοῦ θώρακος. ἀλλὰ καὶ τὸ προηγεῖσθαι τοῦ
πταρμοῦ τὴν εἰσπνοὴν ἀθροιζούσης τῆς φύσεως ἀέρα δα-
ψιλῆ, πρὸς τὴν τοῦ πταρμοῦ γένεσιν ὁμολογεῖ τοῖς εἰρη-
μένοις. μόνος οὖν ὁ τὴν ἀρχὴν τῆς γενέσεως ἔχων, ὄρεξιν
τῆς φύσεως ἀποκρῖναι φυσῶδες ἐκ τῆς κεφαλῆς πνεῦμα,
τοῦτον γίνεται τὸν τρόπον, ὃν ἐπιχειρεῖ διδάσκειν ὁ ἀφο-
ρισμὸς, οὐδὲ τοῦτον ἴσως πάντα, τὸ γὰρ διυγραινομένου
περιττὸν εἰς πταρμοῦ γένεσιν. εἰ γὰρ καὶ πλεονάζει τι
κατὰ τὴν κεφαλὴν ὑγρὸν, οὐκ ἐργάζεται πταρμὸν ἄνευ τοῦ
πνευματωθῆναι· καὶ τοῦτο φαίνεται προφανῶς ἐπὶ πολλῶν

vacuitate; quae fententia verior exiftit. Non enim om-
nis fternutatio fit ex calefacto cerebro aut perhumectato
capitis vacuo. Quidam enim nares pennis proritantes
fternutant, atque cum tuffi quidam fpiritus inferne elatus
ad naris meatus fternutationis caufa fit. Praeterea augu-
rari folum qui ex capite excernitur aër eum effe qui foni-
tum edat, eft manifefto falfum. Evidenter enim apparet,
qui ex pulmone inferne furfum effertur aër fefe univer-
fim et repente contrahente thorace. Sed et praecedente
infpiratione fieri fternutationem natura copiam aëris ad
fternutamenti generationem colligente praedictis congruit.
Sola itaque fternutatio quae fuae generationis principium
habet, appetitionem naturae flatulentum ex capite fpiri-
tum excernendi hoc modo fit, quem docere vult hoc
aphorifmo Hippocrates, neque fortaffis hunc omnem. Nam
quod ait *perhumectato*, ad fternutamenti generationem
fupervacaneum eft. Etenim fi quis in capite redundet
humor, non tamen is fternutamentum efficit, nifi flatu-

ἐκκρινόντων μὲν ὑγρότητα διὰ μυκτήρων παμπόλλην, οὐ
πταρνυμένων ἐξ ἀνάγκης ἐπὶ πολύ. ἐκεῖνοι μὲν γὰρ μόνοι
πτάρνυνται τῶν οὕτω διακειμένων, οἷς δακνῶδές ἐστι τὸ
καταῤῥέον ὑγρὸν, ὡς εἰ καὶ τοῖς μυκτῆρσιν αὐτοῖς ἐνθείης
τι δακνῶδες. ὥσπερ γὰρ ἡ βὴξ φυσικόν τι σύμπτωμά
ἐστιν, ἕνεκα τοῦ καθαίρεσθαι τὰς ἐν τῷ πνεύμονι τραχείας
ἀρτηρίας, οὕτω καὶ ὁ πταρμὸς ἐναργῶς φαίνεται καθαί-
ρων τοὺς κατὰ τὴν ῥῖνα πόρους. διττῆς δ᾽ οὔσης αὐτοῖς
τῆς συντρήσεως, εὐρείας μὲν εἰς τὸ στόμα, διὰ λεπτοτέρων
δὲ πόρων εἰς τὸν ἐγκέφαλον. ἡ μὲν εἰς [321] τὸ στόμα
σύντρησις ὑπὸ τοῦ κάτωθεν ἀναφερομένου πνεύματος, οἱ δ᾽
εἰς τὸν ἐγκέφαλον ἀνήκοντες πόροι πρὸς τοῦ κατιόντος ἐξ
ἐκείνου καθαίρονται. καί σοι παραφυλάττοντι φανοῦνται
κουφίζοντες τὰ βάρη τῆς κεφαλῆς οἱ ἐξ ἐγκεφάλου τὴν ἀρ-
χὴν τῆς κινήσεως ἔχοντες πταρμοί. γίνονται γὰρ ἀραιου-
μένων καθαιρομένων τε τῶν κατὰ τὴν κεφαλὴν ὑγρῶν ἐκ-
κρινομένων τε τῇ τῆς φύσεως ὁρμῇ. τὸ δ᾽ ἀραιοῦσθαι
γίνεται αὐτοῖς θερμαινομένοις. θερμαίνονται δὲ ὑπὸ τῆς

lentus reddatur. Atque hoc aperte proditur in multis,
qui licet copiofum per nares humorem excernant, non
tamen neceffario plerumque fternuunt. Illi namque foli
ex iis ita affectis fternutant, quibus mordax eft qui a
capite femper defluit, ac fi quid mordax naribus imponas.
Quemadmodum enim tuffis quoddam naturale fymptoma
eft, ad expurgandas pulmonis afperas arterias, fic etiam
fternutamentum narium meatus manifefto expurgare vide-
tur. Quum autem gemina fit perforatio, lata quidem
ad os, per exiles vero meatus ad cerebrum, quod ad os
pervenit foramen a fpiritu inferne furfum expeditur; qui
vero in cerebrum ferunt meatus, ab eo quod inde defer-
tur fpiritu expurgantur. Atque tibi accurate obfervanti
fternutamenta ex cerebro motus initium habentia capitis
gravitatem levare videbuntur. Fiunt enim tum rarefactis
qui funt in capite humoribus tum naturae impetu excre-
tio. Rarefiunt autem ipfi concalefacti. Calefiunt autem

Ed. Chart. IX. [321.]   Ed. Baf. V. (324.)

ἐμαύτου θερμασίας ἀναζωπυρουμένης, ἧς διὰ τὴν ἀῤῥω-
στίαν πρότερον ἤθροιστο τὰ περιττὰ τῶν ὑγρῶν. ὅταν οὖν
εἴπῃ διυγραινομένου τοῦ ἐν τῇ κεφαλῇ κενοῦ, μάλιστα μὲν
ἀκουστέον τοῦ κατὰ τὰς κοιλίας τοῦ ἐγκεφάλου, ἤδη δὲ καὶ
τοῦ περιέχοντος αὐτὸν ἔξωθεν. εὔπορον γάρ ἐστι κἀκεῖνο
διὰ τοῦ ἐγκεφάλου, πρότερον μὲν εἰς τὰς κοιλίας αὐτὰς, ἐν-
τεῦθεν δ' ὑπελθεῖν εἰς τὴν ῥῖνα. τὸ δὲ τῷ ἀθρόῳ τῆς
ἐκπτώσεως αὐτοῦ γίνεσθαι τὸν ψόφον, αὐτὸς ὁ Ἱπποκρά-
της εἶπεν. ἔστι δὲ τοῦτο κοινὸν ὁποτέρωθεν ἂν ἔχηται,
εἴτ' οὖν ἐκ τοῦ πνεύμονος ἀναφερόμενος εἴτ' ἐκ τῆς κεφα-
λῆς καταφερόμενος.

μεʹ.

Ὁκόσοισι ἧπαρ περιωδυνᾶται, τουτέοισι πυρετὸς ἐπιγινόμε-
νος λύει τὴν ὀδύνην.

Τὸ ἐπιγινόμενον ὄνομα δηλωτικόν ἐστι τοῦ πρόσθεν,
ὅτι περιωδυνῶντο, μὴ πυρέττειν αὐτούς. εἴπερ οὖν τὸ ἧπαρ

nativo calore fefe exfufcitante, cujus propter imbecillita-
tem prius coacervata fuerat fupervacanea humiditas. Quum
itaque ait perhumectato quod in capite eft vacuo, praeci-
pue quidem intelligenda venit ventriculorum cerebri vacua
cavitas, imo etiam vacuum quod cerebrum ambit exterius.
Tranfit enim illud per cerebrum primum quidem in par-
tes ventris, deinde ad nares adfcendit. Quia vero con-
fertim erumpit fpiritus, fonum elidi ipfe pronunciat Hip-
pocrates. Is autem ftrepitus communis eft, undecumque
venerit, five ex pulmone efferatur five ex capite deferatur.

LII.

*Quibus jecur vehementer dolet, iis fuccedens febris dolo-
rem folvit.*

Vocabulum fuccedens indicat antea quum vehementer
cruciabantur, eos non febricitaffe. Si itaque jecur vehe-

ὀδυνᾶται σφοδρῶς ἢ διὰ φλεγμονὴν ἰσχυρὰν ἢ διὰ πνεῦμα
φυσῶδες, οὐκ ἦν αὐτοῖς φλεγμονὴ, πάντως γὰρ ἂν ἐπύρετ-
τον. εὔλογον οὖν ὑπὸ φυσώδους πνεύματος ὀδυνᾶσθαι τὸ
σπλάγχνον αὐτοῖς. ὀδυνᾶται μὲν καὶ δι᾽ ἔμφραξιν, ἀλλὰ
μετρίως καὶ μετὰ βάρους μᾶλλον ἢ σφοδρᾶς ὀδύνης. ἡ δὲ
σφοδρὰ ὀδύνη διὰ πνεῦμα φυσῶδες ἢ φλεγμονὴν ἤτοι μεγί-
στην ἢ διαπυΐσκουσαν γίνεται.

νγ'.

Ὁκόσοισι συμφέρει αἷμα ἀφαιρεῖσθαι ἀπὸ τῶν φλεβῶν,
τούτους χρὴ ἔαρι φλεβοτομεῖσθαι.

[322] Οὗτος ὁ ἀφορισμὸς μόριόν ἐστι τοῦ διὰ τοῦ
ἔμπροσθεν εἰρημένου κατὰ τόνδε τὸν τρόπον· ὁκόσοις φαρ-
μακείη ἢ φλεβοτομίη συμφέρει, τοῦ ἦρος φλεβοτομεῖν ἢ φαρ-
μακεύειν. ἔν τισι δὲ τῶν ἀντιγράφων ὅλως οὐ γέγραπται.
καὶ τινὲς μὲν τῶν ἐξηγησαμένων τὸ βιβλίον ἴσασι δίς τε

menter doleat, id fit vel propter fortem inflammationem
vel ob inflammatum fpiritum, fed ipfis non aderat inflam-
matio, alioqui omnino febricitaffent. Par eft igitur a
flatulento fpiritu vifcus ipfis dolorem contraxiffe. Dolet
fane jecur etiam propter obftructionem, fed moderate et
cum quodam ponderis potius quam vehementis doloris
fenfu. At vehemens dolor propter flatulentum fpiritum
aut inflammationem maximam aut fuppurantem concitantur.

LIII.

Quibus e venis fanguinem detrahere confert, iis vere vena
fecanda eft.

Hic aphorifmus pars eft ejus qui fupra hoc modo
enunciatus eft: *quibus purgatio aut venae fectio confert,*
iis vere vena fecanda aut purgatio imperanda eft. Unde
quibusdam in exemplaribus non omnino fcriptus eft. Id
fciunt libri interpretes nonnulli et bis fcripferunt, non-

Ed. Chart. IX. [322.]   Ed. Baf. V. (324.)

γράφουσιν αὐτόν, ἔνιοι δ᾽ οὐδ᾽ ὅλως μέμνηνται. θαυμάσαι
δ᾽ ἐστὶ τῶν μὴ μόνον γραφόντων δὶς τοὺς αὐτοὺς ἀφορι-
σμοὺς, ἀλλὰ καὶ τὰς ἐξηγήσεις προστιθέντων ἐν τοῖς αὐ-
τοῖς ὑπομνήμασιν, ἄνευ τοῦ ἐπισημαίνεσθαι, ἤδη τῶν ἔμ-
προσθεν γεγραμμένων ὑπάρχειν αὐτοὺς, ἐνίους μὲν ὅλους,
ἐνίους δ᾽ ἐκ μέρους, ὥσπερ καὶ τόνδε. τί ποτ᾽ οὖν ἔδοξεν
ἢ τοῖς προστιθεῖσι τοὺς τοιούτους ἀφορισμοὺς ἐπὶ τῆς τοῦ
βιβλίου τελευτῆς ἢ αὐτῷ τῷ Ἱπποκράτει, δὶς ὑπὲρ τῶν αὐ-
τῶν μνημονεύειν καί τισι τῶν ἐξηγησαμένων δὶς ἐξηγεῖσθαι,
μὰ τοὺς θεοὺς, οὐκ ἔχω συμβαλεῖν. οὔτε γὰρ αὐτὸν τὸν
συγγραφέα πιθανόν ἐστιν ἐπιλήσμονα τῶν τηλικούτων
ὑπάρχειν, καὶ μάλισθ᾽ ὅταν ᾖ τοιοῦτος, οἷον ἴσμεν ἐν ἅπα-
σιν ὄντα τὸν Ἱπποκράτην, οὔτε τῶν προστιθέντων ἢ λήθην
τοσαύτην ἤ τινα ἄλλην πανουργίαν ἐστὶν ἐπινοῆσαι, δι᾽ ἣν
δὶς ἔγραψαν ὑπὲρ τῶν αὐτῶν. ἔτι τε μᾶλλόν ἐστι τῶν ἐξη-
γητῶν ἐκείνων θαυμάζειν ὅσοι δὶς ἐξηγούμενοι τοὺς αὐτοὺς
ἀφορισμοὺς οὐδ᾽ αὐτὸ τοῦτο προσέθεσαν, ὅτι δεύτερον

nulli ipſum nequaquam prorſus meminerunt. Mirari licet
quosdam qui non ſolum eosdem aphoriſmos bis ſcribunt,
verum etiam in iisdem commentariis explicationes addunt,
nulla data ſignificatione aut mentione facta, jam antea
ſcriptos eſſe integros quosdam, alios parte altera defectos,
cujusmodi praeſens eſt. Quid igitur iſti cenſuerint aut
qui tales ad calcem libri aphoriſmos addiderint aut ipſe
Hippocrates ut de iisdem bis faceret mentionem aut qui-
dam interpretes qui unum aphoriſmum bis expoſuerunt,
per deos, conjicere non poſſum. Neque enim credibile
eſt ipſum auctorem in tantis rebus tam oblivioſum fuiſſe,
ac praeſertim quum talis fuerit, qualem Hippocratem in
omnibus extitiſſe novimus; neque rurſum tantam eorum
qui addiderint oblivionem vel quandam aliam vafritiam
cogitatione comprehendere poſſumus, propter quam bis
de eisdem ſcribere voluerint. Praeterea vero etiam ma-
gis eos enarratores mirari decet, qui quum eosdem apho-
riſmos bis exponant, ne hoc quidem ipſum meminerunt,

αὐτὸ ποιοῦσι. καὶ τούτων ἔτι μᾶλλον ὅσοι καὶ διαφόρους
ἐξηγήσεις ἔγραψαν, ἔν τε τούτοις ἐπὶ τῇ τελευτῇ καὶ τοῖς
ἔμπροσθεν ἐπὶ τῶν αὐτῶν εἰρημένοις.

νδ'.

Ὁκόσοισι μεταξὺ τῆς γαστρὸς καὶ τῶν φρενῶν φλέγμα ἀπό-
κειται καὶ ὀδύνην παρέχει οὐκ ἔχον ἔξοδον, οὐδὲ εἰς ἑτέ-
ρην τῶν κοιλιῶν, τουτέοισι κατὰ τὰς φλέβας ἐς τὴν κύ-
στιν τρεπομένου τοῦ φλέγματος λύσις γίνεται τῆς νούσου.

Εἰκότως ἀπορεῖν μοι δοκεῖ Μαρῖνος, ἀδύνατον ἡγού-
μενος συστῆναι μεταξὺ γαστρὸς καὶ φρ ῶν φλέγμα. καταρ-
ρυήσεται γὰρ αὐτὸ κάτω μέχρι τῶν τῆς ἥβης ὀστῶν. οὐ
μὴν οὐδὲ μεταληφθῆναι δύνασθαί φησιν [323] εἰς τὰς
φλέβας τοῦτο, καθάπερ ἐπὶ τῶν ὑδερικῶν ἡ λεπτὴ καὶ ὑδα-
τώδης ὑγρότης μεταλαμβανομένη δι' οὔρων ἐκκρίνεται.
ἀκούειν οὖν φησι χρῆναι τοῦ μεταξὺ τῶν φρενῶν τε καὶ

quod fecundo id facerent. Eos denique etiamnum magis
miramur, qui diverfis locis et hic prope libri finem di-
verfas et pugnantes expofitiones fcriptis mandarunt.

LIV.

Quibus inter ventriculum et feptum transverfum pituita
moratur et dolorem exhibet, neque in alterutrum ven-
trem viam non habet, iis per venas in veficam pituita
verfa morbi fit folutio.

Merito Marinus animi pendere mihi videtur, fieri
non poffe ratus inter ventriculum et feptum transverfum
pituitam confiftere. Ipfa namque deorfum adufque pubis
offa defluxura eft. Non tamen hanc etiam in venas tra-
duci ac remeare poffe pronunciat, quemadmodum in hy-
dropicis, quae tenuis et aquofa humiditas refumpta per
urinas excernitur. Itaque hic textus, inter feptum trans-
verfum et ventriculum, accipiendus eft pro inter proprium

τῆς γαστρὸς, ἀντὶ τοῦ μεταξὺ φρενῶν ἰδίου σώματος, ὃ
σαρκῶδές ἐστι καὶ τῆς τοῦ περιτοναίου κορυφῆς. ἀλλ' εἰ
καὶ οὕτως ἀκούσαιμεν, ὦ Μαρῖνε, τὴν εἰς τὰς φλέβας με-
τάληψιν ὁμοίως (325) ἄπορον εἴη. οὐ δυνατὸν γὰρ ἐν-
τεῦθεν ἐπὶ τοὺς νεφροὺς ἀφικέσθαι διὰ φλεβῶν, οὐδ' ἐκ
τῆς ὑπὸ τὸ περιτόναιον εὐρυχωρίας ἀδύνατον πρὸς τῷ καὶ
παντελῶς ἄκυρον εἶναι τὴν κατάχρησιν τῆς κατὰ γαστέρα
προσηγορίας. οὐδὲν γὰρ ὅμοιόν ἐστι περιτοναίῳ καὶ γαστρὶ,
δι ὅτι τῆς προσηγορίας κοινωνήσουσι. κάλλιον ἦν ἀκούειν
μὲν ὥσπερ ἅπαντες ἤκουσαν, ἐκείνην ὑπ' αὐτοῦ λέγεσθαι
τὴν εὐρυχωρίαν, ὅση κάτω μέν ἐστι τῶν φρενῶν, ἔνδον τε
τοῦ κατ' ἐπιγάστριον περιτοναίου, σκοπεῖν τε εἰ δυνατόν
ἐστιν ὃ λέγει γινωσκόντων ἡμῶν ὡς ἀεὶ ταῖς ἴλαις ὁδὸν
εὑρίσκειν οἴεται τὴν φύσιν ὁ Ἱπποκράτης, ὅταν ἐῤῥωμένη
τυγχάνει κἂν ὅτι μάλιστα παχεῖαί πώς εἰσι καὶ διὰ λεπτῶν
ὁδοιπορῶσι πόρων, ὅπου γε καὶ δι' ὀστῶν ἀποστάσεις γίνε-
σθαί φησιν. ὁρῶμεν δὲ καὶ τὸ μεταξὺ θώρακός τε καὶ

fepti transverſi corpus, quod carnoſum eſt et peritonaei
ſummum. Verum etiam ſi, ut vis, ita intellexerimus, o
Marine, eam tamen pituitae in venas reſumptionem ac
meatum ſimiliter facilem eſſe dubium eſt. Non enim
inde poteſt per venas in renes pervenire, quod fieri ex
ea capacitate poteſt, quae ſub peritonaeo eſt poſita. Huc
adde impropriam prorſus eſſe appellationis ventriculi ab-
uſionem. Nihil enim peritonaeo et ventriculo eſt ſimile,
cujus gratia ejusdem nominis communionem ſortiantur.
Praeſtat igitur accipere, quemadmodum omnes intellexe-
runt, illud ſpatium ab eo dici quod intra ſeptum trans-
verſum eſt, neque intra interioris peritonaei partem con-
tinetur epigaſtrio reſpondentem, ſimulque expendere an
quod ab ipſo dicitur fieri poſſit. In quo nos ſcire opor-
tet, arbitrari Hippocratem naturam ſemper, ſi ſit robuſta,
materiae viam moliri et invenire, etiam ſi quam maxime
craſſa ſit et per exiles tranſitura meatus, quando per oſſa
etiam abſceſſus fieri dicat. Et vero in ſuppuratis inter

Ed. Chart. IX. [323.] **Ed. Baf. V. (325.)**

πνεύμονος ὑγρὸν ἐπὶ τῶν ἐμπύων ἀναβηττόμενον. ἐνίοτε δὲ
καὶ διὰ τοῦ δέρματος ὑγιοῦς ὑπάρχοντος αἷμα διεκπίπτον
ἐπὶ τῶν πωρουμένων ὀστῶν. οὔκουν οὐδ' ἐφ' οὗ νῦν εἶπεν
ὁ Ἱπποκράτης φλέγματος ἀδύνατον παντάπασιν ὑποληπτέον
εἰς οὖρα γενέσθαι μετάληψιν, ἀλλ' ἐγχωρεῖν ποτε καὶ τοῦτο
ὑπὸ τῆς φύσεως πραχθῆναι, προλεπτυνάσης κατὰ βραχὺ τὸ
φλέγμα, καθάπερ ἐπὶ τῶν ἐμπύων τὸ πῦον.

νζ'.

Ὁκόσοισι τὸ ἧπαρ ὕδατος πλησθὲν εἰς τὸν ἐπίπλουν ῥαγῇ,
• τουτέοισιν ἡ κοιλίη ὕδατος ἐκπιμπλᾶται καὶ ἀποθνή-
σκουσιν.

Ἐπιτηδειότατόν ἐστι τὸ ἧπαρ ὑδατίδας γεννῆσαι κατὰ
τὸν ἔξωθεν αὐτῷ περικείμενον ὑμένα. φαίνεται γοῦν ἐπὶ
τῶν σφαττομένων ζῴων ἐνίοτε μεστόν. ἐὰν οὖν ποτε συμβῇ
ῥαγῆναι τὰς ὑδατίδας, ἐκχεῖται δηλονότι τὸ ὕδωρ εἰς τὴν

---

thoracem et pulmonem collectum humorem cum tuſſi ex-
ſpui conſpicimus. Nonnunquam vero et per cutim in-
tegram exiſtentem ſanguinem excidere in oſſibus quae
fracta coaleſcunt. Neque igitur nunc pituitam, de qua
Hippocrati ſermo eſt, arbitrari oportet ad urinas traduci
omnino non poſſe. Verum hoc etiam aliquando a natura
multo ante pituitam ejusmodi, ut in empyis paulatim
extenuante fieri arbitrandum eſt.

LV.

*Quibus jecur aqua repletum in omentum eruperit, iis ven-
ter aqua impletur ac intereunt.*

Jecur hydatidibus in ea quae foris ipſum ambit tu-
nica procreandi maxime idoneum eſt. Jugulatis ſiquidem
animalibus apparet interdum hepar hiſce veſiculis aqua
plenis reſertum. Si quando igitur contigerit hydatidas

Ed. Chart. IX. [323. 324.]　　　　　Ed. Baf. V. (325.)

κατ᾽ ἐπιγάστριον περιτοναίου χώραν, ἐν ᾗ καὶ τὸ κατὰ τοὺς
ὑδέρους ἀθροίζεται. εἰς δὲ τὸ ἐπί- [324] πλοον οὐχ οἷον
τε ῥαγῆναι τὸ ὕδωρ ἄνευ τοῦ διαβρωθῆναί πως αὐτό. στε-
γανὸν γάρ ἐστι πανταχόθεν, ὡς ἰδὲν εἰς αὐτὸ παρεμπεσεῖν
ἐκ μηδενὸς ἄλλου μορίου, πλὴν ἐκ γαστρὸς καὶ κώλου καὶ
σπληνὸς, ἐκείνων τε τῶν μερῶν, ὅθεν ἐκπέφυκεν· ἢ τοίνυν
βούλεται διαβιβρώσκεσθαι τὸν περιτόναιον ἐν τοῖς δεξιοῖς
δηλονότι μέρεσιν αὐτοῦ καθ᾽ ἃ πλησιάζει τῷ ἥπατι. ἢ εἰς
τὸ ἐπίπλουν ἀκουστέον ἀντὶ τοῦ εἰς τὴν χώραν αὐτοῦ. τὸ
δ᾽ ἐμπίπλασθαι τὴν κοιλίαν ὕδατος οὐκ ἐπ᾽ αὐτῆς εἴρηται
τῆς τὰ σιτία δεχομένης γαστρὸς, ἀλλὰ τοῦ παντὸς κύτους,
ὃ κάτω τοῦ θώρακός ἐστι, καθ᾽ ὃ σημαινόμενον οἵ τε προ-
γάστορες λέγονται καὶ αἱ γυναῖκες ἔχειν ἐν γαστρί. τὸ δ᾽
ἀποθνήσκειν οἷς ἐνταῦθα τὸ ὕδωρ ἀθροίζεται σκεπτέον. ἢ
γὰρ διηνεκῶς ἀκουστέον ἢ ὡς τὸ πολύ. σώζονται γοῦν ἔνιοι
καὶ τῶν ὑδερικῶν, καίτοι τῆς τοιαύτης χώρας αὐτοῖς ὕδατος
ἐμπλησθείσης. οὐ μὴν οὐδ᾽ ἀδύνατόν ἐστιν ὥσπερ ἐπ᾽ ἐκεί-
νων, διά τε τῶν ὑδατώδη καθαιρόντων φαρμάκων καὶ προσέτι

rumpi, aqua fane in peritonaei regionem per epigaftrium
effunditur, in qua etiam per hydropas colligitur. In
omentum autem aqua erumpere non poteft, nifi ipfum
aliquatenus erodatur. Denfum enim ac undique ita foli-
dum eft ut nihil in fe ex parte alia intercidat, praeter-
quam ex ventriculo, colo et liene illisque partibus, unde
ipfum enafcitur. Aut igitur excedi vult peritonaeum
parte nimirum ejus dextra, qua jecori vicinum eft, aut
in illud omentum eruperit pro in omenti regionem acci-
piendum eft. Ventrem autem a quo impleri non de eo
qui cibaria recipit a ventre dictum eft, fed de tota quae
infra eft thoracem, cavitate, quo fignificatu et ventricofi
et ventrem geftare mulieres dicuntur. An vero quibus
eo loci aqua coacervatur moriantur confiderandum. Nam
aut femper aut plerumque ita fieri intelligere oportet.
Sofpites enim evadunt nonnulli hydropici, etiam fi ipfis
talis regio aqua impleatur. Quemadmodum in his curatio
poteft perfici tum medicamentis hydragogis tum praeterea

τῶν οὐρητικῶν, ἐπιθημάτων τε τῶν ἐξατμίζειν δυναμένων
ὑγρότητα τοιαύτην, οὕτω κἀπὶ τούτων γενήσεσθαι τὴν θε-
ραπείαν.

_____

νή.

Ἀλύκη, χάσμη, φρίκη, οἶνος ἴσος ἴσῳ πινόμενος λύει τὴν
νόσον.

Σολοικοφανὲς εἰκότως ἐνίοις ἔδοξεν εἶναι τὸ σχῆμα τοῦ
λόγου καὶ διὰ τοῦτ' ἔνιοι κατ' αἰτιατικὰς πτώσεις ἔγραψαν
ἀλύκην, χάσμην, φρίκην, οἶνος ἴσος ἴσῳ πινόμενος λύει. δια-
φέρει γοῦν εἰς τὸ παρὸν, καθ' ὁποτέραν ἄν τις γραφὴν ἐξη-
γήσηται τὸν ἀφορισμόν. ἐπίστασθαι γὰρ χρὴ πρῶτον ὅτι
προσηγόρευκεν ἀλύκην, ἣν οἱ πολλοὶ τῶν Ἑλλήνων ὀνομά-
ζουσιν ἄλην, ἔπειτα δ' ἥτις ἐστὶν ἡ τοῦτ' ἐργαζομένη τὸ σύμ-
πτωμα διάθεσις. ἀλύειν μὲν οὖν λέγουσιν ἐκείνους τῶν
ὑγιαινόντων, ὅσοιπερ ἂν ἀεὶ τοῖς παροῦσι δυσχεραίνοντες

diureticis tum denique epithematis ejusmodi humorem
difcutientibus et halitum facultate elicientibus, ita in illis
etiam fieri curationem poffe videtur.

_____

LVI.

*Anxietudo, ofcitatio, horror, vinum par pari aquae po-
tum morbum folvit.*

Haec orationis forma merito nonnullis foloecifmi fpe-
cies vifa eft, ideoque nonnulli accufandi cafu fcripferunt:
*anxietudinem, ofcitationem, horrorem, vinum par pari
aquae epotum morbum folvit.* Utram autem in praefentia
fequaris lectionem nihil refert ad aphorifmi explicatio-
nem. In primis etiam fcire nos oportet, ἀλύκην anxietu-
dinem appellaffe Hippocratem, quam multi Graecorum
ἄλην *anxietatem* nominant; deinde quae fit affectio hujus
fymptomatis effectrix. Ἀλύειν itaque *jactari* fecunda vale-
tudine eos dicunt qui femper praefentia faftidiunt atque

Ed. Chart. IX. [324. 325.] Ed. Baf. V. (325.)
ἄλλοτε εἰς ἄλλα μεταβαίνουσι πράγματά τε καὶ πράξεις.
κατὰ δὲ τὸν αὐτὸν τρόπον καὶ νοσούντων ἐκείνης ἀλύειν
φασὶν ὅσοι μὴ φέροντες τὴν κατάκλισιν ἐξαλλάττουσι τὰ
σχήματα διὰ τὸ δύσφορον ἀεὶ τὸ παρὸν εἶναι. τοῦτο δὲ
ἔγνωμεν ἐκείνοις μάλιστα συμβαῖνον, οἷσπερ ἂν ἐν τῷ στό-
ματι τῆς γαστρὸς, ὅπερ ἐνίοτε καταχρώμενοι στόμαχον ὀνο-
μάζουσι, περιέχεταί τις ἰδιότης ὑγρότητος ἀνιαρᾶς, οὔτε
πολλῆς οὔτ' ἐμπλεούσης τῷ κύτει τῆς γαστρὸς, ἀνατρεπομέ-
νης δὲ εἰς τοὺς χιτῶνας αὐτῆς. ἀλλὰ καὶ τὸ χασμᾶσθαι,
καθάπερ καὶ σκοτοδινᾶσθαι [325] περιεχομένης τινὸς ἐν
τοῖς μυσὶ, δι' ὧν καὶ κατὰ προαίρεσιν γίνονται κινήσεις,
ἤτοι ὑγρότητος πνευματώδους ἢ πνεύματος ἀτμώδους γίνε-
σθαι δέδεικται. καὶ ἡ φρίκη δὲ μοχθηρῶν χυμῶν δια-
θεόντων κατὰ τὸ δέρμα συμβαίνει. δῆλον δὲ ὅτι περὶ τῆς
ἐκ τοῦ νοσώδους σώματος ὁρμωμένης φρίκης ὁ λόγος νῦν
ἡμῖν ἐστιν, οὐ τῆς ὑπό τινος αἰτίας ἔξωθεν. ἕκαστον οὖν
τούτων τῶν εἰρημένων οἴνου πόσις θεραπεύει ἀκρατεστέρου,
τὴν συμμετρίαν δὲ τῆς κράσεως αὐτὸς ἐδήλωσεν εἰπών.

ad alias fubinde aliasque tum res tum affectiones trans-
eunt. Eodem modo adverfa valetudine cos anxietate ja-
ctari proferunt, qui decubitum non ferentes decumbendi
formam immutant, quod praefens femper gravis ac molefta
fit. Hoc autem iis potiffimum evenire novimus, quibus
in ore ventriculi, quod interdum abufi vocabulo ftoma-
chum nominant, propria quaedam humoris molefti quali-
tas continetur, neque multi, neque innatantis in ventri-
culi capacitate, fed altius in ipfius tunicis imbibiti. Quin
etiam ofcitationem et pandiculationem fieri demonftravi-
mus contenta in mufculis, per quos voluntarii quoque
motus peraguntur, vel flatulenta humiditate vel fpiritu
rapido. Horror quoque pravis humoribus per cutem
fparfis ac difcurrentibus oboritur. Conftat autem eo hor-
rore qui ex aegro corpore concitatur, nobis nunc oratio-
nem effe, non autem de eo qui ab aliqua caufa externa
proficifcitur. Singula igitur haec praedicta curat vini
meracioris potus cujus temperationis commoderationem

Ed. Chart. IX. [325.]   Ed. Baf. V. (325.)

οἶνος ἴσος ἴσῳ πινόμενος· ὕδατι γὰρ δηλονότι κεράννυσθαι
βούλεται τὸν οἶνον ἴσῳ, χάριν τοῦ τὸ μὲν διώσασθαι, κε-
νῶσθαι τῶν λυπηρῶν, ὅσον ἂν ὑπείκῃ τῇ ῥύμῃ τῆς τοῦ οἴνου
φορᾶς, τὸ δ᾽ ὑπόλοιπον ἐπικράσαι. θερμαίνει γὰρ, ὡς
ἴσμεν, ὁ οἶνος ἅπαν τὸ σῶμα καὶ ταχέως ἐπὶ πάντα φέρε-
ται τὰ μόρια, μετὰ τοῦ χυμοὺς χρηστοὺς ἐργάζεσθαι.

νθ'.

Ὁκόσοισιν ἐν τῇ οὐρήθρῃ φύματα γίνονται, τουτέοισι δια-
πυήσαντος καὶ ἐκραγέντος λύεται ὁ πόνος.

Καὶ τοῦτον τὸν ἀφορισμὸν ἐν τοῖς ἔμπροσθεν ὁ Ἱπ-
ποκράτης ἔγραψεν, ἡμεῖς δὲ ἐξηγησάμεθα κατὰ τήνδε τὴν
λέξιν εἰρημένην· ὁκόσοισιν ἐν τῇ οὐρήθρᾳ φύματα φύεται,
τουτέοισι διαπυήσαντος καὶ ἐκραγέντος λύσις

his ipfe verbis declaravit: *vinum par pari aquae potum.*
Vult enim profecto aqua vinum aequa portione tempe-
rari, ut tantum materiae moleftae propellatur vacueturque,
quantum violentae vini delationi ceffurum eft; reliquum
vero temperetur epicrafi. Calefacit enim vinum, ut ex-
perimur, totum corpus et celeriter in omnes fertur par-
tes, cum eo optimos humores efficit.

LVII.

*Quibus in urethra tubercula procreantur, iis fuppuratis et
ruptis dolor folvitur.*

Hunc quoque aphorifmum in praecedentibus fcripfit
Hippocrates, nosque ipfi explicavimus in ea oratione quae
fic habebat: *quibus in urethra tuberculum nafcitur, eo
fuppurato et rupto folutio.*

νή.

Όκόσοισι δ᾿ ἂν ὁ ἐγκέφαλος σεισθῇ ὑπό τινος προφάσιος,
ἀνάγκη ἀφώνους γίνεσθαι παραχρῆμα.

Καὶ κατὰ τόνδε τὸν ἀφορισμὸν ἔν τισι μὲν τῶν ἀντι-
γράφων ἀφώνους ἐστὶν εὑρεῖν κατὰ τὴν πληθυν- [326]
τικὴν αἰτιατικὴν πτῶσιν γεγραμμένον, ἔν τισι δὲ κατὰ τὴν
ἑνικὴν ἄφωνον ἐν σολοικοφανεῖ σχήματι. διαφέρει δὲ οὐδὲν
οὐδ᾿ ἐνταῦθα πρός γε τὰ παρόντα γινωσκόντων ἡμῶν ὡς
ἔθος ἐστὶ τῷ Ἱπποκράτει πολλάκις ἀφ᾿ ἑνὸς συμπτώματος
τοῦ προδηλοτάτου, τῆς ἀφωνίας, ὀνομάζειν οὕτω καὶ δηλοῦν,
ὅσοι μηδ᾿ ἄλλην τινὰ τῶν κατὰ προαίρεσιν ἀποσώζουσι κι-
νήσεων ἢ μηδ᾿ ὅλως αἰσθάνονται. κεῖνται δὲ ὡσαύτως
τοῖς ἀποπληκτικοῖς ἀναίσθητοί τε ἅμα καὶ ἀκίνητοι· γίνε-
ται μὲν (326) οὖν καὶ δι᾿ ἄλλας αἰτίας τοῦτο. νυνὶ μέν-
τοι τῆς σείσεως τοῦ ἐγκεφάλου μνημονεύει ὁ Ἱπποκράτης
καὶ ταύτῃ τὴν τοιαύτην ὅλου τοῦ σώματος ἔσεσθαί φησι
διάθεσιν. σεισθῆναι δὲ οὕτω συμβαίνει τὸν ἐγκέφαλον διά

LVIII.

*Quibus cerebrum occafione aliqua concuffum fuerit, eos
quam primum voce privari neceffe eft.*

Hoc etiam aphorifmo in nonnullis exemplaribus vo-
cabulum *mutos* fcriptum multitudinis numero per accufa-
tivum cafum invenire datur; in quibusdam vero mutum
per fingularem fub foloecifmi figura. Sed id nihil quid-
quam ad praefentia refert, quum nos Hippocrati confue-
tudinem effe nofcimus faepe ab uno notiffimo fymptomate,
exempli gratia aphoniam *vocis ademptionem* illos ita ap-
pellare ac fignificare, qui nullum alium voluntarium mo-
tum fuperftitem fervant, neque quidquam omnino fentiunt
et apoplecticis peraeque fimiles fine fenfu fimulque motu
proftrati jacent. Id vero et ob alias caufas oboritur.
Nunc vero concuffionis cerebri meminit Hippocrates, cujus
occafione talem fore corporis totius affectionem pronun-
ciat. Ita vero concuti cerebrum accidit ob aliquem vio-

Ed. Chart. IX. [326.]   Ed. Baf. V. (326.)

τινα βιαίαν πτῶσιν ὅλου τοῦ σώματος ἐξ ὑψηλῶν γεγενημέ-
νην χωρίων. αἱ γὰρ τοιαῦται καταπτώσεις εἰώθασι καὶ
τὴν ἐν τοῖς τῆς ῥαχέως σπονδύλοις σεῖσιν ἐργάζεσθαι, ὅταν
αἱ μὲν ἁρμονίαι κινηθῶσιν αὐτῶν, ὁ δ᾽ ἐν κοιλότητι πε-
ριεχόμενος νωτιαῖος πονήσῃ, διασεισθεὶς δὲ σφοδρῶς εἰς
κίνδυνον ἄγει ῥήξεων ἔνια τῶν ἀποπεφυκότων αὐτῷ νεύ-
ρων, ὅπερ οὐχ ἥκιστα καὶ κατὰ τὸν ἐγκέφαλον γίνεται καὶ
τοσούτῳ γε μᾶλλον, ὅσῳ καὶ πλείων ἐστὶν ἡ πέριξ αὐτοῦ
χώρα κενὴ καὶ μᾶλλον ἐπὶ τῶν πρεσβυτέρων, ὡς ἐν ταῖς
ἀνατομικαῖς πραγματείαις λέλεκται. συστέλλεται γοῦν ἡ
ψυχικὴ δύναμις εἰς ἑαυτὴν ἐν ταῖς τοιαύταις διαθέσεσιν,
ἀνιαθεῖσα τῇ σφαλερᾷ κινήσει καὶ διὰ τοῦτο ἡσυχάζει. τῶν
δ᾽ ἀποφύσεων ἔνιαι μὲν ἱκανῶς τείνονται, τινὲς δ᾽ ἐκ μέ-
ρους γε διασπῶνται. κατὰ τοῦτο μέχρι περ ἂν ἀνακτήση-
ται πάλιν ἑαυτὴν ἡ ψυχικὴ δύναμις, ἄφωνόν τε καὶ ἀκί-
νητον ὅλον κεῖται τὸ παθὸν οὕτω ζῶον. εἰ δ᾽ ἀποσπασθῆ-
ναι φθάσειεν ἢ κατά τι μέρος αὐτοῦ κατασπασθῆναι ὁ
ἐγκέφαλος, οὐκέτι ἀναφέρουσι.

lentum totius corporis cafum ab altis locis obortum.
Ejusmodi namque cafus vertebrarum etiam fpinae con-
cuffionem efficere confueverunt, quum ipfarum harmoniae
concuffionem fubierint et contenta ipfarum cavo dorfalis
medulla laborarit, quae vehementius concuffa quibusdam
nervis a fe propagatis ruptionum creat periculum. Quae
res cerebro maxime accidit, eoque magis quanto in ejus
ambitu vacuum fpatium eft amplius, multoque magis in
fenibus, quemadmodum in libris anatomicis a nobis di-
ctum eft. Contrahitur fiquidem in fefe animalis facultas
per tales affectiones periculofa commotione vexata et pro-
pterea quiefcit feriaturque. Porro nonnulli nervorum
proceffus valde tenduntur et quidem aliqua ex parte di-
velluntur. Quibus fit ut donec animalis facultas fefe
rurfum receperit, mutum et immobile jaceat totum ani-
mal ita affectum. Quod fi abrumpi occupaverint aut ce-
rebrum parte fui quapiam avulfum abftractumque fuerit,
non jam ad fe redeunt fibique ipfis reftituuntur.

νθ'.

Τοῖσι σώμασι τοῖσιν ὑγρὰς τὰς σάρκας ἔχουσι δεῖ λιμὸν
ἐμποιέειν· λιμὸς γὰρ ξηραίνει τὰ σώματα.

Ὅτι μὲν οὖν ὅσα ξηραίνει βοηθήματα τῶν ὑγρῶν πα-
θημάτων ἐστὶν ἰατικὰ πρόδηλον, εἴ γε δὴ ἐναντία τῶν
ἐναντίων ἐστὶν ἴαματα. ὅτι δὲ καὶ ὁ λιμὸς ξηραίνει κατὰ
ουμβεβηκὸς οὐκ ἄδηλον. ἐὰν γὰρ ἀποῤῥέῃ μέν τι τοῦ σώ-
ματος, ὡς καὶ πρόσθεν, ἀναπληρῶται δὲ μηκέτι ὑπὸ τρο-
φῆς τὸ κενούμενον, ἀναγκαῖον [327] αὐτῷ ξηρότερον γενέ-
σθαι. δῆλον γὰρ ὅτι τῶν κατὰ τὸ ζῷον ἑκάστου μερῶν
ἀπέρχεται πρότερον ὅσον ἂν ὑγρότερον ᾖ, ὡς ἂν καὶ αὐτῆς
τῆς ἀποῤῥόης γιγνομένης, διὰ τὸ λεπτύνεσθαί τε καὶ εἰς
ἀτμὸν λύεσθαι τὸ σῶμα διὰ διττὴν αἰτίαν, ἔξωθεν μὲν ὑπὸ
τοῦ περιέχοντος, ἔνδοθεν δὲ ὑπὸ τῆς ἐμφύτου θερμασίας·
ἀμέλει τῶν φωλευόντων τῶν ζώων, ὡς ἂν μήτ' ἔξωθεν ἔτι
θερμαινομένων μήτ' ἔνδοθεν. ὅλως οὐδὲν ἢ παντάπασιν
ὀλίγιστον ἀποῤῥεῖ, καὶ διὰ τοῦτο τινὰ μὲν αὐτῶν οὐδ' ὅλως

LIX.

*Corporibus carnes habentibus humidas inducere famem
oportet: fames enim exſiccat corpus.*

Quae ſiccant auxilia ſane humidis affectibus mederi
manifeſtum eſt. Contraria namque contrariorum ſunt re-
media. Famem quoque exſiccare per accidens nulli abdi-
tum eſt. Si quid enim eorum ex corpore continenter
effluat diſſipeturque, ut antea docui, nec amplius quod
vacuatur alimento, ſuppleatur inſtaureturque, ſiccius ipſum
evadere neceſſe eſt. Certum eſt ex ſingulis animantis
partibus quidquid elt humidius abire prius et evaneſcere.
Effluvium ſiquidem ipſum fit, quod extenuetur corpus et
in vaporem ſolvatur, duabus ex cauſis: externa una aëre
ambiente, interna altera calore nativo. Sane vero de-
liteſcentium in cavernis animantium, quod nec externo
calore amplius nec interno incaleſcant aut nihil prorſus
aut pauciſſimum cſſluit, proptereaquc nonnullae quidem

Ed. Chart. IX. [327.]   Ed. Baf. V. (326.)

δεῖται τροφῆς, ἔνια δ᾽ ὀλιγίστης παντάπασιν. ἐφεξῆς τοῖς
προγεγραμμένοις ἀφορισμοῖς ἕτεροι· δύο σχεδὸν ἐν ἅπασι
τοῖς ἀντιγράφοις εὑρίσκονται, μετὰ τοῦ καὶ τοὺς ἐξηγησα-
μένους τὸ βιβλίον ὀλίγου δεῖν ἅπαντας μνημονεύειν αὐτῶν,
καί τινες ἐξηγοῦνται αὐτοὺς, ἀλλὰ διαφόρως ἢ ἐν τοῖς ἔμ-
προσθεν, οὐδὲ τοῦτο αὐτὸ προστιθέντες ὅτι γεγραμμένοι
ἔμπροσθέν εἰσιν. ἡμεῖς δὲ κατὰ τὸ τέταρτον ὑπόμνημα τὴν
ἐξήγησιν αὐτῶν ἐποιησάμεθα, βραχύ τι τῇ λέξει διαφερόν-
των. ὁ μὲν γὰρ ἕτερος τῶν νυνὶ γεγραμμένων ἐκ περιττοῦ
προσκείμενον ἔχει καὶ καταπίνειν μὴ δύνασθαι ἀλλ᾽ ἢ μό-
γις. ὁ δ᾽ ἕτερος ἔμπαλιν ὑπηλλαγμένον ἔχει τὸ μόγις, ὥστ᾽
εἶναι τὸ μὲν πρότερον τοιοῦτον, ἢν ὑπὸ πυρετοῦ ἐχομένῳ
οἰδήματος μὴ ἐόντος ἐν τῇ φάρυγγι πνὶξ ἐξαίφνης ἐπιγένη-
ται καὶ καταπίνειν μὴ δύνηται ἀλλ᾽ ἢ μόγις, θανάσιμον.
τὸ δὲ δεύτερον, ἢν ὑπὸ πυρετοῦ ἐχομένῳ ὁ τράχηλος ἐξαί-
φνης ἐπιστραφῇ καὶ καταπίνειν μὴ δύνηται, οἰδήματος μὴ
ἐόντος ἐν τῷ τραχήλῳ, θανάσιμον. οἱ δὲ πρόσθεν, οὓς κατὰ
τὸ τέταρτον ἔφην ἐξηγήσασθαι τῶνδε τῶν ὑπομνημάτων,

alimento prorſus non egent; nonnullae vero uſque quaque
pauciſſimo.   Poſt antea ſcriptos aphoriſmos alii duo ſere
in omnibus exemplaribus inveniuntur et quorum libri
enarratores fere omnes meminere.   Quidam etiam ipſos
interpretantur, ſed pugnantibus et hic et ſupra explicatio-
nibus uſi nec hoc ipſum monentes lectorem antea fuiſſe
ſcriptos.   Nos vero ipſorum explicationem ſecimus quarto
commentario textu nonnihil differentium.   Alter enim eo-
rum hic ſcriptorum ſupervacaneam habet hanc adjectionem
nec devorare poteſt niſi vix.   Alter vero adverbium *vix*
inverſo ordine poſitum habet, ut prior quidem ſit hujus-
modi: *ſi febre detento, tumore nullo in faucibus exiſtente,
ſuffocatio derepente ſupervenerit, ac niſi vix deglutire
nequeat, mortiferum.*   Secundus vero: *ſi febre correpto
derepente cervix intorqueatur ac devorare nequeat, tumore
nullo in faucibus exiſtente letale.*   Superiores vero quos
quarto horum commentariorum expoſuiſſe me dixi, ita ſe

Ed. Chart. IX. [327.]   Ed. Baf. V. (326.)

οὕτως εἶχον. ἦν ὑπὸ πυρετοῦ ἐχομίνῳ, οἰδήματος μὴ ἐόν-
τος ἐν τῇ φάρυγγι, πνὶξ ἐξαίφνης ἐπιγένηται, θανάσιμον.
εἶθ᾽ ἑξῆς ὁ μετ᾽ αὐτὸν ἢ ὑπὸ πυρετοῦ ἐχομίνῳ ὁ τράχηλος
ἐξαίφνης ἐπιστραφῇ καὶ μόγις καταπίνειν δύνηται, οἰδήμα-
τος μὴ ἐόντος ἐν τῷ τραχίλῳ θανάσιμον. ὅπερ οὖν ἐν τῷ
προτέρῳ τῶν ἀφορισμῶν εἴρηται περιττὸν, νῦν ἐπισκεψώ-
μεθα. καὶ γὰρ καὶ τεθέαμαι γινόμενον αὐτὸ, παντάπασιν
ὀλεθρίως ἐχόντων τῶν καμνόντων, ὥστ᾽ ἤτοι μηδ᾽ ὅλως δύ-
νασθαι καταπίνειν ἢ μόγις, οὐκ ὄντος οἰδήματος ἐν τῇ
φάρυγγι. πάρεστι γὰρ τοῦτο διαγνῶναι σαφῶς ἀνοιχθέντος
μὲν ἐπὶ πλεῖστον τοῦ στόματος, προβληθείσης δὲ τῇ κάτω
γένυι τῆς γλώτης. ἐν τῇ τοιαύτῃ καταστάσει τοῦ δυσχε-
ρῶς καταπίνειν αἰτίαν ὑποληπτέον τὴν κοινωνίαν τοῦ χι-
τῶνος, ὃς ὑποπέφυκεν ἐκ τῶν ἔνδον μερῶν, τοῦ τε στομά-
χου καὶ τοῦ λάρυγγος. ἐδείχθη γὰρ οὗτος ἐν τῇ διὰ τοῦ
στόματος πορείᾳ τῶν σιτίων αὐτὸς μὲν ὑπὸ γαστρὸς κατα-
σπώμενος, ἀνασπῶν δ᾽ ὅλον τὸν λάρυγγα. οἰδησάσης οὖν
τῆς ἐν τῷ λάρυγγι φλεγμονῆς ἐνίοτε μὲν οὐδ᾽ ὅλως, ἔστι

habebant: *si febre detento, tumore nullo in faucibus exi-
stente, suffocatio derepente supervenerit, mortiferum.* Deinde
qui hunc sequitur: *si febre capto derepente cervix intor-
queatur ac vix deglutire queat, tumore in cervice non exi-
stente mortiferum.* Quod igitur in priore aphorismo ex abun-
danti pronunciatum est, nunc perpendamus. Etenim id etiam
accidere vidimus aegrotis omnino perniciose laborantibus.
Quare sive nullo plane modo devorare queant sive vix, nullo
tumore in faucibus existente, hoc enim aperte discernere
licet ore quam plurimum hiante et aperto et lingua ad in-
feriorem maxillam appulsa et firmata. In tali statu vix ac
difficulter devorandi causa suspicanda est communio tuni-
cae gulae et gutturi esse ab internis suborta partibus.
Hanc enim cibariorum per os commeatu ipsam quidem
deorsum a ventriculo attrahi, totum vero guttur sursum
trahere demonstravimus. Tumescente igitur in gutture
inflammatione fit ut alias aegre obsequatur attrahenti ven-

δ' ὅτε μόγις ἕπεται κατασπώσῃ τῇ γαστρὶ, καὶ διὰ ταύτην
τὴν αἰτίαν ἤτοι γ' οὐδ' ὅλως ἢ μόγις καταπίνουσιν.

ξ.

[328] Ἢν ὑπὸ πυρετοῦ ἐχομένῳ οἰδήματος μὴ ἐόντος ἐν
τῇ φάρυγγι πνὶξ ἐξαίφνης ἐπιγένηται καὶ καταπίνειν μὴ
δύνηται, ἀλλὰ μόλις θανάσιμον.

ξα.

Ἢν ὑπὸ πυρετοῦ ἐχομένῳ ὁ τράχηλος ἐπιστραφῇ καὶ κα-
ταπίνειν μὴ δύνηται οἰδήματος μὴ ἐόντος ἐν τῷ τρα-
χήλῳ, θανάσιμον.

ξβ.

Ὅκου ἐν ὅλῳ τῷ σώματι καὶ τὸ σῶμα καταψύχεται καὶ
πάλιν θερμαίνεται ἢ χρῶμα ἕτερον ἐξ ἑτέρου μεταβάλλει,
μῆκος νόσου σημαίνει.

---

triculo et deorfum revellenti, eamque ob caufam vel
nullo pacto vel aegre difficulterque deglutiant.

LX.

Si febre detento tumore nullo in faucibus exiftente fuffo-
catio derepente fupervenerit ac vix deglutire queat,
mortiferum.

LXI.

Si febre capto derepente cervix intorqueatur ac vix de-
glutire queat tumore non exiftente, mortiferum.

LXII.

Ubi univerfo corpore mutato et corpus perfrigeratur ac
rurfum incalefcit aut colorem ex altero alterum commu-
tat, morbi longitudinem fignificat.

Ed. Chart. IX. [328. 329.]   Ed. Baf. V. (326.)

Καὶ τοῦτον τὸν ἀφορισμὸν ἐν τῷ τετάρτῳ τῶν ὑπο-
μνημάτων ἐξηγησάμεθα τὴν αὐτὴν παρὰ βραχὺ λέξιν ἔχοντα
τῇ νῦν εἰρημένῃ. γέγραπται γὰρ οὕτως· καὶ ὅκου ἐν ὅλῳ
τῷ σώματι μεταβολαὶ καὶ ἢν τὸ σῶμα ψύχηται ἢ αὖθις
θερμαίνηται καὶ εἰ χρῶμα ἕτερόν ἐξ ἑτέρου γένηται, νόσου
μῆκος σημαίνει.

_____

ξγ'.

Ἱδρὼς πολὺς, θερμὸς ἢ ψυχρὸς, ἀεὶ ῥέων, σημαίνει ὑγρὸν
ἀπάγειν, ἰσχυρῷ μὲν ἄνωθεν, τῷ δ' ἀσθενεῖ κάτωθεν.

_____

[329] Ἔμπροσθεν ἄλλον ἀφορισμὸν ἐν τῷ τετάρτῳ
τῶνδε τῶν ὑπομνημάτων ἐξηγησάμεθα, ὃς κατὰ τόνδε τὸν
τρόπον ἐγέγραπτο· ἱδρὼς πολὺς ἢ θερμὸς ἢ ψυχρὸς ἀεὶ
ἐὼν, ὁ ψυχρὸς μείζω, ὁ θερμὸς ἐλάσσω νοῦσον σημαίνει.
καὶ τὴν γε διάθεσιν ἔφαμεν εἶναι τῶν γε τοιούτων ἱδρώτων
ὑγρότητος πλῆθος ἐν τῷ τοῦ κάμνοντος περιεχόμενον σώματι.

_____

Hunc quoque aphorifmum quarto horum commenta-
riorum expofuimus, eundem fere textum qualis praefens
pronunciatur habentem. Sic enim fcriptus eft: *atque ubi
toto in corpore mutationes contingunt, ut fi corpus fri-
geat aut rurfus caleat aut alter ex altero color oboria-
tur, morbi longitudinem fignificat.*

_____

LXIII.

*Sudor copiofus calidus aut frigidus femper fluens humoris
plenitudinem ineffe fignificat. Haec igitur in robufto
quidem fuperne, debili vero inferne deducenda.*

Antea alium aphorifmum quarto horum commenta-
riorum explicavimus hoc modo fcriptum: *fudor copiofus
frigidus aut calidus nempe fluens; frigidus quidem majo-
rem, calidus vero minorem morbum fignificat.* Ac talium
fudorum affectum caufamve humoris plenitudinem effe
diximus qui aegrotantis corpore continetur. Propterea

διὰ τοῦτ᾽ οὖν ὁ νῦν ἡμῖν προκείμενος ἀφορισμὸς ἀπάγειν
κελεύει τὴν περιττὴν ὑγρότητα, τοῖς μὲν ἰσχυροῖς μὲν ἄνω-
θεν, ὅπερ ἐστὶ διὰ τῶν ἐμέτων, τοῖς δ᾽ ἀσθενεστέροις κά-
τωθεν, ὅπερ καὶ αὐτὸ σημαίνει δι᾽ ὑπαγωγῆς γαστρός. ὅτι
μὲν οὖν ἐκκενοῦν ἀεὶ χρὴ τοῦ σώματος τὰς περιττὰς ὑγρό-
τητας ἄντικρυς δῆλον. εἰ δὲ τοῖς ἰσχυροῖς μὲν ἄνωθεν
μόνον ἀεὶ, τοῖς δ᾽ ἀσθενέσι κάτωθεν, ἄξιον εἶναι δοκεῖ μοι
σκέψεως. βέλτιον γὰρ ἴσως οὐ ταύτῃ διαιρεῖν τῶν βοηθη-
μάτων τὴν χρείαν, ἀλλ᾽ ὡς ἡμῖν ἐν τῇ θεραπευτικῇ πραγ-
ματείᾳ περὶ τῶν τοιούτων ἁπάντων διώρισται. καὶ τοῦτον
οὖν τὸν ἀφορισμὸν ἐκ τῶν παραγεγραμμένων εἶναι νομίζω.
ἑξῆς τοῖς προγεγραμμένοις ἀφορισμοῖς ἄλλοι τρεῖς εὑρίσκον-
ται κατὰ τὰ πλεῖστα τῶν ἀντιγράφων καὶ τοῖς ἐξηγηταῖς
ὁμοίως γεγραμμένοι βραχύ τι διαλλάττοντες τῇ λέξει τῶν
ἐν τῷ τετάρτῳ τῶνδε τῶν ὑπομνημάτων. γράφουσι δ᾽ αὐ-
τοῖς ὡδί.

---

qui nunc nobis proponitur aphorifmus ad fupervacaneum
humorem educendum effe jubet, robuftis quidem fuperne,
hoc eft per vomitiones, imbecillis vero inferne, id eft
per alvi fubductionem. Quod itaque fupervacaneos cor-
poris humores femper vacuare oporteat plane manifeftum
eft. An vero robuftis femper per fuperiora, infirmis vero
per inferiora folum redundans humor vacuandus fit ani-
madverfione mihi dignum effe videtur. Praeftat enim
fortaffis non eatenus auxiliorum ufum diftinguere, fed ut
in medendi methodo de ejufmodi omnibus a nobis expli-
catum ac definitum eft. Quare et hunc aphorifmum ex
adfcriptitiis effe cenfeo. Poft fuperius adfcriptitios apho-
rifmos tres alii deinceps comperiuntur in plurimis exem-
plaribus ab interpretibus etiam eodem fere modo confcri-
pti paulo diverfa lectione quam qui quarto commentario
comprehenduntur. Eos autem ita fcribunt.

ξβ'.

(327) *Πυρετοὶ ὁκόσοι μὴ διαλείποντες διὰ τρίτης ἰσχυ-
ρότεροι γίνονται, ἐπικίνδυνοι. ὅτῳ δ᾽ ἂν τρόπῳ διαλεί-
πωσι, σημαίνει ὅτι ἀκίνδυνοι.*

ξγ'.

*Ὁκόσοι πυρετοὶ μακροὶ, τουτέοισι φύματα εἰς τὰ ἄρθρα
ἢ πόνοι ἐπιγίνονται.*

ξδ'.

*Ὁκόσοις φύματα μακρὰ ἢ εἰς τὰ ἄρθρα πόνοι ἐκ πυρετοῦ
γίνονται, οὗτοι σιτίοισι πλείοσι χρέονται.*

[330] *Εὔδηλον δὲ ὅτι καὶ οὗτοι παρέγκεινται τῶν
ἔμπροσθεν ἢ οὐδὲν ἢ βραχύ τι τῇ λέξει διαφέροντες, ἐξή-
γημαι δ᾽ αὐτοὺς ἐν τῷ τετάρτῳ τῶνδε τῶν ὑπομνημάτων.*

LXIV.

Qui febres non intermittentes tertio quoque die vehementio-
res fiunt, periculofiores. Quocunque autem modo inter-
miferint, citra periculum effe fignificant.

LXV.

Quibus febres longae funt, his ad articulos tubercula vel
dolores oboriuntur.

LXVI.

Quibus ad articulos tubercula aut dolores a longis febri-
bus oriuntur, hi cibis copiofioribus utuntur.

Liquido conftat hofce interjectos fuiffe nihil aut pa-
rum a fuperioribus diftinctione difcrepantes; ipfos autem
quarto commentariorum explanavimus.

ξζ'.

Ἢν τις τῷ πυρέσσοντι τροφὴν διδῷ ἢν ὑγιεῖ, τῷ μὲν ὑγιαί-
νοντι ἰσχὺς, τῷ κάμνοντι νοῖσος.

Γράφεται δὲ καὶ οὕτως ὁ ἀφορισμὸς ἤν τι τῷ πυρέσ-
σοντι τροφὴν διδῷ, τῷ μὲν ὑγιαίνοντι ἰσχὺς, τῷ δὲ κά-
μνοντι νοῖσος. ἑκατέρα δ' ἡ λέξις ἀποκεχώρηκε τῆς κατὰ
φύσιν ἑρμηνείας, ἐπὶ τοῦτο δὴ τὸ καλούμενον κακόζηλον,
οὐκ οἶδ' ὅ τι βουληθέντων, ὅσοι διεσκεύασαν οὕτω πολυει-
δῶς τὸ τέλος τοῦ βιβλίου. τὰ μὲν αὐτῇ τῇ λέξει γράφοντες
τῶν ἔμπροσθεν ὑπ' αὐτοῦ τοῦ Ἱπποκράτους εἰρημένων, τὰ
δ' ὑπαλλάττοντες βραχύ τι, τὰ δ' ὅλα παρεντιθέντες,
ὥσπερ καὶ τουτὶ τὸ νῦν προκείμενον, οὐδ' ἐγγὺς τῆς Ἱπ-
ποκράτους ἑρμηνείας ἧκον. ἐκεῖνος μὲν γὰρ ἔμπροσθεν ἔφη·
τὰ μὴ καθαρὰ σώματα ὁκόσῳ ἂν τρέφῃς, μᾶλλον βλάψεις·
καὶ ἢν ἐκ νούσου τροφὴν λαμβάνων τις μὴ ἰσχύει, σημαίνει
ὅτι τὸ σῶμα πλείονι τροφῇ χρῆται, ἢν δὲ χρὴ μὴ λαμβά-
νοντος τοῦτο γίνηται τροφὴν εἰδέναι ὅτι κενώσεως δεῖται,

LXVII.

Si quis febricitanti cibum praebeat quem fano exhibet,
fano quidem robur, aegroto vero morbus eft.

Sic etiam aphorifmus fcribitur: *fi quis febricitanti*
det cibum bene valenti robur laboranti morbus eft. Ve-
rum utraque lectio a naturali loquutione ad pravam,
quam cacozelum vocitant, receffit. Neque enim quid fibi
voluerint qui libri finem tam variis et alienis rebus
ornarunt non video. Quaedam enim eadem dictione fcri-
bunt, qua fupra ab Hippocrate funt fcripta; quaedam
parum immutant, alia male interferunt, ut hunc ipfum
aphorifmum ab Hippocratis ratione dicendi longe alienum.
Ille fiquidem fupra dicebat: *impura corpora quo libera-*
lius alueris, eo magis laeferis. Et *fi quis a morbo cibum*
capiens non roboretur, copiofiore corpus uti alimento
fignificat. Si vero alimentum copiofius non adfumenti id
obtingat, evacuatione indigere fciendum eft. Et alia

καί τινα τοιαῦτα ἕτερα κατὰ φύσιν ἡρμηνευμένα. ὁ δὲ τὸν
νῦν προκείμενον ἀφορισμὸν συνθεὶς κακοζήλως εἶπεν ἐπὶ
τῆς τροφῆς, εἰ τῷ ὑγιαίνοντι ἰσχὺς αὕτη τῷ κάμνοντι νοῦ-
σος βούλεται γὰρ λέγειν τὴν τροφὴν ἰσχύος μὲν εἶναι τοῖς
ὑγιαίνουσι ποιητικὴν, βλάβης δὲ τοῖς νοσοῦσιν. ἢν νὴ Δία
τοῖς μὲν ὑγιαίνουσιν αὔξειν τὴν ἰσχὺν, τοῖς δὲ κάμνουσι
νόσον. ἡρμήνευκε δὲ ἀλλοκότως αὐτὸ τὴν τροφὴν αὐτὴν
εἰπὼν ἰσχὺν μὲν τοῖς ὑγιαίνουσιν εἶναι νόσον δὲ τοῖς κά-
μνουσιν, οὔτ᾽ ἰσχὺν οὖσαν, ἀλλ᾽ ἰσχύος ποιητικὴν, οὔτε νοῦ-
σον, ἀλλὰ νόσου ποιητικὴν, ἄμεινον δὲ εἰπεῖν αὐξητικήν.

<hr>

ξισ΄.

[331] *Τὰ διὰ τῆς κύστεως διαχωρέοντα ὁρῆν δεῖ, ἢν οἷα*
τοῖς ὑγιαίνουσιν ὑποχωρέεται. τὰ ἥκιστα οὖν ὅμοια τού-
τοισι, ταῦτα νοσερώτερα· τὰ δὲ ὁμοιότερα τοῖς ὑγιαί-
νουσιν ἥκιστα νοσερά.

<hr>

quaedam hujusmodi fecundum naturam enunciata. Qui
vero praefentem aphorifmum appofuit, affectare de cibo
protulit, fi ipfe bene valenti exhibeatur, robur aegrotanti
morbus eft. Vult enim dicere cibum fanis robur efficere,
aegrotantibus vero noxam aut per Jovem, fanis virium
robur augere, morbum vero laborantibus. Abfurde autem
id interpretatus eft, qui cibum ipfum robur quidem fanis,
morbum vero laborantibus effe affirmaverit, quum neque
robur fit, fed roboris propagator, neque morbus, fed
morbi opifex aut ut rectius dicam, auctor.

<hr>

LXVIII.

Quae veficam permeant, fpectare oportet, an talia qualia
fanitate fruentibus fubeunt; nam quae his minime fimi-
lia funt, ea morbofiora; quae vero bene valentibus
fimiliora, minime morbofa funt.

Ὅμοια κατὰ τὸ σῶμα σύμπαν εἴρηται πρὸς Ἱπποκρά-
τους ἔν τε τῷ προγνωστικῷ καὶ κατ᾽ ἄλλα βιβλία πάντα
τοῖς ὑγιαίνουσι δηλοῦν ἀγαθόν τι, τὰ δ᾽ ἀνόμοια τοὐναντίον.
τοῦτο οὖν καὶ νῦν πειρᾶται λέγειν ὁ συνθεὶς τὸν ἀφορι-
σμὸν τοῦτον. ὑποπτεύω γὰρ καὶ τοῦτον οὐχ Ἱπποκράτους
εἶναι τῇ λέξει τεκμαιρόμενος οὐκ ἐχούσῃ τὴν αὐτὴν ἰδέαν
ταῖς ἐκείνου καὶ τοῖς λεγομένοις αὐτοῖς οὐκ ἀπηκριβωμένη
ὁμοίως ἐκείνου. ὅταν γοῦν εἴπῃ τὸ τὰ ἥκιστα ὅμοια τού-
τοις, ταῦτα νοσερώτερά τις οὐκ ἂν μέμψαιτο νοσερώτερα
λέγοντι αὐτῷ ἀντὶ τοῦ νοσερώτατα, τοῦ τε ὕστατον νοσῶδη.
τὸ γὰρ ἥκιστα μετ᾽ ἐπιτάσεώς τινος λέγεται καὶ πολλῆς
τῆς εἰς τὸ παρὰ φύσιν παρατροπῆς. ἕκαστον δὲ τῶν παρὰ
φύσιν εἰς ὅσον ἀποκεχώρηκε τοῦ κατὰ φύσιν, εἰς τοσοῦτον
καὶ μοχθηρόν ἐστι. τὰ γοῦν ἥκιστα τοῖς κατὰ φύσιν ὅμοια
μάλιστά ἐστι τοῖς κατὰ φύσιν ἐναντία καὶ διὰ τοῦτο νοσε-
ρώτατα.

Quaecunque toto corpore fanis fimilia funt, ea ab
Hippocrate tum in prognoſtico tum aliis in libris enun-
ciantur bonum quoddam portendere, diſſimilia vero con-
trarium. Hocce nunc is enarrare conatur qui hunc apho-
riſmum compoſuit. Suſpicor enim hunc etiam Hippocratis
ideam, neque iisdem peraeque pronunciatis ipſius accurate
reſpondet. Quum enim illud protulit, *quae his minime
fimilia funt, ea morbofiora*, quia ipſum morboſiora dicen-
tem non argueret, pro morboſiſſima aut ſumme morboſa?
Adverbium namque *minime* cum quadam ſignificationis
extenſione dicitur et magna praeter naturam mutatione.
At enim quae praeter naturam funt ſingula, quantum a
naturali ſtatu receſſerunt, tanto funt deteriora. Quare
minime naturalibus fimilia fecundum naturam ſe habenti-
bus maxime funt contraria proindeque morboſiſſima.

ξζ'.

Κα) οἶσι τὰ ὑποχωρήματα ἦν ἰάσῃς στῆναι καὶ μὴ κι-
νέῃς, ὑφίστανται οἷον ξύσματα, καὶ ἦν ὀλίγα ᾖ, ὀλίγη ἡ
νοῦσος γίγνεται, ἦν δὲ πολλὰ, πολλὴ, τουτέοισι ξυμφέρει
ὑποκαθῆραι τὴν κοιλίην· ἦν δὲ μὴ καθαρὴν ποιήσας
διδῷς τὰ ῥοφήματα, βλάψεις καὶ ὁκόσῳ ἂν πλείω διδῷς
μᾶλλον βλάψεις.

[332] Τὰ διὰ τῆς γαστρὸς ὑπιόντα λέγειν εἴωθεν
αὐτὸς ὑποχωρήματά τε καὶ διαχωρήματα· καὶ διὰ τοῦτο
καὶ νῦν ἐδέξανιό τινες ἐπὶ τῶν κατὰ τὴν γαστέρα κενου-
μένων εἰρῆσθαι τὸν λόγον αὐτῷ. μάχεται δ᾽ αὐτὸ τὸ προσ-
κείμενον ἐν τῇ λέξει, τὸ ἦν ἰάσῃς στῆναι καὶ μὴ κινέῃς,
οἰκεῖον γὰρ τοῦτο τοῖς ἰγροῖς, καὶ διὰ τοῦθ᾽ ἕτεροι πάλιν
ἐπὶ τῶν οὔρων ἐδέξαντο λέγειν αὐτόν. ἑκάτεροι δὲ πάλιν
σχισθέντες οἱ μὲν ἐφίστανται γράφουσι διὰ τοῦ ε τὴν πρώ-
την συλλαβὴν, οἱ δὲ ὑφίστανται διὰ τοῦ υ. τοῖς μὲν οὖν
οὔροις οὐδέτερον ἐναντιοῦται τῶν ῥημάτων. καὶ γὰρ καὶ

LXIX.

*Et quibus dejectiones ſi reſidere permiſeris, neque moveri
veluti ſtrigmenta ſubſident. Quod ſi paucae ſint, par-
vus eſt morbus; ſin multae, magnus; iis alvum inſerne
purgari conducit. Quod ſi alvo non purgata ſorbitio-
nes exhibueris, quo plures dederis, eo magis laeſeris.*

Quae per alvum ſubeunt conſuevit ipſe hypochore-
mata et diachoremata nominare. Atque idcirco nunc
etiam quidam conceſſerunt de iis quae per alvum vacuan-
tur haberi ſermonem. Verum quod additum eſt in textu
illud: *ſi reſidere permiſeris, neque moveris,* repugnat; hoc
enim humidorum eſt proprium atque ideo alii rurſum de
urinis ipſum agere cenſuerunt. Utrique iterum inter ſe
diſſentiunt, hi namque per ε primam ſyllabam ſcribunt
ἐφίστανται, *inſiſtunt;* illi vero per υ ὑφίστανται, *ſubſi-
dent.* At neutrum horum verborum urinis adverſatur:

διὰ τῶν ὑφισταμένων αὐτοῖς καὶ διὰ τῶν ἐφισταμένων εἰώ-
θαμεν καὶ τῶν παρόντων τι διαγινώσκειν καὶ τῶν μελλόν-
των ἔσεσθαι, κατὰ δὲ τὰ διαχωρήματα τὸ ἐφίστασθαι μᾶλ-
λόν πως πρέπει. οὐ γὰρ ὥσπερ ἐπὶ τῶν οὔρων ἑτοίμη τῶν
ὑφισταμένων ἡ διάγνωσις, οὕτω κἀπὶ τῶν διαχωρημάτων.
ἐπὶ μὲν γὰρ τῶν οὔρων καὶ αὐτὸ τὸ ἄγγος ἐξ ὑέλου πεποιη-
μένων ἐνδείκνυται τῶν ὑφισταμένων τὴν φύσιν, καὶ εἰ ἐν
ἄλλῳ δέ τινι περιέχοιτο σκεύει, δυνατὸν ἀποχέοντας τὸ ἐπι-
πολῆς αὐτὸ μόνον καταλιπεῖν τὸ ὑφιστάμενον. ἐπὶ δὲ τῶν
διαχωρημάτων οὐδέτερον πιθανόν. πάλιν δὲ αὐτὸ τὸ ἐφε-
ξῆς εἰρημένον τὸ οἷον ξύσματα τοῖς μὲν κατὰ τὴν γαστέρα
διαχωροῦσι πρέπει, τοῖς δ' ἐκφερομένοις τῶν οὔρων καθ'
ὁντιναοῦν τρόπον εἴτ' ἄνωθεν εἴτε κάτωθεν ἁρμόττει. ξυσ-
ματώδη μὲν γὰρ κατὰ τὴν γαστέρα διαχωρεῖται πολλάκις,
ὀνομάζεταί τε συνήθως οὐχ ὑπὸ Ἱπποκράτους μόνον, ἀλλὰ
καὶ τῶν ἄλλων ἰατρῶν, οὐ μὴν ἐπί γε τῶν οὔρων. αὕτη
τοίνυν ἡ περὶ τὰ ὀνόματα καὶ τὰ ῥήματα χρῆσις ἄκυρος

etenim et per ea quae fubfident et per ea quae inſiſtunt
aut innatant in urinis tum praeſentium aliquid dignoſcere
tum futurorum quiddam praeſagire conſuevimus; in alvi
autem excrementis inſidere quodam modo magis competit.
Non enim quemadmodum in urinis, ſic in dejectionibus
facilis ac prompta eſt ſubſidentium dignotio. In urinis
ſiquidem et ipſum vas ex vitio factum ſubſidentium natu-
ram oſtendit. Quodſi alio quodam vaſe contineatur, poſ-
ſumus effuſa quae ſupernatat parte ipſum ſolum ſedimen-
tum in fundo relinquere. In alvi autem excrementis neu-
trum probabile eſt. Rurſus quod textus ſerie dicitur il-
lud, veluti ſtrigmenta, excrementis alvum permeantibus
congruit, iis vero quae cum urinis quoquo modo ſive ſu-
perne ſive inferne educuntur non congruit: ſtrigmentoſa
namque ſaepius per alvum dejiciuntur atque conſueto
more non ab Hippocrate ſolum, verum etiam ab aliis
medicis nominantur, non tamen in urinis. Is igitur no-
minum et verborum uſus improprius hunc quoque apho-

Ed. Chart. IX. [332.]   Ed. Baf. V. (327. 328.)

ἐνδείκνυται παρεγκεῖσθαι καὶ τοῦτον τὸν ἀφορισμόν. ἔτι τε
δὴ μᾶλλον ἐπειδὰν εἴπῃ, τούτοις συμφέρει ὑποκαθῆραι τὴν
κοιλίην. οὐ γὰρ ἁπλῶς οὐδ᾽ ὡς ἔτυχεν, ᾧ ξυσμαιώδη
κατὰ τὴν κοιλίαν ὑπάγονται, τούτῳ συμφέρει καθαίρειν
αὐτὴν, ὥσπερ οὐδὲ βλάβη τις ἐξ ἀνάγκης ἕπεται τροφὴν
λαμβάνουσι τοῖς οὕτως ἔχουσιν. ὁρῶμεν γὰρ χολωδῶν δια-
χωρημάτων γενομένων ἐκκρινόμενα κατὰ τὴν γαστέρα ξύσ-
ματα, ἐφ᾽ οἷς οὔτε βλάπτονται ῥοφήματα λαμβάνοντες ἅπαν-
τες οὔτε προκαθαίρειν αὐτοὺς ἀναγκαῖόν ἐστιν, ἐάν γε πᾶν
ἤδη κεκενωμένον ᾖ τὸ χολῶδες. ἔτι δὲ μᾶλλον οὐδ᾽ εἰ τοῖς
οὔροις ἐμφέροιτο οἷον ξύσματα, καθαίρειν προσήκει πρὸς τῷ
καὶ χα- (328) λεπὸν εἶναι διαγνῶναι, τὴν ἰδέαν ὁποίαν
τινὰ εἶναι βούλεται τῶν ἐμφερομένων τοῖς οὔροις ξυσματω-
δῶν. ἀλλ᾽ οἱ τούτους τοὺς ἀφορισμοὺς παρενθέντες δο-
κοῦσί μοι χάριν αὐτοῦ τούτοις συνθεῖναι, τοῦ συγκεχύσθαι
τε τὸν λόγον, ὥσπερ αἴνιγμα καὶ δεῖσθαι ζητήσεως πολλῆς,
ἐν ᾗ καθιστάντες ἑαυτοὺς ἐξηγητὰς τῶν λεγομένων εὐδοκι-
μοῦσι παρὰ τοῖς μειρακίοις. ὅτι δὲ οἱ λόγοι πάντες οἱ

rifmum interjectum effe prodit. Sane vero etiamnum
magis, quum his inferne alvum purgari conducere pro-
tulit. Non enim fimpliciter, neque ut fors tulerit, cui
per alvum ftrigmentofa fubducuntur, huic ipfum purgari
conducit, quemadmodum neque ulla laefio eos neceffario
fequutura eft, qui fic affecti cibum adfumunt. Videmus
enim biliofis dejectionibus evacuatis ftrigmenta per alvum
excerni, quibus neque qui forbitiones accipiunt omnes
oblaeduntur, neque eos perpurgare neceffe eft, fi jam
quidquid biliofum inerat, vacuatum fit, fed etiamnum
magis fi quid per urinas feratur veluti ramenta, purgare
non convenit. Huc adde etiam effe perarduum digno-
fcere qualem formam effe velit eorum quae veluti ra-
menta cum urinis feruntur. Verum qui hos aphorifmos
interferuerunt ob eam mihi caufam compofuiffe videntur,
ut oratio confunderetur tanquam aenigma et multa indi-
geret inquifitione, in qua fe ipfos conftituentes interpre-
tes eorum quae his aphorifmis dicuntur, apud pueros

Ed. Chart. IX. [332. 333.] Ed. Baf. V. (328.)

ἀσαφεῖς ἀφορμὰς πολυλογίας παρέχουσι τοῖς σοφισταῖς δῆ-
λον ἔσται σοι κατ᾽ αὐτὸν τοῦτον τὸν ἀφορισμόν. ἔνιοι
γάρ τοι τῶν ἐξηγησαμένων αὐτὸν οὔ φασιν ἀπαγορεύειν
τὸν Ἱπποκράτην, διδόναι ῥοφήματα τοῦ οὕτω διακειμένοις,
ἀλλὰ πλέονι κωλύειν εἰρηκέναι, ὁκόσῳ ἂν πλέονα [333] δι-
δῷς μᾶλλον βλάψεις, ὥσπερ οὐ καὶ τῶν ἄλλων, ὅσοι χρή-
ζουσι ῥοφημάτων ὑπὸ πλειόνων βλαπτομένων ἢ ὡς οὐκ ἀκό-
λουθον τῷ φάντι, ὁκόσῳ ἂν πλεῖστα διδῷς μᾶλλον βλάψεις
καὶ τοῖς ἐλάττοσιν ἐλάττονα τὴν βλάβην ἔσεσθαι νομίζειν.
ἀλλ᾽ ὅμως διὰ τὸ τῆς ἑρμηνείας μοχθηρὸν ὑπάρχει τοῖς
σοφισταῖς πορίζεσθαι τοῖς λόγοις διαλύσεις καὶ μᾶλλόν γε
ὅταν ἐξῇ καὶ προσθεῖναί τι καὶ ἀφελεῖν καὶ μεταγράψαι,
ὅπερ ἐν τοῖς ἀσαφέσι λόγοις εἰώθασι πράττειν. αὐτίκα γέ
τοι καὶ κατὰ τοῦτον τὸν ἀφορισμὸν ἔνιοι τὸν καὶ σύνδεσμον
προσθέντες, ἣν ἄλλοι τοῦ μετ᾽ αὐτὸν ἀρχὴν τίθενται, ταύ-
την ποιοῦσι τούτου τελευτήν, ἵνα ὁ λόγος οὕτω ἔχῃ, ἣν δὲ
μὴ καθαρὴν ποιήσας διδῷς, μᾶλλον βλάψεις καὶ ὁκόσαις ἂν

gloriam aucupentur. Quod autem obfcurae orationes om-
nes fophiftis loquacitatis argumenta praebeant hocce apho-
rifmo tibi fiet manifeftum. Nonnulli fiquidem eorum qui
ipfum interpretantur negant Hippocratem fic affectis ex-
hibendas prohibere forbitiones, fed ne copiofiores dentur
vetuiffe proferunt, quum diceret: et quo plures dederis,
eo magis laeferis; ac fi etiam ceteri qui forbitionibus
egeant copiofioribus non laedantur aut confequens non fit
eum qui dixerit: *quo plures dederis, eo magis laeferis,*
paucioribus etiam putare minorem fore laefionem. Verum-
tamen interpretationis pravitatem fophiftis datur facultas
rationibus folutiones fuppeditandi, praefertim quum quid-
dam et addere et adimere et fcribendo transponere licuerit:
quod in ₒobfcuris fermonibus facere confueverunt. Veluti hoc
flatim aphorifmo nonnulli conjunctione *et* addita, quod
alii fequentis aphorifmi principium ftatuunt, hujus finem
faciunt, ut ita fe habeat oratio. Si vero non purgata
alvo forbitionem dederis, magis laeferis, et quibus cruda

κάτω ωμὰ ὑποχωρέῃ, ὡς δηλονότι καὶ τούτοις ὕσῳ ἂν πλείω
διδῷς, μᾶλλον βλάψεις. εἶτ' ἀφ' ἑτέρας ἀρχῆς πάλιν γρά-
φουσιν. ὅτι χολῆς μελαίνης ἔνεστιν ἢν πλείω, πλείων, ἢν
ἐλάσσω, ἐλάσσων ἡ νοῦσος. οἵ γε μὴν πολλοὶ τῶν ἐξηγητῶν
ἑτέρως ἐξηγοῦνται καὶ γράφουσιν ὡς ὑπογέγραπται ῥῆσις.

ο'.

Ὁκόσα ἂν κάτω ωμὰ ὑποχωρέῃ ἀπὸ χολῆς μελαίνης ἐστὶν,
　　ἢν πλείω πλείων, ἢν ἐλάσσω, ἐλάσσων ὁ νοῦσος.

Εἴρηται δὲ καὶ πρόσθεν ὅτι καὶ ἄλλοι τινές εἰσιν,
ἔξεστι γὰρ ἐν τοῖς ἀσαφέσιν ὡς ἂν ἐθέλῃ τις γράφειν, οὐ-
δενὸς ἐπὶ τοῖς μεταγράφουσι νόμου κειμένου, πολλάκις δὲ
οὐ διὰ τὴν ἀσάφειαν, ἀλλ' ὅτι ψευδής ἐστιν ὁ λόγος· διὰ
τοῦτο ἀναγκάζονται προσγράφειν τοῖς ἐξ ἀρχῆς εὑρεθεῖσιν
ἢ ἀφαιρεῖν ἢ μεταγράφειν, ὥσπερ ἀμέλει καὶ κατὰ τόνδε
τὸν ἀφορισμὸν, οὗ τὴν λέξιν οἱ πρῶτοι τῶν ἐξηγησαμένων

dejiciuntur; quaſi hos quoque magis laeſeris, quo plures
dederis ſorbitiones. Deinde altero ſacto orationis princi-
pio ſic ſcribunt. Ubi atra bilis ineſt, ſi plus adſit, major
morbus; ſi minus, minor morbus. Major tamen enarran-
tium pars aliter interpretantur et ſcribunt, ut ſubſcripta
habet dictio.

LXX.

*Quaecunque deorſum cruda ſecedunt, ab atra bile ſunt; ſi
plura, major, ſi pauciora, minor eſt morbus.*

Atque ſupra quosdam textus aliter ſcriptos eſſe di-
ctum eſt. Licet enim in obſcuris cuique prout voluerit
ſcribere, quum nulla ſit lex transſcribentibus impoſita.
Saepe vero non propter obſcuritatem, ſed quod falſa ſit
oratio; propterea quiddam ab initio inventis addere aut
adimere aut ſcriptionem mutare coguntur; quemadmodum
exempli gratia hoc quoque aphoriſmo, cujus dictionem

Ed. Chart. IX. [333.] Ed. Baf. V. (328.)
τοὺς ἀφορισμοὺς, ὧν ἐστιν Ἡρόφιλος, ὁ Βακχεῖος, Ἡρα-
κλείδης τε καὶ Ζεῦξις οἱ ἐμπειρικοὶ, τοιαύτην τινὰ γρά-
φουσιν. ὁκόσοις ἂν κάτω ὠμὰ ὑποχωρέῃ χολῆς μελαίνης
ἐστὶν, ἢν πλείω, πλείονος, ἢν ἐλάσσω, ἐλάσσονος. ἀλλ᾽ ὅτι
τῶν ἐπὶ μέρους τινὸς ὁ λόγος οὗτος ἑρμηνευτής ἐστιν, εἴ-
ρηται δ᾽ ὡς ἐκ καθόλου, διὰ τοῦτο τὴν ἀπορίαν παρέσχεν.
ἐπεί τοι λεγόμενον αὐτοῦ κατὰ τὴν λέξιν οὐδεμίαν ἔχει
ζήτησιν, ἀποφαινομένου τοῦ γράψαντος αὐτήν. οἷς ἂν ὠμὰ
χωρέῃ, διὰ χολῆς μελαίνης ἐνεῖναι τοῖς πέττουσιν ὀργάνοις
δηλονότι, δι᾽ ἣν ψυχόμενα χείρω πέττει καὶ τρόπον ἀπε-
ψίας ἐργάζεται τὸν κατ᾽ ὠμότητα, τῆς ξανθῆς χολῆς τὸ
ἐναντίον ἐργαζομένης, οἷον κνισώδη γάρ τινα γίνεται δι᾽
αὐτὴν ἀπεπτούμενα. τινὲς δὲ καὶ τοῦτον τὸν λόγον ἔτι
περὶ τῶν οὔρων ἡγοῦνται λέγεσθαι.

primi aphorifmorum interpretes, e quibus numerantur
Herophilus, Bacchius, Heraclides et Zeuxis empirici, in
hanc fere fententiam fcribunt: quibuscunque cruda deor-
fum fecedunt, atrae funt bilis; fi plura, copiofiora; fi
pauciora, paucioris. Verum quia haec oratio rei cujus-
dam particularis interpres eft, ut de univerfali tamen
enunciatur, propterea dubitationem attulit, quia pronun-
ciatum ipfius quoad dictionem, nullam fortitur dubitatio-
nem quaeftionemve, fcriptore ejus pronunciante. Quibus-
cunque cruda fecedunt, eorum organis fcilicet concoquen-
tibus atram ineffe bilem, per quam refrigerata deterius
concoquunt et apepfiae fpeciem a cruditate ortam efficiunt,
flava bile alteram eamque contrariam faciente, per quam
male coctam nidorulenta evadunt. Quidam denique hunc
quoque aphorifmum de urinis dici arbitrantur.

188 ΙΠΠΟΚΡΑΤΟΥΣ ΑΦΟΡΙΣΜΟΙ

Ed. Chart. IX. [334.] Ed. Baf. V. (328.)

οα΄.

[334] Αἱ ἀποχρέμψιες ἐν τοῖσι πυρετοῖσι τοῖσι μὴ δια-
λείπουσι αἱ πελιδναὶ καὶ αἱματώδεες καὶ χολώδεες καὶ
δυσώδεες πᾶσαι κακαί, ἀποχωρέουσαι δὲ καλῶς, ἀγαθαὶ
καὶ κατὰ κοιλίην καὶ κύστιν καὶ ὅκου ἄν τι ἀποχωροῦν
στῇ κεκαθαρμένον κακόν.

Καὶ οὗτος ὁ ἀφορισμὸς ἔμπροσθεν γέγραπται κατὰ
τόνδε τὸν τρόπον. αἱ ἀποχρέμψιες ἐν τοῖσι πυρετοῖσιν ἐν
τοῖσι μὴ διαλείπουσιν αἱ πελιδναὶ καὶ αἱματώδεες, πᾶσαι
κακαί. ἀποχωρέουσαι δὲ καλῶς, ἀγαθαὶ καὶ κατὰ τὴν δια-
χώρησιν καὶ κατὰ τὰ οὖρα. ἢν δὲ μήτε τῶν συμφερόντων
ἐκκρίνηται διὰ τῶν τόπων τούτων, κακόν. ἐξηγησάμεθα δ'
αὐτὸν ἐν τῷ τετάρτῳ τῶνδε τῶν ὑπομνημάτων.

οβ΄.

Τὰ σώματα χρὴ, ὅπου τις βούλεται καθαίρεσθαι, εὔροα
ποιέειν καὶ ἢν ἄνω εὔροα ποιέειν, στῆσαι τὴν κοιλίην, ἢν
δὲ κάτω, ῥῦσαι τὴν κοιλίην.

LXXI.

*Excretiones in febribus non intermittentibus lividae, cruen-
tae, graveolentes et biliofae, omnes malae. Quum vero
probe fecedunt, bonae. Per alvum etiam et veficam et
ubicunque quod fecedit fubftiterit, minime purgatum
malum.*

Hic quoque aphorifmus fupra hoc modo fcriptus eft:
in febribus non intermittentibus exfcreationes lividae,
cruentae, omnes malae. Belle tamen fi prodeant, bonae
tum per alvi excretiones tum per urinas. At fi quid eo-
rum quae non juvant per haec loca excernatur, malum.
Atque ipfum quarto horum commentariorum explicavimus.

LXXII.

*Quum quis corpora purgare velit, ea meabilia faciat
oportet. Si furfum quidem velit, alvus fiftenda; fi vero
deorfum, laxanda.*

Καὶ τούτου τοῦ λόγου τὸ πρῶτον μέρος ἔμπροσθεν γέ-
γραπται, μὴ προσκειμένου τοῦ καὶ ἄνω ἢν βούλη εὔροα
καὶ τὰ ἐφεξῆς, ἅτινα προσγράψαι βουλόμενος ἐνταυθοῖ
τις ἐνέγραψεν αὖθις τὸν αὐτὸν ἀφορισμὸν μετ᾽ ἐξηγήσεως,
ὥσθ᾽ ὑπάρχειν ἀληθῆ. ὅτι ἀληθεστέρα ταύτης ἑτέρα τίς
ἐστιν ἐξήγησις, ἣν καὶ διὰ μακρᾶς πείρας ἡμεῖς ἐβασανίσα-
μεν, ἔμπροσθεν δέδεικται κατὰ τὸ τέταρτον ὑπόμνημα.

ογ'.

[335] Ὕπνος, ἀγρυπνίη, ἀμφότερα γιγνόμενα μᾶλλον
τοῦ δέοντος, νοῦσος.

Καὶ οὗτος ὁ ἀφορισμὸς ἔν τισι τῶν ἀντιγράφων παρ-
έγκειται πρόσθεν εἰρημένος ὅλος ὡσαύτως, πλὴν τοῦ κατὰ
τὸ τέλος, ἐνταυθοῖ μὲν γὰρ νόσος. ἐκεῖ δὲ πολὺ βέλτιον
γέγραπται κακόν.

Prima quoque hujus aphorifmi pars in praecedenti-
bus fcripta eft, non additis verbis, fi furfum quidem
velit meabilia facere et fequentibus quae aliquis hoc in
loco adjicere volens rurfus aphorifmum fcriplit cum in-
terpretatione per quam verus effet. Quod autem altera
fit quaedam interpretatio hac verior quam nos longa ex-
perientia comprobavimus, fuperius fecundo commentario-
rum proditum eft.

LXXIII.

Somnus vigiliae modum, utraque modum excedentia morbus.

Atque hic aphorifmus in quibusdam exemplaribus
interjectus eft fupra pronunciato per omnia fimilis, prae-
terquam in fine. Hic enim morbus, illic multo rectius
fcribitur malum.

οδ'.

Ἐν τοῖσι μὴ διαλείπουσι πυρετοῖσιν, ἢν τὰ μὲν ἔξω ψυχρὰ
ᾖ, τὰ δὲ ἔσω καίηται καὶ πυρετὸς ἔχῃ, θανάσιμον.

Καὶ οὗτος ὁ ἀφορισμὸς εἰκῆ γέγραπται πρόσθεν ἄμει-
νον εἰρημένος, χωρὶς τοῦ καὶ πυρετὸς ἔχῃ. νῦν δὲ ἐκ πε-
ριττοῦ πάλιν ἔχει προσκείμενον τὸ καὶ πυρετὸς ἔχῃ· προει-
ρηκότος γὰρ αὐτοῦ κατὰ τὴν ἀρχὴν, ἐν τοῖσι μὴ διαλεί-
πουσι πυρετοῖς, ματαία πάλιν ἡ ἐπὶ τῇ τοῦ λόγου τελευτῇ
προσθήκη καὶ πυρετὸς ἔχῃ.

οε'.

Ἐν μὴ διαλείποντι πυρετῷ, ἢν χεῖλος ἢ ῥὶς ἢ ὀφθαλμὸς
ἢ ὀφρὺς διαστραφῇ, ἢν μὴ βλέπῃ, ἢν μὴ ἀκούῃ, ἀσθε-
νέος ἐόντος, ὅτι ἂν τούτων γένηται, ἐγγὺς ὁ θάνατος.

LXXIV.

*In febribus non intermittentibus ſi partes internae frigeant,
internae urantur et febris obſideat, mortiferum.*

Hic quoque aphorifmus temere ſcriptus eſt, melius
ſupra pronunciatus intra hanc additionem, *et febris obſi-
deat.* Nunc vero ex abundanti additum eſt et febris ob-
ſideat. Quum enim ipſe ab initio ſupra dixerit: *in febri-
bus non intermittentibus*, irrita rurſum in peroratione haec
appendix: et febris obſideat.

LXXV.

*In febre non intermittente ſi labrum aut naſus aut ocu-
lus aut ſupercilium pervertatur, ſi non videat, ſi non
audiat, imbecillo jam corpore, quidquid horum accide-
rit, mors proxima.*

Ed. Chart. IX. [336.]　　　　Ed. Baf. V. (328. 329.)

[336] *Καὶ οὗτος ὁ ἀφορισμὸς ἔμπροσθεν εἴρηται*
κατὰ τήνδε τὴν λέξιν. ἐν μὴ διαλείποντι πυρετῷ, ἢν χεῖ-
λος ἢ ῥὶς ἢ ὀφθαλμὸς ἢ ὀφρὺς διαστραφῇ, ἢν μὴ βλέπῃ,
ἢν μὴ ἀκούῃ, ἤδη ἀσθενοῦς ἐόντος, ὅ τι ἂν τουτίων γένηται,
ἐγγὺς ὁ θάνατος.

οστ'.

Ἐπὶ λευκῷ φλέγματι ὕδρωψ ἐπιγίνεται.

Τὸ λεγόμενόν ἐστι τοιοῦτον, ὅσοις ἂν πλεῖστον ἐν τοῖς
ἀγγείοις καὶ κατὰ τὴν ἕξιν ὅλην τοῦ σώματος ἀθροισθῇ
λευκὸν φλέγμα, τούτοις ὁ λευκοφλεγματίας ὕδερος ἔσται.

οζ'.

(329) *Ἐπὶ διαῤῥοίῃ δυσεντερίη.*

Ἀπὸ κοινοῦ δηλονότι προσυπακοῦσαι χρὴ τὸ ἐπιγίνε-
ται, ξευμένων τῶν ἐντέρων κατὰ βραχύ, κἄπειτα διὰ βά-

Hic etiam aphorifmus in praecedentibus hifce verbis
pronunciatus eft. In febre non intermittente fi labrum
aut nafus aut oculus aut fupercilium pervertatur, fi non
videat, fi non audiat, imbecillo jam aegroto, quidquid
horum acciderit, propinqua mors.

LXXVI.

Albae pituitae hydrops fuccedit.

Quod pronunciatur eft hujusmodi: quibus plurima in
vafis totoque corporum habitu alba pituita acervata eft,
his leucophlegmatias hydrops fupervenit.

LXXVII.

A diarrhoea, dyfenteria.

Ex communi videlicet loquendi confuetudine fubau-
diendum eft *fupervenit primum* abrafis paulatim inteftinis,

Ed. Chart. IX. [336. 337.]   Ed. Baf. V. (329.)
θους τούιου γινομένου καὶ οὕτως ἑλκουμένων. ἔμπροσθεν
δὲ βέλτιον ἐν ἀφορισμῷ γνησίῳ γέγραπται κατὰ τόνδε τὸν
τρόπον· ἐπὶ ἀκράτῳ ὑποχωρήσει δυσεντερία καὶ ἡμεῖς
ἐξηγησάμεθα τὸν ἀφορισμὸν τοῦτον ἐν ἕκτῳ τῶν ὑπομνη-
μάτων.

οη´.

Ἐπὶ δυσεντερίῃ λειεντερίη ἐπιγίνεται.

Καὶ οὗτος ὁ ἀφορισμὸς μόριόν ἐστιν ἀφορισμοῦ εἰρη-
μένου ἔμπροσθεν τοῦτον τὸν τρόπον· ὅσοι σπληνώ- [337]
δεες ὑπὸ δυσεντερίης ἁλίσκονται, τούτοισιν ἐπιγενομένης
μακρῆς τῆς δυσεντερίης, ὕδρωψ ἐπιγίνεται ἢ λειεντερίη, καὶ
ἀπόλλυνται. ἐξηγησάμεθα δὲ καὶ ἡμεῖς αὐτὸν κατὰ τὸ ἕκτον
τῶν ὑπομνημάτων.

οθ´.

Ἐπὶ σφακελισμῷ ἀπόστασις ὀστέου.

deinde malo profundum fubeunte ita demum ulceratis.
Supra vero praeclarius in aphorifmo hunc in modum
fcriptum eft: *a fincera dejectione dyfenteria,* nosque hunc
aphorifmum horum commentariorum fexto explicavimus.

LXXVIII.

Dyfenteriae lienteria fuccedit.

Hic etiam aphorifmus pars eft aphorifmi fuperius
hoc modo pronunciati. Qui lienofi dyfenteria corripiun-
tur, his fupervenientem longam dyfenteriam hydrops ex-
cipit aut lienteria et intereunt. At nos quoque ipfum
fexto commentariorum explanavimus.

LXXIX.

A fideratione offis abfceffus.

Ἀπὸ κοινοῦ δηλονότι κἀνταῦθα προσυπακοῦσαι δεῖ τὸ
ἐπιγίνεται. πότερον δὲ τῷ τοῦ ὀστέου σφακελισμῷ τὴν
ἀπόστασιν αὐτοῦ ἕπεσθαι ἢ τῷ τῆς προκειμένης σαρκὸς,
οὐκ ἐδήλωσε, δύναται δ᾽ ἑκάτερον ἀληθῶς λέγεσθαι.

π'.

Ἐπὶ αἵματος ἐμέτῳ φθόη καὶ τοῦ πύου κάθαρσις ἄνω.

Ἐπὶ τῇ φθόῃ ῥεῦμα ἐκ τῆς κεφαλῆς ἐπὶ τῷ ῥεύματι
διάῤῥοια, ἐπὶ τῇ διαῤῥοίᾳ σχίσις τῆς ἄνω καθάρσεως, ἐπὶ
τῇ σχίσει θάνατος. ἐν τοῖς πλείοσι τῶν ἀντιγράφων καὶ
παρὰ τοῖς πλείστοις τῶν ἐξηγητῶν γέγραπται· ἐπὶ αἵματος
ἐμέτῳ φθορά. κατά τινα μέντοι τῶν ἀντιγράφων ἐπὶ αἵματος
ἐμέτῳ φθόη γέγραπται. φαίνεται γοῦν ὅτι καὶ ταῦτα συνη-
ράνισται μοχθηρῶς ἐκ πολλῶν Ἱπποκρατείων ἀποφάσεων
συγκείμενα παρεφθαρμένως, μάλιστα δὲ παρ᾽ ἐκείνων τῶν
ἀφορισμῶν ἐπὶ αἵματος πτύσει, πύου πτύσις καὶ ῥύσις. ἐπὴν
δὲ τὸ σίαλον ἴσχηται, ἀποθνήσκουσιν.

Hic quoque ex communi loquutione fubaudiendum
eft, fuperveniet. Utrum vero offis fphacelifmum ipfius offis
fequatur abfceffus aut circumftantis carnis non manifefta-
vit. Utrumque tamen vere enunciari poteft.

LXXX.

A fanguinis vomitione tabes et puris per fuperiora purgatio.

A phthoë fluxio e capite, a fluxu diarrhoea fuper-
nae purgationis retentio, a retentione mors. In complu-
ribus exemplaribus et apud plurimos interpretes fcriptum
eft: a fanguinis vomitu corruptio. In nonnullis tamen
codicibus legitur, a fanguinis vomitu phthoë, hoc eft
tabes. Quare videntur haec quoque male collecta effe
atque ex Hippocratis quum multis enunciationibus perpe-
ram compofita tum maxime ex illis aphorifmis: *a fan-
guinis fputo puris fputum et fluxus.* Quum autem fpu-
tum retinetur, intereunt.

πα'.

Ὁκοῖα καὶ ἐν τοῖσι κατὰ τὴν κύστιν καὶ ἐν τοῖσι κατὰ τὴν
κοιλίην ὑποχωρήμασι καὶ ἐν τοῖσι κατὰ τὰς σάρκας καὶ
ἤν πη ἄλλη τῆς φύσεως ἐκβαίνη τὸ σῶμα, ἢν ὀλίγον,
ὀλίγη νοῦσος γίνεται, ἢν πολὺ δὲ, πολλὴ, ἢν πάνυ πολλὴ,
θανάσιμον τὸ τοιοῦτον.

Οὗτος ὕστατος ὁ ἀφορισμὸς ἐν πλείστοις τῶν ἀντιγρά-
φων γέγραπται, κατά τινα μέντοι καὶ ἄλλοι πρόσκεινται,
διεσκευασμένοι καθάπερ καὶ οἵδε οὓς διεληλύθαμεν ἐκ τῶν
γνησίων ὄντας οὕτως, ὥστε τοὺς μὲν αὐτῇ τῇ λέξει, τοὺς
δὲ παρὰ βραχὺ, τοὺς δὲ μετὰ βραχείας προθέσεως ἐοικέ-
ναι τοῖς ὑπ' αὐτοῦ τοῦ Ἱπποκράτους γέγραμ- [338] μέ-
νοις, ὅθεν αὐτοὺς οὐδ' ἡμεῖς ἔτι προσεθήκαμεν. οὐδὲ γὰρ
αὐτὸς οὗτος ὁ νῦν προκείμενος ἔχει τι περιττότερον ὧν
πολλάκις ὁ Ἱπποκράτης ἔδειξεν, ἀλλὰ καὶ ὁ τρόπος τὰς ἑρ-
μηνείας εὔδηλος ὁ κατ' ἐκεῖνον. τὸ δὲ οἷα καὶ ἐν τοῖς κατὰ
τὴν κύστιν καὶ ἐν τοῖς κατὰ τὴν κοιλίαν ἀποδόσεως χρῄζει,

LXXXI.

Qualia etiam per veſicam et alvum et carnes excernuntur
et ſicubi alias corpus a natura recedat, inſpicere opor-
tet; ſi parum parvus, ſi multum malignus, ſi admodum
multum, id hujusmodi letale.

Hic poſtremus aphoriſmus in plurimis exemplaribus
ſcriptus eſt; in quibusdam tamen alii etiam adduntur iis-
dem ordinibus diſtincti, quibus et illi, quos ex legitimis
Hippocratis aphoriſmis ita eſſe percenſuimus, ut nonnulli
ipſa dictione, nonnulli praeter pauxillum quiddam et non-
nulli cum brevi additione iis ſint ſimiles, qui ab Hippo-
crate ſcripti ſunt. Unde neque nos etiamnum ipſos ad-
dere neceſſarium duximus. Nam neque is ipſe nunc pro-
poſitus quidquam habet amplius quam quod ſaepenumero
demonſtravit Hippocrates; et alioquin elocutionis ratio in
eo eſt manifeſta. Sed illud: qualia etiam, quae per veſi-
cam et alvum excernuntur, explicationem deſiderat. Summa

Ed. Chart. IX. [338.]   Ed. Baf. V. (329.)

τὸ γε μὴν κεφάλαιον, οἷς ἔφην, ἀληθές. εἰ μὲν γὰρ ὀλίγον
ἐκβαίνοι τοῦ κατὰ φύσιν ἐν οἵῳ δή ποτε μορίῳ μακροτέραν
τὴν νόσον· εἰ δ᾽ ἐπὶ πλέον, πολλὴν ὑποληπτέον· εἰ πάνυ
πολλὴ τοῦ κατὰ φύσιν ἡ μετάβασις γένηται, θανάσιμον
εἶναι τὸ τοιοῦτον νόσημα.

tamen, ut dixi, vera eſt. Si namque parvus a naturali
ſtatu cujuscunque partis fuerit deceſſus, minorem mor-
bum, ſi multus, majorem morbum, ſi denique admodum
magnus a natura deceſſus fiat, letalem ejusmodi morbum
eſſe augurandum eſt.

ΓΑΛΗΝΟΥ ΠΡΟΣ ΛΥΚΟΝ ΒΙΒΛΙΟΝ.

Ed. Chart. IX. [358. 359.]   Ed. Baſ. V. (329.)

α΄.

[358] *Ἀνεμίσητον μὲν δήπου Λύκῳ καὶ παντὶ τῷ
βουληθέντι πρὸς Ἱπποκράιην γράφειν. ἔτι δὲ ἀνεμεσητότερον
οἶμαι τοῖς δυναμένοις ἀπολύσασθαι τὰ κακῶς εἰρημένα πρὸς
αὐτὸν ἐγκλήματα, καθάπερ ἐν δικα- [359] στηρίῳ τοῖς
ἀναγνωσομένοις ἀμφοτέρων τὰ γράμματα, τὴν ἀπολογίαν
ποιήσασθαι, καὶ μάλιστα ὅταν ὁ μὲν ἐγκαλῶν πρὶν μαθεῖν
τὰ λεγόμενα θρασύνεται, τῷ δ᾽ ἀπολογουμένῳ πεπαιδεῦ-
σθαι κατὰ τοῦ παλαιοῦ δόγματος. Λύκος τοίνυν ἔγραψε*

GALENI ADVERSUS LYCUM
LIBELLUS.

I.

Lyco ſane ac omnibus qui adverſus Hippocratem ſcribere
voluerint vitio dandum non eſt. Minus etiamnum cen-
ſura dignos eſſe auguror qui quum male productas in
ipſum controverſias diluere queant, utrorumque libros
tanquam in judicio lecturi defenſionem ſuſcipiunt, ac ma-
xime quum qui priusquam ab eo pronunciata didicerint
ea arguere ferociunt. Qui vero patrocinatur, in ſenis
placitis eruditus ſit oportet. Itaque commentarios ſcripſit

μὲν ἐξηγητικὰ τῶν Ἱπποκράτους ἀφορισμῶν ὑπομνήματα,
λωβᾶται δὲ τοῖς δόγμασι τἀνδρὸς ἑκατέρωθεν οἷς τε ψέγειν
καὶ οἷς ἐπαινεῖν τινα τῶν ἐπ᾽ αὐτοῦ λεγομένων οἴεται καὶ
δι᾽ ὧν ἀντιλέγειν ἐπιχειρεῖ. τά τε γὰρ ἐπαινούμενα Λύκου
φαντάσματά ἐστιν, οὐχὶ Ἱπποκράτους δόγματα, δι᾽ ὧν τε
ἀντιλέγει δῆλός ἐστι μηδὲ τὰ στοιχεῖα τῆς Ἱπποκράτους
τέχνης ἐπισιάμενος. ὅτῳ δ᾽ οὐκ ἔστι τῶν στοιχείων ἐπι-
στήμη, σχολῇ γ᾽ ἂν οὗτος οὐ τὰς συλλαβὰς εἰδείη τῆς τέ-
χνης ἐκείνης ἢ τῶν ἀπ᾽ αὐτῆς. εἰ μὲν οὖν ἐγὼ πρῶτος ἢ
μόνος ἔλεγον ἐκ θερμοῦ καὶ ψυχροῦ καὶ ὑγροῦ καὶ ξηροῦ
τὰ τῶν ζῴων σώματα συγκεῖσθαι νομίζειν Ἱπποκράτην,
τάχα ἂν ἴσως εὐλαβέστερον ἐνεκάλουν Λύκῳ πρὶν γνῶναι
τὰ στοιχεῖα τῆς Ἱπποκράτους τέχνης ἐπιχειροῦντι τῶν συγ-
γραμμάτων αὐτοῦ γράφειν ἐξηγήσεις. οὔτε γὰρ ὅσοι δόγμα-
σιν ἐναντίοις ἐνεγράφησαν οὔθ᾽ ὅσοι μήτε τὰ πρῶτα γινώ-
σκουσι τῆς τέχνης χρήσιμα εὔλογον ἐξηγεῖσθαι τοὺς ἀφο-
ρισμούς, ἀλλ᾽ ὥσπερ μεμαθήκασι μὲν ἐκ τῆς παιδικῆς
ἡλικίας, ἐπαινοῦσι δὲ πάλιν ἢ ψέγουσιν αὐτοῦ τὰ δύγματα.

Lycus, quibus Hippocratis aphorifmos explicat, fed et
utrimque viri decreta depravat tum quatenus ea improbat,
tum quatenus quaedam eorum quae ab ipfo edicuntur
laudare cenfet, in quibus etiam contradicere conatur. Et-
enim quae ab eo laudantur, Lyci fpectra, non Hippocra-
tis decreta funt, et per quae contradicit fe prodit artis
Hippocraticae elementa ignorare. Cui vero non fit cle-
mentorum fcientia, is multo minus artis illius aut eo-
rum quae ab ipfa prodeunt fyllabas noverit. Itaque fi
primus ego aut folus dixiffem Hippocratem cenfere ani-
mantium corpora ex calido, frigido, humido et ficco con-
flitui, quam primum fortaffis verecundius Lycum accufa-
rem, quod priusquam artis Hippocratis elementa perdifcat,
librorum ipfius confcribere enarrationes aggrederetur. Ne-
que enim eos qui contrariis decretis addicti funt, neque
qui haud prima artis praecepta utilia cognofcunt, apho-
rifmos explicare confentaneum eft. Verum quemadmodum
a puerili aetate didicimus ita rurfum ipfius decreta lau-

*Λύκος δὲ εἰς τοσοῦτον ἄρα τῆς ῾Ιπποκράτους τέχνης ἀμα-
θής ἐστιν, ὡς ἐγὼ θεοὺς ἅπαντας ἐπόμνυμι, τὰς πρώτας
τῶν εἰς τοὺς ἀφορισμοὺς ὑπομνημάτων αὐτοῦ ἐξηγήσεις
ἀναγνοὺς, οὐκέθ᾽ ὑπέμεινα τὸ λοιπὸν τοῦ βιβλίου ἀναγνῶ-
ναι, τοσοῦτον ἐφαίνετο τῆς γνώμης ἁμαρτάνειν τοῦ παλαιοῦ.
τῶν ἑταίρων δέ τινος ἀξιώσαντος ἐπακοῦσαί με τῶν εἰς
τόνδε τὸν ἀφορισμὸν ὑπ᾽ αὐτοῦ γεγραμμένων, ἐν ᾧ φησι. τὰ
αὐξανόμενα πλεῖστον ἔχει τὸ ἔμφυτον θερμὸν, εἶτα πολλῶν
καὶ ἄλλων παρακαλεσάντων ἀπολογήσασθαι πρὸς τὰς κατη-
γορίας, οὕτως ἀναγκασθεὶς ἐπὶ τόνδε τὸν λόγον ἧκον.*

β'.

*῎Ινα δὲ τοῖς μὲν ὑπ᾽ ἐκείνου λεγομένοις, ὑπ᾽ ἐμοῦ δὲ
μέλλουσι πρὸς αὐτὰ ῥηθῆναι, ῥᾷον ἀκολουθήσωσιν οἱ δικά-
σοντες ἡμῖν, ἀναγκαῖον ἔσται μοι βραχέα προειπεῖν. ὅτι
μὲν ἐστι θερμὸν ἐν ἡμῖν ἐναργῶς ἅπασι φαίνεται, πότερα
δ᾽ ἐκ κινήσεως τοῦτο τῆς κατὰ τὴν καρδίαν (330) καὶ
τὰς ἀρτηρίας ἔχει τὴν γένεσιν ἢ καθάπερ αὐτὸ τὸ κινεῖ-*

------

dant aut damnant. Lycus autem artis Hippocraticae adeo
imperitus eſt, ut ego deos omnes teſter, primis perlectis
ejus in aphoriſmos commentariorum explanationibus, ne-
quaquam me reliqui libri lecturam ferre potuiſſe, tantum
mihi a ſenis ſententia aberrare viſus eſt. At vero quum
amicorum quidam rogaſſet me ea percipere quae hunc in
aphoriſmum ab ipſo ſcripta ſunt, in quo pronunciat: *qui
creſcunt calidum innatum copioſiſſimum habent.* Deinde
aliis etiam multis, quo illius objectionibus reſponderem
provocantibus, in hanc diſputationem coactus me contuli.

II.

Quo vero facilius quae a Lyco dicuntur, quae a me
adverſus ea dicenda ſunt percipiant nobis futuri judices
pauca praefari nobis neceſſum erit. Calorem quidem no-
bis ineſſe patet omnibus. Utrum autem is ex cordis et ar-
teriarum motu ortum habeat, an quemadmodum ipſe mo-

σθαι τῇ καρδίᾳ σύμφυτον ὑπάρχει, τὸν αὐτὸν τρόπον καὶ
ἡ θερμασία, διαπεφώνηται τοῖς ἰατροῖς. ἀλλ᾽ ὅστις γε
βούλεται μαθεῖν ἐπιστημονικῶς, ἀρχὰς τοῖς ζώοις ἅπασι γε-
νέσεως εἶναι τὸ θερμὸν καὶ τὸ ψυχρὸν καὶ τὸ ξηρὸν καὶ
τὸ ὑγρὸν, ἐν ἔχει βιβλίον ὑπ᾽ ἐμοῦ γεγραμμένον, ἐν ᾧ τὴν
Ἱπποκράτους γνώμην ἐξηγοῦμαι καὶ ἀποδεικνύω. τοῦτο μὲν
δὴ τὸ βιβλίον ἐπιγέγραπται περὶ τῶν καθ᾽ Ἱπποκράτους
στοιχείων. ἕτερα δὲ ἐφεξῆς ἐστιν αὐτοῦ τὰ περὶ κράσεων,
ἐν οἷς δείκνυμι τίνα μὲν τῶν σωμάτων πλείονα μοῖραν ἐν
ἑαυτοῖς ἔχει τοῦ θερμοῦ στοιχείου, τίνα δ᾽ ἐλάττονα. καὶ
ὡς διὰ τοῦτ᾽ αὐτὸ τὰ μὲν θερμότερα φύσει, τὰ δὲ ψυχρό-
τερα γέγονεν. ἅπασι γὰρ ἡμῖν ὑπάρχει τὸ θερμὸν στοι-
χεῖον ἔμφυ- [360] τον ἐκ πρώτης ἀρχῆς, ἣν ἐκ σπέρμα-
τός τε καὶ καταμηνίου κεκτήμεθα. διαφέρομεν δ᾽ ἀλλήλων
ἐν τῷ μᾶλλόν τε καὶ ἧττον εἶναι θερμοί· ἀλλ᾽ εἰσί γέ τινες
ὅροι τούτου τοῦ πλάτους, ὧν ἐπέκεινα τῆς κράσεως ἐξικο-
μένης ἤτοι νοσεῖν ἡμῖν ἀναγκαῖόν ἐστιν ἢ διαφθείρεσθαι.
καὶ γὰρ ἐπὶ πλέον ψυχθέντες ἐν νοσήματι ψυχρῷ καθιστά-

tus cordi innatus eſt, eodem quoque modo calor ſit, diſ-
ſentiunt inter ſe medici. Porro quisquis ſcite perdiſcere
deſiderat, cunctis animalibus ortus eſſe principia calidum,
frigidum, ſiccum et humidum, is unum a me librum ha-
bet conſcriptum, quo Hippocratis ſententiam explicamus
ac demonſtramus. Hic autem liber de elementis ſecun-
dum Hippocratem inſcribitur; alii vero qui ipſum ſequun-
tur de temperamentis in quibus quaenam corpora libera-
liorem calidi elementi portionem et quae pauciorem ſor-
tita ſint, oſtendimus, quodque ob ipſum haec natura qui-
dem calidiora, illa vero frigidiora facta ſint. Nobis ſiqui-
dem univerſis calidum innatum ineſt elementum a primo
ortu, quem tum ex ſemine tum ex menſtruo ſanguine
conſequuti ſumus. Hoc tamen ab invicem diſſidemus,
quod aliis alii plus minus ſimus calidi. Enimvero hujus
latitudinis quidam ſunt termini, ultra quos temperamento
progrediente aut aegrotare nos aut interire neceſſe eſt.
Etenim magis refrigerati morbis frigidis afficimur, at extra

Ed. Chart. IX. [360.]　　　　　　　　Ed. Baf. V. (330.)

μεθα καὶ θερμανθέντες ἔξω τοῦ κατὰ τὴν ὑγίειαν πλάτους
εἰς πυρετὸν ἀγόμεθα. καὶ τοίνυν καὶ τῶν πυρετῶν αὐτῶν
ἔνιοι μὲν ἀκριβῶς εἰσι ξηροὶ, καθάπερ οἱ ἀκριβῶς καῦσοι,
τινὲς δὲ ἐσχάτως ὑγροὶ, καθάπερ οἱ τυφώδεις ὀνομαζόμενοι.
εἰ δ᾽ οὐ χαίρει τις τοῖς οὕτω καλουμένοις ἢ κατ᾽ ἄλλου
πράγματος ἐπιφέρειν εἴθισται τὰς εἰρημένας προσηγορίας,
ἐγὼ τούτῳ τῷ λόγῳ διηγήσομαι τοὺς ὑγροὺς πυρετοὺς ὁποίους
εἶναί φημι. ἱδροῦσι μὲν οἱ κάμνοντες ἀπὸ πρώτης ἡμέρας,
ἐν δ᾽ αὐτοῖς ἱδρῶσιν ἢ μετρίως ἢ οὐδὲν ὀνινάμενοι, τούτους
ὑγροὺς ἐγὼ τοὺς πυρετοὺς ὀνομάζω, ξηροὺς δὲ ἔμπαλιν ἐκεί-
νους καλῶ τῶν πυρετῶν, οἷς δίψα σφοδρὰ καὶ γλῶττα ξηρὰ
καὶ δέρμα σκληρὸν οἷόν περ βύρσα καὶ πολὺς αὐχμὸς ἐν
ἅπαντι τῷ σώματι. καὶ μὴν καὶ ἕτεροί τινές εἰσι πυρετοὶ
τὴν διαπνοὴν ὅλου τοῦ σώματος ἔχοντες ἀνιαρὰν τοῖς ἁπτο-
μένοις, ὡς νύττεσθαί τε καὶ δάκνεσθαι δοκεῖν, διχῶς καὶ
τούτου γινομένου, ποτὲ μὲν ἀερώδους ξηροῦ τοῦ προσπί-
πτοντος ἡμῖν, ἔστι δ᾽ ὅτε ὑγροῦ πως φαινομένου, καθάπερ
ἀτμοῦ τινος. τοιαύταις ἰδέαις ἀλλήλων διαφέρουσι καὶ

fanitatis planum calefacti in febrem ducimur. Quin etiam
febrium ipfarum nonnullae plane ficcae funt, quemadmo-
dum fincere ardentes; quaedam vero fummae humidae ut
quae typhodes vel elodes nominantur. Quod fi quis hifce
vocabulis non oblectetur aut ad rem alteram enunciatas
appellationes afferre confueverit, hac ego oratione fum
explicaturus, quas febres humidas effe dico. Quum a
primo quidem die aegri fudant ipfisque fudoribus aut ali-
quantulum aut nullo modo levantur, has ego febres hu-
midas appello; ficcas vero contra illas voco febres, in
quibus vehemens urget fitis et lingua arida et cutis tan-
quam dura ac ingens in univerfo corpore fqualor eft.
Sunt et fane aliae quaedam febres quae univerfi corporis
transpirationem ita moleftam reddunt tangentibus, ut
pungi morderique videantur, hocque duobus fit modis.
Interdum fiquidem quiddam aëreum nobis ficcum occurfat,
interdum vero humidum, veluti vapor quidam apparet.
Hifce ideis inter fe etiam differunt fanorum ipforum tem-

Ed. Chart. IX. [360.]　　　　　　　　　Ed. Baf. V. (330.)

τῶν ὑγιαινόντων αὐτῶν αἱ κράσεις, ἅς δὴ καὶ δυσκράτους
εἶναί φαμεν, ἐπανορθούμεθά τε καθ᾽ ὅσον οἷόν τε τὴν φυσι-
κὴν δυσκρασίαν αὐτῶν. ἔστι γὰρ καὶ τοῦτο μόριον οὐ
σμικρὸν τῆς ὑγιεινῆς τέχνης. ὅσα δὲ εὔκρατα φύσει τῶν
σωμάτων ἐστὶν, οὐδὲν τοιοῦτον ἁπτομένοις ἐμφαίνει. σύμ-
μετρα γὰρ ἀκριβῶς ἐστιν, ὡς μηδὲν ἐνδεῖν αὐτοῖς τὸ θερ-
μὸν, οἷα γέρουσιν ἢ τοῖς ἐψυγμένοις, μήθ᾽ ὑπερβάλλειν, ὡς
τοῖς ἀμειρότερον πονήσασιν ἢ διατρίψασιν ἐπὶ πλεῖον ἐν
ἡλίῳ θερινῷ. πολὺ δὲ δὴ μᾶλλον οὐδὲ τὸ δάκνον ἢ ἀνια-
ρὸν ἡ τούτων ἔχει θερμασία. σαφηνείας δὲ ἕνεκα τῶν λε-
γομένων οὐδὲν ἂν εἴη χεῖρον ἀναμνησθῆναί σε βαλανείων,
ἐν οἷς ἕν μέν ἐστι δήπου τὸ τῶν εὐκράτων εἶδος, αἱ δυσ-
κρασίαι δὲ πολλαί. μία μὲν γὰρ δυσκρασία βαλανείου,
ψυχροτέρου τῆς χρείας ὑπάρχοντος, ἑτέρα δὲ εἰ μέχρι τοῦ
λυπεῖν ἤδη θερμανθείη, τρίτη δ᾽ ἄλλη καθ᾽ ἣν οὔθ᾽ ὡς
ψυχρότερον οὔθ᾽ ὡς θερμότερον αἰτιώμενοι πλῆρις ἀτμοῦ
φαμεν ὑπάρχειν καὶ κατὰ τοῦτο μεμφόμεθα. τίς γὰρ οὐκ
οἶδεν, εἴ γε ὅλως ἄνθρωπός ἐστιν, ὡς εὔκρατόν ἐστι μὲν

peramenta, quae profecto intemperata effe dicimus et
naturalem ipforum intemperiem, quantum fieri poffit,
emendamus. Id enim pars eft hygienes artis non exigua.
Quae vero temperata funt natura corpora, nihil hujus-
modi produnt tangentibus. Nam adeo exquifite commode-
rata funt ut neque calor ipfis deficiat, qualia funt feni-
bus ac refrigeratis, neque excedat, ut iis qui immodera-
tius laborarunt vel diutius in aeftivo fole verfati funt.
At multo fane minus mordacitatis aut moleftiae horum
calor eft particeps. Verum perfpicuitatis enunciatorum
gratia nihil quidquam deterius fuerit te balneorum memi-
niffe, in quibus unica quidem eft nimirum temperamen-
torum fpecies, intemperies vero multae. Una namque
eft balnei intemperies quum pro ufu fit frigidius. Altera
fi adufque illatam moleftiam jam incaluerit. Tertia vero
alia qua neque quod frigidius neque quod calidius exi-
ftat, id damnantes vapore repletum effe dicimus ob id-
que illud improbamus. Quis enim, modo homo fit, non

ὕδωρ πολλάκις, ἔστι δ᾽ ὁμοίοις αὐτῷ ὁ καὶ ἀὴρ καὶ ἀτμός.
οὕτω γοῦν καὶ λίθος εὔκρατος ἐν αὐτοῖς τοῖς βαλανείοις
γίγνεται, καθ᾽ οὗ κυλινδεῖσθαι δυνατὸν, οὔτε θερμασίαν
ὑπερβάλλουσαν οὔτε ψίξιν αἰτιώμενον, οὔτ᾽ αὐχμὸν ἢ πλῆ-
θος ὑγρότητος. ὥσπερ οὖν ἐν ὕδατι καὶ λίθῳ καὶ ἀέρι
σύμμετρος γίγνεται θερμότης, οὕτως καὶ κατὰ τὸν ἀτμὸν,
ὃς ἐπειδὰν εὔκρατος ὢν ἐμπλήσει τὸ βαλανεῖον, οἱ λουόμε-
νοι δυσχεραίνουσι μὲν καὶ μέμφονται τὸ τοιοῦτον λουτρὸν,
ψυχρότερον δὲ ἢ θερμότερον οὐκ ὀνομάζουσιν, ὡς εἴ γε καὶ
τοιοῦτόν τι ποιεῖ, διττὴν ποιοῦνται τὴν κατηγορίαν τοῦ βα-
λανείου, ψυχρὸν εἶναι φάσκοντες αὐτὸ καὶ μεστὸν ἀτμοῦ,
καθάπερ γε καὶ θερμὸν αὖθις ἀμέτρως σὺν ἀτμῷ δαψι-
[361] λεῖ. μὴ τοίνυν ἐπιλανθανώμεθα τούτων μηδὲ τὰ
κοινῇ πᾶσιν ἀνθρώποις γιγνωσκόμενα διαφθείρωμεν ὑπὸ
περιττῆς σοφίας, ἣν ἐπιδείκνυναί τινες, ἀλλὰ μεμνημένοι
τῶν βαλανείων, ἐπειδὰν ἀκούσωμέν τινος ἐπὶ ζῴου λέγοντος,
ὡς ἔστι τούτου μὲν εὔκραιον τὸ θερμὸν, τούτου δὲ δύσκρα-

noverit temperatam eſſe aquam multoties ipſi quoque ſimi-
liter tum aërem tum vaporem eſſe? Sic vero et in ipſis
balneis lapis temperatus redditur, in quibus volutari
poſſumus, neque caloris neque frigoris exſuperantia ne-
que ariditate neque humoris copia culpata. Quemadmo-
dum igitur in aqua et lapide et aëre commoderatus com-
peritur calor, ſic et in vapore qui quum temperatus exi-
ſtens balneum impleverit qui lavantur, balneum quidem
hujusmodi moleſte ferunt ac de eo conqueruntur, non ta-
men id frigidius aut calidius appellant. Quod ſi quid
hujusmodi praeterea acceſſerit, duplici balneum reprehen-
ſione notant qui frigidum ipſum vaporeque plenum eſſe
pronunciant, quemadmodum rurſus etiam cum copioſo
vapore immoderate calidum. Horum itaque ne ſimus im-
memores, neque ab extuberante, quam nonnulli oſten-
tant ſapientia, quae vulgo cunctis hominibus ſunt cognita
depravemus; imo quum aliquam de animali proferentem
audivimus hujus quidem calorem temperatum eſſe, illius

τον, οὐκ ἐπ᾽ ἄλλο τι μεταφέρωμεν τὴν διάνοιαν, ἀλλ᾽ ἐφ᾽
ὅπερ ἅπαντες οἱ τὰς κοινὰς ἐννοίας διασώζοντες ἄνθρωποι,
καθ᾽ ἑκάστην ἡμέραν ἐν ἄλλοις τε πολλοῖς καὶ μέντοι γε
καὶ τοῖς βαλανείοις ὧν ἐμνημόνευσα. Θερμὸν γοῦν εἶναί
φασι τὸ βαλανεῖον καὶ ψυχρὸν, εἶτ᾽ αὖθις ἀτμοῦ πλῆρες ἢ
ξηρὸν καὶ αὐχμῶδες καὶ ἑκάστῳ τῶν ὀνομάτων ἴδιόν τι δη-
λοῦντες πρᾶγμα. πρὸς τοίνυν τοῖς εἰρημένοις ἕτερόν τι βα-
λανεῖόν ἐστι καπνοῦ πλῆρες καὶ ναὶ μὰ Δία γε τούτου πο-
λυειδεσιάτου. ἕτερος μὲν ὁ ἐκ δρυΐνων ξύλων, ἕτερος δὲ ὁ
ἐκ συκίνων ἢ ἐλαΐνων ἐστὶ καὶ καθ᾽ ἕκαστόν γε δένδρον
ἄλλος καὶ ἄλλος. ἀλλ᾽ οὐδέπω δέομαι τῶν κατὰ μέρος δια-
φορῶν. ἀρκεῖ γάρ μοι τήν γε πρώτην ὅλον γε τὸ γένος
τοῦτο μιᾷ κλήσει καὶ νοήσει περιλαμβάνοντι καπνώδη τὸν
ἀέρα φάναι τοῦ βαλανείου, μηδ᾽ ἐνταῦθα μεμφόμενον αὐτοῦ
θερμασίαν ἢ ψύξιν ἢ ὥσπερ γε μεμφόμενον αὖθις, εἰ οὕ-
τως ἔτυχε κατ᾽ ἄμφω, καὶ ὡς θερμὸν τὸ βαλανεῖον καὶ ὡς
καπνῶδες. ἐάσῃς οὖν ἤδη τὰ βαλανεῖα τῶν καθ᾽ ἑκάστην

vero intemperatum, balneorum recordati non ad aliud
quidquam cogitationem transferemus praeterquam ad id
quod omnes mortales qui communes notiones fervant in-
tegras quotidie, quum in aliis multis tum certe in bal-
neis quorum mentionem fecimus. Balneum itaque cali-
dum et frigidum effe, rurfusque vapore plenum aut fic-
cum et aridum fingulis his nominibus rem aliquam pro-
priam fignificantes. Porro ad haec commemorata alterum
quoddam balneum eft fumo plenum eoque nae per Jovem
permultarum fpecierum. Alter fiquidem ex lignis quer-
cinis, alter vero ex ficulneis aut oleagineis ortum habet
et pro unaquaque arbore alius atque alius. Verum ne
hactenus his particulatim differentiis agemus. Mihi nam-
que fat eft, hoc univerfum genus unica tum appellatione
tum intelligentia comprehendere, fi balnei aërem fumidum
effe dixerimus nec in eo aut calorem aut frigus damne-
mus aut quemadmodum etiamnum, fi ita fors tulerit,
utrumque accufemus, quod et calidum exiflat et quod

ἡμέραν ἐν ταῖς οἰκίαις ἡμῖν συμβαινόντων ἀναμνήσθητί μοι,
ποτὲ μὲν ὑγρότητα τῶν οἰκίων ἐν οἷς ἐσμεν, ἔστι δ' ὅτε
ἄμετρον ψῦξιν ἢ θερμότητα μεμφόμεθα. πότερα μὲν οὖν
ὁμοίως μεμφόμεθα τὸν κατὰ τὸν οἶκον ἀέρα τοῖς ὑπὸ κύνα
καύμασι, κἀπειδὰν καπνοῦ πληρωθῇ, ἢ κἀνταῦθα ὥσπερ
ἐν τοῖς βαλανείοις ἔστιν ὅτε κατὰ μὲν τὴν θερμασίαν διαλ-
λάττουσιν οὐδὲν, ἔστι δ' αὐτῶν ὁ μὲν αὐτὸ δὴ τοῦτο ""ιον,
ἀὴρ θερμὸς, ὁ δὲ σὺν τούτῳ καπνώδης, εἶτα ὁ μὲν γε
θερμὸς ἀὴρ οὐδέποτε προκαλεῖται δάκρυον, τῷ καπνώδει
δ' ἀεὶ ὑπάρχει τοῦτο κἂν μετρίως θερμὸς ᾖ, ὥστε ἐναρ-
γῶς ἐνταῦθα κατάδηλόν ἐστι τὸ δακνῶδες θερμὸν οὐ τῷ
μᾶλλον θερμαίνειν, ἀλλ' ἑτέρῳ τινὶ διαλλάττον. ἐγγυτάτῳ
γοῦν φλογὸς μεγίστης ἀκάπνου στάντες θερμαινόμεθα
οὕτω πολλάκις, ὡς ἐγγὺς μὲν ἥκειν τοῦ καίεσθαι, δάκνεται
δ' οὐδεὶς οὐδὲ δακρύει τοὺς ὀφθαλμοὺς ὡς ἀπὸ καπνοῦ.
θαυμαστὸν οὖν εἴ τις ἐπὶ καπνοῦ καὶ φλογὸς αἰσθάνεται

fumidum. Verum miſſis jam balneis quae quotidie noſtris
in aedibus nobis accidunt, eorum quaedam ad memoriam
revocanda ſunt. Alias quidem aedium in quibus degimus
humiditatem accuſamus, alias vero immoderatum frigus
aut calorem. Utrum igitur eodem modo aedium aërem
in magnis ſub cane ardoribus damnamus atque quum ſumo
repletae fuerint? An hic quoque quemadmodum in bal-
neis nonnunquam calore quidem nihil inter ſe diſcrepant?
Eſt autem eorum alter quidem idem ſane hocce tantum
aër calidus, alter vero qui adjungitur fumidus. Sub haec
calidus quidem aër lacrymas nunquam evocat, ſumo vero
infectus etiam ſi modice calidus ſit, eas ſemper excitat.
Quamobrem hic liquido conſtat calidum mordax non quod
magis calefaciat, ſed re quadam alia differre. Quocirca
quum flammae maximae fumo vacuae proximi ſtamus,
ſaepenumero ita incaleſcimus, ut prope aduri provehamur.
Nullus tamen mordetur nec excitatur, ut a ſumo lacry-
mas fundant oculi. Miremur igitur ſi quis in fumo et

Ed. Chart. IX. [361. 362.] **Ed. Baf. V. (330. 331.)**

τῆς διαφορᾶς, ἐπὶ δὲ τῶν ἡμετέρων σωμάτων ἀναίσθητός
ἐστιν ἐνίοτε μὲν ἰσχυροτάτης θερμασίας οἷον φλογὸς,
ἐνίοτε δὲ ἀνιαρᾶς καὶ δακνώδους οἷόν περ καπνοῦ. θαυ-
μάζω δὲ οὐδὲν ἧττον, εἰ μὴ συγχωρεῖ τὰς κατὰ τὸ θερμὸν
ἐν τοῖς ζώοις δυσκρασίας ἀνάλογον ἔχειν ταῖς κατὰ τὰ βα-
λανεῖα καὶ τὰς οἰκίας· ὡς οὖν ἐν ταῖς οἰκίαις ἄλλος μὲν ἀὴρ
ἐστιν οἴκου καπνώδους, ἄλλος δὲ ἁπλῶς θερμοῦ, κατὰ τὸν
αὐτὸν οἶμαι τρόπον ἕτερος τούτων ἐναργῶς (331) ἐστιν ἐν
ᾧ πλῆθός ἐστι καιομένων λύχνων ἢ δῳδὸς ἅμα λιγνύϊ, καὶ
τοίνυν καὶ καλοῦμεν, ὥσπερ τὸν ἕτερον ἀέρα καπνώδη, λι-
γνυώδη τοῦτο, ἐξ ὑπεροπτήσεως ὕλης γενόμενον. ἡ γάρ τοι
λιγνὺς ταύτῃ τοῦ καπνοῦ διενήνοχε, καίτοι γε ἀμφοῖν πε-
ριττωμάτων ὑπαρχόντων φλογὸς, ὅτι ἡ λιγνύς ἐστι μὲν κα-
τωπτημένης ὕλης γεώδης ἀναθυμίασις, [362] καπνὸς δὲ
οὔθ᾽ ὑπερωπτημένης οὔτε γεώδης, ἀλλ᾽ ἡμικαύστου τε καὶ
συμμιγοῦς ἐξ ὑγρᾶς καὶ γεώδους οὐσίας. ὅστις οὖν ἐπαι-
δεύθη νομίμως ἐν Ἱπποκρατείοις δόγμασιν, ἔμαθεν οὗτος
ὡς τῆς ὀνομαζομένης ἤδη συνήθως ἅπασι τοῖς ἰατροῖς ἀδή-

flamma differentiam percipiat, in noſtris vero corporibus
interdum vehementiſſimum calorem, qualis eſt flammae,
interdum qualis eſt fumi, moleſtum ac mordacem perſen-
tiat. Nihil minus etiam miror, ſi has caloris animalium
intemperaturas iis quae in balneis aut aedibus reperiun-
tur, proportione reſpondere non concedat. Ut ergo in
aedibus alius quidem aër domus fumidae, alius vero ſim-
pliciter calidae, eodem modo arbitror calorem ab his di-
verſum eſſe, in quo accenſarum lucernarum multitudo
ſit aut facis cum fuligine. Proindeque ut fumidum alterum
aërem vocamus, ſic et hunc fuliginoſum qui ex materiı
plene peruſta ſit. Fuligo namque ea ratione a fumo dif-
fert, etiamſi utrumque flammae ſit excrementum, quod
fuligo quidem terreae ſit peruſtae materiae exhalatio; fu-
mus vero neque plane peruſtae, neque terreae, ſed ſemi-
uſtae et ex humida ac terrea ſubſtantia commixtae ſoboles.
Quisquis igitur in Hippocratis placitis legitime fuerit eru-
ditus, is etiam didicit eam jam pro conſuetudine ab om-

Ed. Chart. IX. [362.]   Ed. Baf. V. (331.)
λου διαπνοῆς, ἣν διαπνεῖται τὰ σώματα, τὸ μὲν τοιοῦτόν
ἐστιν οἷον ἀτμὸς, ἕτερον δὲ οἷον ἀὴρ ξηρὸς, ἕτερον δὲ σὺν
αἰσθηταῖς ὑγρότησιν ἐκπῖπτον. λείπει τινά.

γ'.

Αὕτη μὲν ἡ ῥῆσίς ἐστι τῶν ὑπὸ τοῦ Λύκου γεγραμμέ-
νων εἰς κατασκευὴν τοῦ μηδὲν διαφέρειν ἕτερον ἑτέρου
θερμὸν οὐκ ἀναμένουσα τὸν ἔξωθεν ἔλεγχον, ἀλλ' ἑαυτὴν
καταβάλλουσα. τί γὰρ δὴ καί φησι; τὸ θερμὸν ᾗ νενόη-
ται θερμὸν, οὐδεμίαν ἔχει παραλλαγὴν πρὸς ἕτερον θερ-
μόν. εἰ μὲν οὖν οὐδὲν ἐν τῷ λόγῳ σημαίνει τὸ ᾗ νενόη-
ται θερμὸν, ἐξαιρείσθω τελέως αὐτοῦ. σημαίνων δ' ἔτι σα-
φῶς ἐνδείκνυται ταύτῃ μὲν μὴ διαφέρειν τὸ θερμὸν τοῦ
θερμοῦ, καθ' ἕτερον δέ τι διαφέρειν. εἰ μὲν γὰρ οὐδαμῇ
διαφέρει, περιττῶς πρόσκειται τὸ ᾗ· εἰ δὲ ἄλλῃ μέν πη
διαφέρει, ταύτῃ δ' οὐ διαφέρει, καθ' ὃ διαφέρει, κατὰ τοῦτο

nibus medicis appellatam infenfibilem tranfpirationem qua
difflantur corpora, aliam quidem talem effe qualis vapor
eft; aliam vero aëri ficco fimilem, aliam denique cum
fenfibilibus humiditatibus excidentem. Quaedam defi-
derantur.

III.

Haec oratio quidem eft ex his quae a Lyco fcripta
funt ad adftruendum nihil alterum ab altero calorem dif-
ferre, quaeque externam reprehenfionem non exfpectant,
fed fe ipfa deftruunt. Quid enim jam etiam ait? calidum,
qua calidum intelligitur, nullam habet cum altero calido
differentiam. Si igitur nihil in oratione fignificet, qua
calidum intelligitur, id prorfus detrahatur; fi quid prae-
terea fignificet, hoc aperte demonftrat hac quidem ratione
nihil calidum a calido differre ac fecundum quid aliud
differre. Si namque nulla ratione differat, fuperflue qua
calidum additur. Quod fi alia ratione differat, haec au-

Ed. Chart. IX. [362.]   Ed. Baf. V. (331.)

νοείσθωσαν αἱ διαφοραί. ὡς εἴ γε καθ᾽ ὃ λέγεται μόνον
ἕκαστον σκοποῖτο, πάντων τῶν πραγμάτων ἀναιρήσεις τὰς
διαφοράς. τὸ ζῶον ᾖ νενόηται ζῶον οὐδὲν ἑτέρου διαφέρει
ζώου. τὸ φυτὸν ᾖ νενόηται φυτὸν, οὐδὲν ἑτέρου διαφέρει
φυτοῦ. τὸ δένδρον ᾖ νενόηται δένδρον, οὐδὲν ἑτέρου διαφέ-
ρει δένδρου. ἆρ᾽ οὐκ εἰσὶ τοῦ ζώου διαφοραί, τὸ πτηνὸν
καὶ πεζὸν καὶ νηκτὸν καὶ τὸ ἔνυδρον καὶ ἐγγεῖον καὶ ἀέριον
ἢ τὸ θνητὸν καὶ ἀθάνατον ἢ τὸ λογικὸν καὶ ἄλογον ἢ τὸ
ἥμερον καὶ τὸ ἄγριον ἢ τὸ δειλὸν καὶ ἄλκιμον ἢ τῶν ἄλ-
λων ὧν ἴσμεν ἕκαστον. τί γὰρ δεῖ μακρολογεῖν; οὕτω τῶν
φυτῶν τὸ μὲν δένδρον, τὸ δὲ θάμνος, τὸ δὲ ἄκανθα, τὸ
δὲ πόα, τὸ δὲ φρύγανον, ἢ τῶν πάντων, καθ᾽ ὃ νενόηιαι
ζῶα μηδεμίαν ἐχόντων διαφορὰν, ὅμως καὶ ταύτας ἁπάσας
ἃς εἴρηκε καὶ πρὸς ταύτας ἑτέρας οὐκ ὀλίγας ἀληθῶς ἄν
τις εἴποι ζώου διαφοράς; οὕτως δὲ κἀπὶ τῶν φυτῶν. οὐ
γὰρ φυτόν γε φυτοῦ διενήνοχε τῷ τὸ μὲν εἶναι λογικὸν αὐ-

tem non differat, qua in re differt, in ea differentiae per-
cipiendae funt. Quod fi certe quo modo appellatur, eo
unumquodque duntaxat confideretur, rerum omnium dif-
ferentias evertes. Animal quatenus animal intelligitur,
nihilo ab altero animali differt. Planta quatenus planta
percipitur, ab altera planta nihilo differt. Arbor quate-
nus arbor mente deprehenditur, nihil ab altera diffidet
arbore. Num ergo minimae funt animalis differentiae
volatile, pedeftre, natatile, aquatile, terreftre et aëreum,
aut mortale et immortale aut rationale et irrationale aut
domefticum et filveftre aut timidum et audax aut aliae
quas fcimus fingulae? Quid longiori oratione opus eft?
Sic plantarum alia quidem arbor eft, alia frutex, alia
fpina, alia herba, alia fubfrutex? An potius quum om-
nia animalia quatenus animalia deprehenduntur, nullam
habeant differentiam, attamen has univerfas quas recen-
fui ac praeter eas non paucas effe animalis differentias
vere quis affirmaverit? Ita vero et de plantis; non enim
planta a planta differt, quod haec quidem inter alias fit

Ed. Chart. IX. [362. 363.]   Ed. Baf. V. (331.)

τῶν, τὸ δὲ ἄλογον, οὔτε τὸ πτηνὸν ἢ πεζὸν, οὐδὲ τῶν ἄλ-
λων τῶν εἰρημένων οὐδεμία διαφορά. καθάπερ οὐδὲ ζῶον
ζώου διαφέρει τῷ τὸ μὲν εἶναι θάμνος, τὸ δὲ ἄκανθα, τὸ
δὲ δένδρον, τὸ δὲ πόα, τὸ δὲ φρύγανον, τὸ δὲ κέδρος, ἀλλ'
ἐν τῷ γένει τῶν φυτῶν ἡ τοιαύτη τομή. ἀλλὰ καὶ νοση-
μάτων διαφορὰς αὐτὸς ὁ Λύκος γράφει παμπόλλας, καίτοι
γε οὐδὲν διαφέρει νόσημα νοσήματος ἢ νόσημά ἐστιν, ὥσπερ
οὐδὲ σύμπτωμα συμπτώματος ἢ σύμπτωμά ἐστιν, ἀλλ' ὅμως
καὶ τὰς τούτων διαφορὰς ὁ Λύκος ἐπιχειρεῖ γράφειν, ὥσπερ
γε καὶ τὰς τῆς πλευρίτιδος, ἑκάστου τε [363] τῶν ἄλλων
νοσημάτων. καίτοι γε πλευρῖτις πλευρίτιδος ἢ πλευρῖτίς
ἐστιν οὐδὲν διαφέρει, ἀλλ' ὅμως ἡ μέν τις εἰς τὴν κλεῖν
ἔχει περαινομένην τὴν ὀδύνην, ἡ δ' εἰς τὸ ὑποχόνδριον.
οὕτω δὲ καὶ μετὰ μὲν τοῦ κεχρῶσθαι τὸ πτύελον ἡ ἑτέρα
τῶν πλευριτίδων, ἑτέρα δ' ἐναντία τῇδε καλουμένη πρὸς
ἐνίων ἄπτυστος, ἄλλαι τε πολλαὶ διαφοραὶ, καθ' ἃς ὑπαλ-
λάττεσθαι συμβαίνει καὶ τὴν θεραπείαν. ἀλλὰ ἐὰν καὶ

rationalis, illa vero irrationalis; neque quod volatilis fit
aut pedeftris, neque ulla demum aliarum pronunciatarum
differentia, quemadmodum neque animal ab animali diffi-
det, quod hoc quidem frutex fit, illud vero fpina, aliud
vero arbor, aliud herba, hoc fuffrutex, illud cedrus.
Verum hoc in plantarum genere hujusmodi fectio eft.
Quin etiam Lycus permultas fcribit morborum differen-
tias, etiamfi morbus, qua morbus eft, a morbo nihilo
differat; quemadmodum neque fymptoma a fymptomate,
quatenus fymptoma eft. Horum tamen differentias fcri-
bere contendit Lycus, ficuti pleuritidis fingulorumque
aliorum morborum. At vero pleuritis a pleuritide, qua-
tenus pleuritis eft, nulla re differt, verumtamen quae-
dam adufque claviculam permeantem dolorem habet, quae-
dam vero ad hypochondrium. Sic et inter pleuritides
cum colorato fputo eft altera, altera vero huic contraria,
quae a nonnullis fputo vacua vocatur, aliaeque multae
funt differentiae, quibus etiam curationem immutari con-

ταύτας τῶν πυρειῶν αὐτῶν τὰς διαφορὰς ὁ Λύκος ἐκδιδάσκειν πειρᾶται. καίτοι εἴτε κατὰ πλεονεξίαν θερμασίας ἡ γένεσις αὐτοῖς ἐστιν, εἴτε κατὰ τὸ δακνῶδες τῆς ποιότητος, οὐδεμία γενήσεται διαφορὰ πυρετοῦ πρὸς πυρετὸν ἢ πυρετός ἐστιν. οὕτως οὖν ἀπαίδευτον ἐρωτᾷ λόγον ὁ Λύκος, ὥστε οὐκ αἰσθάνεται τὰς τέχνας ἁπάσας ἀναιρῶν. ἐν γάρ τοι τῇ γνώσει τῶν διαφορῶν ἑκάστου τῶν ὄντων αἱ τέχναι συνίστανται. καὶ τοῦτο ἐπὶ πλεῖστον μὲν κἂν τῷ Φιλήβῳ διῆλθεν ὁ Πλάτων εὐθὺς ἐν ἀρχῇ τοῦ συγγράμματος· ἐφύλαξε δ' αὐτοῦ τὴν γνώμην Ἀριστοτέλης καὶ Θεόφραστος, Χρύσιππός τε καὶ Μνησίθεος καὶ οὐδεὶς ὅστις οὐ διῆλθεν ἐν τῷ περὶ τέχνης γράμματι τὸν αὐτὸν λόγον. ἔστι δ' ἡ μὲν πρώτη ῥῆσις ὑπὲρ τῆς κατὰ τὰς τέχνας συστάσεως τοῦ Πλάτωνος εἰρημένον τοιάδε. Σωκράτης. φωνὴ μὲν ἡμῖν ἐστί που μία διὰ τοῦ στόματος ἰοῦσα καὶ ἄπειρος αὖ πλήθει πάντων τε καὶ ἑκάστου. Πρώταρχος. τί μήν; Σωκράτης. καὶ οὐδὲν ἑτέρων γε τούτων ἐσμέν πω σοφοὶ, οὔθ' ὅτι τὸ ἄπειρον αὐτῆς ἴσμεν οὔθ' ὅτι τὸ ἕν, ἀλλ' ὅτι πόσα

tingit. Quin immo et has et febrium ipfarum differentias nos edocere Lycus nititur. Quamquam vero five illis ob caloris exfuperantiam five ob qualitatis mordacitatem ortus eft, febris tamen cum febre, qua febris eft, nulla conftituitur differentia. Quapropter ineruditam adeo rationem perquirit Lycus, ut non fentiat fe artes univerfas evertere. In differentiarum fiquidem rei cujuscunque cognitione artes conftituuntur, idque Plato in Philebo ftatim initio libri copiofe differuit ipfiusque fententiam Ariftoteles, Theophraftus, Chryfippus et Mnefitheus fervarunt; ac nullus eft qui in opere de arte eandem non habuerit orationem. At verba prima Platonis de artium conftitutione prodita funt hujusmodi. *Socrates.* Nox profecto nobis una eft quae ore prodit ac infinita rurfus multitudine tum omnium tum unius cujusque. *Protarchus.* Quidni? *Socrates.* Atque horum neutro fapientes fumus, neque quod infinitum illius fciamus, neque quod unum, fed et quot et qualia ea fint noverimus, hoc eft quod

τέ ἐστι καὶ ὁποῖα, τοῦτ᾽ ἔστι τὸ γραμματικὸν ἕκαστον ποιοῦν
ἡμῖν; Πρώταρχος. ἀληθέυσατα. Σωκράτης. καὶ μὴν καὶ
τὸν μουσικὸν, ὃ τυγχάνει ποιοῦν, τοῦτ᾽ ἔστι ταὐτόν. Πρώ-
ταρχος. πῶς; Σωκράτης. φωνὴ μέν που τὸ κατ᾽ ἐκείνην
τὴν τέχνην ἐστὶ μία μὲν αὐτῇ. Πρώταρχος. πῶς δὲ οὔ;
Σωκράτης. δύο δὲ θῶμεν βαρὺ καὶ ὀξὺ καὶ τρίτονον ὁμό-
τονον, ἢ πῶς; Πρώταρχος. οὕτως. Σωκράτης. ἀλλ᾽ οὔπω
σοφὸς ἂν εἴης τὴν μουσικὴν εἰδὼς ταῦτα μόνα, μὴ εἰδὼς
δὲ, ὥς γε ἔπος εἰπεῖν, εἰς ταῦτα οὐδενὸς ἄξιος ἔσῃ. Πρώ-
ταρχος. οὐ γὰρ οὖν. Σωκράτης. ἀλλ᾽ ὦ φίλε ἐπειδὰν λά-
βῃς τά τε διαστήματα ὁπόσα ἐστὶ τὸν ἀριθμὸν τῆς φωνῆς,
ὀξύτητός τε περὶ καὶ βαρύτητος καὶ ὁποῖα καὶ τοὺς ὅρους
τῶν διαστημάτων καὶ τὰ ἐκ τούτων ὅσα συστήματα γέγονεν,
ἃ κατιδόντες οἱ πρόσθεν παρέδοσαν ἡμῖν τοῖς ἑπομένοις
ἐκείνοις καλεῖν αὐτὰ ἁρμονίας, ἔν τε ταῖς κινήσεσιν αὖ τοῦ
σώματος ἕτερα τοιαῦτα ἐνόντα πάθη γιγνόμενα, ἃ δι᾽
ἀριθμῶν μετρηθέντα, δεῖν αὐτά φησι ῥυθ- (332) μοὺς καὶ

noſtrum unumquemque grammaticum efficiat. *Protarchus.*
Veriſſima. *Socrates.* Atque jam etiam quod muſicum effi-
cere contingat, hoc ipſum eſt. *Protarchus.* Quomodo?
Socrates. Vox quidem et quoad illam artem ſpectat, in
ea una eſt. *Protarchus.* Quidni? *Socrates.* Ponamus au-
tem duo, grave et acutum, ac tertium aequitonum aut
quomodo? *Protarchus.* Ita. *Socrates.* Nondum tamen
muſicae peritus fueris, ſi haec ſola noveris. Niſi noveris,
ut certo verbo dicam, ad haec nullius pretii futurus es.
Protarchus. Non ſane. *Socrates.* Verum, o amice, quum
vocum intervalla perceperis, quot ſint numero, quod ad
acuti et gravis toni rationes ſpectat et qualia necnon in-
tervallorum terminos et quaecunque coagmentationes ex
his factae fuerint, quae qui ante nos fuere quum perſpe-
xiſſent, nobis poſteris ſuis illos ſequutis tradiderunt ipſa-
que harmonias appellari voluerunt. At rurſum in corpo-
ris motionibus alias hujusmodi ineſſe ac fieri affectiones
docuerunt, quas numeris demenſas ipſas rythmos ac metra

μέτρα ἐπονομάζειν καὶ ἅμα ἐννοεῖν, ὡς οὕτω δεῖ περὶ παν-
τὸς ἑνὸς πολλῶν σκοπεῖν. ὅταν γὰρ αὐτὰ ταῦτά τε λάβῃς
οὕτως, τότε ἐγένου σοφός. ὅταν δ᾽ ἄλλων τῶν ὄντων
ὁτιοῦν ταύτῃ σκοπούμενος ἕλῃς, οὕτως ἔμφρων περὶ τούτου
γέγονας. ἧρκει μὲν οὖν καὶ ταῦτα παρὰ Πλάτωνος ἀκοῦσαι
τοῖς ἔχουσι νοῦν ἀκροαταῖς εἰς ἔνδειξιν ἁπασῶν τεχνῶν
συστάσεως. οὐ γὰρ οἷόν τε γενέσθαι τεχνικὸν οὐδὲ περὶ
ἑνὸς ἄνευ τοῦ γνῶναι τὰς αὐτῶν διαφορὰς, ἀλλ᾽ οὐδὲν χεῖ-
ρον ὥσπερ ὁ Πλάτων αὐτὸς οὐκ ἠρκέσθη τῷ κεφαλαίῳ τῷ
λόγῳ μόνῳ, παραδείγματα δὲ σαφηνείας ἕνεκεν προσέθηκε,
τὴν γραμματικήν τε καὶ μουσικὴν, οὕτως καὶ ἡμᾶς ἔν ἔτι
προσθεῖναι παράδειγμα, τέχνης μὲν γραφικῆς, ὕλης δ᾽
[364] ὑποκειμένης αὐτῇ χρωμάτων. ἔξεστι γὰρ δήπου
λέγειν κἀνταῦθα τὸ χρῶμα τοῦ χρώματος, ᾗ χρῶμά ἐστιν,
οὐδὲν διαφέρει, καὶ κατὰ τοῦτ᾽ ἀναιρεῖν ἁπάσας τὰς ἐν αὐ-
τοῖς διαφοράς, ὅπερ ἀμέλει καὶ ὁ Πλάτων αὐτὸς ἐν ἀρχῇ
τοῦ Φιλήβου δεδήλωκε. διαιρουμένῳ γὰρ τῷ Σωκράτει τὰς
ἡδονὰς, ὁ διαλεγόμενος οὐ συνεχώρει διαφέρειν ἀλλήλων

nominari voluerunt fimulque inftituerunt ut de quocunque
que uno et multis eandem rationem iniremus. Quum
enim ita haec ipfa perceperis, tunc fapiens evafifti, quum-
que aliud quidquam eorum quae ad res liujusmodi perti-
nent, hoc modo confideraveris, ita in illis prudens quo-
que evadis. At fane quidem mentis auditoribus fatis haec
fuerat ex Platone audiffe pro artium univerfarum con-
ftitutionis indicatione. Non enim datur aliquem rei unius
artificem evadere, nifi ipfius differentias calluerit. Verum
non abs re fuerit, quemadmodum ipfe Plato non fola ora-
tionis fumma contentus perfpicuitatis gratia grammaticae
ac mufices exempla addidit, fic nos quoque unum rurfus
exemplum artis pictoriae adjicere oportet; fed cui fubjecta
colorum materia fit. Jus enim hic eft dicendi colorem a
colore qua color eft nihilo differre, proindeque univerfas
eorum differentias tollendas effe; quod fane etiam Plato
ipfe in Philebo per initia declaravit. Socrati fiquidem
voluptates diftinguenti, qui eum alloquebatur, quum ipfas

ἁπάσας αὐτὰς, καθόσον εἰσὶν ἡδοναὶ, φάσκων ὁμοιοιάτας
αὐτὰς ὑπάρχειν, ἀλλ᾽ ὅ γε Σωκράτης ἀπαντᾷ τῷ λόγῳ τῷδε.
καὶ γὰρ χρῶμα, ὦ δαιμόνιε, χρώματι κατά γε αὐτὸ τοῦτο
οὐδὲν διοίσει, τῷ χρῶμα εἶναι τὸ πᾶν. τό γε μὴν μέλαν
τῷ λευκῷ πάντες γινώσκομεν ὡς πρὸς τῷ διάφορον εἶναι
καὶ ἐναντιώτατον ὂν τυγχάνει. καὶ δὴ καὶ σχῆμα σχήματι,
κατὰ ταὐτὸν γένει μέν ἐστι πᾶν ἕν. τὰ δὲ μέρη τοῖς μέρε-
σιν αὐτοῦ τὰ μὲν ἐναντιώτατα ἀλλήλοις, τὰ δὲ διαφορό-
τητα ἔχοντα μυρίαν που τυγχάνει. καὶ πολλὰ ἕτερα οὕτως
ἔχοντα εὑρήσομεν, ὥστε τούτῳ γε τῷ λόγῳ μὴ πίστευε τῷ
πάντα τὰ ἐναντιώτατα ἕν ποιοῦντι. αὕτη μὲν ἡ περὶ χρω-
μάτων τε καὶ σχημάτων ῥῆσις. ἡ δὲ περὶ τῶν ἡδονῶν ἥδε·
ἥδεσθαι μέν φαμεν τὸν ἀκολασταίνοντα, ἥδεσθαι δὲ καὶ τὸν
σωφρονοῦντα αὐτῷ τῷ σωφρονεῖν, ἥδεσθαι δ᾽ αὖ καὶ τὸν
ἀνοηταίνοντα καὶ ἀνοήτων δοξῶν καὶ ἐλπίδων μεστὸν, ἥδε-

voluptates omnes inter fe difcrepare non concederet, qua-
tenus voluptates funt, illasque fimillimas effe diceret; at
illi hifce verbis occurrit Socrates. Etenim color, o di-
vine, a colore nihil hac ipfa ratione differt, quatenus
color omnino eft; at nigrum colorem omnes novimus,
praeterquam quod ab albo differat, effe quoque illi ma-
xime contrarium. Quin etiam figura quidem cum alia
figura fecundum idem genere plane unum eft; ipfius ta-
men partes cum partibus collatae, partim aliae aliis ma-
ximis funt contrariae, partim infinita quadam differentia
inter fe diffident et res plerasque hoc modo comparatas
comperiemus. Quare noli fidem adhibere huic rationi
quae efficit res inter fe contrarias unum effe. Ipfa qui-
dem fit de coloribus ac figuris oratio; quae vero de vo-
luptatibus haec eft. Voluptate quidem affici dicimus in-
temperantem, temperantem quoque voluptate affici hoc
ipfo quod temperanter agat. Et vero etiamnum voluptate
oblectari dicimus infanientem, ac infanis opinionibus fpe-
que fcatentem. Sed et prudenter agentem eo ipfo quod
prudenter agat voluptatem percipere. Atque fi quis has

ΓΑΛΗΝΟΥ ΠΡΟΣ ΛΥΚΟΝ ΒΙΒΛΙΟΝ. 213

Ed. Chart. IX. [364.] Ed. Baf. V. (332.)
σθαι δ' αὖ καὶ τὸν φρονοῦντα αὐτῷ τῷ φρονεῖν, καὶ τού-
των τῶν ἡδονῶν ἑκατέρας πῶς ἄν τις ὁμοίας ἀλλήλαις εἶναι
λέγων οὐκ ἂν ἀνόητος φαίνοιτ' ἂν ἐνδίκως; ὥσπερ δὲ τῶν
ἡδονῶν τὰς διαφορὰς ὁ Πλάτων ἐν μὲν τῇδε τῇ ῥήσει διὰ
βραχέων ἐνεδείξατο, καθ' ὅλον δὲ τὸ βιβλίον ἐπὶ πλεῖον
διῆλθεν, οὕτως τῶν τεχνῶν ἐν δυοῖν βιβλίοιν, τῷ Σοφιστῇ
τε καὶ Πολιτικῷ. ἆρ' οὖν ἐπιστημῶν μὲν καὶ ἡδονῶν εἰσι
διαφοραὶ πολλαὶ καὶ χρωμάτων καὶ σχημάτων καὶ τῶν ἐν
ταῖς φωναῖς τόνων, ὡσαύτως δὲ καὶ ἡλικιῶν καὶ ὡρῶν καὶ
χωρῶν καὶ νόσων, ἁπάντων τε τῶν ἄλλων, ἐν μόνοις δὲ
τοῖς θερμοῖς ἤτοι γε οὐκ εἰσὶν ὅλως ἢ ἀδύνατος γιγνώ-
σκεσθαι τοῖς ἀνθρώποις; καὶ μὴν ὅ γε τοῦ Λύκου λόγος
ἀναιρεῖ τοῦ θερμοῦ τὰς διαφορὰς, ὡς οἴεται μὲν αὐτοῦ μό-
νου, κατὰ δὲ τὴν ἀλήθειαν, ἅμα τοῖς ἄλλοις ἅπασιν, εἴ γε ἡ
τοῦ λόγου δύναμις ὁμοίως ἀντεπεκτείνασθαι δύναται. καὶ
γὰρ δὴ κἀπὶ τῶν ὑγρῶν αὐτῶν ἐφεξῆς ἐρῶ τάδε, μηδὲ
ταῦτα διαφέρειν ἀλλήλων λέγων, καθόσον ὑγρά. τὸ δὲ δὴ
μέγιστον αὐτοῦ τῶν ἁμαρτημάτων, ὅτι καὶ τὰς τέχνας ἁπά-

utrasque voluptates inter fe effe fimiles affirmarit, num
merito infanus declarabitur? Quemadmodum autem vo-
luptatum differentias hac quidem in oratione paucis Plato
demonftravit, plenius vero eas per univerfum librum ex-
pofuit, fic artium duobus in libris, Sophifta et Politico,
differentias explicuit. Num igitur fcientiarum et volupta-
tum differentiae nullae funt, ut et colorum et figurarum
quique vocibus infunt tonorum. Eodem vero modo et
aetatum, tempeftatum anni, regionum, morborum cetero-
rumque omnium. An vero folis calidis nullae omnino
funt aut haec ab hominibus cognofci nequeunt? Attamen
haec Lyci ratio, ut ipfe quidem arbitratur, fed revera
etiam rerum aliarum omnium differentias tollit, fi ipfius
rationis vires eodem modo portendi queant. Etenim ea-
dem fane de humidis ipfis deinceps dicam, haec nimirum
inter fe, quatenus humida funt, non differre. At vero
errorum ipfius maximus eft, quod artes etiam univerfas in

214 ΓΑΛΗΝΟΤ ΠΡΟΣ ΛΤΚΟΝ ΒΙΒΛΙΟΝ.

Ed. Chart. IX. [364. 365.]   Ed. Baf. V. (332.)

σας ἀναιρεῖ τὴν σύστασιν ἐχούσας ἐν ταῖς τῶν εἰδῶν δια-
φοραῖς. ὁ μὲν οὖν Πλάτων ἐν κεφαλαίῳ γε προειπὼν ὑπὲρ
τῆς τῶν τεχνῶν συστάσεως, ἐπὶ παραδείγματός τε διῆλθε
τὸν λόγον, ἐπιδεικνὺς ὅπως ἡ γραμματικὴ συνέστη τέχνη,
γνωσθείσης τῆς ἐν ταῖς φωναῖς διαφορᾶς. ὁ δὲ τοῦ Λύ-
κου λόγος ἀναιρεῖ δηλονότι καὶ ταύτην τὴν τέχνην καὶ τὴν
μουσικὴν ὁμοίως αὐτῇ καὶ τὰς ἀλλὰς ἁπάσας, ἀξιῶν τὸ ᾖ
νενόηται, τὸ δέ τι μίαν ἔχειν ἐν αὐτῷ διαφοράν. θέασαι
γοῦν ὅπως ἀναιρήσει πρώτην μὲν τὴν περὶ τὰ γράμματα
τέχνην ὁ λόγος αὐτοῦ, μετὰ δὲ ταῦτα καὶ τὰς ἄλλας ἁπά-
σας. δοκεῖ μοι ἀδύνατον καὶ ἀμήχανον εἶναι τὴν φωνὴν
ταύτην γε σκοποῦντι ᾖ νενόηται, κατ᾽ αὐτὴν λέγω τὴν ἐκ-
φώνησιν, πρὸς ἑτέραν ἂν φωνὴν παραλλαγὴν ἔχειν, κατά
τινα ἰδιότητα παραλλάττουσαν κατὰ ποιό- [365] ιητα ἐν
τῇ ἐκφωνήσει κειμένην. οὗτος ὁ λόγος αὐτός ἐστι πάντη
τοῦ κατὰ τὴν ἀρχὴν γεγραμμένου τῆς ῥήσεως τῷ Λύκῳ καὶ
δι᾽ αὐτῶν γε περαίνεται τῶν ἐκείνου ῥημάτων ἁπάντων
ἑνὸς μόνου τοῦ κατὰ τὸ θερμὸν ὀνόματος εἰς τὸ τῆς φωνῆς

fpecierum differentiis fuam conſtitutionem confequntas
evertat. Ac certe Plato quum fummatim prius de artium
conſtitutione difſeruiſſet, exemplo rationem operum dum
demonſtravit quomodo cognitis vocum differentiis ars gram-
matica conſtitula fit. At Lyci ratio tum hanc nimirum
artem tum peraeque muſicam et ceteras omnes tollit, dum
vocis hujus, quatenus hoc aliquid intelligitur, unicam
cenfet eſſe differentiam. Intuere igitur, quomodo Lyci
ratio primum eam quae in literis verfatur artem, deinde
etiam ceteras omnes evertat. Fieri non poſſe aut per-
arduum eſſe mihi videtur, vocem hanc, quatenus intelli-
gitur, confideranti cum altera voce fecundum ipſam pro-
nunciationem dico, differentiam habere proprietate qua-
dam immutantem, qualitate videlicet quae in pronuncia-
tione ponitur. Haec ratio prorfus ipfa eſt quae per initia
orationis fcripta legitur, iisque ipfis illius verbis omnibus
abfolvitur, unico folo nomine calidi in vocis vocabulum

μεταβεβλημένον, ὥστ᾽ εἴπερ ἐκεῖνος ὑγιής, καὶ οὗτος· ἀλλὰ
μὴν οὐχ ὑγιὴς οὗτος, ὥστ᾽ οὐδ᾽ ἐκεῖνος, εἰ μή τι ἄρα
νομίζουσιν οἱ τὰ τοῦ Λύκου φρονοῦντες οὔτε τὴν ε φωνὴν
ἑτέραν εἶναι τῆς ο, διαφέρειν δὲ τὴν ο τῆς ω. εἰ δὲ καὶ
ταύτας ἑτέρας ἀλλήλων ὁμολογήσομεν εἶναι καὶ πρὸς ταῦτα
καὶ τὴν α καὶ τὴν ι καὶ τὴν υ. καὶ τῶν ἄλλων ἁπάντων
γραμμάτων, αὗται μὲν ἔσονται τέτταρες ἐπὶ ταῖς εἴκοσιν.
ἡ γνοῦσα δ᾽ αὐτῶν τὴν διαφορὰν τέχνη γραμματικὴ, κα-
θάπερ γε καὶ μουσικὴ τέχνη περὶ τὴν ἐν ταῖς φωναῖς ὀξύ-
τητα καὶ βαρύτητα, καίτοι καὶ ταύτας οὐδὲν ἧττον ὁ τοῦ
Λύκου λόγος ἀναιρεῖ. φωνὴ γὰρ φωνῆς, ᾗ φωνὴ, διαφέρειν
οὐδέν, ἀλλ᾽ ὅμως ὁ μὲν τῆς μέσης φθόγγος ὀξύτερος μέν
ἐστι τόνῳ τῆς λιχανοῦ τῶν μέσων, βαρύτερος δὲ τόνῳ τῆς
παραμέσης. αὐτῶν δ᾽ ἐκείνων πάλιν ὁ μὲν τῆς λιχανοῦ τῆς
παρυπάτου τῶν μέσων ὀξύτερος τόνῳ. ὁ δὲ τῆς παραμέ-
σης βαρυτέρως ἡμιτόνῳ τῆς τρίτης τῶν διεζευγμένων. εἶτ᾽
ἐκείνων αὖθις ὀξύτεροί τε καὶ βαρύτεροι, κἄπειτ᾽ ἐκείνων
αὖθις ἕτεροι, μέχρις ἂν ἐπὶ τὸν ὀξύτατόν τε καὶ βαρύτα-

mutato. Quare fi illa ratio valeat, haec quoque valeat.
Sed haec profecto valida non eſt, illa proinde invalida.
Niſi forte qui Lyci fententiis annuunt arbitrentur ε vo-
cem ab o alteram neque eſſe, neque o ab ω differre.
Quod ſi has quoque inter ſe diverſas eſſe conceſſerimus et
praeterea tum α tum ι tum υ ac ceteras omnes literas,
hae quidem erunt viginti quatuor. Quae vero ars ipſa-
rum novit differentias, grammatica eſt, quemadmodum et
muſica eas novit quae inter voces acutas et graves ſunt
differentias, etiamſi has nihilo minus Lyci tollat ratio.
Vox enim a voce, qua vox eſt, nihil differt; quum tamen
mediae chordae ſonus lichani chordae mediarum tono
acutior ſit, gravior vero parameſes tono. At rurſum in-
ter iſtas lichani tonus peripatitono mediarum acutior eſt;
parameſes vero tonus femitonio tertiae diviſarum gravior.
His etiam tum acutiores tum graviores, atque his alii
deinceps, quousque ad acutiſſimum omnium graviſſimum-

Ed. Chart. IX. [365.]　　　　　　　　Ed. Baf. V. (332.)

τον ἁπάντων ἀφικνώμεθα φθόγγον. ἀλλ' ὁ θαυμασιώτατος
Λύκος οὐκ αἰσθάνεται ταῦτα πάντα ἀναιρῶν ἐν τῷ λέγειν·
δοκεῖ μοι ἀδίνατον καὶ ἀμήχανον εἶναι τὸ θερμὸν ταῦτά
γε σκοποῦντι, ἢ νενόηται, κατ' αὐτὴν λέγω τὴν θάλψιν,
πρὸς ἕτερον αὖθις παραλλαγὴν ἔχειν. καλὸν εἰ μηδὲ χρῶμα
χρώματος, ἢ χρῶμά ἐστι, διαφέρειν εἰπὼν, ἀναιρεῖ τὴν
γραφικὴν τέχνην, ἐρυθρόν γέ τι παραθεμένην χρῶμα καὶ
λευκὸν καὶ μέλαν καὶ ξανθὸν, ὅσα τ' ἄλλα τοιαῦτα. πολὺ
γὰρ δήπου πιθανώτερος ὁ λόγος αὐτοῦ καὶ περὶ χρωμάτων
ἐστὶν ὁ λεγόμενος, ἢ νῦν εἴρηται περὶ τοῦ θερμοῦ· θερμὸν
μὲν γὰρ θερμοῦ διαλλάττειν φαμὲν, οὐ μὴν ἐναντίου γε
ὑπάρχειν πάνῃ. χρῶμα δὲ χρώματος οὐ διαφέρειν μόνον,
ἀλλὰ καὶ τὴν φύσιν ἐναντιώτατόν ἐστι τοῦ λευκοῦ τὸ
μέλαν.

---

que fonum perveniamus. Verum maxime admirabilis Ly-
cus non animadvertit fe haec omnia hifce verbis evertere:
*impoſſibile ac perarduum eſſe mihi videtur calidum hac
ratione conſideranti qua intelligitur ipſa etiam calefactione
cum altero etiamnum diverſitatem habere.* Praeclarum eſt,
ſi quis colorem a colore, qua color eſt, non differre di-
cens, pictoriam artem e medio tollat, quae rubrum, al-
bum, nigrum, flavum et hujusmodi quoscunque ceteros
colores ſubjecit oculis. Enimvero quae ipſius eſt de colo-
ribus ratio, quam quae de calido enunciatur, longe pro-
babilior eſt. Calidum ſiquidem a calido diſcrepare dici-
mus, non tamen alterum alteri prorſus contrarium eſſe.
Colorem vero a colore non differre dumtaxat, verum
etiam natura albo nigrum maxime contrarium eſſe pro-
nunciamus.

ΓΑΛΗΝΟΥ ΠΡΟΣ ΛΥΚΟΝ ΒΙΒΛΙΟΝ. 217

Ed. Chart. IX. [365. 366.]   Ed. Baſ. V. (332. 333.)

δ'.

Καὶ πῶς ἐγχωρεῖ, φήσειεν ἂν ὁ Λύκος, ἐναντίον εἶναι
τῷ χρώματι καθ' ὃ νενόηται χρῶμα ὄν; καὶ ἀληθεύσει γε
ναὶ μὰ τοὺς θεοὺς, ὅσον ἐπὶ χρώματος καὶ τὸ χρῶμα μη-
δὲν ἡγούμενος ἕτερον ἑτέρου διαφέρειν, ἀλλ' ὥσπερ τοῦτο
ἀληθὲς, οὕτω κἀκεῖνο τὸ λευκὸν τοῦ μέλανος οὐ μόνον δια-
φέρον, ἀλλὰ καὶ τοσοῦτον διαφέρον, ὡς ἐναντιώτατον εἶναι.
καὶ πῶς ἐγχωρεῖ, τάχα φήσουσιν οἱ τὰ τοῦ Λύκου πρεσ-
βεύοντες, ἅμα μὲν εἶναι ταὐτὸν, ἅμα δὲ ἐναντιώτατον εἶναι;
καὶ πῶς τῷ μέλανι λευκόν; οἷς ἡμεῖς ἀποκρινούμεθά τί γε
τοσοῦτον, ὡς εἴπερ οὐκ ἐγχωρεῖ τὸ λευκὸν ἐναντίον τε ἅμα
καὶ ταὐτὸν εἶναι τῷ μέλανι, τὸ ἕτερον αὐτοῦ αἱρείσθωσαν.
ὁ μὲν γὰρ Πλάτων οἴεται δυνατὸν εἶναι, καθάπερ γε καὶ
Ἀριστοτέλης καὶ Θεόφραστος, ἕτερον ἑτέρῳ ταὐτὸν ὂν τῷ
γένει, τοσαύτην ὅμως ἔχειν [366] τὴν ἐν εἴδει διαφορὰν,
ὡς (333) ἐναντιώτατον ὑπάρχειν. οὗτοι δ' εἰ μὴ νομί-
ζουσιν ἀληθεύειν ἄμφω τὸν λόγον τὸν ἐναργέστερον ἑλέσθω-

IV.

Qua etiam ratione, dicet Lycus, fieri poteſt ut color,
qua color intelligitur, colori ſit contrarius? At veritatem
quidem per deos profeſſurus eſt arbitratus colorem, quan-
tum ad colorem ſpectat, alterum ab altero nihilo differre.
Verum quemadmodum id verum eſt, ſic et illud album
videlicet a nigro non ſolum diverſum eſſe, ſed etiam
tantopere diſſidere, ut illi ſit contrarium. Quo pacto
etiam fieri poteſt, dicent fortaſſis qui Lyco primas tri-
buunt, ut ſimul res eadem ſit, ſimul quoque maxime
contraria. Qua ratione nigro album et contrarium et idem
dabitur? Quibus quiddam tanti momenti reſpondemus,
ut, ſi non detur album nigro ſimul et contrarium et
ſimul idem eſſe, eorum alterutrum eligant. Nam Plato,
quemadmodum ſane et Ariſtoteles et Theophraſtus, fieri
poſſe exiſtimat, quum alterum alteri idem ſit genere, tan-
tam tamen in ſpecie differentiam habere, ut ei maxime
contrarium exiſtat. Quod ſi utramque rationem veram

σαν. ἐναργέστερον δέ ἐστιν, ὅσῳ καὶ πᾶσιν ἀνθρώποις ὁμο-
λογούμενον, ἐναντίον εἶναι τὸ λευκὸν τῷ μέλανι. καὶ μὴν,
εἴπερ ἀληθές ἐστι τοῦτο, νομίζουσι δὲ αὐτοὶ μὴ δύνασθαι
τοὺς λόγους ἀμφοτέρους ἀληθεύεσθαι, τόν τε ἐναντίον εἶναι
φάσκοντα τὸ λευκὸν τῷ μέλανι καὶ τὸν αὐτὸν οὐκ ὀρθῶς
ἐροῦσιν μηδὲν διαφέρειν ἢ χρῶμά ἐστιν τὸ λευκὸν τοῦ μέ-
λανος. ὁ μὲν οὖν ἐν τῷ τοῦ Πλάτωνος γράμματι διαλεγό-
μενος τῷ Σωκράτει, συγγνωστὸς ἦν ἴσως, κωλύων τὸν Σω-
κράτην διαιρούμενον ἡδονὴν ἡδονῆς διαφορᾷ. οὐ γὰρ ἦν
που βιβλίον οὐδὲν τοιοῦτο διδάσκων, ὡς ἐγχωρεῖ πολλὰ πολ-
λοῖς ὄντα τῷ γένει ταὐτὰ διαφέρειν ὅμως εἰς τοσοῦτον, ὡς
ἐναντιώτατον ἀλλήλοις ἰδέαν τε καὶ φύσιν ἔχειν. ἐπεὶ δ᾽
ὑπὸ Πλάτωνος ὁ Φίληβος ἐγράφη διδάσκων τἀληθές, εἰ
μὲν οὐδ᾽ ὅλως ἀνέγνω τὸ βιβλίον ὁ Λύκος, ἄγαμαι τῆς
παιδείας τὸν Λύκον. εἰ δ᾽ ἀναγνοὺς οὐκ ἐνόησε, θαυμά-
ζω τῆς συνέσεως. εἰ δὲ νοήσας οὐκ ἐπείσθη, μακαρίζω
τῆς κρίσεως. ὦ πρὸς τοῦ Διὸς ἐρωτᾷ τίς λόγον οὐδὲ τὰ

effe non cenfeant, manifeftiorem eligant. At tanto ma-
nifeftius eft album nigro contrarium effe, quanto a cun-
ctis hominibus conceditur. Ac fane fi hoc verum fit, illi
vero utramque rationem fieri non poffe cenfeant, tum
hanc quae album nigro contrarium tum illam quae idem
effe profert, nequaquam recte fentiunt, quum album, qua-
tenus color eft, a nigro nihil differre praedicant. Enim-
vero qui in Platonis libro cum Socrate difputat, fortaffis
erat venia dignus, quum Socratem per voluptatis differen-
tias voluptatem dividere prohiberet. Nondum enim liber
talis habebatur, qui fieri poffe doceret, quum multis
multa fint eadem genere, ea tamen eo ufque differre,
quo maxime contrariam inter fe et ideam et naturam for-
tiantur. At quum in Platone Philebus veritatem docens
editus fuerit, fi librum hunc non omnino legerit, Lycus,
Lyci eruditionem admiror; fed fi legerit nec intellexerit,
ingenii demiror follertiam; fi vero intellexerit nec con-
cefferit, felix praedico judicium. Proh Jupiter! quis pri-

Ed. Chart. IX. [366.]   Ed. Baf. V. (333.)

πρῶτα μαθὼν τῆς διαλεκτικῆς; ἔστι τίς ἂν ἄνθρωπος Ἕλλην
ἰατρὸς ἢ γραμματικὸς ἢ ῥήτωρ ἢ φιλόσοφος ἢ ὅλως ὁστισοῦν
ἄλλος ἀντιποιούμενος λόγων, ὡς οὐκ ἀνέγνω τὸν Πλάτωνος
Φίληβον; καίτοι τί λέγοι τὸν Φίληβον; οὐ γὰρ ἐν τούτῳ
μόνῳ τὸν προκείμενον λόγον Πλάτων ἐδίδαξεν, ἀλλὰ καὶ δι᾽
ἄλλων πολλῶν ἐπεμνήσθη βιβλίων, ὧν ἐχρῆν μόνον κἂν ἕν
γέ τι τὸν θαυμασιώιατον Λύκον ἀνεγνωκέναι, ἀντιποιούμε-
νον λόγων ἐπιστημονικῶν. αἰσχρὸν γὰρ Ἱπποκράτην διελέγ-
χειν ἐπιχειροῦντα καὶ λόγους ἐπερωτῶντα περαντικοὺς, ὡς
νομίζει, μηδὲ τὰ πρῶτα φαίνεσθαι μεμαθηκότα τῶν ἐν
ταῖς φιλοσόφων διατριβαῖς. ἀλλὰ νὴ Δία θαυμαστὸν αὐ-
τοῦ τὸ περὶ τῶν ὑγρῶν ἐστι παράδειγμα. καὶ γὰρ τοῦτο
βούλεται, μηδὲν ἀλλήλων διηφέρειν, εἰ πάντα ἐστὶν ὑγρὰ,
καθ᾽ ὃ μέντοι τὰ μὲν ὀξέα, τὰ δὲ στρυφνὰ, τὰ δ᾽ ἁλμυρὰ,
τὰ δὲ γλυκέα, ταύτῃ διαλλάττει, οὐκ ἀκούει δὲ ἐν τούτοις
αὐτὸς ἑαυτοῦ. λέγων γὰρ ᾗ διαφέρει τὰ ὑγρὰ κατασκευά-
ζειν οἴεται μηδεμίαν ἐν αὐτοῖς εἶναι διαφορὰν, ἀλλὰ μάτην
μὲν Ἱπποκράτην διαφορὰν εἰρηκέναι, μάτην δὲ Θεόφραστον

mis dialectices rudimentis ineruditus rationem quaerit?
Quis homo Graecus eſt medicus, grammaticus, rhetor,
philoſophus aut denique quivis alius rationes ſcrutaturus
Platonis Philebum non legerit? Sed quid Philebum pro-
fero? Non enim in hoc ſolo libro propoſitam rationem
docuit Plato, verum etiam aliis in multis meminit, quo-
rum unum ſaltem oportebat admirabilem Lycum legiſſe,
qui ſcientificas rationes ſcrutabatur. Turpe ſiquidem eſt
eum qui Hippocratem arguere contendit rationesque con-
cludentes diſquirit, prout cenſet, illa minime videri didi-
ciſſe quae prima inter philoſophos tractantur. Verum per
Jovem, admirandum ipſius de humidis exemplum eſt.
Etenim hoc vult ea nihil inter ſe differre, qua omnia
ſunt humida, qua tamen haec acida, alia acerba, alia
ſalſa, alia dulcia, hac ratione differre. In his vero ipſe
ſe ipſum non obaudit. Quum enim qua humida differunt
profert, arbitratur nullam ipſis ineſſe differentiam com-
probaſſe, imo fruſtra Hippocratem differentiam attuliſſe,

ὅλην πραγματείαν γεγραφέναι περὶ χυλοῦ. καίτοι καὶ αὐτὸ
τοῦτο τοὔνομα ὁ χυλὸς ὑγροῦ διαφοράν τινα ἐνδείκνυται,
ἀλλ᾽ ὅμως καίτοι διαφορά τις οὖσα ὑγροῦ, πάλιν αὐτὴν
τέμνεσθαι πέφυκεν εἰς ἑτέρας διαφοράς. οὐ μὴν θαυμα-
στὸν εἰς τοσοῦτον ἀπαιδευσίας ἥκοντα Λύκον, ὡς νομίζειν
ἐν ὄξει στύφουσαν εἶναι ποιότητα, τοιαύτην τολμῆσαι πρὸς
Ἱπποκράτην γράφειν ἀντιλογίαν. τὰ γὰρ οὕτως ἐναργῆ καὶ
Διοσκορίδης ὁ Ἀναζαρβεὺς ἐγίγνωσκεν, οἵ τ᾽ ἄλλοι πάντες
οἱ τὰ περὶ ὕλης ὑπομνήματα γράψαντες. ὀνομάζουσι γοῦν
ἐν ταύταις τὰ μὲν ἁλυκὰ, τὰ δὲ ἁλμυρὰ τὰ δὲ πικρὰ, τὰ
δὲ γλυκέα, τὰ δὲ αὐστηρὰ, τὰ δὲ στρυφνὰ, τὰ δὲ στύφοντα,
τὰ δὲ δριμέα, τὰ δὲ ὀξέα. Λύκος δ᾽ ὁ θαυμασιώτατος
ἤτοι οὐδ᾽ ὅλως γινώσκει διαφέρουσαν ὀξεῖαν ποιότητα στυ-
φούσης ἢ πεπήρωται τὴν γεῦσιν, ὃς μηδ᾽ ὅλως αἰσθάνεσθαι
τῶν ἐν τοῖς χυμοῖς διαφορῶν. ἔοικεν οὖν ὡς ἀπίου καὶ
μεσπίλου καὶ μήλου καὶ κυδωνίου τοῦ [367] ὄξους αἰσθά-
νεσθαι, καίτοι γε πάντων ἀνθρώπων ἔνια μὲν τῶν μήλων

fruftra quoque Theophraftum integrum de fucco opus
confcripfiffe. Quamquam vero id ipfum nomen *fuccus*
aliquam humidi differentiam prae fe fert, nihilo minus
etiam quaedam eft humidi differentia, quae rurfus in alias
differentias fecari confuevit. Num admirationis eft Lycum
ad tantam imperitiam appuliffe, ut auguretur adftringen-
tem aceto ineffe qualitatem talemque adverfus Hippocra-
tem aufum effe controverfiam fcriptis objicere? Haec
enim ita dilucida tum Diofcorides Anazarbeus novit, tum
ceteri omnes qui de materia medica commentarios fcri-
pfere, in quibus alia quidem falfa nominant, alia falfu-
ginofa, alia amara, alia dulcia, alia auftera, alia acerba,
alia adftringentia, alia acria, alia acida. At eminentiffi-
mus Lycus aut acidam qualitatem ab adftringente difcre-
pantem plane non agnofcit aut depravato eft guftu, qui
nullas prorfus faporum differentias percipit. Videtur enim
in pyri, mefpili, mali et cydonii, ita et aceti fapor de-
prehendi, quum tamen cuncti homines poma nonnulla

ὀξέα καλούνιων, ἔνια δὲ στύφοντα, γλυκέα δὲ ἄλλα, καθάπερ,
οἶμαι, καὶ ῥοιὰς ὀξείας τε καὶ στυφούσας καὶ γλυκείας. ἐν
μέν γε τοῖς οἴνοις, ᾧ ἀρετὴ κακίας ἀφώρισται, στύψις
ὀξύτητος, εὐγενεῖς μὲν γὰρ οἱ στύφοντες. ὀξὺς δ' οὐδεὶς
κατὰ φύσιν, ἀλλ' εἰ καὶ μικρὸν αὐτοῖς προσέλθῃ τοιαύτης
ποιότητος, ὑποπτεύομεν αὐτίκα τὴν εἰς ὄξος αὐτῶν μετα-
βολήν. ἴσως οὖν ὁ Λύκος οὐδ' ὀξυλάπαθον, οὐδ' ὀξυα-
λίδα, λαπάθου τε καὶ θριδακίνης διεγίνωσκεν, οἷς στυφού-
σης μὲν ποιότητος οὐδὲ τοὐλάχιστον ὑπάρχει, τῆς δὲ ὀξείας
δαψιλῶς μετέσχηκεν ἄμφω. θαυμασιὸν μὲν οὖν εἰ ταῦτα
μὲν ἀπὸ τῆς ὀξείας ποιότητος ὠνόμασται, τὸ δὲ ὄξος αὐτὸ
οὐ μετέσχηκεν αὐτῆς. ἀλλ' ὁ μηδὲ τὰς κοινὰς αἰσθήσεις
ἀποσώζων Λύκος, ἐγκαλεῖν Ἱπποκράτει τολμᾷ. πάλιν οὖν
ἔγνω τὴν παρὰ τοῖς φυσικοῖς ζήτησιν ὑπὲρ τοῦ τῶν χυμῶν
ἀριθμοῦ. κατὰ τοῦτο γὰρ οὐδὲν, ὡς ἔοικε, διαφέρει χυμὸς
χυμοῦ, καθόσον χυμός ἐστιν. ἡδέως ἂν οὖν ἤκουσα τίνος
τῶν ὄντων εἰσὶν αἱ τοιαῦται διαφοραὶ, γλυκὺς, ὀξὺς, δρι-

acida vocitent, nonnulla ſtyptica, alia dulcia, quemadmo-
dum arbitror et mala punica tum acida tum ſtyptica tum
dulcia. At vinorum quidem, quatenus virtus a vitio et
adſtrictio ab acore ſecernitur, generoſa certe ſunt ſtyptica.
Acidum ſecundum naturam nullum eſt. Imo ſi paucum
ipſis etiam hujusmodi qualitatis acidae acceſſerit, in ace-
tum eorum mutationem fore quam primum ſuſpicamur. Ita-
que fortaſſis Lycus neque oxylapathum, neque oxalidem
a lapatho et lactuca novit diſcernere, quibus adſtringen-
tis quidem facultatis ne minimum quidem eſt, acidae vero
ambo plurimum participant. Mirum profecto, ſi haec ab
acida qualitate denominata ſint nec ejus quidquam acetum
ipſum participet. Jam vero qui ne communes quidem
ſenſus integros ſervat Lycus Hippocratem audet accuſare.
Praeterea de ſaporum numero quaeſtionem novit. Ad hoc
enim, ut videtur, ſapor phyſicorum a ſapore, quatenus
ſapor eſt, nihil differt. Quare ex eo libenter audirem,
cujusnam rei ſint hujusmodi differentiae, dulcis, acidus,

μὺς, πικρός, ἁλμυρός, ἀλυκὸς, στρυφνὸς, αὐστηρὸς, στύ-
φων, λιπαρός. εἰ μὴ γὰρ χυμῶν ἴσως ἤτοι φωνῶν ἢ χρω-
μάτων ἢ ὀδμῶν ἢ διὰ τῆς ἁφῆς εἰς γνῶσιν ἥκουσι. παρὰ
ταύτας γὰρ οὐκ ἔχομεν ἄλλην αἴσθησιν, ἀλλ᾽ εἰσὶν αἱ πᾶσαι
πέντε, γεῦσις καὶ ἀκοὴ καὶ ὄψις καὶ ὄσφρησίς τε καὶ ἁφή·
διαγινώσκομεν δὲ ὥσπερ καὶ ταῖς ἄλλαις ἄλλα τῶν αἰσθη-
τῶν, οὕτως τῇ γεύσει καὶ τοὺς χυμούς. ὡς δὲ ἐν τοῖς
ὑγροῖς αἱ διαφοραὶ πολλαὶ, κατὰ τὸν αὐτὸν τρόπον κἂν
ταῖς αἰσθήσεσιν. καίτοι γε ᾗ αἰσθήσεις εἰσὶν, οὐ διαφέ-
ρουσιν, ἀλλ᾽ ὁ διαλεκτικώτατος Λύκος οὐκ ἐάσει λέγειν ἡμᾶς
οὔτ᾽ ἐν τοῖς χυμοῖς εἶναι τὰς εἰρημένας διαφορὰς, οὐδὲ ἐν
ταῖς αἰσθήσεσιν, ἃς ἅπαντες γιγνώσκουσιν, οὔτ᾽ ἐν τοῖς χρώ-
μασι καὶ λευκὸν καὶ μέλαν καὶ φαιὸν καὶ ξανθὸν καὶ πυῤ-
ῥὸν, ἐρυθρόν τε καὶ φοινικοῦν καὶ κυανοῦν. οὔτε γὰρ
χρῶμα χρώματος ᾗ χρῶμά ἐστι διαφέρει. μαίνονται τοί-
νυν ἅπαντες ἰατροὶ καὶ φιλόσοφοι χρωμάτων μὲν ἡγούμενοι
διαφορὰς εἶναι τὰς εἰρημένας. χυμῶν δὲ τὸν ὀξὺν καὶ πι-
κρὸν καὶ δριμὺν, ὅσους τ᾽ ἄλλους ὀλίγον ἔμπροσθεν εἶπον,

acris, amarus, falfugineus, falfus, acerbus, aufterus, ad-
ftringens, pinguis. Nifi enim hae faporum fint differen-
tiae, fortaffis erunt aut vocum aut colorum aut odorum
aut tactu in cognitionem veniunt. Nam praeter eos alium
fenfum non habemus, fed univerfi quinque funt inaequa-
les guftus, auditus, vifus, odoratus et tactus. Quemad-
modum autem fenfilium alia aliis dignofcimus, fic et guftu
fapores. At vero ut in humidis multae funt differentiae,
fic et in fenfibus, etiam fi quatenus funt fenfus non diffe-
rant. Verum in dialecticis maxime verfatus Lycus dicere
nos non permittit, neque praedictas effe in faporibus
differentias, neque in fenfibus, quas omnes agnofcimus,
neque in coloribus, album, nigrum, fufcum, flavum, ful-
vum, rubrum, puniceum, caeruleum. Neque enim color
a colore, qua color eft, differt. Infaniunt ergo medici
omnes et philofophi, qui praedictas colorum differentias
effe arbitrantur, faporum vero acidum, amarum, acrem
et quoscunque alios paulo ante commemoratos, quemad-

ὥσπερ καὶ τῶν αἰσθήσεων αὐτῶν. οὔτε γὰρ χρῶμα χρώμα-
τος, ᾗ χρῶμά ἐστι, διαφέρει, ὡς οὔτ᾽ αἴσθησις αἰσθήσεως
οὔτε χυμὸς χυμοῦ, καθάπερ οὐδὲ πυρετὸς πυρετοῦ, ὅτι μηδὲ
θερμὸν θερμοῦ. μαίνονται τοίνυν οἱ γράψαντες ἰατροί,
πυρετῶν διαφορὰς πολλὰς καὶ τὸν καῦσον καὶ τὴν λειπυ-
ρίαν καὶ τὸν ἠπίαλον καὶ τὸν τυφώδη καὶ τὸν λοιμώδη καὶ
τὸν ἡμιτριταῖον, ἀμφημερινόν τε καὶ τριταῖον καὶ τεταρ-
ταῖον. ἀλλὰ καὶ αὐτὸς ὁ Λύκος ἑτέρωθι γράφει πυρετῶν
διαφορὰς, ὥσπερ γε καὶ τῶν ἄλλων σχεδὸν ἁπάντων πρα-
γμάτων.

ε΄.

[368] Τί ποτ᾽ οὖν δόξαν αὐτῷ νῦν ἐπελάθετο τοῦ
τέμνειν ἕκαστον τῶν ἄλλων εἰς τὰς οἰκείας διαφορὰς, ὅς γε
καὶ περὶ τοῦ τῶν ἀχύρων ἐξαπτομένου πυρός, ὡς χρῆσθαι
τοῖς τὸν χρυσὸν ἐργαζομένοις ἔθος, οὐδεμίαν εἶναι νομίζει
διαφορὰν, ἀλλὰ πρὸς τὸ τὰς ἄλλας ὕλας. οὐδὲ γὰρ τὸ πῦρ
τοῦ πυρὸς, ᾗ πῦρ ἐστιν, ἢ κατὰ τὸ μᾶλλόν τε καὶ ἧττον,

modum et ipforum fenfuum. Neque enim color a colore,
qua color eft difcrepat, ut neque a fenfu fenfus, neque
fapor a fapore; quemadmodum neque febris a febre dif-
fert, quod a calido calidum non diffideat. Itaque medici
defipiunt, qui multas febrium differentias fcripferunt, ar-
dentem, lipyriam, epialam, typhodem, peftilentem, he-
mitritaeam, quotidianam, tertianam, quartanam. Imo et
ipfe Lycus alibi febrium, ut et aliarum rerum prope
omnium, differentias fcriptis mandavit.

V.

Quid igitur ipfi mentem obvolvit, qui nunc res alias
fingulas in proprias fecare differentias oblitus eft, quique
etiam in igne ex paleis fuccenfo, prout iis uti confuetum
eft, qui aurum elaborant, nullam effe differentiam exifti-
mat ab eo qui ex alia materia accenditur? Neque enim
ignis ab igne, quatenus ignis eft, fed majoris minorisque

Ed. Chart. IX. [368.]   Ed. Baf. V. (333. 334.)

ἰσχυρὸν γὰρ εἶναί τι καὶ ἀσθενὲς πῦρ ἐγχωρεῖ, καὶ τό γε
τῶν ἀχύρων ἀσθενέστατον εἶναι νομίζων, ἐνταμίευτον εἶναί
φησι πρὸς τὴν ἐργασίαν τοῦ χρυσοῦ. διατήκεσθαι γὰρ αὐ-
τὸν καὶ διαρρεῖν ἰσχυροτέρᾳ πλησιάζοντα φλογί. ἀλλ', ὦ
βέλτιστε Λύκε, φαίη τις ἂν οἶμαι πρὸς αὐτὸν, εἰ τῶν φυ-
σικῶν φιλοσόφων ἠκηκόεις ζητούντων ὅπως αἱ φλόγες γεν-
νῶνται κατανενόηκας ἂν οἶμαι τὰς ἐν αὐταῖς διαφοράς.
ἐγὼ τοίνυν ὅσον οἷόν τε διὰ βραχυτάτων ἐπιτέμνεσθαι λό-
γον, οὐ μικρὸν ἐξηγήσομαί σοι περὶ αὐτῶν. ὁρᾷς, οἶμαι,
τῆς καιομένης ὕλης ἀναθυμίασίν τινα γιγνομένην ἐν διεσπα-
σμένοις ἀπ' ἀλλήλων μορίοις, ὧν μεταξύ τις ἀὴρ ἀπολαμ-
βανόμενος, ἐξ ἀνάγκης (334) μὲν δήπου θερμαίνεται. παμ-
πόλλην δὲ ἴσχει διαφορὰν ἐν τῷ μᾶλλόν τε καὶ ἧττον. ἀλλὰ
καὶ τὰ διαλείμματα τῶν ἀναφερομένων σωμάτων οὐκ ἴσα
πάσαις ταῖς φλοξίν ἐστιν, ὥσπερ οὐδ' αὐτῆς τῆς ἀναθυμιά-
σεως ἡ φύσις, ἀλλὰ καὶ μεγέθει καὶ σμικρότητι διενήνοχεν

ratione differt: vehementem enim ignem aliquem et im-
becillum effe conceditur; igneum vero ex paleis fuccen-
fum imbecillum effe ratus eum ad aurum elaborandum
ait maxime idoneum effe. Ipfum namque liquefieri ac
diffluere oportet, fi vehementiori flammae admoveatur.
Sed o praeclariffime Lyce quisquam anguror, ipfum inter-
pellaverit, fi phyficos philofophos, quomodo flammae pro-
creentur, differentes audiviffes, eorum mea quidem fen-
tentia differentias intellexiffes. Quare ego verbis quam
potero breviffimis concidere non parvam de iis quaeftio-
nem tibi fum explicaturus. Cernis, opinor, dum uritur
materia, quandam evaporationem in feparatis ab invicem
partibus excitatam, inter quas medius quidam aër inter-
cipitur, qui fane neceffario calefit, maximam tamen pro
majoris et minoris ratione differentiam confequitur. Sed
et corporum quae efferuntur interftitia flammis omnibus
aequalia non funt, quemadmodum neque ipfius exhalatio-
nis natura, fed tum magnitudine tum pravitate inter fe

Ed. Chart. IX. [368.]   **Ed. Baf. V. (334.)**

ἀλλήλων τὰ τῆς καιομένης ὕλης ἀναθέοντα μόρια καὶ πυ-
κνότητι καὶ μανότητι καὶ τῷ τὰ μὲν ἡμίκαυτα, τὰ δ᾽ οἷον
ὁλόκαυτα ὑπάρχειν, ἢ ὅλως τὰ μὲν μᾶλλον, τὰ δὲ ἧττον
ἐκπυροῦσθαι. ὅταν οὖν ταῦτα φαίνηται τοσαύτην ἔχοντα
τὴν διαφοράν, ὅ τε ἀὴρ ὁ δεδεγμένος αὐτὰ ποτὲ μὲν μᾶλ-
λον ὑπ᾽ αὐτῶν ἐκτεθερμασμένος ᾖ, ποτὲ δ᾽ ἧττον, ἀναγκαῖον
εἶναι παμπόλλην γε ποικιλίαν γίγνεσθαι καὶ διαφορὰν οὐκ
ὀλίγην τῆς φλογός. ἡ γὰρ τῆς μίξεως ἀνομοιότης τὸ πλῆ-
θος τῶν διαφορῶν ἐργάζεται.

στ'.

Ὥσπερ δὲ τὰ περὶ τοῦ πυρὸς ἀμαθῶς εἴρηται τῷ
Λύκῳ, κατὰ τὸν αὐτόν, οἶμαι, τρόπον κἀπειδὰν φάμενος τρι-
χῶς ἐννοεῖσθαι τὸ πολὺ θερμόν, ἕκαστον τῶν σημαινομέ-
νων ἐπεξέρχεται. τὸ μὲν γάρ τι κατὰ τὴν οὐσίαν φησὶν
ἐννοεῖσθαι τὸ πολὺ θερμόν, τὸ δέ τι κατὰ τὴν ἐπίστασιν
τῆς ποιότητος, τὸ δέ τι κατὰ τὴν ἰσχὺν τῆς οἰκείας ἐνερ-

differunt, quae ex accenſa materia evehuntur particulae,
tum etiam denſitate tum raritate; quodque hae quidem
ſemiuſtae ſint, illae vero prorſus aduſtae, aut denique quod
hae magis, illae minus accendantur. Quum igitur hae
tantam differentiam obtinere conſpiciantur tum vero qui
eas excepit aër, interdum magis, interdum etiam minus
ab ipſis excalefiat, arbitror quam plurimam diverſitatem,
neque paucas flammarum neceſſario eſſe differentias. Mix-
tionis enim inaequalitas differentiarum multitudinem efficit.

VI.

Quemadmodum autem quae de igne imperite a Lyco
pronunciata ſunt, ad eundem quoque modum opinor, po-
ſteaquam trifariam protulit copioſum calidum accipi, unum-
quodque ſignificatum enarrat. Aliud enim copioſum cali-
dum ſecundum ſubſtantiam dicit intelligi; aliud vero ſe-
cundum qualitatis intenſionem, aliud denique ſecundum

γείας. ἀλλ᾽ οὐδὲ κατὰ τὴν οὐσίαν εἶναι τοῖς αὐξανομένοις
πολὺ θερμὸν ἐπὶ σμι- [369] κρῷ γε τῷ τοῦ σώματος ὄγκῳ
οὔτε κατὰ τὴν τῆς ποιότητος αὔξησιν, οὐ γὰρ φαίνεται
θερμότερον τῶν ἀκμαζόντων. ἐν μὲν δὴ τῇ τῶν οἰκείων
ἔργων ἰσχύϊ συγχωρεῖ μὲν ὑπερέχειν τὸ τῶν αὐξανομένων
θερμὸν, ἀλλ᾽ οὐ κυρίως λέγεσθαι. ἔστι μὲν οὖν ἡ ῥῆσις
αὐτοῦ, δι᾽ ἧς ταῦτα δηλώσει, μεγίστη. ἀλλ᾽ ἐγώ μοι δοκῶ,
καθάπερ ἐπὶ τῆς προγεγραμμένης ἔπραξα, καὶ νῦν οὕτω
ποιήσειν. οὖσαν γὰρ κἀκείνην μακροτάτην οὐχ ὅλην ἔγρα-
ψα, μόνον δὲ τὸ ἐπικαιρότατον αὐτῆς ἐξέλεξα. γιγνέσθω
τοίνυν κἀπὶ ταύτης οὕτως καὶ γραφέσθω τὸ χρησιμώτατον
εἰς τὸ προκείμενον μέρος αὐτῆς. ὁ μὲν ἕτερος οὖν μοι τῶν
λόγων καὶ δὴ πέρας ἔχει, ἐπὶ δὲ τὸν λοιπὸν ἂν ἀφικοίμην,
δύο γὰρ δήπου μεμνῆσθαί μου προθεμένας εὐθὺς ἐπιζητή-
σεις ἐν ἀρχῇ, μίαν μὲν τὴν εἰ ὀρθῶς προσέθηκεν Ἱππο-
κράτης τὸ ἔμφυτον, ἄλλην δὲ εἰ ὀρθῶς εἶπε, πλεῖστον εἶναι
τοῖς αὐξανομένοις τὸ θερμόν. τῆς δ᾽ ἑτέρας οὖν ζητήσεως

propriae actionis robur. Verum neque fecundum fubftan-
tiam iis qui crefcunt copiofum calorem effe, in exigua
fcilicet corporis mole, neque fecundum qualitatis incre-
mentum: non enim in vigentibus calidior apparet; calo-
rem tamen in propriarum functionum robore iis qui cre-
fcunt excedere concedit, fed non proprie dici. Porro
ipfius oratio qua haec explicat ampliffima eft. Verum ego
ut in fuperioribus fcriptis egi, fic et nunc acturus videor.
Quum enim longiffima effet illius oratio, non univerfam
defcripfi, fed eam folum illius partem elegi quae effet
opportuniffima. Sic igitur in hac agatur et quae pars
ipfius ad propofitum maxime conferat, ea fcriptis proda-
tur. Enimvero altera quidem mihi oratio finem habet,
ad reliquam vero accedamus. Meminiffe fiquidem oportet
duas ftatim ab initio quaeftiones a me fuiffe propofitas;
alteram quidem an recte Hippocrates *innatum* appofuerit,
alteram an recte pronunciaverit *plurimum iis qui crefcunt
effe calidum.* Jam ergo prima quaeftione abfoluta ad re-

ἐκτετελεσμένης, ἐπὶ ταύτην οὖν λοιπὸν τραποίμην καὶ ἐπι-
χειρήσαιμι ἀνασκοπεῖσθαι, εἰ ὀρθῶς λέλεκται, πλεῖστον εἶ-
ναι τοῖς αὐξανομένοις τὸ θερμόν. κατὰ δὴ τὸ ἐξετάζειν
ἕτερον θερμὸν, τριττὰ τυγχάνει ὄντα τὰ ἐπιζητήσεως δεό-
μενα καὶ μάλα πολὺ κεχωρισμένα ἀλλήλων. ἓν μὲν τί ποτέ
ἐστι τὸ πλεῖον ἄλλο ἄλλου θερμὸν, ἕτερον δὲ τί ποτέ ἐστιν
ἄλλο ἄλλου θερμότερον, καὶ τρίτον τί ποτέ ἐστιν ἄλλο ἄλ-
λου θερμὸν ἰσχυρότερον. εἰ μὲν οὖν τύχῃ τις ἐρόμενος
ἡμᾶς ποῖόν τί ἐστι τὸ πλεῖον ἄλλο ἄλλου θερμὸν, τὸ ἀνά-
λογον ὀφείλομεν ἀποκρίνεσθαι ὡς καὶ πρὸς τὸν ἕτερον ἐρό-
μενον ποῖόν τί ἐστιν ἕτερον ἑτέρου ὑγρὸν πλεῖον ἀποκρι-
νοίμεθα. ὥσπερ γὰρ ἐνταῦθα πρῶτον τὸ ἐπερώτημα πρὸς
τὸ εἰρημένον ἐστὶν, οὐκέτι ἄλλο τι ὀρθῶς ἀποκρίνεσθαι
ἀλλ᾽ ἢ μόνον τοῦτο τὸ τῇ οὐσίᾳ ὑπερβάλλειν πλεῖον, ἀμέλει,
ὑγρὸν ἄν τις εἴποι τὸν ἀμφορέα τοῦ ἡμίσεως. οὕτω δὲ κἀπὶ
τοῦ θερμοῦ, εἰ τὴν αὐτήν τις ἐρώτησιν ἐρωτοίη ταύτην,
ποῖόν ἐστι πλέον τοῦ ἑτέρου θερμὸν, οὐκ ἂν ἄλλο τι ὀρθῶς

fiduam veniamus atque contemplari aggrediamur, rectene
dictum fit: *crefcentibus plurimum caloris effe?* Porro ad
alterum calidum cum altero explorandum tria emergunt,
quae difquifitionem defiderant, etiam plurimum inter fe
diftantia. Primum eft quid fit copiofius aliud alio cali-
dum effe; alterum quid fit aliud alio calidius effe; ter-
tium quid fit calidum aliud alio validius. Si quis igitur
forte nos roget, quale quid' fit copiofius aliud alio cali-
dum effe, fimili analogia refpondere debemus, ut etiam
alteri interroganti, qualenam fit quod alterum altero eft
exuberantius refpondebimus. Quemadmodum enim pri-
mum huc interrogatio ad id quod enunciatum eft tendit,
nihil quidquam refpondendum eft aliud, praeterquam hoc
folum nimirum ipfa fubftantia exuberare copiofius, plus
fiquidem humoris amphoram dimidio continere quisquam
dixerit. Sic vero et in calido, fi quis hac eadem inter-
rogatione perquirat, qualenam fit calidum quod altero am-
plius eft, nihil quidquam aliud recte refpondebimus, quam

ἀποκρινοίμεθα ἢ τὸ τῇ οὐσίᾳ πλέον διὰ τὸ οὐσίας ὑπάρχειν
πλεῖον δηλονότι καὶ παρήκειν τόπῳ πλείονι. καὶ οὐδὲν ἄν
γε κωλύσει ταὐτὸν καὶ πλεῖον εἶναι θερμὸν καὶ ἐπ' ἔλαττον
θερμόν, ὥσπερ γε καὶ τὸ πλεῖον τῇ οὐσίᾳ ὑγρὸν, δύναιτ'
ἂν ἐπ' ἔλαττον εἶναι κεχυμένον. πρὸς μὲν οὖν τό γε ἐπε-
ρώτημα τοῦτο ὀρθῶς ἄν τις ἀπεκρίνατο· πρὸς δ' αὖ
ἐκεῖνο τὸ ποῖόν ἐστιν ἕτερον ἑτέρου θερμότερον ἀποκρίνα-
σθαι ὀρθῶς ἐστι τὸ κατὰ τὴν θάλψιν ἐπιτεταμένον μᾶλ-
λον, κἂν ἐπὶ οὐσίας ἐλάττονος τύχῃ ὄν. ὥσπερ γε πρὸς
τὸν ἐρόμενον ὁποῖόν τί ἐστιν ἕτερον ἑτέρου λευκότερον ἔστιν
ἀποκρίνασθαι ὀρθῶς τὸ ἐπιτεταμένον μᾶλλον κατὰ τὴν
ποιότητα τὴν λευκήν. κατὰ γοῦν τοῦτο κἂν ἐν βραχεῖ
ὄγκῳ τύχῃ οὖσα χιών, λευκοτέραν τις φαίη αὐτὴν εἶναι οὐ-
τινοσοῦν ἄλλου λευκοῦ, ὥσπερ γε καὶ πρὸς τὸν ἐρόμενον
ποῖόν ἐστι τὸ ἕτερον ἑτέρου ὑγρότερον ἀποκρίνασθαι ἔστιν
ὀρθῶς τὸ μᾶλλον κεχυμένον, οἷον τὸ ὕδωρ τοῦ μέλιτος καὶ
τῆς πίττης, κἂν τὸ μὲν ὕδωρ ἐν πάνυ βραχείᾳ οὐσίᾳ θεω-
ρῆται, τὸ δὲ μέλι καὶ ἡ πίττα ἐν ὑπερβολῇ. οὕτω δὲ καὶ

quod fubftantia fit amplius, quod nimirum plus in eo fit
fubftantiae et ampliorem locum occupet. Atque etiam
nihil prohibebit in eodem et plus effe calidi et minus
tamen caloris; quemadmodum etiam humidum, quod plus
fubftantia, minus tamen fufum effe poteft. Ergo ad hanc
interrogationem quivis recte refpondebit. Illi rurfum ubi
quaeritur, qualenam fit quod alterum altero eft calidius,
recte refponderi poteft, quod etiamfi minus habeat fub-
ftantiae, intenfiori tamen calore conftat. Quemadmodum
enim interroganti, qualenam fit quod alterum altero can-
didius eft, recte refpondere licet quod fit ad albam qua-
litatem adauctius, proindeque nix, etiamfi exigua fit mole,
eam tamen ipfam quivis quocunque alio albo candidiorem
effe affirmaverit. Quemadmodum etiam quaerenti quale-
nam quod alterum altero fit humidius, fcite refpondebi-
tur, quod fufum magis fit, veluti aqua, melle ac pice,
quamquam aqua quidem in pauca fubftantia confpicitur,
mel vero et nix in exuberantia. Sic etiam de calido

Ed. Chart. IX. [369. 370.]　　　　Ed. Baf. V. (334.)

πρὸς τὸν περὶ θερμοῦ ἐρόμενον ποῖόν τί ἐστιν ἕτερον ἑτέρου
θερμότερον ὀρθῶς ἔστιν ἀποκρίνασθαι τὸ μάλιστα ἐπιτε-
ταμένον [370] κατὰ τὴν θάλψιν, οἷον τὸ πῦρ οὐκ ἂν ἐπ᾽
ὀλίγης οὐσίας θεωρεῖται, ἕτερον δὲ τί πού θερμὸν καὶ
χλιαρὸν ἀντεξεταζόμενον τούτου τυγχάνον ἐπὶ πλείονος οὐ-
σίας ὑπάρχον. πρὸς μὲν οὖν ταῦτα αἵδ᾽ ἀποκρίσεις εἰσί,
πρὸς δὲ τὸν ἀναπυνθανόμενον, ποῖόν τί ἐστι τὸ ἕτερον τοῦ
ἑτέρου ἰσχυρότερον θερμὸν οὐκέθ᾽ ὁμοία ταῖς πρόσθεν
ἀπόκρισις. οὔτε γὰρ τὸ κατὰ θάλψιν ἐπιτεταμένον μᾶλλον
ἀποκρινούμεθα οὔτε τὸ ἐπ᾽ οὐσίας θεωρούμενον πλείονος,
ἀλλὰ τὸ κατὰ τὴν ἄνυσιν τοῦ ἔργου ὑπερβάλλον. συνίστα-
ται δ᾽ ἂν ὅπερ λέγω οὕτως· ἔργα δήπου τὰ τοῦ θερμοῦ
πολλά ἐστι. χεῖται γάρ τινα τούτῳ καὶ ἄλλα συνίστησι
καὶ μεταβάλλει μάλα πολλὰ καὶ ὡς κατὰ μέρος εἰπεῖν ἐπὶ
τῶν ἡμετέρων σωμάτων πέττει τὴν τροφὴν ἐν γαστρὶ καὶ
τοῖς ἐντέροις καὶ εἰς τὸ σῶμα ἀνάγει τὴν κατεργασίαν καὶ
πρὸς ᾽σῶμα ἀλλοιοῖ καὶ προσφύει τοῖς ἡμετέροις σώμασιν
αὐτὴν, κατά γε τὴν θρέψιν καὶ τὴν αὔξησιν. ἔστιν οὖν
ἰσχυρότερον ἕτερον ἑτέρου θερμὸν τὸ μᾶλλον παρέχεσθαι

interroganti quale fit quod alterum altero fit calidius
jure refpondebitur quod in colore maxime fit adauctum,
qualis ignis non in pauca fubftantia confpicitur, illique
alterum quoddam calidum opponitur quod fit tepidum, fed
ampliorem quam hoc fortitum fubftantiam. Ergo ad in-
terrogata hae funt refponfiones. Scifcitanti vero quale-
nam fit alterum altero validius calidum, non eaedem ac
fuperiores funt refponfiones. Neque enim quod in calore
intenfiore fit refpondemus, neque quod in fubftantia ma-
jori confpiciatur, fed quod in operis perfectione excedat.
Ceterum quod dico ita ftatuitur. Coloris fane opera multa
funt. Quaedam enim eo funduntur, alia coguntur, plurima
quoque ille transmutat, atque ut figillatim dicam in no-
ftris corporibus, in ventriculo et inteftinis alimentum
concoquit operamque in corpus deducit, ad corpus immu-
tat ipfamque noftris partibus magis tum ad nutritionem

ταῦτα δυνησόμενον. τὸ δὲ τυγχάνον ὂν οὐχὶ πάντως, τὸ
ἤτοι κατὰ τὴν ποιότητα ἐπιτεταμένον ἢ κατὰ τὴν οὐσίαν
πλεῖον. πολλάκις γὰρ τὸ ἔλαττον τῇ οὐσίᾳ καὶ τὸ ἔλαττον
τῇ θάλψει ἀνυσιμώτατον πρὸς τὸ ἔργον ἐστίν. ὡς γὰρ τὸ
πρότερον εἴπομεν ἡμῖν πρὸς τὴν ἀπόδοσιν τῶν οἰκείων ἔρ-
γων, οὐ τὸ μάλιστα ἐπιτεταμένον ἐστὶν ἰσχυρότερον, ἀλλὰ
τὸ μάλιστα σύμμετρον. ὡς τό γε ἐπιταθὲν κατ᾽ αὐτὴν τὴν
θάλψιν, ἐνίοτε καὶ βλάβος τοῖς ἔργοις γίνεται, καί μοι τού-
του πιστότατα ἱκανὰ, ἃ πρόσθεν ἡμῖν ἐγὼ διεξῆλθον περὶ
τῆς ἰδιότητος τοῦ θερμοῦ λέγων. τούτων ὧδε ἐχόντων καὶ
τριῶν ὄντων, ὥσπερ προείρηκα, τῶν ἐπιζητουμένων κατὰ
τὸ ἀντεξετάζειν, ἕτερον πρὸς ἕτερον θερμὸν, ἐπειδὰν Ἱππο-
κράτης φησὶν ἐνταῦθα ἔχειν τὰ αὐξανόμενα τὸ θερμὸν
πλεῖστον τὸ ἔμφυτον, τῶν τριῶν ἓν ἢ κυρίως χρώμενος
ταύτῃ τῇ φωνῇ, ψεῦδός τε εἴρηκεν ἢ κακῶς κέχρηται τῇ
φωνῇ καὶ ψεῦδός τι εἴρηκεν ἢ ἵνα ἀληθές τι δόξῃ εἰρηκέ-

tum ad incrementum inferit. Ergo validius eft alterum
altero calidum, quod ifta praeftare valeat opera. Id ne-
quaquam femper confequitur, quod aut qualitate intenfius
fit aut fubftantia copiofius. Nam plerumque quod pau-
cioris eft fubftantiae et paucioris caloris ad opus obeun-
dum eft efficaciffimum. Ut enim prius loquebamur ad
propriorum operum confectionem calidum, non quod ma-
xime adauctum, fed quod maxime commoderatum eft, va-
lidius exiftit. Quare calidum ipfo calore protenfius inter-
dum etiam functiones laedit. Quae vobis fuperius ego
de calidi proprietate differui, haec ad fidem faciendam
maxime digna fufficiunt. Quum autem haec ita fe ha-
beant fintque tria, ut prius dixi, quae in alterius calidi
cum altero comparatione difquiruntur; quumque Hippo-
crates hic pronunciaverit: *quae crefcunt calidi innati plu-*
rimum habere, ex tribus unum commififfe neceffe eft. Aut
enim proprie hac loquutione ufus falfum aliquid protulit
aut plane hac loquutione abutitur et aliquid falfi enun-

Ed. Chart. IX. [370.]   Ed. Baf. V. (334. 335.)
ναι, χρὴ γὰρ αὐτὸν οὐ καλῶς τῇ φωνῇ κεχρῆσθαι. εἰ μὲν
γὰρ λέγει πλεῖστον εἶναι τὸ θερμὸν τοῖς αὐξανομένοις, οἷον
κατὰ τὴν οὐσίαν, ὡς ἂν καὶ τὸ ὑγρόν τις φαίη πλεῖστον
εἶναι τοῦ ἀμφορέως, οὐ τὸ διπλάσιον τούτου, τῇ μὲν φωνῇ
ὀρθῶς δόξει κεχρῆσθαι, ψεῦδος δέ τι πολὺ ἀνάγκη ἐστὶν
αὐτὸν εἰρηκέναι. οὐ γάρ ἐστι τῇ οὐσίᾳ τὸ ἐπὶ τῶν αὐξα-
νομένων θερμὸν πλεῖστον, ὅτι οὐδὲ ὁ τοῦ σώματος ὄγκος
μείζων ἐστὶν ἐπὶ τούτων ἢ ἐπὶ τῶν ἀκμαζόντων τε καὶ γε-
ρόντων. τὸ δ᾽ ἔμφυτον θερμὸν παντὶ παρεκτέταται τῷ
σώματι. εἰ δ᾽ αὖ πλείονα λέγει τοῖς αὐξανομένοις καὶ ταύ-
την τὴν θάλψιν ἐπιτεταμένην ἴσως τούτου θερμοτέραν, ὡς
ἂν (335) καὶ φαίη τις βουλόμενος εἰπεῖν τὴν χιόνα λευ-
κοτέραν εἶναι ἄλλου του τῶν λευκῶν, μὴ λευκοτέραν εἶναι
αὐτὴν μηδὲ μᾶλλον λευκὴν, ἀλλὰ πλεῖον εἶναι τὸ λευκὸν
τοῦδε λευκοῦ, κατ᾽ ἀμφότερα δόξει ἁμαρτάνειν Ἱπποκράτην,
κατά τε τὸ μὴ καλῶς κεχρῆσθαι τῇ φωνῇ καὶ κατὰ τὸ ἄλ-
λως ψεῦδός τι λέγειν· κατὰ μὲν τὸ μὴ καλῶς κεχρῆσθαι τῇ

ciavit aut ut verum aliquid attuliffe videatur, ipfum ta-
men hac fententia belle ufum effe oportet. Si namque
calidi plurimum crefcentibus effe pronunciat fecundum
fubftantiam videlicet, veluti fi quis in amphora humidi
plurimum effe protulerit, quod duplo vas humido fit
amplius. Hac quidem loquutione recte ufus effe videtur,
falfi tamen quiddam ipfum pronunciaffe maxime neceffe
eft. Non enim crefcentibus fecundum fubftantiam ineft
calidi plurimum, quum his non infit major corporis mo-
les quam aetate florentibus ac fenibus. At calidum in-
natum univerfo corpori expanditur. Quod fi rurfus pro-
nunciet adolefcentibus majorem eumque intenfiorem ineffe
calorem, fortaffis altero calidiorem, quemadmodum fi quis
protulerit, quum nivem re alia candidiorem affirmare ve-
lit, non illam effe candidiorem, neque magis candidam,
fed in ea effe plus candoris, in utroque aberrare appa-
ruerit Hippocrates, tum quod loquutione non probe fit
ufus tum quod alias falfum quiddam enunciet. Quod lo-

φωνῇ διαμαρτάνειν ἂν δοκοίη, ὅτι τὴν ἐπ' οὐσίας πλείονος
ταττομένην φωνὴν ταύτην ἔταξεν, ἐθέλων σημῆναι ποιότητα
ἐπιτεταμένην μᾶλλον ὑπάρχειν τῇ θάλψει. ψεῦδος δέ τι
ἂν δοκῇ εἰρηκέναι, ὅτι οὐ μάλιστα ἐπιτεταμένον τὸ θερμὸν
τοῖς αὐξανομένοις κατὰ τὴν ποιό- [371] τητα, οὐ διόν-
τως, θερμότερον ἐπὶ τῆσδε τῆς ἡλικίας τοῦ θερμοῦ ἢ ἐπ'
ἄλλης τινός. ὁ δὲ ἔφη εἶναι μάλιστα ἐπιτεταμένον ἐπὶ τῶν
αὐξανομένων· ὅτι δὲ τοῦτο ψεῦδος τυγχάνει ὂν τὸ μάλιστα
ἐπιτετάσθαι τοῖς αὐξανομένοις τὸ θερμὸν, ῥᾴδιόν ἐστι παντὶ
ἐπιστῆσαι. οὐδὲν γὰρ ἂν εὑρέθη γνώρισμα κατὰ τὸ σῶμα
ὑπάρχον ἐπὶ τῶν αὐξανομένων τῆς μάλιστα κατὰ τὴν θάλ-
ψιν ἐπιτάσεως τοῦ θερμοῦ. τὸ γὰρ εἰρημένον ὑπὸ τούτου
ἐν τῷ περὶ φύσεως ἀνθρώπου συγγράμματι, εἰς τέκμαρσιν
τοῦ πλεῖστον εἶναι τοῖς αὐξανομένοις τὸ θερμὸν, ἠλίθιον
παντελῶς. τῷ γὰρ πρώτῳ χρόνῳ θερμότερον ἀποφαίνειν
εἶναι τὸν ἄνθρωπον, τεκμαιρόμενος τῇ αὐξήσει πλείστῃ τη-
νικαῦτα συντελουμένῃ. οὐ γὰρ ἂν πρὸς βίαν, φησί, καὶ
παρὰ φύσιν ἀνεφέρετο ἡ τροφὴ πρὸς ἐναντίον τῷ αὐτῆς

quutione probe ufus non fuerit, is aberrare confpicietur,
quum in majore fubftantia explicanda pofitam hanc loqu-
tionem ftatuerit, dum intenfiorem caloris qualitatem often-
dere nititur. Falfum autem quiddam pronunciafíe vide-
bitur, quum calidum crefcentibus qualitate minime fit
intenfius, neque hac in aetate jure calidum quam in alia
quapiam fit calidius. At ille crefcentibus maxime inten-
fum efíe pronunciavit. Quod autem falfum fit crefcenti-
bus intenfius efíe calidum omnibus fcire facile eft. Nul-
lum fiquidem compertum eft indicium in corpore eorum
qui crefcunt, praefertim ratione caloris, intenfionis calidi.
Nam quod ab eo in libro de natura humana pronuncia-
tum eft ad probandum crefcentibus plurimum calidum efíe
plane irritum eft, videlicet primo aetatis tempore homi-
nem efíe calidiorem affirmare ducta ab incremento, quod
tunc plurimum peragitur, conjectura. Non enim vi, in-
quit, et praeter naturam ferretur alimentum contra fui

τῆς βάρει ἐν τῷ αὔξεσθαι τὸ σῶμα, εἰ μή τι ἰσχυρὸν τὸ
ἐπαναγκάζον ᾖ. τῷ γὰρ τοιούτῳ οὐ τὸ μᾶλλον ἐπιτετάσθαι
κατὰ τὴν θάλψιν τὸ θερμόν ἐστι γνώρισμα, ἀλλὰ τὸ ἰσχυ-
ρότερον εἶναι. τὸ δὲ ἰσχυρότερον, ὡς ὀλίγον ἔμπροσθεν εἶ-
πον, οὐ τοιοῦτον ἦν, οἷον τὸν μάλιστα ἐπιτεταμένον κατὰ
αὐτοῦ ποιότητα, ἀλλὰ τὸ μάλιστα σύμμετρον πρὸς τὸ ἔργον·
ὅτε δὴ οὖν ταῦτα ταύτῃ ἔχει, εἴπερ οὕτως λέγει Ἱπποκρά-
της, τὰ αὐξανόμενα τὸ θερμὸν ἔχει πλεῖστον τὸ ἔμφυτον,
κατ᾽ ἀμφότερα διαμαρτάνει, κατά τε τὸ μὴ καλῶς κεχρῆ-
σθαι τῇ φωνῇ καὶ κατὰ τὸ ψεῦδός τι ἄλλως εἰρηκέναι· εἰ
δ᾽ ὡς τὸ τρίτον εἶπον λέγει, πλεῖστον εἶναι τοῖς αὐξανομέ-
νοις τὸ θερμὸν ἐν ἴσῳ τοῦ τε ἰσχυροτάτου πρὸς τὴν ἄνυ-
σιν τοῦ ἔργου, ὅπερ γίνεται ἐκ· τοῦ μάλιστα σύμμετρον εἶ-
ναι, οὐχὶ δέ γε ἐκ τοῦ ἤτοι τῇ οὐσίᾳ πλεῖον ὑπάρχειν ἢ
αὐτῇ τῇ θάλψει ἐπιτετάσθαι μάλιστα. τῇ μὲν οὖν φωνῇ
δοκοίη ἂν καλῶς κεχρῆσθαι, ὅτι πλεῖστον εἶπεν εἶναι τὸ
θερμὸν, δέον φάναι ἰσχυρότατον, τὸ μέντοι εἰρημένον ὀρ-
θῶς λελέχθαι δοκοίη ἄν. ὥσπερ γὰρ αἱ αὐξήσεις ὑπὸ τοῦ

ponderis propenſionem, dum augetur corpus, niſi quid
validum ſit quod cogeret. Hoc enim hujusmodi non quod
ratione caloris magis intendatur, calidum indicium eſt,
ſed quod ſit validius. At validius, ut paulo ante protuli,
non id eſt quod ſua ipſius qualitate maxime intenſum,
ſed ad opus conficiendum contemperatiſſimum eſt. Quando
igitur hunc in modum ſe habent, ſi ita loquatur Hippo-
crates: quae creſcunt calidum innatum habent plurimum,
in utroque caeſpitat tum quod non probe vocabulis uta-
tur tum quod aliquid falſum alias pronunciaverit. At ſi,
ut in tertio dicebam, creſcentibus plurimum eſſe calidum,
peraeque ac validiſſimum ſit ad operis perfectionem pro-
ponat, quod ex eo potiſſimum oboritur, quia commode-
ratum eſt, non quia ex ſubſtantia copioſiore conſtat aut
ex calore protenſiore procedit. Hac itaque loquutione
non recte uſus eſſe videtur, quia plurimum eſſe calidum
protulit, quod validiſſimum dixiſſe debuerat, id tamen ab
eo recte pronunciatum eſſe videtur. Quemadmodum enim

ἐμφύτου γίνονται θερμοῦ, ὥσπερ οὖν ἐρεῖ ὁ λόγος, ἀμήχα-
νον καὶ ἀδύναντον μὴ ἰσχυρότατον εἶναι αὐτὸ ἐπὶ τῶν αὐ-
ξανομένων. καί μοι εἰς τοῦτο καλῶς ἂν εἴη λελεγμένον τὸ
ἐκ τοῦ περὶ φύσεως ἀνθρώπου συγγράμματος. ἀνάγκη γὰρ
αὐξανόμενον καὶ χωρέον τὸ σῶμα πρὸς βίην ἰσχυρότατον
ἔχειν τὸ θερμὸν αὐτῆς, οἷα καὶ ἡ τοῦ Λύκου ῥῆσις εἰς
μῆκος μὲν ἐκτεταμένη, πλέον δὲ οὐδὲν ἑρμηνεύουσα τῶν
ὑπ' ἐμοῦ προειρημένων. εἰ μὲν γὰρ τῷ τῆς οὐσίας ὄγκῳ
παραμετρῶν ὁ Ἱπποκράτης, πλέον ἔφησεν εἶναι τοῖς αὐξα-
νομένοις τὸ θερμὸν ἁμαρτάνειν αὐτὸν οἴεται, μικροτέρου
σαφῶς τοῖς παιδίοις ὑπάρχοντος τοῦ σώματος. εἰ δὲ τὸ
κατὰ τὴν θάλψιν ἐπιτεταμένον, πάλιν αὖ καὶ τούτου μά-
χεσθαί φησι τὸ φαινόμενον. εἰ δὲ τὸ κατὰ τὴν ἐνέργειαν
ἰσχυρότερον, ἀληθές μέν τι λέγεσθαι συγχωρεῖ, κεχρῆσθαι
δὲ οὐ καλῶς αὐτὸν ἀποφαίνει τῇ λέξει. χρῆναι γὰρ οὐ
πλέον, ἀλλ' ἰσχυρότερον ὡς πρὸς τὴν ἐνέργειαν εἰρῆσθαι τὸ
τῶν αὐξανομένων θερμόν.

---

ab innato calido incrementa perficiuntur, fic ratio dictat
fieri minime poffe, quin id adolefcentibus validiffimum
fit. Atque id mihi praeclare pronunciatum fuerit, quod
in libro de natura humana fcribitur. Quod enim crefcit
atque vi procedit corpus, id calidum ipfius validiffimum
habere neceffe eft. Qualiscunque fuerit Lyci oratio in
prolixitatem protenfa nihil amplius quam quae a me prius
commemorata funt explicat. Si namque fubftantiae molem
metitus Hippocrates, copiofius crefcentibus effe calidum
pronunciavit, ipfum aberraré cenfet, quum perfpicue pue-
rulis minus corpus exiftat. Si vero intenfioris caloris
ratione etiamnum quae huic apparent id oppugnare de-
nunciat. Si denique quod in opere perficiendo validius
fit, veram quidem fententiam dixiffe concedit, ipfum ta-
men loquutione non prope ufum fuiffe afferit. Non enim
copiofius calidum, fed validius ad opus perficiendum in
iis qui crefcunt pronunciaffe oportuerat.

ΓΑΛΗΝΟΥ ΠΡΟΣ ΛΥΚΟΝ ΒΙΒΛΙΟΝ. 235

Ed. Chart. IX. [372.]　　　　　　　　Ed. Baf. V. (335.)

ζ'.

[372] 'Αλλ', ὦ βέλτιστε Λύκε, φαίη τις ἄν, οἶμαι,
πρὸς αὐτὸν ἀπολογούμενος ὑπὲρ ὧν ἐπηρεάζει τὸν Ἱπποκρά-
την μὴ ταῦτα εἶναι μοχθηρὰ τὰ λεγόμενα. εὐθὺς οὖν τὸ
κατὰ τὴν οὐσίαν πλέον θερμὸν, οὐχ ἁπλῶς κρίνεται τῷ
τοῦ παντὸς ὄγκῳ σώματος, ἀλλ' ὡς αὐτὸς ὁ Λύκος ἔλεγεν
ἑτέρωθι, μέγιστον ἐγκέφαλον ἔχειν τὸν ἄνθρωπον οὐχ ἁπλῶς
λαμβάνων τὸ μέγεθος, ἀλλὰ κατὰ τὴν ἀναλογίαν τοῦ ζώου
πρὸς τὸ ζῶον. ὥσπερ οὖν οὕτω σμικρὸν παιδίον ἐλέφαν-
τος τοῦ μεγίστου μείζονα τὸν ἐγκέφαλον ἔχειν φησὶν, οὐ τῷ
τοῦ σώματος ὄγκῳ μόνῳ προσέχων τὸν νοῦν, ἀλλὰ προστι-
θεὶς αὐτοῦ τὸ κατὰ τὴν ἀναλογίαν, οὕτω κἀπὶ τοῦ θερμοῦ
σώματος ἐχρῆν πεποιηκέναι, σκεψάμενον ὁποῖόν τι τῶν ἐν
ἡμῖν σωμάτων ἔμφυτον ὑπάρχει, τουτέστιν ἀρχέγονον. αὐτὸς
γὰρ ἐπίσταται τοὔνομα καὶ γεγραμμένον ἐν τοῖς Ἱππο-
κρατείοις βιβλίοις καὶ συνημμένον ἐκεῖνο τὸ σῶμα τὸ ἐξ
ἀρχῆς ὑπάρχον τοῖς γεννωμένοις, τουτέστιν ἐξ οὗ τὴν πρώ-
την ἔσχηκε γένεσιν. ἆρ' οὖν ἄλλο τι τοῦτ' ἐστὶ πλὴν κα-

VII.

Verum, o Lyce clariſſime, protulerit mea quidem
ſententia quiſpiam illis ad hominem reſponſurus, quibus
ipſe Hippocratem calumniatur, haec non eſſe prava quae
ab eo pronunciantur. Jam primum enim calidum copio-
ſius ſecundum ſubſtantiam non abſolute univerſi corporis
mole dijudicatur, imo ut ipſe Lycus alibi proferebat,
maximum homini cerebrum eſſe non accepta abſolute
magnitudine, ſed ex animalis tum animali analogia loquu-
tus eſt. Quemadmodum igitur puſillum adeo puerulum
maximo elephante majus habere cerebrum pronunciavit,
non ſoli corporis moli mente adhibita, ſed et addita ejus-
dem rei analogia, ſic etiam illum in calido corpore fe-
ciſſe oportebat ſpeculatum, quale ſit quod noſtris corpo-
ribus innatum exiſtit, hoc eſt primigenium. Ipſe namque
ſcit hoc nomen Hippocraticis libris ſcriptum eſſe illudque
corpus quod ab exordio procreandis inſitum eſt coaluiſſe,
hoc eſt ex quo illa primum ortum habuere. Utrum igi-

ταμηνίου καὶ σπέρματος; ἐγὼ μὲν οὐδὲν οἶδα τρίτον, ἀλλ᾽
ἐπεί περ ἡ τοῦ σώματος οὐσία τοῖς γεννωμένοις ἐκ τούτων
ἐστὶ τῶν ἀρχῶν, ἡ μὲν ἀκριβῶς πρώτη σύστασις οὐκ ἐκ
πλείστων ἂν εἶναι λέγοιτο τῶν εἰρημένων σωμάτων, ἀλλ᾽
ἐκ μόνων. καίτοι τί λέγω τὴν πρώτην ἀκριβῶς; εἰ γὰρ
ἀναμνησθείημεν ὁποίαν τινὰ διηγήσατο τὴν ἑκταίαν γονὴν
Ἱπποκράτης, εἰσόμεθα σαφῶς ἔτι διαμένον ἐν αὐτῇ τὸ ἔμ-
φυτον σῶμα. πρὶν γὰρ ὀστοῦ τινα φύσιν ἢ φλεβὸς ἢ ἀρ-
τηρίας ἢ νεύρου ἢ χόνδρου ἢ συνδέσμου ἐν τῷ κυήματι
φαίνεσθαι, μόνον αὐτοῖς ὑπάρχει θερμὸν σῶμα τὸ ἔμφυτον.
ἀδιάπλαστος γάρ τις σὰρξ μαλακὴ παραπλήσιος αἵματος
θρόμβῳ διαδέχεται τὴν πρώτην τοῦ κυήματος ἰδέαν, ἐν
αὐτῇ τινας ἔχουσαν, καθάπερ Ἱπποκράτης ὠνόμασεν, οἷον
αἱμάλωπας ἐκ τῆς τοῦ σπέρματος οὐσίας, τῆς ἐν αὐτῇ λευ-
κότητος ὑπαρχούσης, ὕστερον δ᾽ ἐκ πολλῆς τῆς ἀλλοιώσεως
συνεχῶς γιγνομένης, ὀστοῦ τις ὑπογραφὴ καὶ χόνδρου καὶ
συνδέσμου καὶ νεύρου καὶ ἀρτηρίας καὶ φλεβὸς ἀποτελεῖται,
καθ᾽ ὃν ἤδη χρόνον μένον ἔτι τὸ ἔμφυτον θερμὸν σῶμα

tur quiddam hoc aliud exiftit praeterquam menftruum et
femen? Equidem tertium nullum novi. Verum quoniam
corporis fubftantia ex his conftat principiis, plane prima
conftitutio non ex pluribus quam commemoratis iisque
folis corporibus conftare praedicabitur. Quid autem plane
primum profero? Si namque qualem expofuerit fextanum
genituram Hippocrates in mentem revocaverimus, dilucide
percipiemus etiamnum innatum in ipfa corpus permanere.
Priusquam enim aliqua offis aut venae aut arteriae aut
nervi aut cartilaginis aut ligamenti in fetus natura appa-
reat, folum ipfis corpus calidum innatum eft. Informis
enim quaedam caro mollis fanguinis grumo fimilis primam
fetus formam quandam in fe fufcipit tanquam fugillationes
haemalopas, ut Hippocrates nominavit, ex feminis fub-
ftantia quae ipfius candoris eft effectrix, deinde vero per-
multam quae affidue fit mutationem quaedam offis deli-
neatio, cartilaginis, ligamenti, nervi, arteriae et venae
abfolvitur, quo jam tempore adhuc innatum calidum cor-

τοῖς κυουμένοις ἐστὶν, ἀλλὰ πλεῖστον ἀεί τε καὶ μᾶλλόν ἐστιν
ὅσον αὔξεται τὰ κυούμενα. τὸ μὲν ἔμφυτον αὐτῶν σῶμα
θερμὸν, ὅπερ ἦν αἷμα καὶ σπέρμα μεῖον γίγνεται. ποικι-
λία δὲ ἐπικτήτων προσγίνεται σωμάτων. οὐδὲν γὰρ τῶν εἰ-
ρημένων τοῖς ζώοις ἔμφυτόν ἐστιν, ἀλλ' ἐπίκτητα πάντα καὶ
εἴπερ ὅλον τ' ἦν γενέσθαί ποτε ζῶον ὀστινον ἢ νεύρινον,
ἐφθείρετ' ἂν οὕτως τὸ ἔμφυτον θερμόν. ἀλλὰ τοῦτο μὲν
ἀδύνατον, ἐπικρατεῖν δὲ τὴν τῶν ὀστῶν καὶ χόνδρων καὶ
συνδέσμων καὶ νεύρων καὶ ἀρτηριῶν οὐσίαν ἐγχωρεῖ. τὰ
γοῦν εἰς ἔσχατον γῆρας ἀφι- [373] κόμενα τῶν ζώων ἐλα-
χίστην ἔχοντα τὴν αἱματώδη φύσιν ὀλίγου δεῖν, ἐξ ὀστῶν
μόνων καὶ νεύρων, ὑμένων τε καὶ συνδέσμων, ἀρτηριῶν τε
καὶ φλεβῶν καὶ χόνδρων σύγκειται. ἐκ γὰρ μὲν ὅλων τῶν
τοῦ ζώου μορίων ἡ μόνη σὰρξ αἱματώδης ἐστιν, ἣν ἐλαχί-
στην ἔχει τὰ γεγηρακότα, καὶ ταύτην ὀλίγαιμόν τε καὶ σκλη-
ράν. τῶν δ' ἄλλων τῶν εἰρημένων μορίων οὐδὲν αἱματῶ-
δες ὑπάρχει. οὔκουν ἁπλῶς χρὴ τῷ τῆς οὐσίας ὄγκῳ με-
τρεῖν τὸ ποσὸν τοῦ συμφύτου σώματος, ὅπερ ἐπὶ τῆς δρα-

pus conceptis permanet, quod tamen dum crefcunt fetus
femper copiofius ac majus redditur. Ceterum innatum
ipforum calidum quod fanguis fuerat et femen imminuitur.
Adfcititiorum quoque corporum accedit varietas. Comme-
moratorum enim nullum animalibus innatum eft, fed ad-
fcititia omnia. Quod fi poffet univerfum animal offeum
fieri aut nerveum, fic utique innatum calidum interiret.
Verum id fieri non poteft. Probabile tamen eft offium,
cartilaginum, ligamentorum, nervorum et arteriarum fub-
ftantia exfuperare. Unde quae ad extremam fenectutem
animalia pervenerunt, quum fanguineae naturae minimum
fortiantur ex folis propemodum offibus, nervis, membra-
nis, ligamentis, arteriis, venis et cartilaginibus conftant.
Ex omnibus fiquidem animalis partibus fola caro fangui-
nea eft, quam quae confenuere corpora minimum habent
quae et pauci fanguinis ac dura eft. Aliarum vero par-
tium commemoratarum fanguinea nulla eft. Non ergo ab-
folute innati corporis quantitas fubftantiae mole metienda

στικωτάτης τῶν ἐν αὐτῷ ποιοτήτων ἔμφυτον ὠνόμασται
θερμὸν, ἀλλὰ παραβάλλοντας τοῖς οὐκ ἐμφύτοις σκοπεῖσθαι
τὴν ἀναλογίαν. ὡς γὰρ ἐν τῷ βαλανείῳ πολὺν ἀτμὸν ἢ νὴ
Δία καπνὸν ἤ τι τοιοῦτον ἕτερον εἶναί φαμεν, οὐ πρὸς τὸ
μέγεθος ἀναφέροντες ἁπλῶς τῶν οἰκιῶν, ἀλλὰ πρὸς τὸν οἰ-
κεῖον ἀέρα τοῦ βαλανείου, οὕτως καὶ κατὰ τὸν ἄνθρωπον
ἐροῦμεν ἤτοι πλείστην εἶναι τὴν οὐσίαν ἢ ὀλίγην τοῦ (336)
ἐμφύτου θερμοῦ, παραβάλλοντες τοῖς οὐκ ἐμφύτοις σώμασιν.
αἱματωδέστατα γὰρ ἅπαντα ἔχει τὸ βρέφος, ἄχρι καὶ τοῖς
ὀστοῖς ἐμφαίνεσθαί τι τοιοῦτον. ἔμπαλιν δὲ οἱ γέροντες
ἀναιμότατα πάντ᾽ ἔχουσιν ἄχρι τῶν σαρκῶν· καὶ γὰρ ταύ-
ταις ἐλάχιστον αἵματος ὑπάρχει. ἀλλ᾽ ἢν ἔμφυτον σῶμα
θερμὸν τὸ αἷμα, περαίνοιτ᾽ ἂν οὖν ἐκ τῶνδε πλεῖστον μὲν
εἶναι τὸ ἔμφυτον θερμὸν σῶμα τοῖς αὐξανομένοις, ἐλάχι-
στον δὲ τοῖς γεγηρακόσιν. οὕτως δὲ καὶ τὸ σπέρμα συγ-
κείμενον ἔκ τε τῆς ὀῤῥώδους ὑγρότητος καὶ τοῦ πνεύματος
τοῦ κατ᾽ αὐτὴν, ἐλάχιστον μὲν ἐν τοῖς γεγηρακόσι, πλεῖστον
δ᾽ ἐστὶν ἐν τοῖς τῶν αὐξανομένων σώμασι, καὶ τούτων μά-

eſt, quod ab efficaciſſima quae in eo eſt qualitate, cali-
dum innatum nominatum eſt, ſed facta cum iis quae mi-
nime innata ſunt comparatione, analogia perpendenda eſt.
Quemadmodum enim in balneo vaporem aut etiam fumum
aut hujusmodi alterum multum eſſe dicimus, non abſolute
ad aedium magnitudinem referentes, ſed ad peculiarem
balnei aërem, ſic et in homine aut plurimum aut pau-
cum innati calidi ſubſtantiam eſſe dicemus, inſtituta cum
minime innatis corporibus comparatione. Omnia namque
infans habet quam maxime ſanguinea, etiam aduſque oſſa
quidpiam hujusmodi conſpicitur. Contra vero ſenibus
aduſque carnem exſanguia ſunt omnia. Etenim his car-
nibus minimum ſubeſt ſanguinis. At ſi calidum innatum
corpus ſanguis eſt, colligetur ſane ex his plurimum qui-
dem ineſſe calidi innati corporis creſcentibus, ſenio vero
confectis minimum. Sic etiam ſemen ex ſeroſo humore
et qui in eo eſt ſpiritu conſtitutum, in ſenium lapſis qui-
dem pauciſſimum, creſcentibus vero corporibus copioſiſſi-

Ed. Chart. IX. [373.]   Ed. Baf. V. (336.)

λιστα ἐν τοῖς νεωτάτοις, ὡς ἐν τοῖς περὶ σπέρματος ὑπο-
μνήμασιν ἀπεδείξαμεν. εἰ γοῦν ἀπορήσεις, εἰ ῥᾳδίως ἀνα-
λίσκεται καὶ διαῤῥεῖ τὸ σῶμα τῶν αὐξανομένων; καὶ μὴν
ἐπί γε τῶν ἄλλων οὐκ ἀγνοεῖς ὕδωρ μὲν θερμὸν ἢ ἔλαιον
ἤ τι τῶν οὕτως ὑγρῶν ἐλαχίστῳ διαφορούμενον ὅλον. οὔτε
γὰρ γῆν οὔτε λίθον οὔτ᾽ ἄλλο τῶν ψυχρῶν φύσει καὶ ξη-
ρῶν. δύο μὲν γὰρ εἰσιν ἐν ἅπασι τοῖς οἶσιν ἐπιτηδειότα-
ται ποιότητες εἰς διαφόρησιν, ὑγρότης καὶ θερμότης, δύο
δὲ ἔμπαλιν εἰς διαμονὴν, ξηρότης καὶ ψυχρότης, ὥστ᾽ οὐ-
δὲν θαυμαστὸν, εἰ τὰ μὲν τῶν παιδίων σώματα διά τε τὴν
ὑγρότητα καὶ θερμότητα ῥᾳδίως διαπνεῖται, τὰ δὲ τῶν γε-
ρόντων οὐ ῥᾳδίως ὑπὸ ξηρότητος καὶ ψύξεως πεπηγυῖαν
ἐχόντων τὴν οὐσίαν δὲ ὥστ᾽, ὦ βέλτιστε Λύκε, περὶ ὧν
ἐχρῆν ἐπιτιμηθῆναί σε, περὶ τούτων ἐγκαλεῖς. ἀγνοῶν οὖν
ἐφάνης ἕν τι τῶν πρώτων μαθημάτων, ὃ μηδεὶς τῶν εἰσηγ-
μένων νομίμως ἀγνοεῖ. πολλὴν μὲν γὰρ οὐσίαν ἁπλῆν ὁ
τοῦ σώματος ὄγκος. κρίνει, σύνθετον δὲ ἐκ διαφερόντων

mum et inter haec potiffimum natu minimis, ut in com-
mentariis de femine demonftravimus. Num igitur ambiges,
an eorum qui crefcunt facile corpus abfumatur ac dif-
fluat? Enimvero in aliis non ignoras aquam calidam aut
oleum aut fi quid aliud ita humidum pauciffimo tempore
totum in habitus refolvi, non autem terram, neque lapi-
dem, neque aliud natura frigidum et ficcum. Duae nam-
que rebus omnibus infunt qualitates ad refolutionem in
halitus maxime idoneae, calor atque humor. Contra vero
duae ad manfionem, frigus et ficcitas. Quare admirandum
non eft, fi puerorum corpora ob humorem et calorem
facile difflentur refolvanturque; fenum vero prae ficcitate
et frigore induratam fubftantiam confequuta non facile.
Quapropter, Lyce optime, de quibus te arguere oportebat,
de his crimen intentas, proindeque unum quoddam idque
primum documentum ignorare videris, quod eorum qui in
difciplinas legitime introducti fint neminem latet. Copio-
fam fiquidem fubftantiam corporis moles fimplicem indi-

Ed. Chart. IX. [373. 374.]　　　　Ed. Baf. V. (336.)

ὑπάρχουσαν ἡ τῶν μιχθέντων ἀναλογία, καθάπερ καὶ τὸν
ἐγκέφαλον ἤ τι τῶν ἄλλων μορίων. οὕτω γοῦν καὶ μιγνύν-
τες οἶνον ὕδατι τοῦ πιεῖν ἕνεκεν ἤτοι πλείονα τὸν οἶνον
λέγουσιν ἤ τὸ ὕδωρ ἤ οὔθ᾽ ἕτερον, ὅταν εἰς συμμετρίαν
κράσεως ἥκωσιν. ἔμπληκτος δ᾽ οὐδεὶς οὕτως ἐστὶν, ὡς ἐμ-
βαλὼν εἰς οἴνου πίθον ὕδατος κοτύλην πλεῖον εἶναι λέγει
ἐν τῷ πίθῳ τὸ ὕδωρ τοῦ κατὰ τὸ μικρὸν ποτήριον, ὅταν
οὕτως ἔτυχεν, ἐν ἐκείνῳ τριῶν ὄντων κυάθων, ὁ μὲν εἷς
ὕδατος, οἱ δὲ δύο ὑπάρχουσιν οἴνου. Λύκος δὲ, ὡς οἶμαι,
καὶ τὴν τετραφάρμακον ὀνομαζομένην δύναμιν, ἐκ κηροῦ
καὶ στέατος καὶ πίττης καὶ ῥητίνης, ἴσων ἁπάντων συντε-
θειμένων, οὐ φήσει πλείονα μὲν πίτταν ἔχειν, ἐὰν διπλα-
σίαν τις ἐμβάλλῃ τῶν ἄλλων, [374] ἀλλὰ κἀνταῦθα ἐπι-
σκέψασθαι, πότερον πίθος ὅλος ἐστὶ μεσιὸς τῆς τετραφαρ-
μάκου δυνάμεως ἤ μικρόν τι λεκάριον, εἶτα τὸν πίθον ἐρεῖ
πολὺ πλείονα τὴν πίτταν ἔχειν τοῦ λεκαρίου, κἂν ὁ μὲν ἐξ
ἴσων ᾖ τῶν τεττάρων, ἡ πίττα δὲ ὑπάρχει διπλασία τῶν
ἄλλων ἐν τῷ λεκαρίῳ. εἴπερ οὖν ἅπαντα τὰ τοιαῦτα ἁμαρ-

cat, compofitam vero ex diverfis mixtis conftantem ana-
logia; quemadmodum cerebrum aut aliarum partium ali-
quam, fic fane qui bibendi gratia vinum aquae mifcent
aut plus vini aut aquae aut neutrius effe dicunt, quum
ad mixtionis commoderationem veniant. At ita ftupidus
nullus eft, ut injecta in vini dolium aquae hemina, plus
aquae dicat in dolio effe quam in exiguo fit poculo,
quum verbi gratia ex tribus qui in eo continentur cya-
this, unus aquae et duo vini exftiterint. At Lycum ar-
bitror medicamentum quoque tetrapharmacum appellatum
ex cera, adipe, pice et refina, aequis omnibus compofi-
tum non plus continere picis dicturum, fi quis picem
ceterorum duplam injecerit. Verum hic animadvertat,
utrum univerfum dolium tetrapharmaco medicamento ple-
num fit vel parvum aliquod vafculum, mox dolium quam
vafculum plus continere picis dicturus eft et etiamfi me-
dicamentum in dolio ex aequis quatuor conftet, vix au-
tem in vafculo aliorum dupla fit. Itaque fi hujusmodi

τήματα τῶν ἄλλων μὴ δυναμένων ἐστὶ διακρῖναι τὸ κατ'
ἀναλογίαν καὶ μῖξιν πολὺ τοῦ κατὰ τὸ κοινὸν μέτρον
ἁπλῶς οὕτω λεγομένου, οὐ κατὰ τὸν αὐτὸν τρόπον ἐφ' ὃν
ὁ Λύκος ἐνεκάλεσεν Ἱπποκράτει· ἥ τε γὰρ οὐσία τοῦ ἐμφύ-
του θερμοῦ πλείστη τοῖς αὐξανομένοις ἐστὶν, ὡς πρὸς τὴν
τῶν ἄλλων ἀναλογίαν, ἥ τε σὺν αὐτῇ ποιότης ὡσαύτως,
ἐπειδήπερ ἀχώριστοι τῶν οὐσιῶν εἰσιν αἱ οἰκεῖαι ποιότη-
τες, ὥσπερ γε τῷ καὶ αἱ δυνάμεις. οὕτω γοῦν κἂν εἰς
τὴν τετραφάρμακον ἐμβάλῃς πλέονα τῆς τῶν ἄλλων ἀναλο-
γίας τὴν πίτταν, οὐ τὴν οὐσίαν μόνον αὐτῆς, ἀλλὰ καὶ τὴν
ποιότητα καὶ τὴν δύναμιν ἐρεῖς ἐνδεῖξαι πλείονα καὶ διὰ
τοῦτο καὶ τὸ ὑγρὸν ὅπερ ἂν τῆς πίττης ηὐξῆσθαι. δῆλον
οὖν ὅτι κατὰ τὰ τρία τοῦ πολλοῦ σημαινόμενα τὰ πρὸς
τοῦ Λύκου γεγραμμένα πλείων ἥ τε πίττα λεχθήσεται κατὰ
τὴν τετραφάρμακον εἶναι τό τ' ἔμφυτον θερμὸν τοῖς ζώοις.
ἔτι δὲ μᾶλλον ἐφ' ὧν οὐ κέκραται δι' ὅλων ἀλλήλων ὅλα τὰ
μιγνύμενα, κατάδηλόν ἐστι κατὰ τοὺς τρεῖς τρόπους, οἷς
ὁ Λύκος εἶπεν, ἕτερον ἑτέρου λέγεσθαι πλέον, ὥσπερ ἐπὶ

omnia errata funt aliorum qui per analogiam ac commix-
tionem id multum ab eo quod communi menfura abfolute
ita appellatur difcernere nequeant. Num eadem eft ratio,
qua Lycus Hippocratem reprehendit? Nam et innati ca-
lidi fubftantia crefcentibus plurima eft, aliorum videlicet
comparatione et cum ipfa fimiliter qualitas. Quandoqui-
dem propriae qualitates a fubftantiis minime funt feparab-
biles, quemadmodum neque facultates. Sic igitur fi in
tetrapharmacum aliorum comparatione plus picis injeceris,
non picis modo fubftantiam, fed et qualitatem et faculta-
tem ampliorem detuliffe dixeris, proindeque etiam quem-
cunque picis humorem increviffe. Ergo patet tribus *multi*
fignificatis a Lyco fcriptis tam picis in tetrapharmaco
quam innati calidi in animantibus plus effe dictum iri.
Quin imo in quibus quae mifcentur, ea tota inter fe per
tota non contemperantur, alterum altero fecundum tres
modos a Lyco proditos liberalius dijudicari manifeftum

Ed. Chart. IX. [371.]   Ed. Baf. V. (336.)

τοῦδε τοῦ φαρμάκου τῶν συνηθεστάτων ὄντος, ὃ σύγκειται
μὲν ἐξ ἴρεως καὶ ἀριστολοχίας καὶ τοῦ τῶν ὀρόβων ἀλεύ-
ρου καὶ λιβανωτοῦ, πάντων ἀλλήλοις ἴσων τῷ σταθμῷ,
δύναιτό τις τὸ ἓν ἐξ αὐτῶν διπλάσιον ἐργασάμενον ἀναμί-
ξαι τοῖς ἄλλοις ἴσοις, οἷον εἰ τύχοι τὴν ἀριστολοχίαν. ἀλη-
θὲς οὖν ἐστι κατὰ τὴν αὐτῶν μῖξιν εἰπεῖν, ὅτι καὶ τῇ οὐ-
σίᾳ καὶ τῇ ποιότητι καὶ τῇ ἐνεργείᾳ πλεῖόν ἐστι καὶ κρα-
τεῖ τῶν ἄλλων ἡ ἀριστολοχία. ταυτὸν δὴ τοῦτο κἀπὶ τοῦ
βαλανείου τις εἴποι, μὴ μόνον ἔχοντος ἐν αὐτῷ τὸν εὔκρα-
τον ἀέρα, προσειληφότα δέ τι καὶ καπνοῦ καὶ ἀτμοῦ. δύ-
ναται γὰρ ἐκ τούτων ποτὲ μὲν ὁ καπνὸς εἶναι πλείων, ποτὲ
δὲ ὁ ἀτμός, ὥσπερ γε καὶ ὁ κατὰ φύσιν ἀὴρ τοῦ βαλα-
νείου. τὸ δ' ἁπλῶς οὐ τῷ πλείονι κατὰ τὴν τῆς οὐσίας
ὑπεροχὴν λέγομεν, ᾧ καὶ τὴν ποιότητα συναύξεσθαι καὶ
τὴν ὑπ' αὐτῆς ἐνέργειαν ἀναγκαῖόν ἐστιν. ὑποκείσθω γοῦν
εἶναι τὴν οὐσίαν τοῦ καπνοῦ πλείονα τῆς τῶν ἄλλων δυοῖν,
ὀρθῶς ἐρεῖς τηνικαῦτα καὶ τὴν ποιότητα τοῦ καπνοῦ τῆς
τῶν ἄλλων ποιότητος εἶναι πλείονα καὶ τὴν ἐνέργειαν. ὁμοε-

eſt, quemadmodum in hoc medicamento quod maxime
uſu ſertur quodque ex iride, ariſtolochia, ervi farina et
thure aequali omnium pondere compoſitum eſt, poterit
quis ceteris paribus ex his unum duplicatum ſactum im-
miſcere, ut exempli gratia ariſtolochiam. Itaque verum
eſt in eorum commixtione affirmare ariſtolochiam et ſub-
ſtantia et qualitate et ſacultate cetera exſuperare, quod
copioſior ipſa ſit. Hoc idem ſane in balneo quispiam aſ-
ſeruerit, quod non ſolum contemperatum aërem ſortiatur,
ſed et ſumi et vaporis aliquid admiſerit. Fieri namque
poteſt ex his interdum ſumum, interdum vaporem, ut et
naturalem balnei aërem copioſiorem eſſe. Id autem ab-
ſolute non majori ſecundum ſubſtantiae exſuperantiam mole
dicimus, qua et qualitatem et ipſam quae ex ea prodit
ſacultatem ſimul adaugeri neceſſe eſt. Supponatur ergo
ſumi ſubſtantiam reliquis duobus copioſiorem eſſe, tunc
recte et ſumi qualitatem et ſacultatem quam aliarum
ampliorem eſſe pronunciaturus es. Conceditur autem qua-

λογούμενον δὲ οὐ πλείονα γίγνεσθαι ποιότητα ποιότητος,
ἀλλὰ σφοδροτέραν, ὥσπερ γε καὶ ἀμυδροτέραν, οὐκ ἐλάττω,
παμπόλλης οὔσης τῆς τοιαύτης χρήσεως τῶν ὀνομάτων ἐν
ὅλῳ τῷ βιβλίῳ καὶ κατὰ πάσας τὰς τέχνας. καὶ τί δεῖ
τῶν ἄλλων μνημονεύειν ἔχοντας ἐναργῶς τοῦ λόγου μαρτύ-
ριον ἐπ᾽ αὐτῶν τῶν πυρετῶν, οὓς ὁσημέραι πάντες ποιὲ
μὲν μείζονας ἢ ἐλάττονας ἀλλήλων γεγονέναι φασί, ποτὲ δὲ
ἔλαττον ἢ πλέον πυρέττειν, τὸν δὲ τοῦδε κατὰ τὸν αὐτὸν
χθὲς ἢ σήμερον. οὕτως οὖν ὑποκειμένου λέγεσθαι τοῦ κατὰ
τὴν ποιότητα πλέονος οὐδὲν θαυμαστὸν, ἐν ᾧ βαλανείῳ
πλείων ἐστὶν οὐσία καπνοῦ καὶ τὴν ποιότητα φάναι γεγο-
νέναι πλείονα καὶ τὴν ἐνέργειαν, εἰ μὲν κυρίως ὀνομάζομεν
ἰσχυράν τε καὶ σφοδροτέραν, εἰ δὲ καταχρώμενοι μείζονά τε
καὶ πλείονα. δήξεται γὰρ δηλονότι τοὺς ὀφθαλμοὺς ὁ καπνὸς
εἰς ὅσον [375] αὐξάνεται καὶ τὴν οὐσίαν, ὥστ᾽ ἀεὶ ταῖς οὐ-
σίαις συναυξανομένων τῶν οἰκείων αὐταῖς ποιοτήτων καὶ τῶν
ἐνεργειῶν, ἀληθῶς ἂν εἴποι τις ἐν τῷ τοιούτῳ βαλανείῳ πλεῖ-
στον εἶναι τὸν καπνόν. ὑποκείσθω δὲ πάλιν, ὡς ἐλέγομεν,

litatem qualitate majorem non effici, fed vehementiorem,
quemadmodum et imbecilliorem, non minorem. Quum is
vocabulorum ufus in univerfa vita et in omnibus artibus
fit frequentiffimus. Ecquid opus eft aliorum mentionem
facere, quum manifeftum hujusce orationis teftimonium
in ipfis febribus habeamus, quas quotidie omnes inter-
dum majores vel minores inter fe factas effe, interdum
etiam eadem ratione alium alio fieri quam hodie plus
aut minus febricitare proferunt. Sic igitur fupponatur
plus fecundum qualitatem dici, nihil mirum, in quo bal-
neo plus eft fubftantiae fumi, plus quoque qualitatis effe
pronunciari, etiam facultatis, quam, fi proprie loquamur,
et validam et vehementiorem, fi vero ab ufu, tum majo-
rem tum copiofiorem nominabimus. Fumus enim quo
plus augebitur, ipfius fubftantiae eo magis oculos morfu
laedit. Quapropter quum femper una cum fubftantia pro-
priae augeantur qualitates ac facultates, vere quivis affir-
maverit in hujusmodi balneo fumum effe plurimum, fup-

ἀτμοῦ τε καὶ καπνοῦ κατὰ τὸ βαλανεῖον ὑπάρχειν, ἡ δ' οἰ-
κεια τοῦ ἀέρος οὐσία, πλείστη κατὰ τὴν ἀναλογίαν οἶσά τε
καὶ γιγνομένη τοῦ τοῖς ζώοις ἐμφύτου θερμοῦ λεχθήσεται
γὰρ καὶ νῦν ἐν τῷ βαλανείῳ πλεῖστον εἶναι τὸ οἰκεῖον θερ-
μόν. ἆρ οὖν ἀποδεῖ τι τούτου τὸ καὶ τοὺς ἐν τῷ ζώῳ
χυμοὺς, ἐξ ὧν ἀτμιζόντων ἡ προσπίπτουσα θερμασία τοῖς
ἁπτομένοις ἔξωθέν ἐστιν; ἄλλη μὲν γὰρ ἀπὸ τοῦ αἵματος
ἀνάπτεται θερμότης,' ἄλλη δὲ ἀπὸ τοῦ φλέγματος, ἄλλη δὲ
ἀπὸ τῆς ξανθῆς ἢ μελαίνης χολῆς. ἐπὶ μὲν οὖν τῶν παι-
δίων ἡ οὐσία τοῦ αἵματος πλείστη κατὰ τὴν τῆς μίξεως
ἀναλογίαν. τούτου γὰρ ἀναμιμνήσκειν ἀεὶ δεῖ, καθάπερ
ὑπὸ ληθάργου κατεχομένους, τοὺς τὰ τοιαῦτα ληροῦντας
ὁποῖα Λύκος ἔγραψεν, ἥ τε συναυξανομένη ποιότης οὖσα χρη-
στὴ καὶ φίλιος, οὐκ ἀνιαρὰ καὶ δακνώδης τοῖς ἁπτομένοις,
ἥ τ' ἐνέργεια, καθ' ἣν αἱ πέψεις οὐ κνισώδεις γίνονται
οὐδ' ὀξώδεις ὡς ἐπὶ (337) φλέγματος. κατὰ πάντας οὖν
τοὺς τρόπους, ὦ γενναιότατε Λύκε, τοῖς αὐξανομένοις πλέον
ἐστὶ τὸ ἔμφυτον θερμὸν, ὥστ' οὐδὲν Ἱπποκράτης ἥμαρτεν,

ponamus in balneo, ut dicebamus, aequas et vaporis et
fumi partes effe, plurimum autem propriae aëris fubftan-
tiae, quae proportione refpondeat ac generetur. Etenim
dicetur etiam nunc in balneo proprium calidum effe plu-
rimum. Utrum igitur ab hoc aliquatenus alienum eft,
quod in animalis humoribus perpenditur, ex quibus va-
porantibus calor exterius tangentibus occurrit? Etenim
alius quidem a fanguine calor exfufcitatur, alius vero ex
pituita, alius ex bile tum flava tum atra. Ergo pueris
fubftantia fanguinis ineft plurima pro mixtionis analogia.
Hoc enim eos meminiffe femper oportet, qui tanquam
lethargo detenti talia vagantur, qualia Lycus fcriptis tra-
didit. Et quae fimul increfcit qualitas optima et amica
eft nec tam gentibus moiefta nec mordax. Facultas quo-
que qua coctiones neque indorulentae, neque etiam ut ex
pituita acidae efficiuntur. Quamobrem modis univerfis,
Lyce generofiffime, plus eft crefcentibus calidum innatum,
proindeque nequaquam aberraverit Hippocrates, fed tu

Ed. Chart. IX. [375.]   Ed. Baf. V. (337.)

ἀλλὰ σὺ μᾶλλον ἐξηλέγχθης ἐπηρεάζων. ἐνεδείξω γὰρ ἐξ ὧν
ἔγραψας οὐδ᾽ ὅλως εἰσηγμένος ὑπὸ διδασκάλων τῶν Ἱππο-
κρατείων ἐπαΐειν τι δογμάτων ἐγκαλῶν τε προφανῶς οἷς
οὐδ᾽ ὅλως οἶσθα, τήν τ᾽ ἀντιλογίαν ἀμαθεστάτην ποιούμε-
νος ἐφωράθης, τὴν δι᾽ αὐτῆς ἀνατρέπειν ἐγχειρῶν ἁπάσης
τέχνης σύσιασιν, ἀγνοῶν δὲ ἃ περὶ τούτων ἔγραψε Πλά-
των πολλάκις ἐναντία λέγεις σαυτῷ, λυμαινόμενος τοῖς νέοις,
ὅσοι καθάπερ σὺ λογικῆς θεωρίας ἀγυμνάστως ἔχοντες
ἀγνοοῦσι διακρίνειν ἀληθεῖς λόγους ψευδῶν. ἐφ᾽ ἅπασι δὲ
τούτοις τολμηρότατός τε ἅμα καὶ φλύαρος ὤφθης, ἐπιχει-
ρήσας γράφειν ἐξηγήσεις τῶν ὑφ᾽ Ἱπποκράτους εἰρημένων
ἄνευ τοῦ μεμαθηκέναι πρότερον αὐτά.

potius calumniari deprehenderis. Nam quae fcripfifti, ex
his planum fecimus te a nullis omnino Hippocraticis
praeceptoribus introductum fuiffe, ut aliquod Hippocratis
decretum percipere potueris et quae prorfus ignoras, ea
etiam manifefto arguere et controverfiam moliri imperitiae
pleniffimam declaratus es, qua univerfae artis flatum ever-
tere fis aggreffus, neque noveris, quae de his faepius
Plato literis mandavit, tibique ipfi pugnantia profers in
juvenum detrimentum quicunque peraeque ac tu in logica
fpeculatione exercitati non fuerint, veras a falfis rationes
diftinguere nefciunt. His autem in omnibus tum auda-
ciffimus tum fimul nugaciffimus vifus es, qui decretorum
Hippocratis explanationes fcribere aggreffus es, priusquam
ipfe didiceris.

ΓΑΛΗΝΟΥ ΠΡΟΣ ΤΑ ΑΝΤΕΙΡΗ-
ΜΕΝΑ ΤΟΙΣ ΙΠΠΟΚΡΑΤΟΥΣ ΑΦΟ-
ΡΙΣΜΟΙΣ ΥΠΟ ΙΟΥΛΙΑΝΟΥ
ΒΙΒΛΙΟΝ.

Ed. Chart. IX. [376.]   α'.   **Ed. Baf. V. (337.)**

[376] Ἄμεινον μὲν ἦν, ὥσπερ οἱ νομοθέται τοὺς ψευ-
δῶς ἐγκαλέσαντας ὁμοίως τιμωροῦνται τοῖς ἐγκληθεῖσιν,
εἴπερ ἥλωσαν, οὕτω καὶ τοὺς ἀντιλέγοντας ψευδῶς ὧν οὐκ
ἔμαθον ὑπέχειν ἀξίαν ὧν πλημμελοῦσι τιμωρίαν ἐπεὶ δ'
οὐκ οἶδ' ὅπως ὕβρεως μὲν ἐφεῖται δικάζεσθαι, νόμος δ'
οὐδεὶς κεῖται περὶ τῶν ψευδῶς ἐγκαλούντων, εἰκότως οἶμαι

GALENI ADVERSUS EA QUAE JU-
LIANO IN HIPPOCRATIS APHO-
RISMOS ENUNCIATA SUNT
LIBELLUS.

I.

Praeſtantius quidem foret, quemadmodum legislatores eos
qui falſo reos accuſaverint, iisdem poenis quibus accuſa-
tos, ſi poenas luerint, afficiunt, ſic etiam qui falſo con-
tra dicunt quae nequaquam didicerint eos meritas pro in-
eptis quos commiſerunt erroribus poenas ſubire. Quo-
niam vero non novi quo pacto liceat de illata quidem

κατὰ τῶν ἀρίστων ἀνδρῶν οἱ σκαιότατοι λέγειν τολμῶσιν.
ἐχρῆν γὰρ ὥσπερ ἐν Αἰγύπτῳ πάλαι τῶν κατὰ τὰς τέχνας
εὑρισκομένων ἕκαστον ὑπὸ κοινοῦ συνεδρίου τῶν πεπαιδευ-
μένων κριθὲν ἐνεγράφετο στήλαισί τισιν ἀποκειμέναις ἐν
ἱεροῖς χωρίοις, οὕτω καὶ παρ' ἡμῖν εἶναί τι συνέδριον ἀν-
δρῶν δικαίων τε ἅμα καὶ πεπαιδευμένων, οἳ δοκιμάζοντες
τὰ νέα συγγράμματα θήσουσι μὲν ἐν δημοσίοις χωρίοις
τὰ χρηστὰ, διαφθεροῦσι δ' ὅσα μοχθηρὰ, βέλτιον δ' ἦν,
εἰ μηδὲ τοὔνομα τοῦ γράψαντος ἐφύλαττον, ὥσπερ οὐδ' ἐν
Αἰγύπτῳ τὸ ἀρχαῖον. ἐκωλύθη γὰρ ἂν οὐχ ἥκιστα κἀκ
τοῦδε τῶν φιλοτίμων ἡ περὶ δόξαν ἄμετρος σπουδή. [377]
νῦν δ' ἐπειδὴ καὶ γράφειν ἔξεστιν ἅπασι καὶ κρίνειν τοῖς
ἐπιτυχοῦσιν, εὐδοκιμοῦσι παρὰ τοῖς πολλοῖς οἱ τολμηρότα-
τοι, καθάπερ ὁ Θεσσαλὸς ὢν ἔγραψε λοιδορηθεὶς Ἱππο-
κράτει. καίτοι βιβλίον ἓν συνθεὶς, ἐν ᾧ καθάπερ οἴεται,
τοὺς ἀφορισμοὺς ἐξελέγχει δεικνὺς ἐναργῶς ἡμῖν ἑαυτὸν οὐδὲ

injuria in jus vocare, lex antem de falſo contradicentibus
minime lata ſit, jure mea quidem ſententia imperitiſſimi
quique audent in optimos viros invehi. Oportebat enim,
quemadmodum olim in Aegypto ſingula artium inventa a
publico peritorum virorum confeſſu judicata columnis qui-
þusdam in ſacris locis repoſitis inſcribebantur, ſic apud
nos aliquod conſtitui concilium juſtorum ſimulque erudi-
torum virorum, qui nova opera explorarent, in publicis
locis utilia ac proba exponerent et prava quaeque perde-
rent. Praeſtaret autem, ſi ne auctoris quidem nomen
referrent, quemadmodum et in Aegypto obſervabat anti-
quitas. Hac enim lege ambitioſorum immoderatum glo-
riae ſtudium non minime reprimeretur. Nunc autem quum
omnibus ſcribere liceat etiam idiotis judicare, qui apud
vulgus audaciſſimi celebrantur, quemadmodum Theſſalus,
qui ſuis ſcriptis Hippocratem calumniatus eſt, etiam ſi li-
brum unum compoſuerit, in quo, ut auguratur, aphoriſ-
mos redarguit, perſpicue nobis ſe ipſum prodit ne mini-

Ed. Chart. IX. [377.]   Ed. Baf. V. (337.)

τουλάχιστον ἐπιστάμενον τῆς Ἱπποκράτους τέχνης. καίτοι
δίκαιόν γε ἦν ἐκμαθόντα πρότερον αὐτὴν οὕτως ἐπιχειρεῖν
ἀντιλέγειν, ἢ τοῦτο μὲν ἴσως οὐκ ὀρθῶς εἶπον. οὐ γὰρ ἂν
ἐτόλμησε τοῖς ἀληθέσιν ἀντειπεῖν, εἴπερ ἔμαθεν αὐτὴν πλὴν
εἰ παντάπασιν ἀναίσχυντός τις ἦν οἷος καὶ ὁ νῦν ἐπὶ τῆς
Ἀλεξανδρείας γέγονεν Ἰουλιανός, οὗ βίβλους εἶναί φασιν
ὀκτὼ καὶ τεσσαράκοντα πρὸς τοὺς Ἱπποκράτους ἀφορισμούς,
ἐξ ὧν ἔναγχος ἔλαβε τὴν δευτέραν, ἐν ᾗ τὸν ἀφορισμὸν,
ὡς οἴεται, ψευδῆ εἶναι τοῦτον· ἐν τῇσι ταραχῇσι τῆς κοι-
λίης καὶ τοῖσιν ἐμέτοισι τοῖσιν αὐτομάτως γιγνομένοισιν,
ἢν μὲν οἷα δεῖ καθαίρεσθαι καθαίρωνται, ξυμφέρει τε καὶ
εὐφόρως φέρουσιν, ἢν δὲ μὴ, τοὐναντίον. οὕτω δὴ καὶ κε-
νιαγγείη, ἢν μὲν οἷα δεῖ γίγνεσθαι γίγνηται, συμφέρει τε
καὶ εὐφόροις φέρουσι, ἢν δὲ μὴ, τοὐναντίον. χάρις γε τύχῃ
τοῦτο ἡμῖν πρῶτον ἐγχειρισαμένη τὸ βιβλίον, ὅπως μὴ μά-
την ὁ χρόνος τρίβοιτο μακρὸν ἀναγινωσκόντων ὧν ἔγραψε
πρὸς τὸν πρῶτον ἀφορισμὸν, ὧν ἑξῆς ἁπάντων ἐστὶ προοί-
μιον. ἴσως γὰρ ἂν ἠναγκάσθην τι καὶ πρὸς ἐκεῖνα γράψας

mum quidem artis Hippocraticae percepiffe. Atqui fane
aequum erat, prius ipfam edoctum ita controverfias mo-
liri. An id fortaffis a me non recte enunciatum eſt? Si
namque ipfam didiciffet, veris adverfari nunquam aufus
effet, nifi quidam prorfus impudens exſtitiffet, qualis et
nunc in Alexandria Julianus repertus eſt, cujus octo et
quadraginta libros adverfus Hippocratis aphorifmos exſtare
fama eſt, ex quibus fecundum nuper affumpfi, ubi cenfet
hunc aphorifmum falfum effe: *in alvi perturbationibus et
quae fponte oboriuntur vomitionibus, fi qualia purgari
oporteat purgentur, confert et facile ferunt; fin minus,
contra. Sic et vaforum vacuatio, fi qualem fieri oportet
fiat et confert et facile ferunt; fin minus, contra.* Pro-
fecto fortunae gratia habenda eſt quae nobis hunc librum
primo prae manibus obtulit, ne fruſtra tempus longius
conteratur in his legendis quae in primum aphorifmum
fcripfit, qui deinceps ceterorum prooemium eſt. Nam
contra illa fcribere coactus nihil inde fortaffis magni fe-

Ed. Chart. IX. [377.]   Ed. Baf. V. (337.)

οὐδὲν μέγα δοκεῖν πεποιηκέναι, διὰ τὸ μηδέπω θεωρίας ἰα-
τρικῆς ἅπτεσθαι τὸν λόγον. ἀλλ' ὁ γε προειρημένος ἀφο-
ρισμὸς οὐ περὶ μικρῶν τῆς τέχνης διαλέγεται, συμβου-
λεύων τὸν ἰατρὸν τῶν αὐτομάτων γιγνομένων κενώσεων, διά
τε τῆς ἄνω καὶ κάτω γαστρὸς μιμεῖσθαι τὰς ὠφελούσας,
καὶ διδάσκει γε τίνες εἰσὶν αὗται καὶ πῶς αὐτὰς γνωριοῦ-
μεν, ὥσπερ γε καὶ τίνες αἱ βλάπτουσαι σὺν τοῖς οἰκείοις
γνωρίσμασιν. εἰ μὲν οὖν ἐμεμαθήκει τὴν τέχνην Ἰουλιανὸς
ὑπὸ διδασκάλων Ἱπποκρατείων, οὐκ ἂν ἐτόλμησε τοῖς ἀλη-
θέσιν ἀντιλέγειν. ἐπεὶ δὲ οὔτ' αὐτὸς οὔθ' ὁ τῆς τοιαύτης
ἐμπληξίας ἡγεμὼν αὐτοῦ Θεσσαλὸς ἐγνώκασι τὴν τῶν Ἀσκλη-
πιαδῶν τέχνην, θαυμαστόν γ' οὐδὲν ἀγνοεῖν αὐτοὺς ἃ μηδ'
οἱ χωρὶς λόγου φάσκοντες ἰατρεύειν ἠγνόησαν. ἀκοῦσαι
γοῦν ἔστιν ἐκείνων λεγόντων αὐξηθῆναι μάλιστα τὴν τέχνην
ἐκ τῆς μιμητικῆς πείρας. ὅσα γὰρ ἐκ περιπτώσεως γενό-
μενα τοὺς κάμνοντας ὠφέλησε, ταῦθ' ἡμεῖς, φασὶ, μιμού-
μενοι πολλάκις συνεστησάμεθα καὶ διαιρούμενοι ταῦτα
φυσικὰ μὲν ὀνομάζουσιν ὧν ἐκ τοῦ σώματος ἡ αἰτία. κατὰ

ciſſe viderer, quod nondum medicam contemplationem at-
tingat oratio. Verum aphoriſmus propoſitus non de mi-
nimis artis praeceptis differit, qui medico conſulit, quum
vacuationes ſpontaneae tum per ſuperiorem tum inferio-
rem ventrem ſiant, eas quae juvant imitari et quae illae
et quomodo ipſa, ut et quae laedunt, propriis indiciis a
nobis dignoſcenda ſint edocet. Quodſi Trallianus artem
ab Hippocraticis praeceptoribus didiciſſet, veritati relu-
ctari non auſus ſuiſſet. At quum neque ipſe, neque hu-
jusmodi temeritatis ipſius princeps Theſſalus Aſclepiada-
rum artem noverint, mirum non eſt ipſos ignorare quae
hi non intellexerunt, qui citra rationem ſe mederi profi-
tentur. Licet enim illos audire, quum dicunt artem ex
imitatrice experientia maxime incrementum ſumpſiſſe. Nam
quaecunque fortuita occaſione oborta aegris praefuerint,
haec nos, inquiunt, imitantes ſaepenumero artem conſti-
tuimus, eaque partiti naturalia appellant, quorum ab ipſo
corpore cauſa prodit; quorum vero exterius, haec a ſor-

Ed. Chart. IX. [377. 378.] Ed. Baf. V. (337.)

τύχην δὲ γίγνεσθαί φασιν ὧν ἔξωθεν, ὥστε μὴ μόνης φύ-
σεως, ἀλλὰ καὶ τύχης εἶναι μιμητικὸν τὸν ἰατρόν. εἴρηται
γοῦν ὑπ᾿ ἐκείνων τῶν ἀνδρῶν ἄλλα τε πολλὰ τῶν κατὰ τύ-
χην ὠφελησάντων παραδείγματα καὶ ὁ τὴν ἐν μετώπῳ
φλέβα διακοπεὶς ἐκ τοῦ καταπεσεῖν. ἐπεὶ γὰρ ὁμοίως δια-
κειμένου τὴν αὐτὴν φλέβα τεμεῖν ἐτόλμησαν, φασὶν, ἐλπίδι
τῆς αὐτῆς ὠφελείας. ἀλλὰ καὶ γαστὴρ ἀξιολόγως ὑπελθοῦσα
φλεγμαινόντων ὀφθαλμῶν, εἶτ᾿ ὀνήσασα μεγάλως ἐπὶ τὴν
τοῦ γενομένου μίμησιν ἡμᾶς προὐτρέψατο. ὡσαύτως δὲ
καὶ τοὺς ἰκτεριῶντας ἀθρόα χολωδῶν διαχωρημάτων [ἔμετος]
ὤφθη πολλάκις ὠφελοῦσα καὶ τοὺς ὑδεριῶντας ὑδατοειδῶν
καὶ τοὺς τὸν καλούμενον ἐλέφαντα νο- [378] σοῦντας ἢ
τῶν μελανῶν χυμῶν κένωσις, καὶ ἐκ τούτων πρόδηλόν ἐστιν
ὅτι καὶ τοῖς ἰατροῖς προσήκει μιμεῖσθαι. καὶ τί δεῖ λέγειν
αὐτομάτους κενώσεις, ὅπου καὶ τὰ τῶν διδασκάλων ἔργα
μιμούμενοι μανθάνομεν τὴν τέχνην; ἢ Θεσσαλὸν μὲν, ἐὰν
διὰ κλύσματος οὗτινος ὑπαγωγοῦ τὴν γαστέρα θεραπεύσῃ
τὸν κάμνοντα, μιμητέον ἐστὶ τοῖς τούτου μαθητίας, ἐὰν δ᾿

tuna manare proferunt, proindeque non folius naturae,
fed et fortunae imitatorem medicum effe. Alia fane multa
ab illis viris proferuntur eorum exempla quae fortuna
profuere; ut illius cui quod decidiffet vena frontis fecta
eft; poftea vero fimiliter eandem laborantis venam, in-
quiunt, fecare aufi funt, ejusdem auvilii fpe ducti. Sed
et alvus copiofe fluens inflammatis oculis ut magnopere
contulit, fic nos ad iftius operationis imitationem impulit.
Eodem quoque modo repentinus et copiofus bilioforum
excrementorum vomitus ictero laborantibus opem attuliffe
vifus eft, fic hydropicis aquoforum, fic elephante morbo
nominato affectis atrorum humorum vacuatio profuit. At-
que inde perfpicuum eft, quod imitari medicos deceat.
At cur fpontaneae vacuationes referendae funt, quum et
praeceptorum effectus imitantes artem addifcimus? An fi
clyftere quovis alvum fubducente aegrum curaverit Thef-
falus, a propriis difcipulis ipfe imitandus eft, fi vero haec
fponte fubducta fit, non imitandus? An vero fi fuppref-

αὐτομάτως ὑπελθοῦσα τύχῃ, φευκτέον; ἢ τῆς ἐμμήνου κα-
θάρσεως ἐχομένης, ἐὰν αἵματος μέγεθος γένηται τῇ γυναικὶ,
κἄπειτα Θεσσαλὸς ἤτοι κινήσας τὴν κάθαρσιν ἢ φλέβα τε-
μὼν ἰάσηται τὸ πάθος, οὐκ ἂν ἁμάρτοιεν οἱ μαθηταὶ μι-
μούμενοι τὸν διδάσκαλον, ἐὰν δ' αὐτομάτως ῥαγέντων τῶν
καταμηνίων ἡ κάμνουσα ῥαστωνήσῃ, τοῦτο οὐκέτ' αὐτοὺς
μιμητέον; καὶ μὴν οὐδὲν διαφέρει πρὸς τὴν ἑκατέραν μί-
μησιν ἄν θ' ὑπὸ τῆς μαίας ἄν θ' ὑπὸ τοῦ Θεσσαλοῦ κι-
νηθέντων τῶν καταμηνίων ἄν τε καὶ χωρὶς τούτων αὐτο-
μάτως ἐκκριθέντων ἡ κάμνουσα ῥαστωνήσῃ. διὰ γάρ τοι
τὴν κένωσιν, οὐ διὰ τὸ ποιῆσαι αὐτὴν ἡ ὠφέλεια γίγνεται,
καὶ τοῦτο διδάσκων ὁ Ἱπποκράτης ἔγραψε τὸν ἀφορισμὸν
ἐκεῖνον· γυναικὶ αἷμα ἐμεούσῃ τῶν καταμηνίων ῥαγέντων
λύσις. ὅπως ἂν ῥαγῇ, φησὶ, τὰ καταμή- (338) νια λύσις
ἔσται τοῦ παθήματος, εἴτε φυσικῶς εἴτε καὶ ἡμῶν τοῦτο
ἐργασαμένων. οὐ γὰρ τὸ ποιῆσαν αἴτιον, ἀλλὰ τὸ γινόμε-
νον ὠφελεῖ τὴν νοσοῦσαν. ἓν μόνον ὑπαρχέτω τοῖς καται-
μηνίοις τὸ ἀθρόως ἐκκριθῆναι, ὅπως ὁ Ἱπποκράτης ὠνό-

fis mulieri menfibus fanguinis vomitus fuboriatur ac deinde
concitata purgatione aut fecta vena morbum fanaverit
Theffalus, non aberrent difcipuli praeceptorem imitati?
Si cutem fponte menftruis erumpentibus aegra levetur,
num hoc ipfis imitandum eft? Atqui ad utramque imi-
tationem nihil intereft five ab obftetrice, five a Theffalo
menftruis provocatis, etiam fine his fponte excretis aegra
liberetur. Nam propter vacuationem praefidium, non hoc
ob ipfam efficientem oboritur, atque hoc docens Hippo-
crates aphorifmum illum fcripfit: mulieri fanguinem vo-
menti, menftruis erumpentibus folutio contingit. Quomo-
documque eruperint menftrua, morbi folutionem fore pro-
nunciat, five natura, five nobis id efficientibus. Non
enim caufa efficiens, fed quod efficitur, aegrotanti auxi-
liatur. Unum duntaxat detur menftruis confertim excerni,
quod verbum erumpentibus Hippocrates notavit. Ipfi nam-

μασε, ῥαγέντων, ἔϑος ὂν αὐτῷ τὰς ἀϑρόας κενώσεις οὕτω
προσαγορεύειν, ὡς εἰ καὶ κατὰ τήνδε τὴν λέξιν εἰρῆσϑαι,
γυναικὶ αἷμα ἐμεούσῃ τῶν καταμηνίων ἀϑρόως ἐκκριϑέντων
λύσις. ἐπιλείποι δ᾽ ἄν με ἡ ἡμέρα διερχόμενον ὅσα μι-
μοῦνται τῶν αὐτομάτως γιγνομένων οἱ ἄνϑρωποι, οὐ μὴν
οὐδ᾽ ἀμφισβητεῖ τις ἕτερος, ἀλλ᾽ οἷς κοινὴν ἔννοιαν ἔχον-
ται, πλὴν τῶν μιαρῶν σοφιστῶν, ὅσοι περὶ μὲν τὰ τῆς τέ-
χνης ἔργα καὶ τῶν ἰδιωτῶν εἰσι χείρους, ἱκανοὶ δ᾽ ἀπαναι-
σχυντῆσαι καὶ μακρὰς φλυαρίας συνϑεῖναι κατὰ τῶν ἀρί-
στων ἰατρῶν, οἷος καὶ νῦν γέγονεν Ἰουλιανὸς οὗτος, ὃν οἱ
πάντες μὲν ἴσασι μηδεπώποτε τῶν τῆς τέχνης ἔργων με-
ταχειρισάμενον, ἀναισχύντως δ᾽ ὑβρίζοντα τοὺς παλαιοὺς
ἰατρούς.

────────

β'.

Ἅ γ᾽ οὖν ἐτόλμησε γράψαι πρὸς τὸν ἀρτίως εἰρημένον
ἀφορισμὸν οὐδ᾽ εἰπεῖν οἷόν τε πηλίκην ἤτοι γε ἀμαϑίαν ἢ
ἀναισχυντίαν ἢ τόλμην ἐνδείκνυται, μᾶλλον δ᾽ εἰ χρὴ

que mos eft copiofas vacuationes fic appellare, ac fi hifce
verbis loquutus fuerit: *mulieri fanguinem vomenti men-
ftruis confertim erumpentibus folutio.* Me dies deficiat,
fi quaecunque fponte facta imitantur homines recenfere
velim nec fane alius quispiam hac de re dubitat; imo hoc
omnes tanquam communem notionem recipiunt, improbis
fophiftis exceptis, qui in artis operibus etiam idiotis funt
deteriores. Poffunt autem impudenter attentare et proli-
xas in optimos medicos nugas adftruere, qualis nunc Ju-
lianus ifte factus eft, quem omnes norunt nunquam in
artis operibus verfatum effe, pudore tamen vacuum vete-
res medicos injuriis oblaedere.

────────

II.

Quae igitur adverfus paulo ante commemoratum apho-
rifmum aufus eft mandare literis ea quam ignorantiam
aut impudentiam aut audaciam divulgent, imo fi verita-

τἀληθὲς εἰπεῖν καὶ ταῦτα πάντα καὶ τούτων ἔτι πλείω. τάχα
μὲν οὖν ἄμεινον ἦν μηδ' ἀντιλογίας ἀξιοῦν αὐτὰ τῆς διὰ
γραμμάτων, μηδ' ἀπολλύναι τινὰ καὶ πρὸς τοῦτο χρόνον.
δεηθέντων δέ μου λιπαρῶς πάνυ πολλῶν φίλων, ὅσα προκο-
μισθέντος μοι τοῦ βιβλίου, καθ' ὃ τὸν προειρημένον ἀφο-
ρισμὸν ἐξελέγχειν Ἰουλιανὸς ἐπεχείρει, διῆλθον ἐν ὑπομνή-
μασιν αὐτὰ παρασχεῖν, ὑπέμεινα καὶ τοῦτον οὐ σμικρὸν
ἆθλον, ἀλλ' εἰ [379] χρὴ τἀληθὲς εἰπεῖν, πολὺ μείζω τῶν
κατὰ τοὺς αὐτοσχεδίους, οὓς ἡμερῶν ἓξ ἢ πλεόνων ἐποιη-
σάμην, ἐπιδεικνὺς τὸ πλῆθος τῶν λήρων τῶν Ἰουλιανοῦ
λόγων, ὧν ἐνέγραψε τῷ βιβλίῳ. κυριώτατον γὰρ ἄν τις
εἴποι τοῦτο δὴ τὸ σύνηθες λεγόμενον, ὡς οὐδέν ἐστιν ἀπεραν-
τολογώτερον τἀνθρώπου. Θερσίτης δέ τις μοῦνος ἀμετροε-
πὴς ἐλάλει, τούτῳ μᾶλλον ἂν ἢ Θερσίτῃ πρέπει, πάντας ὑπερ-
βάλλοιτα τοὺς πώποτε γεγονότας ἐν ἀμετροεπίαις. καὶ
τοίνυν οἱ παραγενόμενοι τοῖς λόγοις ἀναγινωσκόμενοι αὐ-

tem enunciare oporteat, et haec omnia et his etiamnum
plura verbis aperire non poſſumus. At praeſtitiſſet for-
taſſis illa neque oppoſita oratione digna ſcriptis cenſere,
neque etiam in his tempus conterere. Verum quum ami-
corum meorum plerique me adſiduo obnixe rogaſſent, ut
quae oblato mihi libro, quo praedictum aphoriſmum ar-
guere Julianus conatur, diſſeruerim, ea commentariis pro-
derem, atque hoc non exiguum munus pertuli, imo longe
majus, ſi verum fatendum ſit, extemporalibus commenta-
riis, quos per ſex aut plures dies compoſui, quibus nu-
garum in Juliani ſermonibus ſuo in libro ſcriptis eſſe
multitudinem demonſtravi. Quod enim vulgo dici con-
ſuetum eſt, id ſane quisque ipſi accommodatiſſimum pro-
nunciaverit, hoc homine loquacius eſſe nihil. At Ther-
ſites quidam ſolus locutulejus dicebatur, huic tamen ma-
gis quam Therſitae hoc dicterium congruit, qui quotquot
fuerint garruli, omnes garrulitate ſuperat. Quapropter
qui his ſermonibus aderant quum ipſi legebantur, haec

Ed. Chart. IX. [379.]   Ed. Baf. V. (338.)

τοὺς, δύο ταύτας ἔθεντο προσηγορίας τἀνθρώπῳ, τὴν ἀμε-
τροεπίαν καὶ τὴν ἀπραντολογίαν, ὥστ᾽ οὐκ ἐμοῦ σωφρονί-
ζοντος, ἀλλ᾽ Ὀδυσσέως τινὸς ἐδεῖτο τοῦ τῷ σκήπτρῳ καθε-
ζομένου. σωφρονίσαι γὰρ τὸν οὕτως ἔμπληκτον οὐδ᾽ αὐτὸς
ὁ τῶν Μουσῶν δύναται χορός. ἐπεὶ τοίνυν ἄκων ἠναγκά-
σθην γράφειν, ταῦτα δ᾽ εἰσί μοι προοιμίου τινός, ὅπως μὴ
καταγνωσθῇ ὑπὸ τῶν ἀναγνωσομένων αὐτά. μέλλων γὰρ
ἐλέγχειν ἄνθρωπον ἔμπληκτον, ἀμαθῆ, δοξόσοφον, ἐν ἀπαι-
δεύτοις μειρακίοις ἅπαντι τῷ βίῳ φλυαρήσαντα, παρ᾽ οἷς
ἐξ ὧν ἐβλασφήμει τοὺς παλαιοὺς ἐπίστευσέ τις εἶναι. δέο-
μαι οὖν συγχωρῆσαί μοι κολάσαι τὴν ἀπαιδευσίαν αὐτοῦ
λόγοις τραχυτέροις, ὧν οὐκ εἴθισμαι χρῆσθαι. δεινὸν γὰρ
εἰ τοῦτον ἐξέσται λοιδορεῖσθαι τῶν παλαιῶν τοῖς ἀρίστοις,
ἡμῖν δ᾽ οὐκ ἐξέσται δι᾽ ἀποδείξεων ἐναργῶν ἐξελέγχειν αὐ-
τοῦ τὴν ἀπαιδευσίαν. εἰς τοσοῦτον γὰρ ἥκει μεγέθους ὡς
οὐδ᾽ ὅθεν ἄρξηταί τις εὑρεῖν εὐπετές.

---

duo homini impofuerunt vocabula tum garrulitatem tum
loquacitatem. Quare non me fapientiam edocente, fed
Ulyffe quodam fceptro adfidente opus habet. Hominem
enim ita ftupidum fapientem reddere ipfe mufarum cho-
rus nequaquam poteft. Quum igitur confultus fcribere
coactus fim, haec mihi funt inftar praefationis, ne quae
jam a me enarrata funt, ab ipfa lecturis arguantur. Quum
enim hominem ftupidum, indoctum et fui opinione fa-
pientem nugas inter ineruditos adolefcentes tota vita balbu-
tientem, apud quos ob eas injurias quibus veteres inceffit,
fe aliquem effe credidit, reprehenfurus fum. Propterea
rogo mihi concedi, ut ipfius imperitiam afperioribus verbis
erudiam, quibus uti non confuevi. Iniquum fiquidem fo-
ret, fi huic concederetur, veterum praeftantiffimos convi-
ciis infectari, nobis autem prohiberetur ejus ignorantiam
manifeftis demonftrationibus convincere. In tantam enim
ea venit magnitudinem, ut unde quis exordiatur haud
facile fit invenire.

γ'.

Κατὰ μὲν τὴν ἀρχὴν τοῦ βιβλίου τὰ πλείω πρὸς Σα-
βῖνον ἀποτείνεται καταλιπὼν τὸν Ἱπποκράτην, καὶ τοῦτο
μὲν, ὡς ἔοικεν, ἐν ἁπάσῃ ποιεῖ τῇ πραγματείᾳ. καίτοι πρὸς
τοὺς Ἱπποκράτους ἀφορισμοὺς ἐπιγράφει αὐτὴν, οὐ πρὸς
τὰς Σαβίνου ἐξηγήσεις, εἶτα φλυαρεῖ πολλὰ, καθάπερ ἔθος
αὐτῷ, λῆρόν τινα ῥημάτων ἀσαφῶν συντιθεὶς, ὧν εἰ μὲν
ἐλέγχειν τις ἐπιχειροῖ, φθάσει πληρώσας βιβλίον μέγιστον,
πρὶν ἅψασθαι δόξῃ, συγχωρῶν οὐ λελέχθαι πάντα. γρά-
φοντα μὲν οὖν δυσδιάθετον καὶ τοῦτο, μᾶλλον δ' ἄπορον
ἐσχάτως. ἐν μέντοι τοῖς αὐτοσχεδίοις λόγοις, οὓς πολλάκις
ἐποιησάμεθα, παρόντων ἀνδρῶν πεπαιδευμένων ἐπιδέδεικταί
τις ἡμῖν εὐπορία, καθ' ὁμοιότητα τῶν εἰς τοὺς παλαιοὺς
ἐξηγήσεων εὑρεθεῖσα· καθάπερ γὰρ ἐκείνων τὸ προβληθὲν
βιβλίον ἐν ταῖς δημοσίοις ἐπιδείξεσιν ἐξηγούμεθα. * *
* * εἰ δὲ ὁ μεθοδικὸς φαίη λεληθότως φυσικευόμενος,
ὅτι μὴ ἀλαζὼν μηδὲ μεγαληγόρος, μηδ' εἰς μέσον φέρω
τὴν ἄνωθεν ῥίζαν τοῦ κεκρυμμένου δόγματος, δύο εἶναι τὰ

III.

In libri quidem exordio pluribus verbis Hippocratem
praetervectus in Sabinum invehitur, idque hoc in uni-
verfo opere agere videtur, etiamfi illud in Hippocratis
aphorifmos non in Sabini explanationes infcribat. Deinde
quemadmodum ipfi mos eft multa nugatur quibusdam ob-
fcurorum verborum nugis compofitis, quas fi quis arguere
conetur, maximum prius librum impleverit quam rem
attigiffe videatur et omnia expofita fuiffe concedat. Unde
nec facile fit fcribenti haec tractare, imo fumme perar-
duum. Attamen in extemporalibus fermonibus, quos apud
eruditos viros faepenumero fecimus, quaedam facilis fa-
cultas a nobis declarata eft per explanationem in veteres
fimilitudinem inventa. Nam ut propofitos illorum libros
in publicis difputationibus explicavimus. * * * *
*Quod fi methodicus naturae explorator neque jactabundus
neque magniloquus dicat fe non fuperiorem abditi decreti
radicem in medium proferre, duos nimirum effe corporis*

256 *ΓΑΛΗΝΟΥ ΠΡΟΣ ΙΟΥΛΙΑΝΟΝ ΒΙΒΛΙΟΝ.*

Ed. Chart. IX. [379. 380.]   Ed. Baf. V. (338.)

σώματος πάθη. τῷ γὰρ κατὰ φύσιν συνεστῶτι δύο ἂν ἐφε-
δρεύσειαν τροπαὶ καὶ μεταβολαὶ ἀλλήλαις ἐναντίαι, ἢ συνα-
γομένου πλείω ἢ χεομένου βίᾳ, διανοητὰ ἂν δοκοίη λέγειν,
οὐ μὲν διαφυσικευομένοις τοῖς φιλοσόφοις καὶ περὶ τῆς τῶν
ὅλων ὕλης διειλεγμένοις, ἀλλ' ἰατροῖς φυσικοῖς. αὕτη μέν
σοι μία ῥῆσίς ἐστι τῶν θαυμασιῶν Ἰουλιανοῦ λόγων, οἷς
[380] ἀποχωρῶν ὧν ὁ Ἀσκληπιάδης καὶ Θεμίσων καὶ Θεσ-
σαλὸς ἔθεντο στοιχεῖα, ἐπὶ τοὺς προειρημένους ἥκει φιλο-
σόφους ἀναιροῦντας ἐκ τοῦδε τοῦ κόσμου παντάπασι τὸ κε-
νόν. ἑτέρα δ' ἐφεξῆς αὐτῆς ἥδε· ἀλλ' ἐπιχωρήσειν καὶ μήτ'
ἐκείνης κατάσχοιμ' αὐτὸ λοιπὸν τῆς γλώττης, οἷς μὴ εἴποιμι.
τί γὰρ ἂν ἐμοὶ τόδε; ἢ ὅτι ταῖσδε ταῖς τροπαῖς, ὥσπερ
ἠκολούθησεν ἡ τῶν στοιχείων γένεσις, οὕτω καὶ θερμοῦ φύ-
σις καὶ ψυχροῦ καὶ ὑγροῦ καὶ ξηροῦ. ἐκείνων γὰρ πρώτων
τῶν γόνων ἔγγονα ποιήματα ἂν εἴη. ὅρα πῶς ἐν ὑψηλοτά-
τοις θρόνοις καὶ μετεωροτάτοις καθημένη ἡ μέθοδος ἐλάν-
θανεν, ἣν ὑπὸ ἐπιεικείας καὶ μετριότητος βουλόμενος λαν-

affectus. Nam *fecundum naturam conflituto duae fibi in-
vicem contrariae converfiones mutationesque infidiantur aut
quum plenius coactum adflrictumve aut vehementer fufum
fluidumve eft, quae fub intellectum cadunt proferre appa-
ruerit, non fane philofophis qui res naturales fcrutantur
ac de univerforum materia differunt, fed phyficis medicis.*
Haec quidem tibi una eft admirabilium Juliani textuum
feries, quibus ab iis quae Afclepiades et Themifon et
Theffalus elementa flatuere difcedens ad commemoratos fe
confert philofophos, qui prorfus e mundo vacuum aufe-
runt. Eam vero feriem fubfequitur hujusmodi altera: *verum
loqui concedetur, neque enim ab illa lingua refiduum con-
tinebo, quum dicam. Quid enim id mihi? An quod iftius-
modi converfiones quemadmodum elementorum generatio,
fic et calidi natura, frigidi, humidi et ficci fequuta eft.
Ab his enim primis feminibus haec opera exoriuntur. Vide
quomodo in altiffimis thronis ac valde fublimibus fedens
latuit methodus, quam ego volens prae modeflia et mode-*

Ed. Chart. IX. [380.]   Ed. Baf. V. (338.)

θάνειν ἐν οὐρανῷ ἔδειξα καὶ ἐξεκάλυψα μόνος καὶ πρῶτος
ἐπισκοτοῦν νέφος παραγαγὼν καὶ ἐλευθερώσας. ταῦτ᾽ οὖν ὁ
Ἰουλιανὸς λέγει καὶ τούτων ἑξῆς. ἄλλο τι μὴ νῦν ξυμφε-
ροίμην Ἐπικούρῳ οὐχ ἑλόμενος αὐτοῦ τὰ στοιχεῖα, οὐχ
ἑνώσαντι τὴν οἰσίαν. ἐν μὲν δὴ τῷ περὶ τῆς μεθόδου
ταῦτά τε καὶ ἄλλα πολλὰ γέγραπται, τὸ βιβλίον ὅλον Ἰου-
λιανοῦ ἐπιγράφοντος Φίλωνα. δι᾽ ἄλλου δ᾽ αὖθις, ἐν ᾧ
περὶ τῶν ψυχικῶν καὶ σωματικῶν παθῶν ὁ λόγος ἐστὶν αὐ-
τῷ, γράφει ταυτί· σύμμετρον μὲν δὴ κατάστασιν καὶ με-
μετρημένην συναγωγῆς τε καὶ χύσεως ὑποστησάμενοι ἐπὶ
τῶν ἀνθρωπείων συγκριμάτων, ὄνομα αὐτῇ ἐθέμεθα ὑγείαν.
ἤδε δὲ ἡ μεσότης ὑπὸ τῶν νόσων ἐπιβουλευθεῖσα ἐξ ἀνάγ-
κης πάσχει τὰ σώματα συναγόμενα καὶ σκληρυνόμενα καὶ
ξηρότερα γιγνόμενα ἢ χεόμενα καὶ μαλακυνόμενα καὶ ὑγραι-
νόμενα.

δ'.

Αὗται μὲν οὖν αἱ ῥήσεις τοῦ λαμπροτάτου σοφιστοῦ,
Ζήνωνι καὶ Ἀριστοτέλει καὶ Πλάτωνι τοὺς μεθοδικοὺς ἰα-

ratione in coelo delitefcere declaravi, folusque ac primus
difcuffa ac foluta obtenebrante nebula detexi. Haec Ju-
lianus profert et fubfequentia. Aliud nunc cum Epicuro
non fenferim rejectis illius elementis qui unam non co-
pulet fubftantiam. Haec itaque et alia multa in libro de
methodo ab Juliano fcripta funt, totum librum Philonem
infcribente. Rurfus vero in alio in quo illi de animae
et corporis affectibus eft oratio haec fcribit: *jam commo-
deratum commenfuratumque tum concretionis tum fufionis
ftatum in humanis compagibus conftituentes nomen ipfi
fanitatem impofuimus. At ubi medium illud a morbis
obfeffum eft, neceffario patiuntur corpora quae coguntur,
indurantur, ficciora redduntur aut funduntur, molliuntur
aut humectantur.*

IV.

Hae funt igitur clariffimi fophiftae, methodicos me-
dicos, Zenonem, Ariftotelem et Platonem fequi praedicau-

Ed. Chart. IX. [380.]   Ed. Baf. V. (338. 339.)

τρούς ἔπεσθαι φάσκοντος. ἡμεῖς δ᾽ αὖθις ἀναμνήσομεν
αὐτῶν ὡς ἕκαστος τούτων τῶν φιλοσόφων ἅμα πολλοῖς τοῖς
μετ᾽ αὐτὸν εὐκρασίαν μὲν ἡγεῖται τὴν ὑγείαν εἶναι θερμοῦ
καὶ ψυχροῦ καὶ ὑγροῦ καὶ ξηροῦ. νοσήματα δὲ γίγνεσθαι
τὰ γοῦν κατὰ δίαιταν ὑπερβάλλοντος ἑκάστου τῶν εἰρημέ-
νων ἢ ἐλλεί- (339) ποντος, εἶναι δὲ καὶ χυμοὺς ἐν τῷ σώ-
ματι, τοὺς μὲν ὑγροὺς καὶ ξηροὺς κατὰ δύναμιν, ἐνίους δὲ
θερμοὺς ἢ ψυχροὺς ἀναλογίζοντας νοσήμασιν. οὕτω Πλά-
των ἅμα τοῖς ὑπ᾽ αὐτοῦ πᾶσιν, οὕτως Ἀριστοτέλης ἅμα
τοῖς ἐκ τοῦ περιπάτου, οὕτω Ζήνων καὶ Χρύσιππος ἅμα
τοῖς ἄλλοις στωϊκοῖς ἐγίνωσκον. Ἰουλιανὸς δ᾽ οὐδ᾽ ἀνέγνω
τι βιβλίον ὧν εἶπον ἀνδρῶν, οὐθ᾽ ὅλως ἀκολούθου καὶ μα-
χομένου σύνεσιν ἔχει, πάντως γὰρ ἂν ᾔσθετο τῇ μὲν ἀναι-
ρούσῃ τὸ κενὸν αἱρέσει ταῦθ᾽ ἑπόμενα, τοῦθ᾽ ὑπάρχειν εἰ-
πούσῃ συμμετρίαν μέν τινα πόρων εἶναι τὴν ὑγείαν. ἐν
στεγνώσει δὲ καὶ ῥύσει τῶν δι᾽ αὐτὸ φερομένων συνίστα-
σθαι τὰ κατὰ δίαιτην νοσήματα. πότερον οὖν Ἀριστοτέ-
λους καὶ Χρυσίππου καὶ τῶν ἄλλων ἁπάντων περιπατητι-

tis fententiae. Nos vero contra eos reddemus memores
lios fingulos philofophos hisque multos pofteriores fenfiffe
fanitatem effe calidi, frigidi, humidi et ficci temperiem;
morbos vero quum ex victu unumquodque commemorato-
rum exfpueret aut deficiat ortum habere. Humores au-
tem corporis, quorum alii quidem facultate humidi aut
ficci, nonnulli vero calidi vel frigidi morbis analogia re-
fpondent. Sic Plato cum omnibus fuis fectatoribus cen-
fuit, fic Ariftoteles cum peripateticis, fic Zeno et Chry-
fippus una cum ceteris ftoicis. At Julianus neque ullum
unquam horum quos recenfuit virorum legit, neque rei
confequentis et pugnantis habet intelligentiam; ea nam-
que omnino noviffet quae fectam vacuum tollentem con-
fequuntur; quae vero id exiftere affirmat, fanitatem quan-
dam meatuum fymmetriam effe ftatuit. In adftrictione
vero et fluxu eorum quae per id feruntur morbos ex
victu confiftere. Utrum igitur tum Ariftotelis et Chry-
fippi tum ceterorum omnium tam peripateticorum quam

Ed. Chart. IX. [380. 381.]   Ed. Baf. V. (339.)

κῶν τε καὶ στωϊκῶν ἑξῆς παραγράψω τὰς ῥήσεις, ἐν αἷς
φλέγμα καὶ χολὴν αἰτιῶνται καὶ τὰ πρῶτα νοσήματα τέτ-
ταρα ὑπάρ- [381] χειν φασὶν, ὥσπερ καὶ τὰ στοιχεῖα τὸ
θερμὸν καὶ τὸ ψυχρὸν καὶ τὸ ὑγρὸν καὶ τὸ ξηρόν. ἢ τοῦτο
μὲν ὡς ἂν οὐχ ἓν ἢ δύο βιβλία πληρῶσαι δυνάμενον, ἀλλὰ
καὶ τρία καὶ τέτταρα καὶ πλείω παραλιπεῖν ἄμεινον, ἀρκε-
σθῆναι δὲ μόνον τοῖς ὑπὸ Πλάτωνος εἰρημένοις. εἰς οὓς
ἄμεινον τοῦτο πρᾶξαι καὶ μὴ συναδολεσχεῖν τὰ πάντα λη-
ρώδει σοφιστῇ. τοσοῦτον μόνον εἰπὼν ὑπὲρ τῶν ἐκ τοῦ
περιπάτου τε καὶ τῆς στοᾶς τῶν φιλοσόφων ἀπαλλάξομεν.
οὐδὲν ἂν εὑροῖς οὔτ᾽ Ἀριστοτέλους οὔτε Θεοφράστου βι-
βλίον, ἐν ᾧ περὶ νοσημάτων ἀναγκασ᾽ ντες εἰπεῖν τι θερ-
μοῦ καὶ ψυχροῦ καὶ ὑγροῦ καὶ ξηροῦ μνημονεῦσαι διῆλθον
τὸν λόγον, ἀλλὰ καὶ τούτων ἀεὶ μέμνηνται καὶ σὺν αὐτοῖς
πολλάκις ἑκατέρας τῆς χολῆς, μελαίνης τε καὶ ξανθῆς, οὐκ
ὀλιγάκις δὲ καὶ φλέγματος, οἵ γε τὰς διαφορὰς αὐτῶν διέρ-
χονται, τὸ μὲν ὀξὺ, τὸ δ᾽ ἁλμυρὸν ἢ ἀλυκὸν, ἄλλο δὲ
γλυκὺ προσαγορεύοντες. οὐ μὴν οὐδὲ Χρύσιππος ἑτέρως,

ftoicorum deinceps fubfcribam fententias, quibus pituitam
et bilem caufas effe conftituunt et primos morbos qua-
tuor exiftere pronunciant, quemadmodum et elementa
calidum, frigidum, humidum et ficcum? An hoc prae-
termittere fatius fuerit, quod non unus aut duo dumta-
xat, fed et tres et quatuor etiam plures libri compleri
poffint, hisque folum effe contentos quae a Platone refe-
runtur, quibus praeftat hoc agere, non cum garrulo fo-
phifta ufque quaque nugari. Hoc tantummodo de peripa-
teticis et ftoicis praefatus ab his difcedam. At neque
Ariftotelis, neque Theophrafti ullum librum inveneris, in
quo fi de morbis differere coacti fint, calidi, frigidi, hu-
midi et ficci non memores facti orationem a᾽folverint.
Imo et horum femper meminerunt et cum ipfis faepius
utriusque bilis tum atrae tum flavae nec raro pituitae,
cujus differentias explicant, quum hanc acidam, illam
falfam vel falfuginofam, aliam denique dulcem appelli-
tant. Neque fane aliter Chryfippus, imo ita femper et

ἀλλ᾿ οὕτως ἀεὶ καὶ περὶ νοσημάτων καὶ περὶ τῶν χυμῶν
διαλέγεται. εἴ τις ἐθέλοι μόνον τῶν εἰρημένων τριῶν ἀν-
δρῶν ἐκλέγειν τὰς ῥήσεις, οὐκ ὀλίγα πληρώσει βιβλία, σχο-
λάζων δ᾿ οὕτως τις ὥσπερ Ἰουλιανὸς ἐπὶ τῆς Ἀλεξανδρείας
ἐσχόλαζεν. ἐὰν δὲ καὶ τῶν ἄλλων τῶν στωϊκῶν ἢ περιπα-
τητικῶν ἑκάστου ἐκλέγειν τὰς ῥήσεις, ὅλην βιβλιοθήκην
πληρώσει· ἀλλ᾿ ὥσπερ ἔφην, ἐάσας τούτους, ἀρκεσθήσομαι
μόνον τοῦ Πλάτωνος ῥήσεσιν, ἑπομένου κατὰ πάντα τοῖς
τοῦ Ἱπποκράτους δόγμασιν. οὐ μὴν οὐδὲ παρὰ τούτων
τῶν ἄλλων ἐκλέξας βιβλίων ὄντων πολλῶν, ἀλλ᾿ ἐξ ἑνὸς ἀρ-
κεσθησόμενος μόνου τοῦ Τιμαίου περιγράψομαι ταῦτα. τὸ
δὲ τῶν νόσων ὃ ξυνίσταται, δῆλόν που καὶ παντί. τεττά-
ρων γὰρ ὄντων γενῶν ἐξ ὧν συμπέπηγε τὸ σῶμα, γῆς καὶ
ὕδατός τε καὶ πυρὸς καὶ ἀέρος, τούτων ἡ παρὰ τὴν φύσιν
πλεονεξία καὶ ἔνδεια καὶ τῆς χώρας μετάστασις ἐξ οἰκείας
ἐπ᾿ ἀλλοτρίαν γινομένη. πυρός τε αὖ καὶ τῶν ἑτέρων, ἐπειδὴ
πλέονα γένη ἑνὸς ὄντα τυγχάνει, τὸ μὴ προσῆκον ἕκαστον
ἑαυτῷ προσλαμβάνει καὶ πάνθ᾿ ὅσα τοιαῦτα, εἰ στάσεις

de morbis et de humoribus differit. Si quis velit folum-
modo trium enunciatorum virorum fententias feligere, non
paucos libros impleturus eft, praefertim fi ita det operam,
quemadmodum Alexandriae Julianus otiabatur. Quod fi
etiam aliorum tam ftoicorum quam peripateticorum cu-
jusque fententias feligere velit, univerfam quoque biblio-
thecam implebit. At his miffis, quemadmodum dixi, fo-
lius Platonis textibus contentus ero, qui in omnibus
Hippocratis decreta fectatur; non tamen ex aliis qui
multi funt libris, fed ex uno folo Timaeo fatis facturus
haec collecta defcribam: *porro unde morbi confiftant pa-
tet omnibus. Quum enim quatuor fint genera, ex quibus
corpus conformatur, terra, ignis, aqua, aër. Horum
praeter naturam exfuperantia et penuria et ex propria in
alienam fedem transmutatio; ac rurfus ignis ac ceterorum,
quum in uno plura fint genera, unumquodque, ubi quod
fibi confentaneum non eft fufcipit, hujusmodi omnia fedi-*

καὶ νόσους παρέχει. παρὰ φύσιν γὰρ ἑκάστου γιγνομένου
καὶ μεθισταμένου, θερμαίνειεν ὅσα ἄν περ πρότερον ψύχη-
ται. ξηρὰ δ' ὄντα εἰς ὕστερον γίνεται νοτερὰ καὶ κοῦφα
δὴ καὶ βαρέα καὶ πάσας πάντη μεταβολὰς δέχεται. ἐν
ταύτῃ μὲν οὖν τῇ ῥήσει σαφῶς ὁ Πλάτων ἀκολουθεῖ τῷ
Ἱπποκράτει κατὰ πρῶτα στοιχεῖα καὶ τὰς ποιότητας αὐτῶν.
ἐν δὲ τοῖς μετὰ ταῦτα καὶ τοὺς χυμοὺς πως αἰτιώμενος τῶν
νοσημάτων ὡδί πως φησί· τὸ δὲ λευκὸν φλέγμα διὰ τὸ τῶν
πομφολύγων πνεῦμα χαλεπὸν ἀποληφθὲν, ἔξω δὲ τοῦ σώμα-
τος ἀναπνοὰς ἴσχον ἠπιώτερον μὲν, καταποικίλλει δὲ τὸ
σῶμα, λεύκας, ἀλφοὺς τε καὶ τὰ τούτων συγγενῆ νοσήματα
ἀποτίκτον. μετὰ δὲ χολῆς μελαίνης κερασθὲν ἐπὶ τὰς πε-
ριόδους τὰς ἐν τῇ κεφαλῇ θειοτάτας οὔσας ἐπισκεδαννύ-
μενον καὶ ξυνταράττον αὐτὰς, καθ' ὕπνου μὲν ἰὸν πρᾳό-
τερον, ἐγρηγορόσι δὲ ἐπιτιθέμενον δυσαπαλλακτότερον· νό-
σημα δ' ἱερᾶς ὂν φύσεως ἐνδικώτατα ἱερὸν λέγεται. καὶ
ταύτῃ γε τῇ ῥήσει πάλιν ἐπιφέρον ἑτέραν φησί· φλέγμα δ'
ὀξὺ καὶ ἁλμυρὸν, πηγὴ πάντων νοσημάτων ὅσα γίνεται κα-

tiones morbosque conſtituunt. Quum enim unumquodque
praeter naturam redditur ac mutatur, caleſcunt quaecun-
que prius frigebant, quae ſicca ſunt in poſterum hume-
ſcunt; levia quoque et gravia omnes omnino mutationes
ſuſcipiunt. Hac itaque in oratione Plato quantum ad
prima elementa eorumque qualitates ſpectat Hippocratem
dilucide ſectatur. At in ſequentibus humores etiam mor-
borum cauſas ſtatuens hoc modo eloquitur: alba autem
pituita ob bullarum ſpiritum intus detenta difficilis; extra
vero corporis ſpiracula coercens mitior quidem eſt; varie
tamen corpus inficit, albas atrasque vitiligines atque his
congeneres morbos procreat, ſed cum atra bile mixta, ſi
in diviniſſimos qui in capite ſunt meatus illabatur ipsos
diſſolvit perturbatque. Quod ſi per ſomnum contingat,
mitior eſt; ſi vigilantes invadat, ſolutu difficilis; qui mor-
bus quum ſacrae naturae ſit, ſacer meritiſſimo dicitur.
Atque huic ſententiae his verbis alteram aſſert: acida
vero et ſalſa pituita omnium qui a defluxionibus oriuntur

Ed. Chart. IX. [381. 382.] Ed. Baf. V. (339.)

ταῤῥοικὰ, διὰ δὲ τοὺς τόπους εἰς οὓς ῥεῖ παντοδαποὺς ὄν
τας, παντοῖα ὀνόματα εἴληφεν. οὕτω μὲν οὖν ὁ Πλάτων
περὶ τοῦ φλέγ- [382] ματος ἀπεφήνατο καὶ σὺν αὐτῷ μέ
λαίνης χολῆς. ἐφεξῆς δ᾽ ἄκου ἃ λέγει περὶ τῆς ξανθῆς·
ὅσα δὲ φλεγμαίνειν λέγεται τοῦ σώματος ἀπὸ τοῦ κάεσθαί
τε καὶ φλέγεσθαι, διὰ χολὴν γέγονε πάντα. λαμβάνουσα
μὲν οὖν ἀναπνοὴν ἔξω παντοῖα ἀναπέμπει φυσήματα ζέουσα,
καθειργνυμένη δὲ ἐντὸς πυρίκαυστα νοσήματα πολλὰ ἐμποιεῖ.
μέγιστον δ᾽ ὅταν αἵματι καθαρῷ συγκερασθεῖσα τὸ τῶν
ἰνῶν γένος ἐκ τῆς ἑαυτῶν διαφορῇ τάξεως, αἳ διεσπάρησαν
εἰς αἷμα, ἵνα συμμέτρως λεπτότητος ἴσχοι καὶ πάχους καὶ
μήτε διὰ θερμότητα, ὡς ὑγρὸν ἐκ μανοῦ τοῦ σώματος
ἐκρέοι, μήτ᾽ αὖ πυκνότερον δυσκίνητον ὂν μόγις ἀντιστρέ
φοιτο ἐν ταῖς φλεψί. καιρὸν δὴ τούτων ἵνες τῇ τῆς φύ
σεως γενέσει φυλάττουσιν, ἃς ὅταν τις καὶ τεθνεῶτος αἵ
ματος ἐν ψύχει τε ὄντος πρὸς ἀλλήλας ξυναγάγοι, διαχεῖ
ται πᾶν τὸ λοιπὸν αἷμα. ἐαθεῖσαι δὲ παχὺ μετὰ τοῦ
περιεστῶτος αὐτὸ ψύχους ξυμπηγνύασι. ταύτην δὴ τὴν

morborum fons eſt, quae ob locos in quos fluit valde
multiplices diverſa nomina ſortitur. Sic igitur Plato de
pituita cum atra bile pronunciaverat. Quae vero de flava
deinceps proferat, auſculta: quaecunque partes corporis
quod ardeant uranturque, propterea inflammationibus ob
ſideri dicuntur, quae omnes a bile procreantur. Quare ſi
bilis exteriora ſubeat ſpiracula, varia fervens exſpirat
phyſemata, intus vero occluſa multos urentes morbos gignit, maximum vero quum puro ſanguini commixta fibrarum genus e proprio dimovet ordine, quae in ſanguinem
diſperſae ſunt, ut is tenuitatis et craſſitiei commoderationem teneat nec propter calorem, ut qui humidus eſt, ex
raro corpore defluat; neque rurſum denſior redditus motionis fit difficilis vixque per venas fluat et refluat. Hos
igitur tempeſtivos uſus naturae generationi praeſtant tutrices ſibrae, quas quum quis et mortuo et perfrigerato
ſanguine invicem collegerit tum ſanguis univerſus diffluit;
miſſae vero ambiente ipſum frigore cito concreſcunt. Quum

δύναμιν ἐχουσῶν ἰνῶν ἐν αἵματι, χολῇ φύσει παλαιὸν αἶμα
γεγονυῖα καὶ πάλιν ἐκ τῶν σαρκῶν εἰς τοῦτο τετηκυῖα, θερ-
μῇ καὶ ὑγρᾷ, κατ᾽ ὀλίγον τὸ πρῶτον ἐμπίπτουσα, πήγνυ-
ται διὰ τὴν τῶν ἰνῶν δύναμιν. πηγνυμένη δὲ καὶ βίᾳ κα-
τασβεννυμένη χειμῶνα καὶ τρόμον ἐντὸς παρέχει. πλεῖον
δ᾽ ἐπιῤῥέουσα, τῇ παρ᾽ αὐτῆς θερμότητι κρατήσασα, τὰς
ἴνας εἰς ἀταξίαν ζέσασα διέσωσε. καὶ ἐὰν μὲν ἱκανὴ διὰ
τέλους κρατῆσαι γένηται, πρὸς τὸ τοῦ μυελοῦ διαπεράσασα
γένος, καίουσα ἔλυσε τὰ τῆς ψυχῆς αὐτόθεν οἷον νεὼς πεί-
σματα, μεθῆκε δὲ ἐλευθέραν. ὅταν δὲ ἐλάττων ᾖ, τό τε
σῶμα ἀντίσχῃ τηκόμενον, αὐτὴ κρατηθεῖσα ἢ κατὰ πᾶν τὸ
σῶμα ἐξέπεσεν ἢ διὰ τῶν φλεβῶν εἰς τὴν κάτω ξυνωσθεῖσα
ἢ τὴν ἄνω κοιλίαν, οἷον φυγὰς ἐκ πόλεως στασιασάσης ἐκ
τοῦ σώματος ἐκπίπτουσα, διαῤῥοίας καὶ δυσεντερίας καὶ τὰ
τοιαῦτα νοσήματα πάντα παρέχετο. ταυτὶ μὲν οὖν ἐν μό-
νῳ τῷ Τιμαίῳ Πλάτων εἶπεν ἑπόμενος Ἱπποκράτει· τὰ δὲ
τῶν ἄλλων αὐτοῦ βιβλίων εἴ τις ἐκλέγοι, πάντα δόξει μιμεῖ-
σθαι μακρολογίας ἕνεκα τὸν Ἰουλιανόν. ἔτι δὲ δὴ μᾶλλον

ergo fibrae hanc in ſanguinem facultatem ſortiantur, bilis
quae natura vetus eſt ſanguis, ac rurſum ex carnibus in
hunc eliquata, calida et humida paulatim primum inci-
dens fibrarum facultate concreſcit, concreta vero ac vi
exſtincta frigus tremoremque concitat. Quod ſi uberior
affluat, ſuoque calore fibras ſuperet, confuſionem ferve-
ſcens fovet. Si etiam adusque finem victoriae par ſit, in
medullae genus penetrat, ac exurens animae vincula tan-
quam navis rudentes ſolvit ipſamque liberam promovet.
Quum autem inferior eſt corpusque liqueſcens reluctatur,
ipſa devicta aut per univerſum corpus elabitur aut per
venas in inferiorem vel ſuperiorem ventrem compulſa ut
exſul ex ſeditioſa civitate, ſic e corpore ejicitur, ac tum
diarrhoeas, dyſenterias et hujusmodi morbos excitat. Haec
ſane Plato in ſolo Timaeo Hippocratem ſectatus protulit.
At ſi quis in reliquis ejus libris quae reperiuntur omnia
colligere velit, is videbitur prolixae orationis gratia Ju-
lianum imitari. Quin etiamnum magis ſi quaecunque a

εἰ τὰ παρὰ Θεοφράστου καὶ Ἀριστοτέλους καὶ Χρυσίππου
καὶ πᾶσι τοῖς περιπατητικοῖς τε καὶ στωϊκοῖς εἰρημένα,
περὶ θερμοῦ καὶ ὑγροῦ καὶ ψυχροῦ καὶ ξηροῦ καὶ χολῆς
καὶ φλέγματος, ὑγείας τε καὶ νόσου παραγράφῃ σύμπαντα.
καὶ γὰρ νῦν ἡγοῦμαι ἤδη τινὰς μέμφεσθαι τοῦ μήκους ἡμῖν
τῶν λόγων εἰς ἔλεγχον ἀναισθήτου σοφιστοῦ συγκειμένων.
ὃς γὰρ οὐκ ὤκνησεν, ὦ Ζεῦ καὶ θεοὶ, Πλάτωνα μὲν καὶ
Ἀριστοτέλην καὶ Ζήνωνα καὶ τοὺς ἀπ' αὐτῶν φιλοσόφους
ἐπαινεῖν, ἐξελέγχειν δὲ τὰ περὶ τῶν τοῦ σώματος στοι-
χείων ὑφ' Ἱπποκράτους εἰρημένα, τί ἂν ἐπὶ τῶν πάντων ὁ
τοιοῦτος εἰπεῖν αἰδεσθῇ; ἢ ταῦτα μὲν ἀφείσθω.

ε'.

[383] Σκέψαι δ' ἑξῆς ἃ γράφει μὴ συγχωρῶν, ὡς
ἔοικε, μηδὲ τοὔνομά τινι σκέψασθαι τῆς φύσεως. ἔστι δ'
ἀρχὴ τῆς ῥήσεως ἥδε· οὐδ' ἂν πείσειαν ἡμᾶς τε ἢ αὐ-
τοὺς ἐπ' ἀληθείᾳ ὅτι ἴσασι τί ἡ φύσις ἐστὶν, ἣν ἄνω τε

Theophraſto, Ariſtotele, Chryſippo et omnibus peripateti-
cis et ſtoicis de calido, frigido, humido et ſicco, etiam
de bile et pituita, ſanitate et morbo prodita ſunt, de-
ſcriberet univerſa. Etenim jam nunc arbitror quosdam
me longitudinis ſermonum in ſtupidi ſophiſtae redargutio-
nem compoſitorum arguere. Quem enim non piguit, o
Jupiter diique, Platonem, Ariſtotelem, Zenonem et poſte-
ros ipſorum philoſophos laudibus extollere, quae vero ab
Hippocrate de corporis elementis pronunciata ſunt repre-
hendere, quid tandem in omnibus verecunde dicturus
eſt? Sed haec miſſa ſint.

V.

At quae deinceps ſcribit ea perpendenda ſunt, qui
ne hoc naturae nomen conſiderandum eſſe concedat. Hoc
autem exſtat ſui contextus initium: nunquam enim hi no-
bis aut etiam ſibi ipſis re vera perſuaſerint quod norint.

ΓΑΛΗΝΟΤ ΠΡΟΣ ΙΟΤΛΙΑΝΟΝ ΒΙΒΛΙΟΝ. 265

Ed. Chart. IX. [383.] Ed. Baf. V. (339. 340.)
καὶ κάτω θρυλοῦσι τραγῳ- (340) δοῦντες πανταχοῦ ἤτοι
θερμὸν ἁπλοῦν ἢ κρᾶμα κἀκ μίξεως ἢ ψυχροῦ οὐσίαν καὶ
πνεύματος. κἄπειτα ἑξῆς τούτῳ ἐπιφέρει μὴ πολλὰ συγχω-
ρῶν ἐγγνῶναι φύσεως οὐσίαν, ὥσπερ Ἱπποκράτους γεγραφό-
τος ὄνομα φύσεως ἐν τῷ προκειμένῳ νῦν ἡμῖν ἀφορισμῷ,
ἀλλ' οὐκ ἐν τοῖς αὐτομάτοις γιγνόμενον εἰρηκότος. πόθεν
ἐπεισῆλθε τὸ τῆς φύσεως ὄνομα; πόθεν δ' ἄλλοθεν ἢ ἐκ
τῆς συνήθους Ἰουλιανοῦ φλυαρίας ἀφορμὴν παρέξει λόγου
μακροῦ, ὃν ἐάν τις ἀναπτύξῃ, προδήλως φωράσει τον λῆ-
ρον αὐτοῦ. ἐπεὶ τοίνυν ἅπαντες ἰατροὶ τῶν κενώσεων τὰς
μὲν ὑπὸ φύσεως, τὰς δ' ὑπὸ τύχης γίγνεσθαί φασιν, ἐνδει-
κνύμενοι τὴν αἰτίαν αὐτῶν ἐνίοτε μὲν ἐξ αὐτοῦ τοῦ τῶν
καμνόντων ὁρμᾶσθαι σώματος, ἔστι δ' ὅτ' ἔξωθεν ἀφορμὴν
ταύτην εἶχε περὶ τοῦ ληρῆσαί τι περὶ τοῦ τῆς φύσεως ὀνό-
ματος. ἔστι δ' ὃ βούλεται λέγειν ἐν κεφαλαίῳ περιλαβόντι
τοιόνδε. φυσικὰς κενώσεις οὐδὲ φθέγγεσθαι προσῆκεν,
ἀγνοοῦντας ὅ τι ποτ' ἐστὶν ἡ φύσις. ἀλλ', ὦ γενναιότατε

Quid ipfa natura fit, quam et furfum et deorfum jactam
ubique tragice decantantes aut calidum fimplex aut ex
mixtione temperamentum aut frigidi fpiritusque fubftan-
tiam effe. Deinde his deinceps multa infert, cognofci
naturae fubftantiam minime concedens, ac fi Hippocrates
huic propofito aphorifmo naturae nomen non adfcripferit,
neque de fpontaneis potius vacuationibus verba fecerit.
Unde illi nomen naturae in mentem venit? Nam aliunde
quidem ex confueta Juliani garrulitate, ut longae oratio-
nis occafionem praeftaret? Quam fi quis explicaverit,
ipfius nugas perfpicue deprehendet. Quum igitur medici
omnes vacuationum alias quidem a naturae, alias vero a
cafu fieri praeferunt, qui demonftrant ipfarum caufas non-
nunquam ex ipfo aegrotantium corpore concitari, nonnun-
quam vero extrinfecus, hanc nugandi de naturae voca-
bulo occafionem nactus eft. Quod ipfe vult proferre com-
prehendenti in fumma hujusmodi licet percipere. Quod fit
natura qui ignorant, eos naturales vacuationes enunciare

Ed. Chart. IX. [383.]　　　　　　Ed. Baf. V. (340.)

σοφιστῶν οὐδ᾽ ὅτι ψυχὴν ἔχομεν ἢ αἴσθησιν ἢ νοῦν ἢ λο-
γισμὸν ἢ μνήμην ὁ τοιοῦτος λόγος ἐπιτρέψει γιγνώσκειν,
ὡς ἑκάστου γε καὶ τούτων δύσγνωστος ἡ οὐσία. καὶ τί θαυ-
μαστόν; ὅπου γὰρ καὶ τὸν ἥλιον αὐτὸν, ὃν ἐναργέστατα
βλέπομεν, οὐκ ἴσμεν ἀκριβῶς ὁποῖός ἐστι τὴν οὐσίαν, ἢ
πού τε περὶ φύσεως ἢ ψυχῆς ἢ μνήμης ἢ τινος ἑτέρου
τῶν τοιούτων ἑτοίμως ἀποφανούμεθα. ἀλλ᾽ ὥσπερ καὶ ταῦτα
αὐτῶν ὀρθῶς εἰρήκαμεν καὶ οὕτως ὅταν τὴν ἔννοιαν αὐτῶν
ἑκάστου καὶ τὴν τῆς ὑπάρξεως διάγνωσιν ἔχωμεν ἐναργῆ,
προσθεῖναι χρὴ τῷ λόγῳ. ἅπαν μὲν γὰρ φυτὸν ὑπὸ φύ-
σεως διοικεῖται, πᾶν δὲ ζῶον ὑπὸ φύσεώς τε ἅμα καὶ ψυ-
χῆς. εἴ γε δὴ τὴν μὲν τοῦ τρέφεσθαί τε καὶ αὐξάνεσθαι
καὶ τῶν τοιούτων ἔργων αἰτίαν ὀνομάζομεν ἅπαντες ἄνθρω-
ποι φύσιν, τὴν δὲ τῆς αἰσθήσεώς τε καὶ τῆς ἕξεως αὐτῆς
κινήσεως ψυχὴν, ὥστ᾽ οὐδεὶς ἡμῶν οὔτε καταψεύδεται
τῶν ἔργων τῆς φύσεως οὔτ᾽ ἐπειδὴ ταῦτα γιγνώσκει καὶ
τὴν οὐσίαν αὐτῆς εὐθὺς οἷός τε, καθάπερ οὐδὲ τὴν τοῦ

non decet. Verum o fophiftarum generofiffime haec tua
ratio nos nolfe, fi animam habeamus aut fenfum aut men-
tem aut rationem aut memoriam prohibuerit, quod horum
cujusque fubftantia cognitu fit difficilis. Ecquid mirum,
quandoquidem et ipfius folis, quem evidentiffime ıntue-
mur, notionem qua fit fubftantia explorate nefcimus? An
de natura, de anima, de memoria aut quibusdam iftius-
modi ceteris facile fententiam ftatuimus? Verum quem-
admodum de iftis haec recte diximus, fic etiam quum ho-
rum fingulorum notionem et dilucidam eorum exiftentiae
dignotionem confequimur, haec orationi addenda funt.
Omnis quidem planta a natura regitur, omne vero ani-
mal a natura fimul et anima. Enimvero fi tum nutritio-
nis tum incrementi ac aliorum operum caufam omnes
homines naturam appellamus, quemadmodum fenfus ejus-
que habitus et motus animam. Quare nemo noftrum de
naturae operibus mentitur, neque etiam quum quis haec
norit, etiam derepente ejus fubftantiam noffe facile pote-

Ed. Chart. IX. [383. 384.]   Ed. Baf. V. (340.)

ἡλίου, [384] ἀλλ' ἀνατέλλοντα μὲν αὐτὸν ὁρῶμεν ἐναργῶς,
ὥσπερ γε καὶ δυόμενον ἅπαντά τε τὸν μεταξὺ τόπον ἀμεί-
βοντα τάξει καὶ χρόνῳ ἀφωρισμένῳ, τὴν δ' οὐσίαν ὁποῖός
τίς ἐστιν ἐπὶ χολῇ ζητοῦμεν. εἰ μὲν οὖν ἀδύνατον ἦν γνῶ-
ναι τὰς φυσικὰς ἐκκρίσεις ὁπότε γίνονται, χωρὶς τοῦ προ-
γνῶναι τὴν οὐσίαν αὐτῆς ἐργαζομένης αὐτὰς φύσεως, εἰκό-
τως ἂν δείξας ἐκεῖνος ἄγνωστον, εὐθὺς αὐτῇ συνανῄρηκε
τὴν τούτων γνῶσιν. ἐπεὶ δ' ἐγχωρεῖ κἂν ἐκείνην τις ἀγνοῇ,
ταύτας γοῦν γιγνώσκειν, ἐκ περιττοῦ φλυαρεῖ ταῦτα πάνθ'
ὁ θαυμασιώιατος Ἰουλιανός. ἡμεῖς γὰρ, ὅταν χωρὶς φαρ-
μάκου καθαίροντος ἔμετος ἢ συχνὴ κάτω γένηται κένωσις,
εἴτε δι' ἐντέρων εἴτε κατὰ τὰς μήτρας, ἅπαντα τὰ τοιαῦτα
φύσει τε γεγονέναι φαμὲν ἢ ὑπὸ φύσεως ἢ φυσικῶς. οὐδὲν
γὰρ διαφέρει, μιμούμεθά τε φανερῶς ὠφελήσαντες τοὺς κά-
μνοντας. Ἰουλιανὸς δ' ἔοικεν οὐδ' ὃ πάντες ἄνθρωποι λέ-
γουσί τε καθ' ἑκάστην ἡμέραν καὶ γιγνώσκουσιν, οὐδὲ τοῦτ'
ἐπίστασθαι, κατὰ φύσιν μὲν ἔχειν τοὺς ὑγιαίνοντας, παρὰ

rit, ut neque folis.   Sed quemadmodum orientem quidem
ipfum, fic et occidentem manifefto intuemur et univer-
fum intermedium locum ordine ac tempore praefinito per-
currentem; fubftantiam vero quae et qualis ipfa fit, ma-
jori otio perquirimus.   Itaque fi naturales excretiones quo
tempore fiunt minime citra praeviam naturae ipfas effi-
cientis cognitionem noffe poffimus, merito ille quum de-
monftravit hanc ignotam effe, quam primum iftarum
etiam notitiam cum ipfa fimul abftulit.   Quum autem
concedat, etiam fi quis illam ignoret, has tamen cogno-
fcere, cumulatiffime haec omnia praeclariffimus Julianus
nugatur.   Nos autem quum abfque medicamento purgante
vomitus aut copiofa deorfum oboriatur vacuatio, five per
inteftina, five per uterum, hujusmodi omnia per naturam
vel a natura vel naturaliter facta effe pronunciamus.   Ni-
hil fiquidem refert, fi has imitati vacuationes aegrotanti-
bus opem plane tulerimus.   At Julianus neque videtur id
fcire quod omnes homines quotidie profitentur et agno-
fcunt eos fecundum naturam fe habere qui fanitate fruun-

Ed. Chart. IX. [384.]   Ed. Baf. V. (340.)

φύσιν δὲ τοὺς νοσοῦντας. εἰ γὰρ οὐκ ἔξεστιν οὐδὲν τῶν
τοιούτων ὀνομάτων χρῆσθαι, μὴ πρότερον ἐπισταμένους τῆς
φύσεως τὴν οὐσίαν, οὔτε τοὺς ὑγιαίνοντας ὅτι κατὰ φύσιν
ἔχουσιν ἐροῦμεν οὔτε τοὺς νοσοῦντας ὅτι παρὰ φύσιν.
ἀλλὰ γὰρ εἰ βούλει καὶ τοῦτ᾽ αὐτῷ δῶμεν ἐκ περιουσίας
καὶ συγχωρήσομεν, εἰ μὴ πρότερον εἰδείημεν ὡς ἐκ θερμοῦ
καὶ ψυχροῦ καὶ ὑγροῦ καὶ ξηροῦ τὰ σώμαθ᾽ ἡμῶν συνί-
στηκεν, ἀμήχανον εἶναι μιμήσασθαι τὰ καλὰ ὑπὸ φύσεως
ἢ τύχης γιγνόμενα. τί οὖν κωλύει γιγνώσκειν ἡμᾶς ἀκρι-
βῶς τοῦτο μέχρις ἂν ἡμεῖς τε λέγειν ἔχωμεν ἀπόδειξιν δό-
γματος, οἵ τ᾽ ἄριστοι τῶν φιλοσύφων, οὓς καὶ σὺ θαυμά-
ζεις αὐτός, ὁμολογῶσιν Ἱπποκράτει τε καὶ ἀλλήλοις, εἰ μή
τις τὴν διαφωνίαν ἱκανὸν οἴεται μάρτυρα εἶναι τῆς ἀγνοίας
τοῦ δόγματος, ἐξαίφνης ἀπορητικός τις ἀντὶ στωϊκοῦ γεγο-
νώς. εἰ γὰρ δὴ τούτῳ πέπεισαι τῷ λόγῳ, φάσκοντι μηδὲν
τῶν διαπεφωνημένων πᾶσι τοῖς φιλοσύφοις εἰς γνῶσιν ἀν-
θρωπίνην ἀφικέσθαι δύνασθαι, τί δή ποτε οὐ πολὺ πρῶτον

tur, praeter naturam vero eos qui aegrotant. Si namque
minime liceat quidquam nos talium nominum ufurpare,
priusquam naturae fubftantiam noverimus, neque etiam
ex ipfis fanos bene valere, quod fecundum naturam fe
habeant, neque aegros morbo laborare, quod praeter na-
turam fint. Sed enim et hoc ipfi, fi velit, cumulatiffime
demus et concedamus, nifi prius noverimus ex calido,
frigido, humido et ficco noftra corpora conftare, perar-
duum effe nos quae bona a natura vel fortuna procedunt
imitari. Quid igitur prohibet nos id accurate cognofcere,
quum et verbis tenus decreti demonftrationem fortiamur
et praeftantiffimi philofophi, quos tu ipfe quoque admira-
ris et inter fe et cum Hippocrate confentiant? Nifi quis
diffenfionem cenfeat idoneum effe teftem ignorationis de-
creti ftatim pro ftoico quidam aporeticus dubiusve fue-
rit. Nam fi fane huic rationi credideris affirmanti nihil
eorum de quibus omnes inter fe philofophi digladiantur
in humanam cognitionem venire poffe, cur non longe

Ed. Chart. IX. [384.]   **Ed. Baf. V. (340.)**

ἁπάντων ἀπισιεῖς ταῖς καλαῖς σου κοινότησιν, ἅς ἡ κατὰ τὸν
οὐρανὸν οἰκοῦσα μέθοδος ἐγέννησεν; ἀλλ' οὐδεὶς τῶν ἄλλων
ἰατρῶν εἶδεν αὐτὰς ἀμυδρῶς, ἐναργῶς δὲ, ὡς νομίζει ὁ
Θεσσαλὸς, καὶ τό γε μεῖζον τούτου, ὅτι καίτοι θεασαμένου
καὶ δείξαντος αὐτὰς τοῦ Θεσσαλοῦ τῷ λαμπροτάτῳ χορῷ
τῶν ἀμφ' αὐτὸν ἰατρῶν, ὅμως οὐδεὶς οὐδενὶ συνεφώνησαν,
ἀλλ' ἄχρι δεῦρο πολεμοῦσι μείζονα πόλεμον, ὃν Θεσσαλὸς
ἐπολέμησε τοῖς συμφοιτηταῖς. εἴπερ οὖν διαφωνία σημεῖόν
ἐστι τῆς τῶν πραγμάτων ἀγνοίας, ἁπασῶν πρῶτον ἀπιστητέον
ταῖς τοῦ Θεσσαλοῦ κοινότησι, ὅσον καὶ πλείστη γε περὶ αὐ-
τῶν ἐστιν ἡ διαφωνία. τὸ μέντοι γε τὴν τοῦ σώματος ἡμῶν
φύσιν ἤτοι γε ἐξ ἀέρος καὶ πυρὸς καὶ ὕδατος καὶ γῆς ἢ
ἐξ ὑγροῦ καὶ ξηροῦ καὶ θερμοῦ καὶ ψυχροῦ συμμέτρως ἀλ-
λήλοις κεκραμένων γεγονέναι διαπεφώνηται μὲν, ἀλλ' οὐκ
εἰς τοσοῦτον, ὅσον αἱ Θεσσαλοῦ κοινότητες, εἴ γε καὶ Πλά-
των καὶ Ζήνων, Ἀριστοτέλης τε καὶ Θεόφραστος, Εὔδη-
μός τε καὶ Κλεάνθης καὶ Χρύσιππος ἅμα πολλοῖς φιλοσό-

etiam magis primum omnium tuis pulchris communitati-
bus quas in coelo habitans methodus genuit fidem non
adhibes? At eas aliorum medicorum nullus obfcure, fed
perfpicue novit, ut arbitratur Theffalus, fed et id majus
eft, quod etiamfi illas Theffalus et viderit et clariffimo
eorum qui illum fectati funt medicorum choro oftenderit;
nullus tamen eorum alteri congruit, imo vehementiori ad
hunc ufque diem bello inter fe dimicant, quam eo quo
Theffalus cum fuis difcipulis concertaverat. Si itaque diffen-
tio rerum ignorationis fignum fit, primum omnium nulla
Theffali communitatibus fides erit adhibenda, quo plus
de ipfis ineft controverfiae. Eninvero corporis noftri na-
tura an ex aëre, igne, aqua et terra aut ex humido,
ficco, calido et frigido inter fe commoderate temperatis
conftituta; illud in controverfiam adductum eft, fed non
in tantam quantam Theffali communitates fubierunt, quan-
doquidem Plato, Zeno, Arifloteles, Theophraftus, Eude-
mus, Cleanthes et Chryfippus ac plerique philofophi, quo-

φοις, [385] ὧν οἱ μὲν στωϊκοὺς, οἱ δὲ περιπατητικοὺς, οἱ
δὲ Πλατωνικοὺς ἑαυτοὺς ὠνόμασαν, ὁμολογοῦσιν ἀμφ' αὐ-
τάς· αἱ δ' ὑπὸ Θεσσαλοῦ κοινότητες εἰρημέναι, τοσούτου
δέουσιν ἀρέσκειν τοῖς ἄλλοις ἰατροῖς, ὥστ' οὐδ' αὐταὶ τού-
τοις ὁμολογοῦνται τοῖς ἀμεθόδοις μὲν ὄντως, ὀνόματι δὲ
σεμνῷ τῷ τῆς μεθόδου, καθάπερ τινὶ προβλήματι κεχρημέ-
νοις. οὔτε γὰρ Ἱπποκράτης οὔτε Διοκλῆς οὔτε Πλεισιό-
νικος οὔτε Πραξαγόρας οὔτε Μνησίθεος οὔτε Φιλότιμος
οὔτε Ἐρασίστρατος οὔτε Ἡρόφιλος οὔτε ἄλλος τις ἰατρὸς
οὔτε λογικὸς οἴτ' ἐμπειρικὸς ἠρέσθη ταῖς Θεσσαλοῦ κοι-
νότησι. καὶ μὴν εἰ χρὴ παραβαλεῖν ἀλλήλαις τὰς διαφω-
νίας, οὐ μικρῷ τινι προὔχουσαν εὑρήσεις τὴν περὶ τοῦ
Θεσσαλοῦ κοινότητα. τριῶν γὰρ οὐσῶν ἐν ἰατρικῇ κατὰ
γένος αἱρέσεων, ὡς αὐτοὶ λέγουσιν, ὅταν οἵ τ' ἀπὸ τῆς ἐμ-
πειρίας ὄντες οἵ τε δογματίζοντες ἀναιρῶσι τὰς Θεσσαλοῦ
κοινότητας, οὐ μικράν τινα χρὴ νομίζειν τὴν τοιαύτην δια-
φωνίαν, ἀνυπέρβλητον τὸ μέγεθος αὐτῆς γίγνεται, μήτ' αὐτοῦ

rum alii fefe quidem ftoicos, alii vero peripateticos, alii
denique Platonicos nominaverunt, de ipfis fimul confen-
tiunt. Quas vero appellavit communitates Theffalus, tan-
tum abeft ut hae a ceteris medicis probentur, ut ne qui-
dem ipfae ab his re vera amethodis concedantur, fed
gravi methodi nomine tanquam propugnaculo utuntur.
Neque enim Hippocrates, neque Diocles, neque Pliftoni-
cus, neque Praxagoras, neque Mnefitheus, neque Philoti-
mus, neque Erafiftratus, neque Herophilus, neque alius
quisquam medicus neque rationalis neque empiricus Thef-
fali communitatibus annuerunt. Et fane fi controver-
fiae inter fe comparandae fint, eam quae de Theffali com-
munitatibus eft inveneris non re parva alias fuperare.
Quum enim tres genere fint in arte medendi fectae, ut
ipfi loquuntur, quumque tum empirici tum dogmatici has
Theffali communitates deftruant, exiftimandum eft hanc
non exiguam effe hujusmodi controverfiam, fed in immen-
fum ejus magnitudinem increfcere; quum neque Themifon

Ed. Chart. IX. [385.]   **Ed. Baf. V. (340. 341.)**

τοῦ γεννήσαντος τὰς κοινότητας Θεμίσωνος μήτε τῶν ἀπ'
αὐτοῦ μηδενός, ἀλλὰ μήτε τῶν ἀμεθόδων Θεσσαλείων μη-
δενὸς φυλάξαντος αὐτάς. οὐδεὶς γοῦν ἐστιν ὃς οὐκ ἤτοι
προσέθηκεν αὐταῖς ἄλλο ἢ ἀφεῖλεν ἢ μετεκόσμησέ πως. καί-
τοι γε οὐδ' εἰ πάντες οὗτοι συνεφώνουν ἀλλήλοις, οὐδ'
οὕτω σμικρά τις ἦν ἡ διαφωνία πρὸς τοὺς ἄλλους αὐτοῖς.
ὁπότε δ' ἐπ' ἐκείνοις ἅπασιν οὐδ' αὐτοὶ συμφέρονται, μό-
νος οὖν ἀπολείπεται ὁ Θεσσαλὸς ἔχων οὐδένα, πρὶν ἄχρι λό-
γου τοῦτον τὸν Ἰουλιανόν. ἔργῳ μὲν γὰρ ἐδείχθη καὶ οὗ-
τος ἐναντιώτατα λέγων αὐτῷ καὶ ὅστις περὶ τούτου πει-
σθῆναι βούλεται, τοῖς περὶ τῆς μεθοδικῆς αἱρέσεως ὑπομνή-
μασιν ἡμῶν ἐντυχέτω. ἀλλὰ καίτοι μόνος ὁ Θεσσαλὸς εἰ
φαίη τοῖς ὑπὲρ ἀληθείας ἀγωνιζομένοις ἀπόδειξιν εἶναι τὸ
κριτήριον καὶ συμφωνίαν τῶν τοῖς ἄλλοις δοκούντων, οὐδεὶς
αὐτοῦ καταγνώσεται, εἶτα Θεσσαλοῦ μὲν οὐ προκαταγινώ-
σκομεν, ἅπασι τοῖς ἄλλοις διαφωνοῦντος Ἱπποκράτους, ᾧ
πρὸς τοῖς ἀρίστοις ἰατροῖς οἱ κράτιστοι τῶν (341) φιλο-
σόφων μαρτυροῦσιν, ἀπιστήσομεν δ' ἐκ μόνης διαφωνίας;

ipfe communitatum parens, neque quisquam e fuis fectato-
ribus, imo neque iftorum amethodorum Theffaliorum
ullus eas tuetur. Nullus enim eft qui non illis quiddam
aut addiderit aut detraxerit aut aliquo modo immutaverit.
Atqui etiamfi omnes ipfi inter fe convenirent, neque ta-
men ita parva effet cum reliquis difcordia. Quum au-
tem in illis omnibus ipfi non confentiunt, folus relinqui-
tur Theffalus, neminem habens praeter hunc verbo tenus
Julianum. Re namque demonftratum eft, eum quoque
maxime fibi contraria protuliffe. Qui vero de his fidem
accipere velit, noftros de methodica fecta commentarios
adeat. Enimvero fi folus Theffalus pro rei veritate con-
certantibus dicat, demonftrationem effe judicium, rerum-
que aliis apparentium confenfum nemo ipfum damnaverit.
Deinde vero nonne inprimis quidem Theffalum a ceteris
omnibus diffidentem, etiam ab ipfo Hippocrate damnabi-
mus? Qui praeter optimos medicos philofophorum quo-
que praeftantiffimi atteftantur, fidem diffidii unius gratia

τίς ἂν τοῦτον ἀνασχέσθαι δύναται; τίς περιμεῖναι τῷ λόγῳ
τοιούτῳ; τίς οὐκ ἂν ἀλγήσειεν ἀπολλὺς τὸν χρόνον εἰς ἀν-
τιλογίαν ἀνθρώπου, μήθ᾿ ὧν αὐτὸς εἶπε μεμνημένου μήθ᾿
ὧν γράφει συνιέντος; ἀλλὰ αὐτὸ δὴ τοῦτο τὸ κατὰ τὴν πα-
ροιμίαν ὅ τι περ ἂν ἐπὶ γλῶτταν ἔλθοι φλυαροῦντος.

στ΄.

Ἀλλὰ γὰρ ἐάσαντες ἤδη καὶ ταῦτα τῶν ἑξῆς εἰρημέ-
νων ἀκούσωμεν αὐτῷ καὶ πρώτης γε τῆς ῥήσεως, ἐν ᾗ φησι
τὸν προκείμενον ἀφορισμὸν ῥίζαν τε καὶ πηγὴν ἔχειν τὸ ὅτι
πλῆθος ὑγρῶν τῶν [386] νοσημάτων ἐστὶ συνεκτικὸν αἴ-
τιον. ἄμεινον ἴσως κἀνταῦθα παραγράψαι τὴν ῥῆσιν ὅλην
αὐτοῖς ὀνόμασι. γέγραπται δ᾿ οὕτως ὑπ᾿ αὐτοῦ αὐτίκα ὧδέ
πως εἰρημένον. καιρὸς γὰρ ἤδη ἐπὶ τὴν ἐξ εὐθείας παρελ-
θεῖν ἀντίῤῥησιν. ἐν τῇσι ταραχῇσι τῆς κοιλίης, ὡς τὸ
παραλειπόμενον τοῦ ἀφορισμοῦ ἅπαν ῥίζαν τε καὶ πηγὴν

non adhibebimus? Quisnam hoc ferre poffit? quis hafce
nugas toleret? quis non potius doleat tempus in hominis
controverfiam deperditum? Qui neque eorum quae ipfe
dixit memor fit neque ea quae fcripferit intelligat? imo
quod eft in proverbio quidquid in buccam venerit effutiat.

VI.

Sed enim his jam miffis quae deinceps ab ipfo nar-
rantur aufcultemus: primam nimirum fententiam in qua
praefentem aphorifmum eam continere morborum tum
radicem tum frontem pronunciat, fcilicet humorum pleni-
tudinem continentem effe morborum caufam. Praeftiterit
fortaffis hic quoque textum ipfis vocabulis univerfum ad-
fcribere. Sic autem ftatim ab eo fcriptum eft quod hoc
modo enunciatur. Jam enim tempus eft e directo ad con-
tradictionem accedere: in alvi perturbationibus, quod ejus
aphorifmi reliquum deeft univerfum, eam continet radi-

Ed. Chart. IX. [386.]   **Ed. Baf. V. (341.)**

ἔχειν τὸ ὅτι πλῆθος ὑγρῶν νοσοποιεῖ τὰ σώματα, κατὰ
ἔννοιαν συνεκτικοῦ αἰτίου, ὅθεν ἀποδεδειγμένον τὸ οὐκ ἐν
ὑγροῖς εἶναι αἴτια τῶν παθῶν, ψευδὴς γὰρ ἡ δόξα συνα-
ποδέδεικται καὶ ἡ τοῦ ἀφορισμοῦ μοχθηρία, ὅτι ἀδήλῳ
σπέρματι ἔπονται ψεύδη. αὕτη μὲν ἡ ῥῆσις αὐτοῦ· κάλλι-
σιον δ' ἦν, εἴπερ ἀνεχώρει γενέσθαι θέατρόν τι πληρώ-
σαντας, μὴ τοιοῦτον οἷον ὁ Θεσσαλὸς ὑποθέμενος ἐστεφά-
νωσεν ἑαυτὸν ἐν τοῖς ληρώδεσι βιβλίοις, ἀλλ' ὄντος μεσιοῦ
ἀνδρῶν πεπαιδευμένων, ἐρέσθαι τὸν Ἰουλιανὸν, ὁποίας ὁρ-
μώμενος ἀποδεικτικῆς μεθόδου τὸν εἰρημένον ἐπ' αὐτοῦ
ἀληθῆ λόγον νομίζει. γενήσεται γὰρ, εἴ τις ἑρμηνεύσει αὐ-
τὸν, ἐν ᾧ προσήκει τοιόσδε· τοῖς ἡγουμένοις ἐπὶ ταῖς κε-
νώσεσιν ὠφελεῖσθαι τοὺς κάμνοντας ἀναγκαῖόν ἐστι συνε-
κτικὸν αἴτιον ὑποθέσθαι τῶν νόσων πλῆθος. εἰ δ' ἀλη-
θής ἐστιν ὁ λόγος οὗτος, ἡδέως ἂν ὡς ἐπαίδευσα θεάτρου
πεπαιδευμένων ἀνδρῶν, ἵνα κἂν ἐκ τοῦ πλήθους αὐτῶν αἴ-
σθηταί ποτε τῆς ἐμπληξίας ὁ ληρώδης Ἰουλιανός. ἐκ μὲν
γὰρ αὐτῶν τῶν λεγομένων ἀδύνατον αἰσθέσθαι τοιούτῳ γε

cem, eumque fontem quod humorum plenitudo continentis
caufae ratione morbis afficiat corpora. Unde id demon-
ftratum eft, humoribus non infidere morborum caufas;
haec namque opinio falfa eft; una quoque aphorifmi pra-
vitas demonftrata eft, quod obfcuram propofitionem falfo
fequantur. Haec funt illius verba. Operae pretium fane
foret, fi daretur a quibusdam conftrui aliquod theatrum
non tale quale Theffalus inftituens fuis in libris nugato-
riis fe ipfum coronavit, fed eruditis viris plenum ac in
eo Julianum interrogari qua demonftrativa methodo permo-
tus arbitretur prolatam a fe rationem veram effe. Nam fi
quis eam prout decet interpretetur, talis futura eft. Qui exi-
ftimant morbis laborantes vacuationibus juvari, eos conti-
nentem morborum caufam plenitudinem fupponere neceffe
eft; at fi haec vera fit oratio, lubenter in medio erudito-
rum virorum theatro illum interrogarem, ut ex eorum ple-
nitudine fuam ftupiditatem nugatorius Julianus agnofceret.
Ex iis enim quae dicuntur, quum talis fit, fapere non poteft.

Ed. Chart. IX. [386.]   Ed. Baf. V. (341.)

ὄντι. τοιοῦτος γάρ ἐστιν, οἷον ἑαυτὸν ἐνδείκνυσι διὰ τῶν
γραμμάτοιν, ἀλλ' ὡς ἐν τῷ θεάτρῳ καλῶς ἐγχειρήσει ταῦτα
καὶ νῦν ἐρῶ. ἡ τῶν Θεσσαλείων ὄνων ἀγέλη φλεβοτομοῦσι
παμπόλλους τῶν πυρεττόντων. εἰ μὲν βλάπτεσθαι νομίζου-
σιν ἐκ τῆς κενώσεως αὐτοὺς, οὐκ ὀρθῶς φλεβοτομοῦσιν· εἰ
δ' ὠφελεῖσθαι, συνεκτικὸν αἴτιον ὑποτεθέντες πλῆθος, ὅπερ
οὐ βούλονται. τάχ' οὖν ἄν τις ἐξ αὐτῶν εἴποι· καὶ τίς
ἀνάγκη συνεκτικὸν αἴτιον εἶναι τὸ πλῆθος ὠφελούσης τῆς
κενώσεως; πρὸς ὃν ἀποκρίνεσθαί μοι ῥᾷον, ὡς ἀνάγκη μὲν
οὐδεμία. λέγει δ' οὖν ταῦτα τῶν ἐκ τῆς ἀγέλης τῆς ὑμε-
τέρας οὑτωσὶ καὶ δείξω τὸν Ἰουλιανὸν, ἐκεῖνόν τε φήσω δί-
καιον εἶναι λόγον ὑπέχειν ὧν ἐλήρησεν. οὕτω μὲν ἐν τῷ
θεάτρῳ προσηνέχθη τις αὐτῷ. νυνὶ δὲ, οὐ γὰρ ἔχομεν
θέατρον, εἰς τὰς αὐτὰς λαβὰς ὀλίγοι ἥκουσι, πάντες ἄν τ'
ἀληθεῖς ὑπάρχωσιν ἄν τε καὶ προφανῶς ψευδεῖς. Ἰουλια-
νός τε γὰρ ἀεὶ γράφει τὸ ἐπιλθὸν αὐτῷ, μηδεπώποτε φρον-
τίσας ἀληθείας. ἔγωγε παρ' ὅλον ἐμαυτοῦ τὸν βίον οὐδὲν

Talis enim eſt, qualem ſe libris propriis prodit. At vero
in theatro, prout haec probe tractaverit, etiam nunc
explicaturus ſum; permultis febricitantibus Theſſaliorum
aſinorum grex venam ſecat. Quod ſi ex vacuatione
quidem ipſos laedi arbitrentur, non recte venam ſecant;
ſi vero juvari continentem cauſam, plenitudinem eſſe ſup-
ponunt, quod tamen nolunt. Fortaſſis eorum aliquis di-
xerit et quae neceſſitas cogit, conferente vacuatione, con-
tinentem cauſam eſſe plenitudinem? Cui reſpondere mihi
eſt facile, nullam quidem eſſe neceſſitatem, de grege ta-
men veſtro is eſt qui iſta proferat, ac demonſtraturus ſum
atque illum affirmaturus aequum eſſe ut quae nugatus eſt
Julianus, eorum quaeſtionem tutetur. Sic in theatro
quisquam cum eo egerit. Nunc vero, non enim theatrum
habemus, ad ipſas excuſationes pauci veniunt, omnes ſive
ſint veraces, ſive etiam aperte mendaces. Etenim Julia-
nus, quod ipſi in mentem venit, ſcriptis mandat, veri-
tatem non meditatus. Ego vero quum per meam totam

οὕτω σπουδάσας ὡς γνῶναι πρῶτον μὲν ἀποδεικτικὴν ἐπι-
στήμην, ἀσκηθῆναι δ᾽ αὐτῆς αὐτὴν μετὰ πάσης σπουδῆς,
ἔοικα κάμνειν μάτην. ὅσοι μὲν γὰρ ἀποδείξει παρακολου
θοῦσι, τάχα μὲν καὶ γινώσκουσιν ὅτι μηδίπω τῶν Ἰουλια-
νοῦ ἐφιστάμενοι λήρων. ὅσοι δ᾽ ἐκ τῆς ἀγέλης εἰσὶν αὐτοῦ
τὴν ἀρχὴν οὐδὲν μανθάνουσι τῶν λεγομένων. διὰ ταῦτα
τοίνυν αὐτὰ καὶ πρόσθεν ἔλεγον, οὐ μικρόν μοι τοῖον ἄθλον
οἱ φίλοι προέταξαν, ὧν ἕνεκεν ἐπιστημονικωτέρων ἅψομαι
λόγων. ἐχρῆν μὲν δήπου μὴ φθέγγεσθαι μόνον ὀνόματα
τῆς διαφορᾶς τῶν αἰτίων προσήκοντα τὸν Ἰουλιανὸν, ἀλλὰ
καὶ φυλάττειν αὐτῶν τὰ σημαινόμενα. νυνὶ δὲ, καὶ γὰρ
τοῦτο ἕν ἐστι τῆς ἐμπληξίας ἁπάντων τῶν μεθοδικῶν κοι-
νὸν, ἄχρι μὲν τῆς προσηγορίας ἥκει τῶν συνεκτικῶν [387]
αἰτίων, οὐ παρακολουθεῖ δ᾽ ὅπη διαφέρει τῶν προηγουμέ-
νων ἢ πάντως ἂν ἐγίνωσκον ὅτι ἡ τῶν νοσημάτων αὔξησις
τῶν προηγουμένων ἔργων ἐστίν. ἃ γὰρ ὅλως ἤρξατο τῆς
γενέσεως τοῦ νοσήματος, ἀνάγκη ταῦτα αὐξάνειν αὐτὰ μέ-

vitam nulli rei unquam magis ſluduerim, quam ut demon-
ſtrandi ſcientiam primum addiſcerem, deinde vero ipſam
omni ſtudio exercerem, ſruſtra me laborare video. Nam qui
demonſtrationes aſſequuntur, mox etiam agnoſcunt, ſe Ju-
liani nugis nequaquam incumbere. Qui tamen ex illius
grege ſunt, eorum quae dicuntur initium minime perci-
piunt. Propterea quae prius dicebam non leve mihi cer-
tamen amici praeſinierunt, quorum gratia magis ſcientiſi-
cas quaeſtiones tractaturus ſum. Enimvero oportebat Ju-
lianum non modo congruentia cauſarum differentiae vo-
cabula proferre, ſed etiam eorum ſigniſicata obſervare.
Nunc autem, etenim hoc unum eſt temeritatis omnium
methodicorum commune, ad continentium cauſarum ap-
pellationem uſque pervenit, non tamen conſequitur, quo-
modo ab antecedentibus cauſis differant aut ii omnino
agnoſcerent morborum incrementum ab antecedentibus cau-
ſis prodire. Nam quae omnino morbis ortum dederunt et
quoad ſimile quiddam egerint easdem adaugere neceſſe eſt.

χρι περ ἐνεργῆ τι παρόμοιον. εἰ οὕτως ἔτυχε δριμὺ φάρ-
μακον, ὡς ἑλκοῦν δίνασθαι, μιᾷ μὲν ὥρᾳ κατὰ τοῦ δέρμα-
τος ἐπιτεθὲν, αὐτὴν μόνην ἑλκώσει τὴν καλουμένην ἐπιδερ-
μίδα. πλέονι δὲ χρόνῳ πλησιάζον ἔργον ἀξιόλογον ἐργάσεται
πρώτου μὲν τοῦ δέρματος, εἶτα καὶ τῶν ὑποκειμένων σαρ-
κῶν. καὶ τά γε καλούμενα σηπτὰ μέχρι μὲν τῶν ὑποκει-
μένων ὀστῶν ἐνίοτε προέρχεται, διακαίοντα τὴν ἐπικειμένην
αὐτοῖς ἅπασαν σάρκα. τοιαύτην οὖν φύσιν ἐχόντων τῶν
προηγουμένων αἰτιῶν, οὐχ οἷόν τε τὸ γεγονὸς ἤδη πάθος
ἰάσασθαι μενόντων. ὅπου γὰρ ἐδείχθη μεῖζον γινόμενον,
οὐκ ἂν δήπου τελέως ὑγιασθείη, πρὶν τὸ ποιοῦν ἀρθῆναι.
τὰ τοίνυν προηγούμενα τῶν αἰτιῶν οἷόν περ καὶ τὸ πλῆ-
θος, ὑποκείσθω γὰρ πρῶτον ἐν τῷδε τῷ λόγῳ προηγούμενον,
εἰ μή τις ἐκκόψει πρότερον, ἀδύνατον αὐτῷ τὸ ἤδη γεγονὸς
πάθος ἰάσασθαι καὶ διὰ τοῦτο Ἀσκληπιάδης πλῆθος ἡγεῖ-
ται προκατάρχειν νόσων, ὑπό τε τῆς κενώσεως αὐτῆς φησιν
ὠφελεῖσθαι τοὺς κάμνοντας, οὐκ εἰς τὸ λύειν ὧν ἐποίει ἤδη

Si medicamentum exempli gratia adeo acre, ut exulce-
rare queat, cuti per horam impofitum ipfam folam cuti-
culam epidermidem vocatam ulcerabit; fi vero diutius
admotum immoretur, opus infigne peraget, cute primum,
deinde fubjectis ipfi carnibus corruptis, quin et quae
feptica nominantur ad offa ufque fubjecta interdum pro-
grediuntur, fuperpofitam ipfis carnem univerfam exurentia.
Itaque quum antecedentes caufae hujusmodi naturam for-
tiantur, fieri omnino non poteft, ut his remanentibus
procreatus jam morbus fanetur. Ubi namque monftratum
eft majorem morbum effici, nifi prius caufa efficiens fub-
lata fit, nequaquam fane fanitas integre revocatur. Sunt
igitur caufae antecedentes, cujusmodi quoque plenitudo
eft. Supponamus enim primum hac in ratione anteceden-
tem caufam, nifi quis prius exciderit, factum jam mor-
bum fanari non poffe. Quamobrem Afclepiades plenitu-
dinem autumat morbos praecedere et ab illius vacuatione
morbo laborantes juvari profitetur. Non quod illa, quos

Ed. Chart. IX. [387.]   Ed. Baf. V. (341.)

παθῶν, ἀλλ᾽ εἰς τὸ μηκέτι αὔξεσθαι αὐτά, ἀπαιτεῖ τοῖς
ἰατροῖς ἐπιτελεῖσθαι τὴν ἴασιν. ἀλλὰ γὰρ ὑποκείσθω τὸ
πλῆθος γίγνεσθαί ποτε νόσων αἴτιον συνεκτικὸν, ἀναγκαῖον
αὐτοῦ τῇ κενώσει παύσασθαι τὸ νόσημα. καὶ μὴν οὐδέ-
ποτέ ἐστιν, ὡς φησιν Ἀσκληπιάδης, συνεκτικόν. ἀποχωρή-
σαντας γὰρ ἐνταῦθα, ληρώδους Ἰουλιανοῦ βέλτιον Ἀσκλη-
πιάδῃ διαλεχθῆναι, κἂν εἰ μηδὲν ἄλλο νομίμως ὑπάρχοντι
σοφιστῇ. λόγους γὰρ εἴωθεν ὁ ἀνὴρ οὗτος πιθανωτάτους
ἐρωτᾷν, οὐκ ἀκόμψως πεπανουργημένους, ὅπερ ἦν ἔργον οἶ-
μαι σοφιστοῦ. τοιοῦτος δὲ δή τίς ἐστι καὶ ὃν ἐφεξῆς ἔγρα-
ψεν Ἰουλιανός, οὐ μὰ τὸν Δία τῆς δυνάμεως αἰσθανόμενος
ἑαυτοῦ. πάντα γὰρ ἂν ἐγεγράφει τοὺς τοιούτους, ἀλλ᾽ ἀπο-
μνημονεύσας εἰρημένων ὑπὸ Ἀσκληπιάδου. ὡς εἴ γε τῶν
ἰδίων Ἰουλιανοῦ λόγων ἦν, ὁμοίως ἀνεφαίνετο τοῖς ἔμπρο-
σθεν ληρώδης. ὁ τοίνυν Ἀσκληπιάδης φησὶν ὡς, εἴπερ ἦν
συνεκτικὸν αἴτιον τὸ πλῆθος τῶν παθῶν ἐπὶ δαψιλέσι κε-
νότησιν ἐνίοτε κατὰ τὴν ἀρχὴν τῆς νόσου γινομέναις, εὐ-

jam fecerat morbos folvat, fed quod eos augeri nequa-
quam finat, ob idque a medicis, ut curationem abfolvant
exigit. Sed enim fupponatur plenitudinem interdum effe
continentem morborum caufam, neceffarium eft ipfius va-
cuatione morborum fedari; atqui profecto nequaquam in-
terdum, ut loquitur Afclepiades, caufa eft continens.
Praeftiterit hic garrulo Juliano dimiffo, cum Afclepiade
difputationem inftituere, qui etiam fi nifi aliud legitime
moliatur agit tamen fophiftam. Is namque vir rationes
maxime probabiles proponere confuevit, vafre tamen ela-
boratas quod fophiftae mea quidem fententia munus eft.
Porro hujuscemodi quaedam eft ratio, quam deinceps fcri-
pfit Julianus, quae per Jovem minime illius voces fapit;
cetera namque in hunc modum fcripfiffet, verum eorum
meminit quae ab Afclepiade prodita funt; quod fi ex pro-
priis haec effent Juliani rationibus fimiliter ac in fuperio-
ribus garrulus videretur. Ait itaque Afclepiades, quod fi
plenitudo effet caufa morborum continens, factis per mor-
borum initia copiofis vacuationibus ftatim ab omnibus

Ed. Chart. IX. [387. 388.]   Ed. Baf. V. (341. 342.)

θὺς ἁπάντων ὀχληρῶν ὁ κάμνων ἀπαλλάττεται· νυνὶ δὲ
φαίνεται πολλάκις αὐξανομένας τὰς νόσους ἤδη τοῦ πλήθους
καθῃρημένου. οὗτος ὁ λόγος ἱκανὸς πιθανός ἐστι καὶ διὰ
τοῦτο δεῖται λύσεως ἰδίας, οὐ μὴν ἅπτεται τῶν κατὰ τὸν
ἀφορισμὸν Ἱπποκράτους εἰρημένων. οὐ γὰρ ἐκ δόγματος
ἐκεῖνα τὴν πίστιν ἔσχηκεν, ἀλλ' ἐκ λογισμοῦ κοινοῦ πάντων
ἀνθρώπων, ᾧ καὶ τοὺς ἐμπειρικοὺς ἔφην χρῆσθαι, διο καὶ
λύομεν αὐτὸν τὸν Ἀσκληπιάδον λόγον, οὐχ ὡς προσήκοντα
τοῖς κατὰ τὸν ἀφορισμὸν εἰρημένοις. ἀλλ' ἐπειδὴ βέλτιον
εἶναι δοκεῖ τῶν Ἰουλιανοῦ λήρων ἀνεσχημένον ἄχρι δεῦρο
γυμνάσασθαί ποτε διαλεκτικώτερον ἀνθρώπῳ προσπελάσαν-
τας ὅτι σοφιστῇ. ὅταν οὖν ὀνομάζῃ πλῆ- (342) θος ὁ
Ἀσκληπιάδης, ἐρωτάτω αὐτὸν ὁπότερόν φησιν, ἆρά γε τὸ
πρὸς τὴν δύναμιν, εἴτε τὸ πρὸς τὴν χώραν τῶν ἀγγείων, ὃ
δὴ κατὰ τὸ ἔγχυμα καλεῖν εἰσιν εἰθισμένοι; [388] καὶ
πότερον τὸ καθ' ὅλον τὸ σῶμα γιγνόμενον, ἢ κἂν ἐν μέρει
τινὶ συνίσταται. τὸ μὲν οὖν ὡς πρὸς τὴν δύναμιν οὐδ' εἰ-

molefliis aegrotus folveretur. Nunc autem purgata jam
pleuitudine faepenumero morbos augeri confpicimus. Haec
ratio non eſt parum probabilis, proindeque propria eget
folutione, non ea tamen attingit, quae in Hippocratis
aphorifmo pronunciata funt. Non enim illa ex decreto
fidem adepta eſt, fed ex communi omnium hominum ra-
tiocinatione, qua etiam empiricos uti diximus. Quare
illam Afclepiadis rationem diluimus, non quod aphorifmi
pronunciato confentanea fit, fed quoniam fatius effe vi-
detur, ut nos qui hucusque Juliani nugas pertulimus,
exerceamus tandem magis logice cum homine congredien-
tes qui fophiſta eſt. Quum igitur plenitudinem nominat
Afclepiades, interrogetur ipfe utram intelligat an eam
quae ad vires, an vero eam quae ad vaforum capacitatem,
quae ad affufionem quoque vocare confueverunt. Atque
utrum univerfalis quae in univerfo corpore an particula-
ris quae in parte aut pluribus confiftat? Enimvero quae
ad vires fpectat, ea ab ipfo enunciari non poteſt, qui

Ed. Chart. IX. [388.]   Ed. Baf. V. (342.)

πεῖν αὐτῷ δυνατὸν ἀνηρηκότι τὰς δυνάμεις σχεδὸν ἀπάσας
αἷς διοικεῖται τὸ ζῷον. τὸ δ᾽ ὡς πρὸς τὴν χώραν τῶν
ἀγγείων. ἔστι μὲν δήπου καὶ τοῦτο διττὸν ἢ τῷ κατὰ φύ-
σιν μέτρῳ παραβαλλόμενον ἢ ψιλῷ καὶ μόνῳ τῷ μὴ τέγγε-
σθαι. δύναται δὲ ἑκάτερον αὐτῶν ἤτοι καθ᾽ ὅλον ὑπάρχειν
τὸ ζῷον ἢ καθ᾽ ἕν τι μόριον ἢ πλείω. καὶ δέδεικται πρὸς
ἡμῶν ἔν τε τοῖς ὑπομνήμασιν, ἐν οἷς τὰς αἰτίας τῶν συμ-
πτωμάτων διερχόμεθα, κἂν τῷ τῶν παρὰ φύσιν ὄγκων, ὅτι
ὁ σπασμὸς ἐνίοτε καὶ ὁ τρόμος ἥ τε φλεγμονὴ διὰ παντὸς
ἐρυσίπελάς τε καὶ τὸ καλούμενον ὑπὸ τῶν νεωτέρων ἰατρῶν
οἴδημα καὶ πρὸς τούτοις ἕτερά τε πάθη πληθωρικὴν ὑπό-
θεσιν ἔχονται καὶ εἴ τις κενώσει τὸ πλῆθος, αὐτίκα τὸ
μόριον εἰς τὸ κατὰ φύσιν ἐπανερχόμενον. εἴρηται δὲ καὶ
περὶ τῶν συνεκτικῶν αἰτίων ἑτέρωθι δεικνύντων ἡμῶν ὅτι
τε τοὔνομα καὶ τὸ πρᾶγμα αὐτό, καθ᾽ οὗ τοὔνομα τῆς στωϊ-
κῆς αἱρέσεώς ἐστι καὶ ὡς οὐκ ὀρθῶς ὑπειλήφασιν, οὔτ᾽
ὀνομάζουσιν οἱ νεώτεροι τῶν ἰατρῶν ἅπαν τοῦτο τὸ γένος,

vires feu facultates fere omnes quibus animal regitur fu-
ftulerit. Quae vero ad vaforum capacitatem eft, haec
etiam utique duplex exftat, tum ea quae menfura fecun-
dum naturam aeftimatur tum ea quae hoc modo foloque
quod perferri nequeat. Poteft utraque plenitudo aut in
univerfo animalis corpore aut in aliqua aut pluribus ejus
partibus confiftere; atque a nobis demonftratum eft et his
in commentariis quibus fymptomatum caufas explicavimus
et in libro de humoribus praeter naturam convulfionem
interdum et tremorem, inflammationem vero perpetuo et
eryfipelas et quod a recentioribus medicis oedema voca-
tur et alios praeterea affectus fundamentum habere ple-
thoricum et fi quis plenitudinem vacuaverit, quam pri-
mum partem in eum qui fecundum naturam eft ftatum
redire. Verum de continentibus caufis alibi enunciatum
eft a nobis, ubi oftendimus tum nomen tum rem ipfam,
cui id nomen eft inditum, a fecta ftoica promanaffe, ne-
que recte juniores medicos univerfum hoc genus fufcipere,

Ed. Chart. IX. [388.]   Ed. Baf. V. (342.)

ὅτι τε καὶ ἡμεῖς ἑπόμενοι πολλάκις αὐτοῖς, ὅπως μὴ δόξω
μεν ἐρίζειν ὑπὲρ τοῦ ὀνόματος, ἔνια μὲν τῶν αἰτιῶν οὕτω
καλεῖσθαι συγχωροῦμεν, οὐ μὰ Δία, ὅσα τῶν ἁπλῶν ὄντων
ἐστίν, ἀλλὰ τῶν ἐν τῷ γίγνεσθαι τὸ εἶναι κεκτημένων. ἐν
τούτῳ μὲν ἡ λύσις τοῦ σοφίσματος. ἅπαντα δὲ μεταφέρειν
ἐνταῦθα τῆς Ἰουλιανοῦ φλυαρίας ἔργον οὐχ ἡμέτερον, ἀλλ'
ἐφ' ἕτερόν τι τῶν προβεβλημένων ἴωμεν ὃ κοινῇ πρὸς ἅπαν
ἐστὶ τῶν ἐν ὑγροῖς αἰτίων τὸ γένος ὑπάρχει διττόν, ἐν
πλήθει μὲν τὸ ἕτερον, ἐν διαφθορᾷ δὲ τὸ ἕτερον, ἀλλ' ἀμ
φοῖν γε ῥᾴδιον ἔσεσθαί φασι τὴν ἴασιν, ἐν ἀκαρεῖ χρόνῳ
δυναμένων ἡμῶν καὶ τοῦ πλεονάζοντος ἀποχέεσθαι τὸ πε
ριττὸν καὶ τὸ διεφθαρμένον ὅλον ἐκκενῶσαι, ὥστ' οὐδέποτε
χρονίσειν νόσημα. τοῦτον οὖν τὸν λόγον οὕτως ὄντα σαφῆ
τε ἅμα καὶ σύντομον ἀσαφῶς καὶ μακρῶς ὁ Ἰουλιανὸς ἔγρα
ψε κατὰ τήνδε τὴν ῥῆσιν· αὐτίκα ἐν τῷ ἀφορισμῷ λῆμμα
συνηρπάσθαι οὐκ ἀποδεδειγμένον τὸ ὅτι ὑγροῦ πλῆθος νο
σοποιεῖ ἢ μεταβολὴ πρὸς τὸ οὐκ οἰκεῖον τῆς ἰδίας ποιότη

neque nominare ac nos plerumque eos fequentes de nominibus contendere videamur, nonnullas caufas fic vocari
concedere. Non mehercule quae abfolute entia funt, fed
quae in fieri fuam fortiuntur eſſentiam in his poſita eſt
hujus fophifmatis folutio. Ceterum omnes Juliani nugas
huc transferre noſtri non eſt muneris, fed ad alterum
quoddam eorum quae objecta fuere procedamus, quod ad
omnia commune ſit. Quae caufae in humoribus confi
ſtunt, earum duplex genus exiſtit; alterum quidem in
plenitudine, alterum vero in corruptela. Porro facilem
ajunt utriusque fore curationem, quum momento temporis
nos poſſimus quod redundantis humoris eſt fupervacaneum
effundere et quod corruptum eſt ita univerſum evacuare, ut
nequaquam morbus perduraturus ſit. Hanc fane rationem
dilucidam fimulque concifam Julianus obfcure prolixeque
hisque verbis defcripfit. In hoc ſtatim aphorifmo lemma
extortum eſſe inde monſtratum eſt, nimirum quod humorum plenitudo aut ex propria qualitate in alienam permu

Ed. Chart. IX. [388.] Ed. Baf. V. (342.)

τος ὄνομα ἰατρῶν παῖδες ἔθεντο κατὰ τοῦ ὅλου εἴδους
διαφθοράν, ὥστε τοῦ νοσοποιοῦ ἀποκρινομένου ὠφέλειαν
ἔσεσθαι φαντάζεται σφόδρα. τὰ μὲν πρόσθεν τὴν ἀπὸ
τοῦ ἀμάχου φαινομένην κρίσιν, ὑγροῦ τινος ἐν τῷ σώματι
πλῆθος, τῆς νόσου τὸ αἴτιον εἶναι νομίζειν ἢ οὐ πλῆθος
μὲν, προπὴν δέ. ἀδιανόητον γὰρ καὶ πρὸς τὴν ἀλήθειαν
ἀσύμφωνον τόδε τυγχάνειν. ὤμην γὰρ τὰ πάθη εὔλυτα πάντα
καὶ ἂν ἦν τι χρόνιον, ἥ τε θεραπεία πᾶσα μονοειδὴς, οὐδ᾽
ἡντιναοῦν δυσχέρειαν ἐργώδη ἔχουσα. ἁπλοῦν γὰρ ἦν ἐκ
παρακειμένου κενῶσαι τὸ νοσοποιοῦν καὶ αὐτίκα ἐν ἀρχῇ
καὶ κατὰ τὴν πρώτην ὑπόστασιν λύειν τὸ πάθος, ὥσθ᾽ ἑνὸς
δεῖσθαι μόνου κινωτικοῦ βοηθήματος καὶ τοῦτο παρὰ πάντα
καιρὸν ἐνεστῶτα πεσόντα ὁρίζειν καὶ αἵματος μὲν ὄντος
μόνη ἀρκεῖσθαι φλεβοτομίᾳ, φλέγματος δὲ φλεγμαγωγῷ,
χολῆς δὲ χολαγωγῷ.

---

tatio morbos efficiat, cui univerfae fpeciei corruptelae
nomen medicorum filii impofuerunt. Quare quin efficiens
morbi caufa excernitur, ingens fore praefidium imaginan-
tur, quumque etiam augurentur, ex praecedentibus citra
contentionem crifis apparere et conjiciant humoris alicu-
jus in corpore plenitudinem morbi caufam effe, aut non
plenitudinem quidem, fed permutationem, vix fane id
mente percipi poteft, neque ad veritatem accedit confo-
num. Putarem enim morbos omnes folutu faciles, nullum-
que fore diuturnum et omnem curationem uniusmodi, quae
quodcunque operofum negotium fortiatur. Simplex fiqui-
dem et in promptu effet evacuare quod morbum creat ac
ftatim in principio ac primo morbi ftatu morbum ita fol-
vere, ut unico folo evacuante praefidio et eo quocunque
tempore fe occafio obtulerit. Atque fi fanguis exuberans
caufa fit, fola phlebotomia, fi pituita, phlegmagogum, fi
bilis, cholagogum fit fatis.

ζ'.

[389] *Αὕτη μὲν ἡ τοῦ Ἰουλιανοῦ ῥῆσις. ἔστι δ',
ὡς ἔφην, ὁ κατὰ ταύτην λόγος τοιόσδε· εἴπερ ἐν ὑγροῖς
εἴη τὰ τῶν νόσων αἴτια, δυνατόν ἐστιν ἡμῖν ἐν τάχει κε-
νοῦν αὐτὰ μηδενὶ νοσήματι χρονίζειν ἐπιτρέπειν. ἀλλὰ μὴν
χρονίζει γε πολύ, κἂν κατὰ τὴν ἀρχὴν αὐτῶν ἱκανῶς ἐκκε-
νώσομεν τὸ σῶμα. οὐκ ἄρά εἰσιν ἐν ὑγροῖς τὰ αἴτια. ἀλλ'
ὅ γε λόγος οὗτος, εἰ μὲν περὶ τοῦ πρὸς τὴν χώραν τῶν
ἀγγείων ἐν ὅλῳ τῷ σώματι συνισταμένου πλήθους ἐστὶν,
ἀληθὲς ὑπάρχει. βουληθέντες γὰρ εὐθέως ἐν ἀρχῇ τῆς νό-
σου κενῶσαι τὸ περιττόν, ἐκκενοῦμεν ἅπασαν πληθωρικὴν
διάθεσιν. εἰ δὲ καὶ περὶ τοῦ κατά τι μόριον, ἐν ᾧ καὶ
πλεῖον γιγνόμενον ψευδές. ἐπιδέδεικται γὰρ ἡμῖν ἐκεῖνο τὸ
πλῆθος οὐκ ἀεὶ κενοῦσθαι ταχέως δυνάμενον. οὕτω δὴ καὶ
περὶ τῆς διαφθορᾶς ὁ λόγος ἐρωτώμενος πρόχειρον ἔχει
τὴν λύσιν, οὐ γὰρ οἷόν τε ταχέως αὐτὴν ἐκκενῶσαι, καθά-
περ ἐξ ἀσκοῦ τινος ἢ πίθου. κἂν ἐκ τούτων ὅλων ἐκκε-
νώσαιμεν πῇ ποτε τὸ μοχθηρὸν ὑγρὸν οὐκ εὐθέως ἀντεγχέο-

VII.

Is ipfe eſt Juliani textus, ad quem, ut dixi, hujus-
modi fpectat ratio. Si in humoribus caufae confiſterent,
nos quam primum eos vacuare poffumus, neque permittere
morbum ullum fieri diuturniorem. At certe morbi etiamſi
in principio corpus abunde vacuaverimus, diuturno nihil-
ominus tempore morantur. Quare non in humoribus
caufae fitae funt. Verum fi haec de plenitudine ad vafo-
rum capacitatem ratio fit quae in univerfo corpore con-
fiſtat, vera eſt; ubi namque per initia morbi quod fuper-
vacaneum eſt, vacuare confuluerimus, plethoricum affe-
ctum univerfum etiam evacuabimus. Si vero de particu-
lari quadam plenitudine in qua exuberat humor, falfa.
A nobis enim oſtenfum eſt hanc plenitudinem non fem-
per derepente vacuari poffe. Ita fane de corruptione
quaeſita ratio expeditam habet folutionem. Non enim
ipfa poteſt etiam ut ex utre quodam aut dolio propere
vacuari. Etiam fi ex his omnem pravum humorem eo

Ed. Chart. IX. [389.]   Ed. Baf. V. (342.)

μὲν ἕτερον χρηστὸν, ἀλλὰ διανίψαντες καὶ πλύναντες ἀκρι-
βῶς τὸ ἀγγεῖον. ἆρ᾽ οὖν οὕτω δυνατὸν ἐν ἀνθρώπου σώ-
ματι κενῶσαι μὲν τὸ διεφθαρμένον αἷμα, χρηστὸν δὲ ἀν-
τεγχέειν παραχρῆμα τοῖς ἐκείνου μορίοις, ἄξιον τοῦτο. πῶς
οὖν ἐν τάχει φασὶ δύνασθαι κενωθῆναι τὴν διαφθοράν;
οὕτως ὡς καὶ τἆλλα πάντα λέγουσιν εὐχερῶς, οὐδενὶ προσ-
έχοντες τὸν νοῦν, οὐδὲ μετὰ περισκέψεως ἀκριβεστέρας ὅλον
ἀθροῦντες τὸ πρᾶγμα. καὶ μὴν καὶ χολῆς περιεχομένης
ἐν τῷ σώματι πολλῆς, ἄνευ μὲν πυρετοῦ ῥᾴδιον ἐκκενῶσαι
πολλάκις. εἰ δ᾽ ἁλῶναι φθάσειεν ὁ ἄνθρωπος ὀξεῖ πυρετῷ,
χαλεπώτατον. οὐ γὰρ οὔτ᾽ ἐγχωρεῖ χρῆσθαι καθαίροντι
φαρμάκῳ ἀκινδύνως. ὁμοίως δὲ καὶ περὶ φλέγματος ἔχει
καὶ τῶν ὀρρωδῶν περιττωμάτων. εἴρηται δὲ καὶ περὶ τού-
των ἁπάντων ἐν ἄλλαις πραγματείαις καὶ χρὴ τὸν βουλόμε-
νον ἀκριβῶς τι γνῶναι περὶ αὐτῶν ἐκεῖθεν ἐκμανθάνειν.
ὅτι μὲν οὖν ἡ φλεγμονὴ πληθωρικόν τι νόσημά ἐστιν, οὐκ
ἐν αὐτοῖς μόνοις τοῖς ἀγγείοις στεγομένου τοῦ πλήθους,

modo vacuaverimus, non tamen illico bonum alterum, nifi
deterſo prius et accurate eloto vaſe infundimus. Num igi-
tur in hominis corpore corruptum quidem ſanguinem ita va-
cuare poſſumus, bonum vero pro eo corporis partibus quam-
primum aſſundere? hoc utique expetendum eſſet. Quomodo
igitur proferunt ſanguinis corruptionem derepente vacuari
poſſe? Sic ut et alia omnia facile proloquuntur, nulli
rei mentem adhibent, neque cum accuratiore circumſpectu
rem univerſam colligunt. Enimvero quum copioſa bilis
in corpore continetur, citra febrem ſaepenumero facilis
erit ejus vacuatio. Sed ſi prius hominem acuta febris
invaſerit, perardua. Non enim purgante uti medicamento
citra periculum conceditur. Eodem modo et de pituita et
de ſeroſis excrementis ſe res habet. Atque de his omni-
bus in aliis operibus dictum eſt et qui de iſtis aliquid
accurate noſſe velit, eum illinc ediſcere oportet. Quod
igitur phlegmone quidam morbus ſit plethoricus a pleni-
tudine non in ſolis ipſis vaſis coacta, verum etiam vacua

ἀλλὰ καὶ τας ἐν τοῖς μυσὶ χώρας κενὰς ἁπάσας καταλαμβά-
νοντος, ἐξ ἐκείνου μάλιστα μαθήσῃ τοῦ γράμματος, ἐν ᾧ
περὶ τῶν παρὰ φύσιν ὄγκων ὁ λόγος ἐστί μοι. ὅτε δ᾽ οὐχ
οἷόν τε φλεγμονὴν ἅπασαν ἰᾶσθαι ταχέως, ἐν τοῖς θερα-
πευτικῆς μεθόδου γράμμασιν εἴρηται, κατ᾽ ἐκεῖνα μάλιστα
τὰ βιβλία, δι᾽ ὧν ἡ μέθοδος δείκνυται τῆς περὶ τῶν παρὰ
φύσιν ὄγκων ἰάσεως. ἐνίοτε γὰρ οὕτως ἰσχυρῶς καὶ δυσλύ-
τως ἐμπλάττονται ταῖς σαρξὶ γλίσχροι καὶ παχεῖς χυμοί,
ὥστε κίνδυνον εἶναι χρονιζόντων αὐτῶν ἀκολουθήσειν σκίρ-
ρον. ἀλλ᾽ οἱ μηδὲν τούτων εἰδότες, ἐξ ὧν ἀγνοοῦσι τὰ τῆς
τέχνης ἐπίκαιρα κατηγορεῖν Ἱπποκράτους. καίτοι γε ἀντι-
στρέψας ἄν τις, εἰ μὲν ἤτοι ψυχθείη τῶν στερεῶν σωμά-
των ἢ θερμανθείη, ῥᾳδίαν ἔσεσθαί φησι [390] τῆς εἰς
τὰ κατὰ φύσιν ἐπάνοδον αὐτῷ, καθάπερ γε καὶ εἰ πυκνω-
θείη ποτὲ ἢ μανώτερον γεννηθείη. τό τε γὰρ ψυχθὲν θερ-
μῆναι καὶ τὸ θερμαθὲν ψύξαι καὶ τό τε πυκνωθὲν ἀραιῶ-
σαι καὶ τὸ μανωθὲν πυκνῶσαι χαλεπὸν οὐδέν. ἐμπεπλασμέ-
νον δὲ χυμὸν ἢ γλίσχρον ἢ παχὺν ἐν σαρκώδεσι μορίοις

omnia muſculorum loca occupante illo praeſertim libro di-
diceris, in quo de humoribus praeter naturam nobis eſt ora-
tio. Quod vero omnis phlegmone derepente curari nequeat,
in libris methodi medendi demonſtratum eſt; in illis po-
tiſſimum libris quibus curationis tumorum praeter naturam
methodus explicatur. Interdum enim ita vehementer ac
tenaciter infarciuntur carnibus lenti craſſique humores, ut
periculum ſit, ne ſi diutius ipſi immorentur ſcirrhus ſub-
ſequatur. Verum qui nihil eorum norunt, quod maxime
neceſſarias artis partes ignorent, Hippocratem damnant.
Atque his obvertens aliquis ſive aliquod ſolidum corpus
refrixerit, ſive incaluerit, facilem ipſi fore dicat in natu-
ralem ſtatum reditum, quemadmodum etiam ſi denſius
aut rarius evaſerit. Etenim refrigeratum calefacere et
calefactum refrigerare, etiam denſatum rarefacere et rare-
factum denſare, non arduum. At humorem lentum craſ-
ſumque carnoſis partibus infarctum vacuare perquam ar-

ἐκκενῶσαι χαλεπώτατον. ὅπου γὰρ δὴ καὶ τὸν ἐκ τούτων
τῶν ἀγγείων τῶν ἀραιῶν ἐκκαθῆραι ῥύπον οὐκ εὐπετές, ἢ
πού γε τῶν σαρκοειδῶν ἕτοιμον. ὥστε πάνυ μοχθηρὸς ὁ
λόγος αὐτὰς ἐν ὑγροῖς αἰτίοις ἐναντιωτέρας εἶναι φάσκων
ἀεὶ τῶν ἐν τοῖς στερεοῖς. εἰ μὲν γὰρ ἁπλῶς πλῆθος εἴη,
καθ' ὅλην τοῦ ζώου τὴν ἕξιν ἐν τοῖς ἀγγείοις περιεχόμενον,
ὅπερ ἰδίως ὀνομάζουσι πλῆθος, ἕτοιμόν τε παραχρῆμα κε-
νῶσαι τοῦτο καὶ τῶν συμπτωμάτων ὁ κάμνων ἀπαλλαγήσε-
ται δι' αὐτοῦ. κακοχυμίας δέ τινος ἢ διαφθορᾶς ὑπαρ-
χούσης ἀδύνατόν ἐστι διὰ κενώσεως ἀθρόας ἰάσασθαι τὸν
ἄνθρωπον, καὶ μέντοι καὶ φαίνεται ταῦθ' οὕτως γιγνόμενα.
πολλοὶ μὲν γὰρ βαρυνόμενοί τε τὸ σῶμα καὶ τάσεως αἰσθα-
νόμενοι παραχρῆμα τῶν συμπτωμάτων ἀπηλλάγη- (343)
σαν ἐπὶ ταῖς φλεβοτομίαις. ἔνιοι δὲ μῆνα ὅλον ὑπὸ δια-
φθορᾶς ὀχλούμενοι διετέλεσαν, μήτ' ἀθρόως ἐκκενῶσαι τὸ
μοχθηρὸν αἷμα δυναμένων ἡμῶν μήθ' ἕτερον ἀντεγχέαι
χρηστόν. ἐκ μὲν γὰρ τῶν σίτων δήπου καλῶς κατεργασθέν-

duum eſt. Ubi enim ex his vaſis etiam patentibus ſordes
expurgare facile non eſt, multo minus ex carnoſis parti-
bus prompte expurgabuntur. Quare admodum prava eſt
ratio, quae ipſas in humoribus exiſtentes cauſas, quae
ſolidis inſident partibus magis eſſe contrarias aſſeverat.
Nam ſi plane per univerſum animalis habitum in vaſis
plenitudo contineatur, quam proprie plethos nominant;
hanc quoque ex tempore vacuare expedit et ipſa vacuatio
ne qui morbo laborat ab omnibus ſymptomatibus libera-
bitur. Sed quum pravus adeſt humor aliquis aut corru-
ptela, copioſa vacuatione aegrum hominem ſanitati reſti-
tuere fieri non poteſt. Et haec ſane ita contingere con-
ſpiciuntur. Enimvero plerique tum gravi corpore tum
ſenſionis ſenſu affecti venarum ſectionibus ab iis ſympto-
matibus quam primum liberati ſunt. Nonnulli vero qui
corruptela per menſem integrum venari permanſerunt,
nequeuntibus nobis pravum ſanguinem vacuare, neque in
illius vicem alterum meliorem refundere. Nam ex cibis

των ἐν τῷ τοῦ ζώου σώματι, γεννᾶσθαι τὸ χρητὸν αἷμα
πέφυκεν. ἐν αὐτῷ δὲ τῷ προσφέρειν τροφὰς ἐπιτηδείους,
κίνδυνός ἐστι τῷ προϋπάρχοντι μοχθηρῷ συνδιαφθαρῆναι
τὸ χρηστὸν, ὅθεν οὐδὲ πᾶσαν οἴονται διαφθορὸν ἰάσασθαι,
ἀλλ᾽ ἐκείνην μόνην, ἐφ᾽ ἧς ἰσχυρὸν μὲν ἔτι τὸ σῶμά ἐστιν,
ἡ δύναμις δ᾽ εὔρωστος. οὐ μὴν ἰῶδες ἐγίνετο τὸ αἷμα
παντάπασιν, οὐδ᾽ ὅσον συνδιαφθεῖραι τὴν ἐπιρρέουσαν τρο-
φὴν, ἀλλ᾽ αὐτὸ μᾶλλον ὑπ᾽ ἐκείνης ἐπικραθῆναι. οὐ μὴν
οὐδὲ ὅταν τὸ πρὸς τὴν δύναμιν πλῆθος συστῇ, δυνατὸν
ἰάσασθαι ταχέως αὐτὸ, συγκαταλυομένης ἐνίοτε τῇ κενώσει
τῆς δυνάμεως. εἴρηται δὲ ἡμῖν καὶ περὶ τῆς διαθέσεως
τῆς τοιαύτης ἐν τῇ τῆς θεραπευτικῆς μεθόδου πραγματείᾳ.
ὀλιγάκις οὖν ἐπὶ τῇ κενώσει τὸν ἄνθρωπον δείξεις ὑγιαίνοντα
παραχρῆμα. γενήσεται μέντοι ποτὲ τοῦτο, καθάπερ καὶ
φαίνεται καὶ δείκνυσιν ἐναργῶς ·καὶ πεῖρα τοῦ λόγου τὴν
ἀλήθειαν. ἔνιοι γὰρ ἐπὶ ταῖς κενώσεσιν αὐτίκα πάντων
ἀπαλλάττονται τῶν ὀχληρῶν, ἀλλ᾽ οὐδ᾽ ἴσασι τὰς διαθέσεις
αὐτῶν οἱ ἰατροὶ πάντες, οὔτ᾽ εἰ γινώσκουσιν, εὐθέως δια-

nimirum in animalis corpore probe confectis bonus pro-
creari fanguis confuevit; periculum autem eft tum idonea
offerri alimenta tum bona cum praecedente pravo fimul
corrumpi. Unde neque omnem corruptelam curari autu-
mant, fed illam folam, in qua validum etiam corpus et
vires robuftae funt. Non eam certe in qua fanguis pror-
fus aeruginofus factus eft aut qui quod affluit alimentum
fimul corrumpit aut qui potius ab eo corrumperetur. Ne-
que praeterea quum ad vires plenitudo confiftat, ipfa cito
curari poteft, quum interdum fimul cum vacuatione vires
diffolvantur. At de hujusmodi affectu a nobis in opere
de methodo medendi dictum eft. Raro itaque vacuatione
hominem derepente convalefcere oftenderis. Attamen hoc
interdum continget, quemadmodum et apparet et rationis
veritatem dilucide demonftrat experientia. Nonnulli nam-
que omnibus moleftiis derepente liberantur, neque tamen
omnes medici hos affectus agnofcunt, neque fi agnofcunt,

ΓΑΛΗΝΟΥ ΠΡΟΣ ΙΟΥΛΙΑΝΟΝ ΒΙΒΛΙΟΝ. 287

Ed. Chart. IX. [390. 391.]   Ed. Baf. V. (343)

γινώσκειν δύνανται. οὗτοι τοίνυν οἱ μάλιστα ληροῦντες, ὧν
εἰ χρὴ τἀληθὲς εἰπεῖν, ὁ κορυφαῖός ἐστιν Ἰουλιανὸς, ἀνο-
μίλητος μὲν ἀεὶ διατελέσας τοῖς ἔργοις τῆς τέχνης. ἐξ ὧν
δὲ αὐτὸς γιγνώσκει θρασυνόμενος, ἀλλ' ἡμεῖς γε δι' αὐ-
τῶν τῶν ἔργων τῆς τέχνης πολλάκις ἐδείξαμεν ἐπὶ τῇ κε-
νώσει τοῦ πλήθους ἑκατέρου παραχρῆμα τοὺς ἀνθρώπους
ὑγιασθέντας. ἑκάτερον δὲ λέγω, τό θ' ὡς πρὸς τὴν χώραν
τῶν ἀγγείων, ὃ καὶ πληθώραν ὀνομάζουσι, τό τε πρὸς τὴν
δύναμιν, ὅταν μὴ καταλύηται τῇ κενώσει. ταῦτα μὲν οὖν
ὅταν ἄρξηται ταυτῶν ἐπισκέπτεσθαι τοὺς ἀῤῥώστους, ἅμα
τοῖς ἐπισταμένοις ἰάσασθαι μαθήσεται.

ή.

[391] Τὰ δ' ἑξῆς ἴδωμεν, ἐν οἷς τὸν Ἀσκληπιάδου
λόγον ὁ Ἰουλιανὸς μεταχειρίσεται, τοῦτον δὴ τὸν πολυθρύ-
λητον, ὡς οὐχ ἕλκει τῶν οἰκείων χυμῶν ἕκαστον τῶν κα-
θαιρόντων φαρμάκων, ἀλλ' αὐτὸν γεννᾷ. λέλεκται δέ μοι

eos illico dignofcere queunt. Hi funt igitur qui maxime
nugantur, quorum, fi verum dicere oporteat, coryphaeus
eft Julianus, qui nunquam in artis operibus verfatus, ex
his tamen quae ipfe novit audax reddilur.   Nos vero
ipfis arlis operibus plerumque oflendimus ab utriusque
plenitudinis vacuatione confeſſim homines fanitati reſtitu-
tos fuiſſe. Utramque autem dicimus, et eam quae ad va-
forum capacitatem fpectat, quam et plethoricam nominant,
et eam quae ad vires, quum vacuatione non diſſolvatur.
Atque haec ubi quis incipiat una cum peritis ipfis in ae-
grotis animadvertere, mederi perdifcat.

VIII.

Quae fequuntur perfpiciamus, in quibus Afclepiadae
rationem tractandam fufcipit Julianus, hanc certe pervul-
gatam, quod purgantium medicamentorum unumquodque
familiarem fibi humorem attrahat, fed ipfum generet. At

Ed. Chart. IX. [391.]   Ed. Baf. V. (343.)

περὶ τούτου βραχέα μέν τινα 'κἀπὶ τῆς τελευτῆς τοῦ περὶ
τῶν καθ' Ἱπποκράτην στοιχείων, ὥσπερ κἂν τῷ πρώτῳ τῶν
φυσικῶν δυνάμεων. ὕστερον δὲ τῶν ἑταίρων ἀξιωσάντων
καὶ δι' ἑνὸς ὅλου γράμματος, ὃ περὶ τῶν καθαιρόντων
φαρμάκων δυνάμεως ἐπιγέγραπται, τὸν μὲν ὅλον λόγον ὁ
βουλόμενος ἐξ ἐκείνων μανθανέτω, τοῖς δ' ὑπὸ Θεσσάλου
εἰρημένοις, ἐνταῦθα ἀπανθήσω προσγράψας αὐτὰ κατὰ λέ-
ξιν. ἀθλητὴν γὰρ λαμβάνοντες εὐέκτην ὃν βούλονται κατὰ
φύσιν ἔχοντα, χρηστῆς τούτῳ τῆς ὕλης ἐν τῷ σώματι
ὑποκειμένης καὶ ἀτρέπτου καθαρτικὸν δίδομεν καὶ δείκνυ-
μεν τὰ ἀποκρινόμενα καὶ σφόδρα διεφθορότα. εἶτ' ἐπιλο-
γιζόμεθα μηδενὸς ἐνίστασθαι δυναμένου πρὸς τὸ λεγόμενον
ἐναντιωτικῶς, οἷς δὴ ἃ νῦν ἐκκρίνεται, δριμύτατά τε καὶ
διεφθαρμένα, πρὸ μὲν τοῦ καθαρτικοῦ οὐχ ὑπόκειται τοιάδε
τῷ ἀθλητῇ, εὐέκτης γὰρ ἐτύγχανεν ὤν. λείπεται οὖν μη-
δὲν ἄλλο ἡμᾶς δύνασθαι λέγειν ἢ ὅτι ὑπὸ τοῦ φαρμάκου
ἀμφότερα γίνεται, πρῶτον μὲν τὸ τὴν ὕλην μεταβάλλειν

ea de re pauca quaedam a nobis prodita funt in fine li-
bri de elementis fecundum Hippocratem, ut et in primo
de naturalibus facultatibus, pofterius demum amicis ro-
gantibus, integro uno libro qui de purgantium medica-
mentorum facultatibus infcriptus eft. Quare qui univer-
fam doctrinam defiderat ex illis edifcat. Hic autem re-
bus a Theffalo propofitis refponfurus fum ipfis ad verbum
adfcriptis. Nam quem velint athletam accipiamus bono
habitu praeditum, qui fecundum naturam fe habeat, huic
quum bono firmoque in corpore materiam adeffe fuppoui-
mus, purgans medicamentum exhibemus et quae excernun-
tur ea admodum effe corrupta oftendimus; mox vero col-
ligimus, quum his nemo repugnare queat adverfus id
quod contrarie dicitur, quae nunc et accerrima et cor-
rupta excernuntur, ea ante purgans medicamentum ath-
letae minime talia fubjici confueviffe, bono fiquidem erat
habitu. Relinquitur igitur nihil nos affirmare poffe quam
utraque a purgante medicamento gigni; primum enim

Ed. Chart. IX. [391.] **Ed. Baf. V. (343.)**

εἰς διαφθορὰν, δεύτερον δὲ καὶ ἀποκρίνεσθαι, εἴτε δι᾽ ἔμε-
τον εἴη εἴτε διὰ γαστρός. αὕτη μὲν ἡ τοῦ Θεσσαλοῦ ῥῆ-
σις· ἀκούσατε δὲ καὶ πρὸς ἡμῶν ἐν μέρει ὡς τὸ καθαί-
ρεσθαι πάντας χυμοὺς τὸν εὐέκτην οὐ μᾶλλόν τι τοῦ γεν-
νᾶσθαι νῦν ἐστι δηλωτικὸν ἢ τοῦ περιέχεσθαι πρόσθεν.
μάτην οὖν εἴρηκε μηδ᾽ ἑτέραν γε τῶν αἱρέσεων, μήτ᾽ ἀνα-
τρέπων ἐξ ἀνάγκης μήτε κατασκευάζων. εἰ δὲ τῶν ὑπα-
γόντων τι τὴν γαστέρα διδοῖεν, ἀλλ᾽ οὐ φαρμακῶδές γε τουτό
ἐστιν αὐτοῖς, οὐδ᾽ ὥσπερ ἀναίσχυντος Θερσίτης δίδομεν
λέγειν καὶ δείκνυμεν, μήτε δοὺς αὐτὸς ἢ δείξας πώποτε,
μηδ᾽ ἄλλου δόντος ἢ δείξαντος θεασάμενος. οὐ μὴν ἡμεῖς
γε τοιοῦτοι τολμῶντες λέγειν ἢ γράφειν ἃ μὴ πράττομεν,
ἀλλὰ τοῖς ἔργοις αὐτοῖς πρότερον ἀποδεικνύντες τἀληθές,
τηνικαῦτα τὴν ἀμφ᾽ αὐτὰ τέχνην ἐξηγοίμεθα, ἅπερ ἐστὶν
ἀκοῦσαι τῶν ἐκ τῆς ἀγέλης τοῦ Θεσσαλοῦ, πόσους μὲν ὑδε-
ρικοὺς ὑδραγωγῷ φαρμάκῳ καθήρας αὐτίκα τὴν γαστέρα
προσεσταλμένην ἀπέφηνα, πόσους ἰκτεριῶντας χολαγωγῷ

materiam in corruptionem permutari, alterum etiam ipfam
excerni five furfum vomitu five per alvum dejectionibus.
Is quidem Theffali textus eft. Verum a nobis figillatim
audiviftis profpere valenti omnes humores purgari id non
magis quod tunc generentur declarare, quam quod antea
continerentur. Fruftra igitur haec protulit, quibus neu-
tram fectam neceffario evertat aut adftruat. Quod fi quid
alvum fubducens dederit, non fane ipfis eft medicamen-
tofum. At non quemadmodum inverecundus Therfites
exhibemus, inquit, ac demonftramus, quum ipfe nun-
quam dederit vel oftenderit, neque exhibentem alium aut
oftendentem viderit. Nos autem profecto tales non fu-
mus, qui quae non facimus ea dicere aut fcribere audea-
mus. Imo ipfis operibus, ubi prius verum oftenderimus,
tunc his ipfis artem explicamus, quae licet ex iis audire
qui de Theffali grege funt. Quod enim hydropicos often-
dimus, medicamento aquas educente purgatos, quibus
illico venter detinuit? Quot ictero laborantes, quibus

Ed. Chart. IX. [391. 392.] Ed. Baf. V. (343.)

παραχρῆμα τὸν ἴκτερον ἰασάμην. ἀλλ' οὐδὲ τούτων οὐδὲν
οὐδ' ἄλλο τοιοῦτον Ἰουλιανὸς ἐθεάσατο. διὰ τῶν ἀθλητῶν,
φησὶ, δίδωμι καθαρτικὸν καὶ δείκνυμι. ἀκόλουθον μὲν γὰρ
δηλαδὴ τῷ τοσαύτης ἐμπληξίας μεστῷ καθαίρειν μὲν τοὺς
εὐχύμους ἀθλητὰς, μὴ καθαίρειν δὲ μήθ' ὑδεριῶντας μήτε
μελαγχολῶντας, μήτε τὸν καλούμενον ἐλέφαντα νοσοῦντα,
μήτε καρκίνῳ κάμνοντα, μήθ' ὑπὸ φαγεδαίνης ἢ ἐρυσιπέλα-
τος ἐνοχλούμενον, ἤ τινος ἄλλου κακοχύμου νοσήματος.
[392] ἅλις ἤδη μοι καὶ τούτων αὐτοῦ τῶν λήρων. εἰ γὰρ
ἅπαντα λέγειν ὧν ἐστιν ἄξιος ἀκούειν Ἰουλιανὸς ἐπιχειρή-
σειέ τις, οὐ μιᾶς ἢ δυοῖν, ἀλλὰ παμπόλλων αὐτῷ χρεία
βίβλων ἐστίν. ἀλλ' ἀκούσωμεν οὖν αὐτοῦ τι τῶν ἐφεξῆς
ὡδί πως γράφοντος. ἄλλο δή φημι ἰσχυρότατον ὃ μᾶλλον
ὁρῶντας σωφρονίζεσθαι ἐχρῆν καὶ μὴ πάντα τῆς μελαίνης
χολῆς ἄγειν. ὅτι δὴ χολῆς ὑπεῖναι δοξαζομένης φλεγμαγω-
γὸν δίδομεν, καὶ χολὴ μὲν ἀποκρίνεται, φλέγμα δὲ οὐκ, ἢ
φλέγματος ὑπονοουμένου φλεγμαγωγὸν, καὶ φλέγμα μὲν οὐκ

dato cholagogo quam primum fanitatem reftituimus. Ve-
rum neque horum quidquam neque hujusmodi aliud un-
quam infpexit Julianus. Athletis purgans, inquit, exhibeo
medicamentum et oftendo. Confequens enim eft videlicet
eum tanta temeritate turgere, ut athletas probis donatos
humoribus purget, non autem hydrope laborantes, neque
atra bile vexatos, neque elephante morbo vocato aegro-
tantes, neque cancro laborantes, neque phagedaena aut
eryfipelate aut alio a pravis humoribus orto affectu con-
flictatos. Jam mihi de his ipfius nugis fatis. Nam fi quis
omnia quae audire meretur Julianus explicare velit, huic
non uno aut altero, fed permultis libris opus eft. Ve-
rum tamen ipfum audiamus qua de re deinceps hunc in
modum fcribat. Aliud fane validiffimum affero, quod qui
confpiciunt, eos refipifcere oportebat, neque omnino ab
atra bile agi. Quia quum fubeffe bilis, creditur, cholago-
gum damus ac tunc bilis non pituita excernitur aut quum
pituita effe conjicitur, phlegmagogum exhibemus, neque

ἀποκρίνεται, χολὴ δὲ ἐπ᾽ ἀμφοῖν, ὑδραγωγὸν δίδομεν καὶ
τόδε οὔτε ὕδωρ φανήσεται τὸ φερόμενον, πάντων μάλιστα
παραδοξότατον, ὑδρωπικῶν σαφῶς ὕδατος παρακειμένου,
ἀπόκρισις γένοιτ᾽ ἄν, χολῇ μὲν διὰ χολαγωγοῦ, φλέγματι
δὲ διὰ φλεγμαγαγωγοῦ. αὕτη μὲν ἡ ῥῆσις· ἄξιον δὲ αὐτοῦ
ἄγασθαι πρῶτον μὲν τὸ κατὰ τὴν ἀρχὴν εἰρημένον ὡς
χρῆν μὴ πάντα τῆς μελαίνης χολῆς ἄγειν. μελαγχολῶντας
γὰρ ἡμᾶς δηλονότι λέγει τοὺς ἐπαινοῦντας Ἱπποκράτην.
ἀλλ᾽ οὗτός γε ὁ χαριεντισμὸς ἑτέροις μᾶλλον ἔπρεπεν, ὅσοι
δογματίζουσιν ὑπὸ μελαίνης χολῆς ἐνοχλεῖσθαι τοὺς μελαγ-
χολῶντας. Ἰουλιανὸς δὲ ὁμοιότατός ἐστι τῷ κατὰ τὸν Αἰ-
σώπου λόγον ὄνῳ, ὃς θεασάμενος ἓν τῶν Μελιταίων κυνί-
διον Ἀριστοσίτῳ δεσπότῃ συγκατακείμενον, ἁλλόμενόν τε
περὶ αὐτὸν καὶ σκιρτῶν καὶ σεῖον τὴν οὐρὰν, καί τι καὶ
φώνημα τερπνὸν ὑποφθεγγόμενον, ἐφ᾽ οἷς ἥδοντό τε καὶ
κατεφίλουν αὐτὸ πάντες οἱ σύνδειπνοι, μηδὲν μελλήσας ἀλλ᾽
εὐθὺς ἀναπηδήσας ἐπὶ τὴν κλίνην ὀγκᾶται καὶ κατ᾽ αὐτὸν
εἰλεῖτο, σείων τὴν οὐράν. ἀλλὰ τούτῳ παραπλησίως ὢν

pituita quidem excernitur, fed ex utroque bilis dejicitur.
Hydropicis hydragogum damus, neque tamen quod educi-
tur, id effe aquam apparuerit, quod praeter omnium
opinionem maxime ducitur, quum decumbentis hydropi-
corum aquae excretio fieret, ficut bilis cholagago et pi-
tuitae phlegmagogo excernitur. Atque is textus eft. Ve-
rum admiratione dignum eft quod primum per initia ab
eo pronunciatum eft, non oportere ab atra bile agi. Nos
enim ab atra bile percitos videlicet appellat qui Hippo-
cratem laudamus. At fales ifti alios magis decebant qui
infanientes ab atra bile vexari ftatuunt. Porro Julianus
afino ex Aefopi fabulis fimillimus eft, qui unum catellum
intuitus Melitenfem cum Ariftofito domino accubantem cir-
cumque ipfum faltantem ac lafcivientem et caudam com-
moventem ac etiam voculam quandam jucundam emitten-
tem, quibus convivae oblectabantur, qui et ipfum omnes
ofculabantur, nihil moratus ftatim ipfe in lectum profi-
luit et circa illum rudere ac mota cauda faltare coepit.

Ed. Chart. IX. [392.]   Ed. Baf. V. (343. 344.)

Ἰουλιανὸς ἐπισκήπτει χαριεντιζόμενος εἰς μελαγχολίαν ἡμᾶς,
ἣν αὐτός φησιν ὑπὸ μελαίνης γίγνεσθαι χολῆς. κατέλειπε
τοίνυν ἡμᾶς ἐπί σοι λέγειν τὴν μέλαιναν, ὃς οὐδὲ τῶν ἰα-
τρικῶν παιδαρίων ἀμείνων ὑπάρχων τὴν τέχνην ἐπιτιμᾷς
Ἱπποκράτους. τίς ταύτης μείζων μελαγχολία; τίς ἀπαιδευ-
σία φανερωτέρα; τίς τόλμη προπετεστέρα; καθ' ἡμῶν, Ἰου-
λιανέ, χαριεντίζῃ τοιαῦτα καὶ συνάπτεις αὐτὰ λόγοις ἀμαθέ-
σιν, ὡς ἂν μὴ παῖδα λαθεῖν αὐτῶν τὴν ἀτοπίαν. Ἱππο-
κράτους γὰρ εἰρηκότος οὔθ' ἡλικίαν οὔθ' ὥραν ἔτους
οὔθ' ὅλως οὐδένα καιρὸν εὑρεθῆναι δύνασθαι, καθ' ὃν
ἀπόλλυταί τις ἐκ τοῦ σώματος ἡμῶν χυμός, ὃν αὐτὸς ἀεὶ
φησιν ὑπάρχειν, αἵματος δηλονότι καὶ φλέγμα- (344) τος
καὶ χολῶν διττῶν. ἅπαντας μὲν γὰρ εἶναι διὰ παντός, αὐ-
ξάνεσθαι δ' ἄλλον ἐν ἄλλῃ κράσει καὶ φύσει σώματος, ἡλι-
κίᾳ τε καὶ ὥρᾳ καὶ χώρᾳ καὶ νοσήματι νομίζεις καταβάλλε-
σθαι τὸν λόγον, εἰ τῷ χολῶντι φλέγματος ἀγωγὸν δοθείη
φάρμακον, τουτὶ μὲν κενούμενον φαίνοιτο, χολὴ δὲ οὐ κε-

Num huic confimilis eft Julianus, qui infaniae nos jocofe
infimulat, quam ipfe ait ab atra bile concitari? Sine
igitur nos tibi atram bilem exprobrare, qui quum neque
medicorum pueris praeftes, Hippocratis artem improbas.
Quae hac major melancholia? Quae manifeftior imperi-
tia? Quae petulantior audacia? His nos jocofe inceffis,
Juliane, et ea indoctis rationibus concilias, ut eorum
abfurditas ne puerum quidem lateat. Quum enim Hippo-
crates pronunciaverit nullam aetatem, nullam anni tem-
peftatem nullumque omnino tempus inveniri poffe, in quo
ex noftro corpore humorum aliquis prorfus aboleatur,
quos ipfe ait femper exiftere, fanguinem fcilicet, pitui-
tam et bilem duplicem. Omnes fiquidem omnibus ineffe
cenfet, fed alium in alio corporis temperamento ac na-
tura, in aliaque aetate et anni tempeftate et regione et
morbo incrementum fufcipere. Ipfius fententiam te de-
moliri putas, fi biliofo medicamentum pituitam ducens
dederis, haecque vacuari videatur, bilis vero non vacue-

Ed. Chart. IX. [392. 393.]　　　　　Ed. Baf. V. (344.)

νοῦται. φέρε τοίνυν ἡμῖν τοῦτο φαίνεται γιγνόμενον, μηδ᾽
ἐκκενοῦν τὸ φάρμακον ἀεὶ τὸν οἰκεῖον ἑαυτῷ χυμόν. ἆρ᾽
οὖν ἐναργῶς ἐδόκει ψευδὲς εἶναι τὸ Ἱπποκράτους δόγμα;
εἰ γὰρ ὁμοτίμως μὲν ἅπαντας ἕλκει τοὺς χυμοὺς ἕκαστον
τῶν καθαιρόντων, ἀλλοιοῦν δ᾽ εἰς μίαν ἰδέαν αὐτούς, ἣν
πέφυκεν, οὐδὲν διοίσει τοῦ φλεβοτομεῖν τὸ καθαίρειν. ἀλλ᾽
εἴπερ τοῦτο οὕτως ἔχει, ῥᾷστον ἤδη τῇ πείρᾳ κρῖναι τὸ
δόγμα καὶ δυοῖν ἀνθρώπων ἀσκίτην ὕδερον ἐχόντων ἴσον
τὸ μέγεθος, ἐπὶ τῇ τοῦ σώματος ἕξει τε καὶ ἡλικίᾳ παρα-
πλησίως διακειμένων, τῷ μὲν ἑτέρῳ δοῦναι τῶν ὑδραγωγῶν
τι φάρμα- [393] κον, τοῦ δ᾽ ἑτέρου τεμεῖν τὴν φλέβα,
κἄπειτα θεάσασθαι τίς μὲν ἐξ αὐτῶν ὠφελεῖται, τίς δὲ
βλάπτεται. δίκαιον μὲν ἦν ἴσον ἑκατέρῳ ποιήσασθαι τὸ
πλῆθος τῆς κενώσεως, τοσαύτας κοτύλας ἐκχέοντας τοῦ
αἵματος, ὅσας τοῦ κενωθέντος, ὡς οὗτοι νομίζουσιν ὕδατος
ὑπὸ τοῦ καθαρτικοῦ φαρμάκου. κἂν τοῦτο συγχωρήσωμεν
αὐτοῖς καὶ τοῦ μὲν ἑτέρου διὰ τῆς καθάρσεως κενώσομεν
κοτύλας ὕδατος, εἰ τύχοι ιέ, τοῦ δ᾽ ἑτέρου διὰ τῆς φλε-

tur. Age vero hoc ita fieri etiam nobis videatur, neque
medicamentum familiarem fibi humorem femper vacuare.
Num igitur falfum effe videbitur Hippocratis decretum?
Si namque purgantium medicamentorum unumquodque
omnes aequaliter humores attrahat atque in unam quam
habet ideam ipfos immutet, nihil differt venam potius
fecare quam purgare. At fi hoc ita fe habeat, jam fa-
cile erit experientia id decretum dijudicare duobus homi-
nibus propofitis qui afcitem hyderum habeant aequalem
magnitudine, fintque corporis habitu et aetate fimiles,
alteri quidem quod aquam educat medicamentum exhibea-
tur, alteri vero fecetur vena, deinde infpiciatur, quis eo-
rum juvetur et quis laedatur. Aequum fane etiam fuit
utrique parem vacuationis copiam effici, tot nimirum effufi
fanguinis, quot, ut ipfi exiftimant, aquae a purgante
medicamento evacuatae heminas. Hocque etiam ipfis con-
cedimus et in altero per purgationem aquae heminas
verbi gratia quindecim, in altero per phlebotomiam duas

Ed. Chart. IX. [393.]　　　　Ed. Baf. V. (344.)

βοτομίας δύο μόνας ἐπίδωμεν ὅστις μὲν αὐτῶν ἐσφάγη. τί
γὰρ ἂν ἄλλο τις εἴποι περὶ τοῦ φλεβοτομηθέντος ὑδεριῶν-
τος; ὅστις δ᾽ ὤνηται τὰ μέγιστα. τί, λέγομεν, ὦ οὗτος;
ἆρα ἴσως ἢ παραπλησίως ὁ νῦν εἰρημένος ἔλεγχος ὅσῳ μι-
κρὸν ἔμπροσθεν ἐγχειρήσας, καθαρτικὸν χολῆς, φησὶ, διδό-
σθω τινὶ τῶν ὑδεριόντων, κενώσει μὲν, ὦ οὗτος, καὶ τουτὶ
χολὴν, ἀλλ᾽ ὀλίγην τε καὶ σὺν οὐδενὶ χρηστῷ· καθαρτικὸν
ὑδατώδους ἰχῶρος διδόσθω τῷ χολῶντι, κενώσει μὲν ὑδα-
τῶδες, ἀλλ᾽ ὀλίγον τε καὶ μετὰ βλάβης. πάλιν οὖν διδό-
σθω τὸ μὲν ὑδραγωγὸν τῷ τὸν ἀσκίτην νοσοῦντι, τὸ δὲ
χολαγωγὸν τῷ τὸν ἴκτερον, καὶ πολὺ κενωθήσεται τῶν ἀν-
θρώπων ἑκάτερος καὶ σὺν ὠφελείᾳ μεγάλῃ. ταῦτα εἰ μὲν
οὐδέπω ἀνέγνω γεγραμμένα παρά τινι τῶν ἰατρῶν ὁ Ἰου-
λιανὸς, θαυμάζω τὴν φιλοπονίαν τἀνδρός. ἀναγνοὺς δ᾽ εἰ
ἐτόλμησε γράφειν ἅπερ ἔγραψεν, ἄξιον ἄγασθαι τὴν σύνεσιν
αὐτοῦ. νομίζω γὰρ ἐγὼ νῦν ἀκούσασι τῶν εἰρημένων ἀρ-
τήσειν αὐτῶν τὰ ὦτα. Ἰουλιανὸς δ᾽ ἐν οἷς ἔγραψε περὶ

folas, videamus quis eorum jugulatus fit. Quid enim
aliud de hydropico cui vena fecta fit aliquis dixerit?
Quis vero maxime auxilium confequutus fuerit? Heus tu
quid dicis? Isne tibi eft elenchus par aut huic fimilis
nunc allatus, quum paulo ante tractabas? Eductorium,
inquit, bilis medicamentum cuidam hydrope laboranti
exhibeatur, hoc quidem, o bone vir, bilem vacuaverit,
verum modicam nulloque emolumento. Purgans aquofum
ferum medicamentum biliofo detur, aquofum humorem
vacuabit, fed et paucum et cum laefione. Rurfum igitur
hydragogum exhibeatur afcite laboranti, cholagogum vero
ictero jacenti aegrotus uterque copiofe vacuabitur magna
cum utilitate. Haec fi apud quendam medicum fcripta
nondum Julianus legerit, etiam admiror viri diligentiam.
Si vero legerit et quae ille mandare literis aufus fuerit,
par eft ipfius prudentiam admiratione profequi. Ego enim
qui quae jam prolata funt aufcultarunt, eorum aures
offendi arbitror. Julianus autem in quibus de ipfis fcribit

Ed. Chart. IX. [393.]   **Ed. Baſ. V. (344.)**

αὐτῶν ἡγεῖται μελαγχολᾶν ἡμᾶς. ἀποκρίνασθαι τοιγαροῦν
ἀναμνησθεὶς τῶν φιλοσόφων οὓς ἐπήνεσε, παρὰ τίνος αὐ-
τῶν ἔμαθε νόμον ἀποδείξεως τοιοῦτον, οἵῳ φαίνεται κεχρη-
μένος. εἰ γὰρ ἐπεφύκει, φησὶ, τὸ χολαγωγὸν φάρμακον ἐκ-
καθαίρειν τοῦ ζώου τὴν χολὴν, οὐκ αὐτὴν γεννᾶν, οὐκ ἂν
ἐκενοῦντο χολὴν τοῖς φλεγματώδεσι. θαυμαστή γε ἡ τοῦ
ἀκολούθου γνῶσις· ὦ τῆς μεγάλης διαλεκτικῆς τοῦ σοφιστοῦ.
τί συνετὸν οὕτω Χρύσιππος ἢ Ἀριστοτέλης ἢ Πλάτων εἶ-
πεν; οἵ γε, εἰ περὶ τούτων αὐτῶν ἐπισκέψασθαι προὐτάθη,
τὸ μηδὲ ὅλως περιέχεσθαι κατὰ τὸ σῶμα χολὴν πάντες
ἂν ἔφασαν ἔπεσθαι τὸ μηδ᾽ ὅλως ὑπὸ τῶν χολαγωγῶν ἐκ-
κενοῦσθαι, τὸ δ᾽ ὀλίγον περιέχεσθαι, τὸ τὴν ἑλκομένην
ὑπ᾽ αὐτῶν ὀλίγην ὑπάρχειν, ὥσπερ γε εἰ πολὺ περιέχοιτο,
πολλὴν εἶναι τὴν ἑλκομένην. ἀλλ᾽ Ἰουλιανὸς ὁ τῆς καινῆς.
διαλεκτικῆς σοφιστὴς ἀξιοῖ μηδ᾽ ὅλως ἔπεσθαι χολὴν τοῖς
χολαγωγοῖς, ὅταν ὀλίγη ποθ᾽ ὑπάρχη κατὰ τὸ ζῶον. εἶθ᾽
ἡμᾶς μὲν λέγει μελαγχολῶντας τοὺς ὑδραγωγὸν διδόντας

nos inſanire putat. Quapropter ſi eorum quos laudavit,
philoſophorum meminerit, reſpondeat, a quonam ipſorum
hujusmodi demonſtrationis legem didicerit, qua uſus eſſe
proditur. Si namque naturam purgandi bilem ex animali
cholagogum medicamentum haberet, minime vero ipſam
procrearet, non ſane a pituitoſis bilis vacuaretur. Haec
miranda eſt conſequentis cognitio. O praeclaram hujus
ſophiſtae dialecticam! Quid ita circumſcriptum Chryſip-
pus aut Ariſtoteles aut Plato protulit? Qui ſi de his
ipſis haec eſſet inſtituta diſquiſitio, nullam videlicet pror-
ſus bilem in corpore contineri, omnes utique dicerent a
cholagogis nihil prorſus evacuari. Si vero pauca bilis
contineatur, hanc quoque profiterentur paucam quae ab
his attrahatur exiſtere, quemadmodum etiam ſi copioſa
contineatur, copioſam quoque eſſe quae trahatur. Verum
Julianus novae dialecticae ſophiſta cenſet, bilem non om-
nino cholagoga ſequi, quum modica in animalis corpore
exſtiterit. Deinde nos quidem qui hydragogum medica-

φάρμακον τοῖς ὑδεριῶσιν. ἑαυτὸν δὲ σωφρονεῖν, οὐ τοῖς
δόγμασιν ἕπεται φλεβοτομεῖν αὐτούς. ὁμοιότατον δὲ τούτοις
αὐτοῦ τοῖς λόγοις ἐστὶ καὶ τὸ διὰ τῶν ἐχομένων εἰρημένων
ἐν τῆδε τῇ ῥήσει· τό τε γίγνεσθαι ἐπὶ τὸ πλεῖστον ἐναλλὰξ
ἐπίτασις τε καὶ ἄνεσις, ὑγεία ἀδιόριστος· ὁμοιούμενός τις,
ὡς πρὸς ἡμῶν κατὰ πᾶν συνεχείας, ἐν τῷ σπανίως ὀλιγάκις
τε φαινομένῳ. ἐν τούτοις Ἰουλιανὸς καταβάλλει τὴν δόξαν
τῶν οἰομένων ἀεὶ σωματικὰς εἶναι τὰς κατασκευὰς τῶν πα-
θῶν, ταῦτα ὡς μαρτυροῦντα, γράφοντας ἐπιτάσεις καὶ τὰς
ἀνέσεις τῶν νοσημάτων, οἰόμενος συμφωνεῖν μὲν τῇ δόξῃ
τῶν μεθοδικῶν, ἐναντιοῦσθαι δὲ τῇ τοῦ παλαιοῦ. καίτοι
ταὐτὸ τὸ ἐναντιώτατον εὕροις ἄν. αἱ μὲν γὰρ τοῖς στερεοῖς
τοῦ ζώου [394] μέρεσι διαθέσεις ἐστηριγμέναι τ' εἰσὶ καὶ
μόνιμοι, τὰ δὲ ὑγρὰ καὶ μεταρρεῖν εἰκὸς εἰς ἄλλο μόριον
τοῦ ζώου καὶ διαφορεῖσθαι λεπτυνόμενα καὶ κατά τινας
αἰσθητοὺς πόρους ἐκκρίνεσθαι, καὶ ποτὲ μὲν ὑπὸ τῆς διοι-
κούσης τὰ ζῶα φύσεως πεπτόμενα χρησιότερα γίνεσθαι,

mentum hydrope laborantibus exhibemus, infanire prae-
dicat, fe ipfum vero fapere, cujus placitis in his venae
fectio fequitur. His autem ipfius fermonibus fimillimum
eft quod fequentibus hoc textu enarratum eft: *quod etiam
plerumque viciffim et intenfio et remiffio fiat indefinita
eft fanitas; fi quis affimilet illi quod noftrum compara-
tione in omni continuitate non faepe fed raro apparet.*
Per haec Julianus eorum opinionem refellit, qui corpo-
reas femper effe affectuum conftitutiones exiftimant. Haec
fcribentes tanquam intenfionibus ac remiffionibus morbo-
rum atteftantia; ipfe vero methodicorum fententiae con-
fentire, fenis vero plane adverfari, etiam fi rem maxime
contrariam inveneris. Nam qui affectus folidis animantis
partibus infunt, firmi ac ftabiles manent. Humores vero
praeterquam quod in alias animalis partes fluant, confen-
taneum etiam eft, eos attenuatos in halitus difcuti ac per
quosdam fenfiles meatus excerni. Interdum etiam a gu-
bernatrice animalium natura concoctos meliores reddi, in-

Ed. Chart. IX. [394.]   Ed. Baf. V. (344.)

ποτὲ δ᾽ ὑπὸ πυρετώδους θερμασίας ἀλλοιούμενα μοχθηρό-
τερα, καὶ τὰ μὲν διαπνεῖσθαι ὑπὸ τῆς πυρετώδους θερ-
μότητος, τὰ δ᾽ αὐτῶν βελτίω γίγνεσθαι κεραννύμενα
χρησταῖς τροφαῖς, τὰ δὲ συνδιαφθείρεσθαι ταῖς ἐπιῤῥεού-
σαις, ἤτοι γ᾽ εὐθὺς ἔξωθεν οὔσαις μοχθηραῖς ἢ μὴ καλῶς
ἔτι ἐν τῇ γαστρὶ πεφθείσαις,   *   *   *   *
τοὺς δ᾽ ἐπὶ σηπεδόνι χυμῶν ἀναπτομένους οὐδὲν δήπου
θαυμαστόν ἐστιν ὡς ἂν ἐκεῖνα τύχῃ κατά τε χώρας ἀθροι-
ζόμενά τε καὶ σηπόμενα καὶ κενούμενα, τάς τε γενέσεις
ἴσχειν καὶ τὰς παρακμάς. ἀλλ᾽ ἐν μὲν τούτοις ἀνάσχοιτ᾽
ἄν τις ἴσως αὐτῶν· ὃ δ᾽ ἐφεξῆς ἔγραψεν Ἰουλιανὸς οὐκ
ἔτι κοινὸν ἁπάντων ὑπάρχον, ἀλλ᾽ ἴδιον ἐξαίρετον ἑαυτῷ,
τοῦτ᾽ ἤδη σοι δίειμι. ὅλην δ᾽ ἄμεινόν μοι δοκεῖ παραγρά-
ψαι τὴν ῥῆσιν, εἰ καὶ μακροτέρα πώς ἐστιν ἔχουσαν ὧδε.
ὅτι δ᾽ ἀδιανόητον ἐπὶ πλῆθος ἢ διαφθορὰν, ὅ ἄν τι πρὸς
τοῦ νῦν τιθέναι, ἀναφέρειν τὸ ποιητικὸν τῆς νόσου, τί δ᾽
ἄν τις συμμελέστατα διαγνοίη τοῦ πάθους δι᾽ ὅλου τοῦ
σώματος ἀπιόντος; ἀναγκαῖον ὁμολογεῖν πάντα περιττεύειν

terdum vero a febrili calore alteratos deteriores fieri: et
hoc quidem a febrili calore perfpirando evanefcere, illos
vero fe ipfis probis alimentis temperatos meliores evadere,
iftos denique a vitiofis fecum fluentibus corrumpi, five
ftatim cibi exterius pravi exftiterint, five non probe etiam
a ventriculo concocti fuerint.   *   *   *   *
Febres autem ex humorum accenfas putredine, minime
fane mirum eft quod illi per locos acerventur, putrefcant
et vacuentur tum ortus tum declinationes habere. Verum
quispiam fortaffis in illis eos patienter tulerit. Quod vero
Julianus fcripfit, non etiamnum omnibus commune, fed
fibi proprium ac peculiare exftit, hoc jam tibi refero.
At praeftat mea quidem fententia totum textum, etiamfi
quoquo modo prolixior fit, defcribere, qui ita fe habet.
Quia vero fub mentem non cadit, ad plenitudinem aut
corruptionem, quod ad rem propofitam fpectat, efficien-
tem morbi caufam referre, quis accuratiffime id digno-
verit, affectu per totum corpus abeunte? Neceffe eft

ἐν παντὶ μέρει τε καὶ μορίῳ. τῷ ἀποτελέσματι γὰρ συμ-
παρατείνεσθαι χρὴ τὸ συνέχον αἴτιον. χωρεῖ δὲ δι' ὅλου
πάθη, ὡς πυρετοὶ ἄλλα τε μύρια, ἐφ' ὧν ἐν τῷ ὅλῳ καὶ
τὸ πλῆθος εἶναι δεῖ. καὶ τὸ τοῖς πλεῖον ὅταν πλεῖον καὶ
τὸ νόσημα ᾖ καὶ τὸ τοῖς πλεῖον καὶ συγκεχωρημένον ὧδέ
πως φάναι. εἰ δέ γε * * * * διὰ ἀντιφῶν τὸ
πλῆθος τοῦ ὑγροῦ. καὶ μὴν Ἰουλιανὸς οὐ βούλεται τῶν κα-
θόλου τὸ σῶμα νοσημάτων ἐν ἑνὶ τόπῳ τὴν συνεκτικὴν
ὑπάρχειν αἰτίαν. ἀλλὰ κἂν τὴν ῥύσιν ὑπόθηταί τις ἐπὶ
τῷ βουβῶνι γίγνεσθαι συνέχον αἴτιον οὖσαν τοῦ πυρετοῦ,
εἰς τοσαύτην ἀπορίαν ὁ λόγος ἀχθήσεται. λυομένου γὰρ
τοῦ βουβῶνος οὔτε διαμένειν αὐτὴν οὔτε παύεσθαι δυνα-
τὸν, ἐπειδὴ μενούσης μὲν ἀναγκαῖόν ἐστι καὶ τὸν πυρετὸν
διαλύεσθαι, λυομένης δὲ συνεκτικὸν ἑαυτῆς αἴτιον ἔχειν τὸν
βουβῶνα, κἂν τούτῳ τὸν λόγον ἀνατρέπεσθαι, τοῦ θαυ-
μασιοῦ προστάτου, φάσκοντος ἀδύνατον εἶναι τὸ καθ' ὅλον
τοῦ σῶμα πάθος αἴτιον ἐν ἑνὶ τόπῳ συστῆναι. καὶ μὴν

concedere omnia in omnibus tum partibus tum particulis
exuberare. Continentem ſiquidem cauſam una cum af-
fectu protendi oportet. Per totum autem eunt affectus,
ut ſebres, imo et alii innumeri, unde et in toto eſſe
plenitudinem oportet eamque aliis majorem, quum major
morbus ſuerit, atque ita dicere conceſſum eſt. Si vero
in parte duntaxat eſſet humorum plenitudo, cauſam quo-
que parti ineſſe continentem oporteret, reluctatur tamen
humorum plenitudo. Atqui minime vult Julianus morbo-
rum univerſum corpus occupantium cauſam continentem
uno in loco conſiſtere; ſed ſi quis fluxionem ſupponat in
bubone febris continentem eſſe cauſam, haec oratio in
tantam difficultatem adducetur. Soluto namque bubone
neque eam permanere neque ſedari poſſibile eſt. Quando-
quidem ea manente febrem ſolvi neceſſe eſt; ſoluta vero
continentem ſui ipſius cauſam bubonem habere oportet.
Proindeque praeclari hujus defenſoris ratio ſubverti pot-
eſt, dicentis fieri non poſſe ut morbi univerſum corpus
occupantis cauſa in unico conſiſtat loco; quum tamen

οὐδ' ἄλλην τινὰ ἔννοιαν εἰπεῖν ἔχει τοῦ συνέχοντος αἰτίου,
παρὰ τὸ γίνεσθαί τι πρὸς αὐτοῦ καὶ παύεσθαι σὺν αὐτῷ,
πλὴν εἰ κἀνταῦθα πάλιν ἐξαίφνης ἑαυτὸν εἶναί φησι στωϊ-
κὸν, ὡς ἐν ἄλλοις ἐποίησεν. ἀλλὰ τοῦτό γε πράξας οὐ νό-
σου μόνον, ἀλλὰ καὶ τῆς ὑγείας αὐτῆς αἴτιον ἀποφανεῖταί
τινα καὶ θερμὸν καὶ ψυχρὸν ἀναγκασθήσεταί τι λέγειν εἶναι
νόσημα καὶ ξηρὸν καὶ ὑγρὸν, ἅπερ οὐ βούλεται. μὴ τοίνυν
ληρείτω μάταια, μηδ' ἐμπλήκτων τρόπον, ἀλλὰ τἄλλα φαν-
ταζέσθω, ποτὲ μὲν ἐπαινῶν στωϊκοὺς, ποτὲ δ' ἀναιρῶν αὐ-
τῶν τὰ δόγματα.

nullam aliam certam proferendam habeat continentis cau-
fae notionem, praeterquam quod ab ea aliquid oboriatur
et cum ipfa ceffet; nifi quoque hoc in loco iterum fe
derepente ftoicum effe profiteatur, quemadmodum etiam
alias facere confuevit. Verum hoc facto non morbi dum-
taxat, fed etiam fanitatis ipfius caufam aliquam pronun-
ciabit et, quae minime vult, cogetur aliquem morbum effe
calidum et frigidum et humidum et ficcum fateri. Quas
ob res ne vana nugetur, neque ftupidorum more alia alias
excogitet, dum ftoicos extollit interdum et interdum ipfo-
rum decreta evertit.

ΙΠΠΟΚΡΑΤΟΥΣ ΤΟ ΠΕΡΙ ΑΡΘΡΩΝ ΒΙΒΛΙΟΝ ΚΑΙ ΓΑΛΗΝΟΥ ΕΙΣ ΑΥΤΟ ΥΠΟΜΝΗΜΑΤΑ ΤΕΣΣΑΡΑ.

Ed. Chart. XII. [287. 288.]   Ed. Baf. V. (378.)

[287. 288] *Γαληνοῦ προοίμιον.* ·*Ὅτι μὲν τὸ βιβλίον ἕπεται τῷ περὶ ἀγμῶν εἴρηται μὲν ἤδη καὶ διὰ τῶν εἰς ἐκεῖνο γεγραμμένων ὑπομνημάτων, εἰρήσεται δὲ καὶ νῦν ἐπὶ βραχύ. πρῶτον μὲν ἀπὸ τῶν ἀρχῶν ἑκατέρου τῶν βιβλίων δῆλον, ἐν ἐκείνῳ μὲν γὰρ οὕτως ἄρχεται, ἐχρῆν τὸν ἰητρὸν τῶν ἐκπτωσίων καὶ κατηγμάτων, ὡς ἰθυτάτας [288] τὰς καταστάσιας ποιέεσθαι, μηκύνων σαφῶς*

HIPPOCRATIS DE ARTICULIS LIBER ET GALENI IN EUM COMMENTARII QUATUOR.

Galeni praefatio. Librum hunc illi proxime fubjectum effe qui de fracturis eft in commentariis in eum jam diximus, quod nunc paucis etiam dicemus. Eam rem ante omnia plane demonftrat principium utriusque libri, in illo enim ita orditur: medicum oportet quae fuo loco mota funt et fracta recto admodum habitu intendere, ubi aperte de fractis ac luxatis tractaturum fe indicat.

ὅτι περὶ καταγμάτων αὐτῷ καὶ ἐξαρθρημάτων ὁ λόγος ἔσοι-
το. κατὰ δὲ τοῦτο πάλιν εὐθὺς ἐν ἀρχῇ τὸν δὲ σύνδεσμον
ἔγραψεν ἐπὶ προειρημένῳ μέντοι πάντως λεγόμενον, ἀρχό-
μενον δὲ οὐδέποτε λόγον. καίτοι τινὲς εἰς τοσοῦτον ἤκουσι
σοφίας ὥστε τοῦ Ξενοφῶντος οἰκονομικῶν μνημονεύειν οἰό-
μενοι μαρτυρεῖν αὐτοῖς ἔθος εἶναι τοῖς παλαιοῖς ἐν ἀρχῇ
λόγου χρῆσθαι τῷ δὲ συνδέσμῳ, διὰ τοῦτό φασιν ἄρχεσθαι
τὸν Ξενοφῶντα τοῦ συγγράμματος οὕτως· ἤκουσα δέ ποτε
αὐτοῦ, φησὶ, καὶ περὶ οἰκονομίας τοιάδε μοι διαλεγομένου,
μὴ γιγνώσκοντες ὅτι τὸ βιβλίον τοῦτο τῶν Σωκρατικῶν
ἀπομνημονευμάτων ἐστὶ τὸ ἔσχατον. ἀλλ' ἐπειδή γε τούτοις
αὐτὴ τῶν πραγμάτων ἡ διδασκαλία τὴν ἀκολουθίαν ἐνδεί-
κνυται τῷ περὶ τῶν ἄρθρων συγγράμματι πρὸς τὸ περὶ
τῶν ἀγμῶν· ἐπαγγειλάμενος γὰρ ἐν ἐκείνῳ περὶ τῶν ἐκπτώ-
σεών τε καὶ καταγμάτων ἐρεῖν, ὅσα μὴ διῆλθεν ἐν αὐτῷ,
κατὰ τοῦτο προσέθηκεν, ὡς μηδὲν λείπειν τῇ πραγματείᾳ
διὰ τοῦτο. διὸ καί τινας ἔφην οὐχ ὑπ' αὐτοῦ λέγειν Ἱπ-
ποκράτους εἰς δύο βιβλία τετμῆσθαι τὴν ὅλην πραγματείαν·

Sed in hoc rurfus ab initio protinus δὲ conjunctionem,
quam autem vertimus, adjungit. Quae ibi adjici folet,
ubi aliquid agitur, cujus ante mentio facta fuerit, nun-
quam tamen in principio fermonis adfcribitur; quamquam
nonnulli ad id fapientiae devenerunt, ut Xenophontis li-
brum qui oeconomicus dicitur afferant, inde putantes
fidem facere veteres folitos effe δὲ conjunctionem in prin-
cipio fermonis ufurpare, ac propterea Xenophontis libri
tale effe initium afferunt: ἤκουσα δέ ποτε αὐτοῦ καὶ περὶ
οἰκονομίας τοιάδε μοι διαλεγομένου, non intelligentes eum
librum poftremum effe inter eos quos de Socratis dictis
ac factis memorabilibus fcripfit. Ad haec ipfa rerum
doctrina teftatur librum hunc ei qui de fracturis eft
proxime fubjici; ibi enim pollicitus de fractis luxatisque
tractare, quaecunque ibi explicanda reliquit, hic exfequi-
tur, fic ut nihil in opere defideretur. Atque ea de caufa
dixi Hippocratem juxta quorundam fententiam univerfum
hoc opus in duos libros non fecaffe, fed uno colligaffe

ἀλλ᾽ ὑπ᾽ ἐκείνου μὲν ἓν γράφεσθαι βιβλίον ἐπιγραφὲν ὑπ᾽
αὐτοῦ κατ᾽ ἰητρεῖον, ὕστερον δὲ ὑπ᾽ ἄλλου τινὸς εἰς δύο
τμηθῆναι διὰ τὸ μέγεθος. ὅτι δὲ οὐδὲν οὔτ᾽ ἐξαρθρήματος
εἶδος οὔτε κατάγματος ὑπελείπετο πλὴν τὰ περὶ κεφαλὴν
γινόμενα τῷ ἄλλο ἐπ᾽ ἐκείνοις σύγγραμμα ποιήσασθαι, δῆ-
λον δὴ ἀναμνησθέντι σοι τῶν τ᾽ ἐν τῷ περὶ ἀγμῶν ὑπ᾽
αὐτοῦ διδαχθέντων, ὧν τε ἐν τούτῳ τῷ βιβλίῳ μέλλει διελ-
θεῖν. ἐν μὲν οὖν τῷ περὶ ἀγμῶν ἔγραψε περὶ πήχεος καὶ
βραχίονος καὶ κνήμης καὶ μηροῦ κατεαγότων, εἶθ᾽ ἑξῆς περὶ
τῶν ἐν ποδὶ καὶ ἄκρᾳ χειρὶ, κἄπειτα περὶ τῶν μεθ᾽ ἕλκους
καὶ ὅσα γυμνοῦνται τῶν ὀστῶν, εἶτα περὶ τῶν κατὰ γόνυ
καὶ κατ᾽ ἀγκῶνα πάντων· ὑπελείπετο οὖν ἔτι τῶν μὲν ἄρ-
θρων τὸ κατ᾽ ὦμον κατά τ᾽ ἰσχίον καὶ γόνυ καὶ ῥάχιν.
τῶν καταγμάτων δὲ τὰ κατὰ τὰς πλευρὰς καὶ γένυν καὶ
ῥίνα καὶ ὦτα, περὶ ὧν ἐν τούτῳ τῷ βιβλίῳ διῆλθεν. ἀλλὰ
καὶ περὶ διαστάσεως ὀστῶν καὶ περὶ θλασμάτων τῶν περὶ
τὰ ἄρθρα κατ᾽ ἀμφότερα τὰ βιβλία διαλεγόμενος, εἴ τι παρέ-

eumque infcripfiffe de officina medici, qui prae magnitu-
dine poftea ab altero diftinctus fuit in duos. Nullum au-
tem fracturae aut luxati genus fuiffe ab Hippocrate prae-
termiffum exceptis quae ad caput pertinent, quum alio
libro ab ipfo tradantur, evidentiffimum eft, fi in memo-
riam revocentur et quae in libro de fracturis prodidit et
quae in hoc ipfo oftenfurus eft. In libro itaque de fra-
cturis fcripfit de brachio, cubito, crure ac femore com-
minuto; tum de iis quae pedi incidunt et manui; poftea
de illis fracturis quibus ulcus accedit et offa nudantur;
poftremo de omnibus vitiis genu et cubiti. Reftabant
adhuc ex luxatis humeri caput, quod cum lato fcapula-
rum offe committitur; et femoris caput, quod coxa reci-
pitur, maxilla et fpina; ex fractis coftae, maxilla, nafus,
auriculae, quae in hoc libro perfequitur. Sed et de offi-
bus quae dehifcunt, ac de iis quae circa articulos conte-
runtur in utroque libro tractat; et fi quid eo qui de

Ed. Chart. XII. [288.]   Ed. Baf. V. (378.)

λιπεν ἐν τῷ περὶ ἀγμῶν ἐνταῦθα προσέθηκεν, ὥστε μηδὲν
ὅλως ἐνταῦθα λείπεσθαι ἔτι μήτε κατάγματος εἶδος μήτε
ἐξαρθρήματος μήτε διαστάσεως ὀστῶν. εἴρηται δὲ καὶ
περὶ τῶν θλασμάτων ὅσα γίνεται περί τε τοὺς μύας καὶ
τὰς φλέβας καὶ τὰ νεῦρα· καὶ τἄλλα μὲν οὖν, ὡς ἔφην,
ἱκανὴν τὴν ἀκολουθίαν ἐπιδεῖξαι τοῦδε τοῦ βιβλίου πρὸς τὸ
περὶ ἀγμῶν, ἀλλὰ καὶ τὸ μηχάνημα συμβουλεύσας ἐν ἐκείνῳ
τῷ βιβλίῳ παρασκευάσασθαι τοῖς ἐν μεγάλῃ πόλει μέλλου-
σιν ἰατρεύειν, ἐνταῦθα τὴν κατασκευὴν αὐτοῦ σύμπασαν
ἔγραψεν ἅμα τῷ καὶ ἀναμιμνήσκειν αὐτὸν ἡμᾶς, ὅτι καὶ
πρόσθεν ὑπὲρ αὐτοῦ λόγον ἐποιήσατο. καλοῦσι δὲ τὸ μη-
χάνημα τοῦτο βάθρον Ἱπποκράτειον οἱ μετ᾿ αὐτὸν ἰατροί.
ὅτι μὲν οὖν ἕπεται τὸ βιβλίον τοῦτο τῷ περὶ τῶν ἀγμῶν
ἀρκείτω ταῦτα. πρὸς δὲ τὴν ἐξήγησιν ἴωμεν αὐτοῦ τοσοῦ-
τον προειπόντες ἔτι, ὃ καὶ ἐπὶ τῆς περὶ ἀγμῶν ἐξηγήσεως
προείπομεν, ὡς ἔστιν ἡ ἑρμηνεία τοῦ Ἱπποκράτους ἱκανῶς
σαφὴς ἐλαχίστης ἐξηγήσεως δεομένη τῷ τὰ πρῶτα μαθή-
ματα μεμαθηκότι καὶ εἰθισμένῳ λέξεως ἀκούειν ἀνδρὸς πα-

fracturis eſt praeteriit, in hoc adjecit, ita ut nullum ſu-
perſit genus fracti, prolapſi aut diducti oſſis. Scripſit
etiam de muſculis, venis ac nervis colliſis et de aliis quae,
ut retuli, ſatis teſtantur hunc librum illi qui de fracturis
eſt ſubjiciendum eſſe. Huc accedit quod in ipſo exponit
univerſam ſtructuram machinamenti illius quod in eo vo-
luit paratum haberi medicis qui in magna civitate medi-
cinam faciunt, ſimulque in memoriam reducit illius ſe
ante mentionem feciſſe. Id machinamentum a medicis
qui poſt ipſum fuerunt ſcamnum Hippocratis appellatur;
ſed ſatis hactenus oſtendimus librum hunc proxime ſequi
eum qui de fracturis eſt. Ad expoſitionem igitur ejus
veniamus adhuc illud praefati, quod in enodatione libri
de fracturis propoſuimus, nempe ſermonem Hippocratis
planum eſſe minimaque expoſitione indigere apud eum qui
primis diſciplinis inſtitutus ſit, quique fuerit in Hippo-
cratis ſermone verſatus. Si quis enim ita paratus oſſium

λαιοῦ· καὶ εἴ τις οὕτως παρεσκευασμένος ἐπ᾿ ἀνθρωπείων
ὀστῶν θεάσαιτο τὰς κατὰ τὰς διαρθρώσεις συνθέσεις ἢ
πάντως γε ἐπὶ πιθηκείων ἔτι μᾶλλον αὐτῷ σαφῆ φανεῖται
τὰ κατὰ τοῦτο τὸ βιβλίον. εἰ δὲ καὶ μυῶν ἀνατομῆς ἐμ-
πείρως ἔχοι καὶ ἄλλως εἴη φύσει [289] συνετός, οἶδ᾿
ὅτι καὶ τούτῳ πολλὰ τῶν ἐν τοῖσδε τοῖς ὑπομνήμασι γε-
γραμμένων φανεῖται περιττὰ φθάνοντι νοεῖν τὴν λέξιν τοῦ
παλαιοῦ καὶ πρὸ τῶν ἐμῶν ἐξηγήσεων. ἀλλ᾿ ἐπεὶ μὴ μόνον
τοῖς τοιούτοις ὑπομνήματα γράφομεν, ἄμεινον εἶναί μοι δο-
κεῖ τῶν ἄλλων στοχαζομένῳ, εἰ καὶ βραχεῖά τις ἀσάφεια
φαίνοιτο μὴ παρέρχεσθαι ταύτην.

_____

α'.

Ὁμοῦ δὲ ἄρθρον ἕνα τρόπον οἶδα ὀλισθαῖνον τὸν ἐς τὴν
μασχάλην.

_____

"Ὅτι τῶν διαρθρουμένων ὀστῶν ἀλλήλοις ἄρθρον ὀνο-
μάζειν εἴωθεν, οὐ τὴν ὑποδεχομένην κοιλότητα τὸ τοῦ πλη··

_____

hominis et certe fimiae commifluras infpexerit, facilius
adhuc comprehendet quae in hoc opere traduntur, fi quis
autem incidendis mufculis operam dederit et prudens alio-
quin natura fuerit, huic, certum fcio, fupervacua vide-
buntur complura eorum quae in iis commentariis pofuimus,
quandoquidem verba Hippocratis prius tenebit quam a me
exponantur; fed quoniam non his commentaria fcribimus,
fatis arbitror et aliorum habita ratione, fi quid vel pa-
rum videatur obfcurum, id nullo modo praeterire.

_____

I.

*Articulum autem lati fcapularum offis novi uno modo ex-
cidere, nempe in alam.*

_____

Oftenfum jam in fuperiori libro Hippocratem folitum
effe mutuari nomen ἄρθρου, quem articulum interpretamur,

σιάζοντος ὀστοῦ πέρας, ἀλλ᾽ αὐτὸ τὸ πέρας, εἴρηται μὲν
κατὰ τὸν ἔμπροσθεν ἤδη λόγον, ἀναμεμνήσθω δὲ καὶ νῦν
ὅτι κεφαλὴν ἀξιόλογον ὁ βραχίων ἔχων οὐ πάνυ βαθεῖαν
κοιλότητα διαρθρυῦται τῷ πέρατι τοῦ τῆς ὠμοπλάτης αὐ-
χένος ἐπικείμενος, καὶ ὅτι τὰ τοιαῦτα πράγματα ποτὲ μὲν
οὕτως εἴωθεν ἑρμηνεύειν, ὡς νῦν εἴρηκεν, ὤμου δὲ ἄρθρον,
ἐνίοτε δὲ οὐχ οὕτως, ἀλλ᾽ ὡς εἰ τὸ κατ᾽ ὦμον ἄρθρον εἰ-
ρήκει, καθάπερ ἐν τῷ περὶ ἀγμῶν, τότε κατὰ γόνυ πολλά-
κις εἶπεν. ἕνα δὲ τρόπον, ὕπερ ἐστὶ διαφορὰν μίαν, εἰδέναι
φησὶ τοῦ κατὰ τοῦτο τὸ ἄρθρον ὀλισθήματος. εἰ δ᾽ ὀρ-
θῶς λέλεκται τοῦτ᾽ αὐτῷ κατὰ τὸν ἐφεξῆς λόγον ἐπισκεψό-
μεθα.

β'.

Ἄνω δὲ οὐδέποτε εἶδον οὐδὲ ἐς τὸ ἔξω.

ad fignificandum offium quae inter fe committuntur non
cavum, quo proximi offis caput recipitur, fed ipfum ca-
put. Nunc vero meminiffe etiam oportet humeri caput,
quod grande eft, inferi in extremitatem cervicis lati fca-
pulorum offis, quae leviter cava eft, tum confueffe Hippo-
cratem interdum ejusmodi res ita exprimere, ut nunc
quum inquit, articulum autem lati fcapularum offis; in-
terdum non ita, fed ac fi diceret, articulum qui cum lato
fcapularum effe committitur; quemadmodum in libro de
fracturis, ubi faepenumero fcribit, articulus qui ad genu.
Uno modo, inquit, hoc eft in unam partem fcire fe hunc
articulum excidere, quod an vere fic habeat, in his quae
fequuntur confiderabimus.

II.

In fuperiorem vero locum aut in anteriorem nunquam.

Ed. Chart. XII. [289.]   Ed. Baf. V. (578. 579.)

Τῆς κατὰ τὸν ὦμον διαρθρώσεως ἡ κοιλότης, ἣν ἐπὶ τῷ πέρατι τοῦ τῆς ὠμοπλάτης αὐχένος ἔφην ὑπάρχειν, εἰς τὸ πρόσω τέτραπται μέρος, ὥσθ᾽, ὅταν ἀνατείνῃ τις τὸν βραχίονα, καταλαμβάνειν αὐτοῦ τὴν κεφαλὴν ἅπαν ἀκριβῶς τὸ κοῖλον. ἁπάσης δὲ διαρθρώσεως ἓξ τῶν πέριξ χωρῶν οὐσῶν, τῆς ἄνω καὶ κάτω καὶ πρόσω καὶ ὀπίσω καὶ ἔξω καὶ ἔνδον, ἡ μὲν ἀκριβῶς ἄνω μὲν τοῦ κατ᾽ ὦμον ἄρθρου τὸ σαρκῶδες ἐπιβεβλημένον ἔχει τοῦ δελτοειδοῦς ὑπό τινῶν ὀνομαζομένου μυός, ἡ δ᾽ ὡς πρὸς τὸν τράχηλον ἐκκλινομένη τὴν ῥάχιν τῆς ὠμοπλάτης, ᾗ τῆς κλειδὸς ζευγνυμένης τὸ καλούμενον ἀκρώμιον γεννᾶται. κατὰ δὲ τὴν ἔξω χώραν ἐστὶν ἡ ἀπόφυσις τῆς ὠμοπλάτης, ἣν διὰ τὸ σχῆμα τινὲς μὲν ἀγκυροειδῆ προσαγορεύουσιν, ἔνιοι δὲ κορακοειδῆ. αὕτη μὲν οὖν κωλύει τὴν εἰς τοῦτο τὸ μέρος ἔκπτωσιν τοῦ ἄρθρου, τὴν δ᾽ ὀπίσω τίς ἂν ἡμῶν ἐννοῆσαι δύναιτο τῆς ὠμοπλάτης ἐνταῦθα κειμένης. λοιποὶ τοίνυν ἀφρούρητοι τόποι (579) τέσσαρές εἰσιν, εἰς οὓς ἐννοῆσαι δύναται τὸ ἄρθρον ἐκπίπτειν, ὧν ἁπάντων ἐμνημόνευσε, τοῦ μὲν κάτω

Cavum id quod retuli in extrema cervice lati fcapularum offis fitum eſt in priorem partem, quare ubi humerus in fuperiorem partem porrigitur, illius caput eo cavo prorfus toto recipitur. At quum commiffurae univerfae fex fint partes circumſtantes, fuperior et inferior, prior et poſterior, exterior et interior, pars hujus commiffurae exquiſitae fuperior tegitur carnofa parte illius mufculi, qui quum literam Δ repraefentet, δελτοειδὲς a quibusdam nominatur; qua vero ad collum inclinat, fuperjectum habet dorfum lati fcapularum offis, qua id fummum cum jugulo conjungitur. Ab interiori parte objicitur proceffus lati fcapularum offis quem nonnulli ab ancorae fimilitudine vocant ἀγκυροειδῆ, alii a roſtri figura κορακοειδῆ. Hic itaque prohibet quominus in eam partem articulus elabatur, in poſteriorem quis noſtrum poterit concipere, quum ibi latum fcapularum os fit? Reſtant quatuor loca non fepta, in quae putare licet articu-

κατ᾽ αὐτοῦ τοῦ βιβλίου τὴν ἀρχὴν εἰπὼν, ὤμου δὲ ἄρθρον
ἕνα τρόπον οἶδα ὀλισθαῖνον τὸν εἰς τὴν μασχάλην, [290]
τῶν λοιπῶν δὲ τριῶν ὀνομαστὶ, πρώτου μὲν τοῦ ἄνω, δευ-
τέρου δὲ τοῦ ἔξω, τρίτου δὲ τοῦ πρόσω. προσέχωμεν οὖν
τὸν νοῦν, τίνα λέγει περὶ τῶν δύο τρόπων ὧν ἐν ταύτῃ τῇ
ῥήσει προεχειρίσατο.

γ´.

Οὐ μέντοι διϊσχυριείω γε, εἰ ὀλισθαίνοι ἂν ἢ οὔ· καίπερ
ἔχων περὶ αὐτοῦ ὅ τι λέγω. ἀτὰρ οὐδὲ ἐς τὸ ἔμπροσθεν
οὐδέπω ὄπωπα, οὐδὲ τοῦτο ὅτι ἔδοξέ μοι ὠλισθηκέναι.
τοῖσι μέντοι ἰατροῖσι δοκέει κάρτα ἐς τοὔμπροσθεν ὀλι-
σθαίνειν, καὶ μάλιστα ἐξαπατῶνται ἐν τούτοισιν, ὧν ἂν
φθίσις καταλάβῃ τὰς σάρκας τὰς περὶ ἄρθρον τε καὶ τὸν
βραχίονα. φαίνεται γὰρ ἐν τοῖσι τοιούτοισι παντάπασι
ἡ κεφαλὴ τοῦ βραχίονος ἐξέχουσα ἐς τοὔμπροσθεν. ἐγὼ
δέ ποτε τὸ τοιοῦτον οὐ σφᾶς ἐκπεπτωκέναι ἤκουσα φλαύ-
ρως ὑπό τε τῶν ἰατρῶν ὑπό τε τῶν δημοτέων διὰ τοῦτο

lum erumpere, quorum omnium meminit inferioris qui-
dem initio libri, quum inquit articulum autem lati ſcapu-
pularum oſſis novi uno modo excidere, nempe in alam,
reliquorum vero trium nominatim, primum ſuperioris,
deinde exterioris, tertio prioris. Conſideremus igitur quid
de duobus modis dicat, quos aggreſſus eſt proximis verbis.

III.

*Non eſt tamen quod contendere cupiam, excidatne an non;
et ſi de eo non deſit, quod dicam; ſed in priorem par-
tem elapſum nec vidi unquam nec elabi poſſe exiſtimo.
Cenſent tamen quidam medici in priorem partem plu-
rimum excidere; decipiuntur autem maxime iis quorum
caro circa articulum et humerum tabe conſumpta eſt;
ſiquidem in his humeri caput in priori parte prominens
ſe oſtendit. Ego quum in eam partem procidiſſe arti-
culum negarem, propterea et a medicis et a vulgo male*

τὸ πρᾶγμα. ἐδόκεον γὰρ αὐτοῖσι ἠγνοηκέναι μοῦνος, οἱ
δὲ ἄλλοι πάντες ἐγνωκέναι καὶ οὐκ ἠδυνάμην αὐτοὺς ἀνα-
γνῶναι, εἰ μὴ μόλις ὅτι τόδ' ἐστὶ τοιόνδε.

Δύο τρόπους ὀλισθήματος εἰρηκὼς, τόν τε ἄνω καὶ τὸν
ἔξω, καὶ ἀποφηνάμενός γε περὶ ἀμφοτέρων, ὡς οὐδέτερον
αὐτῶν ἑωρακὼς εἴη, μετὰ ταῦτα προσέγραψε τὴν νῦν ἡμῖν
προκειμένην λέξιν, ὡς περὶ ἀμφοῖν διαλεγόμενος. ἀλλὰ τό
γε προσκείμενον αὐτῇ κατὰ τὸ τέλος, ἔνθα φησὶ, καίτοι
ἔχων περὶ αὐτοῦ ὅ τι λέγω, δοκεῖ φανερῶς ἐπὶ θατέρου
τῶν προειρημένων εἰρῆσθαι. περὶ γὰρ ἀμφοτέρων εἴπερ
ἠβουλήθη λέγειν, οὐκ ἂν εἶπεν ἑνικῶς αὐτοῦ· μήτ' οὖν περὶ
μονῆς τῆς ἔξω διαφορᾶς ποιεῖται τὸν λόγον, ἐκείνη γὰρ
ἐπενήνεκται τὸ, καίτοι ἔχων περὶ αὐτοῦ ὅ τι λέγω. δύνα-
ταί γε μὴν, ὥς τινες ἤκουσαν, ἐν σχήματι λέξεως εἰρῆσθαι
παλαιῷ περὶ τῶν τρόπων ἀμφοτέρων, ὡς εἰ καὶ οὕτως ἐγε-
γράφει, καίτοι ἔχων περὶ τούτου τοῦ πράγματος ὅτι λέγω.
ἔνιοι δὲ ἐγχωρεῖν φασιν ἡμαρτῆσθαι τὴν λέξιν, οὐκ ὀρθῶς

*audivi; unus enim habitus fum ignarus, ceterique omnes
periti, vixque perfuadere illis potui rem ita fe habere.*

Exfequutus duas partes in quas excidit, fuperiorem
fcilicet et exteriorem, teftatusque ex utrisque in neutram
fe vidiffe articulum luxatum, quafi de utraque pertractans
adfcripta nunc verba propofuit. Quod autem poftea po-
nit quum inquit, et fi de eo non defit quod dicam, aperte
videtur ad alteram propofitarum partium referri. Nam fi
referri ad utramque voluiffet, non loquutus effet fingulari
numero de eo. An de folo exteriori loco intelligit, fiqui-
dem verba haec ab eo loco proxime fubjiciuntur et fi de
eo non fit quod dicam. Poteft etiam, ut nonnulli acci-
piunt, de utroque loco id fcripfiffe ufus antiqua loquendi
figura, quafi ita fcripferit et fi non defit de ea re quod
dicam. Ajunt nonnulli dare poffe fcripturam hanc cor-

Ed. Chart. XII. [290.]   Ed. Baf. V. (579.)

γράψαντος τοῦ πρώτου βιβλιογράφου, κἄπειτα μηδενός αὐ-
τὴν ἐπανορθῶσαι τολμήσαντος ἄχρι δεῦρο διαφυλαχθῆναι
τὴν ἁμαρτίαν. ἐγὼ δὲ καθ' ἕν τι τῶν ἀντιγράφων εὗρον
οὕτω γεγραμμένον, καίτοι ἔχων περὶ αὐτῶν ὅ τι λέγω. με-
ταγράψαι δηλονότι τολμήσαντός τινος τὴν ἐναντίως τοῖς ἄλ-
λοις εὑρισκομένην γραφήν· ἀλλ' εἴτε περὶ ἀμφοτέρων τῶν
τρόπων εἴτε περὶ θατέρου μόνου φησὶν οὐκ ἔχειν ἰσχυρίσα-
σθαι. καλὸν δὴ ἡμᾶς ἐστι περὶ ἀμφοτέρων ἐπισκέψασθαι,
τοσοῦτον ἔτι περὶ τῆς λέξεως αὐτοῦ προειπόντας, ὡς τὸ
ἰσχυριεῖω δηλοῖ τὸ ἰσχυρισιικῶς ἔχω, παραπλησίως τῷ
ὀψείω. δηλοῦντι καὶ αὐτῷ τὸ ὀπτικῶς ἔχω, παρ' ὃ καὶ Ὅμη-
ρος ἐποίησε τὴν ὀψείοντες φωνὴν, σημαίνων κἀκεῖνος δι'
αὐτῆς τοὺς ὀπτικῶς ἔχοντας, ἔνθα φησί·

     Τῷ ῥ' οἵ γ' ὀψείοντες ἀϋτῆς καὶ πολέμοιο.

διὰ τί γοῦν ἔφη, καίτοι δυνάμενός τι λέγειν οὐκ ἐθέλω
εἰπεῖν, ἐπισκεψώμεθα πρότερον ἐπινοήσαντες αὐτοὶ τίνα
ποτ' ἐστὶν ἃ λέγειν ἐδύνατο. δῆλον γὰρ ὡς ἐκ τῆς τῶν

ruptam eſſe, quum a primo librario non recte fuerit de-
ſcripta; et quum nemo deinde auſus fuerit ipſam corri-
gere, hactenus corruptam perſeverare. Nos autem in quo-
dam exemplo ita ſcriptum invenimus, et ſi non deſit de
iis quod dicam, quum aliquis non dubitarit aliter ſcribere
quam alibi reperiretur, ſed ſive de utroque loco ſive de
altero tantum dicat, non eſt quod contendere cupiam,
operae pretium nobis eſt utrumque contemplari quod attinet
ad ejus verba, illo duntaxat adjecto quod verbo ἰσχυριεῖω
ſignificavit contendere cupio: id enim nihil aliud notat,
quemadmodum et verbum ὀψείω videre cupio, unde Ho-
merus deduxit vocabulum ὀψείοντες, ſiguiſicans cupientes
videre, quum inquit:

     Τῷ ῥ' οἵ γ' ὀψείοντες ἀϋτῆς καὶ πολέμοιο.

Conſideremus igitur cauſam quamobrem ait nolle ſe ali-
quid dicere, et ſi non deſit quod dicat, primo intelli-
gentes quaenam ſint quae dicere poſſet. Conſtat autem

μερῶν φύσεως ἡ γοῦν εὕρεσις αὐτῶν τῶν λεχθησομένων
ἐγένετο ἂν, εἴπερ ὅλως ἠξίωσεν εἰπεῖν τι, τὴν κατασκευὴν δὲ
αὐτῶν ἀκριβῶς ἔχειν ὑφ' ἡμῶν δεδειγμένην ἔν τε τῷ περὶ
ὀστῶν βιβλίῳ καὶ τῇ τῶν μυῶν ἀνατομῇ καὶ δηλονότι κἂν
ταῖς ἀνατομικαῖς ἐγχειρήσεσιν. ἡ γὰρ ἀρτηριῶν καὶ φλε-
βῶν καὶ [291] νεύρων φύσις οὐδὲν εἰς τὰ παρόντα χρή-
σιμος, ἐπειδὴ τὰ κατὰ τὰς ἐκπτώσεις τῶν ἄρθρων ἅπαντα
συμπτώματα γίνεταί τε καὶ κωλύεται διά τε τὰ τῶν ὀστῶν
ἄρθρα καὶ τοὺς περιέχοντας αὐτὰ μύας· οὐδὲν εἰς αὐτὰ
συντελούντων ἢ κωλυόντων οὔτε τῶν ἀρτηριῶν οὔτε τῶν
νεύρων ἢ τῶν φλεβῶν. αὐτίκα γέ τοι τὸ κατ' ὦμον ἄρθρον
πάντων τῶν ἄλλων ἑτοιμότερον ἐκπίπτει, διότι τε μονοειδές
ἐστι καὶ ἁπλοῦν, οὐχ ὥσπερ τὸ κατὰ γόνυ διπλοῦν ἢ τὸ
κατ' ἀγκῶνα ποικίλον τε καὶ οὔ ποτε ἁπλοῦν, ὅτι τε τοῦ
βραχίονος ἡ κεφαλὴ μεγάλη τ' οὖσα καὶ χωρὶς προμήκους
αὐχένος ἀβαθεῖ κοιλότητι διαρθροῦται, τοῦ τε μηροῦ τὴν

fi quid dicendum omnino fibi ftatuiffet, ex partium na-
tura inveniendum fuiffe. Partium autem naturam demon-
ftravimus ad unguem in libro de offibus, in eo qui eft
de mufculis incidendis et in eo qui de ratione incidendi
corporis; natura enim arteriarum, venarum nervorumque
nihil ad hunc locum facit, quia cafus omnes, ubi arti-
culi excidunt, fiunt ac prohibentur et ob offium com-
miffuram et ob mufculos· quibus illa comprehenditur, ad
quam rem conferunt aut prohibent venae, nervi et arte-
riae. Ac ne longius a propofito difcedamus, lati fcapu-
larum offis articulus inter ceteros omnes facillime prola-
bitur, quoniam unius formae eft et fimplex, non duplex,
quemadmodum qui in genu eft; neque varius et nullo
modo fimplex, quemadmodum qui in cubito et quoniam
humeri caput grande eft et fine oblonga cervice in finum
parum defidentem conjicitur; femur vero caput parvum
habet et cervicem oblongam, id vero cavum quo recipi-
tur valde finuatum eft et altis labris cingitur, adde quod

κεφαλὴν ἔχοντος μικρὰν καὶ τὸν αὐχένα προμήκη. τὴν δ'
ὑποδεχομένην αὐτὸν κοτύλην βαθεῖαν, ὀφρύσιν ἀξιολόγοις
στεφανωμένην, μετὰ τοῦ καὶ σύνδεσμον ἰσχυρότατον κατ'
ἄκραν αὐτοῦ τὴν κεφαλὴν τῷ βαθυτάτῳ χωρίῳ τῆς κοτύ-
λης τὴν σύμφυσιν ἔχειν. εἰκότως οὖν ὀλιγάκις ὁ μηρὸς ἐκ-
πίπτει, πλειστάκις δὲ ὁ βραχίων, ὡς ἂν μήτε τὸν σύνδε-
σμον ἔχων μήτ' ἐγκαταβαίνων βαθείᾳ κοιλότητι. τὴν μὲν
οὖν ἀρχὴν τῆς ἐκπτώσεως εἰς ἐκεῖνο γίνεσθαι τὸ μέρος
ἀναγκαῖόν ἐστιν, εἰς ὅπερ ἂν ἡ τοῦ σχήματος ἄγει βία.
μένειν δ' οὐκέτ' ἐξ ἀνάγκης δύναται ἐν ἐκείνῳ διά τε τὴν
φυσικὴν εἰς τὸ κάτω ῥοπὴν καὶ τὴν στενοχωρίαν ἐνίοτε τοῦ
χωρίου γινομένην, ἤτοι δι' ἐξοχὰς ὀστῶν ἢ συντονίαν μυῶν.
ἡ μὲν οὖν ἄνω χώρα τῆς κατ' ὦμον διαρθρώσεως ὑπερκεί-
μενον ἔχει τὸ ἀκρώμιον, ὥστε εἰ καὶ μετασταίη ποτὲ τὸ
ἄρθρον εἰς αὐτὴν οὐ παραδεχομένων αὐτὸ τῶν ἐνταῦθα
τεταγμένων ὀστῶν, αὐτίκα τῷ βάρει ῥίψαν ἐξενεχθήσεται
κάτω. ἡ δ' ἔξω χώρα καὶ μύας ἔχει μεγάλους, ἀλλὰ τὴν
εἰς τὸ κάτω ῥοπὴν ἑτοίμην. ἐνδέχεται δέ ποτε καὶ βίαιον

in ſummo capite per validiſſimum ligamentum ad ſuum
cavum, qua maxime altum eſt, deſtinetur. Jure itaque
femur raro procidit, ſaepe humerus, ut qui neque liga-
mentum habeat, neque in altiori cavo ſe inſinuet. Ne-
ceſſe autem eſt, quum prolabitur, principio in eam par-
tem moveri, in quam compellitur vi illius habitus quo
figuratur; ubi manere neceſſario non poteſt et quod ſuopte
nutu deorſum feratur et quod interdum prohibeatur an-
guſtia loci, ſive ob oſſium proceſſus, ſive ob muſculorum
vires. Igitur lati ſcapularum oſſis commiſſura ſuperjectum
habet a ſuperiori parte ſummum lati ſcapularum oſſis, qua
cum jugulo conjungitur, et ideo quamvis in eam aliquando
articulus moveatur, quum ab oſſibus quae ibi ſunt non
admittatur, ſtatim pondere inclinatum deorſum feretur;
ab exteriori vero magis muſculis continetur, praeterquam
quod articulus deorſum naturaliter inclinatur. Interdum
tamen violentus habitus qui muſculos poſſit inter ſe didu-

σχῆμα διαστήσειν ἀπ᾽ ἀλλήλων δυνάμενον εἰς τὴν μεταξὺ
χώραν αὐτῶν ἀπώσασθαι τὸ ἄρθρον, ἐν ᾗ σφηνωθῇ, ὑπ᾽
αὐτῶν τῶν μυῶν καιασχεθῆναι. διὰ τοῦτ᾽ οὖν καὶ ὁ Ἱπ-
ποκράτης φησὶ, μὴ διϊσχυρίσασθαι βιαίως, εἴτ᾽ ἐκπεσεῖν
οἷόν τε τὸ κατ᾽ ὦμον ἄρθρον εἴτε καὶ μή. ὅσῳ μὲν γὰρ
ἐπὶ τὸ κάτω ῥέπειν, οὐδ᾽ ἂν ἐν τῇ πρόσω χώρᾳ διαμεῖναι
δύναται. διαστάντων δὲ, ὡς εἴρηται, τῶν μυῶν οὐκ ἀδύ-
ναιον φαίνεται σφηνωθὲν ἐνταῦθα μίνειν. λέγειν μὲν οὖν
εἶχε τοιαῦτα περὶ τῆς εἰς ἄλλο τι χωρίον ὅτι μὴ τὴν μα-
σχάλην ἐκπιώσεως. ἐπεὶ δ᾽ οὐδέποτε ἑώρακεν, οὐκ ἠξίωσε
γράφειν αἰτίας ἐξ ἐπινοίας λογικῶν, ἀξιοπιστότερον ἡγούμε-
νος ἀεὶ τὸ φαινόμενον ἐναργῶς. οὕτως οὖν καὶ τὰς ἐν
ταῖς θεραπείαις ἐπινοίας ἑαυτοῦ τῇ πείρᾳ βεβαιοῖ, πρὶν
ἡμᾶς διδάσκειν, οὐχ ὡς ἔνιοι τῶν μετ᾽ αὐτὸν ἰατρῶν ἔγρα-
ψαν, ἐν θεραπευτικοῖς συγγράμμασι κελεύοντες ἡμᾶς ποιεῖν
ἃ μηδέποτε αὐτοὶ πρόσθεν ἔπραξαν. ἀλλ᾽ ὅ γε Ἱπποκράτης
ἐν αὐτῷ τούτῳ τῷ βιβλίῳ περὶ τῶν κατὰ ῥάχιν διαλεγό-
μενος, εἶθ᾽ ἑαυτοῦ τὴν ἐπίνοιαν εἰπὼν ὑπὸ τῆς πείρας ἀδύ-

cere, poteſt in ſpatium quod inter eos eſt articulum com-
pellere, quo deinde adſtrictus muſculis contineatur; atque
hac de cauſa dixit Hippocrates nolle ſe contendere exci-
datne articulus humeri nec ne. Quatenus enim deorſum
fertur, manere in priori parte non poteſt; diductis autem
muſculis, ut dictum eſt, nihil alienum videtur adſtrictum
ibi contineri. Haec adducere potuit de humeri capite lu-
xato in alium locum quam in alam. Sed quum id nun-
quam viderit, commentitias cauſas ſcribendas eſſe minime
credidit, ubique magis ſide dignum exiſtimans, quod evi-
denter apparet quam quod a ratione ducitur. Sic et
quaecunque ipſe ad curationem excogitavit, priusquam
nos doceat, experimento comprobat; non ſicut nonnulli
ex junioribus medicis qui in ſcriptis de ratione medendi
nobis ea imperarunt quae ipſi nunquam ante ſunt experti.
Sed et ipſe Hippocrates in hoc libro quum tractaſſet de
iis quae ſpinae incidunt, ſubdidiſſetque poſſe experimento
redargui quae ipſe excogitaſſet, inquit: pulchra enim hu-

ναιον ἐλεγχθεῖσαν ἔφη· καλὰ δὲ καὶ τὰ τοιαῦτα μαθήματά
ἐστιν, ἃ πειρηθέντα ἀπορηθέντα ἐφάνη καὶ δι' ὅσσα ἠπο-
ρήθη.

$\delta'.$

[292] (580) *Εἴ* τις τοῦ βραχίονος ψιλώσειε μὲν τῶν
σαρκῶν τὴν ἐπωμίδα, ψιλώσειε δὲ ᾗ ὁ μῦς ἀνατείνει,
ψιλώσειε δὲ τὸν τένοντα τὸν κατὰ τὴν μασχάλην τε καὶ
τὴν κληῖδα πρὸς τὸ στῆθος ἔχοντα, φαίνοιτο ἂν τοῦ
βραχίονος ἡ κεφαλὴ ἐς τοὔμπροσθεν ἐξέχουσα ἰσχυρῶς,
καίπερ οὐκ ἐκπεπτωκυῖα. πέφυκε γὰρ ἐς τοὔμπροσθεν
προπετὴς ἡ κεφαλὴ τοῦ βραχίονος, τὸ δ' ἄλλο ὀστέον
τοῦ βραχίονος ἐς τὸ ἔξω καμπύλον.

Βραχίων μὲν ὀνομάζεται τὸ μεταξὺ τῶν δύο διαρθρώ-
σεων ὅλης τῆς χειρὸς μέρος, ἄκουε δέ μου δύο διαρθρώσεις,
τὴν κατ' ἀγκῶνα καὶ τὴν κατ' ὦμον. ἐπωμὶς δὲ τὸ ἐπάνω

jusmodi monimenta funt eorum, quae quum experti fu-
mus, fine affectu inveniemus et caufarum propter quas
parum procefferint.

IV.

*Si quis carnem detraxerit ab ea parte quae fuperjecta
commiffurae humeri cum lato fcapularum offe ad cer-
vicem oftendit et ab ea qua fitus eft mufculus qui ver-
fus fuperiorem partem extendit et a chorda juxta alam
et ab jugulo ad pectus, humeri caput, quamvis prola-
pfum non fit, in priori parte admodum fe oftendat.
Naturaliter enim humeri caput in priorem partem pro-
minet; reliquum vero offis humeri in exteriorem con-
vertitur.*

Βραχίων, quem humerum vertimus, dicitur ea totius
brachii pars quae inter duos articulos fita elt, duos autem
articulos intelligi volo et eum qui ad latum fcapularum

314 ΓΑΛΗΝΟΤ ΕΙΣ ΤΟ ΙΠΠΟΚΡΑΤΟΥΣ

Ed. Chart. XII. [292.]　　　　　Ed. Baf. V. (580.)

τοῦ ὤμου μέρος ἐπιτεινόμενον ὡς ἐπὶ τὸν τράχηλον. ὦμος
γὰρ ὀνομάζεται τὸ περὶ τὴν διάρθρωσιν ἅπαν ὅσον φανε-
ρὸν, ὡς τό γε μὴ φαινόμενον ἐκ μὲν τῶν ὀπίσω μερῶν ἐστι
τὸ τῆς ὠμοπλάτης ὀστοῦν, ἐκ δὲ τῶν κάτω τὸ κατὰ τὴν
ἀνάστασιν ὕλης τῆς χειρὸς φανερὸν γιγνόμενον ὃ προσαγο-
ρεύεται μασχάλη. προειπὼν οὖν ὁ Ἱπποκράτης, ἐφ᾽ ὧν
ἠτροφήκασιν αἱ κατὰ τὸν ὦμον σάρκες, ἐξέχουσαν φαίνε-
σθαι τὴν κεφαλὴν τοῦ βραχίονος, ὡς δοκεῖν ἐνίοις ἐκπε-
πτωκέναι, διδάσκειν τὴν φύσιν αὐτῆς ὕλην ἐξ ἀνατομῆς
ἀξιῶν. εἴ τις βούλοιτο θεάσασθαι σαφῶς αὐτὴν, ψιλῶσαι
μὲν τῶν σαρκῶν τὴν ἐπωμίδα, τουτέστι περιελεῖν σμίλῃ
μέχρι τοῦ γυμνωθῆναι τὰ κατὰ τὴν διάρθρωσιν ὀστᾶ, ψι-
λῶσαι δὲ τὸν τένοντα τὸν κατὰ τὴν μασχάλην. τρεῖς γάρ
τοι μύες εἰσὶν ἐνταῦθα· πρῶτος μὲν ὁ ἀπὸ τῆς ὠμοπλάτης
τε καὶ τῆς κλειδὸς ὁρμώμενος, ὃν καὶ δελτοειδῆ ὀνομάζουσι.
τούτου τοῦ μυὸς τὸ μὲν σαρκῶδες ἅπασαν καλύπτει τὴν

os et eum qui ad cubitum eft; ἐπωμὶς vero illa quae fu-
perjecta commiffurae humeri cum lato fcapularum offe ad
cervices intendit. Ὦμος enim Graece nominatur ex tota
commiffura id quod oculis fubjicitur, nam quod lati fca-
pularum offis minime fe oftendit a pofteriori parte fitum
eft; ab inferiore omne id quod apparet, quum totum
brachium furfum porrigitur, ala, μασχάλη Graece nuncu-
patur. Praefatus igitur Hippocrates ubi in carne quae
humeri commiffuram contegit macies fumma oritur, ca-
put humeri ita exftans confpici, ut quibusdam excidiffe
videatur, docet univerfam ejus naturam ex arte corporis
incidendi, praecipiens ut fi quis aperte intueri ipfam velit
ab ea parte quae fuperjecta commiffurae humeri cum lato
fcapularum offe ad cervicem intendit carnem detrahat,
hoc eft fcalpello circumcidat, donec quae in commiffura
funt offa nudentur: detrahat fimiliter ab ea chorda quae
juxta alam eft; terni enim hic mufculi funt, primus a
lato fcapularum offe ac jugulo oritur, quem a fimilitudine
literae Δ vocant δελτοειδῆ. Hujus mufculi quod carnofum
eft tegit univerfam commiffuram, chorda in longitudinem

διάρθρωσιν, ὁ δὲ τένων εἰς τὸ τοῦ βραχίονος ὀστοῦν ἐμ-
φύεται κατὰ μῆκος, ὥσπερ φύεται τένων ἄλλος ἀξιολόγου
μυὸς ἀπὸ τοῦ στέρνου ἀρχομένου, παραφερομένου δὲ τῷ
προειρομένῳ κατὰ τὴν τῆς ὠμιαίας φλεβὸς θέσιν, οὗ καὶ
αὐτοῦ μέμνηται λέγων, ψιλώσειε δὲ τὸν τένοντα τὸν κατὰ
τὴν μασχάλην, ἐν μέντοι τῷ φάναι ψιλώσειε δὲ, ᾗ ὁ μῦς
ἀνατείνει, δύναται μὲν καὶ αὐτὸν τὸν δελτοειδῆ λέγειν, οὗ τὸ
σαρκῶδες ἅπαν καλύπτει τὸ ἄρθρον, ἐγχωρεῖ δ' αὐτὸν καὶ
τοῦ προσθίου κατὰ τὸν αὐχένα μεμνῆσθαι μυὸς ἔχοντος
ἐν δύο κεφαλαῖς· συνδέσμους εὐρώστους, τὸν μὲν ἕτερον ἐκ
τῆς ἀγκυροειδοῦς ἀποφύσεως ἱκανούμενον, τὸν δὲ ἕτερον ἐκ
τῆς ὑψηλῆς ὀφρύος τοῦ τῆς ὠμοπλάτης αὐχένος.

έ.

Ὁμιλέει δὲ ὁ βραχίων τῷ κοίλῳ τῆς ὠμοπλάτης πλάγιος,
   ὅταν παρὰ τὰς πλευρὰς παρατεταμένος ἔῃ. ὅταν μέντοι
   ἐς τοὔμπροσθεν ἐκτανυσθῇ ἡ ξύμπασα χεὶρ, τότε ἡ κε-
   φαλὴ τοῦ βραχίονος κατ' ἴξιν τῆς ὠμοπλάτης τῷ κοίλῳ

tendit per os humeri, cui alligatur altera chorda grandio-
ris mufculi, quem a pectore incipiens cum fuperiori con-
nectit, qua fita vena eft quae fub ala ad cubitum procedit.
Meminit etiam hujus ipfius, quum inquit et a chorda juxta
alam; fed quum ait et ab ea qua fitus eft mufculus qui
verfus fuperiorem partem extendit, potuit loqui de mu-
fculo qui Δ literam repraefentat, cujus quod carnofum
eft operit univerfam commiffuram. Potuit etiam mufcu-
lum illum intelligere qui fertur ad priorem partem hu-
meri et a duobus capitibus ligamenta valida habet, quo-
rum alterum a lati fcapularum offis proceffu ancorae fimili,
alterum a fublimiori labro cervicis ejusdem offis dependet.

V.

Verfatur humerus in cavo lati fcapularum offis a latere,
   ubi brachium juxta latus extenditur; at ubi totum in
   priorem partem porrigitur, humeri caput e regione
   cavi lati fcapularum offis collocatur, neque amplius

Ed. Chart. XII. [292. 293.]   Ed. Baf. V. (580.)

γίνεται καὶ οὐκ- [293] ἔτι ἐξίχειν ἐς τοὔμπροσθεν φαίνεται. περὶ οὗ νῦν ὁ λόγος οὐδέποτε εἶδον, οὐδὲ ἐς τοὔμπροσθεν ἐκπεσὸν, οὐ μὴν ἰσχυριείω γε οὐδὲ περὶ τούτου, εἰ μὴ ἐκπέσῃ ἂν οὕτως ἢ οὔ. ὅταν οὖν ἐκπέσῃ ὁ βραχίων ἐς τὴν μασχάλην, ἅτε πολλοῖσιν ἐκπίπτοντος, πολλοὶ ἐπίστανται ἐμβάλλειν. εὐπαιδεύτου δέ ἐστι τὸ εἰδέναι πάντας τοὺς τρόπους οἷσιν οἱ ἰητροὶ ἐμβάλλουσι καὶ ὡς ἄν τις αὐτοῖσι τοῖσι τρόποισι τούτοισι κάλλιστα χρῷτο. χρέεσθαι δὲ χρὴ τῷ κρατίστῳ τῶν τρόπων, ἢν τὴν ἰσχυροτάτην ἀνάγκην ὁρᾷς, κράτιστος δὲ ὕστατος γεγραμμένος.

___

Ὁμιλεῖν ἔλεγον οἱ παλαιοὶ τοὐπίπαν οὐκ ἐπὶ τοῦ διαλέγεσθαι, καθάπερ νῦν οἱ πολλοὶ, τὸ συνιέναι δὲ ἀλλήλοις καὶ οἷον ὁμοῦ εἰλεῖσθαι, ταύτῃ προσηγόρευε τῇ φωνῇ. καὶ Ὅμηρος ἐπὶ τῶν κατὰ τὴν ἀσπίδα γεγραμμένων ὑπὸ τοῦ Ἡφαίστου φησίν·

___

videtur in priorem partem excedere. Ergo quod propositum est nunquam vidi humeri caput in priorem partem promoveri; non tamen contendere velim eo necne promoveatur. Quum humerus igitur in alam excidat, complures restituendi peritiam habent, quippe quum multis excidat; callere autem omnes modos, quibus medici luxatum reponant et qua ratione ipsis utendum sit, eruditi est. Tunc autem adhibere modum validissimum debes, quum maxime opus esse intelligis; validissimus autem est qui omnium postremus adscribitur.

___

Versari dixi ὁμιλεῖν, quod vocabulum Graece fere mutuantur antiqui non ad significandum colloqui, quemadmodum nunc plerique, sed hac voce intelligunt inter se convenire et quasi una versari, quod ὁμοῦ εἰλεῖσθαι dicebant, quin et Homerus eodem modo id usurpat in iis quae scribit in clypeo appicta fuisse a Vulcano, quum inquit:

ὡμίλεον δ᾽ ὥστε ζωοὶ βροτοὶ ἠδ᾽ ἐμάχοντο.

τίς οὖν βραχίονα τῷ κοίλῳ τῆς ὠμοπλάτης ὁμιλεῖν ἔφη πλάγιον, ὅταν παρὰ τὰς πλευρὰς ἡ χεὶρ ᾖ παρατεταμένη, διὰ τοῦ ὁμιλεῖν ῥήματος δηλῶν τό τε ὁμοῦ εἶναι καὶ ψαύειν αὐτῆς. ὅταν μέντοι φησὶν ἡ σύμπασα χεὶρ ἐκταθῇ, τότε κατὰ τὴν εὐθυωρίαν ὁ βραχίων γίνεται τῷ κοίλῳ τῆς ὠμοπλάτης καὶ οὐκέτ᾽ ἐξέχειν εἰς τὸ πρόσω διὰ τὸ ἄρθρον αὐτοῦ φαίνεται.

<hr>

στ΄.
Ὅσοισι μὲν οὖν πυκνὰ ἐκπίπτει ὁ ὦμος ἱκανοὶ ὡς ἐπὶ τὸ πλεῖστον αὐτοὶ σφίσιν αὐτοῖσιν ἐμβάλλειν εἰσίν.

<hr>

Εἴρηταί μοι κἀν τοῖς εἰς τὸ περὶ ἀγμῶν ὑπομνήμασι διὰ δύο αἰτίας ἐκπίπτειν ἄρθρον πυκνῶς καὶ ἐπὶ σμικραῖς προφάσεσιν, ἤτοι διὰ τὸ τῆς κοιλότητος ἀβαθές τε ἅμα, κἀν ταῖς ὀφρύσιν ὕπτιον ἢ διὰ τὴν ὑγρότητα τῶν περικει-

ὡμίλεον δ᾽ ὥστε ζωοὶ βροτοί.

Homerum itaque a latere ait. verſari in cavo lati ſcapularum oſſis, ubi brachium juxta latus extenditur, ὁμιλεῖν dicens verſari, ut eo verbo ſignificaret ſimul eſſe et ipſum contingere. At ubi inquit: brachium totum in priorem partem porrigitur, humeri caput e regione ſinus lati ſcapularum oſſis collocatur, neque quum erectum maneat, videtur amplius in priorem partem excedere.

<hr>

VI.

Quibus humeri caput ſaepenumero excidit, ipſi per ſe reſtituere poſſunt.

<hr>

In commentariis quoque de fracturis oſtendi articulos duabus de cauſis frequenter vel levi occaſione erumpere; aut enim ob ipſos ſinus parum deſidentes, atque ipſis labris reſupinatos, aut ob humorem earum partium

μένων τῇ διαρθρώσει σωμάτων, δι᾽ ἣν χαλαρά τ᾽ ἐστὶ καὶ
ῥᾳδίως ἐκτεινόμενα. λέλεκται δὲ ὡς διὰ τὰς αὐτὰς αἰτίας
αἱ ἐμβολαὶ τῶν τοιούτων ἄρθρων εἰσὶ ῥᾴδιαι καὶ διὰ τοῦτο
χωρὶς ἰατρῶν ὑπ᾽ αὐτῶν πασχόντων γίνονται.

ζ'.

Ἐνθέντες γὰρ τῆς ἑτέρης χειρὸς τοὺς κονδύλους ἐς τὴν
μασχάλην ἀναγκάζουσιν ἄνω τὸ ἄρθρον, τὸν δὲ ἀγκῶνα
παράγουσιν ἐπὶ τὸ στῆθος.

Ὁ πρῶτος τρόπος οὗτος τῆς ἐμβολῆς ἐστιν ὑποβάλλον-
τος εἴτ᾽ αὐτοῦ τοῦ κάμνοντος εἴτ᾽ ἰατροῦ τινος ὑπὸ τὴν
κεφαλὴν τοῦ βραχίονος τοὺς κονδύλους τῆς χειρὸς οὐχ ἁπλῶς,
ἀλλ᾽ ἐκ τῶν ἔνδον μερῶν ὡς ἀποστῆσαι κάτω πρῶτον, εἶθ᾽
οὕτως εἰς τὴν ἄνω χώραν ἀπώσασθαι καὶ κατ᾽ εὐθὺ ποιῆ-
σαι τῆς ὑποδεξομένης αὐτὴν κοιλότητος. ἐνταῦθα γὰρ, οἶμαι,
καὶ οἱ περικείμενοι τῇ διαρθρώσει μύες ὑπηρετοῦσί τε καὶ

quae commiſſuram comprehendunt, ob quem laxantur et
facile extenduntur. Adjeci etiam articulos iisdem de cauſis
prompte reſtitui, quamobrem ab aegrotantibus per ſe
citra operam medici reponuntur.

VII.

In alam enim conjicientes tubercula digitorum alterius ma-
nus, articulum ad ſuperiorem partem adurgent, cubi-
tum vero ad pectus adducunt.

Primus reſtituendi modus hic eſt, quum ſeu aeger
ipſe, ſeu medicus aliquis humeri capiti digitorum tuber-
cula ſubjicit, non quovis modo, ſed a parte interiori ut
primo ad priorem partem humeri compellat, deinde ad ſu-
periorem ipſumque e regione collocet ſui cavi, ubi, ut
arbitror, muſculi qui commiſſuram complectuntur ipſi ſub-
ſervient et efficiendi ſocii erunt; ipſe enim ait in opere
de fracturis, quod et nos in libro de motu muſculorum,

Ed. Chart. XII. [293. 294.]   Ed. Baf. V. (580. 581.)

συμ- [294] πραττουσιν αὐτῇ. εἴρηται γὰρ ὑπ᾽ αὐτοῦ κατὰ τὸ περὶ ἀγμῶν, ὥσπερ οὖν καὶ ἡμῖν ἐν τοῖς περὶ μυῶν κινήσεως οἰκείαν τε καὶ σύμφυτον εἶναι τοῖς μυσὶ τὴν εἰς ἑαυτοὺς συνίζησιν. ἐκτείνονται γὰρ οὐχ ὑφ᾽ ἑαυτῶν, ἀλλ᾽ ὑπὸ τῶν ἀντιτεταμένων μυῶν ἡσυχάζοντες καὶ ἀργοῦντες αὐτοί. ἡ τοιαύτη κίνησις τῶν μυῶν καὶ τὴν ἐνεχθεῖσαν εἰς μασχάλην κεφαλὴν τοῦ βραχίονος οὐκ ἐᾷ κατὰ χώραν μένειν, ἀλλ᾽ ἀνασπᾷ μέχρι τῶν πλευρῶν τοῦ θώρακος ὑποπίπτειν τε καὶ ὑποκεῖσθαι τῷ τῆς ὠμοπλάτης (581) αὐχένι, διὸ καὶ ἡ ἐμβολὴ σύνθειός ἐστιν ἐκ τριῶν ἐνεργειῶν, πρώτης μὲν καθ᾽ ἣν ἡμῖν εἰς τὸ πρόσω τὸ ἄρθρον ἄγεται, δευτέρας δὲ καθ᾽ ἣν ἄνω, καὶ τρίτης καθ᾽ ἣν ὀπίσω. αὕτη γὰρ ἀναγκαία τῷ ἐμβάλλοντι, δι᾽ οὗπερ ἂν ἐπιχειρεῖ τρόπου τὴν ἐμβολὴν ποιήσασθαι. ἔνθα μὲν οὖν ὑγρὰ φύσει καὶ χαλαρὰ τὰ περικείμενα σώματα διαρθρώσει μετὰ βραχείας καταστάσεως τῆς χειρὸς ἡ κεφαλὴ τοῦ βραχίονος εἰς τὸ πρόσω μέρος ἀνάγεται· συντόνων δὲ ὄντων ἰσχυροτέρως δεῖται, διὰ τοῦτ᾽ οὖν εἴρηνται πλείους τρόποι τῆς ἐμβολῆς, ἐπεὶ τό γε κεφάλαιον ἁπασῶν ἕν ἐστι τὸ προειρημένον, εἰς

id proprium effe atque innatum mufculis, ut in fe ipfos contrahantur; non enim a fe ipfis, fed quiefcentes atque otiofi ab iis qui in contraria parte fiti funt tenduntur. Hic mufculorum motus humeri caput in alam luxatum non patitur in eodem loco manere, fed ipfum attrahit ad latus, dum expellatur fubjiciaturque cervici lati fcapularum offis. Quocirca tria in reftituendo funt agenda, primo quidem in priorem partem impellendum eft, deinde in fuperiorem, poftremo in pofteriorem; hoc fiquidem neceffe eft quocunque modo quis reponere id tentaverit. Igitur ubi partes quae commiffuram comprehendunt naturaliter madent et laxae funt, humeri caput vel leviter intento brachio in priorem partem adducitur, at ubi validae funt, valentius intendi debet. Quamobrem plures inventi funt reftituendi modi, quorum omnium caput unum eft quod ego retuli. Spectat autem ad ea tria quae propofui

τρεῖς οὓς εἶπον σκοποὺς ἀναγόμενον, αὐτοὺς δὲ τοὺς τρεῖς
σκοποὺς εἴρομεν ἐκ τοῦ κοινοτάτου καὶ γενικωτάτου πάντων
ὑφ᾽ Ἱπποκράτους μὲν εἰρημένου, πρὸς ἡμῶν δὲ ἀποδεδειγμέ-
νου κατὰ τὰ τῆς θεραπευτικῆς μεθόδου βιβλία. λεχθήσε-
ται δὲ καὶ νῦν ὅσον οἷόν τε διὰ βραχυτάτων. οὐδὲν μὲν
τῶν κατὰ φύσιν ἐπανορθώσεως δεῖται. φυλάττειν μὲν γὰρ
ἡμῖν, οὐκ ἀνασκευάζειν αὐτὰ πρόκειται, τὰ δὲ παρὰ φύσιν
ἔχοντα πρόκειται μὲν εἰς τὸ κατὰ φύσιν ἐπανάγειν, ἀναγ-
καῖον δέ ἐστι τῷ μέλλοντι εἰς τὴν ἀρχαίαν ἐπανέρχεσθαι
κατάτασιν, ὅθεν ἐξετράπετο τὴν αὐτὴν ὁδὸν ἀνάπαλιν ἐλ-
θεῖν, ὅπερ οὐδὲν διαφέρει τοῦ φάναι τὴν ἐναντίαν ὁδὸν
ἀνύσαι. τοῖς οὖν ἐξ Ἀθηνῶν εἰς Ἐλευσῖνα πορευθεῖσιν
οὐκ ἂν ἔχοις ἐναντίαν ὁδὸν ἑτέραν εἰπεῖν ἢ τὴν ἐξ Ἐλευσῖ-
νος Ἀθήναζε· καίτοι γε τὸ πρῶτον ἀνυσθὲν μέρος τῆς ὁδοῦ
πορευομένοις ἐξ Ἀθηνῶν ὕστατον ἀναστρεφόντων. σκέ-
πτου τοίνυν ἐφ᾽ ἑκάστης ἐξαρθρήσεως ὁπόθεν μὲν ἤρξατο
τῆς μεταστάσεως τὸ ἄρθρον, ὅπως δὲ προῆλθεν, ὅποι δὲ

agenda; inveniuntur haec ex eo quod maxime commune
eſt et generale, poſitum quidem ab Hippocrate, demon-
ſtratum vero a nobis in libris de ratione curandi, quod
et nunc etiam docebimus quantum poterit breviſſime,
nempe ex iis quae naturaliter habent nihil eſſe corrigen-
dum; ſiquidem ea nobis eſt conſilium non tollere, ſed
tueri; quae vero praeter naturam ſunt propoſitum eſt in
naturalem ſtatum reſtituere. Neceſſe autem eſt id quod
in antiquam ſedem unde exceſſit reverſurum eſt, rurſus
idem iter facere, quod proinde eſt ac ſi dicas contrarium
iter facere. Nam iis qui Athenis Eleuſinem proficiſcuntur,
iter contrarium non aliud appellari poteſt quam Eleuſine
Athenas, quamquam primum iter quod fecerunt Athenis
abeuntes poſtremum eſt ubi redeunt. Conſiderato igitur
in ſingulis luxatis unde coeperit articulus expelli, qua
proceſſerit et ubi conſtiterit; oportebit enim excidendi
ſinem principium eſſe revertendi, atque inde rurſus ad

τὴν τελευτὴν ἐποιήσατο. δεήσει γάρ σε τὴν μὲν τελευτὴν
τῆς μετασιάσεως ἀρχὴν τῆς ἐπανόδου ποιήσασθαι, προελ-
θεῖν δὲ ἐντεῦθεν ἀνάπαλιν τὴν ἀρχὴν τῆς ἐμπτώσεως.
αὐτίκα γοῦν ἐπὶ τῆς προκειμένης ἐξαρθρήσεως, ὅταν ἀπὸ τῆς
οἰκείας ἕδρας εἰς τὴν πρόσω χώραν ἡ κεφαλὴ τοῦ βραχίονος
ὑποχωροῦσα κάτω μὲν ἐνεχθῇ τῷ βάρει ῥέψασα, μετὰ
ταῦτα δὲ ὀπίσω πρὸς τὰς πλευρὰς ὑπὸ τῶν μυῶν εἰς αὐ-
τὰς συνελκόντων ἀνασπασθῇ, τὴν εἰς τὸ κατὰ φύσιν ἐπά-
νοδον ἄρξασθαι μὲν ἀπὸ τῆς ὀπίσω χώρας ἀναγκαῖόν ἐστιν,
ἐνταῦθα δὲ πρόσω μὲν πρῶτον, εἶτ᾽ ἄνω παράγεσθαι, κά-
πειδὰν ἤδη κατ᾽ εὐθὺ τῆς κοιλότητος ᾖ, δυοῖν θάτερον, ἢ
τοῖς μυσὶν ἐπιτρέψαι τὸ πᾶν ἢ καὶ αὐτὸν συνεπωθεῖν. ὅταν
γε μὴν ἐπιτρέψῃς τοῖσι μυσὶ, μὴ καταλίπῃς τὴν κάτω χώ-
ραν ἀφρούρητον. ὀχεῖσθαι γὰρ ἐνταῦθα ἐπί τινος χρὴ τὸν
βραχίονα, μή πως ἠτονηκότων τῶν μυῶν ἀνασπᾶν αὐτὸν
ἐνεχθῆναι κάτω φθάσῃ, πρὶν ὑπ᾽ ἐκείνων εἰς τὴν οἰκείαν
ἐνεχθῇ χώραν. οὐσῶν οὖν τούτων τῶν τριῶν ὁδοιποριῶν,
ἄριστον μέν ἐστιν ἑκάστην ποιεῖσθαι κατ᾽ εὐθεῖαν γραμμὴν,

excidendi principium procedere. Ac ne longius difcedalⁱ
mus in propofito cafu, quum humeri caput fuo loco mo-
tum in priorem partem venit, ob pondus deorfum fertur;
deinde in pofteriorem partem ad latus vi mufculorum ad
fe recurrentium contrahitur. Quum ergo reverti ad fuam
fedem debet, inchoari a pofteriori regione neceffe eft,
tuncque primo in priorem partem impelli, poftea furfum
adduci; deinde quum fitum eft e regione fui cavi, duo-
rum alterum faciendum eft, vel res tota mufculis commit-
tenda vel una cum ipfis attrahentibus adurgendum eft;
at ubi rem mufculis commiferis, inferiorem locum fine
fultura ne relinquito. Suftineri enim hic re aliqua hu-
merum oportet, ne quum mufculi nondum fic confirmati
fint ut ipfum attrahant, deorfum feratur, priusquam ab
illis in fuam fedem adducatur. Ergo quum haec tria iti-
nera fint, optimum eft unumquodque ad rectam lineam
fieri, primo quidem in priorem partem, deinde in fupe-

πρώτην μὲν τὴν πρόσω, δευτέραν δὲ τὴν ἄνω καὶ τρίτην
τὴν ὀπίσω. πολλάκις δὲ οὐχ οὕτως, ἀλλὰ καὶ περικυλιν-
δομένου τῆς κεφαλῆς τοῦ βραχίονος τῷ τῆς ὠμοπλάτης
αὐχένι τὴν ἐμβολὴν ἐργαζόμεθα καὶ ὅ γε πρῶτος τρόπος ὁ
διὰ τῶν δακτύλων ὑπό τε τοῦ πάσχοντος καὶ τῶν [295]
ἰατρῶν γιγνόμενος ἐκ τούτου τοῦ εἴδους ἐστίν. ὀνομάζει δὲ
αὐτὸν αὐτὸς ὁ Ἱπποκράτης κατὰ περίσφαλσιν ἐπιτυγχανό-
μενον ἄνευ βλάβης ἐν τῇ κατ᾽ ὦμον διαρθρώσει μηδεμίαν
ἐξοχὴν ἐχούσῃ προμήκη, μήτε κατὰ τὴν κεφαλὴν τοῦ βρα-
χίονος, ἀκριβῶς γάρ ἐστι περιφερὴς, μήτε κατὰ τὰς ὀφρῦς
τῆς ὑποδεξυμένης αὐτὸν κοιλότητος· οἷς μὲν οὖν ἐκπίπτει
πυκνῶς ἀνάγκη τήν τε διάρθρωσιν εἶναι χαλαρὰν καὶ τὴν κοι-
λότητα βραχείας ἔχειν τὰς ὀφρῦς, καὶ διὰ τοῦτο ῥᾳδίως αὐ-
τοὶ ἑαυτοῖς ἐμβάλλουσι τὸ ἄρθρον οἱ οὕτω κατεσκευασμένοι
τοὺς κονδύλους τῶν δακτύλων τῆς ἀπαθοῦς χειρὸς ὑποθέν-
τες εἰς τὴν μασχάλην, ὡς μεταξὺ δηλονότι τὴν ἔνθεσιν αὐ-
τῶν γίνεσθαι τῆς κεφαλῆς τοῦ βραχίονος καὶ τῶν πλευρῶν,
καὶ γίνονται ἀντὶ μοχλοῦ τηνικαῦτα τῆς χειρὸς οἱ δάκτυλοι,
τελευτώντων μὲν εἰς ὀξὺ πέρας τῶν κονδύλων, ὥσπερ ἡ κώ-

riorem, tertio in pofleriorem. Saepe autem non fic, fed
circa cervicem lati fcapularum offis circumducentes hu-
meri caput reflituimus, cujus fane generis eft primus re-
ponendi modus per digitos vel ipfius hominis vel medici.
Eum modum apellat Hippocrates κατὰ περίσφαλσιν, qui
citra noxam proficit in commiffura humeri cum lato fca-
pularum offe, quippe quae nullum oblongum proceffum
habeat, neque in capite humeri, ex toto enim rotundum
eft, neque in labris ipfius cavi quo recipitur. Quibus
itaque faepe promovetur neceffe eft commiffuram effe la-
xam et cavum exiguis labris contineri; atque ea de caufa
ipfi per fe ipfos articulum reflituunt, quibus ita habet,
integrae manus digitorum tubercula in alam conjicientes,
ficut inter latus et humeri caput demittantur. In quo
cafu digiti vicem vectis praeftant, quum tubercula in acu-
tum definant ad effigiem fummi cunei; hac igitur fummi-

νου κορυφή. αὐτῇ δὲ ταίτῃ τῇ κορυφῇ παρεισερχομένων
ῥᾳδίως, οἷς εἰπεῖν, εἰς τὴν μεταξὺ χώραν τῆς τε κεφαλῆς
τοῦ βραχίονος καὶ τῶν πλευρῶν. ἢν δ᾿ ἅπαξ ὑπ᾿ αὐτῆς
εἰσδεχθῶσι ῥᾳδίας τῆς ἐμβολῆς γινομένης διὰ τὴν ὑγρότητα
τῶν κατὰ τὴν διάρθρωσιν σωμάτων. οἱ μέντοι δάκτυλοι
παραδεχθέντες εὐθέως ἐν αὐτῷ τούτῳ τὸ ἄρθρον εἰς τὸ
πρόσω μέρος ἀφιστᾶσι τῶν πλευρῶν· ὁ δ᾿ ἀγκὼν παρὰ τὸ
στῆθος ἀπαγόμενος ὑψοῖ τὸν βραχίονα. συνεπωθούντων δὲ
ἐν τῷδε τῶν δακτύλων καὶ κυλινδουμένων κατὰ τῶν κάτω
τε καὶ πρόσω μερῶν τῆς διαρθρώσεως ἡ κεφαλὴ τοῦ βρα-
χίονος ἐπὶ τὴν ὀφρῦν ἀναβαίνει τῆς ὑποδεχομένης αὐτὴν
κοιλότητος. εἰ δ᾿ ἅπαξ ἐν τούτῳ γένοιτο, διὰ βραχείας ῥο-
πῆς εἰς αὐτὴν ἐμπίπτει τὴν κοιλότητα· τοῦτο δ᾿ ἦν τὸ πέ-
ρας τῆς ἐμβολῆς.

ή.

Τὸν αὐτὸν δὲ τρόπον τοῦτον καὶ ὁ ἰατρὸς ἂν ἐμβάλλοι, εἰ
αὐτὸς μὲν ὑπὸ τὴν μασχάλην ἐσωτέρω τοῦ ἄρθρου ἐκ-
πεπτωκότος ὑποτείνας τοὺς δακτύλους ἀπαναγκάζοι ἀπὸ
τῶν πλευρέων ἐμβάλλων τὴν ἑωυτοῦ κεφαλὴν ἐς τὸ ἀκρώ-

tate facile inter humeri caput et latus inseruntur, quodfi
ibi femel admittantur, quum facile reftitui poffit ob hu-
morem partium quae commiffuram comprehendunt, digiti
quidem ex parte protinus admiffi articulum a latere in
priorem partem reducunt; at cubitus quum ad pectus ad-
ducitur humerum attollit, quumque digiti fimul interim
impellant et circumducant juxta inferiorem et priorem
partem commiffurae, humeri caput ad fui cavi oram ad-
fcendit. Quodfi femel eo fuerit compulfum, levi momento
in ipfum cavum revertitur; hic autem reftituendi finis fuit.

VIII.

Eundem reftituendi modum adhibere medicus poterit, fi
fub ala ab interiori parte articuli prolapfi digitos de-
mittens a latere ipfum reducat, fuum vero caput ad
renitendum objiciat, qua jugulum cum lato fcapularum

μιον ἀντερείσιος ἕνεκα, τοῖσι δὲ γούνασι παρὰ τὸν ἀγ-
κῶνα ἐς τὸν βραχίονα ἐμβαλὼν ἀντωθέοι πρὸς τὰς πλευ-
ρὰς. ξυμφέρει δὲ καρτερὰς τὰς χεῖρας ἔχειν τὸν ἐμβάλ-
λοντα, εἰ αὐτὸς μὲν τῇσι χερσὶ καὶ τῇ κεφαλῇ οὕτως
ποιοίη, ἄλλως δέ τις τὸν ἀγκῶνα παράγοι παρὰ τὸ
στῆθος.

———

Οἱ ἰατροὶ τὰ μὲν κοινά τινα ταῖς ἰδιωτῶν ἐνεργείαις
ἐνεργοῦσιν ἐμβάλλοντες αὐτοῖς τὸ ἐξαρθρῆσαν, καὶ τοῦτο μὲν
διαπράττουσι κατά γε τὴν νῦν ἑρμηνευομένην ἐμβολὴν, τὰ
δέ τινα τοῖς κοινοῖς αὐτοὶ προστιθέασιν ἴδια. κοινὰ μὲν
οὖν αὐτοῖς ἐστι πρὸς τοὺς ἰδιώτας ἥ τε διὰ τῶν δακτύλων
μοχλεία καὶ ἡ τοῦ βραχίονος ὕψωσις, ἴδια δὲ πρὸς τούτοις
ἥ τε τῆς κεφαλῆς ἐς τὸ τοῦ κάμνοντος ἀκρώμιον ἀντέρεισις,
ἥ τε διὰ τῶν γονάτων ἀντώθησις ἐρειδομένων εἰς τὸ κάτω
τοῦ βραχίονος. γίνεται δὲ ἡ ἀντέρεισις ἕνεκα τοῦ μὴ συν-
ακολουθεῖν τὸν ἄνθρωπον ἀγομένῳ πρόσω τῷ βραχίονι διὰ
τῆς τῶν χειρῶν μοχλείας, καὶ πρῶτά γε χρὴ γίνεσθαι ταῦτα,

———

*offe committitur, genibus juxta cubiti juncturam ad
humerum datis ad latus repellat. Expedite autem eum
qui reftituet manu ftrenua effe vel ipfe manibus et
capite quod dictum eft praeftet, alter cubitum ad pe-
ctus adducat.*

———

Medici in reftituendis luxatis quaedam agunt idiotis
quoque communia, id quod nunc faciunt in propofito
reftituendi modo, quaedam proprie adjiciunt iis quae com-
munia funt. Commune eft medicorum pariter et idiota-
rum per digitos impellere et humerum attollere, fed pro-
prium medicorum caput objicere homini, qua jugulum
cum lato fcapularum offe committitur et humerum adur-
gere genibus ad imum ejus datis. Objicitur autem caput
ne homo fequatur, quum humerus digitorum impulfu in
priorem partem adducitur; quae primo fieri debent, tum

Ed. Chart. XII. [295. 296.]   Ed. Baf. V. (581. 582.)

τρίτον δ᾽ αὐτοῖς ἕπεσθαι τὴν διὰ τῶν γονάτων ἀντώθησιν
ἐν ἐκείνῳ τῷ καιρῷ τῆς ὅλης χειρουργίας ἐπιτηδείως γινο-
μένης, ἡνίκα τελέως ἡ κεφαλὴ τοῦ βραχίονος ἀποχωρήσασα
τῶν πλευρῶν οὐκ εὐθὺς ὑποπίπτει τῷ τῆς ὠμοπλάτης αὐ-
χένι. τηνικαῦτα γὰρ οὐδ᾽ ἀνάγειν εἰς τὸ πρόσω χρὴ τὸ
ἄρθρον, ἀλλ᾽ ὠθεῖν ἄνω. συμβήσεται δὲ τοῦτο καλῶς, εἰ
τὸ κάτω πέρας τοῦ βραχίονος ἐπὶ τὰς πλευρὰς ἀπωθοίη τις.
εἰς ὅσον γὰρ [296] τοῦτ᾽ ἔσω τε καὶ κάτω χωρεῖ τὸ ἀν-
τικείμενον αὐτῷ πρὸς ἐναντίους τόπους ἐνεχθήσεται. εἰς
τὴν ἄνω δὲ καὶ πρόσω χώραν τοῦ βραχίονος ἡ κεφαλὴ γι-
γνομένη ῥᾳδίαν ἕξει τὴν ἔμπτωσιν· εἰ δὲ (582) μὴ βού-
λοιτό τις ἀντωθεῖν τοῖς γόνασι πρὸς τὸ κάτω πέρας τοῦ
βραχίονος, ἑτέρῳ κελευσάτω παρὰ τὸ στῆθος ἀνάγειν αὐ-
τὸν, ὅπερ ὁ ἰδιώτης ἔμπροσθεν ἐδείχθη ποιεῖν ὑπὸ τοῦ
συνεχῶς ὀλισθαίνειν αὐτῷ τὸ ἄρθρον, ὡς χρὴ ποιεῖν δε-
διδαγμένος· ἀλλ᾽ ᾧ γε νῦν πρῶτον ὤλισθεν, οὐχ οἷόν τε
τοῦτο πράττειν ἐστὶ, πλὴν εἰ γενναῖός τις εἴη καὶ ἀκατά-
πληκτος ἐν τοῖς δεινοῖς. ὁ γὰρ τοιοῦτος αὐτὸς ὑψώσει τὸν
αὐχένα κελευσθεὶς ὑπὸ τοῦ θεραπεύοντος.

tertio genibus adurgendum, quod in eo tempore totius
curationis quae per manum admovetur opportuniſſime fit,
quum humeri caput a latere penitus reductum non proti-
nus occurrit cervici lati ſcapularum oſſis; tunc enim ne-
que oportet articulum in priorem partem adducere, ſed
in ſuperiorem compellere; quod optime continget, ſi quis
imum humerum ad latus trudat. Quatenus enim in in-
teriorem atque inferiorem partem fertur, eatenus quod
ipſi apponitur in contrarias partes ducitur. At ubi hu-
meri caput in priorem ſimul et ſuperiorem venit, facile
reconditur. Sed ſi nolit medicus genibus imum humerum
attingere, imperet alteri ut ipſum ad pectus adducat.
Hoc ſupra oſtenſum eſt fieri ab idiota, quod ſaepe arti-
culus excidat, edocto qua ratione agendum ſit. Sed cui
nunc primum excidit, non licet id efficere, niſi ſi gene-
roſus eſt atque adverſis rebus non perturbatur; hic ſiqui-
dem juſſus a medico per ſe humerum excitabit.

326 ΓΑΛΗΝΟΥ ΕΙΣ ΤΟ ΙΠΠΟΚΡΑΤΟΥΣ

Ed. Chart. XII. [296.]   Ed. Baf. V. (582.)

θ'.

Ἔστι δὲ ἐμβολὴ ὤμου καὶ ἐς τοὐπίσω ὑποβάλλοντα τὸν πῆ-
χυν ἐπὶ τὴν ῥάχιν, ἔπειτα τῇ μὲν ἑτέρῃ χειρὶ ἀνακλᾶν ἐς
τὸ ἄνω τοῦ ἀγκῶνος ἐχόμενον, τῇ δὲ ἑτέρῃ παρὰ τὸ ἄρ-
θρον ὄπισθεν ἐνερείδειν.

Οὗτος ὁ τρόπος τῆς ἐμβολῆς κατὰ περίσφαλσιν γίνε-
ται μᾶλλον τοῦ πρόσθεν. ἔστι δὲ ἐξ ἀνάγκης μὲν καὶ αὐτὸς
ἐκ τῶν τριῶν ἐνεργειῶν σύνθετος, οὐ μὴν ἰδίοις πέρασιν
ἑκάστης αὐτῶν περιγραφομένης, οὐδὲ ἐν τῇ μεταβάσει γω-
νίας ποιούσης, ἀλλὰ κατὰ τὰς κυκλοτερεῖς, ὡς εἰ καὶ τε-
τραγώνου τις ἀποθραύσει τὰς γωνίας. ὁποῖον γάρ τι συμ-
βαῖνόν ἐστιν ἐν τοῖς κατὰ περικύλισίν τε καὶ κατὰ περί-
σφαλσιν·

Α. Β. Γ. Δ.

σαφῶς νοήσεις οἷς ἐπὶ εἰκόνος τοῦδε τοῦ διαγράμματος τῆς
ῥοπῆς τῆς κεφαλῆς τοῦ βραχίονος, ἣν ἄρθρον ὤμου προσα-
γορεύει, γιγνομένης κατὰ μὲν τὴν πρώτην ἐνέργειαν ἀπὸ
τῶν πλευρῶν εἰς τὸ πρόσω, κατὰ δὲ τῆς ΓΔ γραμμῆς, ἐν-

IX.

Reponitur idem humeri caput, quum retrudatur ad dor-
fum tum altera manu eminentia cubiti furfum compelli-
tur, altera a pofteriori parte urgetur articulus.

Hoc reſtituendi modo magis circumducimus quam
ſuperiori, ſed ſub ipſo etiam neceſſe eſt in tres partes
articulum agi, quae tamen ſingulae propriis finibus non
circumſcribuntur, neque angulum efficit, quum ex una
parte ad aliam transfertur, ſed in orbem flectitur perinde
ac ſi anguli a quadrato retundantur. Quid autem accidat,
quum articulus in orbem agitur circumduciturque, plane
intelliges ex deſcriptione hujus figurae:

A. B. C. D.

Concipito caput humeri, quem articulum lati ſcapularum
oſſis vocat, quum primo agitur, ferri a latere ad partem
priorem per lineam C D, inde furfum per lineam D B,

τεῦθεν δὲ ἄνω ἐπὶ τὴν Δ Β, κἄπειτ᾿ ἐντεῦθεν ἐμβαλλομέ-
νης τῇ κοιλότητι κατὰ τὸ Α τεταγμένη. τοιαύτης μὲν οὖν
γινομένης αὐτοῦ τῆς φορᾶς οὐχ ἕπεται περίσφαλσις, ὅταν
δὲ τῶν κατὰ τὸ Δ καὶ Β γωνιῶν, οἷον ἀποθραυσθεισῶν ἡ
φορὰ μηκέτι κάτω τῶν τριῶν εὐθειῶν, ἀλλὰ κατὰ μιᾶς γί-
γνεται γραμμῆς κυρτῆς τῷ σχήματι, τότε συμβαίνει κυλί-
ζεσθαι καὶ τὸν βραχίονα πρὸς τὴν ὀφρὺν ἀνέρχεσθαι τῆς
διαρθρώσεως. ὅταν δὲ ἐπὶ ταύτης γένηται, βραχείας ῥο-
πῆς προσελθούσης εἰς τὴν ἐντὸς χώραν περισφάλλεται.
τοῦτο μὲν οὖν κοινὸν ἁπάντων τῶν κατὰ περίσφαλσιν ἐμ-
βαλλομένων· ἣν δὲ νῦν ἐμβολὴν ἐξηγεῖται, ταύτῃ προσήκει
κατὰ μὲν τὴν εἰς τοὐπίσω τε καὶ τὴν ῥάχιν ἀναγωγὴν τοῦ
πήχεως ἀκολουθοῦντος αὐτῷ ἐξ ἀνάγκης τοῦ βραχίονος ἡ
κεφαλὴ πρόσω τε καὶ ἄνω μεθισταμένη περικυλισθήσεται,
πρώτῳ μὲν τῷ κάτω μέρει τῆς διαρθρώσεως, ἐφεξῆς δὲ
τῷ πρόσω μέχρις ἂν ἐπὶ τὴν ὀφρὺν ἀναβῇ τῆς κοιλότητος,
ὅθεν δὴ πρὸς τὴν ἐντὸς χώραν ἐνεχθεῖσα στηριχθήσεται
κατ᾿ αὐτῆς. ἔστι γὰρ δὴ τοῦτο πέρας τῆς ἐμβολῆς. ὥσπερ
δὲ ἐπὶ τῆς πρὸ ταύτης ἐμβολῆς ἕνεκα τοῦ μὴ συνακολου-
θεῖν ἐπὶ τὰ πρόσω τὸν ἄνθρωπον ὠθεῖν ὀπίσω τὸ ἀκρώ-

poſtea in ſuum cavum conjici, ubi A, quodſi ita feratur,
non circumducitur, ſed ſi anguli D B quaſi infringantur,
non amplius per tres lineas rectas feretur, ſed per unam
curvam. Sic itaque circumactus humerus ad oram addu-
citur ſui cavi, ad quam ubi venit, modico impulſu in
ſuam ſedem revertitur. Atque hoc commune eſt omnium
quae circumducendo reponuntur, id quod etiam evenit ei
reſtituendi modo quem nunc exprimit. Siquidem brachio
in poſteriorem partem ducto ad ſpinam, quum neceſſario
humerus ſequatur, caput hujus in priorem ac ſuperiorem
partem translatum circumducetur, primo circa inferiorem
partem commiſſurae; deinde circa priorem, donec adſcen-
dat ad oram ſui cavi, in quod ubi conjectum ſuerit, con-
tinebitur, tuncque reſtituendi finis eſt. Quemadmodum
autem in ſuperiori modo reſtituendi, ne homo ſequens in
priorem partem converteretur, praecepit medico ut capile

Ed. Chart. XII. [296. 297.]　　　　Ed. Baf. V. (582.)

μιον ἐκέλευσε διὰ τῆς αὐτοῦ κεφαλῆς τὸν ἰατρὸν, οὕτω νῦν
ὑπὲρ τοῦ μὴ συνακολουθεῖν, ὀπίσω τοὐναντίον ἀξιοῖ ποιεῖν
ἐπιβάλλοντα τὴν χεῖρα κατὰ τὴν ὀπίσω χώραν ὅλης τῆς
διαρθρώσεως, ἀντωθεῖν εἰς τὸ πρόσω τὸν ἄνθρωπον.

ι΄.

[297] *Αὕτη ἡ ἐμβολὴ καὶ ἡ πρόσθεν εἰρημένη οὐ κατὰ
φύσιν ἐοῦσαι ὅμως ἀμφιβάλλουσαι τὸ ἄρθρον, ἀναγκά-
ζουσιν ἐμπίπτειν.*

Οὐ κατὰ φύσιν αὐτὰς εἶπε διὰ τὸ μὴ κατ᾽ εὐθείας
γραμμῆς γίνεσθαι τὴν κίνησιν τῷ ἄρθρῳ, κατὰ περικύλισιν
δὲ μᾶλλον, ὡς εἴρηται. κίνδυνος δὲ ἐν τῷδε γίνεται τῆς
περιθραύσεως τῶν ἐξοχῶν. τὸ δὲ ἀναγκάζουσι προσέθηκε,
τὸ βίαιον αὐτῶν ἐνδεικνύμενος.

objecto fummum lati fcapularum offis, qua cum jugulo
committitur, retro repelleret, ita nunc ne in pofteriorem
partem convertatur, contrarium imperat, ut fcilicet manu
objecta a pofteriori parte totius commiffurae hominem in
priorem repellat.

X.

*Hic reponendi modus atque is qui fuperius pofitus eft fe-
cundum naturam non funt, circum agentes tamen in
fuam fedem articulum cogunt.*

Dixit non fecundum naturam effe eo quod articulus
ad rectam lineam non feratur, fed in orbem magis, ut
oftenfum eft. Qua in re periculum eft ne abfcindatur pro-
ceffus aliqui. Propterea autem adjecit, cogunt, ut vim
eorum indicaret.

ια'.

Οἱ δὲ τῇ πτέρνῃ πειρώμενοι ἐμβάλλειν ἐγγύς τι τοῦ κατὰ
φύσιν ἀναγκάζουσι.

Διὰ τί ταύτην τὴν ἐμβολὴν ἐγγύς τι τοῦ κατὰ φύσιν
ἔχειν ἔφη μαθήσῃ σαφῶς ὕλης αὐτῆς ἀκούσας πρότερον.
ἔσται δὲ τοῦτο ταῖς ῥήσεσιν ἀκολουθήσαντι αὐτοῦ.

ιβ'.

Χρὴ δὲ τὸν μὲν ἄνθρωπον χαμαὶ κατακλῖναι ὕπτιον, τὸν
δὲ ἐμβάλλοντα χαμαὶ ἵζεσθαι, ἐφ' ὁπότερα ἂν τὸ ἄρθρον
ἐκπεπτώκῃ, ἔπειτα λαμβόμενον τῇσι χερσὶ τῇσιν ἑωυτοῦ
τῆς χειρὸς τῆς σιναρῆς κατατείνειν αὐτὴν, τὴν δὲ πτέρ-
νην ἐς τὴν μασχάλην ἐμβάλλοντα ἀντωθέειν, τῇ μὲν δεξιῇ
ἐς τὴν δεξιὴν, τῇ δὲ ἀριστερῇ ἐς τὴν ἀριστερήν. δεῖ
δὲ ἐς τὸ κοῖλον τῆς μασχάλης ἐνθεῖναι στρογγύλον τι
ἐναρμύττον. ἐπιτηδειότατα δὲ αἱ πάνυ σμικραὶ σφαῖ-

XI.

Sed qui per calcem reponere nituntur, prope fecundum
naturam cogunt.

Qua de caufa hunc reponendi modum afferat prope
fecundum naturam effe aperte intelliges, quum ipfum
univerfum cognoveris; quod fiet ubi quae fubjiciuntur
animadvertas.

XII.

Hominem oportet humi refupinare, medicum vero ab ea
parte, abs qua articulus eruperit, humi federe; deinde
fuis manibus hominis brachium affectum prehendere ac
deorfum verfus extendere et calce in alam demiffo dex-
tro quidem in dextram, finiftro in finiftram, in contra-
riam partem urgere. Neceffe autem eft in finum alae
rotundum aliquid demittere quod ibi aptetur. Maxime

ραι καὶ σκληραὶ, οἷαι πολλαὶ ἐκ τῶν σκυτέων ῥάπιον-
ται· ἢν γὰρ μή τι τοιοῦτον ἐγκέηται, οὐ δύναται ἡ πτέρνη
ἐξικνεῖσθαι πρὸς τὴν κεφαλὴν τοῦ βραχίονος· κατατεινο-
μένης γὰρ τῆς χειρὸς κοιλαίνεται ἡ μασχάλη. οἱ γὰρ
τένοντες οἱ ἔνθεν καὶ ἔνθεν τῆς μασχάλης ἀντισφίγγοντες
ἐναντίοι εἰσί. χρὴ δέ τινα ἐπὶ θάτερα τοῦ κατατεινομέ-
νου καθήμενον κατέχειν κατὰ τὸν ὑγιέα ὦμον, ὡς μὴ
περιέλκηται τὸ σῶμα τῆς χειρὸς τῆς σιναρῆς ἐπὶ θάτερα
τεινομένης, ἔπειτα ἱμάντος μαλθακοῦ πλάτος ἔχοντος
ἱκανὸν, ὅταν ἡ σφαίρα ἐντεθῇ εἰς τὴν μασχάλην περὶ
τὴν σφαίρην περιβεβλημένου τοῦ ἱμάντος καὶ κατέχοντος,
λαβόμενον ἀμφοτερέων τῶν ἀρχῶν τοῦ ἱμάντος ἀντικατα-
τείνειν τινὰ ὑπὲρ κεφαλῆς τοῦ κατατεινομένου καθήμενον,
τῷ ποδὶ προσβάντα πρὸς τοῦ ἀκρωμίου τὸ ὀστέον. ἡ δὲ
σφαίρη ὡς ἐσωτάτω καὶ ὡς μάλιστα πρὸς τῶν πλευρέων
κείσθω καὶ μὴ ἐπὶ τῇ κεφαλῇ τοῦ βραχίονος.

---

idoneae funt pilae parvae admodum ac durae, quae e
corio fere fuuntur: nam nifi tale aliquid indatur, non
poteft calx ad humeri caput pervenire. Brachio enim
ab inferiori parte extento finuatur ala, quoniam chor-
dae ab utraque parte alam conftringunt inter fe adver-
fae. Oportet autem aliquem ab altera parte ejus qui
extenditur fedentem continere hominem ab integri hu-
meri cum lato fcapularum offe commiffura, ne corpus
ducatur affecto brachio ab altera parte extento; poft
loro molli abunde lato pilam in alom conjectam exci-
pere, cujus lori utrumque caput alter extendat, qui a
capite hominis fedeat pedeque eam partem repellat, ubi
jugulum cum fummitate lati fcapularum offis conjungi-
tur. Pila vero quantum maxime poteft intus conjicia-
tur atque ad latus et a capite humeri recedet.

Ed. Chart. XII. [297. 298.]   Ed. Baf. V. (582. 583.)

*Εἴ τις δὴ τῶν οὕτως εἰρημένων συνίησιν, οὗτος οὐ
δεῖται τῆς διὰ τῶν λόγων ἐξηγήσεως, ἀλλὰ τῆς ἐπ᾿ αὐ-
τῶν ἐνεργειῶν δείξεως. διὸ καὶ πολλάκις, ὡς καὶ πρόσθεν
ἔφην, ἀξιῶ τὸ βιβλίον ἀναγινώσκειν αὐτοῦ τοῦ Ἱπποκρά-
τους ἐπιμε- (583) λῶς προσέχοντας τῇ λέξει καὶ πειρωμέ-
νους νοεῖσθαι τὸ λεγόμενον. ἐγὼ τοίνυν ὡς ἤδη σοὶ τῶν
ὑπ᾿ αὐτοῦ λεγομένων [298] ἐν περινοίᾳ γεγονότι τὴν αἰτίαν
προσθήσω, δι᾿ ἣν ἐγγύς τι τοῦ κατὰ φύσιν ἔφη τὴν τοιαύ-
την ἐμβολὴν εἶναι, τὰς ἔμπροσθεν ψαυσάμενος ὡς οὐ κατὰ
φύσιν ἐπιτελουμένας. πρῶτον μὲν οὖν ὅτι κατατείνει τὸν
βραχίονα μηδεμιᾶς τῶν ἔμπροσθεν ἐχούσης τοῦτο, ὥστε
προσηκόντως ἄν τις ἐπαινέσειε τὴν τοιαύτην ἐμβολήν. ἐρ-
ρέθη γὰρ ἡμῖν κἂν τῇ περὶ τῶν ἀγμῶν πραγματείᾳ ἥ τε
χρεία τῆς κατατάσεως, ὅτι τε προηγεῖσθαι χρὴ πάσης ἐμ-
βολῆς καὶ διαπλάσεως αὐτήν. δεύτερον δὲ ἐπὶ τῷδε τῷ
ἔργῳ τὸ διὰ τῆς πτέρνης ὀπίσω τὸν ἄνθρωπον ὠθεῖσθαι,
χάριν τοῦ μὴ συνακολουθεῖν ἑλκομένῃ τῇ χειρί. διὰ μὲν
οὖν τῶν δυοῖν τούτων ἐνεργειῶν ἡ ἀντίτασις γίνεται, διὰ*

Si quis quae fic traduntur non intelligat, huic opus
eft non verbo exponere, fed agendo rem monftrare. At-
que idcirco mihi placet, quemadmodum fupra retuli, li-
brum ipfum Hippocratis faepius legi verbis diligenter con-
fideratis atque adhibito omnino ftudio, ut quod proponi-
tur intelligatur. Equidem tibi ut quae ab Hippocrate fcri-
pta funt tenenti caufam adjiciam, quam ob rem hunc
reponendi modum prope fecundum naturam effe affirmet,
quosque fuperius pofuit tanquam non fecundum naturam
reprehendat. Primo quidem hic reponendi modus hume-
rum extendit, quod neuter ex fuperioribus praeftitit,
quam ob rem a quovis merito laudatur. Nos enim ad
quem ufum intenfio adhiberetur extendendumque perpe-
tuo effe, antequam reftituere aut componere tentemus, in
opere quoque de fracturis oftendimus. Deinde in hac
curatione calce homo retro repellitur, ne fequatur, quum
brachium attrahitur. Haec itaque duo agentes in diverfa

μὲν τοῦ περιβαλλομένου κατὰ τὴν μασχάλην ἱμάντος εἰς
τοὐπίσω τοῦ κάμνοντος ἑλκομένου, διὰ δὲ τοῦ ποδὸς ἀντω-
θουμένου πρόσω, καὶ σαφῶς γε πάνυ τῶν ἀντιτάσεων ἑκα-
τέραν εἷς ἄνθρωπος ἐργάζεται. ταῦτα μὲν οὖν κατὰ φύσιν
ἐν τῷ τρόπῳ τῷδε τῆς ἐμβολῆς γίνεται· ἡ μέντοι μοχλεία
λείπεται τοῦ προσήκοντος, οὔτε τῆς μικρᾶς σφαίρας δυνα-
μένης εἰς τὸ μεταξὺ τῶν τε πλευρῶν καὶ τῆς τοῦ βραχίο-
νος κεφαλῆς εἰσελθεῖν οὔτε πολὺ μᾶλλον τῆς πτέρνης· ὅπου
δ' οὐδὲν εἰς ταύτην τὴν χώραν παρεισέρχεται, πῶς ἂν ἡ
μοχλεία γένηται; μὴ γινομένης δὲ ταύτης οὐδὲ τὴν ἐμβολὴν
ἔσεσθαι κατὰ φύσιν.

ιγ′.

Ἔστι δὲ καὶ ἄλλη ἐμβολὴ ὡς κατωμίζουσιν ἐς ὀρθόν· μείζω
μέντοι εἶναι χρὴ τὸν κατωμίζοντα, διαλαβόντα δὲ τὴν
χεῖρα ὑποθεῖναι τὸν ὦμον τὸν ἑωυτοῦ ἐπὶ τὴν μασχάλην
ὀξύν.

------

contendimus; loro quidem circa alam injecto hominem in
poſteriorem partem ducimus, pede in priorem repellimus.
Patet autem eundem eſſe qui utrumque efficiens in di-
verſa contendit.　　Haec in propoſito reponendi modo ſe-
cundum naturam adhibentur.　　Sed quum impulſus abſit a
convenienti modo recedit, eo quod nequeat exigua pila
inter latus et humeri caput penetrare ac multo minus
etiam calx.　　At ubi eo nihil indatur, quomodo impelle-
mus? ubi non impellamus, neque reponere ſecundum
naturam poterimus.

XIII.

*Eſt et alius reponendi modus, quo ſuper ſummum hume-
rum alterius hominem collocant.　Major autem eſſe
neceſſario is debet, ſuper quem collocatur.　Hic autem
apprehenſo brachio laborantis ſummum humerum ſuum
excitatum alae hominis ſubjiciat.*

Πρῶτος μὲν οὖν αὐτῷ τρόπος ἐμβολῆς εἴρηται ὁ διὰ
τῶν δακτύλων γινόμενος, ἤτοι τοῦ κάμνοντος ἢ τοῦ ἰατροῦ,
δεύτερος δὲ ὁ διὰ τῆς πτέρνης, ἐφ᾽ οἷς τρίτος ὁ διὰ τοῦ
κατωμισμοῦ. καλοῦσι γὰρ οὕτως αὐτὸν, ἐπειδὴ καὶ αὐτὸς
ἔφη ὡς κατωμίζουσιν ἐς ὀρθόν. ὅπως δὲ γίνεται τοῦτο,
σαφῶς αὐτὸς ἐδίδαξε κελεύσας τὸν κατωμίζειν μέλλοντα
διαλλάσσειν ταῖς ἑαυτοῦ χερσὶ τὴν ἐξηρθρηκυῖαν χεῖρα καὶ
οὕτως ἀποξύναντα τὸν ἴδιον ὦμον εἰς τὴν κάμνοντος ὑπο-
θεῖναι μασχάλην, ὡς ἕδραν αὐτῷ γενέσθαι τῆς ἐξοχῆς τὴν
ἐν ἐκείνῳ κοιλότητα.

———

ιδʹ.

Κάπειτα ὑποστρίψαι, οἷς ἂν ἐνίζηται ἕδρα, οὕτω στοχασά-
μενον, ὅκως ἀμφὶ τὸν ὦμον τὸν ἑωυτοῦ κρεμάσαι τὸν ἄν-
θρωπον κατὰ τὴν μασχάλην. αὐτὸς δὲ ἑωυτὸν ὑψηλότε-
ρον ἐπὶ τοῦτον τὸν ὦμον ποιεέτω ἢ ἐπὶ τὸν ἕτερον. τοῦ
δὲ κρεμαμένου τὸν βραχίονα πρὸς ἑωυτοῦ στῆθος προσα-
ναγκαζέτω ὡς τάχιστα. ἐν τούτῳ δὲ τῷ σχήματι προσα-

Primus reponendi modus quem poſuit per digitos ſuit,
ſive aegrotantis ſive medici, alter per calcem, tertius
eſt quem vocant. διὰ τοῦ κατωμισμοῦ, eo quod Hippocra-
tes dixit, ᾧ κατωμίζουσιν ἐς ἄνθρωπον, quum ſignificare
voluit eum modum, quo ſuper ſummum humerum alte-
rius hominem collocant. Quomodo autem hoc ſiat, ipſe
aperte docuit, quum praecepit ut qui ſuper ſummum hu-
merum collocaturus hominem eſſet, ſuis manibus prola-
pſum ipſius brachium prehenderet, atque ita ſummum hu-
merum ſuum attollens in hominis alam conjiceret, ut ca-
vum quod in ea eſt ejusmodi eminentiae locum praeſtaret.

———

XIV.

Poſtea convertatur, quaſi ſedili velit inſidere, eo ſpectans
ut ſummo ſuo humero aeger ala ſuſpendatur; ipſe vero
ſe ipſum ab eo humero magis excitat quam ab altero
ſuſpenſique humerum ad ſuum pectus quam celerrime
adducat. Ita vero figuratus concutiatur, quum homi-

νασείτω, ὁκόταν μετεωρήσῃ τὸν ἄνθρωπον ὡς ἀντιρρέπποι
τὸ ἄλλο σῶμα αὐτῷ ἀντίον τοῦ βραχίονος τοῦ κατεχομέ-
νου. ἢν δὲ ἄγαν κοῦφος ἔῃ ὁ ἄνθρωπος, προσεπικρεμα-
σθήτω τούτῳ ὄπισθέν τις κοῦφος παῖς. αὗται δὲ αἱ
ἐμβολαὶ πᾶσαι κατὰ παλαίστρην εὔχρηστοί εἰσιν, ὅτι οὐ-
δὲν ἀλλοίων δέονται ἐπεισενεχθῆναι, χρήσαιτο δ᾽ ἄν τις
ἄλλοθι.

[299] Τὴν ὑποστροφήν φησι δηλῶν τοῦ κατωμίζον-
τος ὦμον, ὡς ὅταν ἐπελθόντες δίφρῳ περιστρεφώμεθα καθί-
ζοντες ἐπ᾽ αὐτόν. ὅταν δὲ τοῦ κατωμίζοντος ἐκκρεμαθήσε-
ται, δῆλον ὅτι κατὰ τὸν νῶτον αὐτοῦ καὶ οὕτως ἀντίτασιν
ἐργάσεται τῆς κατατεινομένης εἰς τὸ πρόσω χειρός. εἰ δὲ
εἴη κοῦφος ὁ κατωμιζόμενος, προσεκκρεμασθῆναι παῖδα κοῦ-
φον κελεύει, χάριν τοῦ μεῖζον ἐργάσασθαι τὸ βάρος τῆς
ἀντιτάσεως. ἀνασείεσθαι δὲ τὸν τοῦ κάμνοντος ὦμον ὑπὸ
τοῦ κατωμίζοντος ἀξιοῖ, χάριν τοῦ κατ᾽ εὐθὺ γενέσθαι τὸν
βραχίονα τῆς ἰδίας ἕδρας. εἴρηται γὰρ ἡμῖν πολλάκις ὡς

nem ſuſpenderit, ut reliquum corpus in contrariam par-
tem inclinetur atque humerus contentus. Quodſi homo
levis admodum fuerit, appendatur ei a poſteriori parte
levis aliquis puer. Hi reſtituendi modi omnes ad pa-
laeſtram ſunt aptiſſimi, quoniam luxata ibi ut reſtituan-
tur nullum aliud machinamentum deſiderant, quibus
alibi uti etiam convenit.

Ὑποστρέψαι dixit verbum convertatur ſignificare vo-
lens, ſummum humerum, ſuper quem homo collocatur
converti, ſicut quando ad ſedile accedimus, ut illi inſida-
mus. Aegrotantem vero quum ab humero pendebit, con-
ſtat a tergo ejus, ſuper quem collocatur, ſuſpendendum
eſſe. Hac ſiquidem via in contrariam partem ducetur,
atque brachium quod a fronte trahitur. Quod ſi levis
fuerit qui ſuſpenditur, appendi levem puerum praecipit,
ut gravius reddat pondus quod tendit in partem contra-
riam. Vult etiam concuti articulum humeri ipſius aegro-

ὅταν ἐν τουτῷ καταστῇ τὸ ἐμβαλλόμενον ἄρθρον, ἑτοίμην
ἴσχει τὴν ἔμπτωσιν, εἰ καὶ μὴ συνεπωθοῖμεν ἡμεῖς αὐτὸ
τῶν μυῶν ἐργαζομένων τὸ δέον.

ιε΄.

Ἀτὰρ καὶ οἱ περὶ τὰ ὕπερα ἀναγκάζοντες ἐγγύς τι τοῦ κατὰ
φύσιν ἐμβάλλουσι. χρὴ δὲ τὸ μὲν ὕπερον κατειλῆχθαι
ταινίῃ τινὶ μαλθακῇ, ἧσσον γὰρ ἂν ὑπολισθάνοι, ὑπη-
ναγκάσθαι δὲ μεσηγὺ τῶν πλευρέων καὶ τῆς κεφαλῆς τοῦ
βραχίονος· καὶ ἢν μὲν βραχὺ ἔῃ τὸ ὕπερον, καθῆσθαι
χρὴ τὸν ἄνθρωπον ἐπί τινος, ὡς μόλις τὸν βραχίονα
περιβάλλειν δύνηται περὶ τὸ ὕπερον. μάλιστα δὲ ἔστω
μακρότερον τὸ ὕπερον, ὡς ἂν ἑστὼς ὁ ἄνθρωπος κρέ-
μασθαι μικροῦ δή, ἀμφὶ τῷ ξύλῳ· κἄπειτα ὁ μὲν βρα-
χίων καὶ ὁ πῆχυς παρατεταμένος περὶ τὸν ὕπερον ἔστω.
τὸ δὲ ἐπὶ θάτερα τοῦ σώματος καταναγκαζέτω τις ὑπερ-
βάλλων κατὰ τὸν αὐχένα παρὰ τὴν κληῖδα τὰς χεῖρας.

---

tantis ab eo ſuper quem collocatur, ut e regione ſuae
ſedis conſtituatur. Saepius enim diximus, ubi articulus
ita collocetur, facile recondi; quum nobis etiam nihil
impellentibus muſculi quod expedit efficiant.

XV.

Sed et qui ſuper piſtillum cogunt, prope ſecundum natu-
ram reſtituunt. Involvatur autem piſtillum molli aliqua
faſcia, minus enim elabitur, atque inter latus et humeri
caput demittatur. Quod ſi piſtillum brevius fuerit,
homo alicubi ſedeat, ſic ut vix injicere humerum ſuper
piſtillum poſſit. Fere autem piſtillum adhiberi longius
convenit, ſic ut homo ſtans paene ex eo pendeat. Dein-
ceps humerus et brachium juxta piſtillum extendatur;
corpus vero alter in alteram partem adurgeat, manibus
ad collum datis juxta jugulum.

Ed. Chart. XII. [299.]   Ed. Baf. V. (583. 584.)

Καὶ οὗτοι μὲν καθόσον ἀντιτάσει χρῶνται, κατὰ φύ-
σιν ἐμβάλλουσι, καθόσον δὲ ὡσαύτως, ἐφεξῆς περισφάλλε-
ται τὸ κυριὸν τοῦ ἄρθρου ὑπεροειδοῦς ἐν τούτῳ τῷ κατὰ
φύσιν ἁμαρτάνουσι. τὰ δὲ κατὰ μέρος τῆς λέξεως ἁπλᾶ.

ιστ'.

Αὕτη ἡ ἐμβολὴ κατὰ φύσιν ἐπιεικέως ἐστὶ καὶ ἐμβάλλειν
δύναται, ἢν χρηστῶς σκευάσωνται αὐτήν.

Μετρίως αὐτὴν λέγει κατὰ φύσιν εἶναι· τοῦτο γὰρ ση-
μεῖον ἢ τὸ ἐπιεικῶς, ὥσπερ καὶ ὁ ἐπιεικὴς ἄνθρωπος ὁ
μέτριος δηλοῦται πρὸς τῶν Ἑλλήνων. ἔνιοι δὲ ᾠήθησαν
τὸ ἐπιεικῶς ἀντὶ μάλιστα λέγεσθαι καὶ διὰ τοῦτο οἶμαι καὶ
κα- (584) τὰ τὴν ἀρχὴν τῆς ῥήσεως ἀφείλοντο ἐγγύς τε
γράψαντες. οὕτως γὰρ καὶ οἱ περιαναγκάζοντες κατὰ φύ-
σιν ἐμβάλλουσιν. ἐχρῆν δὲ αὐτοὺς, εἰ καὶ μὴ πρὸς αὐτοῦ
τοῦ Ἱπποκράτους τοῦτο εἴρητο, κατὰ τὴν ἐφεξῆς ῥῆσιν, ἃ

Atque hi etiam quatenus in diverfa contendunt, fe-
cundum naturam reponunt, quatenus vero humeri caput,
ut in fequentibus oſtendit, piſtillo circumducitur, a re-
ponendo fecundum naturam abfunt. Quae autem hic fcri-
bit, ſingula in aperto funt.

XVI.

*Hic reponendi modus moderate fecundum naturam eſt, ac
reſtituere articulum poteſt, ſi recte adhibeatur.*

Hunc modum fecundum naturam eſſe aſſirmat *mode-
rate*, quod ſigniſicavit verbo ἐπιεικέως, quemadmodum et
homo *moderatus* ἐπιεικὴς Graece dicitur. Putarunt non-
nulli verbum ἐπιεικῶς uſurpari pro *maxime*, atque idcirco,
ut opinor, in principio hujus orationis removerunt dictio-
nem *prope* ita fcribentes; ſed et qui ſuper piſtillum co-
gunt, fecundum naturam reſtituunt. Debuerunt autem
etiamſi Hippocrates id non monuiſſet, per ſe intelligere

μέμφεται τῆς [300] τοιαύτης ἐμβολῆς αὐτοὺς ἐννενοηκέναι,
μέμφεται δὲ λέγων περὶ τὸ ὑπεροειδὲς ὁ ὦμος ἦν καὶ κα-
ταπεπειγῇ, περισφάλλεσθαι τὸ σῶμα κίνδυνος, δι᾿ ὕπερ
φησὶν, ἡ διὰ τοῦ κλιμακίου βελτίων ἐστίν. οὐκ οὖν εἰς
ἄκρον ἀρετῆς κατὰ τὸ ὑπεροειδὲς ἥκει, ὡς τοῦδε ἐπιεικῶς
τὸ μάλιστα συμβαίνει· τὴν γὰρ διὰ τοῦ κλιμακίου μᾶλλον
αὐτῆς ἐπαινέσας τί μᾶλλον ἐκείνης ἐπαινεῖ τὴν διὰ ἐμ-
βολῆς.

ιζ'.

᾿Ατὰρ καὶ ἡ διὰ τοῦ κλιμακίου ἑτέρη τις τοιαύτη καὶ ἔτι
βελτίων, ὅτι ἀσφαλεστέρως ἂν τὸ σῶμα τὸ μὲν τῇ ἀντι-
σηκωθείη μετεωρισθέν. περὶ γὰρ τὸ ὑπεροειδὲς ὦμος,
εἰ καὶ κατεπεπείγει, περισφάλλεσθαι τὸ σῶμα κίνδυνος ἢ
τῇ ἢ τῇ.

cujus rei hunc reponendi modum in fequentibus accufet.
Accufat enim quum inquit: licet enim piftillo humeri ar-
ticulus inhacreat, periculum eft ne corpus in hanc vel
illam partem labatur; ac propterea ait eum modum qui
per fcalam adhibetur meliorem effe. Modus igitur qui
piftillo utitur ad fummum perfectionis non accedit. Quare
neque verbo ἐπιεικῶς maxime fignificatur; magis enim
eum probat qui per fcalam eft, magis item qui per fpa-
tham habentem in fummo capitulum rotundum ac leniter
cavum.

XVII.

Quin et alius quidam modus eft per fcalam adhuc melior,
quandoquidem tutius fufpenfum corpus non magis in·
hanc quam in illam partem inclinabitur. Licet enim
piftillo humeri articulus inhaereat, periculum eft ne
corpus in hanc vel illam partem labatur.

Πέμπτος οὗτος αὐτῷ τρόπος ἐμβολῆς ἐστι. διὰ τί δὲ
βελτίων ἐστὶ τοῦ προειρημένου τοῦ τετάρτου περὶ τὸ ὑπε-
ροειδές, αὐτὸς ἐξηγεῖται σαφέστατα.

ιη΄.

Χρὴ μέντοι καὶ ἐπὶ τῷ κλιμακτῆρι ἐπιδεδέσθαι τι ἄνωθεν
στρογγύλον, ἐναρμόσσον ἐς τὸ κοῖλον τῆς μασχάλης, ὃ
προσδιαναγκάσῃ τὴν κεφαλὴν τοῦ βραχίονος ἐς τὴν φύ-
σιν ἀπιέναι.

Ἐξ αὐτοῦ τοῦ κατὰ τὸν κλιμακτῆρα ξύλον τοιοῦτον
ἐξέχον εὐθὺς ἀπ᾽ ἀρχῆς γίνεται κατὰ τὸ μηχανικὸν κλιμά-
κιον, ᾧ καὶ ἡμεῖς συνήθως χρώμεθα. παραπλήσιον δέ ἐστι
τῷ κατὰ τὴν ἐφεξῆς ὑπ᾽ αὐτοῖ μέλλοντι γράφεσθαι ξύλῳ
κατὰ τὴν ἄμβην ἔχοντι τὸ πέρας, ἐφ᾽ οὗ καὶ πάλιν προσα-
γορεύουσιν αὐτὸ ἄμβην οἱ μετ᾽ αὐτὸν ἰατροὶ πάντες. ἐπι-
τιθέναι δὲ τοῦτο καὶ τοῖς στασίμοις ὀργάνοις, οἷον ἐστι τό τε
τοῦ Ἀνδρέου καὶ τὸ τοῦ τέκτονος, ὧν οὐδενὸς ἀναγκαῖόν

Quintus hic eſt reponendi modus. Ob quam vero
cauſam utilior ſit quam qui poſitus eſt quarto loco aperte
ipſe expoſuit.

XVIII.

*Alligandum autem eſt ſuper gradum rotundum aliquid
quod alae finui conveniat, ut humeri caput in ſuam ſe-
dem compellatur.*

Ex eo ipſo ligno ex quo gradus conficitur tale quid-
piam exſtat initio protinus, quum ſcalae machinamentum
paratur, quo nos etiam frequenter utimur. Simile autem
eſt ligno quod proxime ſubdet, quod ſummum habet ca-
pitulum rotundum ac leniter cavum, unde apud recentio-
res medicos fere omnes Graece *ἄμβης* nomen invenit.
Conſuevit autem illis organis adjici quae e recto collo-
cantur, cujusmodi eſt organum tum Andreae tum fabri.

ἔστι λέγειν νῦν τὴν κατασκευήν. εἴρηται γὰρ μυρίοις τῶν
νεωτέρων ὀργανικοῖν, ἐν οἷς γεγράφασι περὶ τῶν ὀργάνων.
ἡμῖν δὲ νῦν πρόκειται Ἱπποκράτους ἐξηγεῖσθαι χρωμένου
πρὸς ἅπαντα τὰ σφοδροτέρας ἀντιτάσεως καὶ μοχλείας δεό-
μενα τῷ καλουμένῳ βάθρῳ.

ιθ'.

*Κρατίστη μέντοι πασέων ἐμβολέων ἡ τοιήδε· ξύλον χρὴ εἶ-
ναι πλάτος μὲν ὡς πεντεδάκτυλον ἢ τετραδάκτυλον τὸ
ἐπίπαν, πάχος δὲ ὡς διδάκτυλον ἢ καὶ λεπτότερον, μῆκος
δὲ δίπηχυ ἢ ὀλίγῳ ἔλασσον. ἔστω δὲ ἐπὶ θάτερα τὸ
ἄκρον περιφερὲς καὶ στενώτατον ταύτῃ καὶ λεπτότατον.
ἄμβην δὲ ἐχέτω μικρὸν ὑπερέχουσαν ἐπὶ τῷ ὑστάτῳ τοῦ
περιφερέος ἐν τῷ μέρει, ἀλλὰ μὴ τῷ πρὸς τὰς πλευράς,
ἀλλὰ τῷ πρὸς τὴν κεφαλὴν τοῦ βραχίονος ἔχοντι, οἷς
ὑφαρμόσειε τῇ μασχάλῃ παρὰ τὰς πλευρὰς ὑπὸ τὴν κε-
φαλὴν τοῦ βραχίονος ὑποτιθέμενος, [301] ὀθονίῳ δὲ ἢ
ταινίῃ μαλθακῇ κατακεκολλήσθω ἄκρην τὸ ξύλον, ὅκως*

Neutrius autem ſtructuram adſcribere nunc oportet; poſita
enim eſt a ſexcentis architectis junioribus, qua de orga-
nis ſcribunt. Nobis autem inſtitutum eſt Hippocratem
explanare, qui ad omnia validiſſime in contrarias partes
ſeu extendenda ſeu impellenda eo machinamento utitur
quod ſcamnum appellatur.

XIX.

*Inter omnes reponendi modos hic praeſtantiſſimus eſt. Lig-
num accipitur ad ſummum quinos vel certe quaternos
digitos latum, craſſum vero binos aut etiam minus,
longum cubitos duos vel paulo brevius, quod ab altero
extremo rotundum ſit, anguſtiſſimum ac maxime tenue.
In ſummum capitulum rotundum ac leniter cavum ha-
beat, vlerumque exſtet ab una parte, non quidem ver-
ſus latus, ſed verſus humeri caput, ut huic ſubjectum
alae juxta latus accommodetur. Summo item ligno vel*

προσηνέστερον ἔῃ, ἔπειτα χρὴ ὑπώσαντα τὴν κεφαλὴν τοῦ
ξύλου ὑπὸ τὴν μασχάλην ὡς ἐσωτάτω μεσηγὺ τῶν πλευ-
ρέων καὶ τῆς κεφαλῆς τοῦ βραχίονος, τὴν δὲ ὅλην χεῖρα
πρὸς τὸ ξύλον κατατείνοντα προσκαταδῆσαι κατά τε τὸν
βραχίονα κατά τε τὸν πῆχυν κατά τε τὸν καρπὸν τῆς
χειρὸς, ὡς ἂν ἀτρεμέῃ ὅτι μάλιστα. περὶ παντὸς δὲ χρὴ
ποιείσθαι, ὅκως τὸ ἄκρον τοῦ ξύλου ὡς ἐσωτάτω τῆς
μασχάλης ἔσται ὑπερβεβηκὸς τὴν κεφαλὴν τοῦ βραχίονος.

Τὸν ἕκτον τρόπον τῆς ἐμβολῆς, ὃν ἐπήνεσε μάλιστα,
νῦν διδάσκειν ἄρχεται, τὴν κατασκευὴν τοῦ ξύλου γράφων
σαφῶς, ᾧ κατὰ τὸ πέρας ἐπικειμένης ὀφρύος ἄμβωνι παρα-
πλησίας ὅλον αὐτὸ προσαγορεύουσιν ἄμβην οἱ ἰατροί. τοιαύτη
δέ ἐστιν ἡ ὀφρῦς, οἵη κατὰ τῶν λοπάδων πέρας τὸ ἄνω
γίνεται πρὸς τὴν ἐντὸς ἐστραμμένην κοιλότητα· καί τις τῶν
κωμικῶν ἐπεῖπεν ἐπισκώπτων τινὰ δὴ τῶν λοπάδων τοὺς
ἄμβωνας περιλείχειν. ἀρρενικῶς μὲν οὖν ἄμβωνας οἱ Ἀτ-
τικοὶ, θηλυκῶς δὲ οἱ Ἴωνες τὰ τοιαῦτα σχήματα καλοῦσιν

*linteum vel mollis habena agglutinatur, ut mitius fit;
deinde caput ligni in alam demittitur intro quantum
potest inter latus et humeri caput, brachium totum fu-
per fignum extenditur alligaturque paulum infra hu-
meri caput fupra cubitum et fupra manum, ut quam
maxime immobile fit. Est autem maximi momenti ex-
tremum lignum ultra humeri caput in alam intime indere.*

Sextum reponendi modum, quem potiſſimum laudavit,
hic docere ingreditur, aperte exponens ſtructuram ligni,
cujus extremo ſuperimpoſitum eſt capitulum rotundum
ac leniter cavum. Hoc quia ſimile eſt labro quod Graeci
vocant ἄμβωνα, medici totum lignum ἄμβην appellant;
tale ſiquidem labrum eſt quale videmus in ollis conver-
ſum in interiorem partem verſus cavum. Unde quidam
comicus ut per jocum morderet, dixit quendam ollarum
ἄμβωνας delingere. Attici igitur maſculino genere ἄμβω-
νας, Iones feminino ἄμβας hujusmodi librorum figuras

ΠΕΡΙ ΑΡΘΡΩΝ ΥΠΟΜΝΗΜΑ Α. 341

Ed. Chart. XII. [301.]   Ed. Baf. V. (584. 585.)

ἄμβας. ἐπιτηδειότατον δὲ ἔτι τοῦτο παραδοῦναι μεταξὺ
τῆς κεφαλῆς τοῦ βραχίονος καὶ τῶν πλευρῶν. καὶ μέντοι
καὶ μοχλεύουσι χρησιμώτατον ἀσφαλῶς περιλαμβάνον τὴν
κυρτότητα τῆς κεφαλῆς τοῦ βραχίονος. τὰ δὲ κατὰ μέρος
ἅπαντα τῆς ῥήσεως αὐτοῦ σαφῆ.

κ'.

Ἔπειτα χρὴ μεσηγὺ δύο στύλων στρωτῆρα πλάγιον εὖ προσ-
δῆσαι, ἔπειτα ὑπερενεγκεῖν τὴν χεῖρα ξὺν τῷ ξύλῳ ὑπὲρ
τοῦ στρωτῆρος, ὅκως ἡ μὲν χεὶρ ἐπὶ θάτερα ἔῃ, ἐπὶ
θάτερα δὲ τὸ σῶμα, κατὰ δὲ τὴν μασχάλην ὁ στρωτήρ.
κἄπειτα ἐπὶ μὲν θάτερα τὴν χεῖρα καταναγκάζειν ξὺν τῷ
ξύλῳ περὶ τὸν στρωτῆρα, ἐπὶ θάτερα δὲ τὸ ἄλλο σῶμα.
ὕψος δὲ ἔχων ὁ στρωτὴρ προσδεδέσθω, ὥστε μετέωρον
τὸ ἄλλο σῶμα εἶναι ἐπ' ἄκρων τῶν ποδῶν, οὗτος ὁ τρό-
πος παραπολὺ κράτιστος ἐμβολῆς ὤμου. δικαιότατα μὲν
γὰρ μοχλεύει, ἢν καὶ μόνον ἐσωτέρω ἔῃ τὸ ξύλον τῆς κε-
φαλῆς τοῦ βραχίονος, δικαιόταται (585) δὲ αἱ ἀντιῤῥο-

appellant. Commodiſſime autem capitulum hoc demitti-
tur inter latus atque humeri caput, utiliſſimumque eſt ad
impellendum, quum firmiter quod gibbum eſt ex humeri
capite excipiat. In univerſum autem fingula ipfius verba
plana funt.

XX.

*Poſt haec tignum transverfum inter duas columnas bene
alligandum eſt, fuperque id brachium cum ligno impo-
nendum, ita ut ab una parte brachium fit, corpus ab
altera, fed tignum juxta alam; dein ab altera parte
circa tignum attrahendum brachium cum ligno, ab al-
tera reliquum corpus. Vinciatur autem transverfum
lignum fublime, ut reliquum corpus fufpenfum imis pe-
dibus fit. Modus hic reponendi capitis humeri praeftan-
tiſſimus eſt: juftiſſime enim impellit modo lignum retro
magis, quam humeri caput demittatur; juftiſſime item*

παὶ, ἀσφαλέες δὲ τῷ τοῦ βραχίονος ὀστῷ. τὰ μὲν οὖν
νεαρὰ ἐμπίπτει θᾶσσον ἢ ὡς ἄν τις οἴοιτο, πρὶν ἢ κα-
ταιετάσθαι δοκέειν.

Στύλους μὲν δῆλον ὅτι λέγει τοὺς κίονας, στρωτῆρα
δὲ ξύλον μεταξὺ ἧκον ἀπὸ τοῦ ἑτέρου κίονος ἐπὶ τὸν ἕτερον.

κα΄.

Ἀτὰρ καὶ τὰ παλαιὰ μούνη αὕτη τῶν ἐμβολέων οἵη τε ἐμ-
βιβάσαι, ἢν μὴ ἤδη ὑπὸ χρόνου σὰρξ μὲν ἐπελήλυθη ἐπὶ
τὴν κοτύλην, ἡ δὲ κεφαλὴ τοῦ βραχίονος ἤδη τρίβον ἑωυ-
τῇ πεποιημένη ἔῃ ἐν τῷ χωρίῳ, ἵνα ἐξεκλίθη, οὐ μὴν
ἀλλ' ἐμβάλλειν γάρ μοι δοκέει καὶ οὕτω πεπαλαιωμένον
ἔκπτωμα τοῦ βραχίονος, τί γὰρ ἂν δικαίη μόχλευσις
οὐχὶ κινήσειε; μένειν μέντοι οὐκ ἄν μοι δοκέῃ καιὰ χώ-
ραν, ἀλλ' ὀλισθαίνειν ἂν οἷς τὸ ἔθος. τὸ αὐτὸ δὲ ποιέει
καὶ περὶ κλιμακτῆρα καταναγκάζειν, τοῦτον τὸν τρόπον
σκευάσαντα.

in contrarias partes inclinat osque humeri tutum ſervat.
Ubi caſus quidem recens ſit, articulus citius opinione
reconditur, prius item quam extentus videatur.

Columnas conſtat ab ipſo στύλους appellari, tignum
vero transverſum, quod ab una columna ad alteram per-
venit, στρωτῆρα.

XXI.

Sed et quae jam diu exciderunt hoc tantum modo reponi
poſſunt, niſi tempore caro in cavum venerit atque hu-
meri caput locum ſibi tritum fecerit in quem veniat.
Ubi autem luxato malum ita inveteraverit, hac via ar-
bitror poſſe reſtitui: nam quid non moveat juſtus im-
pulſus? manere tamen ſuo loco non puto, ſed prolabi
ut conſuevit. Idem efficies, ſi ſuper gradum vim ad-
hibeas, hac reponendi ratione uſus.

ΠΕΡΙ ΑΡΘΡΩΝ ΥΠΟΜΝΗΜΑ Α. 343

Ed. Chart. XII. [302.]   Ed. Baf. V. (585.)

[302] *Τὴν τετριμμένην τε καὶ τετυλωμένην χώραν ὠνόμασε τρίβον, ἥτις ὑπ' αὐτῆς τῆς κεφαλῆς τοῦ βραχίονος γίνεται, πολυχρονίως ἐστηριγμένης ἐκείνῳ τῷ μέρει τῆς περικειμένης τῇ διαρθρώσει σαρκὸς, ἐν ᾗπερ ἂν αὐτὴ ἐξ ἀρχῆς τύχῃ στηριχθεῖσα. κοτύλην δὲ ὠνόμασε τὴν ἐν τῇ διαρθρώσει κοιλότητα κατὰ τὸ πέρας, ὡς εἴρηται, τοῦ τῆς ὠμοπλάτης αὐχένος ἐπικειμένην ὡς τὸ πολύ. τὰς δὲ βαθείας κοιλότητας καὶ μεγάλαις ὀφρύσιν ἐῤῥιζωμένας αὐτός τε καὶ ἄλλοι τῶν ἰατρῶν ὀνομάζουσι κοτύλας. ἀλλὰ νῦν γε κατὰ γνώμην οὕτως προσηγόρευσεν, εἰς ἣν ἐμπίπτουσιν αἱ περικείμεναι σάρκες, ὅταν ἐξάρθρημα γένηται, καταλαμβάνουσαι τὴν χώραν τὴν πρότερον, ἣν ἡ κεφαλὴ τοῦ βραχίονος κατειλήφει. τοιγαροῦν συμβαίνει ἐκ τοῦ ἀποκλεῖσαι τήν τε οἰκείαν χώραν τῆς κεφαλῆς τοῖ βραχίονος, ἔκ τε τοῦ τὰς ὑποδεξαμένας τυλωθείσας ἀντὶ κοτύλης αὐτῶν γενέσθαι, κἂν ἐμβληθῇ ποτε, μὴ δύνασθαι μένειν, ἀποθεμένων μὲν αὐτῇ σαρκῶν ἕνεκα τῶν ἀποκειμένων τῇ κοτύλῃ· παρὰ φύσιν γὰρ αὕτη, ὑποδεξαμένων τοίνυν ὀστῶν ἐκ τοῦ τυλωθῆναι παραπλησίαν διαρθρώσει κοιλότητα λαμβανουσῶν.*

Locum tritum et callofum nominavit *τρίβον*, quem efficit humeri caput, quod adftrictum diu continetur iu ea parte carnis quae juxta commiffuram eft, in quam forte a principio erumpens conftitit. *κοτύλην* dixit cavum commiffurae, quod ut dictum eft fuperinfidet extremae cervici lati fcapularum offis. Plerumque autem tam ipfe quam alii medici *κοτύλας* appellant alta cava ac magnis oris fepta; fed nunc jure fuo mutuatus eft hoc vocabulum ad fignificandum cavum, in quod proxima caro conjicitur, quum articulus luxatur et locum occupat, in quod humeri caput ante recipiebatur. Igitur et propterea quod ipfe finus capitis humeri obftructus eft et propterea quod locus in quem venit occallefcens finus vicem praeftat, fit ut, fi quando reponatur, contineri non poffit, quum caro, quae juxta erat, finum praeter naturam occupet et ea quae offi locum facit occallefcens commiffurae finum referat.

κβ'.

Πάνυ μὴν ἱκανῶς ἔχει καὶ περὶ μέγα ἕδος Θεσσαλικὸν ἀναγ-
κάζειν, ἢν νεαρὸν ἔῃ τὸ ὀλίσθημα· ἐσκευάσθαι μέντοι
χρὴ τὸ ξύλον, ὥσπερ εἴρηται, ἀτὰρ τὸν ἄνθρωπον καθί-
σαι πλάγιον ἐπὶ τῷ δίφρῳ, κἄπειτα τὸν βραχίονα ξὺν τῷ
ξύλῳ ὑπερβάλλειν ὑπὲρ τοῦ ἀνακλισμοῦ, καὶ ἐπὶ μὲν θά-
τερα τὸ σῶμα καταναγκάζειν, ἐπὶ δὲ θάτερα τὸν βρα-
χίονα σὺν τῷ ξύλῳ. τὸ αὐτὸ δὲ ποιέειν ἀναγκάζειν καὶ
ὑπὲρ δικλείδος θύρης, χρέεσθαι δὲ τούτοισιν ἃ ἂν τύχῃ
παρίοντα.

_____

Θρόνου τι τοιοῦτον ἦν σχῆμα κατὰ Θετταλίαν μάλιστα
πλεονάζον πάλαι, κατ' εὐθείας γραμμὰς ἀνατεταμένον εἰς
ὕψος ὀρθὸν ἔχον τὸ οἷον ἐπίκλιντρον τοῦ θρόνου, περὶ οὗ
τὴν ἀντιτασιν ἀξιοῖ ποιεῖσθαι, καθάπερ ἔμπροσθεν ὑπὸ
τοῦ στρωτῆρος ἐδίδαξεν. ὅπως δὲ χρὴ καθίζειν τὸν χειρι-
ζόμενον ἐπὶ τοῦ δίφρου σαφῶς αὐτὸς ἐδήλωσε. τὸ δὲ αὐτὸ
ποιεῖ καὶ ἐπὶ δικλείδος θύρας ἀναγκάζειν. εἰσὶ δέ τινες

XXII.

Satisque omnino fuerit, fi recens adhuc vitium fit, fuper
magnum fedile Theſſalum vim adhibere.　Sed parari
lignum convenit, quemadmodum dictum eſt, atque homi-
nem in latus converſum fedili infidere, brachio cum
ligno ſuper eam partem fedilis injecto, cui fedentes
dorſo inhaerent, atque ab una parte corpus attrahere,
ab altera humerum cum ligno.　Idem quoque facere
licet ſuper fores bipartitas.　His autem utendum eſt,
prout praeſto ſunt.

_____

Sedilis quondam haec figura fuit potiſſimum in Theſ-
falia, ut ad rectam lineam attolleretur ea parte, cui fe-
dentes dorſo inhaerent, ſuper quam adhiberi voluit vim
in diverſa extendendi, quemadmodum ante ſuper tignum
docuit.　Verum quomodo collocare languentem ſuper fe-
dile oporteat ipſe aperte explicavit.　Idem efficient fo-
res bipartitae, fi ſuper eas vis adhibeatur.　Inveniuntur

τοιαῦται θύραι κατὰ μέσον ἑαυτῶν ἔχουσαι διῆκον ξύλον
ἰσχυρὸν οἷον ὀλίγον ἔμπροσθεν ὁ σιρωτὴρ μεταξὺ τῶν δύο
κιόνων ὑπάρχειν ἐλέγετο. τοῦδε τοῦ ξύλου κάτωθεν μὲν ἑτέ-
ρα τίς ἐστιν ἀνοιγομένη θύρα, ἄνωθεν δὲ ἄλλη, καὶ διὰ
τοῦτο δὴ καὶ τὴν θύραν δίκλειδα εἴρηκεν, οἷον διπλῆν τινὰ
περιέχουσαν ἐν ἑαυτῇ δύο θύρας μικράς. ὑπερβάλλειν οὖν
κελεύει τὸν ἐξηρθρηκότα ὦμον ὑπὲρ τὸ μεταξὺ δύο θυρῶν
ξύλον ἕνεκα τῆς ἀντιτάσεως.

autem hujusmodi fores, in quarum medio interjectum eſt
lignum firmum, quale paulo ante dixit tignum inter duas
columnas. Ex his foribus altera ab inferiori parte aperi-
tur, a ſuperiori altera, atque hac de cauſa bipartitas fo-
res vocavit, quaſi duplicem quandam duas in ſe conti-
nentem parvas. Docet igitur prolapſum humerum ſuper
lignum inter duas fores ſitum imponi, ut intenſio in di-
verſa admoveatur.

ΠΕΡΙ ΤΩΝ ΟΥΧ ΕΩΡΑΜΕΝΩΝ ΙΠΠΟΚΡΑΤΕΙ ΕΚΠΤΩΣΕΩΝ.

Ed. Chart. XII. [303.]   Ed. Baſ. V. (585.)

[303] Ὁ μὲν Ἱπποκράτης εἰς μασχάλην μόνον ἑωρακέ-
ναι φησὶν ὀλισθαίνοντα βραχίονα· τῶν δὲ μετ᾽ αὐτὸν ἰα-
τρῶν ἔνιοι καὶ ἄλλας ἐκπτώσεις ἔγραψαν, ὡς οἷόν τε καὶ
αὐτοὶ καὶ ἡμεῖς δὲ αὐτοὶ πεντάκις εἴδομεν ἄχρι δεῦρο, κατὰ
μὲν τὴν Ἀσίαν ἅπαξ, ἐν Ῥώμῃ δὲ τετράκις. ὁσάκις δὲ,
οἶμαι, καὶ συνέβη τινὶ γενέσθαι πάθημα τοιοῦτον ἐν τῇ πό-
λει διὰ τὸ πάντας ἰατροὺς ἐοικέναι ἐμοὶ τὰ παράδοξα δει-

DE HUMERO IIS MODIS PROLA-
PSO QUOS HIPPOCRATES NON
VIDIT.

Teſtatur quidem Hippocrates humeri caput prolapſum in
alam dumtaxat ſe vidiſſe; quidam vero ex recentioribus
medicis ſcribunt in alias quoque partes excidere, ut in
quas etiam prolabi poſſit. Nos autem quinquies hactenus
ejusmodi caſum nacti ſumus, ſemel in Aſia, Romae qua-
ter, nec ſaepius arbitror Romae accidiſſe, quoniam medici
omnes ut me conſulerent quae praeter opinionem eveni-

κνύναι συμβολῆς ἕνεκα, ἐγένοντο μὲν τέτταρες ἐκπτώσεις
ἅπασαι μὲν ἐν τῇ πρόσω χώρᾳ, διαφέρουσαι δὲ ἀλλήλων
πλησιέσιερον ἢ πορρώτερον εἶναι τῆς διαρθρώσεως κατὰ τὸ
μῆκος τοῦ κώλου καὶ πλάτος. ἐθαύμαζον δή πως τοῦ μὲν
οὐδ' ὅλως, τῶν δὲ μετ' αὐτὸν ἑωρακέναι λεγόντων ὁ μέν τις
ἅπαξ, ὁ δὲ δὶς, οὐδεὶς δ' οὕτω πολλάκις, ὡς ἡμεῖς ἄχρι
δεῦρο. τάχ' ἂν καὶ αὖθις ὀφθῇ μοί τι τοιοῦτον. νομίζω
γὰρ οὐ κατὰ τύχην, ἀλλὰ δι' αἰτίας εὐλόγους οὕτως ἀπην-
τηκέναι τὸ πρᾶγμα, περὶ οὗ ἑξῆς ἐρῶ. κατὰ μέν γε τὴν
ἡμετέραν Ἀσίαν τὸ πρῶτον ἐθεασάμην ἔκπτωσιν τοιαύτην,
ἔθ' ὑπὸ τοῖς ἐκεῖ διδασκάλοις παιδευόμενος ἐν Σμύρνῃ. ἔστι
δὲ ἡ πόλις αὕτη πολλαπλασία τὸ μέγεθος, ἧς Ἱπποκράτης
μέμνηται συνεχῶς ὡς ἐπὶ τὸ πλεῖστον ἐν αὐτῇ διατρίψας,
μετὰ τὸ τριακοστὸν ἔτος ἐν Ῥώμῃ διέτριψα, πόλει τοσοῦτον
ἀνθρώπων πλῆθος ἐχούσῃ, ὡς ἐπαινεῖσθαι Πολέμωνα τὸν
ῥήτορα τῆς οἰκουμένης ἐπιτομὴν αὐτὴν εἰπόντα. καὶ τοίνυν
ὅτι τέτταρες ἐν αὐτῇ γεγόνασι μέχρι νῦν ἐξαρθρήσεις τοιαῦ-
ται σαφές. διὰ δὲ τὸ πάντας, ὡς ἔφην, ἐμοὶ τοὺς ἰατροὺς

rent mihi oftendebant.   Quater igitur procidit ac femper
in priorem partem.   Erat autem difcrimen eo quod nunc
ab ipfa magis ad commiffuram accedebat, nunc ab ipfa
magis diducebatur in longitudinem vel latitudinem mem-
bri.   Mirabar autem quodammodo, qui fieret ut Hippo-
crates hoc nunquam viderit; ex recentioribus vero unus
dicat femel fe vidiffe, alter bis.   Nemo autem ita faepe
ficut nos hactenus confpeximus et forte rurfus etiam con-
fpiciemus.   Exiftimamus autem non cafu, fed ratione id
nobis accidiffe, ut deinceps oftendemus.   In Afia noftra
primum infpeximus humerum ita prolapfum quum Smyr-
nae adhuc a praeceptoribus erudiremur.   Eft autem haec
urbs multo major illa cujus ubique meminit Hippocrates,
ut qui ibi plurimum effemus.   Poft trigefimum et fecun-
dum annum Romae degimus, quam urbem tot homines
habitant, ut Polemo rhetor eam celebrans dixerit terrae
habitatae compendium.   Quod autem quater hactenus ejus-
modi cafus evenerit patere plane poteft eo quod omnes

Ed. Chart. XII. [303.]   Ed. Baf. V. (585. 586.)

κοινοῦσθαι περὶ τῶν παραδόξων ὀφθέντων, οὐ μόνον ἐν
Ῥώμῃ λαθεῖν οὐκ ἐδύνατο συμβαῖνόν τι τοιοῦτον, ἀλλὰ οὐδὲ
κατὰ τὸν λιμένα καὶ τὴν πλησίον αὐτοῦ πόλιν ἣν Ὀσείαν
ὀνομάζουσι διὰ τὸ καὶ τοὺς ἐν ἐκείνοις τοῖς χωρίοις ἰα-
τρεύοντας ἅπαντας εἶναι φίλους, οὖσι καὶ αὐτοῖς πολυαν-
θρώποις. αἱ δὲ πόλεις, ὧν Ἱπποκράτης ἐμνημόνευσεν, ὡς
ἐν αὐταῖς ἐπὶ πλέον διατρίψας ἑνὸς ἀμφόδου τῶν ἐν Ῥώμῃ
πλείονας οὐκ εἶχον οἰκήτορας. οὐδὲν οὖν θαυμασιὸν ἐν πό-
λει πλῆθος ἀνθρώπων ἐχούσῃ πλείους ὁμοίως παθόντας. ἔτι
δὲ κἀκεῖνο διδαχθεὶς ἀπὸ τῆς πείρας εἰς τὴν τῆς αἰτίας
εὕρεσιν ἐποδηγήθην. ἔνιοι (586) μὲν γὰρ ἐν παλαίστραις
τοιούτῳ τρόπῳ πεσόντες, ἐνίοις δὲ ἔοικεν ὑπὸ τῶν ἰατρῶν
γενέσθαι. δύο γάρ τινες τῶν ὀφθέντων μοι τὴν μὲν ἔκ-
πτωσιν ἔλεγον εἰς μασχάλην γεγονέναι, μοχλευόντων δὲ ἀμα-
θῶς τῶν ἰατρῶν σφηνωθῆναι τὸ ἄρθρον, οὐχ ὡς ἑωρᾶτο
κατὰ συμβολὰς τῶν μυῶν· ὥστε τῷ κατὰ τὴν τῶν Ῥωμαίων
πόλιν πλήθει, εἰ προθείης τὰς εἰρημένας αἰτίας δύο, ζητή-
σεις οὐ διὰ τί τοσούτους γε εἶδον, ἀλλὰ διὰ τί γε οὐχὶ

medici, ut pofui, mecum communicarent, quaecunque prae-
ter opinionem nacti effent, ac non modo Romae nihil
latere hujusmodi potuit, fed neque in portu atque in pro-
xima urbe quam Ofliam nominant; quum omnibus amicis
uterer quicunque illis locis medicinam exercerent, quae
et ipfa frequentiffima funt. At urbes quarum meminit
Hippocrates, ubi diutius egit, non plures incolunt quam
Romae vicum unum. Nihil ergo mirum, fi in frequen-
tiffima urbe plures incidunt in idem malum. Illud prae-
terea experientia difcens ductus fum ad caufam invenien-
dam; nonnullis enim palaeftra, nonnullis medicorum opera
vifus eft articulus eo modo excidere. Nam duo quidem
ex iis quos vidi articulum in alam veniffe mihi retule-
runt; medicis autem imperite urgentibus mufculorum com-
plexu arcte contentum fuiffe fecus ac principio apparuif-
fet. Quocirca fi Romae has duas caufas praeter hominum
frequentiam adjicias, requires non quidem cur tot nactus

πλείους είδον, οἷς οὕτως ἐξῆρθρησεν. ἐπὶ γάρ τοι τῶν Ἱπ-
ποκράτους χρόνων οἱ ἰατρεύοντες ἐμεμαθήκεισαν νομίμως
καὶ μάλιστα περὶ τὰς τοιαύτας χειρουργίας τέχνην. οἱ δὲ
νῦν μὴ μαθόντες ὅλως ἢ παντάπασιν ὀλίγῳ χρόνῳ μαθόν-
τες· εἶτα τῶν παλαισμάτων τῇ ἐμπειρίᾳ θαυμαστὸν ὅσον
ἐπιδίδωκε τῶν διδασκόντων αὐτὰ πολυειδῶς ἐκστρεφόντων
καὶ λυγι- [304] ζόντων τὰ κῶλα. ζητήσεις οὖν, ἔφην, οὐ
διὰ τί τοσούτους εἶπον, ἀλλὰ διὰ τί πλείους οὐκ εἶδον ἐν
τοσαύταις μυριάσιν ἀνθρώπων ὑπὸ πολλῶν μὲν παιδοτρι-
βῶν, παμπόλλων δὲ ἰατρῶν ἀμαθῶν εἰς τοιαύτας ἐξαρθρή-
σεις ἀγομένων. ἡ δ' οὖν ἐμβολὴ καίτοι τῶν ἐξαρθρημάτων
τοῖς αὐτοῖς τάσσεται σκοποῖς, ἀντιτάσει τε καὶ μοχλείᾳ καὶ
ἀποθέσει. προσήκει δὲ οὐκ ἐπὶ μασχάλης ἐκπτώσεως, οὕτω
καὶ νῦν μὲν μοχλεύειν. ἐπ' ἐκείνης μὲν γὰρ ἔδει πρόσω
πρῶτον, εἶτ' ἄνω τὸ ἄρθρον ἄγειν, ἄχρις ἂν ἐπ' εὐθείας
γένηται τῇ κοιλότητι. νῦν δὲ ἐπειδὴ πάντως μὲν ἐν τοῖς
πρόσω μέρεσι τῆς διαρθρώσεώς ἐστιν, ἤτοι δ' ἐγκέκλεισται
πρὸς τὴν ἔνδον ἢ τὴν ἔξω χώραν ἐσφηνωμένον ἐν τοῖς μυ-

fim, quibus humeri articulus ita prociderit, fed cur non
plures. Hippocratis enim faeculo medici optime artis
praecepta difcebant, atque ea praefertim quae ad hujus-
modi manus operam pertinent. Ea nunc a medicis vel
nullo modo addifcuntur, vel certe exiguo temporis fpatio;
deinde palaeftrae ufus mirum in modum increvit, ubi
ejus magiftri membra variis modis contorquent atque per-
vertunt. Requires igitur, ut dixi, non cur tot, fed cur in
tot hominum millibus non plures viderim quos magiftro-
rum numerus in palaeftra et infcitia medicorum in hujus-
modi noxam compulerit. Reftituuntur autem luxata haec
iisdem confiliis fcilicet extendendo, impellendo et collo-
cando. Non convenit autem ita impellere in hoc cafu,
ficut quando in aliam articulus eruperat. Ibi enim opus
erat articulum primo in priorem partem, deinde furfum
adducere, dum collocaretur e regione fui cavi. Nunc
autem quum penitus in priori parte commiffurae fit, five
in interiorem five in exteriorem partem adftrictus a mu-

σὺν ὠθεῖν αὐτὸ χρὴ πρὸς τὴν ἐναντίαν χώραν ἐμβαλόντα
τῶν μυῶν ἀνασπασθὲν εἰς τὴν μασχάλην ἐνεχθῆναι. μά-
λιστα μὲν οὖν οὔτε ἡ ἀντίτασις ἐᾷ γενίσθαι τοῦτο, καὶ κατὰ
ταύτην δὲ τὴν ἀντίτασιν οὐδὲ χεῖρόν ἐστιν ἠσφαλίσθαι τὸ
κατὰ τὴν μασχάλην χωρίον, ὡς ἐπράξαμεν ἐν Σμύρνῃ περὶ
τὸ γενόμενον οὕτως ἐξάρθρημα. κατὰ παλαίστραν μὲν γὰρ
τινι συνέβη διαπλωθείσης τῆς χειρὸς ὑπὸ τοῦ παλαίοντος,
ὅστις μάλιστα τρόπος εἰς τὸ πρόσω δύναται μετασιῆσαι τὸ
ἄρθρον. ὕπτιον δὲ κατακλίναντες τὸν πεπονθότα τὴν ἀν-
τίτασιν ἐποιησάμεθα τῇ διὰ τῆς πτέρνης παραπλησίαν ὄπι-
σθεν μὲν καθίσαντές τινα, περιβάλλοντες δὲ τὴν μασχάλην
πλατὺν ἱμάντα προϋποβεβλημένου τινός εἰς τὸ κοῖλον ἐκπλη-
ρώματος. αὐτοὶ δὲ, ὡς ἔφην, ἔξω τῶν προσφιγγόνιων τὸ
ἄρθρον μυῶν ἀπώσαντες, εἶτ᾽ ἀνέντες τὴν κατάτασιν ἐπετρέ-
ψαμεν ἀνασπασθῆναι πρὸς τῶν μυῶν εἰς ἑαυτοὺς συντρε-
χόντων ἐμβληθῆναι τῇ κοιλότητι. τοῦτο μὲν οὖν εὐκόλως
ἐνέπεσε· καὶ γὰρ παραχρῆμα κατ᾽ αὐτὴν τὴν παλαίστραν
ἐπεχειρήσαμεν τῇ θεραπείᾳ. καὶ ἤρκεσέ γε ἡ τῆς πεπον-

fculis inclinetur, impellere ipfum oportet ad contrariam
regionem. In qua faciendo periculum eſt ne ipſe deor-
ſum lapſus a muſculis in alam trahatur, quam rem in
diverſa extendentes praecipue vitamus. Non eſt autem
abs re, dum in diverſa contenditur, locum ſepire qui ſub
ala eſt, quod nos Smyrnae fecimus ad articulum in prio-
rem partem elapſum. Accidit autem in palaeſtra, quum
brachium cuidam a luctante duplicaretur, ſub quo modo
potiſſimum articulus in priorem partem prorumpit, nos
vero homine reſupinato intenſionem in contrarias partes
adhibuimus ſimilem illi quae per calcem fit, quodam a
poſteriori parte ſedente ac loro lato ſub ala injecto, ſinu
aliqua re prius completo. Nos, ut diximus, articulum e
muſculis quibus adſtringebatur expellentes, dein remiſſa
intenſione ſivimus attractum a muſculis in ſe ipſos recur-
rentibus in ſuum locum reponi. Hic igitur prompte re-
ſtitutus eſt, in palaeſtra enim protinus curationem ag-
greſſi ſumus, ſatisque ſuit affectum brachium a nobis ipſis

Θυίας χειρὸς ἡ κατάτασις ὑφ' ἡμῶν αὐτῶν γινομένη, κα-
θάπερ ἐπὶ τοῦ διὰ τῆς πτέρνης τρόπου, ἄλλοτε δὴ καὶ διὰ
βρόχου τὴν κατάτασιν ἐποιησάμεθα. χρὴ δὲ ἰσότονον εἶ-
ναι τὸν βρόχον, οἵός ἐστιν ὅ τε διπλοῦς καρχήσιος ὅ τ' ἐκ
δυοῖν διαντέων· ἄλλοτε δὲ κεχρονισμένου τοῦ ἐξαρθρήματος
ἐδεήθημεν τοῦ Ἱπποκρατείου βάθρου, περὶ οὗ ποιήσει τὴν
διδασκαλίαν αὐτὸς ἐπὶ προήκοντι τῷ συγγράμματι, νυνὶ
δὲ ἀρκέσει τῶν κατολισθημάτων. ἑξῆς οὖν αὐτῷ περὶ τῆς
διαφορᾶς αὐτῶν τῶν σωμάτων, ἐν οἷς ἧττον καὶ μᾶλλον ἐκ-
πίπτει τὰ ἄρθρα διδάσκοντι συνακολουθήσομεν.

κδ'.

Εἰδέναι μὲν οὖν χρὴ ὅτι φύσιες φυσίων μέγα διαφέρουσιν
ἐς τὸ ῥηϊδίως ἐμπίπτειν τὰ ἐκπίπτοντα. διενέγκοι μὲν
γὰρ ἄν τι καὶ κοτύλη κοτύλης, ἡ μὲν εὐυπέρβατος ἐοῦσα,
ἡ δὲ ἧσσον. πλεῖστον δὲ διαφέρει καὶ τῶν νεύρων ὁ
σύνδεσμος, τοῖσι μὲν ἐπιδόσιας ἔχων, τοῖσι δὲ ξυντετα-
μένος ἐών.

----

extendi, non fecus atque in eo reponendi modo, ubi calce
utimur, interdum etiam extendendi caufa laqueum injici-
mus. Sit autem laqueus ex iis qui facultatem habent
extendendi aequaliter, qualis eft duplex carchefius, qui
ex duabus habenis conficitur. Sed ubi jam diu procidit,
opus fuit fcamno Hippocratis quod ipfe in fequentibus
tradet. Haec de articulo prolapfo. Pergamus jam ad ea
quae tractat de corporum varietate, quibus magis aut mi-
nus humeri caput elabitur.

XXIII.

Illud autem ignorare non oportet, quod in luxatis facile
reftituendis naturae a naturis plurimum differunt et
multum cavum a cavo diftat: nam hoc quidem facilius,
illud vero minus facile fuperatur; multum etiam difcri-
minis eft inter eos quibus nervorum conjunctio laxa eft
et quibus tenfa.

Συντελέσας τὸν περὶ τῶν ἐμβολῶν λόγον ἤρξατο νῦν
διδάσκειν αἰτίας. τισὶν ἐκπίπτει μὲν οὖν ῥᾳδίως ἐμβάλλε-
ταί τε χωρὶς τῆς μεγάλης πραγματείας ὁτιοῦν ἄρθρον. ἐν
οἷς δὲ ἐκπίπτει ὀλιγάκις, ἐμβάλλεταί γε χαλεπῶς. εἴρηται
δ' ὑφ' ἡμῶν ἔμπροσθεν ἤδη τήν τε τῶν ὀστῶν διάρθρωσιν
ἀντιωμένων, τήν τε τῶν προκειμένων αὐτοῖς μυῶν, ἤτοι συν-
τονίαν ἢ χαλαρότητα.

<hr/>

κδ'.

[305] Καὶ γὰρ ἡ ὑγρότης τοῖσιν ἀνθρώποισι γίνεται ἡ ἐκ
τῶν ἄρθρων διὰ τῶν νεύρων τὴν ἀπάρτισιν ἢ χαλαρά τε
εἴη φύσει καὶ τὰς ἐπιτάσιας εὐφόρως φέρῃ. συχνοὺς γὰρ
ἄν τις ἴδοι, οἳ οὕτως ὑγροί εἰσιν, ὥστε ὁπόταν ἐθέλωσι,
τότε αὐτοῖσι τὰ ἄρθρα ἐξίστανται ἀνωδύνως καὶ καθί-
στανται ἀνωδύνως.

<hr/>

Ἐνηλλαγμένως μοὶ δοκεῖ τὴν ἑρμηνείαν ποιεῖσθαι· διὰ
γὰρ τὴν ὑγρότητα τῆς. φύσεως τοῦ ἀνθρώπου γιγνομένων

Quum fermonem de reftituendo abfolverit, caufam
docere incipit quamobrem nonnullis facile quivis articu-
lus excidit ac fine magno negotio reponitur, nonnullis
contra raro accidit, fed magno negotio reftituitur. Qua
in re nos fupra et offium commiffuras caufati fumus et
fuperinjectos mufculos valentes aut laxos.]

<hr/>

XXIV.

*Quibusdam enim hominibus humor in articulis eft propter
adjunctos nervos, fi natura laxi fuerint et extendi facile
patiantur. Complures autem videre licet ita humidas,
ut ubi velint fine dolore articulos fua fede moveant at-
que item fine dolore reftituant.*

Commutaffe mihi fermonem videtur, quum nervofa
corpora laxiora fiant ob humorem hominis naturalem; at

τῶν νευρωδῶν σωμάτων χαλαρῶν, οὐ διότι ταῦτά ἐστι χα-
λαρὰ, διὰ τοῦτο ὑγραινομένων τῶν περὶ τὰ ἄρθρα. ἡ λέξις
αὐτοῦ τὸ ἐναντίον εἴρηκε, δοκεῖ μοι βουληθεὶς τὴν ἑτοιμο-
τάτην ἐπὶ πλέον ἕκασιν τῶν νευρωδῶν ποιεῖσθαι σωμάτων,
ἐκ τῆς τῶν ἀνθρώπων ὑγρότητος οὐ κρατῆσαι τούτων κατὰ
τὴν ἑρμηνείαν, ἀλλὰ χρησάμενος οὐ κυρίως λίαν συνδέσμῳ
πρὸς τὴν τῆς αἰτίας ·νόησιν ἄγει τοὺς ἀναγινώσκοντας.

κε΄.

Διαφέρει μέντοι καὶ σχέσις τις σώματος· τοῖσι μὲν γὰρ εὖ
ἔχουσι τὸ γυῖον καὶ σεσαρκωμένοισιν ἐκπίπτει τε ἧσσον,
ἐμπίπτει τε χαλεπώτερον. ὅταν δὲ αὐτοὶ σφῶν αὐτῶν
λεπτότεροι καὶ ἀσαρκότεροι ἔωσι, τότε ἐκπίπτει τε μᾶλ-
λον, ἐμπίπτει τε ῥᾷον   σημεῖον δὲ ὅτι ταῦτα οὕτως ἔχει
τόδε· τοῖσι γὰρ βουσὶ τότε ἐκπίπτουσι μᾶλλον οἱ μηροὶ
ἐκ τῆς κοτίλης, ἡνίκα ἂν αὐτοὶ σφῶν αὐτῶν λεπτό-
τατοι ἔωσι. γίνονται δὲ καὶ βόες λεπτότατοι τοῦ χει-
μῶνος τελευτῶντος, τότε οὖν καὶ ἐξαρθρέουσι μάλιστα.
εἰ δή τι καὶ τοιοῦτο δεῖ ἐν ἰητρικῇ γράψαι, δεῖ δέ.

non propterea quod laxiora fint, idcirco humor fit in ar-
ticulis, cujus oppofitum indicant Hippocratis verba. Vi-
detur autem mihi voluiffe nervofa corpora propter humo-
rem hominis facile plurimum extendi, non tamen hoc
fua oratione affequitur, fed particula propter abufus
lectorem adducit ad intelligendam caufam.

XXV.

Differunt etiam inter fe corporis habitus: quibus enim
membrum boni habitus eft et carnofum, articulus minus
excidit et aegrius reponitur; quibus quam foleat tenuius
eft et minus carnofum, magis elabitur et facilius refti-
tuitur. Cujus rei indicio funt boves, quibus femur fuo
cavo magis erumpit, tunc quum ipfi emacrefcunt. Ema-
crefcunt autem boves maxime ultima hieme. Tunc igi-
tur maxime his articuli luxantur, modo tale quid in
medicina fcribere conveniat, fed certe convenit.

Αἱ μὲν φύσεις καὶ διαφοραὶ τῶν ἄρθρων, ἐφ' αἷς ἢ
τὸ ῥᾳδίως ἢ μόγις αἵ τε ἐξαρθρήσεις καὶ ἐμβολαὶ γίνονται,
δύο εἰσὶν, ἃς ἐγὼ πολλάκις εἶπον ἔν τε τῇ πρὸ ταύτης
ἔγραψα ῥήσει. προσέρχεται δὲ αὐταῖς ἐνίοτε καὶ τρίτη,
περὶ (587) ἧς νῦν διδάσκει, κατὰ πάχος τε καὶ λεπτότητα
τοῦ σώματος γιγνομένη, ἣν ὀνομάζουσι σχέσιν. ὅσοι γὰρ ἂν
εὑρεθῶσιν εὐσαρκότεροι γενηθεῖσιν ἑαυτῶν οἱ ἄνθρωποι, το-
σούτῳ δυσκολώτεροι αἵ τε ἐμπτώσεις τῶν ἄρθρων αὐτοῖς,
αἵ τε ἐμβολαὶ συντελοῦνται διὰ τὸ σφίγγεσθαι πανταχόθεν
αὐτὰ τῷ πλήθει τῶν σαρκῶν. ἔμπαλιν δὲ τοῖς λεπτυν-
θεῖσι χαλαρὸν μὲν τὸ δέρμα γίνεται τῶν περικειμένων ταῖς
ἀρθρώσεσι σαρκῶν ὀλίγοισί τε εἰκῇ ταῖς διαρθρώσισιν. ἐὰν
μέντοι τις ἰσχνὸς ᾖ φύσει, κάκιον οὐδὲν ἔχει τοῦ παχυτέ-
ρου. δέδεικται γὰρ ἐν τοῖς περὶ κράσεων ὁ μὲν ἰσχνότερος
φύσει ξηρότερος ὢν τὴν κρᾶσιν, ὁ δὲ παχύτερος ὑγρότερος,
ὥστε τῶν μὲν ἰσχνῶν σύντονος οὖσα τῶν μυῶν ἡ οὐσία
σφίγγει τὴν διάρθρωσιν, τῶν δὲ παχυτέρων, ‡καθόσον μὲν
πλείους αἱ σάρκες εἰσὶν, ἀποκλείουσί γε τὴν πέριξ τῶν ἄρ-

Naturae atque articulorum differentiae, fub quibus
ipfi feu prompte feu vix procidunt et revertuntur, duae
funt, quas faepius recenfui, quum in fuperioribus habean-
tur. Illis nonnunquam tertia accedit quam nunc exfequi-
tur a craffitudine vel macie corporis orta, quam σχέσιν,
id eft habitum, dicunt. Hominibus enim quo habiliores
efficiuntur eo articuli aegrius excidunt ac reponuntur, quo-
niam carnis copia undique conftringuntur; contra iis qui
emacrefcunt relaxatur cutis ejus carnis quae commiffuram
complectitur, parumque prohibet quominus articulus ex-
cidat et revertatur. Nec quidquam deterius agitur cum
his qui natura graciliores funt quam cum his qui ple-
niores. Oftendimus enim in libro de temperamentis gra-
ciliorem effe naturae ficcioris, pleniorem magis madere.
Quocirca mufculi quum gracilibus robuftiores fint, com-
miffuram coarctant, plenioribus caro, quatenus magis
abundat, adftringit id quod articulum ambit; quatenus

θρων χώραν, καθόσον δὲ μαλακαὶ ῥᾳδίως ἀνατρέπονται,
παραδέχουσαι τὰς κεφαλὰς ἑξῆς τῶν ἐξισταμένων φαλακρῶν
ὀστῶν, ὥστε ἀνίστασθαι τὰ κατὰ τὰς ἐκπτώσεις ἑκατέροις.
εἰ μέντοι τις εὔσαρκος φύσει κατά τινα καιρὸν ἰσχνότερος
ἑαυτοῦ γίνηται, ῥᾷον ἂν ἐκπίπτει τε τούτῳ καὶ αὖθις ἐμ-
πίπτει κατὰ τὸν καιρὸν ἐκεῖνον ἢ πρόσθεν, ὥσπερ καὶ εἰ
σαρκωθείη τις ὢν φύσει λεπτὸς, ἐκπίπτει τ' ἂν αὐτῷ μό-
[306] γις, ἐμβάλλοιτό τε χαλεπῶς, τούτου τε λόγου τὰ
κατὰ τοὺς ·βοῦς φαινόμενα γράφει μαρτύρια σαφῶς ἑρμη-
νεύων, ὡς μηδεμιᾶς ἐξηγήσεως· δεῖσθαι, πλὴν εἰ λέξις τις
εἴη μία που καὶ δύο τοιαῦται, περὶ ὧν ἐπισημανοῦμαι κἀγώ.

κστ'.

Καλῶς γὰρ Ὅμηρος καταμεμαθήκει ὅτι πάντων τῶν προ-
βάτων βόες ὅτι μάλιστα πονέουσι ταύτην τὴν ὥρην καὶ
βοῶν οἱ ἀρόται, ὅτι κατὰ τὸν χειμῶνα ἐργάζονται. τού-
τοισι τοίνυν ἐκπίπτει μάλιστα, οὗτοι γὰρ μάλιστα λε-
πτύνονται· τὰ μὲν γὰρ ἄλλα βοσκήματα δύναται βρα-

autem mollis eft, facile pervertitur, quum rotundorum
oſſium quae ſua ſede moventur capita admittat, ſicut utri-
que quod ad articulos excidentes attinet, aequales ſint.
Si quis tamen habitior aliquando emacreſcit, facilius huic
articuli elabuntur ac rurſus reconduntur tunc quam antea.
Non ſecus etiam ſi quis natura gracilis carne impleatur,
ei vix procidit atque aegre revertitur.   Quam rem com-
probat per ea quae in bobus apparent, ita aperte loquu-
tus, ut nulla explanatione opus ſit, niſi alicubi in uno
vel altero vocabulo quae a me notabuntur.

XXVI.

*Recte enim ſcripſit Homerus ex omni pecore boves tem-
pore hoc maxime pati, atque inter boves qui arant, quum
hieme laborent: his igitur maxime articulus excidit,
quoniam maxime extenuantur.   Namque aliud pecus
paſcere exiguas herbas poteſt, bos non item, priusquam*

χεῖαν τὴν πόην βόσκεσθαι, βοῦς δὲ οὐ μάλα, πρὶν βα-
θεῖα γένηται. τοῖσι μὲν γὰρ ἄλλοισίν ἐστι λεπτὴ ἡ προ-
βολὴ τοῦ χείλεος, λεπτὴ δὲ ἡ ἄνω γνάθος, παχεῖα δὲ
καὶ ἀμβλεῖα ἡ ἄνω γνάθος, διὰ ταῦτα ὑποβάλλειν εἰς τὰς
βραχείας πόας οὐ δύνανται.

Πρόβατα νῦν εἶπεν ἅπαντα τὰ βοσκήματα, καθάπερ
ἐν τῷ περὶ ἱερῆς νόσου γέγραπται κατὰ λέξιν οὕτως· οὐκ
ἔστιν ἄλλο πρόβατον οὐδὲν ἢ βόες καὶ αἶγες. καὶ τὸ παρὰ
τῷ ποιητῇ τοιοῦτόν ἐστιν, ἔνθα φησί·

Πολλά τέ οἱ πρόβατ' ἐστί.

βούλεται γὰρ ἀγέλας βοσκημάτων δηλοῦν. ἐχρήσαντο καὶ
ἄλλοι οὕτως τῶν παλαιῶν τῇ φωνῇ.

κζ'.

Τά τε αὖ μώνυχα τῶν ζώων, ἅτε ἀμφώδοντα ἐόντα. δύνα-
ται μὲν γὰρ σαρκάζειν, δύναται δὲ ὑπὸ τὴν βραχεῖαν

grandiores fiant. *Aliud enim pecus tenuem habet la-
brorum prominentiam, tenues item malas; bobus contra
labrorum prominentia craſſa eſt, malae autem hebetes et
craſſae atque idcirco exiguis herbis non poſſunt eas
ſubjicere.*

Pecus πρόβατα nunc dixit fignificare volens univerſum
pecus, quemadmodum et in libro de morbo comitiali, ubi
ad verbum legitur: οὐκ ἔστιν ἄλλο πρόβατον οὐδὲν ἢ βόες
καὶ αἶγες. Simile quid apud poëtam legitur ubi ait:

Πολλά τέ οἱ πρόβατ' ἐστί.

Vult enim fignificare gregem pecudum armentumque, quam
vocem e majoribus multi fimiliter uſurparunt.

XXVII.

*Verum animalia quae ſolidi pedis ſunt, utpote quae utrim-
que ſint dentata, vellere poſſunt et exiguis herbis den-*

πόην ὑποβάλλειν τοὺς ὀδόντας καὶ ἥδεται τῇ οὕτως ἐχούσῃ
πόῃ μᾶλλον ἢ τῇ βαθείῃ. καὶ γὰρ τὸ ἐπίπαν ἀμείνων
καὶ στερεωτέρη ἡ βραχεῖα πόη τῆς βαθείας, ὅτι καὶ πρὶν
ἐκκαρπεῖν τὴν βαθεῖαν. διὰ τοῦτο οὖν ἐποίησεν ὧδε
τάδε τὰ ἔπη·

　　ὡς δ᾽ ὁπότ᾽ ἀσπάσιον ἔαρ ἤλυθε βουσὶν ἕλιξιν.

ὅτι ἀσμενωτάτη τοῖσι αὐτοῖσιν ἡ βαθεῖα πόη φαίνεται.
ἀτὰρ καὶ ἄλλως ὁ βοῦς χαλαρὸν φύσει τὸ ἄρθρον τοῦτο
ἔχει μᾶλλον τῶν ἄλλων, διὰ τοῦτο καὶ εἰλίπουν ἐστὶ μᾶλ-
λον τῶν ἄλλων ζώων καὶ μάλιστα ὅταν λεπτὸν καὶ γηρα-
λέον ἔῃ, διὰ ταῦτα πάντα καὶ ἐκπίπτει βοΐ μάλιστα.
πλείω δὲ γέγραπται περὶ αὐτοῦ, ὅτι πάντων τῶν προει-
ρημένων ταῦτα μαρτύριά ἐστι. περὶ οὗ νῦν ὁ λόγος, τοῖ-
σιν ἀσάρκοισι μᾶλλον ἐκπίπτει, ὡς θᾶσσον ἐμπίπτειν ἢ
τοῖσιν εὖ σεσαρκωμένοισι καὶ ἧσσον ἐπιφλεγμαίνουσι τοῖ-
σιν ὑγροῖσι καὶ τοῖσιν ἀσάρκοισιν ἢ τοῖσι σκελιφροῖσι
καὶ σεσαρκωμένοισι.

_____

*tes fubjicere gaudentque ejusmodi herba magis quam
grandiori. Omnino enim melior eſt ac firmior exigua
herba quam quae grandis eſt, antequam ad maturita-
tem veniat; ac propterea fcripfit*

　　Sicut quando redit gratum ver bobus in orbem,
　　　Crura quibus vertuntur,

*quoniam grandior herba jucundiſſima illis videtur. Sed
et bos natura hunc articulum laxiorem reliquis habet,
atque ea de cauſa pedem circumvolvit magis quam ce-
tera animalia, praefertim ubi macie fenioque confectus
ſit; quas ob res omnes bovi maxime prolabitur. Plu-
rima de ipfo fcripta funt, quoniam haec fidem faciunt
eorum omnium quae propoſita funt. Sed ut eo rever-
tatur oratio unde digreſſa eſt, gracilibus magis prola-
bitur articulus ac citius reponitur quam iis qui bono
habitu funt; minusque inflammatione tentantur maden-
tes ac graciles quam ſicci et carnoſi.*

_____

Τὸ σαρκάζειν ἔνιοι μὲν δηλοῦν φασι συνάγειν ἀλλήλοις
τὰ χείλη σφοδρῶς οὕτως, ὡς δύνασθαι καὶ ἀποσπᾶσθαί τι
βοτάνης μέρος ὑπ' αὐτῶν, ἔνιοι δὲ τὸ τοῖς ὀδοῦσι τὸ κάτω
μετὰ τοῦ ἄνω ἐργάζεσθαι ταὐτὸ, ἐπειδὴ καὶ οἱ σαρκάζον-
τές τινες δάκνουσι τοῖς ὀδοῦσι τὸ χεῖλος. ἀλλ' ἐκεῖνοι μὲν
τοῖς ἄνωθεν ὀδοῦσι τὸ κάτω χεῖλος δάκνουσι, τὰ δὲ μηρυ-
κίζοντα τὸν κάτω στοῖχον μόνον ἔχοντα τῶν ὀδόντων, χρῆ-
[307] σθαι πρὸς τοὺς δάκνοντας. διότι μὲν ὠνόμασται,
φασὶ, σαρκάζειν, ἐπειδὴ καὶ σαρκοφαγοῦντα τοῖς ζώοις ἑκα-
τέροις χρῆται· καὶ τούτοις ἔοικε τὰ συμφραζόμενα τῇ λέξει
μαρτυρεῖν, οὐ τὰ μηρυκίζοντα τῶν ζώων εἰρηκότος αὐτοῦ
σαρκάζειν, ἀλλὰ τὰ τοὺς δύο τῶν ὀδόντων ἔχοντα στοίχους
ἃ καλοῦσιν ἀμφόδοντα. ταῦτα μὲν δύναται καὶ τὰς βραχείας
νέμεσθαι πόας, τουτέστι βοτάνας, οἷον ἵπποι καὶ ὄνοι καὶ
ἡμίονοι. τῶν δὲ τὸν ἕνα στοῖχον ἐχόντων ἐκεῖνα μόνα δύ-
νανται, οἷς λεπτὴ τοῦ χείλους ἐστὶ προβολὴ καὶ διὰ τοῦτο

Vellere Hippocrates σαρκάζειν dixit, quo vocabulo
nonnulli fignificari volunt labra vehementer inter fe con-
jungere, fic ut herbae partem avellant; alii inferioribus
dentibus cum fuperiori labro idem efficere: nam qui deri-
dent, σαρκάζοντες Graece dicuntur, dentibus labrum mor-
dent. Verum illi quidem fuperioribus dentibus mordent
labrum inferius; animalia vero quae ruminant, quum in-
feriorem tantum dentium ordinem habeant, eo ad mor-
dendum utuntur, ac propterea accipiunt alii vocabulum
σαρκάζειν in illis quae dentes inter fe committunt, quo-
niam quae carnem vorant σαρκοφαγοῦντα vocantur, tam
fuperioribus quam inferioribus dentibus utuntur, atque
his videntur favere verba Hippocratis, quum σαρκάζειν
dixerit non de iis quae ruminant, fed de iis quae utrim-
que dentes habent, quae ἀμφόδοντα Graece nuncupantur.
Haec quidem pafcere exiguas herbas poffunt, cujusmodi
funt equi, afini, muli; at ex iis quae ab una parte tan-
tum funt dentata illa dumtaxat, quibus labri prominentia
tenuis eft, atque idcirco inter animalia quae herbis ve-

μόνοι τῶν βοτάνας ἐσθιόντων ζώων οἱ βόες ἀποροῦσι τρο-
φῆς ἐν χειμῶνι, διότι μήτε σαρκάζειν δύνανται τὴν βρα-
χεῖαν πόαν, τουτέστι τοῖς ὀδοῦσιν ἀποτέμνειν αὐτὴν, μηδὲ
τοῖς χείλεσι παραλαμβάνειν δύνασθαι τὴν βραχεῖαν πόαν
ὁμοίως αἰξὶ καὶ προβάτοις. ταῦτα μὲν οὖν τὰ τρία γένη
τῶν ζώων ἔχει χηλάς. μώνυχα δέ ἐστι τὰ ἀμφόδοντα, συνη-
ρημένου τοῦ ὀνόματος, ὥς φασιν οἱ τὰς ἐτυμολογίας τιμῶν-
τες, ἐκ τοῦ μονώνυχας, ἐπειδήπερ ἔχουσιν ὄνων ὄνυχας.
τοιοῦτον γὰρ ἐν τοῖς ὅπλοις ἔχουσι ζώοις, οἷς ἐστὶ τὸ κατ᾽
ἄκρους τοὺς πόδας, οἷον ἀνθρώποις οἱ ὄνυχες, καὶ ἧσσον
ἐπιφλεγμαίνει τούτοις, ὅτι καὶ ῥᾷον ἐκπίπτει. τούτῳ γὰρ
ἕπεται καὶ τὸ τὸ ἐμβάλλεσθαι, τούτοις δ᾽ αὖ πάλιν τὸ μι-
κρὰν ἢ μηδ᾽ ὅλως ἕπεσθαι φλεγμονήν. ἐν γὰρ ταῖς βιαίοις
ἐκπτώσεσιν, ὥσπερ καὶ ταῖς ἐμβολαῖς, ὀδύναι γίνονται τοῖς
μυσὶν, αἷς ἕπονται φλεγμοναί.

ſcuntur ſoli boves hieme paſtu indigent, quoniam ne-
queunt exiguam herbam aut σαρκάζειν, id eſt dentibus
abſcindere aut labris prehendere. Boves enim non habent
labra ita tenuia, ut exiguam herbam circumplicare atque
comprehendere poſſint, quemadmodum et caprae et oves.
Haec tria animalium genera multifidos pedes habent, ſed
ſolidi pedis ſunt quae utrimque ſunt dentata. Appellan-
tur autem Graece μώνυχα contracto vocabulo, ut aſſerunt
qui nominum interpretationem excolunt, a dictione μο-
νώνυχα, eo quod unum unguem habeant Graeci μόνον
ὄνυχα dicunt; ſolidipedum enim pedes extremi unguibus
hominis reſpondent, minusque inflammatione tentantur
quum facilius articulus excidat, ſequitur ut ſimiliter re-
condatur; quo fit ut nulla vel certe quam minima in-
flammatio ſuperveniat. Namque ubi magna vi procidat
ac revertatur, muſculi dolore vexantur, quem ſubſequitur
inflammatio.

κή.

(588) Καὶ ἧσσόν γε δέδειται ἐς τὸν ἔπειτα χρόνον· ἀτὰρ καὶ ἡ
μύξα πλείων ὑπείη τοῦ μετρίου, μὴ ξὺν φλεγμονῇ δέ, οὕ-
τως ἂν ὀλισθηρὸν εἴη. μυξωδέστερα γὰρ τοὐπίπαν τὰ
ἄρθρα τοῖσιν ἀσάρκοισιν ἢ τοῖσι σεσαρκωμένοισίν ἐστιν.

Ἅπαντα δύναται λέγειν διττὸν ὄντα χρόνον τόν τε
μετὰ τὴν ἐμβολὴν εὐθέως, ἐν ᾧ θεραπεύονται τὰ φλεγμαί-
νοντα μόρια καὶ τὸν τῆς διαδεχομένης αὐτὸν ἑξῆς ἀοχλήτου
καταστάσεως. ὁ μὲν γὰρ μετὰ τὴν ἐμβολὴν εὐθέως, ὅταν
μετὰ φλεγμονῆς ᾖ, δι' αὐτὴν ἐκείνην ἔχει ἐσφιγμένον τὸ
ἄρθρον, ὡς καὶ αὐτὸς εἴρηκεν, ὁ δὲ μετὰ τὴν θεραπείαν
ὅτι σύντονός ἐστιν ἐπὶ τῶν τοιούτων ἀνθρώπων ἡ τῶν μυῶν
οὐσία καὶ ὅτι διὰ τὰς ἐπιγινομένας φλεγμονὰς μεγάλας οὔ-
σας ὑπολείπεταί τις ἐν τοῖς μυσὶ σκληρότης, ὡς ὑπὸ δεσμοῦ
σφίγγεται τὸ ἄρθρον.

XXVIII.

*Minusque in pofterum articulus alligatur. Atqui fi citra
inflammationem muci jufto plures fuerint, idcirco etiam
facile procidet. Fere autem circa articulos muci redun-
dant magis in gracili quam in pleno.*

Quod inquit in pofterum, referri poteft ad duo tem-
pora et ad id quod repofito articulo proximum eft, quum
inflammatae partes curantur et ad id quod deinceps citra
moleftiam infequitur, eo quidem tempore quod repofito
articulo proximum eft, ubi inflammatio fit, articulus ab
ipfa conftringitur, quod ipfe etiam narravit. Poft curatio-
nem a validis ejusmodi hominum mufculis et a quadam
duritie, quam mufculis ingens inflammatio relinquit, arti-
culus quafi vinculo coarctatur.

ΠΕΡΙ ΑΡΘΡΩΝ ΥΠΟΜΝΗΜΑ Α. 361

Ed. Chart. XII. [307. 308.]   Ed. Baf. V. (588.)

κθ'.

Καὶ γὰρ αὗται αἱ σάρκες τῶν μὴ ἀπὸ τέχνης ὀρθῶς λελι-
μαγχημένων αἱ τῶν λεπτῶν μυξωδέστεραί εἰσιν ἢ αἱ τῶν
παχέων. ὅσοισι μέντοι ξὺν φλεγμονῇ μύξα ὑπογίνεται, ἢ
φλεγμονὴ δήσασα ἔχει τὸ ἄρθρον. διὰ τοῦτο οὐ μάλα
ἐκπίπτει τὰ ὑπόμυξα, ἐκπίπτοντα ἂν εἰ μή τι ἢ πλέον ἢ
ἔλασσον φλεγμονῆς ὑπεγένετο· οἷσι μὲν οὖν ὅταν ἐκπέσῃ
τὸ [308] *ἄρθρον καὶ μὴ ἐπιφλεγμήνῃ τὰ περιέχοντα,*
χρῆσθαί τε ἀνωδύνως αὐτίκα τῷ ὤμῳ δύνανται. οὗτοι
μὲν οὐδὲν νομίζουσι δεῖν ἑωυτῶν ἐπιμελεῖσθαι. ἰητροῦ
μὴν ἐστι καταμαντεύσασθαι τῶν τοιούτων. τοῖσι τοιού-
τοισιν ἐκπίπτει καὶ αὖθις μᾶλλον καὶ οἷσιν ἂν ἐπιφλε-
γμήνῃ τὰ νεῦρα, τοῦτο κατὰ πάντα τῷ ἀνθρώπῳ οὕτως
ἔχει καὶ μάλιστα κατ' ὦμον καὶ κατὰ γόνυ. μάλιστα γὰρ
οὖν καὶ ὀλισθαίνῃ ταῦτα. οἷσι δ' ἂν ἐπιφλεγμήνῃ τὰ
νεῦρα οὐ δύνανται χρέεσθαι τῷ ὤμῳ· κωλύει γὰρ ἡ ὀδύνη
καὶ ἡ ξύντασις τῆς φλεγμονῆς. τοὺς οὖν τοιούτους ἰᾶ-

XXIX.

Sed et caro quoque gracilium, qui arte non fuerint recte
extenuati, mucofa magis eft quam eorum qui pleni funt.
Ubicunque autem muci cum inflammatione funt, inflam-
matio articulum illigat, ac propterea non admodum
elabitur ubi muci redundant. Qui lapfurus utique fuif-
fet, nifi locum vel amplius vel minus inflammatio oc-
cupaffet. Qui repofito articulo partibus quae juxta
funt nulla inflammatione affectis protinus humero uti
fine dolore poffunt, hi nulla cura fibi opus effe arbi-
trantur; fed medici officium eft praefagire contra eo-
rum opinionem, fiquidem his rurfus prolabitur, magis
quam quibus nervi inflammatione tentantur. Hoc in
omnibus articulis ita habet et praecipue in commiffura
humeri cum lato fcapularum offe ac in genu; namque
hi praecipue laxantur. At quibus nervi inflammatione
vexantur, humero uti non poffunt, dolore enim prohi-
bentur atque inflammatione extendente. His itaque me-

σθαι χρὴ κηρωτῇ καὶ σπλήνεσι καὶ ὀθονίοισι πολλοῖσιν
ὑποδέοντα. ὑποτιθέναι δὲ ἐς τὴν μασχάλην εἴριον μαλ-
θακὸν, καθαρὸν ξυνειλίσαντα, ἐκπλήρωμα τοῦ κοίλου
ποιέοντα, ἵνα ἀντιστήριγμα μὲν τῇ ἐπιδέσει ἔῃ, ἀνακω-
χίῃ δὲ τὸ ἄρθρον. τὸν δὲ βραχίονα ἐς τὸ ἄνω ῥέποντα
ἴσχειν χρὴ τὰ πλεῖστα, οὕτω γὰρ ἂν οἴη ἑκάστῳ εἴη χω-
ρίον, ἐς ὃ ὄλισθεν ἡ κεφαλὴ τοῦ ὤμου. χρὴ δὲ ὅταν
ἐπιδήσῃς τὸν ὦμον ἔπειτα προσκαταδεῖν τὸν βραχίονα
πρὸς τὰς πλευρὰς ταινίῃ τινὶ κύκλῳ περὶ τὸ σῶμα πε-
ριβάλλοντα.

―――――

Ὅσοι διὰ λιμὸν ἢ διὰ πολιορκίαν ἢ πένθος ἢ λύπην ἢ
ἀνορεξίαν ἐνδεῶς προσφερόμενοι τροφὴν ἐλεπτύνθησαν, οὐκ
εὐθέως αἱ σάρκες αὐτοῖς γίνονται ξηραὶ, καθάπερ τοῖς
ὑπὸ τέχνης ὀρθῶς λελιμαγχημένοις. ἀλλ' ὑγροτέρας τοὐπί-
παν ἐν ἁπάσαις εἴρηκε περιστάσεσιν ἀποτελούσας συντήξεων
τινῶν ἐν αὐταῖς γιγνομένων διὰ τὴν ἔνδειαν. οἷς δὲ καὶ
λυπεῖσθαι πρόσεστι καὶ μᾶλλον οὗτοι συντήκονται δὴ καὶ

―――――

deri oportet cerato pannisque et multas faſcias circum-
dare; tum lanam mollem ac mundam in alam ſubji-
cere, donec id cavum compleatur, ut vinculum fulciat
et articulum ſuſtineat. Continere autem humerum opor-
tet plerumque in ſuperiorem partem converſum: ſic enim
fiet ut humeri caput longe collocetur a loco in quem
proruperat. Convenit autem humeri articulo deligato
humerum ipſum ad latus devincire, faſcia in orbem
circa corpus porrecta.

―――――

Quicunque ſeu fame, ſeu obſidione, ſeu luctu, ſeu
moerore, ſive etiam cibi faſtidio alimenti non ſatis ſumen-
tes extenuati ſunt, caro non ſtatim ſicceſcit, ſicut illis
qui arte recte ſunt extenuati; ſed fere in omnibus propo-
ſitis caſibus madentior efficitur quibusdam tunc ob inopiam
liquatis. Magis adhuc tabeſcunt qui in moerore ſunt,

μελεδόνας οἱ ποιηταὶ τὰς λύπας καλοῦσιν ἐν ἴσῳ τὰ μέλη
ἐδούσας καὶ κατεσθιούσας. συντήκεται δὲ ἐν αὐταῖς ἥ τε
πιμελὴ πᾶσα καὶ ὅση μαλθακὴ καὶ ὅση νεοπαγής ἐστι σάρξ.
ὅταν δὲ ἰατρὸς ἑκὼν ἰσχνότερον ἐργάζηταί τι, σῶμα μὲν εὑ-
ρημένοις τε τοῦτο πράττῃ καὶ μετὰ τοῦτο τρίβει ὅτε χρή.
εἴ τις γένοιτο σύντηξις, ἐκκενοῦν αὐτὴν εἴτε διὰ τῶν ἱδρώ-
των αἰσθητῶς ἢ λόγῳ θεωρητῶς κατὰ τὴν ἄδηλον αἰσθή-
σει διαπνοήν. εἰκὸς δὲ δήπου καὶ τῶν ἐδεσμάτων τε καὶ
πομάτων οὐκ ἀμελῶς ἔχειν αὐτὸν, ἀλλὰ καὶ διὰ τούτων ἐπι-
χειρεῖν εὐλύτους ἐργάζεσθαι τὰς ἐκκρίσεις ἁπάσας, οὐ μό-
νον ὅσαι διὰ τῆς γαστρὸς, ἀλλὰ καὶ διὰ τῶν οὔρων γιγνο-
μένας. οὕτω γὰρ ἂν μάλιστα πανταχόθεν, εἴ τις εἴη κατὰ
τὸ σῶμα διὰ τὴν σύντηξιν ὑγρότης περὶ τὴν κένωσιν ἔξω
τοῦ σώματος ποιοῖτο. μένουσα γὰρ ἔνδον ὑπομυξώδεις τῷ
χρόνῳ τὰς σάρκας ἐργάζεται, κατὰ τὴν ἄδηλον διαπνοὴν
ἄνευ τῶν ἄλλων μᾶλλον γιγνομένην. ὅσον μὲν γὰρ ἀκριβῶς
λεπτόν ἐστι καὶ ὀρρῶδες ἐν τοῖς συντήγμασιν ἀπέρχεταί τε
καὶ διαφορεῖται. τὸ δὲ ὑποπαχύτερον ὑπομένει μόνον, ὅπερ

quem Graeci poëtae μελεδῶνα idcirco dicunt, quaſi mem-
bra edat devoretque; ſub hoc itaque adeps omnis tabeſcit
et quaecunque caro mollis ac recens concrevit. Sed ubi
medicus de induſtria corpus aliquod extenuat per ea quae
excogitavit, moliri id contendit; deinceps frictione utitur,
quo tempore opus eſt, ſi quid liquatur, exhaurire vel per
ſudorem qui ſenſui ſubjicitur vel per exſpirationem quae
non ſenſu, ſed ratione percipitur. Ad haec par eſt ipſum
eſculenta aut potulenta non temere dare, ſed conari per
haec, ut quaecunque educenda ſunt bene exitum habeant,
non modo quae per dejectiones, ſed et quae per urinam.
Eo enim pacto ſi quis in corpore humor liquaretur, un-
dique extra corpus efflueret, nam ubi in corpore maneat,
tempore mucoſas carnes efficit. Quodcunque igitur tenue
omnino ac ſeri naturam habens liquatur effertur et per
exſpirationem, quae ſenſu non comprehenditur, magis
quam alio modo diſcutitur; tantum autem ſubſiſtit id quod

Ed. Chart. XII. [308. 309.]　　　　　Ed. Baf. V. (588.)
ἐνὶ τῷ χρόνῳ γλισχρότητά τινα προσλαμβάνον ὅμοιον μύξῃ
γίγνεται.

λ'.

Χρὴ δὲ καὶ ἀνατρίβειν τὸν ὦμον ἡσυχέως καὶ λιπαρῶς.
πολλῶν δὲ ἔμπειρον δεῖ εἶναι τὸν ἰατρὸν, ἀτὰρ δὴ καὶ
ἀνατρίψιος· ἀπὸ γὰρ τοῦ αὐτοῦ ὀνόματος οὐ τὸ αὐτὸ
ἀποβαίνει. καὶ γὰρ ἂν δήσειεν ἄρθρον ἀνάτριψις χαλαρώ-
τερον τοῦ καιροῦ ἐὸν καὶ λύσειεν ἄρθρον σκληρότερον
τοῦ καιροῦ ἐόν. ἄλλα διορίζεται ἡμῖν περὶ ἀνατρίψιος ἐν
ἄλλῳ λόγῳ. τὸν γοῦν τοιοῦτον ὦμον μαλ- [309] θα-
κοῖσι χρὴ χερσὶν ἀνατρίβειν, συμφέρει γὰρ καὶ ἄλλως
πρηέως.

Εἰς τὸ μηδὲν ὑπολειφθῆναι λείψανον τῆς φλεγμονῆς
σκιρρῶδες ἐπιτήδειός ἐστιν ἡσύχως τε καὶ λιπαρῶς ἡ τρί-
ψις γιγνομένη. χρὴ δ' αὐτὴν ποιεῖσθαι πολυειδῶς, περι-
φέρεσθαι τὰς χεῖρας ἄνωθέν τε κάτω καὶ κάτωθεν ἄνω·

aliquatenus craſſum eſt, quod tempore glutinoſum effici-
tur, a mucis non abhorret.

XXX.

Neceſſe eſt inſuper humeri commiſſuram ſenſim molliter-
que perfricare. Opus autem medico eſt multarum re-
rum et frictionis etiam experiente: ſiquidem ab eo quod
eodem nomine appellatur, non idem effectus oritur,
poteſt enim frictio laxiorem articulum illigare et juſto
duriorem ſolvere. Verum de frictione alibi pertracta-
bimus. Ergo hanc humeri commiſſuram convenit mol-
libus manibus perfricare tum leniter, quod alioquin
utile eſt.

Efficit frictio ſenſim molliterque adhibita ne quae
remaneant inflammationis reliquiae; varie autem procedat
oportet, modo manus a ſuperiori parte deorſum, modo
ab inferiori ſurſum ferantur; deinde obliquae non ſolum

κάπειτα λοξὰς οὐ κάτωθεν ἄνω μόνον, ἀλλὰ καὶ ἄνωθεν
κάτω. καὶ μὲν δὴ καὶ τὰς ἐν κύκλῳ τε καὶ οἷον ἐγκαρσίας
ἀπό τε τῶν δεξιῶν ἐπὶ τὰ ἀριστερὰ καὶ αὖθις ἐπ' ἐκείνων
ἐπὶ τὰ δεξιὰ, χάριν τοῦ τὰς ἶνας ἁπάσας μαλάττεσθαι τῶν
μυῶν. τὸ γὰρ τῆς ἀνατρίψεως ὄνομα τοῖς παλαιοῖς ἀντὶ
τοῦ τῆς τρίψεως ἐλέγετο. μὴ τοίνυν ὑπονοήσῃς (589) πῶς
ἔδοξάν τινες ἀξιοῦν αὐτὸν ἐκ τῶν κάτω μερῶν ἄνω ποιεῖ-
σθαι τὴν φορὰν τῶν χειρῶν, ὁπότε τὸν ὦμον ἀνατρίβομεν,
ἀλλὰ τὸ ἀνατρίβειν αὐτὸ συμβαίνει ὅλου τοῦ γένους τῶν
τρίψεων ὂν δηλωτικὸν οὐ μιᾶς διαφορᾶς τῆς κάτωθεν ἄνω.
δῆλον δὲ τοῦτο ποιεῖ λέγων αὐτός, ἀλλὰ διώρισται περὶ
ἀνατρίψεως ἐν ἄλλῳ λόγῳ· οὐ γὰρ δήπου τὸν περὶ μιᾶς
διαφορᾶς λόγον ἐρεῖν ἐπαγγέλλεται, τὰς ἄλλας λιπών. καὶ
μέντοι κἂν τῷ κατ' ἰητρεῖον ἁπάσας ἐδήλωσεν αὐτὸς ὀνο-
μάζων κἀκεῖ τὸ γένος .ὅλον, ἀνάτριψις δύναται λῦσαι, δῆσαι,
σαρκῶσαι, μινυθῆσαι καὶ τὰ τούτοις ἐφεξῆς, ὑπὲρ ὧν ἐν

ab inferiori parte furfum, fed a fuperiori deorfum; poft
haec in orbem et quafi transverfe a dextra in finiftram et
rurfus a finiftra in dextram, ut mufculorum fibrae omnes
molliantur. Majores enim Graeci ad frictionem fignifican-
dam funt mutuati vocabulum ἀνατρίψεως pro τρίψεως; at
nolim tibi perfuadeas, quemadmodum nonnulli exiftima-
runt, Hippocratem velle manus in perfricanda humeri
commiffura ferri ab inferiori parte furfum, quod τρίψις
frictionem, ἀνὰ furfum fignificet; nam verbum ἀνατρίβειν
univerfum frictionis genus exprimit, non eam dumtaxat
quae ab inferiori parte furfum procedit, quod et ipfe in-
dicavit quum inquit, fed de frictione aliquid pertractabi-
mus, ubi frictionem ἀνάτριψιν vocavit. Non enim polli-
cetur fe de una fpecie tractaturum ceteris omnibus omif-
fis, fed in libro etiam de officina medici omnes expofuit,
genus univerfum ἀνάτριψιν appellans, quum inquit: frictio
ad refolvendum valet et ad ftringendum, praeter haec ad
implendum ac minuendum et quae fequuntur, quae tum in

τε τοῖς εἰς ἐκεῖνο τὸ βιβλίον ὑπομνήμασι λέλεκται καὶ
μέντοι κατὰ τὴν ὑγιεινὴν πραγματείαν εἴρηται τελεώτατα.

λα'.

Τὸ δὲ ἄρθρον διακινέειν μὴ βίῃ, ἀλλὰ τοσοῦτον, ὅσον ἀνω-
δύνως κινήσεται. καθίσταται δὲ πάντα τὰ μὲν ἐν πλείονι
χρόνῳ, τὰ δ' ἐν ἐλάσσονι.

Οὐδέν ἐστι χρησιμώτερον τῆς τοιαύτης κινήσεως ἐν
παρακμαζούσαις φλεγμοναῖς. λύει γὰρ αὐτῶν τὸ λείψανον
ἅπαν, ἐξ οὗ πέφυκεν ἀμεληθέντος ἀγκυλοῦσθαί τε καὶ δεσ-
μεῖσθαι τὰ ἄρθρα, καλοῦσι γὰρ ἑκατέρως τὸ πάθημα.

λβ'.

Γινώσκειν δὲ εἰ ἐκπέπτωκεν ὁ βραχίων τούτοισι χρὴ τοῖσι
σημείοισι.

commentariis in eum librum perfequuti fumus tum in
opere de tuenda fanitate latiffime narravimus.

XXXI.

*Articulus non violenter dimovendus eft, fed quatenus citra
dolorem moveatur. Confirmantur autem omnes, alii
quidem longiori tempore, alii breviori.*

Inflammatione remiffa nihil expeditius eft quam
ejusmodi motus; folvit enim illius reliquias omnes, qui-
bus neglectis articuli contracti atque illigati redduntur,
utrisque enim vocabulis appellantur.

XXXII.

His autem indiciis exciderítne humerus intelligendum eft.

Κἀν τῷ περὶ τῶν ἀγμῶν ἐπὶ τοὺς ἁμαρτάνοντας ἧκε
τῷ λόγῳ προτέρους καὶ νῦν οὕτω πράξας, ἐπειδὴ συνάψας
τῷ πρὸς ἐκείνους ἐλέγχῳ καὶ περὶ τῆς ἐμβολῆς εἶπεν, οὐ
μόνον ἑπομένοις τοῖς εἰρημένοις, ἀλλὰ καὶ μαρτυροῦσιν, ἐπ'
ἐκείνην ἀφίκετε προτέραν, εἶθ' ἑξῆς νῦν διδάσκει τὰ γνωρί-
σματα τοῦ κατ' ὦμον ὀλισθήματος. ἐπὶ μὲν τῶν ἔργων
τῆς τέχνης ἐξ ἀνάγκης προηγούμενα, [310] κατὰ δὲ τὴν
διδασκαλίαν οὐκ ἐξ ἀνάγκης. ἔστω δέ σοι τὸ γνώρισμα τῶν
ἑπομένων ἢ προηγουμένων ἐξ ἀνάγκης τὸ μὴ δύνασθαι κα-
λῶς ἤτοι πραχθῆναι τὸ ἑπόμενον ἔργον ἢ νοηθῆναι τὸ μά-
θημα, πρὶν γνωρισθῆναι τὸ ἡγούμενον. ἡ τοίνυν ἐμβολὴ
τῶν ἐξηρθρηκότων πρὸ μὲν τοῦ νοηθῆναι τὴν μετάστασιν
τοῦ ἐκπεσόντος εἰς τὶ χωρίον ἐγένετο, διδαχθῆναι σαφῶς οὐ
δύναται, πρὶν μέντοι τὰ σημεῖα μαθεῖν αὐτῆς, ἐγχωρεῖ
διδαχθῆναι. μόνον γοῦν τοῦτο μεμαθηκότος ἐν ἀρχῇ τοῦ
λόγου τὸ γίγνεσθαι τὴν ἔκπτωσιν εἰς μασχάλην, αὐτοί γ
ἐπινοῆσαι τὴν ἐμβολὴν ἐδυνάμεθα καὶ διδάσκοντος ἑτέρου
μαθεῖν, οὐ μὴν ἄνευ τοῦ γνῶναι σαφῶς ὅτι εἰς μασχάλην

In libro de fracturis ante ad eos qui errant aggredi-
tur, quod nunc quoque facit; nam poftquam errantes re-
darguit, reponendi rationem fubjicit, quae non folum fe-
quitur quod propofitum erat, fed ejus etiam fidem facit.
Eam ergo primum exfequutus nunc deinceps indicia fub-
jicit humeri capitis luxati, quae in exercenda arte necef-
fario praecedunt, in tradenda non item necefario; eorum
vero quae praecedunt aut fequuntur illud tibi indicio fit,
quod non recte effici poteft opus quod fequitur aut per-
cipi quod praeceptum eft, antequam intelligatur quod
praecedit. Ratio quidem luxati reftituendi, antequam in-
telligatur in quam partem articulus eruperit, aperte de-
monftrari nequit; fed nihil eam addifci prohibet, prius-
quam notae enarrentur. Principio itaque orationis fi id
unum edocti fumus, humerum in alam prolabi et ipfi
invenire modum reponendi poffumus et ab altero etiam
doceri; non tamen comprehendere modum reponendi, nifi
ante fciverimus humerum in alam procidere, ficut neque

ἔκπτωσις γίγνεται πρὸ τοῦ γνῶναι τὴν φύσιν ἅπασαν τῆς
διαρθρώσεως. εἰ μὲν οὖν τις εἰπὼν ἐμβολὴν ἐφεξῆς διδά-
σκει ποίας διαφορὰς ὀλισθήματος εἴρηκεν ἐμβολὴν, ἐναλ-
λάττει τάξιν ἀναγκαίαν, ὥσπερ εἰ καὶ ὅσον τις ἐπὶ τὴν
διαφορὰν τῆς ἐκπτώσεως ἀφικόμενος ἐν τῇ διδασκαλίᾳ πρό-
τερον αὐτῆς ἐπὶ τὴν φύσιν ἔρχεται τῆς διαρθρώσεως. εἰ
γὰρ ὅλως ἐνόησέ τις ὅπως εἰς μασχάλην ἔκπτωσις γίγνεται
περιττὸν αὐτῷ διδάσκεσθαι τὴν φύσιν τῆς διαρθρώσεως.
εἰ δὲ πρώτην μὲν ἀκουστέον, ὡς μάθοι ταύτην ὁποία τίς
ἐστιν, ἐφεξῆς δὲ τὴν ἔκπτωσιν, οὐδὲν ἐνδεῖ τοῦτο πρὸς τὴν
τῆς ἐμβολῆς διδασκαλίαν. ἀμέλει καὶ νῦν ἡμῖν οὐδὲν ἐνενόη-
σεν εἰς τὴν τῶν ἐμβολῶν νόησιν ἢ τῶν σημείων ἄγνοια καὶ
τοῦτο ἐν πάσῃ διδασκαλίᾳ θεραπείας ἐστί. δύναται γάρ τις
ἥπατος φλεγμονῆς διδάσκεσθαι θεραπείαν ἢ κοιλίας ἢ νε-
φρῶν ἢ κώλου πρὸ τῆς διαγνώσεως τῶν ἐν αὐτοῖς παθῶν,
οὐ μὴν θεραπεῦσαι δύναται πρὸ τῆς διαγνώσεως, ὥσπερ οὐ
κατὰ μέθοδον ἢ εὑρεῖν τὴν θεραπείαν ἢ διδαχθῆναι τρὸς

quo pacto in alam procidit, nifi prius noverimus naturam
univerfae commiffurae. Si quis igitur reftituendi modum
praefatus deinceps adjiciat, in quam partem articulum
luxatum reftitui docuerit, neceffarium ordinem perturbat,
id quod accidit etiam ei qui primo incipit oftendere, in
quas partes articulus erumpat, dein tranfit ad commiffu-
rae naturam exponendam. Nam fi quis penitus noffet
quomodo articulus in alam excideret, fupervacuum effet
commiffurae naturam hanc docere. Sed qui primo audiet
percipiatque, quonam modo haec habeat, deinde in quam
partem articulus venerit, huic nihil opus eft ad hoc ut
reftituendi modum doceatur. Eodem etiam modo nunc
nihil nos prohibuit fignorum infcitia, quominus reponendi
rationem intelligeremus, quae res communiter evenit in
omni curatione tradenda. Poteft enim doceri quis qua
ratione curetur inflammatio jecinoris, feu ventriculi, feu
renum, five inteftini craffioris, antequam ipforum affectus
teneat; non tamen curare poteft, priusquam eos intelligat,

ἑτέρου, πρὶν ἀκριβῶς γνῶναι τοῦ θεραπευομένου μορίου τὴν
φύσιν.

————

λγʹ.

Τοῦτο μὲν ἐπειδὴ δίκαιον ἔχουσι τὸ σῶμα οἱ ἄνθρωποι καὶ
τὰς χεῖρας καὶ τὰ σκέλεα παραδείγματι χρέεσθαι δεῖ τῷ
ὑγιεῖ πρὸς τὸ μὴ ὑγιὲς καὶ τῷ μὴ ὑγιεῖ πρὸς τὸ ὑγιὲς
μήτ᾽ ἀλλότρια ἄρθρα καθορῶντα.

Τὸ ἀκριβῶς ἴσον ἑκατέρωθεν ἐκ δεξιῶν γε καὶ ἀριστε-
ρῶν δίκαιον ὠνόμασεν, ἐπεὶ δὲ τῶν κώλων ἰδέαι διαφέρου-
σαι τοῖς ἀνθρώποις εἰσὶν, ἀξιοῖ παραβάλλεσθαι τὸ τοῦ πε-
πονθότος αὐτοῦ κῶλον ὁμόζυγον ἐξ ἐκείνου τε τεκμαίρεσθαι
πόσον ἐξήλλακται τοῦ κατὰ φύσιν.

ſicut neque ratione curationem invenire aut doceri ab
altero priusquam naturam calleat partis quae curatur.

————

XXXIII.

*Partim quidem quum homines juſtum habeant corpus et
brachia et crura ad exemplum integri aeſtimare vitia-
tum oportet et ad exemplum vitiati integrum neque
ſpectare alterius hominis articulos.*

Quod ab utraque parte, tam dextra quam ſiniſtra
aequale eſt ad unguem, juſtum appellavit. Sed quoniam
membrorum forma in hominibus varia eſt, imperat ut
affectum membrum cum pari ipſius affecti hominis mem-
bro conferatur; atque inde quatenus a naturali ſtatu re-
ceſſerit conjectura fiat.

————

λδ'.

Ἄλλοι γὰρ ἄλλων μᾶλλον ἔξαρθροι πεφύκασιν, ἄλλα τὰ
αὐτὰ τοῦ κάμνοντος, ἢν ἀνόμοιον ἔῃ τὸ ὑγιὲς τῷ κά-
μνοντι.

[311] Τοὺς ἐκκείμενα καὶ προὔχοντα κεκτημένους τὰ
ἄρθρα κέκληκεν ἐξάρθρους ἐν αὐτῷ τῷ κατὰ φύσιν ἔχειν.

λε'.

Καὶ τοῦτο εἰρήσεται μὲν ὀρθῶς, παραξύνεσιν δὲ ἔχει πάνυ
πολλήν. διὰ τὰ τοιαῦτα καὶ οὐκ ἀρκέει μοῦνον λόγῳ εἰ-
δέναι τὴν τέχνην ταύτην, ἀλλὰ καὶ ὁμιλίῃ ὁμιλέειν.

Οὐχ ἁπλῶς ἅπασαν ἄγνοιαν ὀνομάζει παρασύνεσιν,
ἀλλὰ τὴν παρακειμένην τε καὶ τὴν πλησιάζουσαν τῇ γνώσει.
διδάξει δ' αὐτὸς διὰ τῶν ἐφεξῆς, ὅπως ἐξαπατᾶσθαι συμ-
βαίνει τοῖς ἐνίοτε παραβάλλουσι τὸ ἐφεξῆς τὸ ὑγιὲς τῷ πε-
πονθότι.

XXXIV.

*Aliis enim magis exſtant, aliis minus, ſed ipſius laboran-
tis, an integer vitiato diſſimilis ſit.*

Eos quibus articuli naturaliter exſtant prominentque,
ἐξάρθρους appellavit.

XXXV.

*Quae res recte quidem oſtenditur, omnino autem magna
ejus inſcitia eſt. Hac de cauſa non ſatis eſt ratione
artem hanc ſcire, ſed uſu experiri ipſam oportet.*

Inſcitiam dixit παρασύνεσιν, non omnem ſimpliciter
intelligens, ſed eam quae conjuncta eſt ac proxima ſcien-
tiae. Indicabit autem ipſe in ſequentibus qui fiat ut
interdum decipiantur, qui protinus cum vitiato integrum
conferunt.

λστ'.

Πολλοὶ γὰρ ὑπὸ ὀδύνης ἢ ὑπ' ἀλλοίης προφάσιος οὐκ ἐξε-
στεώτων αὐτέοισι τῶν ἄρθρων ὅμως οὐ δύνανται ἐς τὰ
ὅμοια σχήματα καθιστάναι, ἐς οἷά περ τὸ ὑγιαῖνον σῶμα
σχηματίζεται. προξυνιέναι δὲ δεῖ οὖν καὶ ἐννοεῖν καὶ τὸ
τοιόνδε σχῆμα χρὴ, ἀτὰρ καὶ ἐν τῇ μασχάλῃ ἡ κεφαλὴ
τοῦ βραχίονος φαίνεται ἐγκειμένη, πολλῷ μᾶλλον τοῦ
ἐκπεπτωκότος ἢ τοῦ ὑγιέος. τοῦτο δὲ ἄνωθεν κατὰ τὴν
ἐπωμίδα κοῖλον φαίνεται τὸ χωρίον καὶ τὸ τοῦ ἀκρωμίου
ὀστέου ἐξέχον φαίνεται, ἅτε ὑποδεδυκότος τοῦ ἄρθρου ἐς
τὸ κάτω τοῦ χωρίου.

Μίαν μὲν τήνδε παρασύνεσιν, ὡς αὐτὸς ὠνόμασεν, ἐδί-
δαξεν ἐν τῷ νῦν λόγῳ περὶ τὰ σχήματα γιγνομένην, (590)
ἐνίοτε γὰρ οὐ δύνανταί τινα σχήματα περιτιθέναι τοῖς πε-
πονθόσι κώλοις. οἱ κάμνοντες δὲ οὐ δι' ἔκπτωσιν ἄρθρου
τοῦτο πάσχουσι, ἀλλὰ δι' ὀδύνην ἢ σύστασιν μυός. ἐφεξῆς
δὲ ἑτέραν ἄγνοιαν διδάσκει.

XXXVI.

Multis enim articuli prae dolore vel alia de caufa ut non
exciderint, nequeunt tamen eo modo quo in fanis cor-
poribus figurari. Intelligere igitur ac fcire hujusmodi
habitum oportet, nam multo magis in ala fentitur ca-
put humeri prolapfi, quam ejus qui naturaliter habet;
ad haec locus qui a fuperiori parte fuper commiffuram
eft cavus apparet, item latum eft fcapularum fummum,
qua cum jugulo committitur, exftare videtur, quum
articulus inferiori loco recipiatur.

Infcitiam quam ipfe παρασύνεσιν dixit nunc unam
ponit, quae in figurando accidit. Interdum enim nequeunt
affecta membra aliquo modo figurari; quamvis hoc aegris
non accidat, propterea quod articulus eruperit, fed vel
dolore vel mufculorum intenfione. Deinceps infcitiam
alteram fubjecit.

λζ'.

Παραξύνεσιν μὲν καὶ ἐν τούτῳ ἔχει τινὰ, ἀλλ᾽ ὕστερον περὶ
αὐτοῦ γεγράψεται, ἄξιον γὰρ γραφῆς ἐστι.

Τὸ κατὰ τὴν ἐπωμίδα κοῖλον φαίνεσθαι τὸ χωρίον,
ἔχειν τινὰ διαμαρτίαν φησὶν, ἣν ὕστερον ἐρεῖν ἐπαγγέλλεται.
γίγνεται γὰρ ἐνίοτε τοῦτο διασπασθείσης τῆς κλειδὸς ἀπὸ
τῆς ὠμοπλάτης.

λη'.

Τοῦτο δὲ τοῦ ἐκπεπτωκότος ὁ ἀγκὼν φαίνεται ἀφεστεὼς
μᾶλλον ἀπὸ τῶν πλευρίων ἢ τοῦ ἑτέρου. εἰ μέντοι τις
προσαναγκάζοι, προσάγεται μὲν, ἐπιπόνως δέ.

[312] Τοῦτο σημεῖον ἔχει παρακείμενον σφάλμα καὶ
εἰ ἔτι ὁ κατὰ τὴν μασχάλην ἀγκὼν ὑποπιπτούσης ἐνταῦθα
τοῖς ἁπτομένοις τῆς κεφαλῆς τοῦ βραχίονος, δι᾽ ἣν οὐδὲ
προσάγειν δύναται ταῖς πλευραῖς τὴν χεῖρα χωρὶς ὀδύνης
μεγάλης.

XXXVII.

*In quo etiam accidit infcitia, de qua in fequentibus age-
mus; eft enim memoratu digna.*

In eo quod locus qui humeri commiffurae fubjectus
eft cavus confpicitur, quendam incidere errorem ait, quem
in fequentibus fe dicturum pollicetur. Id autem interdum
evenit, ubi jugulum a lato fcapularum offe diducitur.

XXXVIII.

*Partim etiam a latere cubiti eminentia recedere magis vi-
detur ab eo humero, qui prolapfus eft, quam ab altero;
fi quis tamen cogat, adducitur quidem, fed cum dolore.*

Indicium quoque hoc fallax eft, nifi fub ala humeri
caput contingat, quod in eam venit; quo fit ut brachium
adduci ad latus fine dolore non poffit.

ΠΕΡΙ ΑΡΘΡΩΝ ΥΠΟΜΝΗΜΑ Α. 373

Ed. Chart. XII. [312.]   Ed. Baf. V. (590.)

λθ'.

*Τοῦτο δὲ ἆραι ἄνω τὴν χεῖρα παρὰ τὸ οὖς ἐκτεταμένου
τοῦ ἀγκῶνος οὐ μάλα δύναται, ὥσπερ τὴν ὑγιέα οὐδὲ
παράγειν ἔνθα καὶ ἔνθα ὁμοίως. τά τε οὖν σημήϊα ταῦτά
ἐστιν ὤμου ἐκπεπτωκότος αἵ τε ἐμβολαὶ γεγραμμέναι αἵ
τε ἰητρεῖαι αὗται.*

*Τοῦτο τὸ σημεῖον ὃ μικρὸν ἔμπροσθεν ἔφη παρασύνε-
σιν ἔχειν. δῆλον δὲ ἐξ ὧν ἐπήνεγκεν εἰπών· πολλοὶ γὰρ
ὑπὸ ὀδύνης ἢ καὶ ὑπὸ ἀλλοίης προφάσιος οὐκ ἐξεστεώτων
αὐτέοισι τῶν ἄρθρων, ὅμως οὐ δύνανται εἰς τὰ ὅμοια σχή-
ματα καθιστάναι, εἰς οἷάπερ τὸ ὑγιαινον σῶμα σχηματίζε-
ται. εἰσενεγκεῖν τὰς χεῖρας πρὸς τὰς πλευράς, ὡς εἴρηκεν,
ἑτοίμως τις δύναται, βέβαιον γνώρισμά ἐστι τοῦ κατὰ φύ-
σιν ἔχειν τὸ ἄρθρον. ἐὰν δὲ ἐμποδίζηται κατά τι, δυνατόν
ἐστι δι᾽ ὀδύνην ἢ σύντασιν μυῶν τοῦτο γίγνεσθαι.*

XXXIX.

*Adde quod cubito extenſo brachium juxta ejusdem partis
aurem non ita porrigi poteſt, quemadmodum et inte-
grum, neque in latera ſimiliter. Haec itaque indicia
ſunt humeri capitis luxati; reſtituendi vero modi hi,
qui ſcripti ſunt et curationes eaedem.*

Hoc quoque ſignum ex illis eſt in quibus eſſe inſci-
tiam propoſuit, quod evidentiſſimum eſt ex his quae pro-
didit quum inquit: multis enim articuli prae dolore vel
alia de cauſa, ut non exciderint, nequeunt eo modo quo
in ſanis corporibus figurari. Si quis, ut ipſe ait, prompte
brachium poſſit ad latera porrigere, id certum indicium
eſt, articulum naturaliter habere; quodſi aliqua ex parte
prohibeatur, poteſt hujus rei cauſa eſſe dolor vel muſcu-
lorum intenſio.

μ'.

Ἐπάξιον δὲ τὸ μάθημα, ὡς χρὴ ἰητρεύειν τοὺς πυκνὰ ἐκπί-
πτοντας ὤμους. πολλοὶ μὲν γὰρ ἤδη ἀγωνίης ἐκωλύθησαν
διὰ ταύτην τὴν ξυμφορὰν τἄλλα πάντα ἀξιόχρεοι ὄντες,
πολλοὶ δὲ ἐν πολεμικοῖσιν ἀχρήιοι ἐγένοντο καὶ διεφθά-
ρησαν διὰ ταύτην τὴν ξυμφορὰν ἅμα τε ἐπάξιον καὶ διὰ
τοῦτο ὅτι μηδένα οἶδα ὀρθῶς ἰητρεύοντα, ἀλλὰ τοὺς μὲν
μηδὲν ἐγχειρέοντας, τοὺς δὲ τἀναντία τοῦ ξυμφέροντος
φρονέοντάς τε καὶ ποιέοντας. συχνοὶ γὰρ ἤδη ἰητροὶ
ἔκαυσαν ὤμους ἐκπίπτοντας κατά τε τὴν ἐπωμίδα κατά
τε τὸ ἔμπροσθεν, ᾗ ἡ κεφαλὴ τοῦ βραχίονος ἐξογκέει, κατά
τε τὸ ὄπισθεν ὀλίγον τῆς ἐπωμίδος. αὗται οὖν αἱ καύ-
σιες, εἰ μὲν εἰς τὸ ἄνω ἐξέπιπτεν ὁ βραχίων ἢ ἐς τοὔμ-
προσθεν ἢ ἐς τοὔπισθεν ὀρθῶς ἂν ἔκαιον. νῦν δὲ δὴ
ὅτε ἐς τὸ κάτω ἐκπίπτει, ἐμβάλλουσιν αὗται αἱ καύσιες
μᾶλλον ἢ κωλύουσιν. ἀποκλείουσι γὰρ τῆς ἄνω εὐρυχωρίης
τὴν κεφαλὴν τοῦ βραχίονος. χρὴ δὲ ὧδε καίειν ταῦτα

XL.

Maxima autem animadverſione dignum praeceptum eſt,
qua ratione curare eos conveniat, quibus ſaepe humeri
caput elabitur, quum multi ob calamitatem hanc quam-
quam alioquin idonei certare prohibeantur; multi etiam
ea de cauſa redditi inutiles ad bellum ac perierint. Ob
id etiam animadverſione dignum eſt, quod neminem no-
verint qui recte curaret, ſed alios quidem manus homini
non injicere, alios contrarium ei quod expediret exco-
gitare molirique. Aduſſerunt jam complures medici,
ubi humeri articulus excideret, eum locum qui a ſupe-
riori parte commiſſurae eſt et eum qui a priori, qua
promovet humeri caput, et a poſteriori parte paulo in-
fra ſuperiorem ſedem commiſſurae. Profecto hujusmodi
uſtiones commodae fuiſſent, ſi humeri caput in ſuperio-
rem, priorem aut poſteriorem partem veniſſet. Nunc
quum in inferiorem erumpat, expellunt magis quam
cohibent; excludunt enim humeri caput a ſpatio ſupe-

Ed. Chart. XII. [312. 313.]   Ed. Baf. V. (590.)

ἀπολαβόντα ϊοῖσι δακτύλοισι κατὰ τὴν μασχάλην τὸ δέρμα
ἀφελκύσαι κατ᾽ αὐτὴν τὴν ἴξιν μάλιστα, καθ᾽ ἣν ἡ κεφαλὴ
τοῦ βραχίονος ἐκπίπτει.

Καὶ ἐν τούτῳ τῷ λόγῳ τὰ πλεῖστά ἐστι σαφῆ, ὧν οὐ
μνημονεύσομεν, πλὴν ἐν οἷς ἀσάφειά τις περιέχεται.

———

μα΄.

[313] Ἔπειτα δὲ οὕτως ἀφειλκυσμένον τὸ δέρμα διακαῦ-
σαι ἐς τὸ πέρην.

———

Ἀξιοῖ μηδὲν ἄκαυστον καταλιπεῖν τοῦ ἀνατεινομένου
δέρματος, ἀλλὰ διεκβάλλειν τὸ διάπυρον σιδήριον ἐκ τῶν
δεξιῶν ἐπὶ τὰ ἀριστερὰ μέρη τῆς μασχάλης καὶ ἐξ ἐκείνων
ἐπὶ τὰ δεξιά.

———

riori. Sic autem adurere hos convenit, cutis ſub ala
prehendenda digitis eſt, atque attrahenda e regione
potiſſimum ejus partis, in quam humeri caput elabitur.

———

In hac etiam oratione pleraque plana ſunt, quare a
me praetermittentur, niſi ſi qua videantur obſcura.

———

XLI.

Tum cute ſic attracta ita admovendum candens ferramen-
tum eſt, ut trajiciatur.

———

Imperat ut ex cute extenta nihil relinquatur quod non
uratur, ſed candens ferramentum trajiciatur a dextra
parte alae in ſiniſtram, atque ab hac ad dextram.

———

μβ'.

Σιδηρίοισι χρὴ τὰ τοιαῦτα καίειν μὴ παχέσι, μηδὲ λίην
φαλακροῖσιν, ἀλλὰ προμήκεσι. ταχυπορώτερα γὰρ καὶ
τῇ χειρὶ ἐπερείδειν.

Φαλακρὰ κέκληκε τὰ περιφέρειαν ἔχοντα κατὰ τὸ πέ-
ρας, οἷον οἱ κατὰ τὰς μασχάλας ἔχουσι πυρίνες ἤτοι τὰ
διαπύρινα καλούμενα καὶ αἱ σπαθομίλαι. προμήκη δὲ τὰ
τούτοις ἐναντίως διακείμενα προσηγόρευσεν, ὧν οὐκ ἔστι πε-
ριφερὲς τὸ πέρας, ἀλλ' ὀξύτερόν περ ἐμπλήρωμα παραπλή-
σιόν πως τοῖς εἰς τὰς παρακεντήσεις ἐπιτηδείοις ὀργάνοις.

μγ'.

Χρὴ δὲ διαφανέσι καίειν ὡς ὅτι τάχιστα περαιωθῇ κατὰ
δύναμιν, τὰ γὰρ παχέα βραδέως περαιούμενα πλατυτέρας
τὰς ἐκπτώσιας τῶν ἐσχαρῶν ποιέεται καὶ κίνδυνος ἂν εἴη
ξυῤῥαγῆναι τὰς ὠτειλὰς, καὶ κάκιον μὲν οὐδὲν ἂν εἴη, αἴ-
σχιον δὲ καὶ ἀντεχνότερον. ὅταν δὲ διακαύσῃς ἐς τὸ

XLII.

Ferramentis autem adurere oportet non craffis neque ni-
mium rotundis, fed oblongis; celerius enim manu ìm-
pulfa trajiciuntur.

Ferramenta extremitate rotunda appellavit φαλακρὰ,
cujusmodi funt capitulata illa, quibus ad alas utuntur,
πυρίνες vel διαπύρινα nuncupantur, atque item fpathae
capitulatae. Quae vero his contraria oblonga funt, προ-
μήκη dixit, quorum extremitas non eft rotunda, fed acuta,
illis aliquo modo fimilis, quae ad perforandum accom-
modantur.

XLIII.

Sintque candentia ut trajici quam celerrime poffint, quae-
cunque enim plena funt, tardius trajiciuntur et cruftae
inde latiores refolvuntur; periculumque eft ne ulcera
abrumpantur, quod etfi nihilo deterius effet, turpius
tamen atque expers partis penitus haberetur. Ubi ergo

Ed. Chart. XII. [313.]   Ed. Baf. V. (590. 591.)

πέρην τῶν μὲν πλείστων, ἱκανῶς ἂν ἔχοι ἐν τῷ κάτω μέρει
τὰς ἐσχάρας ταύτας μόνας θεῖναι.

Ἐκπεπυρῶσθαι βούλεται τὰ κατὰ τὴν μασχάλην σιδή-
ρια, τὰ γὰρ ἱκανῶς διάπυρα διαφανῆ κέκληκεν.

μθ´.

Ἢν δὲ μὴ κίνδυνος φαίνηται εἶναι ξυρραγῆναι τὰς ὠτειλὰς,
ἀλλὰ πολὺ τὸ διὰ μέσου εἴη, ὑπάλειπτρον χρὴ λεπτὸν
διέρσαι διὰ τῶν κατηγμάτων, ἔτι ἀναλελαμμένου τοῦ δέρ-
ματος· οὐ γὰρ ἂν ἄλλως δύναιο διέρσαι. ἐπὴν δὲ διέρ-
σῃς, ἀφεῖναι τὸ δέρμα, ἔπειτα (591) μεσηγὺ τῶν ἰσχα-
ρῶν ἄλλην ἐσχάρην ἐμβάλλειν λεπτῷ σιδηρίῳ καὶ διακαῦ-
σαι, ἄχρις ἂν τῷ ὑπαλείπτρῳ ἐγκύρσῃ. ὁκόσον δέ τι
χρὴ τὸ δέρμα τὸ ἀπὸ τῆς μασχάλης ἀπολαμβάνειν, τοῖσι
δὲ χρὴ τεκμαίρεσθαι, ἀδένες ὕπεισιν ὑπὸ τῇ μασγάλῃ,
πολλαχῆ δὲ καὶ ἄλλη τοῦ σώματος.

---

candens ferramentum trajeceris, fere abunde erit in
inferiori parte dumtaxat aduſſiſſe.

Candentia eſſe voluit ferramenta quae ad alam ad-
moventur, quod expreſſit vocabulo διαφανῆ.

XLIV.

At ſi nullum inſtare periculum videtur, ne ulcera abrum-
pantur, ſed magnum ſpatium in medio integrum relin-
quatur, inſtrumentum quo ad illinendum utimur, tenue
trajiciendum eſt ab una uſtionis parte ad alteram, cute
adhuc extenta; non enim poſſet aliter trajici. Quo facto
remittenda cutis eſt, poſtea inter utramque plagam alia
media facienda eſt, admoto tenui ferramento candenti,
donec ad prius demiſſum inſtrumentum pertineat. Qua-
tenus vero prehendere cutem ſub ala conveniat, hinc
conjicere poteris, quod glandulae ſub ala ſitae ſunt,
atque in multis aliis corporis partibus.

[314] Ὠτειλὰς κέκληκε τὰ ἕλκη παραπλησίως τῷ
ποιητῇ περὶ τοῦ προσφάτου τραύματος εἰπόντι·

ὄφρα οἱ αἷμ' ἔτι θερμὸν ἀνήνοθεν ἐξ ὠτειλῆς.

Ἐὰν οὖν, ὡς εἶπεν, ἀνατείνας τὸ δέρμα διακαύσῃς ἐγκάρσιον
ἐκ δεξιῶν εἰς ἀριστερὰ διερείσας τὸ σίδηρον, ἑτέραν ἐπὶ
ταύτῃ δευτέραν καῦσιν ἀξιοῖ σε ποιήσασθαι, καθέντα τὸ
διάπυρον σίδηρον, οὐκέτι ἐγκάρσιον ἐκ τοῦ θατέρου μέρους
ἐπὶ θάτερον, ἀλλ' οἷον εἰς τὸ βάθος ἄντικρυς ἕως. χρὴ δὲ
δῆλον ὅτι τὸ μεταξὺ τῶν προτέρων τραυμάτων ἀξιόλογον
γίνεσθαι· μικροῦ γὰρ ὄντος αὐτοῦ κίνδυνος ξυῤῥαγῆναι τὰς
ἑλκώσεις καὶ γενέσθαι μεγάλην μίαν, ὑφ' ἧς οὐδὲν μὲν ἀπο-
βήσεται χεῖρον, οἵ γε καίομεν ἕνεκα τοῦ ξηρᾶναί τε καὶ σφίγ-
ξαι μέρος· οὐ μὴν ἀναγκαῖόν ἐστιν οὐλὴν μεγάλην ἐργα-
σάμενον αἴσχιον ἀποδεῖξαι τὸ χωρίον, ἐν ᾧ ἐπὶ σμικραῖς
τρήσεσι τὴν ἴσην ὠφέλειάν ἐστι ποιήσασθαι.

Ulcera vocavit. ὠτειλὰς, quemadmodum et poeta qui
de recenti vulnere inquit:

ὄφρα οἱ αἷμ' ἔτι θερμὸν ἀνήνοθεν ἐξ ὠτειλῆς.

Ubi extremam cutem, ut ait, transverfam ferramento tra-
jeceris a dextra in finiftram, praecipit ut iterum aduras
demiffo candenti ferramento non amplius transverfo ab
una parte ad alteram, fed prorfus in altitudinem. Opor-
tet autem inter utramque plagam quam candens ferramen-
tum fecit non exiguum fpatium interjicere; namque ubi
exiguum fit, periculum eft ne ulcera abrumpantur atque
una magna exulceratio fiat; quamobrem etfi nihil deterius
accidat, fiquidem adurimus, ut partem exficcemus atque
adftringamus, non tamen neceffe eft magna inducta cica-
trice locum deformem reddere, quum per exigua foramina
liceat aeque fuccurrere.

με'.

Ἀλλὰ ἐν ἄλλῳ λόγῳ περὶ ἀδένων οὐλομελίης γεγράψεται,
ὅτι τέ εἰσι καὶ οἶα ἐν οἵοισι σημαίνουσί τε καὶ δύναν-
ται. τοὺς μὲν οὖν ἀδένας οὐ χρὴ προσεπιλαμβάνειν, οὐδ'
ὅσα ἐσωτέρω τῶν ἀδένων, μέγας γὰρ ὁ κίνδυνος.

Τὴν ὁλόκληρον φύσιν τῆς τῶν ἀδένων φύσεως οὐλομε-
λίην εἴρηκεν, ἣν ἑτέρωθι διδάσκειν ἐπηγγείλατο, οὐ μὴν
διασώζεταί γε τοιοῦτον βιβλίον Ἱπποκράτους περὶ ἀδένων
οὐλομελίης. ἀλλά τις τῶν νεωτέρων Ἱπποκρατείων ἔγραψε
μικρὸν βιβλίδιον ἐπιγράψας Ἱπποκράτους περὶ ἀδένων οὐ-
λομελίης, ὃ καὶ τῇ λέξει καὶ τῇ διανοίᾳ λείπεται πάμπολυ
τῶν γνησίων Ἱπποκράτους συγγραμμάτων, οὐ μὴν οὐδὲ ἐμ-
νημόνευσέ τις περὶ αὐτοῦ τῶν ἔμπροσθεν ἰατρῶν, ἀλλ' οὐδ'
οἱ τοὺς πίνακας ποιήσαντες ἴσασι τὸ βιβλίον.

XLV.

Sed alibi glandularum univerſam naturam perſequemur,
quid ſint quidque et in quibus indicent aut poſſint.
Glandulas itaque prehendere non convenit nec quaecun-
que glandulis interiora ſunt, id ſiquidem valde pericu-
loſum eſt.

Glandularum univerſam naturam appellavit οὐλομελίην,
quam pollicitus eſt alibi docere; non tamen exſtat hic
liber Hippocratis de univerſa glandularum natura. Sed
quidam ex medicis junioribus qui Hippocratem ſequuntur
parvum libellum confecit, quem inſcripſit Hippocratis de
univerſa glandularum natura. Qui tam loquutionibus
quam ſententiis longe ſuperatur a germanis libris Hippo-
cratis, adde quod neque ullus veterum medicorum ejus
libri meminit, neque ab iis qui indicem ſcripſerunt com-
memoratur.

μστ'.

Τοῖσι γὰρ ἐπικαιροτάτοισι τόνοισι γειτονεύονται. ὅσον δὲ
ἐξωτέρω τῶν ἀδένων ἐπὶ πλεῖστον ἀπολαμβάνειν, ἀσινέα
γάρ. γινώσκειν δὲ χρὴ ὅτι εἰ μὲν ἰσχυρῶς τὸν βρα-
χίονα ἀνατείλοις, οὐ δυνήσῃ τοῦ δέρματος ἀπολαβεῖν οὐ-
δὲν τοῦ ὑπὸ τῇ μασχάλῃ, ὅ τι καὶ ἄξιον λόγου κατατεῖναι.

Ὑποκεῖσθαι τῷ ὑπὸ τῇ μασχάλῃ φησὶ τόνους ἐπικαί-
ρους οὕτως ὀνομάζων τὰ νεῦρα. γελοίως οὖν ἔνιοι τῶν
νεωτέρων ἰατρῶν οἴονται τόνους τούτους ἐκεῖνα τὰ νεῦρα
μόνον προσαγορεύειν νῦν ὅσα κατὰ τὴν συζυγίαν ἐξ ἐγκε-
φάλου πέφυκεν, ἐπειδὴ κατὰ τὸ βιβλίον τῶν ἐπιδημιῶν ἔφη·
δύο δὲ τόνοι ἀπ' ἐγκεφάλου παρὰ τὸ ὀστέον τοῦ μεγάλου
σπονδύλου καὶ τὰ τούτων ἐφεξῆς. τὰ γὰρ ἐπὶ χεῖρας φερό-
μενα πρὸς ἁπάντων ὁμολογεῖται τῶν ἀνατομικῶν ἀπὸ τοῦ
κατὰ τὸν τράχηλον ἐκφύε- [315] σθαι νωτιαίου, καθ' ἃ
μέρη πλησιάζει τῷ θώρακι καὶ ὡς φαίνεται ταῦτα προσα-

XLVI.

*Proximae enim ſunt nervis qui magnam vim habent. Ex-
tra glandulas plurimum prehendendum eſt, nam id fit
innocenter. Oportet vero ſcire quod ſiquidem fortiter
brachium extenderis, nihil quicquam pellis prehendere
poteris illius quae ſub ala quod promptum eſt ad ex-
tendendum.*

Subjectos eſſe ait glandulis in ala nervos magnam
vim habentes, quos nuncupavit τόνους. Ridicule igitur
quidam ex recentioribus medicis exiſtimant nervos illos
dumtaxat ab ipſo appellari τόνους qui conjugati a cerebro
oriuntur, quoniam in ſecundo de morbis vulgaribus,
quum dixit: duo enim nervi a cerebro juxta os magnae
vertebrae et quae ſequuntur nervos appellavit τόνους.
Nervi enim qui ad brachia intendunt, ut in confeſſo eſt
apud omnes qui incidendi corporis peritiam habent, a
ſpinae medulla in cervicibus dependent, qua parte ad

ΠΕΡΙ ΑΡΘΡΩΝ ΥΠΟΜΝΗΜΑ Α. 381

Ed. Chart. XII. [315.]   Ed. Baf. V. (591.)

γορεύων τόνους ἔν τε τῇ νῦν εἰρημένη ῥήσει καὶ μετ᾿ αὐτὴν πάλιν ἐφεξῆς δίς. καὶ κατώτερον δὲ πάλιν ἐν τοῖς περὶ τῆς ῥάχεως λόγοις τόνους ὀνομάζει νεῦρα.

μζ΄.

Σιμοῦται γὰρ ἐν τῇ ἀνατάσει, οὐδ᾿ αὖ τόνους οὐδεμιῇ μηχανῇ δεῖ τιτρώσκειν. οὗτοι γὰρ πρόχειροι γίνονται καὶ κατατεταμένοι ἐν τούτῳ τῷ σχήματι. εἰ δὲ μικρὸν ἐπάρῃς τὸν βραχίονα, πολὺ μὲν τοῦ δέρματος ἀπολήψῃ, οἱ δὲ τόνοι, ὧν δεῖ προμηθέεσθαι, εἴσω καὶ πρόσω τοῦ χειρίσματος γίνονται.

Καταδαπανᾶσθαί φασι τὸ κατὰ τὴν μασχάλην δέρμα διὰ τῆς ἀνατάσεως ὅλης τῆς χειρός, ἐπειδὴ χαλαρὸν ἔμπρο-

thoracem accedat. Quos conftat ab ipfo nominari τόνους tum in propofitis verbis, ac deinceps bis in iis quae fubjiciuntur, tum infra rurfus, ubi de fpina agens nervos appellat τόνους.

XLVII.

Illud etiam ignorare non oportet, quod ubi humerum velde in fuperiorem partem porrexeris, nihil prehendere ex cute fub ala poteris, quod extendere operae pretium fit; nam ubi in fuperiorem partem porrigatur, cutis quae fub ala eft abfumitur. Ad haec nervi etiam nulla ratione violandi funt, hi fiquidem in ejusmodi habitu prominent atque extenduntur. Sed fi humerus paulum excitetur, multum cutis apprehendi poterit et nervi quos cavere oportet intro magis recedent longiusque aberunt ab eo quod apprehenditur.

Abfumi in ala cutem ait, ubi totum brachium furfum porrigatur; ante fiquidem laxa erat, ita ut fupereffe vide-

ϳϑεν ὂν, ὡς περιττὸν εἶναι δοκεῖν, ἐν τούτῳ τῷ σχήματι
περιγίνεται τοῖς ὑποκειμένοις, ὥστε τὸ περιττεύειν πρότε-
ρον φανταζόμενον ἀπόλλυσθαί τε καὶ οἷον ἐκδαπανᾶσθαι κατὰ
τὴν ἀνάτασιν τῆς χειρός.

μή'.

Ἆρ' οὖν οὐκ ἐν πάσῃ τῇ τέχνῃ περὶ παντὸς χρὴ ποιέεσθαι
τὰ δίκαια σχήματα ἐξευρίσκειν ἐφ' ἑκάστοισι;

Τὰ κατὰ δύναμιν ἴσα, τουτέστιν ἐν οἷς φυλάττεται τὸ
κατὰ τὴν ἀξίαν τε καὶ οἰκεῖον ἑκάστῳ πράγματι. νυνὶ γοῦν
ἐστι τὸ μὲν προκείμενον πρᾶγμα καῦσις τοῦ κατὰ τὴν μα-
σχάλην δέρματος, ἣν χρὴ ποιήσασθαι, βραχίονα σχηματί-
ζοντα προσηκόντως. εἰ μὲν οὖν εἰς τοσοῦτον εἴη καθήμε-
νος, ὡς ψαύειν τῶν πλευρῶν, εἴη παντάπασιν ὀλίγον ἐξηρ-
μένος, οὐδὲ θεάσασθαι τὸ βάθος τῆς μασχάλης οἷόν τε,
μή τί γε τοῖς δακτύλοις ἀνατεῖναι τὸ δέρμα καὶ διακαῦσαι,
μέχρι πλεῖστόν τε ἐπαρθέντος τοῦ βραχίονος, οὐδὲν ὅ τι καὶ

retur. Brachio autem fic figurato extenditur circa partes
quas contegit, ita ut quod prius fupereffe videbatur per-
eat et quafi abfumatur, quum brachium furfum porrigitur.

XLVIII.

*At nonne in univerfa arte in primis danda opera eft, ut
quo pacto fingula jufte figurentur inveniamus?*

Jufte intellexit quafi aequaliter. Hoc autem fit ubi
fervatur quod unicuique rei convenit et proprium eft. Id
nunc de quo agitur uftio cutis in ala eft, quam admovere
oportet humero convenienter figurato; nam fi ita demitta-
tur ut latus attingat, nimis paulum excitabitur, neque
poterit altitudo alae fe oftendere, neque cutis fane digitis
extendi atque aduri; fed fi humerus plurimum attollatur,
digitis extendi nihil fere cutis poterit, fub hoc enim ha-
bitu circa fubjectas partes extenditur, adde quod nervi

ΠΕΡΙ ΑΡΘΡΩΝ ΥΠΟΜΝΗΜΑ Α. 383

Ed. Chart. XII. [315. 316.] Ed. Baf. V. (591. 592.)
ἄξιον λόγου δέρματος ἀνατεῖναι τοῖς δακτύλοις ἐγχωρεῖ. πε-
ριτείνεται γὰρ ἐν τῷδε τῷ σχήματι τοῖς ὑποκειμένοις σώ-
μασιν, ἅμα δὲ καὶ τὰ νεῦρα πρόχειρα γίγνεται, τοιοῦτον
ἐξαίρειν χρὴ τὸν βραχίονα καὶ ἀπάγειν τῆς μασχάλης, οἷον
ὁρᾶιαι τὸ χωρίον ἡμῖν παρέξειν καὶ τοὺς δακτύλους εὐμα-
ρῶς ὑποβάλλειν, ἀντιτείνειν τε τὸ δέρμα καὶ διακαίειν δύνα-
σθαι οἷόν τε γένηται ταῦτα πράττειν, κατὰ τοῦτο τὸ σχῆμα
τὴν χειρουργίαν προσίεσθαι προσήκει, προσώτερον δὲ μη-
κέτι ἀνατείνειν. οὐδὲ γὰρ ἄλλου τινὸς ἕνεκεν ἐξήρομεν τὸν
βραχίονα, πλὴν τὸ δύνασθαι τὸ περὶ τὴν μασχάλην δέρμα
τοῖς δακτύλοις ἀνατείνειν τοσοῦτον, ὡς διακαῦσαι, καθότι
προεῖπεν αὐτός, ὡς εἴ γε δυνατὸν ἦν ἐνεργεῖν ἡμᾶς ταῦτα
καθημένους τοῦ βραχίονος σχήματός ἐστι χρεία, χαλαρώτε-
ρον ἐργαζομένου τὸ δέρμα· καὶ γὰρ πλεῖστον οὕτως ἀνα-
ταθήσεται καὶ τὰ τῆς χειρουργίας ἀκίνδυνα παντοίως ἔσται.

<hr>

μθ'.

[316] (592) Ταῦτα μὲν κατὰ τὴν μασχάλην καὶ ἱκαναὶ
αὗται αἱ καταλήψιες, ἢν ὀρθῶς τεθῶσιν αἱ ἐσχάραι.

<hr>

prominent. Eatenus igitur attollere humerum convenit
atque ab ala reducere, ut locus in confpectum veniat;
fitque qua fubjicere digitos facile poffimus et cutem ex-
tendere atque adurere. Quae quum primum excitato bra-
chio fieri poffunt, admovenda manus eft membro ita figu-
rato, neque ulterius attollendum. Non enim alia de caufa
humerus attollitur, nifi ut poffit cutis fub ala digitis ex-
tendi hactenus, ut candens ferramentum admoveatur, prout
ipfe indicavit, ita ut fi haec praeftare potuiffemus humero
demiffo, ejusmodi habitu nihil antiquius fuiffet, quum
laxiorem cutem efficiat; fic enim plurimum attrahitur ac
manus fine ullo periculo penitus admovetur.

<hr>

XLIX.

Haec circa alam, fatisque eft fic prehendere, modo quae
convenit candentia ferramenta demittantur.

Εἴρηνται αἱ καταλήψεις κατὰ τὸ δέρμα.

___

ν΄.

Κάτωθεν δὲ τῆς μασχάλης δισσὰ μόνα ἐστὶ χωρία, ἵνα
ἄν τις ἐσχάρας θείη, τιμωρεούσας τῷ παθήματι.

___

Τὸ ἔκτοσθεν εἴρηκε νῦν οὐ τὴν τόπου διαφορὰν σημαῖ-
νον, ἀλλ' ὥσπερ καὶ παρὰ Δημοσθένει καὶ τοῖς ἄλλοις ῥήτορ-
σιν ἔξωθέν τι τοῦ πράγματος εἰρῆσθαι λέγεται δηλούντων τὸ
πρᾶγμα. τὸ τοίνυν ὑπὸ τοῦ Ἱπποκράτους λεγόμενόν ἐστι
τοιοῦτον· καὶ χωρὶς δὲ τῆς εἰρημένης εἰς τὴν μασχάλην
καύσεως ἄλλαι δύο καύσεις εἰσὶ βοηθοῦσαι τῷ πάθει. τὸ
γὰρ τιμωρεούσας τῷ παθήματι πρόδηλον ὅτι βοηθούσας
δηλοῖ, καθάπερ καὶ Εὐριπίδης ἐποίησε τὸν Ὀρέστην λέ-
γοντα·

Ἀνόσια μὲν δρῶν, ἀλλὰ τιμωρῶν τῷ πατρί.

διαφέρει γὰρ τὸ τιμωρῶν τοῦ τιμωρούμενος, ὃ μετὰ τῆς

Prehendere dixit de cute.

L.

*Extra alam duae tantum fedes funt, quum aduruntur
morbo auxiliantes.*

Dictionem *extra* dixit ἔκτοσθεν, quam poſuit non ut
loci differentiam notaret, ſed quemadmodum apud De-
moſthenem atque alios rhetores uſurpatur, qui quum
ἔξωθέν τι τοῦ πράγματος dicunt, *praeter rem* ſignificare
volunt. Id igitur quod Hippocrates aſſerit tale eſt: prae-
ter uſtionem alae duae aliae ſedes ſunt morbo auxiliantes,
quum aduruntur. Uſus autem eſt vocabulo τιμωρέουσαι,
quo conſtat ipſum non aliud ſignificaſſe quam auxiliantes.
Quod fecit etiam Euripides, quum Oreſtem induxit haec
loquentem:

Ἀνόσια μὲν δρῶν, ἀλλὰ τιμωρῶν τῷ πατρί.

Differunt autem inter ſe τιμωρῶν et τιμωρούμενος, quod

καλουμένης αἰτιατικῆς πτώσεως σημαίνει τὸ κολάζον· οὕτως
γοῦν καὶ ἑαυτὸν τιμωρούμενος ἐπιγέγραπται τὸ Μενάνδρου
δρᾶμα.

———

να'.

Μίαν μὲν ἐν τῷ ἔμπροσθεν μεσηγὺ τῆς κεφαλῆς τοῦ βρα-
χίονος καὶ τοῦ τένοντος τοῦ κατὰ τὴν μασχάλην.

'Εν τούτῳ τῷ χωρίῳ καὶ ἡμῖν ἑώραται τὸ ἄρθρον
ἐστηριγμένον, ὅπερ ἐστὶ μόριον ἁπάσης τῆς ἔμπροσθεν χώ-
ρας· οὔσης γὰρ ὅλης αὐτῆς πλατείας ἐν μέν τι μέρος ἐστὶν
ἀκριβῶς μέσον, ἄλλα δὲ ἑκατέρωθεν δύο, τὸ μὲν ἐκ τῶν ἔν-
δοθεν μερῶν, οὗ νῦν ἐμνημόνευσε, τὸ δὲ ἐκ τῶν ἐκτὸς, οὗ
μετὰ ταῦτα μνημονεύει. καὶ θαυμάσαι γε ἔστιν αὐτὸν ὅτι
μηδ' ὅλως ἑωρακὼς εἰς ἄλλο χωρίον ἐκπῖπτον τὸ ἄρθρον ἢ
κατὰ τὴν μασχάλην οὐκ ἤρκεσε τῇ κατ' αὐτὸν καύσει μόνῃ.
προστιθεὶς δὲ δύο ἑτέρας ἐκείνων ἀκριβῶς ἐστοχάσατο τῶν
χωρίων, ἐν οἷς καὶ ἡμεῖς εἴδομεν ἐστηριγμένην τὴν κεφαλὴν

vocabulum cum accufandi cafu jungitur; hoc fiquidem
fignificat *crucians*. Eadem ratione et Menandri fabula
infcribitur ἑαυτὸν τιμωρούμενος.

———

LI.

*Una quidem eft a priori parte inter caput humeri et chor-
dam quae ad alam eft.*

Nos quoque vidimus articulum in hoc loco qui pars
totius prioris regionis eft, nam quum ea lata fit, una qui-
dem ejus in medio ad unguem eft, duae autem utrimque;
una ab interiori parte, cujus nunc meminit, altera ab ex-
teriori de qua paulo infra loquitur. Eft autem admira-
tione dignus, qui quum nunquam viderit humeri caput
in aliam partem excidere quam in alam, non contentus
fuerit ipfam tantum adurere, fed adjungens duas alias re-
giones illas conjecerit, in quibus nos vidimus caput hu-

τοῦ βραχίονος. ἐν οἷς τῆς ὠμιαίας φλεβὸς χώρα, καθ᾽ ἣν
οἱ δύο μύες συμβάλλουσιν, ὅ τε ἀπὸ τοῦ στέρνου μέγας καὶ
ὁ δελτοειδὴς ὀνομαζόμενος ἑώραται τετράκις ἡμῖν ὑποδεξαμένη
τὴν ἔκπτωσιν. ἡ δ᾽ ἔξωθεν τῆς μέσης χώρας ἅπαξ, ὑπὲρ
ἧς ἐφεξῆς ἐρεῖ.

νβ΄.

[317] Καὶ ταύτη τὸ μὲν δέρμα τελέως διακαίειν χρὴ,
βαθύτερον δὲ οὐ χρή. φλέψ τε γὰρ παχεῖη πλησίη καὶ
νεῦρα, ὧν οὐδέτερα θερμαντέα.

Τὴν προσαγορευομένην ὠμιαίαν φλέβα λέγει νῦν πα-
χεῖαν ἐν ἴσῳ τῷ εὐρεῖαν ἢ μεγάλην. ἐπίκειται δὲ αὐτῇ
συμβολὴ τῶν προειρημένων δύο μυῶν ἔχουσα παρακείμενον
νεῦρον, ἀφ᾽ οὗ πᾶν τὸ πέριξ τῆς φλεβὸς δέρμα ἀπονεμή-
σεις λαμβάνει. τὸ μὲν οὖν φυλάττεσθαι ψαύειν τε τοῦ
νεύρου καὶ τῆς φλεβὸς ἐν τῇ τοῦ δέρματος καύσει σαφῶς

meri fixum, ex his in eam qua vena fita eft per fummum
humerum procedens, ubi duo mufculi concurrunt et
magnus ille qui a pectore oritur et qui a literae _Δ_ fimi-
litudine δελτοειδὲς nuncupatur, quater vidimus humeri ca-
put prorupiffe; in exteriorem vero partem mediae regionis
femel, de qua tractabit in fequentibus.

LII.

*Qua demittere candens ferramentum convenit, ut cutem
trajiciat, non tamen nimis alte: proxima enim eft craffa
vena ac nervus, quorum neutrum calefaciendum eft.*

Craffam venam intelligit nunc eam quae per fummum
humerum fertur ad cubitum, ὠμιαία Graece vocatur,
quafi latam vel grandem, cui innectitur conjunctio duo-
rum mufculorum propofitorum, cuique adjungitur nervus
qui diftribuitur in partes cutis quae juxta venam eft. Ca-
vendum autem effe ne adurendo nervus aut vena attin-

Ed. Chart. XII. [317.]   Ed. Baf. V. (592.)

ἐδίδαξεν, οὐ μὴν ἐδήλωσέ γε πότερον ἐν τοῖς πρώτοις μέ-
ρεσι τῆς φλεβὸς ἢ ἐν τοῖς ἔνδον ἢ κατ᾽ αὐτὴν ἀκριβῶς κε-
λεύει καίειν. ἐγχωρεῖ γὰρ τοῦτο ποιῆσαι πρῶτον μὲν ἀνα-
τείναντα τὸ δέρμα καθ᾽ ὃν εἴρηται τρόπον ἐπὶ τῆς μασχά-
λης, εἶτ᾽ ἐγκάρσιον διακαύσουσα, κἄπειτα τὸ ὑπάλειπτρον
διεκβαλόντα καὶ κατὰ κύκλου τὴν δευτέραν ἐπέρεισιν τοῦ
καυτηρίου ποιησάμενον· ὥσπερ γὰρ ἐν τῇ μασχάλῃ, καίτοι
γε ὑποκειμένων νεύρων μεγίστων καὶ σὺν αὐτοῖς ἀρτηρίας
καὶ φλεβὸς εὐρυτάτης, ὅμως ἐκέλευσε καίειν τὸ δέρμα, τὴν
ἀσφάλειαν τοῖς ὑποκειμένοις παρασκευάζων ἐκ τῆς τοῦ ὑπο-
λείπτρου διαρθρώσεως, οὕτω κἀπὶ τῆς νῦν προειρημένης
καύσεως οὐδὲν θαυμαστὸν ἐπ᾽ αὐτοῦ ᾽ου κατὰ τῆς φλεβὸς
ἐπικειμένου δέρματος ἀξιοῦν αὐτὸν τίνεσθαι τὰς ἐσχάρας.
ἐκεῖνα μὲν οὖν τὰ νεῦρα τόνους ἐπικαιροτάτους εἶπεν εἰθι-
σμένος χρῆσθαι τούτῳ τῷ ὀνόματι κατὰ τῶν μεγάλην δύνα-
μιν ἐχόντων, ὥσπερ ἔχουσιν ἐκεῖνοι, κατά γε τὸ πλησίον εἶ-
ναι τοῦ νωτιαίου καὶ αὐτοὺς παχυτάτους τὴν οὐσίαν ὑπάρ-
χειν, παρὰ δὲ τοῦ τῆς ὠμιαίας φλεβὸς νεῦρον ἁπλῶς εἶπεν,

gatur, aperte declaravit; non tamen oftendit, a priorine
an ab interiori parte venae vel prorfus fuper ipfam ad-
urendum fit. Fieri enim hoc poteft, in primis cutem
attrahendo, quomodo in ala diximus; dein transverfam
adurendo, poft haec inftrumentum quo ad illinendum uti-
tur trajiciendo atque in orbem iterum adurendo. Quem-
admodum autem in ala, quamvis fubfint nervi maximi et
cum ipfis arteria ac vena latiſſima, tamen aduri cutem
voluit, fecuritatem fubjectarum partium comparans eo in-
ftrumento quo illinimus demiffo: fic in propofita nunc
uftione nihil mirum, fi cutem venae fuperjectam aduri
jubeat. Illos autem nervos dixit ἐπικαιροτάτους, quod
vocabulum mutuari folet ad ea quae magnam vim habent,
quemadmodum illi, quod non longe diftent a fpinae me-
dulla et maxime pleni fint. Sed circa venam, quae ab
interiori parte tendit ad cubitum, nervum fimpliciter di-

οὐκέτι προσθεὶς τὸ ἐπίκαιρον. καὶ γὰρ ποῤῥωτάτω καὶ τοῦ
νωτιαίου καὶ μικρὸν τῷ μεγέθει.

νγ'.

Ὄπισθεν δ' αὖ ἄλλην ἐσχάρην ἐνδέχεται ἐνθεῖναι, ἀνωτέρω
μὲν συχνῷ τοῦ τένοντος τοῦ κατὰ τὴν μασχάλην, κατω-
τέρω δὲ ὀλίγῳ τῆς κεφαλῆς τοῦ βραχίονος, καὶ τὸ μὲν
δέρμα τελέως χρὴ διακαίειν, βαθεῖαν δὲ μηδὲ κάρτα ταύ-
την ποιέειν· πολέμιον γὰρ τὸ πῦρ νεύροισιν.

Ἐπὶ τὴν ὑπόλοιπον χώραν τῶν ὑποδεχομένων τὸ κατ'
ὦμον ἄρθρον ἐκπῖπτον ἀφίκετο τῷ λόγῳ, αὕτη δέ ἐστιν ἐν
τοῖς ἔξω μέρεσι τῆς πρόσω χώρας, εἰς ἣν καὶ αὐτὴν ἑώρα-
ταί μοι ἅπαξ ἐκπεσὼν ὁ βραχίων. οὐκ ὀρθῶς δὲ ἐν τοῖς
πλείστοις ἰτῶν ἀντιγράφων ἡ λέξις οὕτως γέγραπται, ὄπι-
σθίην τε αὖ ἄλλην ἐσχάρην· οὐ γὰρ ὄπισθεν ὁ τόπος οὗ-
τός ἐστι τῆς διαρθρώσεως, ἀλλ' ἔξωθεν. εἰ γοῦν τις ἀκρι-
βῶς ἐθέλοι διορίσαι τοὺς περικειμένους τόπους τῇ κατ' ὦμον

xit non adjiciens ἐπίκαιρον. Multum enim diſtat a me-
dulla fpinae atque exiguus eſt.

LIII.

Rurſus alio loco licet adurere ab exteriori parte multo
ſupra chordam quae ad alam eſt, paulo infra humeri
caput. Trajiciatur autem cutis candenti ferramento, ſed
non nimis alte; ignis enim nervis eſt inimicus.

Venit ad tractandum reliquum ex iis locis in quibus
recipitur humeri caput prolapſum. Hic autem eſt in ex-
teriori parte prioris regionis in quam ſemel etiam con-
ſpexi humeri caput veniſſe. Non recte autem in plerisque
exemplaribus legitur rurſus alius locus, quem licet adurere
a poſteriori parte; hic enim locus non a poſteriori parte,
ſed ab exteriori parte commiſſurae eſt. Si quis igitur
exquiſite definire loca velit quae juxta humeri commiſſu-

διαρθρώσει πλάτος ἔχοντας, δῆλον ὅτι νοῶν μὲν ἅπαντας ἐν
μὲν τοῖς πρόσω μέσην μὲν εἶναί τινα γραμμὴν ἀπλατῆ,
νοουμένην ἀκριβῶς μέσην, ἄνωθεν κατὰ μῆκος τοῦ βραχίο-
νος [318] τεταμένην, ἐπὶ πλάτει δ᾽ ἑκατέρωθεν ὁριζομένην
τὸ πρόσω· κατὰ μὲν τὴν ἔνδον χώραν ὑπὸ τῆς ὠμιαίας
φλεβός, ἔξωθεν δὲ μέχρι τοσούτου πάλιν ἄλλου δή τινος
διαστήματος, ὧν ἡ φλὲψ αὕτη τῆς ἀπλατοῦς ἀφέστηκεν.
οὗτοι μὲν οὖν ὅροι τῆς πρόσω χώρας, ἐφ᾽ ἑκάτερα δὲ τῶν
δύο ἕτεροι, ἀφ᾽ ἧς οἱ κατὰ τὴν μασχάλην τένοντες, ὁ μὲν
τὴν ἔνδον ὁρίζων χώραν, ὁ δὲ τὴν ἔξω. τὴν μὲν ἔνδον
χώραν τῆς διαρθρώσεως νοεῖσθαί σοι τοῦ μετὰ τῆς φλεβὸς
καὶ οὐ μεταξὺ τῆς μασχάλης περιγράφοντος ἔξωθεν τένον-
τος· ἔτι τε τῆς γραμμῆς ἐκείνης, ὧν ἠξίουν ἀπέχειν δια-
στημάτων μεταξὺ διάστημά τι τῆς ὠμιαίας φλεβὸς καὶ τῆς
τ᾽ ἀκριβῶς προσθίας μέσης γραμμῆς, ὥστε κατ᾽ αὐτὴν
διαίρεσιν, ὅσον ὑψηλότερόν ἐστι τοῦ κατὰ τὴν μασχάλην

ram funt latitudinem habentia, hic profecto omnia intui-
tus in priori regione mediam dicet effe quandam lineam,
fine latitudine conceptam in medio ad unguem, quae fu-
perne in humeri longitudinem tendat et utrimque in la-
titudinem terminari priorem regionem, ab interiori qui-
dem parte ex vena quae ad interiorem cubiti fedem per-
tinet; ab exteriori vero alia quadam linea quae diftet a
linea media, fine latitudine concepta, quantum ipfa vena
recedit. Hi funt ergo termini prioris regionis; duo au-
tem alii utrimque funt, qua feruntur chordae ad alam;
unus interiorem regionem, alter exteriorem finit. Eam
vero intelligito interiorem commiffurae regionem quae eft
inter venam et chordam, quae ab interiori parte alam
terminat; fed exteriorem eam quae incipiens a linea quae
tantum diftabat a media linea fine latitudine concepta,
quantum ipfa vena tendit ad chordam quae ab exteriori
parte alam finit. Quare juxta divifionem hanc, quidquid
erit fuperius chorda quae ab exteriori parte alae fita eft,
non dicetur utique a pofteriori regione commiffurae, fed

Ed. Chart. XII. [318.]　　　　Ed. Baf. V. (592. 593.)
ἔξωθεν (593) τένοντος οὐκ ἂν ὀπίσω τῆς διαρθρώσεώς
ἐστι τὸ σιμὸν τῆς ὠμοπλάτης, ὥσπερ γε καὶ τὸ κατ᾽ ὦμον
ἡ μασχάλη, τὸ δ᾽ ἄνω μεταξὺ τοῦ τ᾽ ἀκρωμίου καὶ τῆς κε-
φαλῆς τοῦ βραχίονος.

_____

νδ'.

Ἰητρεύειν μὲν οὖν χρὴ διὰ πάσης τῆς ἰητρείης τὰ ἕλκεα,
μηδέποτε ἰσχυρῶς ἀνατείνοντα τὸν βραχίονα, ἀλλὰ με-
τρίως ὅσον τῶν ἑλκέων ἐπιμελείης εἵνεκα, ἧσσον μὲν γὰρ
ἂν διαψύχοιτο. ξυμφέρει γὰρ πάντα τὰ καύματα σκέ-
πειν, ὡς καὶ ἐπιεικῶς ἰητρεύεσθαι. ἧσσον δ᾽ ἂν ἐκπλήσ-
σοιτο, ἧσσον δ᾽ ἂν αἱμοῤῥαγοίη, ἧσσον δ᾽ ἂν σπασμὸς
ἐπιγένοιτο.

_____

Τὰς αἰτίας αὐτὸς εἶπε, δι᾽ ἃς κελεύει τὸν βραχίονα
μηδέποτε ἀνατεῖναι ἰσχυρῶς· πρώτην μὲν ὅτι πάντα τὰ
καύματα συμφέρει σκέπειν, ὡς ἰατρεύεσθαι καὶ μὴ κατα-
ψύχεσθαι· καὶ ἄλλως μὲν γάρ, ὡς αὐτὸς ἔλεγεν, ἕλκεσι τὸ

ab exteriori. Siquidem regio poſterior in commiſſura eſt
qua latum ſcapularum os ſimum eſt; inferior in ala con-
tinetur, ſuperior vero inter lati ſcapularum oſſis ſummita-
tem atque humeri caput.

_____

LIV.

Porro mederi in tota curatione ulceribus debemuſ viden-
tes ne multum attollatur humerus, ſed modice quatenus
ulcerum curatio poſtulat, quoniam frigus eo minus ad-
ſpirabit. Aduſta enim omnia tegenda ſunt, non ſecus
etiam moderate curanda; nam ſic minus hiant, minus
ſanguis erumpit, minus nervorum diſtentio ſequitur.

_____

Cauſas ipſe expoſuit cur edicat ne multum humerus
unquam attollatur: primum quod uſta omnia tegere expe-
dit, ſic tamen ut curari poſſint et non frigeant, quum
alioquin, ut ipſe teſtatur, frigus ulcera mordeat, cutem in-

ψυχρὸν δακνῶδες δέρμα περισκληρύνει, ὀδύνην ἀνεκπύητον
ποιέει. πολὺ δὲ μᾶλλον ὅσα θερμὸν αἴτιον εἰργάσατο, κα-
θάπερ νῦν τὸ πῦρ, ἧσσον δ' ἂν, φησὶν, ἐκπλήσσοιτο, τουτ-
έστιν ἐπὶ πλέον διίστασθαι τὸ τοῖς χείλεσιν ἕλκος. ἐν
τούτῳ γὰρ ψύχεται μᾶλλον καὶ χρονιώτερον συνουλοῦται
καὶ αὐτὰς τὰς οὐλὰς ἔχει μείζονας. τὸ δ' ἐφεξῆς εἰρημένον,
ἧσσον δ' ἂν αἱμοῤῥαγοίη, προσέθηκεν εἰς τὸν καθόλου λό-
γον ὑπενεχθεὶς ἁπάντων ἑλκῶν, οὐ τῶν νῦν προκειμένων
ἴδιον. εἰ γὰρ ὡς ἐκέλευσεν οὕτω τις τὸ δέρμα διακαύσειεν,
οὐδεὶς ἀκολουθήσειε φόβος αἱμοῤῥαγίας. ἴσως δ' ἂν ἐκ τοῦ
ψυχθῆναι τὰ νεῦρα γυμνωθέντος τοῦ δέρματος, οὐ τοῦ
σπασμοῦ κίνδυνος ἀκολουθήσειε μόνος, καὶ αὐτοῦ κατὰ τὴν
τελευτὴν ἐμνημόνευσε τῆς ὅλης ῥήσεως.

νε'.

Ὅταν δὲ δὴ καθαρὰ γένηται τὰ ἕλκεα ἐς ὠτειλάς τε ἴῃ,
τότε δὴ καὶ πανιάπασι χρὴ αἰεὶ τὸν βραχίονα πρὸς τῇσι
πλευρῇσι προδεδέσθαι καὶ νύκτα καὶ ἡμέρην.

duret, pus fieri in dolore non patiantur; ac multo magis
in iis quae calor excitavit, ficuti nunc ignis, minus, in-
quit, hiant, hoc eft diducuntur ulceris orae. Ob id enim
frigore magis excipiuntur et tardius fanefcunt grandiorem-
que cicatricem recipiunt. Quod autem fubdit, minus fan-
guis erumpit, communiter ad omnia ulcera refertur, non
proprie ad ea quae propofita nunc funt. Nam fi quis
cutem fic urat, quemadmodum praecepit, periculum nul-
lum fanguinis eruptionis fequetur. Fortaffe autem nervi
tantum diftentione periclitabuntur ob frigus, quod cute
nudari contraxerunt, cujus rei in fine orationis meminit.

LV.

*Ubi ulcera pura fint et ad cicatricem intendant, tunc fane
oportet humerum diu noctuque femper ad latus deliga-
tum continere.*

[319] *Τὰς ὠτειλὰς ἐνταῦθα κυρίως εἶπεν ἐπὶ τῶν*
οὐλῶν, οἰχ ὡς ἔμπροσθεν ἐπὶ τῶν ἑλκῶν· ἀξιοῖ δέ ποτε
μάλιστα φροντίζειν τοῦ μηδέποτε ἀφίστασθαι τῶν πλευρῶν
τὸν βραχίονα, πλὴν ἐπὶ βραχὺ μόνον ἐν ἐκείνῳ τῷ καιρῷ,
καθ' ὃν ἂν θεραπεύηται τὰ ἕλκη. μάλιστα γὰρ ἁλίσκεσθαι
φαίνεται τὰ καθαρὰ τῶν ἑλκῶν οἷς κατὰ τὴν πρὸ ταύτης
ῥῆσιν εἶπεν ἅπασι συμπτώμασι καὶ μάλιστα τοῖς ἀπὸ τῶν
ἔξωθεν αἰτιῶν. ἐπειδὴ πρόσθεν ἡμῖν ἥκειν ἔτι ῥυπαρὰ καὶ
φλεγμαίνοντα καὶ τὸν ῥύπον αὐτῶν εἶχεν οἷον πρόβλημά τι
καὶ σκέπασμά τι καὶ τὴν περιουσίαν τῶν παρὰ φύσιν ὑγρῶν,
ἀλλὰ καὶ ἡ θερμασία τῆς φλεγμονῆς ἀντεῖχε τοῖς ἔξωθεν
μὴ γινομένοις ψυχροῖς. ἡνίκα δ' ἂν φλεγμαίνει, τότε κα-
θαρὰ καὶ οἷον ἀπέριττα γέγονεν, αἰσθάνεται μᾶλλον ἢ προ-
σθεν ὧν πάσχει. διὰ ταῦτα πάντα ῥᾳδίως μὲν ὑπὸ τῶν
ἔξωθεν αἰτιῶν καὶ μάλιστα τῶν ψυχρῶν ὀδυνᾶταί τε καὶ ψύ-
χεται. τῷ δ' ἀκριβεῖ τῆς αἰσθήσεως τήν τε ὀδύνην ἴσχει
σφοδροτέραν καὶ τὰς ἐπικειμένας αὐτῇ δυσχερείας ἐπικτᾶται.

Ωτειλὰς nunc proprie de cicatricibus dixit, non de
ulceribus, quemadmodum ante. Monet autem maxime
dandam operam eſſe ne humerus, niſi paullulum dumta-
xat a latere diducatur idque quum ulcera curantur, quo-
niam pura ulcera opportuniſſima ſunt illis omnibus caſibus
quos in oratione proxime praecedente narravit, atque
iis praeſertim qui ab exterioribus cauſis oriuntur. Antea
ſiquidem ſordida erant atque inflammata, ſordemque et
humorem praeter naturam ſuperantem pro velamento ac
tegmento quodam habebant; quin et inflammationis calor
extrinſeco frigori obſiſtebat. At ubi inflammatio conquie-
vit et pura reddita eſt ac ſine ſuperante humore, magis
quam ante ſentiunt ea quibus laeduntur. Ob haec igitur
omnia facile ſub exterioribus cauſis ac praecipue frigidis
dolent et refrigerantur; propter ſenſum vero acriorem
vehementiori dolore cruciantur, cui accedunt ea mala
quae ſequi dolorem ſolent.

Ἀτὰρ καὶ ὅταν ὑγιέα γένηται τὰ ἕλκεα, ὁμοίως ἐπὶ πολὺν
χρόνον χρὴ προσδεῖν τὸν βραχίονα πρὸς τὰς πλευράς·
οὕτω γὰρ ἂν μάλιστα ἐπουλωθείη καὶ ἀπολειφθείη ἡ εὐ-
ρυχωρίη, καθ' ἣν μάλιστα ὀλισθαίνει ὁ βραχίων.

Κἀνταῦθα τὸν σκοπὸν ὃν συνεβούλευσεν αὐτὸς ἐδήλω-
σεν εἰπών· οὕτως γὰρ ἂν μάλιστα ἐπουλωθείη καὶ ἀπολει-
φθείη εὐρυχωρίη, καθ' ἣν ὀλισθαίνει ὁ βραχίων, δυνάμει
τοῦτο λέγων. ὅσῳπερ γὰρ ἡ οὐλὴ βραχυτέρα γένηται, το-
σούτῳ μᾶλλον εἰς ὀλίγον συναχθήσεται τὸ περὶ τὴν μασχά-
λην δέρμα. μέγιστον δέ ἐστι τοῦτο πρὸς τὸ μὴ ῥᾳδίως
ὀλισθαίνειν ἐνταῦθα τὸν βραχίονα.

νζ'.
Ὅσοισι δ' ἂν ὦμος καταπορηθῇ ἐμβληθῆναι, ἢν μὲν ἔτι
ἐν αὐξήσει ἔωσιν, οὐκ ἐθέλει συναύξεσθαι τὸ ὀστέον τοῦ

LVI.

*At ubi ulcera convaluerunt, humerus diu debet ad latus
fimiliter deligari; namque hac via cicatrix maxime
confirmabitur, atque id fpatium, in quod maxime hu-
merus procidit, contrahetur.*

Hic etiam indicavit quo confilio haec praeceperit,
quum inquit: namque hac via cicatrix maxime confirma-
bitur, atque id fpatium in quod maxime humerus proci-
dit contrahetur, quaſi ita dixerit: quo minor cicatrix in-
ducetur, eo magis alae cutis contrahetur, quod maximum
momentum habet in prohibendo, ne in hanc partem ela-
batur humerus.

LVII.

*Quibus recondi humeri caput non potuit, ſi adhuc cre-
ſcunt, humerus non aeque augetur, atque is qui integer*

βραχίονος, ὁμοίως τῷ ὑγιεῖ, ἀλλὰ αὔξεται μὲν ἐπί τι,
βραχύτερον δὲ τοῦ ἑτέρου γίνεται.

Τὰ συμπτώματα διέρχεται νῦν, ὅσα τοῖς ἔξαρθρον
ἔχουσι τὸν ὦμον ἐξ ἀνάγκης ἐπιγίγνεται· πρῶτον μὲν οὖν
ἐστι καὶ κοινότατον, ᾧ καὶ τἄλλα ἔπεται πάντα τὸ ἀτροφώ-
τερον ταὐτὸν γίγνεσθαι, τούτῳ δ᾽ αὐτῷ πάλιν ἔπεται. τε-
λειωθέντος μὲν οὖν ἤδη τοῦ κώλου λεπτότης, ἔτι τε αὐξα-
νομένου καὶ ἡ σμικρότης. αὕτη δ᾽ ἀτροφία διά τε τὴν
διαστροφὴν γίγνεται τῶν κατὰ κῶλον ἀγγείων τε καὶ μυῶν,
αἰτία δὲ ἡ ἀκινησία ὅλου τοῦ ἄρθρου· καὶ γάρ τι τῶν
ὑγιῶν κώλων ἐπὶ χρόνῳ πολλῷ παντάπασιν ἀκίνητον μεῖναν
σαφῶς ἀτροφώτερον φαίνεται.

———

νη'.
[320] Καὶ οἱ καλεόμενοι δὲ ἐκ γενεῆς γαλιάγκωνες διὰ
δισσὰς ξυμφορὰς ταύτας γίνονται· ἤν γέ τι τοιοῦτον αὐ-

———

eſt; ſed quamvis aliquid augeatur, altero tamen brevior
redditur.

———

Ea nunc perſequitur quae neceſſario iis accidunt,
quibus humeri caput ſuo loco non eſt. Primum ac ma-
xime commune cui reliqua omnia ſuperveniunt eſt quod
minus alitur; quam rem ſi membrum jam perfecte incre-
vit, gracilitas ſequitur; ſi adhuc augeatur, exiguitas. Non
alitur autem membrum ob muſculorum et venarum quas
continet depravationem; ejus quoque rei cauſa eſt totus
articulus immobilis, nam et integra membra, ubi diutius
omnino immobilia maneant, aperte graciliora conſpiciuntur.

———

LVIII.

Jam vero quia primo natali die humeros breviores habent,
γαλιάγκωνες Graece appellantur, ob duplicem noxam id
mali experiuntur vel quod dum in utero ſunt humeri

Ed. Chart. XII. [320.]   Ed. Baf. V. (593.)

τοὺς ἐξάρθρημα καταλάβῃ ἐν γαστρὶ ἐόντας, διά τε ἄλ-
λην συμφορὴν, περὶ ἧς ὕστερόν ποτε γεγράψεται.

Εἴτε ἀπὸ τῆς πρὸς τὰς γαλᾶς ὁμοιότητος ἐκλήθησαν
οἱ γαλιάγκωνες εἴτ᾽ ἀπ᾽ ἄλλου τινὸς ἐπιτρέπειν χρὴ τοῖς
περὶ αὐτὰ σπουδάζουσιν ἐπιμελῶς ζητεῖν. ἰατρῷ δὲ χρήσι-
μον ἐπίστασθαι τὸ γεννᾶσθαί τινας ἐξάρθρους ἀμφότερα
τὰ κατ᾽ ὦμον ἄρθρα, τό τε ἀριστερὸν καὶ τὸ δεξιὸν, ὅτι
τε μικροὺς ἐξ ἀνάγκης ἔχουσιν οὗτοι τοὺς βραχίονας. εἰ-
δέναι δεῖ τινα καὶ ἄλλην συμφορὰν ἐργαζομένην ταυτὸ πά-
θημα, περὶ ἧς αὖθις ἐρεῖν ἐπαγγέλλεται. χαλεπὸν δὲ εὑ-
ρεῖν ἑτέραν, ἣν αὐτὸς ἐφεξῆς λέγει συμβαίνειν τοῖς νηπίοις.
ἔχει δὲ ἡ λέξις οὕτως.

νθ'.

Ἀτὰρ καὶ οἷσιν ἔτι νηπίοισιν ἐοῦσι κατὰ τὴν κεφαλὴν τοῦ
βραχίονος βαθεῖαι καὶ ὑποβρύχιοι ἐκπυήσιες γίνονται;
καὶ οὗτοι πάντες γαλιάγκωνες γίνονται. καὶ ἤν τε τμη-

luxentur, vel aliam ob noxam, de qua poftea aliquando
fcribemus.

Dictine fint *γαλιάγκωνες* a fimilitudine felis, *γαλῆ*
Graece dicitur, an ab alio quopiam, relinquenda eft quae-
ftio iis qui in hujusmodi ftudia incumbunt. Medicum vero
fcire convenit nafci quosdam utriusque humeri articulo
luxato dextro et finiftro, ficque humeros breviores effe;
neque ignorare, alteram hujus vitii caufam de qua tracta-
turum fe pollicetur. Difficile autem eft alteram invenire,
praeter illam quam ipfe deinceps ait illis accidere qui
teneri funt. Inquit ergo.

LIX.

Sed ʻquibus tenera adhuc aetate juxta humeri caput in
intimis partibus, alteque fuppurationes oriuntur, omni-
bus fane humeris breviores fiunt; ac five fecentur, five

Ed. Chart. XII. [320.]   Ed. Baf. V. (593. 594.)

θῶσιν ἤν τε καυθῶσιν ἤν τε αὐτόματόν σφιν ἐκραγῇ,
εὖ εἰδέναι χρὴ ὅτι ταῦτα οὕτως ἔχει. χρίεσθαι μέντοι
τῇ χειρὶ δυναιώτατοι εἰσιν οἱ ἐκ γενεῆς γαλιάγκωνες,
οὐ μὴν (594) οὐδὲ ἐκεῖνοί γε ἀνατεῖναι παρὰ τὸ οὖς
τὸν βραχίονα ἐκτανίσαντες τὸν ἀγκῶνα δύνανται, ἀλλὰ
πολὺ ἐνδεεστέρως ἤ τὴν ὑγιέα χεῖρα.

———

Δύναται δὲ τοῦτο καὶ κυουμένοις ἐπισυμβαίνειν· συμ-
φορὰν δ᾽ ἄλλην ἔτι κυουμένοις ἐξαρθρήματος αἰτίαν γίνε-
σθαι χαλεπὸν εὑρεῖν, ἀμφοτέρας δὲ ταύτας οὐκ ἀδύνατον
συμβῆναι· καὶ γὰρ ἐκπυῆσαι δυνατόν ἐστι τὸ ἐκραγῆναι καὶ
ἀπουλωθῆναι τῷ κυουμένῳ τῷ βρέφει πρὸς τῆς φύσεως καὶ
τοῦτο μᾶλλον ἔτι κατὰ ἔμπτωσιν ἐνδέχεται τοῦ κατ᾽ ὦμον
ἄρθρου διά τε τὴν ὑγρότητα τῆς φύσεως τοῦ παιδίου καὶ
τῆς κατὰ διάρθρωσιν κοτύλης τὸ εὐυπέρβατον.

———

urantur, five per fe pus aperiatur, fcire licet haec ita
fe habere.   Maxime vero brachio uti queunt, quibus a
primo natali die humeri breviores funt; neque ipfi ta-
men furfum ad aurem porrigere brachium poffunt cu-
bito extento, nifi multo minus quam ab integra parte.

———

Poteſt hoc etiam dum in utero funt accidere; aliam
vero noxam, quae iis qui in utero geruntur caufa fit ut
articulus elabatur, difficile eſt invenire, fed has ambas
accidere nihil prohibet, poteſt enim dum infans in utero
eſt a natura fuppuratio fieri, aperiri et ad cicatricem ul-
cus perduci.   Quod magis adhuc evenit, ubi humeri caput
elabitur ob humorem infantis naturalem et quia cavum
commiffurae ipfius humeri tale eſt ut facile articulum
expelli patiatur.

———

ΠΕΡΙ ΑΡΟΡΩΝ ΥΠΟΜΝΗΜΑ Α. 397

Ed. Chart. XII. [320. 321.]　　Ed. Baf. V. (594.)

ς'.

Οῖσι δ᾿ ἂν ἤδη ἂν ἀνδράσιν ἐοῦσι ἐκπέσῃ ὁ ὦμος καὶ μὴ
ἐμβληθῇ, ἐπωμὶς ἀσαρκωτέρη γίνεται καὶ ἡ ἕξις λεπτὴ
ἡ κατὰ τοῦτο, ὅταν μέντοι ὀδυνώμενοι παύσωνται. ὁκόσα
μὲν δεῖ ἐργάζεσθαι ἐπάραντας τὸν ἀγκῶνα ἀπὸ τῶν πλευ-
ρέων εἰς τὸ πλάγιον, ταῦτα μὲν οὐ δύναται ἅπαντα ὁμοίως
ἐργάζεσθαι. ὁκόσα δὲ δεῖ ἐργάζεσθαι παραφέροντας τὸν
βραχίονα παρὰ τὰς πλευρὰς ἢ ἐς τοὐπίσω ἢ ἐς τοὔμπρο-
σθεν. ταῦτα δὲ δύνανται ἐργάζεσθαι· καὶ γὰρ ἂν ἀρίδα
ἑλκύσαιεν καὶ πρίονα καὶ πελεκίσαιεν ἂν καὶ σκάψαιεν,
ἂν μὴ κάρτα ἄνω αἴροντες τὸν ἀγκῶνα καὶ τἄλλα ὅσα
τῶν τοιούτων σχημάτων ἐργάζονται.

[321] Ἡ ἐπωμὶς τοῖς οὕτω πεπονθόσι κἂν τῷ πα-
ραχρῆμα φαίνηται λεπτοτέρα καὶ ἀσαρκωτέρα τῆς κεφαλῆς
τοῦ βραχίονος ἀπολειπούσης τὸν ὦμον, ἀλλὰ καὶ εἰς ὕστε-
ρον ἔτι μᾶλλον φαίνεται τοιαύτη, διότι γίνεται τοῦ χρόνου

LX.

Quibus vero aetate jam robufta humeri caput erupit, ne-
que reftitutum eft, pars quae fupra commiffuram eft
tenuatur et gracilioris habitus fit; ubi dolore liberan-
tur, non aeque praeftare poffunt opera omnia quaecun-
que requirunt, ut cubitus a pectore diductus in latera
attollatur. Ad ea autem valent quaecunque efficienda
funt, humero vel in priorem partem vel in pofteriorem
ad pectus adducto; nam terebra, ferra, fecuri ac ra-
ftris utuntur, dummodo cubitum non admodum attollere
neceffe fit, atque ad alia omnia idonei funt quae bra-
chia poftulant ita figurata.

His qui hoc vitio tenentur pars quae fuper humeri
commiffuram eft protinus etiam inter initia tenuior appa-
ret et gracilior, quum humeri caput lati fcapularum offis
cavum reliquerit; fed et iftiusmodi in pofterum adhuc
amplius confpicitur, eo quod procedente tempore ema-

περιόντος ἀτροφώτερα τὰ μόρια τοῦ δελτοειδοῦς μυὸς ἀσθενοῦς
τεινομένου, διότι κάτω γίνεται βίαιος ἀκολουθῶν εἰς μασχάλην
τῆς κεφαλῆς τοῦ βραχίονος. ὅτι δὲ διὰ τὸ μὴ κινεῖσθαι μηδὲ
ἐνεργεῖν τὴν οἰκείαν ἐνέργειαν, ἣν εἶχεν ἀνατείνων τὸν βραχίο-
να, ψυχρότερος καὶ ἀσθενέστερος ἀποτενούμενος καὶ ἀτροφώτε-
ρος διὰ τοῦτο γίνεται· κίνησις μὲν γὰρ κρατύνει, ἀργίη δὲ τήκει.

ξα΄.

Ὅσοισι δ᾽ ἂν τὸ ἀκρώμιον ἀποσπασθῇ, τουτέοισι φαίνεται
ἔξεχον τὸ ὀστέον τῶν ἀπεσπασμένων. ἔστι δὲ τοῦτο ὁ
σύνδεσμος τῆς κληῖδος καὶ τῆς ὠμοπλάτης· ἑτεροίη γὰρ
φύσις ἀνθρώπου ταύτῃ ἢ τῶν ἄλλων ζώων. οἱ οὖν ἰη-
τροὶ μάλιστα ἐξαπατέονται ἐν τούτῳ τῷ τρώματι, ἅτε
γὰρ ἀνασχόντος τοῦ ὀστέου τοῦ ἀποσπασθέντος ἡ ἐπωμὶς
φαίνεται χαμαιζήλη καὶ κοίλη, ὥστε καὶ προμηθεῖσθαι
τῶν ὤμων τῶν ἐκπεπτωκότων. πολλοὺς οὖν οἶδα ἰητροὺς
τἆλλα οὐ φλαύρους ἐόντας, οἳ πολλὰ ἤδη ἐλυμήναντο ἐμ-
βάλλειν πειρώμενοι τοὺς τοιούτους ὤμους, οὕτως οἰόμενοι

crefcant partes mufculi *Δ* literam referentes, quod red-
ditus fit imbecillis, quum fequens humeri caput vi deor-
fum feratur ad alam, et quod immobilis maneat, neque
fuo munere fungatur, quod erat humerum attollere; quare
frigidior et imbecillior redditur atque emacrefcit, quando-
quidem labor firmat, ignavia tabidum reddit.

LXI.

*Quibus tali fcapularum offis fummitas diducitur, exftare
videtur os quod recedit. Eft autem hoc ligamentum
juguli cum lato fcapularum offe; diverfa autem eft hac
parte natura hominis a ceteris animalibus. Medici ita-
que in hoc cafu maxime decipiuntur, excitato enim offe
quod recedit humeri commiffurae pars fuperior apparet
depreffa et cava, ita ut quafi prociderit humeri caput
provideant. Novi ergo complures medicos alioquin non
ignobiles, qui fummopere laederent dum niterentur
hujusmodi humeros reftituere, ut qui luxatos effe aefti-*

ἐκπεπτωκέναι καὶ οὐ πρόσθεν παύονται πρὶν ἢ ἀπογνῶ-
ναι ἢ ἀπορῆσαι δοκέοντας αὐτοὶ σφᾶς αὐτοὺς ἐμβαλέειν
τὸν ὦμον. τούτοισιν ἰητρείη μὲν, ἥπερ καὶ τοῖσιν ἄλλοισι
τοιούτοισι κηρωτὴ καὶ σπλῆνες καὶ ὀθόνια καὶ ἐπίδεσις
τοιαύτη. καταναγκάζειν μέντοι τὸ ὑπερέχον χρὴ καὶ τοὺς
σπλῆνας κατὰ τοῦτο τιθέναι πλείστους καὶ πιέζειν ταῦτα,
μάλιστα τὸν βραχίονα πρὸς τῆσι πλευρῆσι προσηρτημένον
ἐς τὸ ἄνω μέρος ἔχειν, οὕτω γὰρ ἂν μάλιστα πλησιάζοιτο
ἀπεσπασμένον. τάδε μὴν εὖ εἰδέναι χρὴ καὶ προλέγειν
ὡς ἀσφαλέα, εἰ ἄλλως ἐθέλοις· ὅτι βλάβη μὲν οὐδεμίη
οὔτε μικρὴ οὔτε μεγάλη τῷ ὤμῳ γίνεται ἀπὸ τούτου τοῦ
τρώματος, αἴσχιον δὲ τὸ χωρίον. οὐδὲ γὰρ τοῦτο τὸ
ὀστέον ἐς τὴν ἀρχαίην ἕδρην ὁμοίως ἂν ἱδρυνθείη, ὥσπερ
πέφυκεν, ἀλλ᾽ ἀνάγκη πλέον ἢ ἔλασσον ὀγκηρότερον εἶναι
ἐς τὸ ἄνω. οὐδὲ γὰρ ἄλλο ὀστέον οὐδὲν ἐς τὸ αὐτὸ καθί-
σταται, ὅτι ἂν κοινωνέον ἐστὶν ἑτέρῳ ὀστέῳ καὶ προσ-
πεφυκὸς ἀποπασθῇ ἀπὸ τῆς ἀρχαίης φύσιος. ἀνώδυνον

marent nec prius deſiſterent quam vel rem deſperarent
vel indicarent per ſe non poſſe humeri articulum reſti-
tui. His eadem curatio convenit quae ceteris ejus ge-
neris, nempe ceratum, panni, faſciae atque eadem vin-
ciendi ratio; verum tamen deorſum cogendum eſt id
quod excidit, tum ea parte plurimi panni injiciendi,
maximeque adſtringendum, humerusque ad latus conti-
nendus eſt ſuſpenſus a parte ſuperiori. Hac enim ra-
tione id quod receſſit proxime adducetur, quam rem
ſcire optime licet atque praedicere omni periculo va-
care, ſi alioquin tibi videatur. Ex hoc enim caſu nec
parum nec magnum in humeri commiſſura oritur de-
trimentum, ſed aliquid decoris eo loco amittitur: nun-
quam enim hujusmodi os in naturalem et antiquam ſe-
dem revertitur, ſed neceſſario ſive amplius, ſive minus
a ſuperiori parte prominet. Neque enim aliud os ul-
lum in priſtinam ſedem revertitur, quod receſſerit ab
aliquo oſſe, quocum naturaliter jungeretur. Paucis au-

Ed. Chart. XII. [321. 322.]   Ed. Baf. V. (594.)
δὲ τὸ ἀκρώμιον ἐν ὀλίγῃσιν ἡμέρῃσιν γίνεται, ἢν χρηστῶς
ἐπιδέηται.

_____

Σύνζευξιν ἐνδείκνυται τὸ ἀκρώμιον εἶναι, λέγει δὲ καὶ
ὀστοῦν ὑπάρχειν αὐτὸ καὶ συνδεῖν ἄμφω τὰ εἰρημένα. δῆ-
λον οὖν ὅτι χονδρῶδες ὀστοῦν ἐστι τὸ ἀκρώμιον ἐπικείμενον
τῇ συνζεύξει τῆς κλειδὸς καὶ τῆς ὠμοπλάτης, ὑμένας [322]
ἐκπεφυκότας ἔχον, οἷς συνδεῖται τὰ πέρατα τῶν ὀστῶν. ἀπο-
σπασθέντι δὲ αὐτῷ καὶ κλεὶς εἴωθε συνέπεσθαι καὶ διὰ
τοῦτο ἐπανόρθωσις γίγνεται καταναγκαζομένης εἰς τὸ κάτω
τῆς κλειδὸς, ὡς ἀποτελεῖσθαί τινας κυκλοτερεῖς καμπὰς αὐ-
τῆς. ἐνταῦθα δὴ καὶ τοῖς νεωτέροις ἡ κατανάγκασις αὕτη
μᾶλλον ἐπιτυγχάνει· ὅσῳ γὰρ ἡ ἡλικία προέρχεται, ξηρό-
τερα τὰ σώματα ἡμῶν ἀποτελεῖται. καθάπερ οὖν τὰ ξηρὰ
ξύλα πρὸς καμπὰς ἐστιν οὐκ ἐπιτήδεια, τὰ δὲ ὑγρὰ καὶ
χλωρὰ ῥᾳδίως πάσχει τοῦτο, κατὰ τὸν αὐτὸν τρόπον καὶ
τῶν ἔτι αὐξανομένων ὀστᾶ δύναται κάμπτεσθαι καταναγκα-
ζόμενα, καὶ πολὺ μᾶλλον, ὅταν ᾖ χαῦνα καὶ σηραγγώδη, κα-

tem diebus a dolore liberatur latum fcapularum os fum-
mum, fi commode vinciatur.

_____

Indicat lati fcapularum offis fummitatem effe conjun-
ctionem, dicit etiam ipfam effe os quo alligantur propo-
fita offa ambo.   Conftat autem fummitatem lati fcapula-
larum offis effe cartilaginofum os, quod fitum eft qua
jugulum cum lato fcapularum offe committitur, a quo
dependent membranae quibus extrema offium colligantur.
Hoc ubi recedat, jugulum etiam fequi confuevit et idcirco
reftituitur jugulo deorfum depulfo, fic ut ea parte in or-
bem quodammodo inclinetur; quo fit ut in juvenibus
facilius cogatur, nam quo magis aetas procedit, eo magis
corpora noftra ficcantur.   Ergo quemadmodum ficca ligna
minime idonea funt quae curventur, madentia autem et
viridia id facile patiuntur: eodem modo et offa eorum
qui adhuc increfcunt coacta curvari poffunt, ac multo
magis ubi rara fint et cavis plena, quale eft jugulum.

ΠΕΡΙ ΑΡΘΡΩΝ ΥΠΟΜΝΗΜΑ Δ. 401

Ed. Chart. XII. [322.] Ed. Baf. V. (595.)
θάπερ κλεὶς ἐστι. καὶ ἔγωγ᾽ ἐπειράθην αὐτὸς ἐπ᾽ ἐμαυτοῦ
καμπτομένης αἰσθανόμενος τῆς κλειδός, ἔσφυζε γὰρ διὰ βά-
θους ὁπότε σφοδρῶς κατασπασθῇ τῷ βιαίῳ τῆς ἐπιδέσεως,
ὑπέμεινα δὲ τοῦτο μέχρι μ᾽ ἡμέρας, ἐν αἷς οὕτω προσήχθη
τῇ κεφαλῇ τοῦ βραχίονος ἡ κλεὶς, ὥστε τοὺς μὲν νῦν ὁρῶν-
τας ἀπιστεῖν εἰ ἀπεσπάσθη ποτὲ, τοὺς δὲ ἰδόντας ὁπόταν
ἀπεσπάσθη, τριῶν δακτύλων διάστημα τὸ μεταξὺ γενόμενον
ὑπερθαυμάζειν τὸ πρᾶγμα. συνέβη μέντοι τὸν βραχίονα
τελείως ἀτροφῆσαι κατ᾽ ἐκεῖνον τὸν χρόνον, ὡς ἰσχνὸν παν-
τελῶς γενέσθαι, συνατροφῆσαι δ᾽ αὐτῷ καὶ τὸν πῆχυν.
ἀλλὰ ταῦτα μὲν ἐπανορθωσάμενος ἑνὶ βοηθήματι τῷ τῆς
ἐπιδέσεως ἀνετράφη σύμπαν τὸ κῶλον, οὐκ ἐν πολλῷ χρόνῳ
μετὰ τὸ λυθῆναι τοὺς ἐπιδέσμους. ἐπὶ (595) δὲ μειρακίου
καὶ μᾶλλον ἐπὶ παιδίων ἑτοιμότερον ἡ ἐπίδεσις καταναγκά-
ζοι τὸ ὀστοῦν· ἐμοὶ μὲν γὰρ ἔτος ἄγοντι ε᾽ καὶ λ᾽ οὕτω
παθεῖν ἐν παλαίστρᾳ συνέβη, οὐ μὴν ἄλλον γέ τινα τῶν
ἤδη τελείων ἐδυνήθην ὁμοίως ἰάσασθαι διὰ τὸ μὴ φέρειν
αὐτοὺς τὸ βίαιον τῆς ἐπιδέσεως. ἐγὼ δ᾽ οὖν καὶ αὐτὸς
ᾐσθανόμην ψυχροῦ τοῦ χωρίου πάντως, ὡς ἀναγκάζεσθαι

Equidem experimento fenfi jugulum in me ipfo curvari;
nam quum vinculi vi vehementer compelleretur, alte urge-
bat. Quod ego pertuli quadraginta dies, quibus jugulum ad
humeri caput ita adductum eft, ut iis qui nunc adfpiciunt
nunquam receffiffe videatur; quique tunc quum receffit,
diductum intervallo trium digitorum viderunt, rem admi-
rentur. Inde tamen factum eft ut humerus id temporis
minime nutriretur, ita ut penitus emacrefceret, cum-
que eo brachium etiam nutriri defineret. Sed his omni-
bus uno vinculi praefidio fuccurrens non multo tempore
a foluto vinculo totum membrum refeci. In adolefcente
autem ac multo magis in puero os facilius vinculo cogi-
tur. Ego vero quum id mihi accidit in palaeftra, annum
agebam trigefimum quintum; nullum tamen alium ex iis
qui firmiffima aetate effent aeque licuit ad fanitatem per-
ducere, eo quod vinculi vim minime ferrent. Ipfe igitur
fenfi frigidum prorfus, fio ut totum diem ac noctem per-

δι' ὅλης ἡμέρας καὶ νυκτὸς ἔλαιον καταντλεῖν θερμὸν, ὑπο-
βεβλημένου δέρματος ὅλῳ τῷ σώματι, γυμνὸς γὰρ ἐπ' αὐ-
τοῦ κατεκείμην, ὡς ἂν καὶ τῶν ὑπὸ κύνα καυμάτων ὄντων.
ὑποκειμένης οὖν κατὰ τὸ πρὸς τῶν ποδῶν μέρος λεκάνης
κενῆς ἐσχημάτισται κατὰ τοῦτο πρὸς ἔκρουν ἐπιτηδείως τὸ
δέρμα, πάλιν τε τὸ ἀθροισθὲν ἐν τῇ λεκάνῃ μεταβαλόντες
εἰς λέβητα κατὰ πυρὸς ἐπικείμενον ἐθέρμαινον, ἐντεῦθεν
λαβόντες ἀπήντλουν τῷ πεπονθότι χωρίῳ παντί. καὶ εἰ
βραχύ ποτε διέλιπον, εὐθέως᾽ ἠσθανόμην τάσεως τῶν κατὰ
τὸν τράχηλον μυῶν, ὡς εἶναι δῆλον ὅτι σπασμὸς ἀκολου-
θήσει ῥαθυμησάντων περὶ τὴν κατάντλησιν. ἐμοὶ μὲν καὶ
ἄλλο τι συνέβη κατὰ τὰς κακοπαθείας τῶν μυῶν αἴτιον οὐ
σμικρὸν, ὃ καὶ αὐτὸ καλῶς ἔχει δηλῶσαι, χάριν τοῦ νομί-
σαι τινὰ διὰ μόνην τὴν κατανάγκασιν τῆς κλειδὸς εὐπα-
θεῖς γενέσθαι τοὺς μύας. ἀποσπασθέντος γὰρ τοῦ ἀκρω-
μίου κατὰ παλαίστραν ὁ παιδοτρίβης ἰδὼν ταπεινὴν τὴν
ἐπωμίδα καὶ εἰς μασχάλην ὠλισθηκέναι τὸν βραχίονα κα-
τέτεινέ τε καὶ μοχλεύειν ἐπεχείρει καὶ τεχνικῶς ἐνήργει

fundere calidum oleum cogerer, pelle toti corpori fub-
jecta, fuper qua nudus jacebam, quum caniculae aeftus
vigeret. A pedibus igitur inani pelve fubjecta pellis ita
figurata erat, ut oleum per eam commode funderetur;
quidquid autem in pelvi coactum erat, in ollam conjicie-
batur juxta ignem, ut calefieret, eoque inde accepto totus
affectus locus perfundebatur. At quum vel modicum quid
aliquando intermittebatur, fentiebam continuo mufculos
juxta cervices diftendi, fic ut aperte conftaret, fequutu-
ram effe nervorum diftenfionem, fi ignavi fuiffent qui
perfundebant. Mihi etiam aliud evenit quod non parum
in caufa fuit, ut mufculi male afficerentur. Atque id quo-
que enarraffe operae pretium erit, ne quis exiftimet male
affici mufculos, propterea quod jugulum dumtaxat deor-
fum fuerit coactum. In palaeftra enim lati fcapularum
offis fummitate diducta magifter intuitus partem fuperpo-
fitam humeri commiffurae depreffam, exiftimans humeri

ΠΕΡΙ ΑΡΘΡΩΝ ΥΠΟΜΝΗΜΑ Α. 403

Ed. Chart. XII. [322. 323.] Ed. Baf. V. (595.)

ταῦτα. μὴ προχωροῦντος δὲ τοῦ ἔργου καὶ μάτην τοῦ χρό
νου τριβομένου νομίσας αὐτὸν ἐν τῇ μοχλείᾳ τι σφάλλεσθαι,
τοὺς μὲν ἄλλους μετ᾽ ἐκείνου τείνειν τε τὸν βραχίονα καὶ
ἀντιτείνειν ἄνω τὸν ὧμον ἐκέλευον, αὐτὸς ὑποβαλὼν τῆς
ἀπαθοῦς χειρὸς τοὺς δακτύλους ὡς ἐσωτάτω τοῦ δοκοῦντος
ὠλισθηκέναι τὸν βραχίονα, ἵνα μεταξὺ τῶν πλευρῶν καὶ τῆς
κεφαλῆς αὐτοὺς παρενθεὶς ἀναμοχλεύσειεν αὐτὸ μικρὸν τοῦτο
μηδὲν εὑρὼν ἐν τῇ μασχάλῃ παρὰ φύσιν ἐκέλευον ἐπισχεῖν
τὴν τάσιν τοὺς ἅμα τῷ παιδοτρίβῃ τείνοντάς τε καὶ ἀντι
τείνοντας, [323] οὐ γὰρ ἐκπεπτωκέναι τὸ ἄρθρον. οἱ δ᾽
ὡς μετὰ τὴν ὀδύνην μαλθακιζομένου μου περιέτρεπόν τε
παρέχειν αὐτὸν ἑαυτοῖς οὐκ ἐμαυτοῦ οὐκ ἐπαύοντό τε
τείνοντες, ὥς τις ἂν διέσπασε τὸν μῦν, ὡς ἤδη καὶ ἄλλοις
τισὶ συνέπεσεν, εἰ μὴ κατὰ τύχην ἐπιφανὴς ἕτερος εὖ ἰδὼν,
μηδέποτ᾽ ἂν διὰ μαλακίαν εἶρξα αὐτοὺς τῆς τάσεως, ἀπέ
λυσε μὲν ἐκείνους, ἐμοὶ δ᾽ ἐπύθετο τί ποτ᾽ ἂν εἴη τὸ γεγο
νός, ὅ τι τε κελεύοι με πράττειν. εἶπον οὖν αὐτῷ τὸ μὲν
γεγονὸς ἀποσπασθῆναι τοῦ ἀκρωμίου, χρῄζειν δὲ ἐλαίου καὶ

caput in alam excidiſſe, intenſionem tentat atque impul
ſum, quae quidem artificioſe agit. At quum ſine ullo
profectu operam perderet, arbitror peccati aliquid in
impellendo; quamobrem alios adhiberi jubeo qui cum ipſo
humerum et ab inferiori parte et a contraria extendant;
atque ipſe integrae manus digitos quantum poſſum intro
demitto ad humerum, qui excidiſſe videbatur, ut inditi
inter latus et humeri caput ipſum impellerent. Nihil autem inveniens in ala praeter naturam jubeo ut extendere
ceſſent, qui cum magiſtro ſimul vim adhibebant, eo quod
humeri caput non procidiſſet. Hi vero exiſtimantes me
fracti animi ob dolorem eſſe hortantur, ut ſibi me ipſum
committam nec ab extendendo deſiſtunt, ita ut muſculum
avulſiſſent, quae res aliis jam accidit, niſi forte alter adveniſſet qui optime noverat me nullo modo ob mollitiem
extendentes prohibere, hic eos removet ac me rogat quid
mali ſit quidque faciendum cenſeam. Reſpondeo ſummitatem humeri diductam eſſe, opus autem mihi eſſe oleo,

ὀθονίου καὶ ἐρίων τὶς τὸ βαλανεῖον αὐτὸς ἐπορεύθην καὶ
πολὺ περιχεόμενος ἔλαιον ἐνδιέτριψα τῇ δεξαμένῃ, μέχρι
δυνατὸν ἦν, νομίζων ὅπως κομισθείη τὰ πρὸς τὴν θερα-
πείαν· ὥστε μοι καὶ διὰ ταύτην τὴν κακοπάθειαν οἱ μύες
ἐδέοντο συνεχοῦς καταντλήσεως. οἱ πολλοὶ δὲ καὶ μὴ γε-
νομένης αὐτῆς τῆς ἐπιδέσεως οὐ φέρουσιν, ἀλλ᾽ αἱροῦνται
τὴν εἰς τὸν ἔπειτα χρόνον ἐκ τοῦ πάθους ἔχειν δυσχέρειαν
ὑπὲρ τοῦ μὴ πονεῖσθαι μέχρι τεσσαρακονθημέρου· οὐ γὰρ
ἡγοῦμαι θᾶττον δύνασθαι τῶν τοσούτων ἀκριβῶς καμφθῆ-
ναι τὸ τῆς κλειδὸς ὀστοῦν. τὰ δ᾽ ἄλλα τῆς ῥήσεως δῆλα.

ξβ'.

Κληὶς δὲ κατεηγεῖσα ἢν μὲν ἀτρεκέως ἀποκαυλισθῇ, εὐϊητο-
τέρη ἐστὶν, ἢν δὲ παραμηκέως, δυσιητοτέρη. τἀναντία
δὲ τούτοις ἐστὶν ἢ ὡς ἄν τις οἴοιτο· τὴν μὲν γὰρ ἀτρε-
κέως ἀποκαυλισθεῖσαν προσαναγκάσειεν ἄν τις μᾶλλον ἐς
τὴν φύσιν ἐλθεῖν καὶ εἰ πάνυ προμηθηθείη τὸ ἀνωτέρω,
κατωτέρω ἂν ποιήσεις σχήμασί τε ἐπιτηδείοισι καὶ ἐπι-

linteis, lana; eo igitur ad balneum multoque oleo perfu-
fus maneo in labro, quoad poſſum, dum quae ad cura-
tionem facerent afferrentur. Quare muſculis aſſidua per-
fuſio neceſſaria fuit, quum male affecti ea ratione fuiſſent;
multi autem vinculum non ſuſtinent, etiamſi id non acci-
dat, ſed malunt in poſterum quae ex eo malo moleſtia
ſequitur ferre quam id quadraginta diebus ſuſtinere. Ne-
que enim breviori ſpatio conſequi eos poſſe exiſtimo, ut
jugulum ita exquiſite curvetur. Reliqua Hippocratis verba
plana ſunt.

LXII.

*Jugulum camminutum, ſi ex toto fractum ſit, facilius cu-
ratur; ſi in longitudinem, aegrius. Haec autem con-
traria ſunt, atque aliquis exiſtimet. Id igitur quod ex
toto fractum eſt magis utique in ſuam ſedem compelli
poteſt; ac ſi ſumma cura providbeatur, quod ſublimius
eſt magis deorſum cogetur idoneo habitu ac debito vin-*

θέσει ἁρμοζούσῃ. εἰ δὲ μὴ τελέως ἱδρυνθείη, ἀλλ᾽ οὖν
τὸ ὑπερέχον γε τοῦ ὀστέου οὐ κάρτα ὀξὺ γίνεται. ὡς δ᾽
ἂν παράμηκες τὸ ὀστέον κατεάγῃ, ἱκέλη ἡ ξυμφορὴ γίνε-
ται τοῖσιν ὀστέοισι τοῖσιν ἀπεσπασμένοισι, περὶ ὧν πρό-
σθεν γέγραπται· οὔτε γὰρ ἱδρυνθῆναι αὐτὸ πρὸς ἑωυτὸ
κάρτα ἐθέλει, ἥ τε ὑπερέχουσα ἀκρὶς τοῦ ὀστέου ὀξεῖα
γίνεται κάρτα. τὸ μὲν οὖν σύμπαν εἰδέναι χρὴ ὅτι
βλάβη οὐδεμίη τῷ ὤμῳ οὐδὲ τῷ ἄλλῳ σώματι γίνεται
διὰ τὴν κάτηξιν τῆς κληῖδος, ἢν μὴ ἐπισφακελίσῃ. ὀλι-
γάκις δὲ τοῦτο γίνεται.

———

Λέγει τὴν δι᾽ ὅλως ἀποκαυλισθεῖσαν, ὡς κατὰ μηδὲν
προσέχεσθαι, τὸ δὲ ἀντικείμενον τούτῳ τὸ οὐκ ἀτρεκέως
ἐστὶν, ὃ καθ᾽ ἕνα τρόπον γινόμενον ἐδήλωσεν εἰπών· ἢν δὲ
παραμηκέως, δυσιητοτέρη μετ᾽ αὐτοῦ καὶ συνενδείξασθαι
τὴν μὲν ἀκριβῶς ἀποκαυλιζομένην ἐγκαρσίαν πάσχειν τοῦτο,
τὴν δ᾽ οὐκ ἀκριβῶς κατὰ μῆκος. ὅταν μὲν οὖν ὁλοκλήρως
ἀποκαυλισθῇ, παραλλάττειν εἴωθε τοὐπίπαν ἀλλήλων τὰ

———

culo. Quamvis autem ex toto in suam sedem non col-
locetur, tamen ea pars quae excedit non valde acuta
apparebit. At quibus in longitudinem frangitur simile
vitium est, atque ubi ossa diducuntur, de quibus supra
tractavimus. Non ita enim in suam sedem restituitur
exstansque offis extremitas adspicitur admodum acuta.
In universum autem scire convenit nihil humeri com-
missuram aliamve partem laedi, quum jugulum frangi-
tur, nisi, quod raro accidit, corrumpatur.

———

Ex toto frangi dicit quod nulla parte haeret, cujus
contrarium est quod non ex toto abrumpitur. Id uno
modo fieri expressit, quum inquit, si longitudinem, ae-
grius; simulque demonstravit quod ex toto abrumpitur
transversum abrumpi, quod non ex toto in longitudinem;
ergo ubi ex toto comminuitur, partes cedere inter se ple-
rumque solent atque una sursum ferri, altera deorsum;

μόρια, καὶ τὸ μὲν ἄνω χωρεῖν, τὸ δὲ κάτω, τὸ μὲν ἔσω, τὸ
δὲ ἔξω. καὶ κατὰ τοῦτο φαίνεται μέγα τε τὸ κάταγμα καὶ
δυσίατον εἶναι, κατὰ δὲ τὸν ἕτερον τρόπον, ἡνίκα παραμή-
κης ἐστὶν ἡ διάθεσις τοῦ κατάγματος, ἡ μὲν φαντασία μι-
κροτέρα, χαλεπωτέρα δὲ ἡ ἴασις. οὐ γὰρ ἐνδέχεται τὴν
ἐν κύκλῳ περιβολὴν ὥσπερ τὰ κῶλα μόνην δυναμένην
προστεῖλαι καὶ παραγαγεῖν τὸ παρὰ μῆκος ἐσχισμένον τῆς
κλειδός. ἐὰν οὖν, [324] ὧν εἴρηκα νῦν εἴης μεμνημένος,
οὐδὲν ἐνεγκεῖν φαίνεται τῶν ἐφεξῆς ὑπ᾿ αὐτοῦ λεγομένων
ἀσαφές.

———

ξγ´.

Αἶσχός γε μὴν προσγίνεται περὶ τὴν κάτηξιν τῆς κληῖδος
καὶ τούτοισι τοῖσι τὸ πρῶτον αἴσχιστον, ἔπειτα μὴν ἐπὶ
ἧσσον γίνεται.

———

Βέλτιον ἦν εἰπεῖν ἐπὶ ἧσσον γίνεται· κατ᾿ ἀρχὰς μὲν
γὰρ τῷ ξένῳ τοῦ πράγματος αἰσχρὸν αὐτοῖς εἶναι δοκεῖ τὸ

tum altera in interiora, in exteriora altera. Qua de caufa
videtur fractura gravis et aegre fanabilis. Verum altero
modo, quum fractura in longitudinem eft, levior quidem
apparet, aegrius tamen curationem admittit. Nequit enim
jugulum fafcia excipi in orbem, ficut membra, qua via
dumtaxat propelli atque adduci poffet quod in longitudinem
fiffum eft. Quod fi haec quae nunc oftendimus in me-
moria habeantur, nihil obfcurum videbitur ex iis quae
ab Hippocrate in fequentibus ponentur.

———

LXIII.

Juguli fracturae deformitatem affert; deformitas autem
principio maxima eft, deinde minor.

Satius fuit dicere minus apparet; principio enim rei
novitate deforme vitium videtur, procedente tempore ficut

Ed. Chart. XII. [324.]   Ed. Baf. V. (595. 596.)
γεγονός. ἐν δὲ τῷ χρόνῳ συνειθιζομένοις ὥσπερ ἐπὶ τοῖς
ἄλλοις ἅπασιν, οὕτω κἀπὶ τῷδε καταφρονεῖται τὸ αἶσχος.

ξδ'.

Συμφύεται δὲ ταχέως κλὴς καὶ τἄλλα πάντα ὅσα χαῦνα
ὀστέα. ταχεῖαν γὰρ τὴν ἐπιπώρωσιν ποιέεται τὰ τοιαῦτα.
ὅταν μὲν οὖν νεωστὶ καταγῇ, οἱ τετρωμένοι σπουδάζουσιν
οἰόμενοι μεῖζον τὸ κακὸν εἶναι ἢ ὅσον ἐστὶν οἵ τε ἰη-
τροὶ προθυμέονται δῆθεν ὀρθῶς ἰῆσθαι. προϊόντος δὲ
τοῦ χρόνου οἱ τετρωμένοι, ἅτε οὐκ ὀδυνώμενοι οὔτε κω-
λυόμενοι οὔτε ὁδοιπορίης οὔτε ἐδωδῆς καταμελέουσιν·
οἵ τε αὖ ἰητροὶ ἅτε οὐ δυνάμενοι κατὰ τὰ χωρία ἀπο-
(596) δεικνύναι ἀποδιδράσκουσι καὶ οὐκ ἄχθονται τῇ
ἀμελείῃ τῶν τετρωμένων, ἐν τούτῳ δὲ ἡ ἐπιπώρωσις συν-
ταχύνεται. ἐπιδέσιος μὲν οὖν τρόπος καθέστηκε παρα-
πλήσιος τοῖσι πλείστοισι, κηρωτῇ καὶ σπλήνεσι καὶ ὀθο-
νίοισι μαλθακοῖσιν ἰητρεύειν, καὶ τάδε δεῖ προσιητρεύειν
καὶ τάδε δεῖ προσξυνιέναι καὶ μάλιστα ἐν τούτῳ τῷ χει-

---

alia omnia quibus affuefcimus, ita deformitatem parvi
facimus.

LXIV.

Sanefcit autem cito jugulum atque alia offa quaecunque
rara funt, quoniam callo haec maturius obducuntur.
Igitur ubi cafus recens eft aegri folliciti funt, putan-
tes malum gravius effe quam fit. Medici autem fe-
dulos in probe curando fe exhibent, procedente tempore
laborantes, ut qui non doleant neque greffu neque cibo
prohibeantur, rem contemnunt. At medici, ut qui lo-
cum reddere decorum non poffunt fe fubducunt, neque
offenforum negligentiam iniquo animo ferunt, interim
callus feftinat increfcere. Deligandi autem ratio ea
convenit, quae plerifque cerato, pannis, fafciis molli-
bus adhibitis. Haec autem providiffe oportet, atque
item noviffe in hac praefertim curatione, plurimos pan-

ρίσματι, ὅτι τοὺς τε σπλῆνας πλείστους κατὰ τὸ ἐξέχον
χρὴ τιθέναι καὶ τοῖσι ἐπιδέσμοισι πλείστοισι καὶ μάλιστα
κατὰ τοῦτο χρὴ πιέζειν. εἰσὶ δὲ δή τινες οἳ ἐπεσοφί-
σαντο ἤδη μολύβδιον βαρὺ προσεπικαταδεῖν, ὡς καταναγ-
κάζειν τὸ ὑπερέχον. ξυνιᾶσι μὲν οὖν ἴσως οὐδὲ οἱ ἁπλῶς
ἐπιδέοντες· ἀτὰρ δὴ οὐδὲ οὗτος ὁ τρόπος κληῖδος κατή-
ξιός ἐστιν, οὐ γὰρ δυνατὸν τὸ ὑπερέχον καταναγκάζεσθαι
οὐδὲν ὅ τι καὶ ἄξιον λόγου. ἄλλοι δ᾽ αὖ τινές εἰσιν οἵ-
τινες καταμαθόντες τοῦτο, ὅτι αὗται αἱ ἐπιδέσιες παρά-
φοροί εἰσι καὶ οὐ κατὰ φύσιν καταναγκάζουσι τὰ ὑπερ-
έχοντα. ἐπιδέουσι μὲν οὖν αὐτοὺς σπλήνεσι καὶ ὀθονίοισι
χρώμενοι, ὥσπερ καὶ οἱ ἄλλοι, ζώσαντες δὲ τὸν ἄνθρω-
πον ταινίῃ τινὶ, ᾗ εὐζωστότατος αὐτὸς ἑωυτοῦ ἐστιν, ὅταν
ἐπιθῶσι τοὺς σπλῆνας ἐπὶ τὰ ὑπερέχοντα τοῦ κατήγμα-
τος ἐξογκώσαντες ἐπὶ τὰ ἐξέχοντα τὴν ἀρχὴν τοῦ ὀθο-
νίου προσέδησαν πρὸς τὸ ζῶσμα ἐκ τοῦ ἔμπροσθεν καὶ
οὕτως ἐπιδέουσιν ἐπὶ τὴν ἴξιν τῆς κληῖδος ἐπιτανύοντες
ἐς τοὔπισθεν ἄγοντες, κἄπειτα περιβαλόντες περὶ τὸ

nos qua os exſtat objiciendos eſſe ac faſcias plurimas
ibique maxime premendum. Nonnulli exiſtimarunt plumbi
aliquid alligandum, quod oneri eſſet ut deorſum coge-
ret quod exſtaret. Fortaſſe autem nec illi ſapiunt qui
ſimpliciter vinciunt, quandoquidem neque propoſitus
modus fracto jugulo convenit: nihil enim fere cogere
poteſt quod excedit. Sunt et alii qui cognoſcentes
vincula ipſa aliena eſſe neque in naturalem locum ad-
ducere quod exſtat, deligant quidem ejusmodi aegro-
tantes pannis faſciisque ſuperdatis perinde atque alii;
ſed hominem faſcia aliqua cingunt, qua parte commo-
diſſime cingitur. Ubi pannos objecerint qua fractura
exſtat, ſic ut ea parte in tumorem adſurgant, caput
faſciae ad cingulum a priori parte devinciunt, faſciam-
que e regione juguli porrigunt ad partem poſteriorem
et in cingulum demiſſam ad priorem adducunt, atque
inde rurſus ad poſteriorem. Alii faſciam in cingulum

ζῶσμα ἐς τοὔμπροσθεν ἄγουσι καὶ αὖθις ἐς τοὔπισθεν. οἱ
δέ τινες οὐχὶ περὶ τὸ ζῶσμα περιβάλλουσι τὸ ὀθόνιον,
ἀλλὰ περὶ τὸ περίνεόν τε καὶ παρ᾽ αὐτὴν τὴν ἕδρην καὶ
παρὰ τὴν ἄκανθαν κυκλεύοντες τὸ ὀθόνιον, οὕτω πιέζουσι
τὸ κάταγμα. ταῦτα γοῦν ἀπείρῳ μὲν ἀκοῦσαι φαίνεται
ἐγγὺς τοῦ κατὰ φύσιν εἶναι, χρεωμένῳ δὲ ἄχρηστα· οὔτε
γὰρ μόνιμα οὐδένα χρόνον, οὐδ᾽ εἰ κατακέοιτό τις, καίτοι
ἐγγυτάτω ἂν οὕτως, ἀλλ᾽ ὅμως εἰ κατακείμενος ἢ τὸ σκέ-
λος συγκάμψειεν ἢ αὐτὸς καμφθείη, πάντα ἂν τὰ ἐπι-
δέσματα κινέοιτο ἄλλως τε ἀσηρὴ ἡ ἐπίδεσις.

---

[325] Τὴν αἰτίαν εἶπεν αὐτὸς τοῦ ταχέως τὰ τοι-
αῦτα συμφύεσθαι, τοῦ μέντοι τὴν πώρωσιν γίγνεσθαι τα-
χεῖαν, οὐκ ἔτ᾽ εἶπε τὴν αἰτίαν, ὡς ἂν ἐξ αὐτῶν τῶν ὀστῶν
τῆς φύσεως ὑπὲρ ὧν ὁ λόγος ἐστὶ νοηθῆναι δυναμένην. τὰ
γὰρ χαῦνα πλείονος ἐν αὐτοῖς ὑγρότητος μετέχει. λέλεκται
δὲ ἡμῖν ἐν τοῖς ἔμπροσθεν ὡς ἐκχεομένης αὐτῆς, εἶτα πη-
γνυμένης ὑπὸ τῆς κατὰ τὸ πεπονθὸς ὀστοῦν δυνάμεως ὁ

---

*non demittunt, fed inter anum et naturale; tum juxta
anum ipfum, dein circa fpinam ducentes fic fracturam
comprimunt. Haec quum ab eo audiuntur qui in ufum
non habet, prope videntur fecundum naturam effe; at
ubi quis ea experiatur, inutilia comperiet; neque enim
aliquod tempus immobiles manent, etiamfi homo cubet,
quamquam hoc modo proxima effent, tamen fi cubans
crus flectat aut ipfe curvetur, omnes fafciae movebun-
tur; praeterquam quod haec vinciendi ratio alioquin
foeda eft.*

Caufam ipfe adjungit, quamobrem haec celeriter fa-
nefcant; fed cur callus mature increfcat, caufam non ex-
preffit, ut quae ex natura offium de quibus tractatur per-
cipi poffit, quoniam in iis quae rara funt multum humoris
contrahitur. In prioribus autem demonftravimus, recepto
humore ob affecti offis vim fpiffato in oris fracturae cal-

410   ΓΑΛΗΝΟΥ ΕΙΣ ΤΟ ΙΠΠΟΚΡΑΤΟΥΣ

Ed. Chart. XII. [325.]   Ed. Baf. V. (596.)

πῶρος ἐπιτρέφεται τοῖς χείλεσι τοῦ κατεαγότος ὀστοῦ. κἀ-
πειδὰν ἱκανῶς τοῦτο γένηται, συνδεῖταί τε καὶ σφίγγεται
τὰ χείλη τοῦ κατάγματος, οὐ διὰ τοῦ βάθους ἐρῥιμμένου
τοῦ πεπονθότος ὀστοῦ, κάθαπερ ἐρῥιμμέναι σάρκες, ἀλλ'
ὡς εἴρηται κατὰ τὴν ἐκτὸς ἐπιφάνειαν, οἷον δεσμόν τινα
ἀχθομένου. τὰ δ' ἑξῆς ἅπαντα δῆλα τοῖς προσέχουσι τὸν
νοῦν.

ξε'.

Ἥ τε γὰρ ἕδρη ἀπολαμβάνεται ἀθρόα τε τὰ ὀθόνια ἐν ταύτῃ
τῇ στενοχωρίῃ γίνεται. τά τε αὖ περὶ τὴν ζώνην παρα-
βαλλόμενα οὐχ οὕτως ἰσχυρῶς ἔζωσται, ὡς οὐκ ἀναγκά-
σαι ἐς τὸ ἄνω τὴν ζώνην ἐπανιέναι καὶ οὕτως ἀνάγκη ἂν
εἴη πάντα χαλᾶν τὰ ἐπιδέσματα, ἄγχιστα δ' ἄν τις δο-
κέῃ ποιέειν, καίπερ οὐ μεγάλα ποιῶν, εἰ τοῖσι μέν τισι
τῶν ὀθονίων περὶ τὴν ζώνην περιβάλλοι, τοῖσι δὲ πλεί-
στοισι τῶν ὀθονίων τὴν ἀρχαίην ἐπίδεσιν ἐπιδέοι· οὕτω
γὰρ ἂν μάλιστα τὰ ἐπιδέσματα μόνιμά τε εἴη καὶ ἀλλή-
λοισι τιμωρέοι. τὰ μὲν οὖν πλεῖστα εἴρηται ὅσα κατα-

lum increfcere. Qui ubi fatis increvit, fracturae oras
illigat atque adftringit; neque enim os altioribus partibus
folidatur, quemadmodum caro, fed, ut dictum eft, in fummo
quafi vinculo adftringitur. Quae fequuntur fi diligenter
confiderentur, omnia plana funt.

LXV.

*Siquidem anus comprehenditur fafciaeque in hac loci an-
guftia colliguntur. Quod vero ad eas fafcias pertinet
quae in zonam induntur, non ita arcte haec cingitur
quin furfum ferri cogatur; quod ubi accidit, neceffe
eft totum vinculum relaxari. Proxime autem moliri
quis fibi videbitur, quamvis nihil magnum efficiat, fi
fafcias nonnullas in cingulum demittat, fed plerasque
ad primum vinculum adhibeat: hac enim ratione ma-
xime ftabiles erunt et alteri circuitui alter auxiliabitur.
Plurima quidem dicta funt ex iis quae ad juguli fra-*

λαμβάνει τοὺς τὴν κληῖδα καταγνυμένους, προσξυνιέναι
δὲ καὶ τόδε χρὴ, ὅτι κληῒς ὡς ἐπὶ τὸ πουλὺ κατάγνυται,
ὥστε τὸ μὲν ἀπὸ τοῦ στήθεος πεφυκὸς ὀστέον εἰς τὸ
ἄνω μέρος ὑπερέχειν, τὸ δὲ ἀπὸ τῆς ἀκρωμίης πεφυκὸς
ὀστέον ἐν τῷ κάτω μέρει εἶναι. αἴτια δὲ τούτων τάδε,
ὅτι τὸ μὲν στῆθος οὔτε κατωτέρω ἂν πουλὺ οὔτε ἀνω-
τέρω χωρήσειεν.

Οὐκ ἔστι σύνθετον ὄνομα τὸ στεννγροχωρίῳ ἔκ τε τοῦ
ὑγροῦ καὶ τοῦ στενοῦ καὶ τῆς χώρας γεγονὸς, ὥς τινες νο-
μίζουσιν, ἀλλ' ἀπὸ τοῦ στεννγρὸν, ὅπερ οὐδ' αὐτὸ πλέον
σημαίνει τοῦ στενοῦ κατὰ παραγωγήν τινα γεγενημένης
στεννγροχωρίας μηδὲν πλέον δηλούσης τῆς στενότητος. εὔ-
δηλον δὲ τοῦτο κἀξ ὧν Σιμωνίδης εἶπεν, ὧδέ πως ἐχόντων·
οὔπω τις οὕτω δασκίοις ἐν οὔρεσιν ἀνὴρ λέγονται δὶς ἐν οὐδὲ
πάρδαλιν μοῖνος στεννγρῷ συντυχὼν ἐν ἀτραπῷ. ψιλοῦται
δὲ δηλονότι κατὰ τὴν δευτέραν συλλαβήν.

cturam attinent. Scire autem licet jugulum plerum-
que ita frangi ut ea pars quae a pectore eſt ſurſum fe-
ratur; quae a ſummitate lati ſcapularum oſſis, deorſum.
Cujus cauſa eſt pectus, quod neque admodum ſurſum
neque admodum deorſum movetur.

Loci anguſtiam dixit στεννγροχωρίην, quod nomen
ut quibusdam placet non componitur ex vocabulis ὑγροῦ,
στενοῦ et χώρας, quae ſignificarent humidum locum eun-
demque anguſtum; ſed deducitur a voce στεννγρὸν, quae
nihil amplius ſibi vult quam στενὸν, quod ſignificat an-
guſtum. Unde quadam additione, quam figuram παραγω-
γὴν dicunt, deducitur στεννγροχωρίη, quae nihil aliud ſibi
vult quam anguſtiam. Quod ex iis evidenter colligitur
quae Simonides ſic ſcribit: οὔπω τις οὕτω δασκίοις ἐν οὔ-
ρεσιν ἀνὴρ λέγεται λῖν, οὐδὲ πάρδαλιν μοῖνος στεννγρῷ
συντυχὼν ἐν ἀτράπῳ. Effertur autem ſecunda ſyllaba te-
nui ſpiritu.

ξστ'.

Μικρὸς γὰρ ὁ κιγκλισμὸς τοῦ ἄρθρου τοῦ ἐν τῷ στήθει.

Τὴν βραχεῖαν κίνησιν ὠνόμασε κιγκλισμόν. εἰ δ' ἀπὸ
τοῦ ζώου τοῦ κίγκλου γέγονε τοὔνομα, διότι κινεῖ συνεχῶς
ἐκεῖνο τὰ πηγάνεια πτέρνα ἢ ἀπό τινος ἄλλου τῆς. προκει-
μένης πραγματείας, οὐκ ἔστιν οἰκεῖον, ἀλλὰ μᾶλλον δεῖται
αἰτίαν (597) εἰπεῖν, δι' ἣν ἡ πρὸς τὸ στέρνον τῆς κλειδὸς
διάρθρωσις οὐ τῶν μικροτάτων οὖσα, καθάπερ [326] ἕτε-
ραί τινες, ὅμως οὐκ ἔχει κίνησιν ἀξιόλογον. αὐτὸς οὖν
ὁ Ἱπποκράτης ἥντινα λέγει τούτου τὴν αἰτίαν εἶναι διὰ
τῆς λέξεως ἀκούσωμεν. στῆθος δὲ ἔοικεν οὐ τὸ σύμπαν λέ-
γειν χωρίον, ὅσον ἐν τοῖς πρόσω τοῦ θώρακός ἐστιν, ἀλλὰ
τὸ μέσον ὀστοῦν, ἐν ᾧ διαρθροῦνται πλευραί, ὃ καλοῦσιν
ἰδίως οἱ μετ' αὐτὸν ἰατροὶ στέρνον, ὅπερ ἀληθῶς εἶπεν.

LXVI.

Exiguus eft enim motus articuli a parte offis pectoris.

Exiguum motum vocavit κιγκλισμόν. At five voca-
bulum fumatur a motacilla ave, quae Graece κίγκλος di-
citur, eo quod affidue caudam moveat, five a quovis alio,
non pertinet proprie ad hunc locum. Sed magis perfe-
qui caufam oportet, cur commiffura juguli cum pectore,
quamvis ficut aliae nonnullae referri inter minimas non
debeat, tamen nihil fere moveatur, fed quam hujus rei
caufam Hippocrates tradat, audiamus de verbis ipfius. Os
pectoris στῆθος appellat, quo nomine fignificaffe nunc
videtur non omne id quod eft a priori parte thoracis,
fed medium os in quod fe inferunt coftae, quod Graece
a junioribus medicis στέρνον vocatur, de quo recte dixit.

ξζ'.

Αὐτὸ γὰρ ἑωυτῷ συνεχές ἐστι τὸ στῆθος καὶ τῇ ῥάχει.

Τὸ μὲν οὖν ἑαυτῷ συνεχὲς εἶναι τὸ στέρνον ἐναργῶς
φαίνεται· τὸ δὲ τῇ ῥάχει νοηθήσεται σαφῶς, ἐὰν σκελετῷ
ζώῳ τὰς πλευρὰς ποτε ἴδῃς ἐναργῶς ἐρηρεισμένας ὀπίσω
μὲν ἐπὶ τῆς ῥάχεως, ἔμπροσθεν δὲ πρὸς τὸ στέρνον.

ξη'.

*Ἄγχιστα μὲν ἡ κληῒς πρὸς τὸ τοῦ ὤμου ἄρθρον πλοώδης
ἐστίν· ἠνάγκασται γὰρ πυκινοκίνητος εἶναι διὰ τὴν τῆς
ἀκρωμίης σύζευξιν. ἄλλως τε ὅταν τρωθῇ, φεύγει ἐς τὸ
ἄνω μέρος τὸ πρὸς τῷ στήθει προσεχόμενον καὶ οὐ μάλα
ἐς τὸ κάτω μέρος ἀναγκάζεσθαι ἐθέλει. καὶ γὰρ πέφυκε
κοῦφον καὶ ἡ εὐρυχωρίη αὐτῷ ἄνω πλείων ἢ κάτω. ὁ
δὲ ὦμος καὶ τὰ προσηρτημένα τούτοισιν εὐαπόλυτά εἰσιν
ἀπὸ τῶν πλευρέων καὶ τοῦ στήθεος καὶ διὰ τοῦτο δύνα-
ται καὶ ἀνωτέρω πουλὺ ἀνάγεσθαι καὶ κατωτέρω. ὅταν*

LXVII.

Ipfum enim os pectoris fibi continuatur et fpinae.

Os pectoris fibi ipfi continuari manifeſtiſſimum eſt,
fed et fpinae etiam liquido conſtabit, fi quando in cada-
vere detracta carne coſtas videris a poſteriori parte fpinae,
a priori oſſi pectoris inhaerere.

LXVIII.

*Sed et jugulum prope humeri articulum fupernatat. Co-
gitur autem moveri faepiſſime, eo quod cum fummitate
lati fcapularum oſſis jungatur. Maxime autem ubi per-
rumpitur pars quae ab oſſe pectoris eſt, furfum fertur,
neque facile folet deorfum repelli, quoniam natura levis
eſt, fpatiumque ipfi latius patet a fuperiori parte, quam
ab inferiori. Latum vero fcapularum os, humerus et
quae his inhaerefcunt, a coſtis et oſſe pectoris optime
folvuntur; quamobrem poſſunt plurimum attolli atque*

γοῦν καταγῇ κληῖς, τὸ πρὸς τῷ ὤμῳ ὀστέον ἐς τὸ κα-
τωτέρω ἐπιῤῥέπει· ἐς τοῦτο γὰρ ἐπιτροχώτερον αὐτὸ ἅμα
τῷ ὤμῳ καὶ τῷ βραχίονι κάτω ῥεῦσαι μᾶλλον ἢ ἐς τὸ
ἄνω. ὁπότε οὖν ταῦτά ἐστιν, ἀξυνετέουσιν ὅσοι τὸ ὑπερ-
έχον τοῦ ὀστέου ἐς τὸ κάτω καταναγκάσαι οἴονται εἶναι,
ἀλλὰ δῆλον ὅτι τὸ κάτω πρὸς τῷ ἄνω προσακτέον ἐστί.
τοῦτο γὰρ ἔχει κίνησιν, τοῦτο γὰρ ἐστι καὶ τὸ ἀποστὰν
ἀπὸ τῆς φύσιος. δῆλον οὖν ὅτι ἄλλως μὲν οὐδαμῶς ἐστιν
ἀναγκάσαι τοῦτο· αἵ τε γὰρ ἐπιδέσιες οὐδέν τι μᾶλλον
προσαναγκάζουσιν ἢ ἀπαναγκάζουσιν. εἰ δέ τις τὸν βρα-
χίονα πρὸς τῇσι πλευρῇσιν ὡς μάλιστα ἐόντα ἀναγκάζοι
ἄνω, ὡς ὅτι ὀξύτατος ὁ ὦμος φαίνεται εἶναι, δῆλον ὅτι
οὕτως ἂν ἁρμοσθείη πρὸς τὸ ὀστέον τὸ ἀπὸ τοῦ στήθεος
πεφυκὸς ὅθεν ἀπεσπάσθη.

Τροπικοῖς ὀνόμασι καὶ γλωσσηματικοῖς εἴωθεν ὁ Ἱπ-
ποκράτης ἐννοιῶν χρῆσθαι, καίτοι πολιτικὴν ἑρμηνεύων
ἑρμηνείαν, ὅμοιόν τι τούτῳ πεπονθὼς ὁ Ξενοφῶν· καὶ

---

demitti. Itaque ubi jugulum frangitur, ea pars quae
eſt a lato ſcapularum oſſe deorſum convertitur: facilius
enim deorſum fertur una cum humero ac lato ſcapula-
rum oſſe quam ſurſum. Quando igitur ſic ſe res ha-
bet, decipiuntur qui cenſent poſſe quod ſuperexcedit os
deorſum compelli; namque in aperto eſt, inferiorem par-
tem ad ſuperiorem adducendam eſſe, ea ſiquidem move-
tur, ea a naturali ſede recedit. Conſtat autem hanc
aliter nullo modo propelli poſſe, vincula enim nihil
magis adducunt quam repellunt. Si quis autem hume-
rum ad latus quantum poteſt adductum ſurſum attollat,
ut humeri commiſſura maxime acutam ſe oſtendat, hoc
pacto concurret cum oſſe pectoris a quo receſſit.

Solet Hippocrates quasdam figuras ac linguarum pro-
prietates uſurpare, quamvis conſuetam loquutionem ſequa-
tur. Simile quid apud Xenophontem legitur; ipſe enim,

γὰρ ἐκεῖνος εἴπερ τις καὶ ἄλλος ἑρμηνεύων πολιτικῶς,
ὅμως παρεμβάλλει πολλάκις ὀνόματα γλωσσηματικὰ καὶ
τροπικά. σπανιώτερον μὲν οὖν παρ' ἐκείνῳ τὸ τοιοῦτον,
συνεχέστερον δὲ παρὰ τῷ Ἱπποκράτει, καθάπερ ἐπὶ τῇ
προγεγραμμένῃ ῥήσει τὸν κιγκλισμὸν εἶπεν, ἐνταῦθά τε τὸ
πλοῶδης ἐστίν. ἐνδείκνυται γὰρ διὰ τῆς φωνῆς τὸ οἷον
ἀστήρικτος, ᾧ καὶ τὸ ζῶον φαινόμενον μαρτυρεῖ, καθ' ὃ
φησιν ἠνάγκαστο, καθ' ὃ πυκινοκίνητος αὐτὸς ἐδήλωσεν εἰπὼν,
διὰ τὴν τῆς ἀκρωμίης σύζευξιν. αὕτη δὲ πάλιν ἡ ἀκρωμίη
διὰ τὸ [327] κατ' ὦμον ἄρθρον ἐστὶ πυκινοκίνητος, ἀτε-
νὴς, ἅτε ὑπάρχων αὐτὸς καὶ μεγίστας ἔχων κινήσεις. τὸ δὲ
κατ' ἀρχὴν εἰρημένον τῆς ῥήσεως, τὸ ἄγχιστα μὲν τὴν ἀμ-
φιβολίαν ἣν ἔχει πρότερον ἐπὶ τοῦ χωρίου προσῆκεν ἀκούειν
ἢ τοῦ πράγματος αὐτοῦ. δῆλον μὲν γὰρ ἐγγυτάτω, ἀλλ'
ἤτοι πλησίον τοῦ ἄρθρου πυκινοκίνητον ἐνδείξεται τὴν κλεῖν
εἰρημένον, ὅπερ ἐμοὶ δοκεῖ μᾶλλον ἄν τις ἀκούῃ ὀρθῶς, ἐνίοις
ἔδοξε συνάπτειν τὸ ἄγχιστα, δεήσει τὸ πυκινοκίνητον εἶναι

fi quisquam eft qui ufitata loquutione utatur, in his no-
men profitetur fuum, faepius tamen inferit vocabula lin-
guae propria ac translata. Quod tamen rarius apud hunc,
frequentius apud Hippocratem reperitur, quemadmodum
in praecedentibus verbis, ubi κιγκλισμὸν dixit parvum
motum, nunc vero πλοῶδης ἐστὶ, quod fupernatat. Id
autem quafi fine fulcro fignificat, cujus rei teftimonium
facit quod fubjicit, quum inquit: cogitur autem moveri
faepiffime, eo quod cum fummitate lati fcapularum offis
conjungatur; at fummitas lati fcapularum offis rurfus ob
humeri articulum faepiffime movetur, quum ipfe imbecil-
lis fit et maximi motus. Initio vero fermonis prope di-
xit: dubium autem eft ad locumne an ad rem debeat
referri. Vel enim accipiemus *prope articulum* frequenter
jugulum moveri, quam fententiam magis probo; vel ut
quibusdam placet *prope* referemus ad frequentem motum,
ita ut mens ejus fit: jugulum maxime prope accedit ad

τὸ λεγόμενον, τὸ οὕτω ἐγγυτάτω τὸ πυκινοκινήτου ἡ κλείς
ἐστι πλησίον τοῦ κατ᾽ ὦμον ἄρθρου.

ξθ'.

Εἰ οὖν τις τῇ μὲν ἐπιδέσει χρῷτο τῇ νομίμῃ τοῦ ταχέως
συναλθεσθῆναι ᾿ἵνεκα, ἡγήσαιτο δὲ τἆλλα πάντα μάτην
εἶναι παρὰ τὸ σχῆμα τὸ εἰρημένον, ὀρθῶς τε ἂν ξυνίη,
ἰητρεύοι τ᾽ ἂν τάχιστα καὶ κάλλιστα· κατακέεσθαι μέντοι
τὸν ἄνθρωπον μέγα τὸ διάφορόν ἐστι καὶ ἡμέραι ἱκαναὶ
τεσσαρεσκαίδεκα, εἰ ἀτρεμέοι, εἴκοσι δὲ πάμπολλαι.

Νομίμην ἐπίδεσιν λέγει τὴν ὑπὸ πάντων εἰθισμένην
καὶ ὥσπερ ἄγραφον ἤδη νόμον οὖσαν· οὕτως γὰρ κἂν τῷ
βίῳ τινὰ τῶν ἐθῶν, ὅσα πρὸς ἁπάντων ἐπιτηδεύηται, τοῖς
νόμοις ἐστὶ παραπλήσια. τὴν μὲν οὖν καταγματικὴν ἐπί-
δεσιν οὐ πάντῃ ἐποίουν τοῦ προσήκοντος, καὶ διὰ τοῦτο
πλείονα περὶ αὐτῆς ἔγραψεν ἐν πρώτῳ βιβλίῳ περὶ τῶν
ἀγμῶν. ἐνταυθοῖ δὲ οὐδεμία παθήματος ἐπίδεσις οὐδενὸς

ea quae frequenter moventur, quum humeri articulo
jungatur.

LXIX.

Si quis igitur legitimum vinculum adhibeat, ut celeriter
glutinetur; cetera vero omnia extra hujusmodi habitum
fupervacua exiftimet, recte utique fentiet celeriterque
hominem ad optimam valetudinem perducet. Quem ja-
cere maxime ad rem pertinet, fatisque funt quatuorde-
cim dies, fi quiefcat; ad fummum viginti.

Legitimum vinculum appellat quod omnibus in con-
fuetudine eft, ac jam eft veluti lex quaedam non fcripta:
fic enim et in vita fit, ut quos mores omnes ftudent
legibus fimiles fint. Vinculum igitur quod ad fracturas
pertinet huc non admodum accommodatur, atque idcirco
fufius de ipfo fcripfit in primo de fracturis. Hic autem
nullum vitium exponitur, ad quod ejusmodi vinculum

ΠΕΡΙ ΑΡΘΡΩΝ ΥΠΟΜΝΗΜΑ Δ. 417

Ed. Chart. XII. [327.] Ed. Baf. V. (597.)

τοιαύτη. δέδεικται γάρ μοι καὶ διὰ τῶν εἰς ἐκεῖνο τὸ βι-
βλίον ὑπομνημάτων, ἀλλὰ καὶ νῦν ἀνεμνήσθη, πάντα μὲν
ὅσα τῷ τρόπῳ τῆς καταγματικῆς ἐπιδέσεως ὑποπίπτει πα-
θήματα, κατ' ἐκεῖνο τὸ βιβλίον ὑπ' αὐτοῦ γεγράφθαι, πάντα
δ' αὖ πάλιν ὅσα τῇ λοιπῇ κατὰ τοῦτο. γίνεται γὰρ ἡ
καταγματικὴ περιβαλλόντων ἡμῶν ἐν κύκλῳ τὰ ὀθόνια τῷ
κατεαγότι μορίῳ. τὸ δεύτερον εἶδος τῆς ἐπιδέσεως ἐπ' ἄλλα
μόρια τὴν νομὴν ποιουμένων, καὶ κατά γε τὸ πλεῖστον ἐπὶ
τὰ ἀντικείμενα τῷ πεπονθότι, καθάπερ κἂν ἰητρείῳ εἶπεν·
ὁμολογέει δὲ ὁμοῦ μὲν ἡ περὶ τὴν ἑτέρην μασχάλην περι-
βολή.

ο'.

Εἰ μέντοι τινὶ ἐπὶ τἀναντία ἡ κληῒς καταγείη, ὃ οὐ μάλι-
στα γίνεται, ὥστε τὸ μὲν ἀπὸ τοῦ στήθεος ὀστέον ὑπο-
δεδυκέναι, τὸ δὲ ἀπὸ τῆς ἀκρωμίης ὀστέον ὑπερέχειν καὶ
ἐποχέεσθαι ἐπὶ τοῦ ἑτέρου, οὐδεμιῆς μεγάλης ἰητρείης
ταῦτά γ' ἂν δέοιτο. αὐτὸς γὰρ ὁ ὦμος ἀφιέμενος καὶ

adhibeatur. Oftendimus enim in commentariis in eos li-
bros et nunc etiam in memoriam redigimus, morbos om-
nes quibus accommodatur id vinculum quod ad fracturas
pertinet traditos fuiffe ab Hippocrate in eo volumine, in
hoc autem omnes qui alteram vinciendi rationem poftu-
lant. Porro autem in eo vinculo quod ad fracturas per-
tinet fafcia fuper affectum membrum in orbem circumda-
tur, fed in altera vinciendi ratione fertur ad alias partes,
ac plurimum ad eas quae vitiatae fedi contrariae funt,
quod in libro de officina medici teftatur, quum inquit:
confentit autem cum capite humeri fafcia ad alteram alam
demiffa.

LXX.

*Si in juguli fractura, quod raro accidit, contrarium eve-
niat, ut fcilicet id offis quod a pectore eft fubjiciatur,
id quod a fummitate lati fcapularum offis fublimius fe-
ratur ac fuper alteram excedat, nullo magno praefidio
opus eft; demiffo enim lato fcapularum offe cum humero*

ὁ βραχίων ἱδρύοι ἄν τὰ ὀστέα πρὸς ἄλληλα καὶ φαύλη
ἄν τις ἐπίδεσις ἀρκέοι καὶ ὀλίγαι ἡμέραι τῆς πωρώσιος
γένοιτ᾽ ἄν.

———

Ἔμπροσθεν μὲν ἔλεγεν, ὡς τὸ πολὺ τὸ ἀπὸ τοῦ στέρ-
νου μέρος τῆς κλειδός, ὁπόταν ὕλη δι᾽ ὅλης ἑαυτῆς ἀπο-
καυλι- (598) σθῇ, πρὸς τὴν ἄνω χώραν μεθίσταται, τα-
πεινότερον δὲ γίγνεσθαι τὸ ἀπὸ τῆς ἀκρωμίης. νυνὶ δὲ
περὶ τοῦ σπανιωτέρου τρόπου γράφει, καθ᾽ ὃν ὑψηλότερον
μὲν γίνεται ἀπὸ τῆς ἀκρωμίης, ταπεινότερον τὸ πρὸς τῷ
στέρνῳ, ὃ καὶ [328] φησιν εὐιατότερον ὑπάρχειν. αὐτοῦ
καθιεμένου συγκαθίσταται καὶ τὸ τῆς κλειδὸς μέρος, ὅσον
συνεχές ἐστι τοῦ ἀκρωμίου. καὶ οὕτως ἐξ ἴσου τε γενόμε-
νον θατέρῳ τῆς ἐπιδέσεως καὶ τῆς θεραπείας τυγχάνειν.

———

οα΄.
Εἰ δὲ μὴ καταγείη μὲν οὕτως, παρολισθαίνοι δὲ ἐς τὸ
πλάγιον ἢ τῇ ἢ τῇ, ἐς τὴν φύσιν μὲν ἀπαγαγεῖν ἂν δέοι,

recte inter fe offa concurrent, ac quaevis ratio vinciendi
fatis erit et callus paucis diebus increfcet.

———

In fuperioribus quidem demonftravit, ubi totum ju-
gulum transverfum abrumpatur, fere quod a pectore eft
furfum converti; quod a fummitate lati fcapularum offis,
deorfum.   Nunc eum modum perfequitur qui rarius ac-
cidit, fub quo ea pars juguli quae eft a fummitate lati
fcapularum offis furfum fertur, quae a pectore demittitur;
atque hic, ut ait, facilius fanefcit. Nam demiffa fummitate
lati fcapularum offis, fimul etiam demittitur ea juguli pars
quae ipfi continuatur, ficque alteri aequata illigatur cu-
raturque.

———

LXXI.

Quodfi non comminuatur hoc pacto, fed ab hac vel illa
parte in latere erumpat, in fuum locum collocandum

ἀναγαγόντα τὸν ὦμον σὺν τῷ βραχίονι, ὥσπερ καὶ πρό-
σθεν εἴρηται. ὅταν δὲ ἵζηται εἰς τὴν ἀρχαίην φύσιν,
ταχείη ἂν ἡ ἄλλη ἰητρείη εἴη. τὰ μὲν οὖν πλεῖστα τῶν
παρηλλαγμένων κατορθοῖ αὐτὸς ὁ βραχίων ἀναγκαζόμενος
πρὸς τὰ ἄνω.

Ἀκούειν σε χρὴ νῦν εἰρῆσθαι πρὸς αὐτοῦ κατὰ τὴν
ἔνδον ἢ ἔξω μετάστασιν τῶν ὀστῶν. ἄκουε δέ μου λέγον-
τος ἔνδον μὲν εἰς τὸ βάθος τοῦ σώματος, ἔξω δὲ ἐπὶ τοῦ
πρὸς τὸ δέρμα.

οβ'.

Ὅσα δὲ τῶν ἄνωθεν παρολισθαίνοντα ἐς τὸ πλάγιον ἦλθεν
ἢ ἐς τὸ κατωτέρω, συμπορεύνοι ἂν τὴν κατόρθωσιν, εἰ
ὁ μὲν ἄνθρωπος ὕπτιος κέοιτο, κατὰ δὲ τὸ μεσηγὺ τῶν
ὠμοπλατέων ὑψηλότερόν τι ὀλίγον ὑποκέοιτο, ὡς περιῤῥη-
δὲς ἔη τὸ στῆθος ὡς μάλιστα καὶ τὸν βραχίονα, εἰ ἀνά-

erit, lato fcapularum offe una cum humero excitato,
quemadmodum et in fuperioribus explicavimus. Ubi
reftitutum fuerit in priftinum ftatum, reliqua curatio
celerrime perficietur. Plerumque igitur quum partes
inter fe cefferunt, ipfo humero furfum coacto reftituitur.

Quod ab ipfo nunc proponitur, accipere debemus in
offe quod in interiorem vel exteriorem partem prolabitur.
Intellige nunc quam dico interiorem partem, eam quae
alte fita eft in corpore; exteriorem, quae in fuperficie
ad cutem.

LXXII.

Ubicunque autem quod a fuperiori parte eft in latus vel
in inferiorem partem veniat, commode reftituitur, fi
homo refupinetur, fubjecta aliqua re inter fcapulas quae
attollat fic ut pectus quam maxime recurvetur; aliquis
item humerum juxta latus extentum furfum adducat.

γοι τις παρὰ τὰς πλευρὰς παρατεταμένον. ὁ δὲ ἰητρὸς
τῇ μὲν ἑτέρῃ χειρὶ ἐς τὴν κεφαλὴν τοῦ βραχίονος ἐμβα-
λὼν τὸ θέναρ τῆς χειρὸς ἀπωθέοι, τῇ δ᾽ ἑτέρῃ τὰ ὀστέα
τὰ κατεαγότα εὐθετίζοι, οὕτως ἂν μάλιστα ἐς τὴν φύσιν
ἄγοι. ἀτὰρ ὅπερ ἤδη εἴρηται, εὖ μάλα τὸ ἄνωθεν ὀστέον
ἐς τὸ κάτω φιλέει ὑποδύνειν. τοῖσι μὲν οὖν πλείστοισιν
ὅταν ἐπιδεθῶσι, τὸ σχῆμα ἀρήγει, παρ᾽ αὐτὰς τὰς πλευ-
ρὰς τὸν ἀγκῶνα ἔχοντα οὕτως ἐς τὸ ἄνω τὸν ὦμον ἀναγ-
κάζεσθαι. ἔστι δ᾽ οἷσι μὲν τὸν ὦμον ἀναγκάζειν δεῖ ἐς
τὸ ἄνω, ὡς εἴρηται.

Ὅταν οὖν τὸ συνεχὲς τῶν στέρνων μέρος τῆς κλειδὸς
ἢ εἰς τὸ πλάγιον ἢ εἰς τὸ κάτω παρολισθῇ, τηνικαῦτά φησι
συμπαρασκευάζεσθαι εἰς τὴν κατόρθωσιν, εἴ τις τὸν ἄνθρω-
πον ὕπτιον κατακλίνας ὑποθείη μεταξὺ τῶν ὠμοπλατῶν
κατ᾽ αὐτὴν τὴν ῥάχιν, δηλονότι προσκεφάλαιον ἢ ὑπαυχένιον
ἤ τι τοιοῦτον, ὡς περικεκλασμένον κατὰ τοῦτο γίνεσθαι τὸν
θώρακα σύμπαντα. τὸ γὰρ περιῤῥηδὲς ἔῃ οὕτως εἴρηται
καὶ παρὰ τῷ ποιητῇ·

Περιῤῥηδής τε τραπέζης κατέπισε.

*Medicus vero altera manu ad humeri caput data pro-
minentiori palmae parte repellat, altera quod diductum
eſt componat: ſic enim maxime in naturalem ſedem re-
ſtituet. Sed, ſicut jam diximus, ſuperius os deorſum
ferri maxime ſolet. Plerisque ubi alligati ſunt, con-
venit ita figurari, ut cubitus juxta latus contineatur,
ſicque humeri caput excitetur.*

Ubi ea pars juguli quae cum pectoris oſſe committi-
tur vel in latus vel in inferiorem partem prorumpat,
tunc ait commode reſtitui, ſi homo reſupinetur, ſubjecto
inter ſcapulas juxta ſpinam pulvino ſeu cervicali, ſive
tali quopiam, ut hac via thorax totus recurvetur. Hoc
autem expreſſit vocabulo περιῤῥηδὲς, quod poeta etiam
uſurpavit quum inquit:

Περιῤῥηδής τε τραπέζης κατέπισε.

κατὰ τοῦτον οὖν τὸν τρόπον σχηματισθέντος τοῦ ἀνθρώ-
που τὸν ἰατρὸν ἀξιοῖ τῇ μὲν ἑτέρᾳ χειρὶ τὴν κεφαλὴν τοῦ
βραχίονος διανάγειν παρὰ τὰς πλευρὰς παρατεταμένον ἀπω-
θεῖν ἐκτός. οὕτως γὰρ ἂν διασταίη μάλιστα τὰ κατεαγότα
μόρια τῆς κλειδὸς εἰς τοῦτο καὶ τοῦ περιῤῥηδοῦς σχήματος
συντελοῦντος οὐ μικρόν. διαπλάττειν δὲ τῇ ἑτέρᾳ χειρὶ καὶ
συναπάγειν πρὸς ἄλληλα τὰ διεστῶτα τῆς χειρὸς μόρια τὸν
βραχίονα πρὸς τὰς πλευρὰς παρατεταμένον ἀνάγοντα κατὰ
τὴν ἑξῆς ῥῆσιν ἐνίοτέ φησιν ἄμεινον εἶναι.

ογ΄.

[329] Τὸν δὲ ἀγκῶνα πρὸς τὸ στῆθος παράγειν, ἄκρην
δὲ τὴν χεῖρα παρὰ τὸ ἀκρώμιον τοῦ ὑγιέος ὤμου ἴσχειν·
ἢν μὲν οὖν κατακέεσθαι τολμᾷ, ἀντιστήριγμά τι προστι-
θέναι χρὴ, ὡς ἂν ὁ ὦμος ἀνωτάτω ἔῃ, ἢν δὲ περιίῃ,
σφενδόνην χρὴ ἐκ ταινίης περὶ τὸ ὀξὺ τοῦ ἀγκῶνος ποιή-
σαντα ἀναλαμβάνειν περὶ τὸν αὐχένα.

Homine igitur ita figurato praecipit ut medicus altera
manu humeri ad latus adducti caput in exteriorem par-
tem repellat; fic enim diductae juguli partes plurimum
inter fe recedent, recurvato pectoris habitu multum ad
eam rem conferente; altera manu componat atque in
unum adducat diductas juguli partes; humerum vero juxta
latus furfum compelli interdum fatius effe in fequentibus
adfcribit.

LXXIII.

*Sed quibusdam, ut narravimus, debet humeri caput furfum
urgeri, cubitus autem ad pectus adduci, manus vero
ad fummitatem lati fcapularum offis ab integra parte
porrigenda eft. Quodfi homo cubare non recufet, ali-
quid imponere convenit quo fulciatur, fic ut humeri
caput maxime fublime fit; at fi inambulat, fundam a
cervicibus fufpendere ex fafcia oportet, quae cubiti emi-
nentiam complectatur.*

Ed. Chart. XII. [329.]   Ed. Baf. V. (598.)

Τὸ δὲ τοιοῦτον σχῆμα πρὸς τὴν ἐκτὸς χώραν ἀπάγει
δηλονότι τὴν κεφαλὴν τοῦ βραχίονος, ὡς συναπάγεται καὶ
τὸ τῆς κλειδὸς μέρος τὸ συνημμένον τῷ ἀκρωμίῳ, ἀλλ' οὐκ
εἶναι χρείαν φησὶ τοιούτου σχήματος ὡς τὸ πολύ. γίγνε-
σθαι γὰρ αὐτάρκως τὴν ἐπανόρθωσιν καὶ διὰ τοῦ προτέ-
ρου, καθ' ὃ περὶ τὰς πλευρὰς ὁ βραχίων παρατεταμένος
ἐπήγετο, τοῦ ἀγκῶνος αὐτόθι μένοντος, οὐχ ὥσπερ νῦν
ἐπὶ τὸ στῆθος παραγενομένου. τοῦτ' οὖν παρέχειν ἐπὶ τὸ
στῆθος οὐχ ὡς ἀχρήστου τοῦ προτέρου φευκτέον ἡμῖν ἐστιν,
ἀλλ' ὡς καὶ διακινουμένου τὰ πολλὰ τῆς προκειμένης ἐνερ-
γείας κατορθοῦσθαι δυναμένης. εἰ δ' ἐν τῷ πράττειν αὐ-
τὴν μὴ ὑπακούοι τὸ ἔργον, οὕτως ἐπὶ τὸ δεύτερον σχῆμα
μεταβησόμεθα.

Haec figurandi ratio efficit ut humeri caput in exte-
riorem partem compellatur, cum quo adducitur et juguli
pars quae fummitati lati fcapularum offis adjuncta eft.
Sed ejusmodi habitu inquit fere opus non effe, quod fu-
periori fatis reftituatur, fub quo humerus juxta latus ex-
tentus adducebatur cubito ibidem collocato, non quemad-
modum nunc pectori fuperimpofito. Abftinere igitur de-
bemus ab imponendo cubito fuper pectus, non quod hic
habitus priori fit deterior, fed quod per illum dumtaxat
pleraque praeftari poffint, quae ad reponendum idonea
pofita funt. Quomodo fi res non fuccedat, ad habitum
transibimus fecundo loco oftenfum.

ΙΠΠΟΚΡΑΤΟΥΣ ΤΟ ΠΕΡΙ ΑΡΘΡΩΝ ΒΙΒΛΙΟΝ ΚΑΙ ΓΑΛΗΝΟΥ ΕΙΣ ΑΥΤΟ ΥΠΟΜΝΗΜΑ ΔΕΥΤΕΡΟΝ.

Ed. Chart. XII. [332. 333.]   Ed. Baf. V. (599.)

α'.

[332. 333] (599) *Γνάθος δὲ ὀλίγοισιν ἤδη 'τελέως ἐξήρθρησε.*

Γνάθον ὀνομάζουσιν οἱ ἀνατομικοὶ τὸ ὑποκάτω τοῦ μή- λου καλουμένου. τὸ μῆλον δ' αὐτοῖς ἐξέχον ἐν τοῖς [333] πρόσω διακρατοῦσιν ἀτρέμα περιφερές. ὁ τοίνυν Ἱπποκρά- της οὕτως εἴρηκεν, ὤμου δὲ ἄρθρον ἐν ἴσῳ τοῦ κατ᾽ ὦμον

HIPPOCRATIS DE ARTICULIS LI- BER ET GALENI IN EUM COM- MENTARIUS SECUNDUS.

I.

Maxilla paucis hactenus toto loco mota eſt.

Qui operam dant corporibus incidendis *γνάθον* di- cunt eam partem quae genis ſubjecta eſt; genas vero, quae *μῆλα* vocant, eas quae leniter rotundae in facie prominent. Quemadmodum igitur Hippocrates dixit, articulum autem

Ed. Chart. XII. [333.]   Ed. Baf. V. (599.)
ἄρϑρον, ἵνα καὶ νυνὶ λέγων τὸ κατὰ τὴν γνάϑον ἄρϑρον
ᾖ τὴν κάτω γένυν ὠνόμασε γνάϑον. οὕτως δὲ καὶ ὁ ποιη-
τὴς εἴρηκε·

 Κόπτων ἀμφοτέρῃσι, χαμαὶ δ᾽ ἅπαντας ὀδόντας
 γνάϑων ἐξελάσαιμι συὸς ὡς ληϊβοτείρης.

καὶ γὰρ κἀκεῖνος φαίνεται γνάϑους ὀνομάζων τὰς γένυας·
αὐτός τε πάλιν ὁ Ἱπποκράτης ἐν τοῖς ἐφεξῆς γνάϑους αὐ-
τὰς καλεῖ. περὶ μὲν οὖν τῆς προσηγορίας ἱκανὰ καὶ ταῦτα.
διὰ τί δέ φησιν ὀλίγοις ἐξαρϑρήσασϑαι τὴν γένυν αὐτός σε
διδάξει διὰ τῶν ἐπιφερομένων, οἷς δὴ πρόσεχε τὸν νοῦν.

   β'.
Ὀστέων τε γὰρ τὸ ἀπὸ τῆς ἄνω γνάϑου πεφυκὸς ὑπεζύγω-
ται πρὸς τὸ ὑπὸ τὸ οὖς ὀστέῳ προσπεφυκότι, ὅπερ ἀπο-
κλείει τὰς κεφαλὰς τῆς κάτω γνάϑου, τῆς μὲν ἀνωτέρω
ἐὸν, τῆς δὲ κατωτέρω τῶν κεφαλαίων. τά τε ἄκρεα τῆς

lati fcapularum oſſis, pro articulo qui cum lato fcapnla-
rum oſſe committitur, ſic nunc maxillae articulum intel-
lexit, quum maxillam ait, quam γνάϑον appellat. Sic
etiam poeta dixit:

 Κόπτων ἀμφοτέρῃσι, χαμαὶ δ᾽ ἅπαντας ὀδόντας
 γνάϑων ἐξελάσαιμι συὸς ὡς ληϊβοτείρης.

Ubi videtur appellaſſe γνάϑους malas et maxillas, quas
ipſe etiam Hippocrates in ſequentibus γνάϑους nominat.
Atque haec de vocabulo. Cur autem ſcripſerit paucis
maxillam toto loco moveri ipſe deinceps docebit; ani-
mum igitur adjungito.

   ———

   II.

*Os enim quod a malis procedit cum eo conjungatur quod
ab aure; hoc autem maxillae capita excludit, quorum
unum a ſuperiori parte ſitum eſt, alterum ſubjectum.
Item ex maxillae capitibus unum quidem ob longitudi-*

ΠΕΡΙ ΑΡΘΡΩΝ ΥΠΟΜΝΗΜΑ Β. 425

Ed. Chart. XII. [333.]   Ed. Baf. V. (599.)
κάτω γνάθου τὸ μὲν διὰ τὸ μῆκος οὐκ εὐπαρείσδυτον, τὸ
δ' αὖ τὸ κορωνόν τε καὶ ὑπερέχον ὑπὲρ τοῦ ζυγώματος.

Εἴρηταί μοι καὶ πρόσθεν ἔν τε τῇ περὶ τοῦ ἀγκῶνος
ἐξηγήσει καὶ τῷ πρώτῳ τῶν ὑπομνημάτων· καὶ εἴ τις οὐ
νοεῖ σαφῶς τὰ οὕτως ὑφ' Ἱπποκράτους λεγόμενα, δείκνυσι
καὶ τοῦτο πρὸ τοῦ διδάσκοντος ὀστᾶ μάλιστα μὲν ἀνθρώ-
πων, εἰ δὲ μὴ, πιθήκων. ἄμεινον δὲ μὴ νῦν, ὁπότ' ἀναγι-
γνώσκει τὰ βιβλία, ταύτην ἕξιν γίγνεσθαι τῶν ὀστῶν, ἀλλ'
ἔμπροσθεν ἐπὶ χολῆς γεγονέναι. λέλεκται δὲ καὶ ὡς ὑφ'
ἡμῶν γέγραπται βιβλίον τοῖς εἰσαγομένοις περὶ ὀστῶν, ὅτι
τε τῷ μέλλοντι συνιέναι δῆλον τί ἐν τούτοις τοῖς γράμμα-
σιν ὁ Ἱπποκράτης λέγει, προγεγυμνάσθαι βέλτιόν ἐστιν ἐν
ἐκείνῳ. καὶ τοίνυν ἔμπροσθεν ἔγραψα καὶ νῦν ποιήσω μέσην
τινὰ τοῖς θ' ἑωρακόσι καὶ μὴ ἑωρακόσι διδασκαλίαν. οὕτως
γὰρ οἵ θ' ἑωρακότες οὐκ ἀνιάσονται τῷ μήκει τῶν λόγων
οἵ τ' οὐδ' ὅλως ἑωρακότες οἷον ὑπογραφήν τινα ἕξουσι τῆς
ἀκριβοῦς μαθήσεως, ἣν οἰχ οἷόν τε χωρὶς τῆς ἐπὶ τῶν

nem non facile expellitur, quod roſtro ſimile jugale os
excedit.

———

Antea quoque diximus in expoſitione libri de fractu-
ris et in primo commentario, ſi quis non intelligit quae
ita clare ab Hippocrate exponuntur, huic opus eſſe mon-
ſtratione oſſium, praecipue hominis vel certe ſimiae; ſa-
tius autem non eſt tunc quum liber legitur, ſed prius
per otium oſſa inſpicere. Diximus item ſcriptum fuiſſe
a nobis librum de oſſibus ad eos qui primas inſtitutiones
addiſcunt, in quo ante exerceri melius eſt eum qui per-
cepturus eſt, quae ab Hippocrate ſcribuntur. Atqui ut in
ſuperioribus ſcripſi, ſic etiam nunc faciam mediam quan-
dam doctrinam inter eam quae convenit iis qui inſpexe-
rint et eam quae iis qui non inſpexerint. Hoc enim
pacto qui inſpexerint moleſte ſermonis longitudinem non
ferent; qui non inſpexerint quaſi deſcriptionem quandam
habebunt exquiſitae cognitionis, quae haberi non poteſt

ὀστῶν αὐτοψίας γενέσθαι. νόει δή μοι καὶ τὸ μὲν κινού-
μενον ἐν τοῖς ὀδοῦσι στόμα τὴν κάτω γένυν εἶναι, τὸ δ᾽
ἀκίνητον τὴν ἄνω, περιέχεσθαι δὲ πρὸ τῶν ὀστῶν τοὺς
ἀλλήλους ὀδόντας κατά τε τὸ μέγεθος καὶ τὸ πλῆθος. ἐκ-
πεφυκὸς δὲ τὸ τῆς ἄνω γνάθου λεπτόν ἐστι καὶ συνεχὲς τῷ
περιέχοντι τὸ μικρὸν, καθ᾽ ὃν ὀστῷ τούτῳ δ᾽ ἄγαν τ᾽ ἂν
ἕτερον ἐκ τοῦ τῶν ἀκουστικῶν πόρων ἐν αὐτῷ περιέχοντος
ὀστοῦ. καθ᾽ ὃ δὲ συμβάλλει ταῦτα ἀλλήλοις γίγνεσθαι
συνάρθρωσιν ὁμοίαν ῥαφῇ. τὸ τοίνυν ὀστοῦν τοῦτο λεπτὸν,
ὃ συνάπτει τὴν ἄνω γένυν τῇ κεφαλῇ, καλεῖται ζύγωμα πρὸς
τῶν ἀνατομικῶν, ἐπειδὴ καὶ αὐτὸς ὁ Ἱπποκράτης φάσκων
ὑποζυγῶσαι δηλοῖ συνάγειν ἀλλήλοις τὰ δύο ὀστὰ, καθάπερ
ζυγὸν ὑποκείμενον αὐτοῖς. ὑπὸ δὲ τούτῳ τῷ ζυγώματι κοι-
λότης ἐστὶν ἀξιόλογος, ἣν κατείληφεν ἡ ἑτέρα τῶν ἀποφύ-
σεων τῆς κάτω γένυος, ἥν τε κορώνην θηλυκῶς ὀνομάζουσι
καὶ κόρωνον οὐδετέρως, οὔσης καὶ ἑτέρας ἀποφύσεως κατὰ
τοῦτο δακνοίη, καθ᾽ ἣν διαρθροῦται τῷ τῆς κεφαλῆς ὀστῷ,
πλησίον τοῦ [334] ὠτός. ἀλλ᾽ αὕτη μὲν ἡ ἀπόφυσις βρα-

niſi oſſa ipſa inſpiciantur. Intelligito igitar ex partibus
oris quae dentes continent eam quae movetur eſſe ma-
xillam; quae immobilis eſt, malas; in utroque item oſſe
dentes contineri tam magnitudine quam numero inter ſe
aequales. Procedit autem a malis os tenue continuatum
illi oſſi, quo continetur angulus oculi temporibus propior,
cum hoc alterum os nectitur in quo ſitum eſt foramen
auris; qua vero coëunt baec inter ſe, commiſſura fit ſu-
turae ſimilis. Hoc igitur os, quod malas capiti annectit,
ab iis qui incidendis corporibus operam dederunt jugale
os appellatur; qnandoqı idem et ipſe Hippocrates conju-
gatur inquiens oſtendit duo oſſa inter ſe conjungi, quaſi
jugo ſubjecta. Huic autem jugo cavum ſubjectum eſt non
mediocre, in quod ſe inſerit alterum maxillae caput quod
roſtrum refert, hoc et femineo genere κορώνην et neutro
κόρωνον Graeci appellant. Juxta hunc proceſſum maxilla
quoque alterum exigit, per quem cum capite prope au-
rem committitur. Sed hic brevior eſt, alter multo lon-

χεῖα ἦν κατὰ τὸ μῆκος, ἡ δ' ἑτέρα πολὺ μακροτέρα. διο-
ρίζει δὲ ἀμφότερον μέσον τεταμένον τὸ ζύγωμα, τῆς μὲν
μακροτέρας ταπεινότερον κείμενον, ὑψηλότερον δὲ τῆς ταπει-
νοτέρας. ἀμφοτέρας δὲ τὰς ἀποφύσεις τῆς (600) γένυος
ὠνόμασεν ὁ Ἱπποκράτης κεφαλὰς ἐν τῷ φάναι τὸ ζύγωμα
τὰς κεφαλὰς ἀποκλείειν, ὅπερ ἐστὶ διείργειν καὶ χωρίζειν ἀλ-
λήλων, τῆς μὲν κατωτέρω, τῆς δὲ ἀνωτέρω. πρόδηλον οὖν
ὡς δυνατόν ἐστιν ἐκπεσεῖν τῆς οἰκείας διαρθρώσεως τὴν
κάτω γένυν ἄνευ τοῦ κατωτέρω χωρῆσαι τοῦ ζυγώματος τὴν
κορώνην, οὐ μὴν οὐδ' ἁπλῶς τοῦτο γενόμενον ἔξαρθρον αὐ-
τὴν ἐργάσεται. ἀνοιγομένου γὰρ τοῦ στόματος εἰς τὴν ἰδίαν
ἐπανήξει χώραν. εἰ τοίνυν ἔξαρθρος ἔσεσθαι μέλλοι, κω-
λυθῆναι χρὴ τὴν ἐπάνοδον αὐτῆς εἰς τὸ πλάγιον ἐκτραπεί-
σης. ὀρθῶς οὖν ἐφεξῆς ἔφη, χωρὶς τοῦ μέγιστον χαίνον-
τος εἰς τὰ πλάγια ἐκτρέψαι τὴν γένυν, ἀδύνατον αὐτὴν ἐκ-
πεσεῖν. οὔτε γὰρ αὐτὴ ἀποχωρῆσαι δύναται κατωτέρω τοῦ
ζυγώματος ἡ κορώνη, πλὴν ἐπὶ πλεῖστον ἀποστῆναι τὴν
κάτω γένυν ἢ τὴν ἄνω. τοῦτο δ' ἐν τῷ μέγιστον χαίνειν
γίνεται, οὔτ' ἄνευ τῆς εἰς τὸ πλάγιον ἐκτροπῆς ἢ πρὸς τὴν

gior, uterque diftinguitur jugali offc, quod medium inter
utrumque fitum eft, longiori humilius, breviori fublimius
eft; utrosque maxillae proceffus Hippocrates nominavit
capita, quum inquit: hoc autem maxillae capita excludit,
hoc eft diducit feparatque inter fe, alterum ab inferiori
parte, a fuperiori alterum.   Conftat igitur procidere ma-
xillam non poffe, nifi proceffus roftro fimilis jugali offe
humilior demittatur; at non propterea fimpliciter luxabi-
tur, ubi illud accidat, aperto enim ore in fuum locum
revertetur.   Ad hoc igitur ut luxetur neceffe eft reditum
prohiberi, eo quod ipfa in latus convertatur.   Recte igi-
tur in fequentibus inquit: luxari autem non poteft, nifi
ore vehementer aperto in latera convertatur; neque enim
ferri poteft ipfe proceffus infra os jugale, priusquam ma-
xilla a malis plurimum diducatur, quod accidit ubi homo
maxime hiat, neque reditu in fuam fedem prohibetur,

οἰκείαν χώραν ἐπάνοδος κωλύεται. διά τε οὖν ταῦτα δυσκό-
λως ἐκπίπτει καὶ διὰ τὴν ἀνεχόντων μυῶν ῥώμην, ὑπὲρ ὧν
κατὰ τὴν ἑξῆς λέξιν ἤκουον αὐτοῦ λέγοντος.

γ΄.

Ἅμα τε ἀμφοτέρων τῶν ἀκρέων τούτων νευρώδεις τένοντες
πεφύκασιν, ἐξ ὧν ἐξήρτηνται οἱ μύες οἱ κροταφῖται καὶ
μασσητῆρες καλεόμενοι.

Ἃς ἔμπροσθεν ὠνόμασε κεφαλὰς τῆς κάτω γένυος ἄκρεα
νῦν προσηγόρευσεν ἐπ᾽ ἀμφοτέρων λέγων νευρώδεις τένον-
τας πεφυκέναι. καλεῖν δ᾽ εἴωθε τένοντας ἐκεῖνα τὰ πέ-
ρατα τῶν μυῶν ἃ προσαγορεύουσιν ἀπονευρώσεις οἱ ἀνατο-
μικοὶ, νευρωδέστερα μὲν ἀεὶ τῶν μέσων ὄντα, διαφέροντα
δ᾽ ἀλλήλοιν ἐν τῷ ποτὲ μὲν πλείονα τὴν σαρκώδη φύσιν
ἔχειν τῆς νευρώδους, ποτὲ δ᾽ ἐλάττονα. ὁπότε μὲν οὖν ἡ
τῆς σαρκὸς οὐσία πλείων ᾖ, σαρκώδη τὴν ἀπονεύρωσιν κα-
λοῦσι τοῦ μυὸς, ὁπόταν δὲ ἐλάττων ᾖ, νευρώδη προσαγο-

niſi in latus convertatur. Aegre igitur prolabitur et ob
haec et ob muſculorum robur, quibus ad ſuperiores par-
tes alligatur, de quibus agit proximis verbis.

III.

*Jam vero ab utraque parte harum ſummitatum nervoſae
oriuntur chordae, quibus muſculi illigantur qui κροτα-
φῖται et μασσητῆρες dicuntur.*

Quae ante κεφαλὰς, id eſt capita, maxillae vocavit,
nunc ἄκρεα, id eſt ſummitates, appellat, ab utrisque in-
quiens nervoſas chordas oriri, quas τένοντας vocat. Solet
autem ſic appellare eas muſculorum extremitates, quae
Graece ab iis qui verſantur in corporibus incidendis ἀπο-
νευρώσεις nuncupantur. Semper autem magis nervoſae
ſunt quam medius muſculus; verum inter ſe differunt
eo quod aliae naturam magis nervoſam habeant, aliae
minus, ubi carnoſa natura plurimum abundat, mnſculi

ῥεύουσι. νῦν οὖν ἐπειδὴ τῆς σαρκώδους οὐσίας ἡ νευρώ-
δης ἐστὶ πλείων, εἰκότως ἔφη νευρώδεις τένοντας ἐκπεφυκέ-
ναι τῶν κεφαλῶν. ἀπὸ γὰρ τῶν ὑψηλῶν τῆς κάτω γένυος
ἐξηρτῆσθαί φασι μύας τοὺς κροταφίτας καὶ μασητῆρας
καλουμένους. ἄδηλον δὲ πότερον τοὺς αὐτοὺς μύας τοῖς
τοιούτοις προσηγόρευσεν ὀνόμασιν, ἢ ἄλλους μὲν εἶναι βού-
λεται τοὺς κροταφίτας, ἄλλους δὲ τοὺς μασσητῆρας. οἱ
μὲν γὰρ μετ' αὐτὸν ἀνατομικοὶ κροταφίτας μὲν ὀνομάζουσι
τοὺς ἐκ τῶν κατὰ κροτάφους ὀστῶν τῆς κεφαλῆς ἐκφυομέ-
νους, οὓς ἂν διανοίγειν τε καὶ συνάγειν τὸ στόμα σαφῶς
ὁρῶμεν ἐντεινομένους, τοὺς δὲ ἐπικεκλεισμένους τοῖς πλατέσι
τῆς κάτω γνάθου καὶ τούτοις δὲ ἑκατέρωθεν ἕνα μασσητῆρα,
ἐπειδὴ περιάγουσιν ἐν τῷ μασᾶσθαι τὴν γένυν, οὔπω δυνα-
μένοιν τοῦτο ποιεῖν, τοῖν ἄνωθεν καταφερομένοιν. ἀνασπῶσι
γὰρ ἐκεῖνοι μόνην αὐτὴν, οὐ μὴν εἰς τὰ πλάγια παράγου-
σι, διὸ κἂν ἐν τῷ συνάγειν τὸ στόμα τούτων χρήζομεν,
ὡς ἂν κἀπειδὰν ἐνδάκνοντές τι τοῖς προσθίοις ὀδοῦσιν ἀπο-
θραίουσιν, ἢν βουληθῶμεν ἀποθλάσαι τι διὰ τῶν κυνοδόν-

extremitatem carnofam vocant; contra ubi nervofa fuperat,
nervofam.   Nunc quia nervofae magis funt quam carno-
fae, jure dixit ab utroque horum capitum nervofas chor-
das oriri: innecti enim inquit fummitatibus maxillae mu-
fculos,   qui κροταφῖται et μασητῆρες nuncupantur.   Sed
incertum eſt num eosdem mufculos his vocabulis appel-
let, an alios eſſe velit κροταφίτας, alios μασητῆρας, quo-
niam qui poſt Hippocratem verfati funt in corporibus in-
cidendis κροταφίτας vocant eos, qui a temporum oſſibus
oriuntur, quos ubi iutenduntur claudere et contrahere os
aperte videmus; eos vero qui maxillae qua latefcit illi-
gantur, utrumque fcilicet unus, μασητῆρας appellant eo
quod in mandendo maxillam circumagant.   Quod efficere
non amplius poſſunt qui a fuperiori parte oriuntur, hi
enim furfum tautummodo ipfam adducunt; non tamen in
latera movent.   Quocirca ipfis opus eſt in contrahendo
ore, non fecus etiam ubi prioribus dentibus aliquid mor-
dentes abfcindimus vel ubi comminuere aliquid caninis

Ed. Chart. XII. [334. 335.] Ed. Baf. V. (600.)
των ονομα- [335] ζομένων. ὅταν δὲ ταῖς μύλαις ἐπιβάλ-
λοντες τὰ σιτία καταθραύειν τε καὶ λεαίνειν αὐτὰ προελώ-
μεθα, μάσησις μὲν καλεῖται τὸ τοιοῦτον ἔργον, ὑπὸ δὲ
τῶν ὑποβεβλημένων τοῖς πλατέσιν ἐπιτελεῖται παραγόντων
αὐτῶν εἰς τὰ πλάγια τὴν γένυν. εὔλογον οὖν ἐστι τούτους
μὲν μασητῆρας ὀνομάζειν, κροταφίτας δὲ τοὺς ἐκφυομένους
τῶν κατὰ τοὺς κροτάφους ὀστῶν, οἳ καὶ περιλαμβάνουσι
νευρώδεις τένοντας, τὴν κορώνην τῆς γένυος ἐν κύκλῳ πᾶ-
σαν περιφερόμενοι. καὶ μὴν καὶ ἄλλη τίς ἐστι συζυγία
μυῶν ἐγκατακεκριμένη τῷ στόματι, τὴν μὲν ἄνω ἔκφυσιν
ἔκ τε τῶν πτερυγοειδῶν ὀστῶν ἔχουσα καὶ συμπάσης τῆς
παρακειμένης αὐτῇ κοιλότητος. ἐμφυομένη δὲ τῇ κάτω γέ-
νυϊ κατ᾽ ἐκεῖνο μάλιστα τὸ μέρος, ὅθεν ἡ πρὸς τὴν διάρ-
θρωσιν ἀπόφυσις ἀναφέρεται. τούτων τῶν μυῶν οἱ περὶ
τοὺς μασητῆρας ἐξικνοῦνται μῦς, οὓς κατὰ τῶν πλατέων
ἔφην ἔξωθεν ἐπιτετάσθαι τῆς κάτω γένυος, ὡς τῶν ἔνδο-
θεν αὐτῶν τὸ πλατὺ κατειλήφασιν οἱ προειρημένοι δύο μῦς,
ἑκατέρωθεν εἷς. ὅταν οὖν ὁ Ἱπποκράτης εἴπῃ, ἅμα τε ἀμ-

volumus. Sed ubi cibum ut contendamus conteramusque
fuper maxillares imponimus, quae actio μάσησις Graece
dicitur, mufculi tunc fuo munere funguntur, qui maxil-
lam cui illigantur qua latefcit in latera movent. Proba-
bile igitur eſt hos mufculos appellari μασητῆρας; eos
vero κροταφίτας, qui a mufculis juxta offa temporum quae
Graeci κροτάφους dicunt oriuntur, qui et nervofas chor-
das continent maxillae fummitatem roſtro fimilem circum-
agentes. Atqui conditum eſt in ore par aliud mufculorum,
qui fuperne ab offe quod ab alarum fimilitudine πτερυ-
γοειδές vocatur et a toto finu juxta pofito oriuntur. Jun-
guntur autem maxillae ea potiſſimum parte, unde procef-
fus ad commiffuram fertur; perveniunt autem hi mufculi
ad eos qui μασητῆρες dicuntur, quique, ut dixi, maxillae
inhaerent ab exteriori parte qua latefcit, quum ab inte-
riori parte duo qui propofiti funt, utrimque unus, maxil-
lam qua latefcit comprehendant. Ergo quum Hippocrates

Ed. Chart. XII. [335.] Ed. Baf. V. (600.)

φοτέρων τῶν ἀκρέων τούτων νευρώδεις τένοντες πεφύκασιν,
ἐξ ὧν ἐξήρτηνται οἱ μύες οἱ κροταφῖται καὶ μασητῆρες
καλεόμενοι, πρόδηλος μὲν οὖν ἐστι τῶν ἔξωθεν ἐπιβεβλη-
μένων μυῶν τῇ γένυϊ μηδ᾽ ὅλως μνημονεύων, ἐπὶ δὲ τὰς
δύο συζυγίας ἄγων ἡμᾶς τῶν μυῶν, οἵ τε σαφῆ τὴν ἔκφυ-
σιν ἔχουσιν ἐκ τῶν περάτων τοῦ μυὸς καὶ ὅσοι παρὰ τὴν
κοιλότητα τὴν πυρὰ τοῖς πτερυγοειδέσιν ὀστοῖς. οὗτοι μὲν
γὰρ τὴν ἑτέραν ἀνάπτουσι τὴν εἰρημένην διαρθροῦται τὴν
κεφαλὴν, τὸ δ᾽ ἕτερον ζεῦγος, ὅπερ τὰς κορώνας ἔφην ἐμ-
φέρεσθαι, ταῦτα πάλιν αὐτὰ τῆς γένυος τὰ πέρατα πρὸς
τὴν κεφαλὴν ἀνατείνουσι.

δ᾽.

Διὰ τοῦτο δὲ καλέονται καὶ διὰ τοῦτο κινέονται, ὅτι ἐν-
τεῦθεν ἐξήρτηνται.

Μασητῆρας εἰπὼν καλεῖσθαι τοὺς προειρημένους μύας
αἰτίας ἀποδίδωσι τῆς προσηγορίας αὐτῶν. ὅτι γὰρ ἐντεῦ-

ait: jam vero ab utraque harum fummitatum nervofae
oriuntur chordae quibus muſculi illigantur, qui κροταφῖ-
ται et qui μασητῆρες dicuntur, conſtat nullo modo loqui
de muſculis qui ab exteriori parte maxillae ſuperinjiciun-
tur, ſed duo muſculorum paria indicaſſe, eos ſcilicet qui
evidenter ab extrema fronte oriuntur et eos qui juxta
ſinum oſſis πτερυγοειδοῦς. Hi enim alterum proceſſum
attrahunt, quem inſeri in commiſſurae cavum diximus;
ſed alterum muſculorum par, quod, ut retuli, maxillae
extremitatem roſtro ſimilem in orbem amplectitur, rurſus
ipſos maxillae proceſſus furſum ad caput adducit.

IV.

Et propterea vocantur ac propterea moventur, quod inde
illigantur.

Quum propoſitos muſculos dixerit nominari μασητῆ-
ρας, cauſam reddidit cur ita appellentur; inde enim illi-

θεν ἐξήρτηνται, τουτέστιν ἐκ τῶν ἀκρέων τῆς γένυος, διὰ
τοῦτο κινοῦνται μασωμένων καὶ καλοῦνται μασητῆρες.

ε'.

Ἐν γὰρ τῇ ἐδωδῇ καὶ ἐν τῇ διαλέκτῳ καὶ ἐν τῇ ἄλλῃ χρή-
σει τοῦ στόματος.

Ἡ κάτω γένυς ἐστὶν ἡ κινουμένη μόνη, ἀπαγόντων μὲν
αὐτὴν ἀπὸ τῆς ἀνωτάτης κατὰ τὸν τράχηλον δυοῖν προ-
σθίων μυῶν, προσαγόντων δὲ τῶν μασητήρων. εἰκότως
οὖν ἐναργῆ τὴν κίνησιν ἔχει ἐξηρτημένην μεγίστην ἔχον τοῦ
ὀστοῦ τὴν κίνησιν, ὠνομάσθησάν τε διὰ τὴν κίνησιν ταύ-
την μασητῆρες ἀπὸ τοῦ σφοδροτάτου τῶν ἔργων τῆς κάτω
γένυος, ἀσθενὴς γὰρ ἐν τῷ διαλέγεσθαι κίνησις.

στ'.

[336] Ἡ μὲν ἄνω γνάθος ἀτρεμέει, συνήρτηται γὰρ τῇ κεφαλῇ
καὶ οὐ διήρθρωται, ἡ δὲ κάτω γνάθος κινέεται, ἀπήρ-
θρωται γὰρ ἀπὸ τῆς ἄνω γνάθου καὶ ἀπὸ τῆς κεφαλῆς.

gantur, hoc eſt maxillae ſummitatibus, propterea moven-
tur, quum mandimus, et μασητῆρες vocantur.

V.

Nam quum edimus, loquimur, aut aliter ore utimur.

Maxilla tantummodo movetur, quum a malis ipſam
reducant priores duo cervicum muſculi, quumque μαση-
τῆρες illam adducant. Jure igitur evidenter moventur,
quum ei oſſi quod maxime movetur illigentur. Dicti au-
tem ſunt ob hujusmodi motum μασητῆρες a mandendo,
quae maxillae actio valentiſſima eſt; leviter enim move-
tur, dum loquimur.

VI.

Malae quidem quieſcunt: innectuntur enim capiti, ſed non
inſinuantur ut articuli; at maxilla movetur, ut quae
articulorum modo cum malis et capite committatur.

Τινὲς μὲν συνήρθρωται γράφουσιν, ἔνιοι δὲ συνήρτηται
ὅτι καὶ τὴν συνάρθρωσιν ὀστῶν συμβολὴν φυσικὴν εἶναι
βούλεται, ποτὲ μὲν ἀμυδρὰν ἐχόντων τὴν κίνησιν, ἔστι δ᾽
ὅτε ὅλως φαινομένην, ὥσπερ γε τὴν διάρθρωσιν, ὡς τὴν
φυσικὴν σύνιαξιν ἐναργῆ τὴν κίνησιν ἐχόντων· ἐν δὲ τῇ
προειρημένῃ ῥήσει τὴν ἀπάρθρωσιν ἐπιδείκνυται ταὐτὸ μὲν
σημαίνειν τῇ διαρθρώσει, εἴπερ γε καὶ τὸ ἀπηρθρῶσθαι.

ζ'.

Διότι μὲν οὖν ἐν σπασμοῖσι καὶ τετάνοισι τοῦτο πρῶτον
τὸ ἄρθρον ἐπισημαίνει συντεταμένον, διότι πληγαὶ καί-
ριοι καὶ καροῦσαι αἱ κροταφίτιδες γίνονται, ἐν ἄλλῳ
λόγῳ εἰρήσεται.

Δι᾽ ὀλίγων ῥημάτων εἰπεῖν δυνάμενος, ἐπειδὴ πλησίον
ἐστὶ τῆς ἀρχῆς τῶν νεύρων τὰ κατὰ τοῦτο τὸ ἄρθρον εἷς

Verbum innectitur συνήρτηται dixit. Nonnulli fcri-
bunt συνήρθρωται, id eſt jungitur, propterea quod Hip-
pocrates ait, συνάρθρωσιν eſſe juncturam oſſium, inter-
dum eorum quae vix, interdum eorum quae nullo modo
moveri videntur, ſicut διάρθρωσιν naturalem commiſſuram
oſſium quae aperte moventur. In propoſitis autem verbis
commiſſuram articulorum ἀπάρθρωσιν vocat, quod idem
notat ac διάρθρωσις, ſiquidem et ἀπηρθρῶσθαι διηρθρῶ-
σθαι ſignificat.

VII.

*At quamobrem nervorum diſtentionis rigorisque hic arti-
culus primus indicio ſit, ubi contrahitur, et quamobrem
plagae in temporum muſculis graves ſint et ſtuporem
inferant, alibi explicabimus.*

Paucis perſequi rem potuit, quoniam hic articulus ad
nervorum initium proprius accedit, primus nervorum diſ-

γε σπασμοὺς αὐτὸ τοῦτο πρῶτον ἄρθρον ἄρχεται καὶ τὰς
πληγὰς καρώδεις ἴσχει, οὐκ οἶδ᾽ ὅπως ἀνεβάλλετο. τάχ᾽
οὖν (601) ἐβούλετο σὺν ἀποδείξει τὸν λόγον ποιήσασθαι
τῶν εἰς ταὐτοὺς ἐκφυομένους ἐξ ἐγκεφάλου νεύρων μνημο-
νεύσας, ὅπερ οὐκ οὖν ἀναγκαῖον ἐν τῇ προκειμένῃ διδασκα-
λίᾳ γίγνεσθαι. καὶ διὰ τοῦτ᾽ ἀνεβάλλετο τὸν τέλειον λόγον
ἑκατέρωθεν γράψαι.

η'.

Περὶ δὲ τοῦ μὴ κάρτα ἐξαρθρέειν τάδε τὰ αἴτια.

Ποῖα τάδε; προειρημένα δηλονότι δύο ἔχοντα κεφά-
λαια τὴν τῶν ὀστῶν φύσιν, οἵαν διῆλθον, ἅμα τῇ ῥώμῃ
τῶν μυῶν.

θ'.

Αἴτιον δὲ καὶ τόδε, ὅτι οὐ μάλα καταλαμβάνουσι τοιαῦται
ἀνάγκαι βρωμάτων, ὥστε τὸν ἄνθρωπον χανέειν μεῖζον ἢ

tentionem concitat plagasque habet ſtuporem inducentes.
Neſcio autem quo pacto reſervaverit, ſortaſſe voluit in
ſcribendo demonſtratione uti mentionem faciens nervorum
qui a cerebro ad hos muſculos perveniunt, quod neceſſa-
rium non fuit in propoſita doctrina, atque idcirco in
alium locum perfectum ſermonem diſtulit.

VIII.

Atque hae cauſae ſunt cur non admodum prolabitur.

Sed quaenam ſunt? nempe non aliae quam quae di-
ctae ſunt, quarum duplex eſt caput, natura oſſium, ut
narravi, et robur muſculorum.

IX.

*Illud etiam in cauſa eſt quod nulla fere in edendo neceſ-
ſitas eſt, quae cogat hominem aperire os ultra quam*

ὅσον δύναται. ἐκπέσοι δ᾽ ἂν ἀπ᾽ οὐδενὸς ἄλλου σχήμα-
τος ἢ ἀπὸ τοῦ μεγάλα χανέοντα παραγαγεῖν τὴν γένυν
ἐπὶ θάτερα.

[337] *Τοῦ* σπανίως ἐκπίπτειν δὴ τὴν γένυν ἐπὶ ταῖς
προειρημέναις δύο ἀντιθέσεσι, τρίτην προστίθησιν, ὅτι
χωρὶς μὲν τοῦ μέγιστον διοῖξαι τὸ στόμα τὴν ἔκπτωσιν
ἀδύνατον γενέσθαι. διοίσειν δέ τι πλεῖστον αὐτῆς οὖν δεό-
μεθα πολλάκις, ἐπειδὴ δύο χρεῖαι τῆς τοιαύτης ἐνεργείας
εἰσὶν, ἤτοι μέγιστον ὄγκον ἐθέλησε τῷ στόματι τοῦ σώμα-
τος παραλαβεῖν ἢ χασμώμενον ἄχρι πλείστου διαλαβεῖν, ὧν
τὸ μὲν πρότερον σπάνιόν ἐστι, τὸ δὲ δεύτερον μόνον τοῖς
ἄφροσι συμβῆναι δύναται· καὶ γὰρ καὶ τεθέαμαί ποτε γι-
νόμενον αὐτὸ πλουσίῳ Πλακίνῳ, ᾧ διοίξαντι μέχρι πλείστου
τὸ στόμα, κἄπειτα παραγαγόντι πρὸς τὸ πλάγιον. εἰώθει δὲ
συνεχῶς οὕτως ἐσχηματίσθαι καὶ ὥσπερ καλὸν ἔργον ἑκὼν
ἀεὶ μεῖζον ἐπειρᾶτο τοῦ πρότερον χαίνειν.

poſſit. Luxari autem aliter maxilla non poteſt, quo-
modocunque figuretur, quam cum ore vehementer aperto
in alteram partem convertitur.

Praeter duas ſuperiores cauſas, quae efficiunt ut ma-
xilla raro luxetur, tertiam adſcribit, ſcilicet niſi pluri-
mum os aperiatur, luxari minime poſſe. Verum non
ſaepe ſit ut nobis opus ſit ore plurimum aperto; quando-
quidem ejusmodi actio duplici uſui accommodatur vel ubi
volumus ore magnae molis quidpiam apprehendere vel
ubi quam maxime hiamus, quorum illud raro accidit,
hoc delirantibus dumtaxat. Quod et aliquando accidiſſe
vidimus Pluſio Placino, quum quantum poterat os aperi-
ret, deinde maxillam in latus deduceret; conſueverat au-
tem ſic ſubinde figurari ac tanquam egregium factum ul-
tro ſemper hiare amplius conabatur.

ί.

Προσσυμβάλλεται μέντοι καὶ τόδε πρὸς τὸ ἐκπίπτειν. ὀκόσα
γὰρ νεῦρα καὶ ὁκόσοι μύες παρὰ ἄρθρα εἰσὶν ἢ ἀπὸ ἄρ-
θρων ἀφ' ὧν ξυνδέδενται, τούτων ὅσα ἐν τῇ χρήσει
πλειστάκις διακινέεται, ταῦτα καὶ ἐς τὰς κατατάσιας δυ-
νατώτατα ἐπιδιδόναι, ὥσπερ καὶ τὰ δέρματα τὰ εὐδε-
ψητότατα πλείστην ἐπίδοσιν ἔχει, περὶ οὗ νῦν ὁ λόγος.

Ὅσον ἐπὶ τοῖς προειρημένοις αἰτίοις ἢ οὐδ' ὅλως ἐχρῆν
ἢ πάνυ σπανίως ἐκπίπτειν τὴν γένυν, οὐ μὴν φαίνεταί
γε οὕτως ἔχειν. ἐκπίπτει γὰρ σπανίως, οὐ μὴν ὥστε
παμπόλλων τε τῶν ἡμῶν ὁρᾶσθαι, καθάπερ τὰ σπανιώ-
τατα. διὰ γὰρ τὸ πολυκίνητον τῆς διαρθρώσεως οἱ κατ'
αὐτὴν μύες καὶ τὰ νεῦρα τέταται καὶ τάσεις ἑτοιμοτέρας
ἔχουσι τῶν ὀλιγάκις εἰς χρείαν κινήσεως ἀφικνουμένων,
ὥσπερ φησὶ καὶ τὰ δέρματα τὰ εὐδεψητότατα, τουτέστι τὰ
κάλλιστα μεμαλαγμένα, πλείστην ἐπίδοσιν ἔχει· καὶ γὰρ ὁ

X.

*Verum tamen illud etiam efficit ut maxilla excidat, quod
ex omnibus nervis ac mufculis qui juxta articulos funt
vel non longe ab articulis quibus illigantur, quicunque
in ufu frequenter dimoventur, dum extenduntur, maxime
idonei funt qui extenti fequantur, perinde atque coria,
quae quum optime mollita funt, plurimum extendi poffunt.*

Quod ad propofitas caufas attinet, neceffe eft maxil-
lam vel nullo modo vel raro admodum luxari. Videtur
tamen res aliter habere. Excidit enim raro et non adeo,
ut permulti noftrum ejusmodi cafum non viderint, quod
in iis evenit quae funt rariffima; eo enim quod ejusmodi
commiffura multum movetur, mufculi nervique ipfius ten-
duntur et opportuniores funt qui extendantur quam qui-
bus raro motu opus eft, quemadmodum ait et coria εὐδε-
ψητότατα, hoc eft optime mollita, plurimum extendi pof-

ποιητὴς ἐπὶ τοῦ μαλάξαι τὸ δεψῆσαι λέγει· κηρὸν δεψή-
σας μελιηδέα.

<hr>

ια΄.

Ἐκπίπτει μὲν γνάθος ὀλιγάκις, σχᾶται μέντοι πολλάκις ἐν
χάσμασιν, ὥσπερ καὶ ἄλλοι μυῶν παραλλαγαὶ καὶ νεύρων
τοῦτο ποιέουσι.

<hr>

Τὸ σχᾶται τί ποτ' αὐτὸ σημαίνει, γνωσόμεθα τοῖς συμ-
φραζομένοις προσέχοντες τὸν νοῦν. φησὶν οὖν, ὡς αἱ ἄλ-
λαι μυῶν παραλλαγαὶ καὶ νεύρων τοῦτο ποιοῦσιν, ὥστε τὸ
σχᾶσθαι μυῶν καὶ νεύρων ἐστὶ πάθος ἄνευ ἀρθρήματος.
ὁποῖον δέ τι τὸ πάθος τοῦτ' ἔστι δῆλον μὲν κἀκ τοῦ φά-
ναι παραλλαγαί. βούλεται μὲν γὰρ αὐτὸς ἐκ τῆς κατὰ
φύσεως θέσεως εἰς ἑτέραν μεθίστασθαι, βούλεται δὲ καὶ
ἀθρόως τοῦτο γίγνεσθαι. καὶ γὰρ καὶ μετ' ὀλίγον ἐνδείξε-
ται τοῦτο σημαίνειν τὸ σχάσαι λέγων οὕτω, ἔπειτα ἐξαπί-
νης σχάσαι τρισὶ σχήμασιν ὁμοῦ προσέχοντα τὸν νοῦν,

funt, quoniam poetae verbum δεψεῖν mutuatur ad ſigni-
ficandum *mollire*, quum inquit κηρὸν δεψήσας μελιηδέα.

<hr>

XI.

*Ergo quod propofitum erat, maxilla raro excidit; mutá-
tur tamen fubito faepe quum homo hiat, ut compluri-
bus aliis mufculorum nervorumque motionibus accidit.*

<hr>

Mutatur fubito dixit σχᾶται, quod verbum quid figni-
ficet intelligemus, fi ea cum quibus in oratione conjun-
gitur animadvertamus.   Inquit enim, ut compluribus aliis
mufculorum nervorumque motionibus accidit, quare σχᾶ-
σθαι vitium eſt nervorum ac mufculorum articulo non
erumpente.   Quidnam hoc vitii fit aperit, quum inquit
motionibus.   Voluit enim ex naturali fitu in alterum mu-
tari idque fubito; idem et paulo poſt indicat fignificari
verbo σχάσαι quum ait, dein fubito mutare ad tres habi-
tus fimul confilio directo, ubi *mutare* dixit σχάσαι, hoc

[338] τουτέστι μεταβάλλειν ἀθρόως τὸ πρὸς τὸ σχῆμα.
καὶ μέντοι καὶ νῦν ἔτι λέγουσιν ἔν τε τῇ Κῷ καὶ σχεδὸν
ἅπασι ταῖς Ἑλληνίσι πόλεσι σχαστηρίαν, ὡς ἐπιβαίνοντες
ἐξαίφνης καταπίπτειν, ποιοῦσι τὸν κανόνα, ᾧ παρεστήκα-
σιν ἅπαντες οἱ μέλλοντες τρέχειν. καὶ κατὰ παλαίστραν
δὲ τὸ σχάσαι σημαίνει τὴν χεῖρα ταχέως ἄγειν πρὸς αὐ-
τὴν ἐκ τῆς ἔμπροσθεν θέσεως. ὅταν οὖν εἴπῃς σχάσαι τὴν
γένυν ἐπὶ τὸ τῶν μυῶν βάθος ἀναφέρειν χρή, παραλλασ-
σόντων ἐν τοῖς αἰφνιδίοις τἄλλα τε τῶν σωμάτων, ὡς μὴ
φυλάττεσθαι τὴν ἀρχαίαν θέσιν τῶν μυῶν, ἀλλὰ διαστρέ-
φεσθαί τι καὶ τείνεσθαι κατά τι.

ιβ'.

Δῆλος δὲ τοῖσι μάλιστά ἐστιν, ὅταν ἐκπεπτώκῃ. προῖσχει
γὰρ ἡ κάτω γνάθος ἐς τοὔμπροσθεν καὶ παρῆκται τἀν-
αντία τοῦ ὀλισθήματος καὶ τοῦ ὀστέου τὸ κόρωνον ὀγ-
κηρότερον γίνεται παρὰ τὴν ἄνω γνάθον καὶ χαλεπῶς
ξυμβάλλουσι τὰς κάτω γνάθους.

est *subito movere priorem habitum;* adde quod nunc etiam
in Co ac fere in omnibus Graeciae civitatibus σχαστηρίαν
dicunt id super quod pedem imponentes protinus efficiunt
ut id in carceribus cadat, cui adstant qui cursuri sunt.
In palaestra item verbum σχάσαι ad musculorum vitium
referendum est, repente mutantium alias partes, sic ut
musculi antiquam sedem minime retineant, sed aliqua ex
parte depraventur, aliqua etiam extendantur.

XII.

*Hinc autem evidentissimum est, quum excidit; maxilla
enim in priorem partem projicitur convertiturque in
contrariam, atque unde luxata est, summitasque ossis
rostrum referens magis exstat juxta malas, maxillaque
cum malis aegre committitur.*

Ed. Chart. XII. [338.]   Ed. Baf. V. (601.)

Εἴρηται δέ μοι καὶ πρόσθεν ὡς τὸ καλούμενον ζύγωμα προβέβληται τῆς ἄνω χώρας, ἐν ᾗ τὸ κόρωνόν ἐστι τῆς γένυος, ὅτι τε μὴ παρενεχθέντος αὐτοῦ πρὸς θάτερα μέρη πρὸς τὴν οἰκείαν χώραν ἡ γένυς ἀνασπασθήσεται. ἀναγκαῖον οὖν ἐστιν, ὅταν ἡ γένυς ποτὲ ἐκπέσῃ, τὴν κορώνην αὐτῆς ἔξω φέρεσθαι τοῦ ζυγώματος. ἄλλην γὰρ οὐδεμίαν ἔχει χώραν εἰς ἣν ἐνεχθήσεται, ὥστ᾽ εἰκότως ἐξέχουσα φαίνεται κατὰ τὴν κάτω γένυν, ἔνθα τὸ ζύγωμά ἐστιν. αὐτὸ δὲ δὴ τοῦτο τὸ ζύγωμα, καθ᾽ ὅ τι μάλιστα τέτακται μαθήσῃ σαφῶς ἐπὶ τῶν ἰσχνῶν ἀνθρώπων κατασκεψάμενος τόν τε κροταφίτην μῦν καὶ τὸ μῆλον. ἐν γὰρ τῷ μεταξὺ τὸ προφανές ἐστι τὸ ζύγωμα, μεμνημένος αὐτοῦ τὴν χώραν τῆς θέσεως, ὅταν ἴδῃς τινὰ μὴ δυνάμενον κλεῖσαι τὸ στόμα προσεληλυθυίας εἰς τὸ πρόσω τῆς γένυος, ἅμα τὸ παρῆχθαι ζήτησαν ἀκριβῶς διαγνῶναι τοῖς ὀφθαλμοῖς τε καὶ τοῖς δακτύλοις τὸ κόρωνον ἐξέχον παρά τε τὸ μῆλον καὶ τὸ ζύγωμα. κἀπειδὰν εὕρῃς οὕτως ἔχον ἀκριβὴς ἔστω σοὶ διάγνωσις τοῦ τὴν γένυν ὠλισθηκέναι.

Diximus etiam in superioribus, os quod jugale appellatur ita situm esse, ut superinjiciatur maxillae summitati rostrum referenti; ac nisi in alteram partem prolabatur, maxillam ad suum locum reversuram. Necesse igitur est, si quando maxilla excidat, propositam summitatem extra jugale os ferri; nullus enim alius locus est, in quem impellatur. Quare merito exstat juxta malas qua situm est jugale os; sed qua potissimum situm sit facile percipies in homine gracili musculum temporis genamque intuitus, inter utrumque enim situm est os jugale. In memoria itaque habens ejus situm, ubi aliquem videris qui os claudere nequeat, maxilla in priorem partem projecta atque in alteram inclinata conari debes exquisite oculis digitisque summitatem comprehendere, quae juxta genam et jugale os exstat. At ubi sic habere comperies, optimum indicium erit maxillam excidisse.

ιγ'.

Τούτοισι δὲ ἐμβολὴ πρόδηλος, ἥτις γίνοιτ' ἂν ἁρμόζουσα·
χρὴ γὰρ τὸν μέν τινα κατέχειν τὴν κεφαλὴν τοῦ τετρω-
μένου, τὸν δὲ περιλαβόντα τὴν κάτω γνάθον καὶ ἔσωθεν
καὶ ἔξωθεν τοῖσι δακτύλοισι κατὰ τὸ γένειον χάσκοντος
τοῦ ἀνθρώπου, ὅσον μετρίως δύναται. πρῶτον μὲν δια-
κινέειν τὴν γνάθον χρόνον τινὰ τῇ καὶ τῇ παράγοντα τῇ
χειρὶ καὶ αὐτὸν τὸν ἄνθρωπον κελεύειν χαλαρὴν τὴν γνά-
θον χρόνον ἔχειν καὶ συμπαράγειν καὶ συνδιδόναι ὡς
μάλιστα.

(602) Τοῖς θεασαμένοις ἐξ ἀνατομῆς ἀκριβῶς τὴν
σύνθεσιν ὧν διηγήσατο μορίων ἡ ἐμβολὴ πρόδηλός ἐστι,
πρὸς οὓς καὶ αὐτὸς ἀποβλέπων οὕτως εἶπε· τὰ δ' ἐξαίφνης
εἰρημένα περὶ τῆς ἐμβολῆς σαφῆ πάντα, πλὴν εἴ πού τις
μία λέξις ἢ δύο παρεμπίπτει, περὶ ὧν ἐπισημανοῦμαι.

XIII.

His qua ratione aperte reponi debeat in aperto eſt. Opor-
tet enim aliquo laborantis caput continente alterum di-
gitis maxillam ad mentem comprehendere, tam ab ex-
teriori parte quam ab interiori, homine hiante quantum
modice poteſt; ac primo quidem aliquamdiu maxillam
manu in hanc atque illam partem adductam dimovere,
imperareque ut ipſe homo maxillam relaxet, ſimulque
cum medico ipſam adducat et adducenti quam maxime
pareat.

Ratio reponendi evidentiſſima eſt iis qui in corpori-
bus incidendis partium quas narrat compoſitionem dili-
genter inſpexerint, ad quas reſpectum habens haec ſcripſit.
Quae deinceps adjungit de reſtituendo omnia plana ſunt,
niſi ſicubi unum vel alterum verbum accurrat quod a no-
bis notabitur.

ΠΕΡΙ ΑΡΘΡΩΝ ΥΠΟΜΝΗΜΑ Β. 441

Ed. Chart. XII. [339.]   Ed. Baf. V. (602.)

ιδ´.

[339] Ἔπειτα ἐξαπίνης σχάσαι τρισὶ σχήμασιν ὁμοῦ
προσέχοντα τὸν νόον. δεῖ μὲν γὰρ παράγεσθαι ἐκ τῆς
διαστροφῆς εἰς τὴν φύσιν, δεῖ δὲ ἐς τοὐπίσω ἀπωθῆναι
τὴν γνάθον τὴν κάτω, δεῖ δὲ ἑπόμενον τούτοισι συμβάλ-
λειν τὰς γνάθους καὶ μὴ χάσκειν. ἐμβολὴ μὲν οὖν αὕτη
καὶ οὐκ ἂν γένοιτο ἀπ᾽ ἄλλων σχημάτων. ἰητρείη δὲ
βραχεῖα ἀρκέει σπλῆνα προστιθέντα κεκηρωμένον χαλαρῷ
ἐπιδέσμῳ ἐπιδεῖν. ἀσφαλέστερον δὲ χειρίζειν ἐστὶν ὕπτιον
κατακλίνοντα τὸν ἄνθρωπον ἐρείσαντα τὴν κεφαλὴν αὐ-
τοῦ ἐπὶ σκύτινον ὑποκεφάλαιον ὡς πληρέστατον, ἵνα ὡς
ἥκιστα ὑπείκῃ.

Μετὰ τὸ προδιακινῆσαι καὶ μαλάξαι τὰ νεῦρα καὶ τοὺς
μύας ἕλκοντα κάτω τὴν γένυν, ἀπάγοντά τε καθόσον ἐνδέ-
χεται τῆς ἄνω, προσήκει πρᾶξαι τοίνυν τὸ ὑπ᾽ αὐτοῦ κε-
λευόμενον, ὅπερ εἶπεν ἐξαπίνης σχάσαι, τουτέστιν ἐξαίφνης
καὶ ἀθρόως παράγειν εἰς τὸ κατ᾽ εὐθὺ τῆς κατὰ φύσιν χώ-

XIV.

*Dein fubito mutare ad tres habitus fimul confilio directo,
fiquidem ab ea fede in quam perverfa eft ad naturalem
adducenda, praeterea in pofteriorem partem adurgenda
eft; tum aeger obfequens eam debet cum multis com-
mittere ac minime hiare. Ratio quidem reponendi hu-
jusmodi eft: neque reponi maxilla poteft, fi aliter figu-
retur, lenisque medicina abunde eft nempe panni cum
cerato laxiori fafcia alligati. Tutius autem eft admo-
vere manum homine refupinato, capiti fubjecto fcorteo
pulvino, maxime farto, ut quam maxime cedat.*

Ubi prius nervis et mufculis agitatis atque emollitis
maxillam deorfum traxerimus et quantum poteft a malis
reduxerimus, debemus agere quod ab Hippocrate jubemur
quum inquit, dein fubito mutare quod σχάσαι dixit, id
eft repente ac fimul articulum collocare e regione fuae

ρας τὸ ἄρθρον, ἐν τούτῳ γε καταστήσαντα παραχρῆμα πά-
λιν ὠθεῖν εἰς τοὐπίσω κελεύσαντα τῷ πάσχοντι συνάγειν
τὸ στόμα. πρότερον μὲν οὖν αὐτὸν ἠξίουν χάσκειν, χαλα-
ρὰν παρέχοντα τὴν γένυν, ὅπερ ἐστὶ μηδένα τῶν μυῶν τεί-
νοντα. τοῦτο γὰρ συμφορώτατον εἴς τε τὸ διακινῆσαι τὰ
νεῦρα καὶ τοὺς μῦς ἐξαίφνης τε παραγαγεῖν ἐπὶ τὸ κατὰ
φύσιν τὴν παρεστραμμένην γένυν ἀπώσασθαί τε πρὸς τοὐ-
πίσω. νυνὶ δ᾽ ὅταν ἤδη κατ᾽ εὐθὺ τῶν οἰκείων χωρῶν
ἑκατέρων τῶν ἄκρων τῆς γένυος γένηται σύμφησι τοὺς
κροταφίτας ἐνεργήσαντας ἐπισπᾶσθαι πρὸς ἑαυτοὺς ὅλην
αὐτήν. ἐνεργήσουσι δὲ προθυμηθέντος τοῦ κάμνοντος συνά-
γειν τε καὶ κλεῖσαι τὸ στόμα.

―――――

ιε´.

Προσκατέχειν δέ τινα χρὴ τὴν κεφαλὴν τετρωμένον.

―――――

Ἐν τῷ διακινεῖσθαι τὴν γένυν ἀπάγειν τε μετρίως εἰς
τὸ κάτω τὴν κεφαλὴν κελεύει κατέχεσθαι, χάριν τοῦ μὴ

fedis; tum ita collocatum rurfus in pofteriorem partem
momento impellere homini imperantes ut os claudat.
Antea quidem praecipiebat ut homo hiaret laxam maxil-
lam praebens, id eft nullum mufculum intendens. Id
enim maxime confert ad nervos mufculosque agitandos
repenteque ad naturalem fedem adducendum maxillam
depravatam, atque ad compellendum in pofteriorem par-
tem. Nunc jam ubi utraque maxillae fummitas fita eft e
regione fuae fedis, permittit mufculos qui κροταφῖται di-
cuntur agentes, eam totam ad fe ipfos attrahere. Agunt
enim, ubi aeger comprimere claudereque os velit.

―――――

XV.

Aliquis autem caput offenfi contineat.

―――――

Dum maxilla agitatur ac modice deorfum demittitur,
praecipit, ut caput contineatur, ne fequatur maxillam.

συνακολουθεῖν αὐτὴν τῇ κάτω γένυϊ. τοῦτο δὲ κοινὸν ἐπὶ
πασῶν ἀντιθέσεων ἐστι τὸ παράγγελμα, τοῦ τετρωμένου διά-
γειν ἐν ἴσῳ τοῦ παρηγγελμένου βεβλαμμένου· πάσας γὰρ
τὰς βλάβας οἱ Ἴωνες ὀνομάζουσι κοινῶς τρώματα.

___

ιστʹ.

Ἢν δ᾽ ἀμφότεραι γνάθοι ἐξαρθρήσωσιν, ἡ μὲν ἴησις ᾖ αὐτή.
συμβάλλειν δέ τι ἧσσον οὗτος τὸ στόμα δύναται· καὶ γὰρ
προπετέστεραι αἱ γένυες τούτοισιν, ἀστραβέες δέ. τὸ δὲ
ἀστραβὲς μάλιστ᾽ ἂν γνοίης τοῖσιν ὁρίοισι τῶν ὀδόντων
τῶν τε κάτω κατ᾽ ἴξιν.

___

Ἐν ταύτῃ τῇ ῥήσει δόξῃ γνάθους ὀνομάζειν οὐ τὸ γέ-
νυν ὅλως, ἀλλ᾽ ἑκάτερον τῶν μερῶν καθ᾽ ἃ πλατύνεται αὐτή.
[340] δόξῃ δὲ καὶ τὰ κάτω πέρατα, καθ᾽ ἃ γυμνὸν καὶ
ἄσαρκον γίγνεται τὸ ὀστοῦν, ὀνομάζειν γένυας, ἐκ τοῦ φά-
ναι, καὶ γὰρ προπετέστεραι γένυες τούτοισιν· ἀλλὰ μετ᾽ ὀλί-
γον τὸ πάλιν ὅλην 'τὴν κάτω γένυν ὠνόμασε γνάθον, ἔνθα

Quod perpetuum eft in omnibus, quae in diverfa duci
debent. Offenfum appellavit τετρωμένον; Iones enim quam-
libet offenfam τρῶμα dicunt.

XVI.

*Quodfi maxilla utraque parte elabatur, curatio eadem eft;
fed homo minus comprimere os poteft; tunc enim men-
tum magis prominet, fed in neutram partem inclinatur.
Intelliges autem, in neutram partem inclinari, praeci-
pue ex dentium finibus, ubi inferiores e regione fupe-
rioribus refpondeant.*

___

Maxilla ab utraque parte, dixit, γνάθοι ἀμφότεραι.
Videbitur autem γνάθους appellaffe non maxillam totam,
fed utramque ejus partem qua latefcit; mentum quoque
quum γένυας dixerit, videri poterit intellexiffe maxillae
imum, qua nudum os eft fine carne, quum inquit: tunc
enim mentum magis prominet, fed paulo poft maxillam

φησίν· ἢν δὲ ἡ κάτω γνάθος κατὰ ξύμφυσιν τὴν κατὰ τὸ
γένειον διασπασθῇ, μόνιμον. ἡ δ᾽ αὐτὴ καὶ ξύμφυσις ἐν
τῇ κάτω γνάθῳ ἐστὶν, ἐν δὲ τῇ ἄνω πολλαὶ, ὥστε συγκέ-
χυται παρ᾽ αὐτῷ τὰ σημαινόμενα τοῦ τε τῆς γνάθου καὶ
τοῦ τῆς γέννος ὀνόματος. ὅ μέντοι λέγει κατὰ τὴν προκει-
μένην ῥῆσίν ἐστι τοιοῦτον. ἐὰν κατ᾽ ἀμφοτέρας τὰς διαρ-
θρώσεις ἡ ἔκπτωσις γένηται, μᾶλλον μὲν εἰς τὸ πρόσω χω-
ρεῖ νῦν ἡ κάτω γένυος ἤπερ ὅτε κατὰ θάτερον μέρος ἐκ-
πέπτωκε, καὶ πλέον ἀφεστηκυῖα φαίνεται τῆς ἄνω γένυος, οὐ
μὴν παρασπᾶταί γε, οὐδὲ διαστρέφεται φυλάσσουσα τὸ κατὰ
φύσιν ἀδιάστροφον. διαγνώσεις δὲ τῇ τῶν ὀδόντων εὐθυνω-
ρίᾳ, τουτέστιν ὅταν οἱ κάμνοντες ἄνω κέωνται κατ᾽ εὐθύ.
τομεῖς μὲν τομεῦσι, κυνόδοντες δὲ κυνοδοῦσι, τὰς μύλας δὲ
ταῖς μύλαις.

ιζ'.

Τούτοισι ξυμφέρει ἐμβαλέειν ὡς τάχιστα, ἐμβολῆς δὲ τρό-
πος πρόσθεν εἴρηται.

----

totam nuncupavit γνάθον, quum ait: fed fi maxilla qua
ad mentum jungitur diducatur; fola autem haec junctura
eft in maxilla, in malis multae.   Quare apud Hippocra-
tem fignificationes verbi γνάθου et γέννος confunduntur;
quod tamen ait in propofitis verbis hujusmodi eft: quod
fi maxilla luxetur ab utraque commiffura, magis quidem
in priorem partem propellitur quam ubi excidit altera
parte dumtaxat, magisque a malis recedit; non tamen
depravatur aut pervertitur, fed naturalem fedem fine in-
clinatione tuetur.   Id autem indicant dentes qui e regione
refpondent, hoc eft inferiores fuperioribus, qui fecant fe-
cantibus, canini caninis, maxillaribus maxillares.

XVII.

His quam celerrime reftituenda eft; qua autem ratione,
fupra explicavimus.

ΠΕΡΙ ΑΡΘΡΩΝ ΥΠΟΜΝΗΜΑ Β. 445

Ed. Chart. XII. [340.]　　　　　　Ed. Baf. V. (602.)

Τάχιστα μὲν ἐμβάλλειν συμφέρει, πρὶν διὰ τὴν τάσιν
τῶν μυῶν εἰς συμπάθειαν ἀφικέσθαι τὸν ἐγκέφαλον. ὁ δὲ
τρόπος τῆς ἐμβολῆς ὃν ἐπὶ τῆς κατὰ τὸ ἕτερον μέρος ἐξαρ-
θρώσεως εἶπεν, οὐ κατὰ πᾶν ὁ αὐτός μοι δοκεῖ νῦν γίνεσθαι
προσήκειν· τότε μὲν γὰρ εἰς τὸ πλάγιον μέρος ἡ γένυς
ἀτρέμα παρῆκται, νυνὶ δὲ ἰσόῤῥοπός ἐστιν, ὥστ' αὔταρκες
διακινήσαντα καὶ πρὸς τὸ κάτω τὸ ὀστοῖν ἑλκύσαντα χάριν
τοῦ τὸ πέρας τῆς κορώνης κατωτέρω γενέσθαι τοῦ ζυγώμα-
τος, οὕτως ἤδη πρὸς τὴν ἔσω χώραν ὠθεῖν ἑκατέρωθεν
ὅλην τὴν γένυν, ἅμα τῷ κελεῦσαι τῷ κάμνοντι κλείειν τὸ
στόμα.

ιη'.

Ἢν δὲ μὴ ἐμπέσῃ, κίνδυνος περὶ τῆς ψυχῆς ὑπὸ πυρετῶν
ξυνεχέων καὶ νωθρῆς καρώσιος.

Οὐκ ἀκίνδυνος μὲν οὖν οὐδὲ ἡ καθ' ἕτερον μέρος ἐξάρ-
θρωσις. ἡ δὲ κατ' ἄμφω διάπλασίς ἐστι χαλεπωτέρα πάν-

Celerrime quidem reponenda eft, priusquam mufculi
diftenti ob confortium cerebrum afficiant. Modus autem
reponendi quem docuit, ubi altera parte prolabitur, mihi
non videtur ex toto idem nunc accommodari; tunc enim
paulatim maxilla in alteram partem convertitur, nunc
pariter in utramque. Quare fatis eft concutere mentum-
que adducere deorfum, ut proceffus extremitas roftro fimi-
lis jugali offe inferius collocetur, ficque in interiorem
partem utrimque totam maxillam compellere, fimulque
praecipere homini ut os claudat.

XVIII.

*Si reverti nequeat, mortis periculum inftat propter febres
continentes atque marcorem et inexpugnabilem dor-
miendi neceffitatem.*

Periculo quidem non vacat maxilla, etiamfi altera
parte luxetur; fed fi utraque aegrius reftituitur, quum

τας τοὺς κατέχοντας τὴν κάτω γένυν ἐντείνουσα μύας. ἐν-
τάσσονται δὲ, ὡς εἴρηται, τέτταρες, δύο μὲν οἱ ἐκ τῶν κρο-
τάφων ἀρχόμενοι, δύο δ᾽ οἱ ἐκ τῶν παρὰ τὰ πτερυγοειδῆ
κοιλοτήτων. ἐχόντων δ᾽ αὐτῶν ἀπὸ τοῦ ἐγκεφάλου τὰ νεῦρα
καὶ μόνον οὐ ψαυόντων αὐτοῦ τοῦ ἐγκεφάλου διὰ ταχέων
εἰκός ἐστι γίγνεσθαι τὴν συμπάθειαν. οὗτοι μὲν οὖν τέτ-
ταρες μύες ἐν ἐκπτώσεσι μάλιστα πονοῦσι, κυριώτατοι πάν-
των ὄντες ὡς ἂν ἀπὸ τῆς τρίτης συζυγίας ἐξ ἐγκεφάλου τὰ
νεῦρα λαμβάνοντες, ἥτις οὐ πόῤῥω τέτακται τῆς ἀρχῆς αὐ-
τοῦ. συμβαίνει γε μὴν καὶ τοὺς ἔξωθεν ἐπικειμένους τῇ
γένυϊ καθ᾽ ἕτερον μέρος διεκφυέντας ἐν ταῖς τοιαύταις ἐκ-
πτώσεσι τείνεσθαι παρὰ φύσιν, [341] οὐχ ὁμοίως μὲν
ὄντας κυρίους τοῖς προειρημένοις τέτταρσι· ποῤῥωτέρω γὰρ
ἀφεστήκασι τοῦ ἐγκεφάλου καὶ ἡ τοῦ νεύρου ἀρχὴ διὰ μα-
κροτέρου τούτοις ἐστίν. οὐδ᾽ ἀνὰ τῆς συζυγίας τοῖς τέτ-
ταρσιν ἔχουσι τὰ νεῦρα, συντελοῦντάς γε μὴν οὐκ ὀλίγον
οὐδ᾽ αὐτοὺς, ὥσπερ καὶ οἱ ἄλλοι μύες οἱ καθ᾽ ὅλον τὸ
σῶμα, καίτοι τούτων ὄντες ἀκυρώτεροι. διὰ ταῦτ᾽ οὖν

musculos omnes quibus maxilla continetur intendat. Sunt
autem quatuor, ut dictum eſt, duo ſcilicet qui a tempori-
bus incipiunt; duo qui a ſinibus juxta os quod πτερυγοειδὲς
nominatur. Habent autem muſculi nervos ab ipſo cerebro,
ac prope ipſum contingunt, quo fit ut celerrime affician-
tur. Hi ergo quatuor muſculi, ubi maxilla prorumpit
maxime affliguntur, quum inter omnes praecipui ſint, ut
qui nervos ex cerebro habeant a tertia conjugatione quae
non longe ab ipſo principio ſita eſt. Atqui fit etiam ut
muſculi per maxillam intrinſecus comprehendant, orti ab
utraque parte ejus praeter naturam extendantur, ubi ma-
xilla luxetur. Quamquam non ita praecipui ſint, ſicut
quatuor praedicti; magis enim a cerebro recedunt ner-
vusque qui in hos diſtribuitur longius oritur et non ab
ea conjugatione unde nervi ad quatuor muſculos feruntur,
qui et ipſi non parum uſui ſunt, perinde atque alii
univerſi corporis muſculi; et ſi non aeque praecipui ſint

πάντα περὶ ψυχῆς γίγνεται τὸν κίνδυνον ἐπὶ τῷ τετάσθαι
παρὰ φύσιν ὀδυνωμένων τε καὶ διὰ τοῦτο φλεγμαινόντων
τῶν μυῶν, εἰς ὁμοίαν δὲ αὐτοῖς ἀγόντων διάθεσιν τὸν ἐγκέ-
φαλον, οὗ παθόντος οἱ ὀξεῖς ἕπονται πυρετοὶ μετὰ τοῦ βλά-
πτεσθαι τὰς τῆς ψυχῆς ἐνεργείας (603) ἀπάσας. ὁ γὰρ
τοι καιρὸς τὸ πάθος μήτ' αἰσθάνεσθαι μήτε κινεῖσθαι
τὸν ἄνθρωπον ἢ παρακολουθεῖν ἑαυτῷ πέπονθεν· ἀλλὰ τόν
γε λογισμὸν καὶ τὴν μνήμην καὶ τὴν αἴσθησιν ἅμα καὶ τὴν
καθ' ὁρμὴν κίνησιν διέφθαρται.

ιθ'.

Καρώδεις γὰρ οἱ μύες οὗτοι καὶ ἀλλοιούμενοι καὶ ἐντεινό-
μενοι παρὰ φύσιν.

Ἱκανὸν ἑκάτερον τῶν εἰρημένων ἐργάσασθαι καιρὸν, ἥ
τ' ἀλλοίωσις καὶ ἡ τάσις τῶν μυῶν εἰς ἐμπάθειαν τῆς σαρ-
κὸς ἀγομένης κατ' ἄμφω. ἡ μὲν οὖν τάσις αὕτη γίνεται

atque hi. Ob haec igitur omnia periculum mortis impen-
det, quum praeter naturam mufculi intendantur, ac pro-
pterea doleant et idcirco inflammatione premantur ac fimili
vitio cerebrum afficiant. Quo affecto acutae febres fe-
quuntur, fimulque laeduntur omnes animi actiones; non
enim folet, ubi cerebrum inexpugnabili dormiendi ne-
ceffitate prematur, ejus vitio fenfus dumtaxat laedi et
motus, fed ratiocinatio, memoria, fenfus et motus volun-
tarius corrumpi.

XIX.

Hujusmodi enim mufculi inexpugnabilem dormiendi necef-
fitatem inducunt, quum alienantur et praeter naturam
extenduntur.

Poteft utrumque ex propofitis inexpugnabilem dor-
miendi neceffitatem inferre et alienatio mufculorum et
diftentio, quum uterque affectus ob confenfum ad cerebrum

τῶν ἰνῶν, αἵ τε πρότερον ἦσαν χαλαραὶ νῦν ἁπασῶν κατ'
εὐθεῖαν γραμμὴν ἀποτεινομένων. ἡ δ' ἀλλοίωσις ὅταν ἤτοι
θερμανθῶσιν ἢ ψυχθῶσιν ἀμέτρως ἢ ὑγρανθῶσιν ἢ θαλ-
φθῶσιν ἢ φλεγμήνωσιν ἢ ἐρυσιπελατωδῶς σχῶσιν ἢ σήπων-
ται· ἐν ἅπασι γὰρ τοῖς τοιούτοις κατ' αὐτὴν τὴν οὐσίαν
ἀλλοιοῦνται, τεινόμενοι δὲ μόνον εὐθύνονται κατὰ τὰς ἵνας
ἄνευ τοῦ τὴν οὐσίαν αὐτῶν ἑτεροιοῦσθαι.

κ'.

Φιλέει δὲ καὶ ἡ γαστὴρ ὑποχωρέειν τούτοισι χολώδεα,
ἄκρητα ὀλίγα καὶ ἢν ἐμέωσιν, ἄκρητα ἐμέουσι.

Τὸ μὲν ἐν τοῖς ὀξυτάτοις πυρετοῖς ἄκρητα χολώδεα
γεννᾶσθαι κατὰ τὸ σῶμα θαυμαστὸν οὐδέν· εἴ γε δὴ καὶ
πιμελὴ καὶ σὰρξ ἁπαλὴ καὶ νεοπαγὴς ὑπὸ τῶν τοιούτων
πυρετῶν τήκεται καὶ κατοπτᾶται τὸ αἷμα. τὸ δὲ καὶ συρ-
ῥεῖν εἰς τὴν γαστέρα καὶ ἔντερα τὰς τοιαύτας συντήξεις
ἴδιον τῶν ὀδυνωμένων ἐπὶ νευρώδεσι μόνων. ὅτι τε σὺν

pertineat. Diſtentio inde proſiciſcitur, quod fibrae quae
prius laxae erant nunc omnes ad rectam lineam exten-
dantur; alienatio, ubi ultra modum caleſiant, frigeſcant,
madeſcant, ſiccentur, inflammentur, eryſipelate prehen-
dantur vel putreſcant, in quibus omnibus eorum natura
alienatur; ſed in diſtentione fibrae dumtaxat extenduntur
citra naturae ipſius alienationem.

XX.

His ſolet alvus bilem puram atque exiguam reddere; ac
ſi evomant, vomitus parus eſt.

In febribus admodum acutis nihil mirum, ſi pura
bilis in corpore producitur, ſiquidem et adeps et caro
tenera ac paulo ante concreta ſub hujusmodi febribus ta-
beſcit et ſanguis aduritur. Concurrere autem haec ad al-
vum atque inteſtina quum tabent proprium eſt, ubi tan-
tum nervoſae partes laborant; cum ipſis enim vitiatur

τούτοις κακοῦται καὶ πάσχει τὸ τῆς γαστρὸς στόμα νευρω-
δέστατον ὄν. εὕρηται δ᾽ ὀρθῶς ὑπ᾽ αὐτοῦ τὰ σύνεγγυς καὶ
τὰ κοινὰ πρῶτα καὶ μάλιστα κακοῦσθαι, καὶ ὅτι παθεῖν
τοῦτο ταῖς ὀδύναις οὐκ ἀνέχει, καίτοι μικραὶ τυγχάνουσιν οὔ-
σαι. λειποψυχίαι γὰρ γίνονται κακοπαθοῦντι τῷ στόματι τῆς
γαστρός. ἐν δὲ ταῖς λειποψυχίαις συῤῥεῖ τὰ λεπτὰ περιτ-
τώματα πάντα εἰς τὴν γαστέρα. καὶ μέντοι καὶ χωρὶς τοῦ
πεπονθέναι τοῦτο κατὰ τὰς ἰσχυρὰς ὀδύνας τε καὶ λύπας
φαίνεται τὰ τοιαῦτα περιττώματα συῤῥέοντα πρὸς τὴν γα-
στέρα καὶ τὰ ἔντερα. τῶν μὲν οὖν εἰς τὴν γαστέρα παρα-
γιγνομένων ἡ κένωσις δι᾽ ἐμέτων γίγνεται, τῶν δ᾽ εἰς τὰ
ἔντερα διὰ τῆς ὑποχωρήσεως.

κα'.

[342] Οὗτοι οὖν καὶ θνήσκουσι δεκαταῖοι μάλιστα.

Ἔστι καὶ παρὰ τοῖς ἄλλοις παλαιοῖς ἐνίοτε μάλιστα
φωνῆς τὸ σημαινόμενον τοιοῦτον εὑρεῖν, οἷον καὶ νῦν φαίνε-

laediturque os ventriculi quod maxime nervofum eft.
Recte autem ab ipfo docemur proximas communesque par-
tes primum potiſſimumque affici: propterea ubi ventriculi
os laedatur, dolorem ne levem quidem poſſe ſuſtinere.
Sequitur enim animae defectio, ubi ipfum male aſſligatur;
et quum animus deficit, omnia quae fuperfunt tenuia ad
ventrem concurrunt, quin etiam ſi hoc non accidat ſub
vehementi dolore atque moerore quae fuperant in corpore
hujus generis, videntur ad ventriculum atque inteſtina
decurrere; quae in ventriculo coëunt, vomitu excernun-
tur; quae in inteſtinis, dejectione.

XXI.

Decedunt autem hi maxime decimo die.

Verbum *maxime μάλιστα* dixit. Invenitur autem et
apud alios veteres ita acceptum, ſicut nunc ab Hippocrate

ται παρὰ τῷ Ἱπποκράτει τὸν ἔγγιστα ποσαχὸν ἐμφαῖνον
τοῦ λεγομένου κατὰ τὸν ἀριθμὸν πράγματος, ὡς εἰ καὶ οὕ-
τως εἰρήκει καὶ θνήσκουσιν οἱ οὕτως ἔχοντες ἐπὶ τὸ πολὺ
περὶ τὴν δεκάτην ἡμέραν, ὥστ᾽ εἰ κἂν ἐναταῖοι καὶ ἐνδε-
καταῖοι τοῦτο πάθωσιν, ἀληθῶς εἰρῆσθαι τὸν λόγον. ὅτι
δ᾽ οὕτω χρῶνται τῷ μάλιστα, δῆλόν ἐστί σοι καὶ ἐκ τῶνδε
τῶν παραδειγμάτων· Θουκυδίδης μὲν ἐν τῷ πρώτῳ φησί·
ταῦτα δὲ ξύμπαντα ὅσα ἔπραξαν οἱ Ἕλληνες πρός τε ἀλ-
λήλους καὶ τὸν βάρβαρον ἐγένετο ἐν ἔτεσι πεντήκοντα μά-
λιστα. καὶ ἐν τῷ αὐτῷ· ἀπέχει δὲ ξ σταδίους μάλιστα. Ἀν-
δοκίδης δὲ ἐν τῷ περὶ μυστηρίων· ᾅδων δ᾽ ἀνθρώπους τὸν
μὲν ἀριθμὸν μάλιστα τριακοσίους. πολλή δέ ἐστιν ἡ χρῆ-
σις τῆς λέξεως κατὰ τοῦτο τὸ σημαινόμενον ἅπασι τοῖς
Ἕλλησιν.

κβ'.

Ἢν δὲ καταγῇ ἡ κάτω γνάθος, ἢν μὲν μὴ ἀποκαυλισθῇ
παντάπασιν, ἀλλὰ ξυνέχηται τὸ ὀστέον, ἐγκεκλιμένον δὲ ἔῃ,
κατορθῶσαι μὲν χρὴ τὸ ὀστέον παρά γε τὴν γλῶσσαν

accipitur, ut conjecturam numeri ejus rei quae proponi-
tur proxime oftendat, quafi ita dixerit: hi ergo decedunt
plerumque circiter decimum diem, ita ut quamvis nono
vel undecimo intereant, vera curatio fit. Teftantur autem
exempla vocabulum μάλιστα ita ufurpari. Thucydides
quidem in primo libro inquit: hae omnes Graecorum et
inter fe et contra barbarum res geftae fuerunt, maxime
quinquaginta annis. Atque ibidem: diftat fexaginta ftadia
maxime. Andocides item de myfteriis inquit: homines
maxime trecentos. Ubi maxime μάλιστα dicunt, in quam
fignificationem hujusmodi vox a Graecis faepenumero ac-
cipitur.

XXII.

*Sed fi maxilla comminuatur, ubi non frangitur omnino
transversa, fed aliqua parte icta offa inter fe cohae-
rent, in fuam fedem compellenda funt digitis utrimque*

πλαγίαν ὑπείραντα τοὺς δακτύλους, τὸ δὲ ἔξωθεν ἀντε-
ρείδειν, ὡς ἂν ξυμφέρει, κἂν διεστραμμένοι ἔωσιν οἱ ὀδόν-
τες οἱ κατὰ τὸ τρῶμα κεκινημένοι, ὁκόταν τὸ ὀστέον κα-
τορθωθῇ, ζεῦξαι τοὺς ὀδόντας χρὴ πρὸς ἀλλήλους μὴ
μόνον τοὺς δύο, ἀλλὰ καὶ πλέονας, μάλιστα δὲ δὴ χρυσίῳ.
ἔστ᾽ ἂν κρατηθῇ τὸ ὀστέον· εἰ δὲ μὴ, ἐν λίνῳ. ἔπειτα ἐπι-
δεῖν κηρωτῇ καὶ σπλήνεσιν ὀλίγοισι καὶ ὀθονίοισιν ὀλί-
γοισι, μὴ ἄγαν ἐρείδοντα, ἀλλὰ χαλαροῖσιν.

Ὅταν τοῦ καταγέντος ὀστοῦ μηδὲν ἀπαθὲς ὑπολείπηται,
διαλυθέντων ἀπ᾽ ἀλλήλων τῶν μερῶν, ὡς κατὰ μηδὲν τοῦτο
συνέχεσθαι τὸ εἶδος τοῦ κατάγματος οἱ νεώτεροι τῶν ἰα-
τρῶν ὀνομάζουσι καυληδόν, ἐπειδὴ καὶ ὁ Ἱπποκράτης εἶπεν,
ἐὰν μὴ ἀποκαυλισθῇ παντάπασι. τὰ δ᾽ ἄλλα καὶ ταύτης
τῆς ῥήσεως καὶ τῶν ἐφεξῆς σαφῆ, πλὴν εἴ πού τι βραχὺ
παρεμπίπτοι καὶ τοῦτ᾽ ἐπισημαινούμεθα.

---

prementibus, tum ab ore lingua in latus adducta, tum
a cute, ut convenit, repellendo. Quodfi pervertantur
dentes ad fracturam moti, ubi offa in fuam fedem col-
locata funt, non folum bini, fed etiam plures inter fe
ligandi funt auro potiffimum vel certe lino, donec offa
confirmentur. Quo facto vincire oportet, paucis pannis
ceratoque injectis, paucisque fasciis non valde adftrictis,
fed laxioribus.

Ubi comminuto offe nihil integrum relinquitur, par-
tibus inter fe recedentibus ita ut nullo pacto cohaereant,
hujusmodi fracturae fpeciem recentiores medici Graece
καυληδόν a fracti caulis fimilitudine appellant, eo quod
Hippocrates illud, ubi non frangitur, omnino transverfa
dixerit, ἐὰν μὴ ἀποκαυλισθῇ παντάπασι. Reliqua omnia
tam in hac oratione quam in fequentibus plana funt; fed
fi paullum quid offendimus id quoque explicabimus.

κγ΄.

Εὖ γὰρ εἰδέναι χρὴ ὅτι ἐπίδεσις ὀθονίων γνάθῳ καταγεί-
σῃ μικρὰ μὲν ἂν ὠφελέοι, εἰ χρηστῶς ἐπιδέοιτο, μεγάλα
δὲ ἂν βλάπτοι, εἰ κακῶς ἐπιδέοιτο.

Τὸ μὲν μέγα βλάπτειν τὴν μοχθηρὰν ἐπίδεσιν κοινὸν
ἁπάντων καταγμάτων ἐστὶ, τὸ δὲ μηδὲν ὠφελεῖν μέγα τὴν
ἀγαθὴν ἐπίδεσιν ἐν τοῖς τῆς γέννος κατάγμασιν οὐκ ἄρα
πάντων κοινόν ἐστι τῶν ὀστῶν, ἀλλὰ μόνων ἐκείνων [343]
ὅσα τὴν ἐν κύκλῳ περιβολὴν οὐ δέχεται τῶν ὀθονίων, εἴ
τις φυλάττοι τὸ πεπονθὸς ὀστοῦν, ὅπως ἂν αὐτὸ διαπεπλα-
σμένον ὑπὸ τοῦ ἰατροῦ παραλάβῃ. πρόσεστι δ᾽ ἐξαίρετον
τῇ γνάθῳ καὶ τὸ τῆς ἐπιδέσεως ἄσηρον, ὡς ἂν εἰθισμένη
γυμνῇ καὶ ἀσκεπάστῳ διὰ παντὸς εἶναι.

κδ΄.

Πυκνὰ δὲ παρὰ τὴν γλῶσσαν ἐσμάττεσθαι χρὴ καὶ πουλὺν
χρόνον ἀντέχειν τοῖσι δακτύλοισι κατορθοῦντα τοῦ ὀστέου

XXIII.

Scire autem convenit maxillam fractam fasciis parum
luxare, fi recte injiciantur; ubi minus, recte multum
laedi.

Commune eſt omnibus fracturis fummopere laedi a
vinculo quod non recte fuperdetur, at non admodum ju-
vari maxillae fracturam vinculo recte injecto non perti-
net communiter ad omnia oſſa, ſed ad ea dumtaxat quae
faſcia comprehendi in orbem nequeunt, qua vitiatum os
quo modo a medico compoſitum exceptum fuerit ſerve-
tur. Adde quod in maxilla vinculum praecipue infeſtum
eſt, quum ſemper ſolida ſit nuda eſſe ac ſine velamento.

XXIV.

Subinde autem circa linguam alte inquirere oportet, ac
diutius digitis utrimque reprimere, dirigereque id offis

ΠΕΡΙ ΑΡΘΡΩΝ ΤΠΟΜΝΗΜΑ Β.   453

Ed. Chart. XII. [343.]   Ed. Baf. V. (603. 604.)

τὸ ἐγκλιθέν. ἄριστον δὲ εἰ ἀεὶ δύναιτο, ἀλλ᾽ οὐχ οἷόν τε.
ἢν δὲ ἀποκαυλισθῇ παντάπασι τὸ ὀστέον, ὀλιγάκις δὲ
τοῦτο γίνεται, κατορθοῦν μὲν χρὴ τὸ ὀστέον οὕτως καθά-
περ εἴρηται. ὅταν δὲ κατορθώσῃς, τοὺς ὀδόντας χρὴ
ζευγνύναι, οἷς ἔμπροσθεν εἴρηται· μέγα γὰρ ἂν συλλαμ-
βάνοι ἐς τὴν ἀτρεμίην, προσέτι καὶ εἴ τις ὀρθῶς ζεύξῃ,
ὥσπερ χρὴ τὰς ῥαφὰς ῥάψας· ἀλλὰ γὰρ οὐ ῥηΐδιον ἐν
γραφῇ χειρουργίην πᾶσαν ἀτρεκέως ἡγέεσθαι, ἀλλ᾽ ὑπο-
τυπέεσθαι χρὴ ἀπὸ τῶν γεγραμμένων.

(604) Τὸ μὲν μάττεσθαι ζητεῖν σημαίνει, τὸ δὲ ἐσ-
μάττεσθαι τῶν ἐν βάθει τι ζητεῖν, ὥσπερ καὶ νῦν. ἀξιοῖ
γὰρ ὁ Ἱπποκράτης ἐμβάλλοντα τῷ στόματι τὸν δάκτυλον
ἐπισκοπεῖσθαι μὴ παραλλάσσῃ τὰ μέρη τοῦ κατεαγότος
ὀστοῦ καὶ οὕτως ἐπανορθοῦσθαι τῷ δακτύλῳ, πρὸς ὅ τί περ
ἂν δόξῃ συμφέρειν ἀντωθοῦντα εἰς ὃ ῥέπει πρὸς τὴν ἐκτὸς
χώραν. ὅτι δ᾽ οὐκ αὐτὸν τὸν ἰατρὸν ἀεὶ χρὴ τοῦτο ποιεῖν,

quod inclinatum eſt. *Optimum autem eſſet, fi ſemper
id fieri poſſet, ſed non poteſt. Quodſi os transverſum
omnino abrumpatur, quod quidem raro incidit, collo-
care eo modo quo dictum eſt os in ſuam ſedem oportet.
Quo facto deligare dentes inter ſe convenit, veluti ſu-
pra oſtendimus: hoc ſiqaidem maxillam valde immobi-
lem praeſtat; fi quis capita recte ut oportet futura in-
ſuper conjunxerit. Univerſam vero manus curationem
ad unguem ſcribere non facile eſt. Sed ex iis quae
ſcripta ſunt exprimenda eſt.*

Μάττεσθαι fignificat *inquirere*, ſed *ἐσμάττεσθαι alte
inquirere*, ficut nunc ubi alte inquirere *ἐσμάττεσθαι* dixit.
Praecipit enim Hippocrates digito in os demiſſo confide-
rari num fracti oſſis ſpatium altera ſuper alteram exce-
dat, atque ita digito adurgeri, quo expedire videatur, id
quod in interiorem partem converſum eſt in exteriorem

ἀλλὰ τὸν κάμνοντα διδάξει πράττειν οὕτως, εὔδηλον εἶναι
νομίζω.

_____

κε΄.

Ἔπειτα χρὴ δέρματος Καρχηδονίου, ἢν μὲν νεώτερος ᾖ ὁ
τρωθείς, ἀρκέει τῷ λοιπῷ χρέεσθαι, ἢν δὲ τελειότερος ᾖ
αὐτῷ τῷ δέρματι τάμνοντα χρὴ εὖρος ὡς τριδάκτυλον ἢ
ὅκως ἂν ἁρμόζει ὑπαλείψαντα κόμμι τὴν γνάθον. εὐμε-
νέστερον γὰρ κόλλῃ προσκολλῆσαι τὴν δέριν ἄκρον πρὸς
τὸ ἀποκεκαυλισμένον τῆς γνάθου, ὡς δάκτυλον ἀπὸ τοῦ
τρώματος ἢ ὀλίγῳ πλέον. τοῦτο μὲν ἐς τὸ κάτω μέρος,
ἐχέτω δὲ ἐντομὴν κατὰ τὴν ἴξιν τοῦ γενείου ὁ ἱμάς, ὡς
ἀμφιβεβήκει ἀμφὶ τὸ ὀξὺ τοῦ γενείου, ἕτερον δὲ ἱμάντα
τοιοῦτον ἢ ὀλίγῳ πλατύτερον προσκολλῆσαι χρὴ πρὸς τὸ
ἄνω μέρος τῆς γνάθου ἀπολιπόντα κατὰ τοσοῦτον ἀπὸ
τοῦ τρώματος, ὅσονπερ ὁ ἕτερος ἀπέλιπεν. ἐσχίσθω δὲ
καὶ οὗτος ὁ ἱμὰς τὴν ἀμφὶ τὸ οὖς περίβασιν.

_____

repellendo. In aperto autem effe exiſtimo, Hippocratem
imperare, non ut medicus adſidue, ſed ut aeger hoc efficiat.

_____

XXV.

Dein ſi is quem fractura male habet puer ſit, ſatis erit
corii Carthaginenſis exterioris partis id quod durius eſt
et magis denſum admovere; ſed ſi robuſtior fuerit,
ipſum corium. Incidenda autem habena eſt, quae trium
digitorum latitudinem aequet vel quanta convenit, tum
maxilla gummi inungenda: maxillae enim, qua trans-
verſa fracta eſt, firmius haeret extrema habena agglu-
tinata interpoſito digiti ſpatio vel paulo longiori, idque
ab inferiori parte; incidaturque habena haec media in
longitudinem, ut utrimque mente complectatur; altera
item habena aequalis vel paulo latior ſuperiori parti
maxillae agglutinetur, diſtetque a fractura quantum
prior. Scindatur autem, quatenus poſſit aurem com-
prehendere.

_____

Ed. Chart. XII. [343. 344.]   Ed. Baf. V. (604.)

Μαλακὸν εἶναι βούλεται τὸ δέρμα, καθάπερ ἦν ἴσως
τότ᾽ ἐν Καρχηδόνι. τούτων γὰρ ἐμνημόνευσεν ὀνομαστὶ πα-
ραδείγματος ἕνεκεν, ὥσπερ καὶ πρόσθεν ἐν τῷ περὶ ἀγμῶν
Αἰγυπτίου δέρματος. εὔδηλον δ᾽ ὅτι τοῦ δέρματος τούτου
τοῦ ἐξωτάτου σκληρότερόν τε καὶ πυκνότερον ὀνομάζει λοι-
πόν. ὅπως δ᾽ αὐτῷ χρῆται, τῆς ἀντιτάσεως ἕνεκα τῶν
κατεαγότων μορίων τῆς γένυος, αὐτὸς δηλώσει παρακο-
[344] λουθούντων ἡμῶν τῷ σκοπῷ τοῦ γιγνομένου. βού-
λεται γὰρ τὸ μὲν ἕτερον μέρος τοῦ κατεαγότος ὀστοῦ πρὸς
τὸ γένειον, τὸ κατώτερον τείνεσθαι ἄνω πρὸς τὴν κεφαλήν.

κστ'.

᾽Αποξέες δ᾽ ἔστωσαν οἱ ἱμάντες ἀμφὶ τὴν ξυναφὴν, ἔνθα
ξυνάπτεσθαί τε καὶ συνδεῖσθαι εἰς τὰ πέρατα τῶν
ἱμάντων.

᾽Ενταῦθα κελεύει στενότερά πως ὑπάρχειν αὐτὰ, μειου-
μένου κατὰ βραχὺ τοῦ πλάτους, ὅπως ἡ δέσις ἀσφαλεστέρα

Molle accipi voluit corium, cujusmodi tunc fortaffe
fuit Carthagine; hujus enim exempli caufa nominatim
meminit, quemadmodum Aegyptii corii antea in opere
de fracturis. Conftat autem in eo corio partis quae ma-
xime fumma eft, id quod durius eft ac magis denfum
nunc λοιπὸν ab ipfo nuncupari. At quomodo illud adhi-
beat, ut maxillae fractae partes in diverfa extendat, ipfe
nobis evidentiffime aperiet, fi quorfum de his agat intelli-
gamus: vult fiquidem fracti offis alteram partem deorfum
a mento extendi, alteram a capite furfum.

XXVI.

*Acuantur autem habenae qua conjungi alligarique inter
fe debent.*

Praecipit hic ut habenae quodammodo anguftiores fint
pallatim latitudine imminuta, quo junctura firmior redda-

γένηται. τὰ γὰρ πλαιύτερα πέρατα, κἂν ἐπιμελῶς τις δή-
σῃ, τὸ μόνιμον οὐκ ἔχει.

κζ'.

Ἐν δὲ τῇ κολλήσει ἡ σὰρξ τοῦ σκύτεος πρὸς τοῦ χρωτὸς
ἔστω, ἐχεκολλύτερον γὰρ οὕτως.

Τὸ σκύτος ἐκ δέρματος ζώου γίνεται διττὴν ἔχοντος
φύσιν. ὅσον μὲν γὰρ ἔξωθέν ἐστι τοῦ δέρματος ὁμιλοῦν
τῷ πέριξ ἀέρι πυκνότερόν τε γίγνεται καὶ νευρωδέστερον,
ὅσον δ' ἐντὸς τοῦδε, μαλακώτερόν τι καὶ ἀραιότερον. αὐ-
τοῦ δὲ τούτου τὸ μὲν ἐγγύτερον τοῦ ἔξω πέρατος ἧττόν
ἐστι, τὸ δὲ ἔνδον οὐ ψαύει τῶν ὑποκειμένων τῷ δέρματι,
μᾶλλόν τε ἀραιὸν καὶ σαρκῶδες, ὅπερ δὴ καὶ σάρκας τοῦ
σκύτους ὠνόμασε καὶ συμβουλεύει κατὰ τοῦτο γίγνεσθαι
τὴν κόλλησιν, ἅτε γὰρ μαλακώτερον καὶ ἀραιότερον ἐπιτη-
δειότερόν ἐστιν εἰς τοιαύτην χρείαν.

tur; capita enim quae lata funt quamvis fumma cura vin-
ciantur, non tamen fideliter continentur.

XXVII.

*In glutinando corii caro cutem contingat, fic enim magis
inhaerefcit.*

Corium fit ex pelle animalis duplicem naturam ha-
bente, id enim ex ipfa quod exterius eft, quum ambienti
aëri objectum fit, magis denfum evadit et nervofum eft;
quod interius, mollius et rarius atque ex hoc ipfo mi-
nus id quod ad exteriorem partem magis accidit; quod
ad interiorem qua id tangit quod cuti fubjicitur rarius
eft et carnofum, quod fane corii carnem nominavit, a
qua parte glutinari voluit. Nam quum rarius et mollius
fit, ad ejus ufum magis accommodatur.

κη'.

Επειτα κατατείναντα χρὴ καὶ τοῦτον τὸν ἱμάντα, μᾶλλον
δέ τι τὸν περὶ τὸ γένειον, ὡς ὅτι μάλιστα μὴ ἀποσμι-
λαίνῃ ἡ γνάθος, ξυνάψαι τοὺς ἱμάντας κατὰ τὴν κορυ-
φὴν, κἄπειτα περὶ τὸ μέτωπον ὀθονίῳ καταδῆσαι.

Ανενεχθέντων δηλονότι πρὸς τὴν κεφαλὴν τοῦ κάμνον-
τος ἀμφοτέρων τῶν περάτων τοῦ ἱμάντος ἡ δέσις αὐτῶν
πρὸς τὴν κορυφὴν αὐτῆς. μᾶλλον δὲ βούλεται τετάσθαι τὸν
κάτω χάριν τοῦ τὴν γένυν, ὡς αὐτὸς εἶπε, μὴ ἀποσμιλαί-
νειν, ὅπερ ἐστὶν εἰς ὀξὺ παράγεσθαι.

κθ'.

Καὶ κατάβλημα χρὴ εἶναι, ὥσπερ νομίζεται, ὡς ἀτρεμέει
τὰ δεσμὰ, τὴν δὲ κατάκλισιν ποιεέσθαι ἐπὶ τὴν ὑγιέα
γνάθον μὴ τῇ γνάθῳ ἐρηρεισμένος, ἀλλὰ τῇ κεφαλῇ.
ἰσχναίνειν δὲ χρὴ τὸ σῶμα ἄχρι ἡμερῶν δέκα, ἔπειτα
ἀνατρέφειν μὴ βραδέως. ἢ γὰρ οὖν τῆσι πρώτῃσιν ἡμέ-

XXVIII.

Deinceps extendenda eſt hujusmodi habena, magis autem
quae a mento ſita eſt, ut potiſſimum cautio fit ne ma-
xilla in acutam figuram ducatur; in vertice autem jun-
gendae ſunt utraeque habenae, dein citra frontem fa-
ſciae alligandae.

Utraeque habenarum extremitates dari debent ad ca-
put laborantis, atque in vertice deligari.   Magis autem
extendi voluit inferiorem, ne maxilla, ut dixit, ἀποσμιλαί-
νει, id eſt in acutam figuram ducatur.

XXIX.

Aliquid etiam ſuper omnia extrinſecus injici debet, ut fieri
ſolet, quo vincula immobilia reddantur.   Cubet autem
homo in maxillam integram, non tamen huic, ſed capiti
innixus.   Corpus vero extenuandum eſt uſque ad deci-
mum diem, poſtea reficiendum eſt non tarde: nam ubi

Ed. Chart. XII. [344. 345.]　　　　Ed. Baf. V. (604.)

ϱῃσι μὴ φλεγμήνῃ, ἐν εἴκοσιν ἡμέρῃσι γνάθος κραιύνε-
ται. τελέως γὰρ ἐπιπωροῦται, ὥσπερ καὶ τἆλλα τὰ ἀραιὰ
ὀστέα, ἢν μὴ ἐπισφακελίσῃ. ἀλλὰ γὰρ περὶ σφακελισμῶν
τῶν [345] συμπάντων ὀστέων ἄλλος μακρὸς λόγος λεί-
πεται. αὕτη ἡ διάστασις ἡ ἀπὸ τῶν κολλημάτων εὐμε-
νὴς καὶ εὐαμίευτος καὶ ἐς πολλὰ καὶ πολλαχοῦ διορθώ-
ματα εὔχρηστος. τῶν δὲ ἰητρῶν οἱ μὲν σὺν νόῳ εὔχει-
ρες καὶ ἐν ἄλλοισι τρώμασι τοιοῦτοί εἰσι καὶ ἐν γνάθων
κατήξεσιν. ἐπιδέουσι γὰρ τὴν γνάθον κατεαγεῖσαν ποι-
κίλως καὶ καλῶς καὶ κακῶς.

Τὸ κατὰ πάντων ἔξωθεν ἐπιβαλλόμενον οὕτως ὠνόμασεν,
εἴτε τῶν καλουμένων παραρμάτων εἴτε τῶν ὁμοίων εἴη τι.
καλεῖ δ᾽ αὐτὸς, ὥσπερ νῦν ἔτι συνήθως ὀνομάζεται, παρ-
άρματα παραιρούμενα ὑπὸ τῶν ἀμφιεσμάτων, ὑπὸ τῶν
ῥαπτόντων αὐτά. μάλιστα γὰρ ἐπιτήδεια διὰ μαλακότητα,
ταῦτά ἐστιν εἰς τὴν προκειμένην χρείαν, δύναιτο δ᾽ ἄν τις
ἀπορῶν αὐτῶν ἐπὶ τῶν ὁμοίων ἀφικνεῖσθαι.

---

*primis diebus inflammatio non oritur, maxilla viginti
diebus confervet. Celeriter enim callus increfcit, ficut
in aliis offibus quae rara funt, nifi corrumpantur. Sed
reftat alius fermo longus de cunctis offibus quae cor-
rumpuntur. Intenfio autem quae per gluten adhibetur
firmiter manet, intendi et minui poteft et ad multa di-
rigenda faepenumero proficit. Medicorum vero quicun-
que incogitantes funt et in aliis cafibus et in maxillae
fractura prompte manus admovent; comminutam enim
maxillam varie et bene et male devinciunt.*

Quod fuper omnia extrinfecus injicitur κατάβλημα
appellavit, five panniculus fit, five aliud ejus generis.
Vocat autem panniculum πάραρμα, ficut etiam nunc dici
folent παράρματα, quae ex veftimentis praeciduntur ab
iis qui ea fuunt: haec fiquidem ad propofitum ufum pro-
pter mollitiem commodiffima funt; quae ubi non fint,
licebit aliquid fimile admovere.

ΠΕΡΙ ΑΡΘΡΩΝ ΥΠΟΜΝΗΜΑ Β.   459

Ed. Chart. XII. [345.]   Ed. Baf. V. (604. 665.)

λ'.

Πᾶσα γὰρ ἔνδεσις γνάθου οὕτω καταγείσης ἐκκλίνει τὰ
ὀστέα τὰ ἐς τὸ κάταγμα ῥέποντα μᾶλλον ἢ ἐς τὴν φύ-
σιν ἄγει.

———

Τῆς οὕτω, φησὶ, καταγείσης γένυος, τουτέστι τῆς καυ-
ληδὸν, ἡ ἐπίδεσις ἐκκλίνει μᾶλλον εἰς τὸ κάταγμα ἢ ἐξευθύ-
νει τὰ ὀστᾶ διὰ τὸ μὴ δύνασθαι περιελιχθῆναι τὰ ὀθόνια
κύκλῳ τὰ περὶ τὸ πεπονθὸς, ἀλλ' ἔξωθεν μόνον ἐπικαλέε-
σθαι.

———

λα'.

(605) Ἢν δὲ ἡ κάτω γνάθος κατὰ τὴν σύμφυσιν τὴν
κατὰ τὸ γένειον διασπασθῇ, μόνη δὲ αὕτη ξύμφυσις ἐν
τῇ κάτω γνάθῳ ἐστὶν, ἐν δὲ τῇ ἄνω πολλαὶ, ἀλλ' οὐ βού-
λομαι ἀποπλανᾷν τὸν λόγον· ἐν ἄλλοισι γὰρ εἴδεσι νου-
σημάτων περὶ τούτων λεκτέον. ἢν οὖν διαστῇ ἡ κατὰ
τὸ γένειον σύμφυσις, κατορθῶσαι μὲν παντὸς ἀνδρός ἐστι.
τὸ μὲν γὰρ ἐξεστεὸς ἐσωθέειν χρὴ εἰς τὸ εἴσω μέρος

XXX.

*Omne enim vinculum maxillae ita abruptae ad fracturam
offa inclinat, magis quam fecundum naturam.*

———

Maxillae, inquit, ita abruptae, hoc eft quae trans-
verfa fracta fit, vinculum ad fracturam magis offa con-
vertit quam dirigat, propterea quod fafciae in orbem
circumdari nequeant circa fedem affectam, fed ab exte-
riori parte dumtaxat imponi.

———

XXXI.

*Sed fi maxilla qua ad mentum jungitur diducatur, fola
autem junctura eft haec in maxilla, in malis multae;
fed a propofito fermone difcedere confilium non eft. In
aliis enim morborum generibus de iis dicendum eft, fi
junctura, inquam, quae in mento eft diducatur, com-
poni a quovis poteft: nam quod exftat intus repellen-*

προσβάλλοντα τοὺς δακτύλους, τὸ δὲ εἴσω ῥέπον ἀνάγειν
ἐς τὸ ἔξω μέρος ἐνερείσαντα τοὺς δακτύλους· ἐς διά-
στασιν μέντοι διατεινάμενοι ταῦτα χρὴ ποιέειν.

Ἐκ δυοῖν μὲν ἡ κάτω γένυς ὀστῶν σύγκειται κατ᾽ ἄκρον
τὸ γένειον ἀκριβῶς ξυμπεφυκότων, ἐκ πολλῶν δὲ ἡ ἄνω
κατὰ συνάρθρωσιν κειμένων. ἀλλ᾽ ἡ τοιαύτη τῶν ὀνομά-
των λεπτουργία παρὰ τοῖς παλαιοῖς οὐκ ἦν. διὸ καὶ Ἱπ-
ποκράτης τὴν ἄνω γένυν ξυντιθέντων τῶν ὀστῶν τὰς ἁρ-
μονίας ὑπὸ τῆς ξυμφύσεως ἔταξε γένος, ἐνὶ γνωρίσματι
προσέχων τὸν νοῦν ἐπ᾽ αὐτῶν μηδεμίαν αἰσθητὴν κίνησιν
ἐν ταῖς τοιαύταις τῶν ὀστῶν συνθέσεσι.

λβ΄.

[346] Ῥᾷον γὰρ οὕτως ἐς τὴν φύσιν ἥξει ἢ εἰ ἐγχρί-
πτων τις ἐς ἄλληλα τὰ ὀστέα παραναγκάζειν πειρᾶται.
τοῦτο παρὰ πάντα τὰ ὑπομνήματα χάριεν εἰδέναι.   ὁκό-

dum eſt digitis ſuperdatis; quod in interiorem partem
convertitur in exteriorem adducendum digitis adurgendo.
Haec autem facienda ſunt oſſibus in diverſa diductis.

Maxilla quidem ex duobus oſſibus conſtat, quae in
imo mento ad unguem inter ſe junguntur; malae vero
ex multis quae juncturam habent omni motu carentem,
κατὰ συνάρθρωσιν dicunt. Sed curioſum hoc hujusmodi
vocabulorum ſtudium apud veteres non ſuit, atque idcirco
Hippocrates juncturam oſſium malarum ſub ξυμφύσεως ge-
nere poſuit, id tantum in ipſis indicium ſpectans, quod
in ejusmodi oſſium juncturis nullus ſit motus qui ſenſui
ſubjiciatur.

XXXII.

Oſſa enim ſic facilius in ſuum locum revertentur quam
ſi quis tentet altero ſub altero condito compellere. Hoc
autem circa hos commentarios jucundum eſt ſcire, quod

ταν δὲ κατορθώσῃ, ζεῦξαι μὲν χρὴ τοὺς ὀδόντας τοὺς
ἔνθεν καὶ ἔνθεν πρὸς ἀλλήλους, ὥσπερ καὶ πρόσθεν εἴ-
ρηται. ἰῆσθαι δὲ χρὴ κηρωτῇ καὶ σπλήνεσιν ὀλίγοισι
καὶ ὀθονίοισιν.

"Εθος ἐστὶν Ἱπποκράτους, ὅσα κοινὰ παραγγέλματα
τῶν κατὰ μέρος ἐστὶν ἅπαξ αὐτὰ περὶ ἑνὸς εἰπόντα δηλῶ-
σαι τοῦ πράγματος τὴν δύναμιν, ὅτι κοινὴ πάντων τῶν
ὁμοίων, ὥσπερ καὶ νῦν ἀξίως τὰ προδιατείνοντα τὴν κάτω
γένυν οὕτω διαπλάττειν ἐπήνεγκε. ῥᾷον γὰρ εἰς τὴν φύσιν
ἥξει ἢ εἴ τις ἐγχρίπτων εἰς ἄλληλα τὰ ὀστέα παραναγκάζειν
πειρᾶται. αὐτὸ τὸ νῦν εἰρημένον, ὅτι κοινὰ ἁπάντων ἐστὶ
τῶν διαπλαττομένων ὀστῶν, ἐπεσημήνατο διὰ τῆς προκειμέ-
νης ῥήσεως.

λγ'.
Ἐπίδεσιν δὲ βραχείην ἢ ποικίλην, μάλιστα τοῦτο τὸ χω-
ρίον ἐπιδέχεται, ἐγγὺς γάρ τι τοῦ ἰσορρόπου ἐστὶν, ὡς
δὴ μὴ ἰσόρροπον ἐόν.

quoties componendi funt dentes hinc inde invicem, ficut
antea dictum eft, mederi oportet cerato ac pannis pau-
cis fafciisque.

In omni ejusmodi commentario fcire licet confue-
viffe Hippocratem in iis praeceptis quae fingulis commu-
nia funt, quum femel unius mentionem facit, exponere
vim rei communem effe omnium fimilium, quemadmodum
et nunc volens maxillam prius extentam ita componi fub-
jicit. Offa enim fic facilius in fuum locum revertentur
quam fi quis tentet altero fub altero condito compellere.
Hoc autem quod nunc proponitur attinere ad offa omnia
quae componuntur, propofitis verbis indicavit.

XXXIII.

*Vinculum autem exiguum variumque maxime huic loco
accommodatur; prope enim fine inclinatione eft, quam-
quam non ex toto fine inclinatione fit.*

Ἀκριβῶς μὲν ἰσόῤῥοπόν ἐστι μόριον, ὅταν ὁμοιότατον
ᾖ κατὰ τὸ σχῆμα κυλίνδρῳ. καλῶ δὲ κύλινδρον οὐχ ᾧ
παίζουσιν αἱ παῖδες, ἀλλὰ καὶ τὸ τοῖς κίοσιν ὑπάρχον σχῆμα.
τοῦτο δ᾽ ἀκριβῶς μὲν οὐδενὶ τῶν ὀστῶν ἐστι, μᾶλλον μέντοι
τῶν ἄλλων ἐν μηρῷ καὶ βραχίονι. τῆς δὲ ἄνω γένυος ὅτι
μὲν οὐκ ἔστι τοιοῦτον σχῆμα πρόδηλον, ὥσπερ οὐδὲ ἰσόῤ-
ῥοπον αὐτὴν εἶναί φασιν, ἐγγὺς μέντοι τοῦ ἰσοῤῥόπου διὰ
τοῦτ᾽ αὐτὴν εἶπεν, ὅτι τὸ ἀριστερὸν μέρος τῷ δεξιῷ κατὰ
πᾶν ἐξωμοίωται καὶ ἴσον ἐστὶ καὶ διὰ τοῦτο τὸ συγκείμενον
ἐξ ἀμφοῖν ἰσόῤῥοπον γίνεται μηδεμίαν ἔχον ῥοπὴν ἐπὶ θά-
τερα μέρη. δέχεται δὲ ποικίλας ἐπιδέσεις ἡ γένυς, ὡς κἂν
τῇ τῶν ἐπιδέσμων γυμνασίᾳ πρώτῃ πάντων οἴσῃ μεμα-
θήκατε.

λδ´.

Τοῦ δὲ ὀθονίου τὴν περιβολὴν ποιέεσθαι χρὴ, ἢν μὲν ἡ
δεξιὴ γνάθος ἐξεστήκῃ, ἐπὶ δεξιά· ἐπὶ δεξιὰ δὲ νομίζεται
εἶναι, ἢν ἡ δεξιὰ χεὶρ ἡγέηται τῆς ἐπιδέσιος· ἢν δὲ ἡ

Pars exquisite sine inclinatione est, ubi simillimam
cylindro figuram repraesentat. Voco autem cylindrum
non quo pueri ludunt, sed qui columnae imaginem re-
fert. Haec autem ex toto in nullo osse reperitur, magis
tamen in femore atque humero quam in aliis ossibus
conspicitur. In maxilla autem constat non esse hujus-
modi figuram; quocirca eam inclinatione vacare non pro-
tulit, prope tamen sine inclinatione esse, eo quod sinistra
ejus pars dextrae ex toto similis sit et aequalis, atque
idcirco quod ex utraque componitur sine inclinatione est
et in neutram partem inclinatur. Admittit autem maxilla
varia vincula, sicut in fasciando, quae exercitatio omnium
prima est, ut didicistis.

XXXIV.

Attrahi autem fascia debet, si maxilla a dextro latere
exstat, a parte dextra; tunc autem a dextra parte esse
indicatur, quum dextra manus fasciam ducit. Sed si

ΠΕΡΙ ΑΡΘΡΩΝ ΥΠΟΜΝΗΜΑ Β.   463

Ed. Chart. XII. [346. 347.]   Ed. Baf. V. (605.)
ἑτέρη γνάθος ἐξεστήκη, ὡς ἑτέρως χρὴ τὴν ἐπίδεσιν ἄγειν
κᾶν μὲν ὀρθῶς τις κατορθώσηται καὶ ἐπαιρεμήσῃ ὡς
χρὴ, ταχεῖα μὲν ἡ ἄλθεξις, οἱ δὲ ὀδόντες ἀσινέες γί-
νονται, ἢν δὲ μὴ, χρονιωτέρη μὲν ἡ ἄλθεξις, δια-
στροφὴν δὲ ἴσχουσα, οἱ ὀδόντες δὲ καὶ σιναροὶ καὶ
ἀχρήϊοι γίνονται.

_____

[347] Ἐλέχθη καὶ πρόσθεν ἐπὶ τῶν ἑλκῶν ὅσα χεῖ-
λος ἐξηρημένον ἔχει, τὴν μὲν ἀρχὴν βάλλεσθαι τῆς ὀθόνης
ὄπισθεν τοῦ τοιούτου χείλους, ἑλίττειν δ᾽ οὕτω κατ᾽ αὐτὸν
τὸν ἐπίδεσμον, ὡς προσάγεσθαι θάτερα χείλη τοῦ ἕλκους.
ἔστι γὰρ τοῦτο κοινὸν ἁπάντων τῶν ἐπανάγεσθαι δεομένων
εἰς τὴν ἀρχαίαν φύσιν. οὕτως οὖν καὶ νῦν τὸ κοινὸν τοῦτο
φυλακτέον ἐστὶ προστέλλον τε καὶ καταναγκάζον τὸ ἐφεστη-
κὸς μέρος. ἔσται δὲ τοῦτο τῶν ὀθονίων αὐτὸ προσαγόντων
ἐκείνῳ. προσαχθήσεται δὲ, εἰ μὲν τὸ δεξιὸν εἴη μέρος τὸ
ἐξεστηκὸς, ἐντεῦθεν μὲν ἀγομένων, ἐπὶ δὲ τὸ ἀριστερὸν
ἀγόντων ἐπίδεσμον. εἰ δὲ τὸ ἀριστερὸν εἴη τὸ πεπονθὸς,
ἐκεῖθεν μὲν ἀρχομένων, ἐπὶ τὸ δεξιὸν δὲ ἀφικνουμένων. ὁ

ab altero latere maxilla excedat, alio fane modo at-
trahenda fafcia eſt. Ubi autem recte componatur at-
que ut oportet immobilis fervetur, cito fanefcit dentes-
que integri remanent; fin fecus, longiori tempore con-
firmatur, tum pervertitur, dentes autem vitiantur atque
inutiles redduntur.

_____

Antea quoque dictum eſt in ulceribus, quibus orae
excedunt, caput fafciae fecundum oram excedentem in-
jiciendum effe atque ita fafciam volvendam, ut ad alte-
ram oram ulceris ipfam adducat. Eſt autem hoc perpe-
tuum in omnibus quae reſtitui ad priſtinam naturam de-
bent, quod commune etiam nunc fervandum eſt, quo
excedens pars repellatur cogaturque. Id autem contingat,
fi ea fafciis ad alteram adducatur; adducetur autem, fi
dextra parte ut puta excedente fafcia inde orfa porriga-
tur ad finiſtram; fi finiſtra laefa fit, ab hac incipiens ad

τοίνυν Ἱπποκράτης ὅταν ἀπὸ τῶν δεξιῶν μερῶν ἀρξάμενός
τις ἐπὶ θάτερον ποιῆται τὴν νομὴν τῶν ὀθονίων, ἐπὶ δεξιὰ
καλεῖ τὴν τοιαύτην ἐπίδεσιν, οὐ τῇ φορᾷ τοῦ ἐπιδέσμου
προσέχων τὸν νοῦν, ἀλλὰ τῇ τῆς χειρὸς ἡγεμονίᾳ· ἐὰν γὰρ
νοήσῃς καταντικρὺς τοῦ μὲν ἐπιδουμένου τὸν ἰατρὸν, ἡ μὲν
ἀπὸ τῆς δεξιᾶς γνάθου φορὰ τῶν ὀθονίων ἐπὶ τὴν ἀριστε-
ρὰν ἀγομένη ἡ τῆς δεξιᾶς ἔσται χειρὸς, ἡ δ᾽ ἐναντία τῆς
ἀριστερᾶς.

<hr>

λε'.

Ἢν δὲ ἡ ῥὶς καταγῇ, τρόπος μὲν οὐχ εἷς ἐστι κατάξιος.

<hr>

Αὐτὸς δὲ ἐφεξῆς ἐρεῖ τοὺς τρόπους· ἤτοι γὰρ μέρος
αὐτῆς κατάγνυται, τῆς συνεχείας φυλαττομένης, ὡς μήτε
κάτω χωρῆσαι μήτ᾽ ἐφ᾽ ἑκάτερα παραστραφῆναι, ἢ καὶ τού-
των τι προσγίγνεται, καὶ ἤτοι κατὰ τὸ χονδρῶδες αὐτῆς τὸ
πρόσω τούτων τι συμβαίνειν εἴωθεν, ἢ κατὰ τὸ λοιπὸν τὸ
ὀστῶδες.

<hr>

dextram feratur. Hippocrates igitur, ubi a dextra parte
incipiens ad alteram fafcias adducit, hujusmodi vinculum
a dextra parte nuncupat, attendens non quo ferantur fa-
fciae, fed utra praecipue manu attrahantur fafciae. Nam-
que ubi intuearis medicum e regione ejus qui deligatur
collocatum, fafcia quae a dextro maxillae ad finiftrum
procedet a dextra manu attrahetur, contraria a finiftra.

<hr>

XXXV.

Quod fi nafus perfringatur, fracturae modus non eft unus.

<hr>

Ipfe deinceps modos adfcribet. Aut enim pars ejus
abrumpitur, ipfe tamen fervatur perpetuus, fic ut neque
deorfum inclinetur nec in alteram partem convertatur;
aut horum alterum fit, idque aut in parte ejus quae car-
tilaginofa prominet aut in reliqua quae offibus continetur.

<hr>

ΠΕΡΙ ΑΡΘΡΩΝ ΥΠΟΜΝΗΜΑ Β. 465

Ed. Chart. XII. [355. 356.]   Ed. Baf. V. (605. 606.)

λστ'.

*Ἀτὰρ πολλὰ μὲν δὴ καὶ ἄλλα λωβέονται οἱ χαίροντες τῇσι
καλῇσιν ἐπιδέσεσιν ἄνευ νόου, ἐν δὲ τοῖσι περὶ τὴν ῥῖνα
καὶ μάλιστα.*

*Εἰρωνευόμενος εἴρηκεν οὐ τὰς ὄντως καλὰς σημαίνων,
ὧν σκοπός ἐστιν εἰς τὸ κατὰ φύσιν ἄγειν τὸ πεπονθὸς, ἀλλὰ
τὰς εὐμόρφους καὶ τερπούσας τοὺς ὁρῶντας. ὁποῖαι δέ εἰ-
σιν αὗται, διὰ τῆς ἑπομένης ῥήσεως μαθήσῃ.*

λζ'.

*Ἐπιδεσίων γάρ ἐστιν αὕτη ἡ ποικιλωτάτη καὶ πλείστους μὲν
σκεπάρνους ἔχουσα, διαρροωγὰς δὲ καὶ διαλήψιας ποικι-
λωτάτας τοῦ χρωτὸς ῥομβοειδίας. ὡς οὖν εἴρηται, οἱ τὴν
(606) ἀνόητον ἐγχειρίην ἐπιτηδεύοντες ἄσμενοι ῥινὸς κα-
ταγείσης ἐπιτυγχάνουσιν ὡς ἐπιδήσωσι. μίαν μὲν οὖν
ἡμίρην ἢ δύο ἀγάλλεται μὲν ὁ ἰητρὸς, χαίρει δὲ καὶ ὁ
ἐπιδεδεμένος, ἔπειτα* [356] *ταχέως μὲν ὁ ἐπιδεδεμένος*

XXXVI.

*Sed qui praeſtantia vincula amant ſine mente, complura
alia luedunt, atque adeo naſum.*

Praeſtantia καλὰ dixit irridens, non quo vere ſignifi-
caverit praeſtantia, quorum conſilium eſt affectam partem
ad ſuam naturam reſtituere, ſed pulchra et adſpectu ju-
cunda, qualia haec ſint in ſequentibus oſtendet.

XXXVII.

*Inter omnia enim vincula hoc maxime varium eſt ac
plurimis locis aſciae imaginem refert et aliquod ſpa-
tium cutis nudum ac ſine faſcia intermittit, quo rhombi
varie admodum repraeſentantur. Igitur ut dictum eſt
qui ſine mente hujusmodi vinculis ſtudent, comminutum
naſum libenter deligant; ſed vinculo injecto, uno vel
altero die medicus laetus eſt, laetus item et qui deliga-*

κορίσκεται· ἀσηρὸν γὰρ τὸ φρόνημα. ἀρκέει δὲ ιῷ ἰη-
τρῷ, ἐπειδὴ ἐπέδειξεν ὅτι ἐπίσταται ποικίλως ῥῖνα ἐπι-
δέειν. ποιέει δὲ ἡ ἐπίδεσις ἡ τοιαύτη πάντα τἀναντία
τοῦ δέοντος. τοῦτο μὲν γὰρ ὁκόσοι σιμοῦνται διὰ τὴν
κάτηξιν δηλονότι, εἰ ἄνωθέν τις μᾶλλον πιέζοι, σιμότε-
ροι ἂν εἶεν, τοῦτο δὲ ὅσοισι παραστρέφεται ἢ ἔνθα ἢ ἔν-
θα ἢ ῥὶς ἢ κατὰ τὸν χόνδρον ἢ ἀνωτέρω, δῆλον ὅτι οὐ-
δὲν αὐτοὺς ἡ ἄνωθεν ἐπίδεσις ὠφελήσει, ἀλλὰ καὶ βλά-
ψει μᾶλλον.

_____

Σκέπαρνον μὲν ἐπίδεσμον ὅτι καλεῖ τὸν ἐγκεκλιμένον
ὀλίγον ἐκ τῆς ἐγκαρσίας ἐπιβολῆς ἔμπροσθεν εἴρηται. διαρ-
ῥωγὰς δὲ λέγει τὰ μεταξὺ διαστήματα τῶν ὀθονίων. ῥομ-
βοειδῆ δὲ σχήματα τὰ ἰσόπλευρα μὲν, οὐκ ὀρθογώνια δέ·
καὶ γὰρ καὶ ὁρίζεται τὸν ῥόμβον οὕτως ὁ Εὐκλείδης. ἔμα-
θες δὲ ὡς ἐν τοῖς ἐπιδέσμοις πάντων σχεδὸν πρῶτον ὀνο-
μάζουσι ῥόμβον ἀπὸ τοῦ τὰ τοιαῦτα μάλιστα ἐργάσασθαι
σχήματα.

_____

tur, deinceps aegrum cito fatietas capit, inventio enim
noxia eft, abundeque medico eft oftendiffe peritiam
quam habet nafus varie deligandi. Efficit autem haec
vinciendi ratio omnia contra atque oporteat, tum quod
qui ob fracturam fimi fiunt, fi a fuperiori parte ad-
ftringatur, magis adhuc fimi evadent; tum quod quibus in
hanc vel illam partem feu qua cartilago eft, feu fupra
nafus convertitur, nihil fuperpofito vinculo juvandos,
fed magis laedendos effe manifeftum eft.

_____

Afciam appellat ubi fafcia a transverfo circuitu re-
cedens paullulum inclinatur, ut fupra oftenfum eft; fpa-
tium vero quod fafcia intermittit, dixit διαῤῥωγάς; rhombi
vero figuram eam, quae aequa latera habet, fed angulos
non rectos; nam et Euclides ita rhombum finit. Nofti
autem ex fafciis primam fere nominari rhombum, quum
eam figuram potiffimum repraefentet.

_____

ΠΕΡΙ ΑΡΘΡΩΝ ΥΠΟΜΝΗΜΑ Β. 467

Ed. Chart. XII. [356.]　　　　　Ed. Baf. V. (606.)

λη'.

Οὐχ οὕτω γὰρ συναρμόσει σπλήνεσι τὸ ἐπὶ θάτερον τῆς
ῥινὸς, καίτοι οὐδὲ τοῦτο ποιέουσιν οἱ ἐπιδέοντες.

Οὐδὲν ὠφελεῖσθαί φησιν ἐξ ἐπιδέσεως τὴν εἰς τὸ πλά-
γιον ἐν τῷ καταγῆναι διαστραφεῖσαν ῥῖνα. ὃ γάρ τοι δόξῃ
ἄν τινι βοηθεῖν αὐτῇ, μηδ' αὐτὸ δύνασθαί τι. δόξειε δ'
ἂν εἶναι βοηθεῖν, στηρίσαι κατὰ τὸ πλάγιον αὐτὴν ὀθονίοις,
ἐς ὅπερ ἐπεκλήθη, ἀλλ' οὐδὲ ταυτά φησιν ἀκριβῶς δύνα-
σθαι πρᾶξαι τόδε.

λθ'.

Ἄγχιστα δὲ ἡ ἐπίδεσίς μοι δοκέῃ ἀντιποιέειν, εἰ κατὰ μέ-
σην τὴν ῥῖνα κατὰ τὸ ὀξὺ ἀμφιφλασθείη ἡ σὰρξ κατὰ τὸ
ὀστέον, εἰ καὶ τὸ ὀστέον μικρόν τισιν εἴη καὶ μὴ μέγα.
τοῖσι γὰρ τοιούτοισιν ἐπιπώρωμα ἴσχει ἡ ῥὶς καὶ ὀκριοει-
δεστέρῃ τινὶ γίνεται. ἀλλ' ὅμως οὐδὲ τούτοισι δήπου πολ-
λοῦ ὄχλου δέεται ἡ ἐπίδεσις, εἰ δή τι καὶ δεῖ ἐπιδέειν.

XXXVIII.

Sic autem panni a latere naſi haud bene aptantur, quam-
quam neque hoc faciunt qui alligant.

Nihil conferre ait vinculum ad naſum ſub fractura
in latus converſum, quum id praeſtare non poſſit quod
utile eſſe videtur. Videtur autem utile eſſe per pannos
naſum fulcire ab ea parte in qua jacet, ſed neque ad
hanc rem inquit id prorſus accommodari.

XXXIX.

Proxime autem vinculum mihi videtur occurrere, ſi in
medio naſo qua acutus eſt caro juxta os conteratur vel
paullulum etiam os ipſum laedatur, non tamen multum:
his ſiquidem naſus callo obducitur et aliquanto aſperior
fit, neque tamen vinculo egent magni negotii, ſi ſane
alligandi ſunt.

Ἐν εὐθυτάτῳ δύξειεν ἂν ὠφελεῖν ἡ κοινὴ τῆς ῥινὸς
ἐπίδεσις, ὅταν ἐν τῷ μέσῳ αὐτῆς ἤτοι περίθλασις γένηται
τοῦ δέρματος ἢ καὶ πάθῃ τι τὸ ὀσιοῦν ἐπ᾽ ὀλίγον. ἐξοχὴ
γάρ τις ἔπεται κατὰ τὴν πώρωσιν αὐτοῦ. ἡ τοίνυν ἐπίδε-
σις ἐν τοῖς τοιούτοις παθήμασιν εἴργουσα καὶ προστέλλουσα
τὸ πεπονθὸς ὠφέλειάν τινα δόξει δύνασθαι παρέχειν, ἔν τι
δ᾽ οὐδὲν τούτοις ἀναγκαῖον ἐπιδεῖν· τὰ γὰρ θλάσματα πει-
ρᾶσθαι χρὴ μάλιστα μὲν ἀφλέγμαντα διαφυλάττειν, εἰ δὲ
καὶ φλεγμαίνοιεν, ἀφλέγμαντα ποιεῖν ὡς τάχιστα. ὅ γε ἐπι-
τρεφόμενος πῶρος ὀλίγος οὐδὲν δὴ τούτων ἐπιδέσεων δεῖται.

μ΄.

[357] Ἀρκέει δὲ ἐπὶ μὲν τὸ φλάσμα σπληνίον ἐπιτείναντα
κεκηρωμένον, ἔπειτα ὡς ἀπὸ δύο ἀρχέων ἐπιδέεται, οὕ-
τως ὀθονίῳ ἐς ἅπαξ περιβαλέειν.

Τὸ μέσον τοῦ ὀθονίου κατὰ τοῦ μέσου τῆς ῥινὸς ἐπι-
βαλόντα μὴ βιαίως ἀπάγειν χρὴ τῶν δαελῶν ἑκάσιην

Commune vinculum nafi proxime ad falubre accedere
videtur, ubi in medio cutis contufa fuerit vel os parum-
per vitiatum. Sequitur autem ut promineat, qua callo
circumdatur. Vinculum itaque in hujusmodi cafibus coer-
cens repellensque affectum locum prodeffe aliquid videtur;
fed neque his ullo modo neceffarium eft. Conari enim
debemus, quae contufa funt maxime ab inflammatione de-
fendere; atque ubi inflammentur, celerrime inflammatio-
nem tollere, quin et callus, quum parvus increfcit, nihil
profecto hujusmodi vinculis eget.

XL.

*Satis eft ad contufum pannum admovere cerato inunctum,
dein femel fafciam circumdare quae in utramque par-
tem ducatur.*

Media fafcia medio nafo injicienda eft, cujus utraque
capita ad pofteriorem capitis partem non magna vi ad-

ὀπίσω τῆς κεφαλῆς, ἐντεῦθέν τε ἐπὶ μέτωπον ἀνάγοντα
δῆσαι.

_____

μα'.

Ἀρίστη μέντοι ἰητρείη τῷ ἀλήτῳ τῷ σητανίῳ, τῷ πλυτῷ,
γλίσχρῳ, πεφυρημένῳ, ὀλίγῳ καταπλάσσειν τὰ τοιαῦτα.

    Σητανίους πυροὺς οἱ δόξαντες ἄριστα τὴν Ἱπποκρά-
τους ἐξηγήσασθαι λέξιν εἰρῆσθαί φασι πρὸς αὐτοῦ τοὺς
σῆτες ἐσπαρμένους, ὅπερ οἱ Ἀττικοὶ τῆτες ὀνομάζουσι, διὰ
τοῦ τ τὰς συλλαβὰς ἀμφοτέρας λέγοντες, ἐξ οὗ σημαίνεσθαί
φασι τοὺς ἐν τῷ ἔτει τούτῳ, τουτέστι κατὰ τὸ ἔαρ ἐσπαρ-
μένους, διμηνιαίους τε καὶ τεσσαρακονθημέρους ὀνομαζομέ-
νους. ἐγὼ δὲ πυρῶν εἶδός τι σητανίους καλουμένους οἶδα
κατά τε τὴν Κῶν αὐτὴν καὶ σύμπαν τὸ κατὰ τὴν Ἀσίαν
Ἑλληνικόν. ὀλίγον ἔχουσιν οὗτοι τὸ πυρὸν, ἱκανῶς δὲ γλί-
σχρον τὸ σταῖς, οὗ μάλιστα νῦν ὁ Ἱπποκράτης δεῖται, κα-
θότι καὶ αὐτὸς ἐφεξῆς ἐρεῖ· καὶ ὅταν μὴ ἔχῃ τοιοῦτον, ἤτοι

ducenda funt, atque inde fronti circumdata inter fe
vincienda.

XLI.

*Optimum tamen praefidium eft illinere haec farina tri-
tici hujus anni, lota, glutinofa, refperfa, pauca.*

_____

    Qui optime videntur verba Hippocratis enodare affe-
runt σητάνιον triticum ab ipfo appellari, id quod fatum
eft σῆτες, quod Attici utraque fyllaba per τ prolata τῆτες
dicunt. Quo verbo fignificari volunt, hoc anno, id eft
quod vere fatum eft, quod et duorum menfium et qua-
draginta dierum appellatur. Equidem in Co et in tota
Graecia Afiae vidi tritici genus σητάνιον appellatum, fed
parum furfurum habet et ejus farina ex aqua fubacta
plurimum glutinofa eft. Quam rem nunc Hippocrates
maxime exigit, quemadmodum ipfo deinceps narrabit:

470 ΓΑΛΗΝΟΥ ΕΙΣ ΤΟ ΙΠΠΟΚΡΑΤΟΥΣ

Ed. Chart. XII. [357.]   Ed. Baf. V. (606.)
μάνναν ἢ κόμμι κελεύει μιγνύναι αὐτῷ. σπείρονται μὲν οὗ-
τοι πυροὶ κατὰ τὸ ἔαρ εἰσβάλλον, ὡς αὐτὸς διμηνιαίοις καὶ
καλὰ καὶ κατὰ τὴν ὥραν τοῦ πλείονος ὀνομαζομένοις. γίγνε-
ται δ' αὐτῶν μάλιστα γλίσχρον τὸ σταῖς, ὅταν τελεσθέν-
των ἀφαιρεθῇ τὸ πιτυρῶδες ἐπάνω. γίγνεται μὲν καὶ διὰ
τῶν λεπτῶν κοσκίνων, γίγνεται δὲ καὶ τῷ προπεπλύσθαι
τοὺς πυρούς. ὥσπερ γὰρ αἱ πτισσόμεναι κριθαὶ τὸ λέπος
ἀφιᾶσι μᾶλλον ὅταν προβραχῶσιν, οὕτως καὶ οἱ πυροί. πῶς
οὖν εἶπε ταὐτόν; οὐ γὰρ ταὐτόν ἐστι βεβρέχθαι τε καὶ
πεπλύσθαι· βρέχονται μὲν γὰρ ἐν τοῖς μύλωσιν ἅπασιν οἱ
πυροὶ πρὶν ἀλεῖσθαι, πλύνονται δὲ οὐκ ἐν ἅπασιν, ἀλλ' ἐν
ταῖς πλείσταις πόλεσι τῆς Ἀσίας, ἂν καίτοι οὗτοι γιγνό-
μενοι ἔχουσι πλοκὰ μεγάλα πεπλυμένα, διὰ λεπτῶν σχοί-
νων μικρὰ διαστήματα ἐχουσῶν, ὡς χοῦν μὲν καὶ ψάμμον
διέρχεσθαι, τὸν πυρὸν δὲ ἐπιμένειν εἰς ταὐτό. ἐμβάλλοντες
οὖν μύλωσιν ἀλεῖν πυρὸν, πρῶτον μὲν προδιαττῶσιν, ἔπειτα
δὲ καθιᾶσιν εἰς ὕδωρ ὅλον τὸν πλόκαμον, ὥστε πλύνεσθαί
τε ἅμα καὶ βρέχειν συμμέτρως τοὺς πυρούς. ἀναφερομένου

qui ubi farina haec non fit imperat, ut pulvis qui ex
concuffo thure habetur vel gummi admifceatur. Seritur
autem ejusmodi triticum vere ineunte, ut duorum men-
fium fit; recteque fic dicitur, quoniam fummum ad id
temporis perducitur, cujus farina ex aqua fubacta maxime
glutinofa redditur, ubi molito tritico furfures ex toto de-
trahantur, id quod fit et cribris tenuibus et tritico ante
eloto. Nam idem tritico evenit atque hordeo; ex hoc
enim ubi ptifana praeparanda eft, cortex magis remittitur,
fi antea madefactum fuerit. Quo pacto igitur dixit, lota
quum non idem fit madefieri et lavari? In quolibet
enim piftrino madefit triticum, priusquam molatur, non
tamen lavatur in quolibet, fed in compluribus Afiae civi-
tatibus, ubi calathos habent magnos intentos ex tenuibus
juncis exigua fpatia intermittentibus, per quae excerni
pulvis poffit et arena retineatur. Id ergo triticum, quod
molendum eft, fed triticum primo in calathos conjiciunt
atque excutiunt; deinde calathos in aquam demittunt, fic

Ed. Chart. XII. [357. 358.]   Ed. Baf. V. (606. 607.)

δὲ ἐκ τοῦ ὕδατος τοῦ πλοκάμου τὸ μὲν πλεῖστον ἀπορρεῖ
ἀπὸ τῆς ὑγρότητος, ἀπομένει δὲ πρὸς τοῖς πυροῖς τοσοῦ-
τον, ὅσον ἀλουμμένοις ἐπιτήδειόν ἐστιν. εἰ γὰρ μὴ βραχείη
τὸ περικείμενον ἔξωθεν αὐτοῖς λέμμα, τὸ τοιοῦτον δέρμα
σύμφυτον εἰς λεπτὰ καταθραύεται κατὰ τὰς μύλας καὶ οὕ-
τως ἐν τῷ διαττᾶσθαι συνδιεξέρχεταί τι τοῦ καταθραυσθέν-
τος τῷ ἀλεύρῳ· τοῦ δὲ προβραχέντος πυροῦ τὸ πυρῶδες
ἀδρομερὲς μένον οὐ συνδιαττᾶται καὶ κατὰ τοῦτο καθαρώ-
τερον γίγνεται τὸ ἄλευρον ἐκ τοῦ βεβρέχθαι τοὺς πυρούς.
ἔνδοθεν δέ φησι .νιῷ καὶ γλίσχρῳ τῷ σητανίῳ [358]
πυρῷ τὸ μετὰ τοῦ 'ρματος, ὅπερ οἷον σάρξ ἐστιν αὐτοῦ τὸ
κατεργασθὲν, ὡς (ⵏ 7) εἶπον, ἄλευρον ἱκανῶς γίγνεται γλί-
σχρον. ἡγοῦμαι τ υν αὐτὸν ὠνομακέναι πλυτὸν ἄλευρον,
ὅταν ἐκ τῶν οὕτως κεκαθορμένων τε καὶ προβεβρεγμένων
γένηται πυρῶν. εἰ γὰρ μὴ τοῦτό τις ἀκούσειεν, ἀπολείπε-
ται πλυτὸν ἄλευρον ἀκούειν ἡμᾶς, ὅταν οὖν ὕδατι βρέξαν-
τες αὐτὸ καὶ κινήσαντες πολυειδῶς, εἶτα ἐάσαντες καταστῆ-
ναι τὸ ἐποχούμενον, ἄνωθεν ὕδωρ ἀπολαμβάνοντες ἑψήσωμεν,

ut triticum lavetur ac modice madefiat, calatho ex aqua
recepto humoris plurimum effluit.   Tantum autem in
tritico remanet quantum idoneum eſt, ut moli poſſit;
nam niſi madefiat, cortex circumpoſitus qui tanquam in-
nata cutis eſt ſub mola in tenues partes diſſipatur, atque
ita cum farina per cribrum excernitur, educitur aliquid
ex ſurſuribus in tenues tres diviſis; ſed tritico prius ma-
defacto ſurſures grandiorum partium quum ſint manent
et cum farina non excernuntur, atque idcirco tuitico prius
madefacto farina magis purgatur et quod ab interiori parte
eſt tritici hujus onni lotum, ut ait, et glutinoſum, quod
ſcilicet poſt cutem eſt, veluti caro ipſius in farinam, ut
propoſui, redactum valde glutinoſum redditur.   Puto ita-
que ab ipſo lotam farinam appellari, ubi ex tritico ſit,
ſic purgato et prius madefacto;   nam niſi ita accipiatur,
reſtat ut intelligamus farinam, ubi ex aqua madefacta
varie agitatur, deinde finitur conſiſtere, tum ſuperinna-
tans aqua excipitur ac decoquitur, quod in farre etiam

ὅπερ ἐπὶ τοῦ χόνδρου ποιοῦμεν· ἀλλὰ μάχεται τούτῳ τὸ
κελεύειν αὐτὸν φυρᾶν τὸ ἄλευρον, ἕψον γὰρ εἰρήκει. καὶ
οὐ φυρᾶται δὲ τὸ οὕτως ὑγρὸν, ἀλλ᾽ ἕψεται μόνον. ἔτι δ᾽
ἂν μᾶλλον ὃ λέγει διὰ τῆς πεφυρημένῳ λέξεως κατανοήσαιμεν.

μβ'.

Χρὴ δὲ, ἢν μὲν ἀγαθὸν ᾖ τῶν πυρῶν τὸ ἄλητον καὶ εὐόλ-
κιμον, τούτῳ χρέεσθαι πάντα τὰ τοιαῦτα· ἢν δὲ μὴ πάνυ
ὅλκιμον ᾖ, ἐς ὀλίγην μάνναν ὕδατι ὡς λειοτάτην διέντα,
τούτῳ φυρᾶν τὸ ἄλητον ἢ κόμμι πάνυ ὀλίγου ὡσαύτως
μίσγειν. ὁκόσοισι μὲν οὖν ῥὶς ἐς τὸ σιμὸν ῥέπουσα κα-
ταγῇ, ἢν μὲν ἐκ τοῦ ἔμπροσθεν μέρεος κατὰ τὸν χόνδρον
ἴζηται, οἷόν τέ ἐστι καὶ ἐντιθέναι τι διόρθωμα εἰς τοὺς
μυκτῆρας· ἢν δὲ μὴ, ἀνορθοῦν μὲν χρὴ πάντα τὰ τοιαῦ-
τα, τοὺς δακτύλους ἐς τοὶς μυκτῆρας ἐντιθέντα, ἢν ἐν-
δέχηται.

fit; fed huic repugnat, quod refpergi farinam jubet, de-
coqui enim dixiffet.   Non enim refpergitur hujusmodi
humor, fed coquitur dumtaxat.   Ex verbo igitur *refperfa*
quid fibi voluerit, magis demonftratur.

XLII.

*Uti autem convenit ad omnia haec hujusmodi farina, fi
ex optimo tritico fuerit facileque duci poffit; fed fi
non omnino bene ducatur, modicum pulveris illius qui
ex thure concuffo habetur in tenuiffimum pollinem re-
dacti et aqua diluti farina adjicere vel paullum omnino
gummi fimiliter admifcere.   Quibus igitur fractus nafus
in inferiorem partem demittitur fimusque efficitur, fi
ab inferiori parte qua cartilago eft defidat, poteft in
nares indi aliquid quod dirigat: quod ubi non fiat,
omnia haec excitanda funt digitis, fi fieri poteft, in na-
res conjectis.*

ΠΕΡΙ ΑΡΘΡΩΝ ΥΠΟΜΝΗΜΑ Β. 473

Ed. Chart. XII. [358.]　　　　　　　Ed. Baf. V. (607.)

Ἀγαθοὺς πυροὺς τοὺς ἀρίστους δηλονότι λέγει. ταύ-
την γὰρ οἱ παλαιοὶ τὴν προσηγορίαν ἐπιφέρειν εἰθισμένοι
κατὰ παντὸς τοῦ πρώτου ὄντος ἐν τῷ οἰκείῳ γένει. λέγουσι
δὲ καὶ νῦν ἅπαντες οἱ περὶ τὴν σιτοποιίαν ἀρίστους εἶναι
πυροὺς τοὺς πυκνοὺς τὴν οὐσίαν. οἱ γὰρ χαῦνοι πολὺ τὸ
πιτυρῶδες ἔχουσι καὶ τὸ σταῖς αὐτῶν οὐ γίγνεται γλίσχρον,
ὡς καὶ μυῶν. ὅλκιμον δὲ ὠνόμασε τὸ γλίσχρον ἀπὸ τοῦ
συμβεβηκότος, ἐπειδὴ τεινόντων ἡμῶν αὐτὸ πρὸς τἀναντία
μέρη, συνεχὲς μὲν οὐ διασπώμενον τοῦ μὴ γλίσχρου φθά-
νοντος διασπᾶσθαι κατὰ τὰς τοιαύτας ἐνεργείας. εἰ δὲ
διασπᾶται, πῶς ἄν τις ἕπεσθαι φαίηται τεινούσαις χερσὶ
αὐτό; εἰ δ' οὐχ ἕπεται, πῶς ἂν ὅλκιμον ἔτι λεχθείη; τό γε
μὴν ἀδιάσπαστον καὶ συνεχὲς γενόμενον εἰκότως ἄν τις
ὅλκιμον ὀνομάζοι, καθάπερ καὶ τὸν ἰξόν. ἐπὶ πλεῖστον γὰρ
οὗτος ἕλκεται πρὸς τἀναντία μέρη διαλαμβανόμενος ὑπὸ τῶν
ἡμετέρων χειρῶν, ὥστε καὶ ἐκ τούτων δῆλός ἐστιν ὁ Ἱπ-
ποκράτης γλίσχρον ἀξιῶν εἶναι·τὸ σταῖς, ὅπου γε καὶ ὅταν

Optimum triticum dixit ἀγαθοὺς πυρούς. Majores
enim foliti funt ἀγαθοῦ vocabulo uti ad notandum id
omne quod in fuo genere primum eſt. Nunc autem om-
nes qui in panificiis verfantur aſſerunt optimum triticum
eſſe quod denfum eſt; nam quod rarum, multis furfuribus
continetur, farinaque ejus ex aqua fubacta non aeque
efficitur glutinofa atque illius quod denfum eſt. Glutino-
fum autem expreſſit, quum ait *facile ducitur*, ea loquu-
tione fumpta ab eo quod ipfi accidit, quandoquidem a
nobis in diverfa attractum fervatur perpetuum, neque
diſſipatur; contra quod minime glutinofum eſt, quum ita
tractatur, divellitur, fed fi divellatur, quo pacto fequi
dicetur, quum manu trahitur? Ac fi non fequitur, qui-
nam dicetur facile duci? Id vero quod non diſſipatur,
fed perpetuum eſt, jure quis dicet facile fequi, quemad-
modum et vifcum; hoc fiquidem manibus noſtris prehen-
fum in contrarias partes plurimum attrahitur. Quare ex
his conſtat velle Hippocratem farinam ex aqua fubactam
glutinofam eſſe, atque ubi ejusmodi non fit, gummi vel

Ed. Chart. XII. [358. 359.] Ed. Baf. V. (607.)

μὴ τοιοῦτον ᾖ, μάνναν αἰτῷ προσβάλλειν ἢ κόμμι κελεύει.
μάννα δὲ καλεῖται τὸ ὑπόσεισμα τοῦ λιβανωτοῦ. μὴ πα-
ρούσης δὲ μάννης αὐτὸν λειώσεις δηλονότι τὸν λιβανωτὸν,
καὶ τούτου πάλιν αὐτοῦ τὸν λιπαρώτερον ἐκλεξάμενος. ἐγὼ
δέ ποτε μήτε λιβανωτοῦ μήτε κόμμεως εὐπορῶν ἐχρησάμην
ὑγρᾷ ῥητίνῃ, παρέτυχε γάρ πως αὕτη. χρήσαιο δ᾽ ἄν
ποτε καὶ μέλιτι, μηδὲ ταύτης παρούσης, ἀλλ᾽ ἄμεινον ἐπὶ
τὴν μάνναν ἔρχεσθαι καὶ τὸ κόμμι. θερμαίνει γάρ πως τό
γε μέλι καὶ ἡ ῥητίνη. τὰ δὲ τοιαῦτα παρὰ τὰς ἀρχάς ἐστιν
ἄχρηστα. προϊόντος μὲν οὖν τοῦ χρόνου καὶ μίνοντος τοῦ
λειψάνου τῆς φλεγμονῆς ταῦτα γίγνεται τῶν ἄλλων χρησιμώ-
[359] τερα. καθάπερ οὖν ἐμνημόνευσεν ἔμπροσθεν, σκύ-
τους Αἰγυπτίου μὲν πρῶτον, αὖθις δὲ Καρχηδονίου παρά-
δειγμα τῷ λόγῳ ποιούμενος, οὕτω καὶ νῦν τοὺς σητανίους
ὠνόμασε πυροὺς, ὡς καὶ οὕτως εἴπεν· ἀλεύρῳ χρῆσθαι
γλίσχρας αὐτὰς ἐργαζομένῳ, οἷόν περ ἐργάζονται οἱ σητά-
νιοι πυροί. τάχα δὲ πάντας ὀνομάζει σητανίους οἷς συμ-
βέβηκε πυκνοῖς τε εἶναι καὶ γλίσχρον ἔχειν τὸ ἄλευρον, ὡς

pulverem ex concuſſo thure collectum, quem μάνναν ap-
pellat, adjici jubet; ubi ejus pulveris copia non ſit, con-
tundere thus ipſum ea de cauſa oportet, atque ex eodem
quod maxime pingue eſt. Ego interdum quum nec thu-
ris nec gummi copia eſſet, reſina liquida uſus ſum hanc
forte nactus; at ubi neque haec ſit, melle uti poteris,
ſed utilius pulvis ex concuſſo thure vel gummi adjicitur.
Nam mel et reſina quodammodo caleſaciunt, ſed talia
ab initio aliena ſunt, procedente vero tempore remanen-
tibus inflammationis reliquiis, ut ſi quid aliud commo-
diſſima. Quemadmodum igitur in ſuperioribus exempli
gratia meminit prius corii Aegyptii ac rurſus Carthagi-
nenſis, ſic etiam nunc tritici hujus anni, quaſi ita dixe-
rit: farina uti debemus, quae ex aqua ſubacta glutinoſa
ſit, qualis efficitur ex tritico hujus anni, quod σητάνιον
appellavit, fortaſſe ejusmodi vocabulo ſignificare volens
triticum omne quod denſum eſt et ſarinam reddit gluti-

ἀπὸ τοῦ συμβιβηκότος μᾶλλον αὐτοῖς εἶναι τὴν προσηγορίαν,
οὐκ ἀπό τινος ἰδίας ἐξαιρέτου.

μγ'.

Ἦν δὲ μὴ παχὺ ὑπάλειπτρον μὴ ἐς τὸ ἔμπροσθεν τῆς ῥι-
νὸς ἀπάγοντα τοῖσι δακτύλοισιν, ἀλλ᾽ ᾗ ἵδρυται. ἔξωθεν
δὲ τῆς ῥινὸς ἔνθεν καὶ ἔνθεν ἀμφιλαμβάνοντα τοῖσι δα-
κτύλοισι συναναγκάζειν τε ἅμα καὶ ἀναφέρειν ἐς τὸ ἄνω.
καὶ ἢν μὲν πάνυ ἐς τὸ ἔμπροσθεν τὸ κάτηγμα ἔῃ, οἷόν
τέ τι καὶ εἴσω τῶν μυκτήρων ἐντιθέναι, ὥσπερ ἤδη εἴ-
ρηται, ἄχνην τὴν ἀφ᾽ ἡμιτυβίου ἢ ἄλλο τι τοιοῦτον ἐν
ὀθονίῳ εἱλίσσοντα, μᾶλλον δὲ ἐν Καρχηδονίῳ δέρματι
ἐῤῥάψαντα, σχηματίσαντα τὸ ἁρμόσσον σχῆμα τῷ χω-
ρίῳ, ἵνα ἐγκείσεται. ἢν μέντοι προσωτέρω ᾖ τὸ κάτηγμα,
οὐδὲν οἷόν τε εἴσω ἐντιθέναι· καὶ γὰρ εἰ ἐν τῷ ἔμπρο-
σθεν ἀσηρὸν τὸ φόρημα, πῶς γε δὴ οὐκ ἐν τῷ ἐσωτέρῳ;
τὸ μὲν οὖν πρῶτον καὶ ἔσωθεν ἀναπλάσσεσθαι καὶ ἔξω-
θεν ἀφειδήσαντα χρὴ ἀνάγειν ἐς τὴν ἀρχαίαν φύσιν καὶ

noſam, ita ut nomen ab eo quod ipſi accidit magis, non
ab aliqua ſingulari ſpecie ſumptum fuerit.

XLIII.

Vel certe eo inſtrumento quo ad illinendum utimur ple-
niori digitis compulſo non in priorem partem, ſed qua
deſidet; extrinſecus autem digitis utrimque compreſſis
impellere ſimul convenit et excitare. Sed ſi fractura
omnino in inferiori parte fuerit, licet aliquid in nares
inſerere, ſicut jam diximus, vel linamentum vel aliud
linteolo cinctum vel magis Carthaginenſi pellicula, cir-
cumſutumque et ita figuratum, ut idoneum ſit quod in
hunc locum demittatur. At ubi fractura fuerit ſuperior,
nihil demitti intus poteſt: nam ſi in interiori parte id
praeſidium alienum eſt, qui non in ſuperiori? Primo
itaque et ab interiori parte dirigere naſum oportet et
ab exteriori utrimque compellere atque in priſtinam ſe-

διαρθρώσασθαι. κάρτα γὰρ οἱ ἤ τε ῥὶς καταγεῖσα ἀνα-
πλάσσεται, μάλιστα μὲν αὐθήμερος· ἢν δὲ μὴ, ὀλίγῳ ὕ-
στερον, ἀλλὰ καταβλακεύουσιν οἱ ἰητροὶ καὶ ἁπαλωτέρως
τὸ πρῶτον ἅπτονται ἢ ὡς χρή. παραβάλλοντα γὰρ τοὺς
δακτύλους χρὴ ἔνθεν καὶ ἔνθεν κατὰ τὴν φύσιν τῆς ῥι-
νὸς ὡς κατωτάτω κάιωθεν συναναγκάζειν, καὶ οὕτως
μάλιστα ἀνορθοῦνται σὺν τῷ ἔσωθεν διορθώσει διορ-
θοῦντα. ἔπειτα δὲ ἐς ταῦτα ἰητρὸς οὐδεὶς ἄλλος τοιοῦ-
τός ἐστιν, εἰ ἐθέλοι μελετᾷν καὶ τολμᾷν, ὡς οἱ αὐτοῦ δά-
κτυλοι οἱ λιχανοί· οὗτοι γὰρ κατὰ φύσιν μάλιστά εἰσι.
παραβάλλοντα γὰρ χρὴ τῶν δακτύλων ἑκάτερον παρὰ
πᾶσαν τὴν ῥῖνα ἐρείδοντα ἡσύχως οὕτως ἔχειν, μάλιστα
μὲν εἰ οἷόν τε εἴη ἀεὶ ἔστ᾽ ἂν κρατηθῇ, εἰ δὲ μὴ, ὡς
πλεῖστον χρόνον, ὡς εἴρηται· εἰ δὲ μὴ, ἢ παῖδα ἢ γυναῖκά
τινα. μαλθακὰς γὰρ τὰς χεῖρας δεῖ εἶναι οὕτως, ὡς ἂν
κάλλιστα ἰητρευθείη ἡ ῥὶς, ὅτε μὴ ἐς τὸ σκολιὸν, ἀλλ᾽ ἐς
τὸ κάτω ἱδρυμένη εἴη ἰσόῤῥοπος. ἐγὼ μὲν οὖν οὐδεμίαν
που ῥῖνα εἶδον, ἥτις οὕτω καταγεῖσα (608) οὐχ οἵη τε

dem reſtituere; commodiſſime enim reſtituitur naſus
fractus, praecipue eodem die vel certe paullo poſt. Sed
torpent medici et primo mollius rem pertractant quam
uſus ſit; utrimque enim digitos qui naſo accommoden-
tur demittere oportet, quantum fieri poteſt, in imum et
ipſum ab inferiori parte ſurſum compellere atque exci-
tare, ſimulque ab interiori parte dirigere: ad quam
rem nullus alius medicus magis idoneus eſt, ſi homo ad
id dare operam velit audeatque, quam ipſius digiti in-
dices, hi enim maxime ſecundum naturam ſunt. Ad-
movere autem utrumque digitum convenit ut toti naſo
inhaereat, atque ita quieſcere, potiſſimum ſi fieri poſſet
aſſidue, donec glutinaretur vel certe plurimum tempus,
ut dictum eſt; aut ſi non ipſe aegrotans, ſaltem puer
vel mulier aliqua digitos demittat; mollibus ſiquidem
manibus opus eſt, ut optime naſus curetur. Verum uti
non reddatur ſimus, ſed deorſum ſpectans in neutram
partem inclinetur. Equidem nullum unquam naſum

διαρθρωθῆναι αὐτίκα, πρὶν πωρωθῆναι συναγκαζομένη
ἐγένετο, εἴ τις ὀρθῶς ἐθέλοι ἰητρεύειν. ἀλλ' οἱ ἄθρωποι
αἰσχροὶ μὲν εἶναι πολλοῦ ἀποτιμῶσι· μελετᾶν δὲ ἅμα μὲν
οὐκ ἐπίστανται, ἅμα δὲ οὐ τολμέουσιν, ἢν μὴ ὀδυνῶνται
ἢ θάνατον δεδοίκασι, καίτοι ὀλιγοχρόνιος ἡ πώρωσις τῆς
ῥινός. ἐν γὰρ δέκα ἡμέρῃσι κρατύνεται, ἢν μὴ ἐπισφα-
κελίσῃ. ὁκόσοισι δὲ τὸ ὀστέον ἐς τὸ πλάγιον κατάγνυται,
ἡ μὲν ἴησις αὕτη, τὴν δὲ διάρθρωσιν δηλονότι χρὴ ποιέε-
σθαι οὐκ ἰσόρροπον ἀμφοτέρωθεν, ἀλλὰ τότε ἐγκεκλιμέ-
νον ὠθέειν ἐς τὴν φύσιν ἔκτοσθεν ἀναγκάζοντα καὶ ἐσματ-
τευόμενον ἐς τοὺς μυκτῆρας καὶ τὰ εἴσω ῥεύσαντα διορθοῦν
ἀόκνως ἔστ' ἂν κατορθώσῃ, εὖ εἰδότα ὅτι ἢν μὴ αὐτίκα
κατορθώσηται, οὐχ οἷόν τε μὴ καὶ διεστράφθαι τὴν ῥῖνα.
ὅταν δὲ ἀγάγῃς ἐς τὴν φύσιν, προβαλόντα χρὴ ἐς τὸ χω-
ρίον ἢ τοὺς δακτύλους ἢ τὸν ἕνα δάκτυλον, ᾗ ἐξέσχεν,
ἀνακωχέειν [360] ἢ αὐτὸν ἢ ἄλλον τινὰ, ἔστ' ἂν κρα-
τυνθῇ τὸ τρῶμα. ἀτὰρ καὶ ἐς τὸν μυκτῆρα τὸν μικρὸν
δάκτυλον ἀπωθέοντα ἄλλοτε καὶ ἄλλοτε διορθοῦν χρὴ

vidi ita fractum, qui non poſſet protinus componi, ſi
priusquam callus increſceret compelleretur, modo quis
recte mederi vellet. Atqui deformitatem homines ma-
xime oderunt; curationem vero partim ignorant, par-
tim non ſuſtinent, niſi dolore premantur aut mortem
pertimeſcant; quamquam in naribus callus cito increſcit,
nam decem diebus ſaneſcit, niſi corrumpatur. Quibus
os a latere abrumpitur, curatio eadem eſt: dirigere
nimirum oportet non aeque ab utraque parte, ſed eam
quae inclinat ad naturalem ſitum adurgere ab exteriori
parte compellendo; in naribus item alte conquirere quod
in interiorem partem converſum eſt, dirigendo aſſidue
dum reſtituatur cum eo, ut ſciamus naſum, niſi proti-
nus dirigatur, dirigi poſtea non poſſe, ſed perverti.
Quo ad naturalem ſedem compulſo ad eum locum ad-
movendi ſunt digiti vel unus vel plures, ſeu ipſius ho-
minis, ſeu alterius, ut qua excedit repellatur, dum fra-
ctura ſaneſcat, ſed et minimus digitus in naſum ſubinde

τὰ ἐκκριθέντα. ὅτι δ᾽ ἂν φλεγμονῆς ὑπογίνεται τούτοισι,
χρὴ τῷ σταιτὶ χρέεσθαι· τοῖσι μέντοι δακτύλοισι προσ-
έχειν χρὴ ὁμοίως καὶ τοῦ σταιτὸς ἐπικειμένου. ἢν δέ
που κατὰ τὸν χόνδρον ἐς τὰ πλάγια καταγῇ, ἀνάγκη τὴν
ῥῖνα ἄκρην μετεστράφθαι. χρὴ οὖν τοῖσι τοιούτοισι ἐς
τὸν μυκτῆρα ἄκρον διόρθωμά τι τῶν εἰρημένων ἢ ὅ τι
τοιούτοισιν ἔοικεν ἐντιθέναι. πολλὰ δ᾽ ἄν τις εὕροι τὰ
ἐπιτήδεια, ὅσα μήτε ὀσμὴν ἴσχει μήτε ἄλλως προσηνέα
ἐστίν. ἐγὼ δέ ποτε πνεύμονος προβάτου ἀπόμιμημα ἐνέ-
θηκα· τοῦτο γάρ πως παρέτυχεν· οἱ γὰρ σπόγγοι ἐντι-
θέμενοι ὑγράσματα δέχονται.

- - -

Εἰ μὴ δυνατὸν, φησὶν, εἴη ἐντιθέναι τῇ ῥινὶ τοὺς δα-
κτύλους, ὑπαλείπτρῳ χρηστέον. ὀνομάζει δ᾽ οὕτως, ὡς ἤδη
πρόσθεν εἶπον, ἅπαν ὅ τι ἂν ὑπαλείψειεν, οἷαίπερ εἰσὶ
μίλαι τε καὶ σπαθομίλαι καὶ τὰ διαπύρινα κατὰ τὸ πέρας
αὐτῶν ἔχοντα ταῦτα πάντα κεφαλὰς περιφερεῖς. ὥσπερ δὲ

- - -

*conjiciendus eſt, quo componantur quae declinant. Ubi
his inflammatio ſuperveniat, farina uti convenit ex aqua
ſubacta, digitosque ſimiliter dare, ejusmodi etiam farina
inducta. Verum ſi qua cartilago eſt, naſus a latere
perfringatur neceſſe eſt extremum perverti; itaque opor-
tet ad extremum naſum aliquid ex iis quae dicta ſunt
adhibere, quod ipſum componat, vel aliquid tale demit-
tere; multa enim inveniri poſſunt accommodata, quae
odorem non movent et alioquin mollia ſunt. Ego in-
terdum fruſtum pulmonis ovilli conjeci, id enim forte
nactus ſum; nam ſi ſpongiae indantur, humorem com-
bibunt.*

- - -

Si nequeant, inquit, digiti in nares demitti, adhi-
bendum eſt id inſtrumentum, quod nunc ſicut in ſuperiori-
bus etiam ὑπάλειπτρον appellat. Quo verbo intelligitur
omne id quo ad illinendum utimur, qualia ſunt ſpecillum,
ſpathae, idque inſtrumentum quod διαπύρινον dicitur, quae

ἐν τῷ καίειν τὴν μασχάλην ἐδεόμεθα λεπτοτάτων ὑπαλεί-
πτρων, οὕτω νῦν παχέων ἐστὶ χρεία, ὁπότε γε καὶ τοῖς δα-
κτύλοις, ὅταν ἐγχωρῇ, χρώμεθα, κἂν ἐντὸς εἰς τοὺς μυκτῆ-
ρας ὁσοίπερ ἂν αὐτῶν ἁρμόττωσι καὶ ὅσοι διαπλάττωσι
τὸ κατεαγὸς μέρος τῆς ῥινός. ὅπερ δὲ προσήκει χρῆσθαι
τῷ ὑπαλείπτρῳ σαφῶς αὐτὸς ἐδίδαξεν, ἀνάγειν αὐτὸ κελεύ-
σας οὐ κατὰ τὸ πρόσθεν μέρος τῆς ῥινός, ἀλλὰ καθ' ὃ
μάλιστα καταπέπτωκεν εἰς τὴν κοιλότητα τὸ κατεαγὸς αὐ-
τῆς. ἐκεῖνο γάρ ἐστι τὸ καὶ τῆς μοχλείας δεόμενον, ἵνα
ὑψωθὲν εἰς τὴν κατὰ φύσιν ἀφίκηται χώραν· οὐδὲ γὰρ οὐδ'
ἄλλο τι τὸ διαπλάττειν ἐστὶν ὁτιοῦν μέρος ἔξω τοῦ τὴν οἰ-
κείαν ἑκάστῳ τῶν μερῶν αὐτοῦ διδόναι χώραν. τὰ δ' ἐφε-
ξῆς τῆσδε τῆς ῥήσεως ἄχρι πολλοῦ πάντ' ἐστὶ σαφῆ.

μδ'.

Ἔπειτα χρὴ Καρχηδονίου λοιπὸν πλάτος ὡς τοῦ μεγάλου
δακτύλου τετμημένον, ἢ ὅκως ἂν ξυμφέρῃ, προσκολλῆσαι
ἐς τὸ ἔκτοσθεν πρὸς τὸν μυκτῆρα τὸν ἐγκεκλισμένον, κᾶ-

omnia in fummo capitulum habent rotundum, fed quem-
admodum in fuperioribus ad alae uftionem opus fuit te-
nuiſſimis, ita nunc plenioribus, quandoquidem et digitos
ubi licet admovemus et in nares conjicimus, eos nempe
qui aptantur et qui fractam naſi partem componant. Qua
ratione autem uti conveniat hoc inftrumento, ipſe aperte
expofuit imperans ut indatur in cavum, non in inferio-
rem partem naſi, fed qua potiſſimum fracta pars in ejus
cavum decidit. Ea fiquidem eft quae impulfu eget, ut
excitata poſſit in fuam fedem reverti; nihil enim aliud
eft componere quamlibet partem quam unamquamque
ejus particulam in fuum locum compellere. Quae fubji-
ciuntur, per magnam partem orationis plana funt.

XLIV.

Ad haec ex parte exteriori corii Carthaginenſis incidenda
habena eft, quae vel pollicem lata ſit vel quantum con-
venit et extrinfecus naſo, qua declinatur, agglutinanda;

πειτα κατατεῖναι τὸν ἱμᾶντα, ὅκως ἂν ξυμφέρῃ. μᾶλλον
δὲ ὀλίγου τείνειν χρὴ, ὥστε ὀρθὴν καὶ ἀπαριῆ τὴν ῥῖνα
εἶναι· ἔπειτα, μακρὸς γὰρ ἔστω ὁ ἱμὰς, κάτωθεν τοῦ ὠτὸς
ἀγαγόντα αὐτὸν ἀναγαγεῖν περὶ τὴν κεφαλήν. καὶ ἔξεστι
μὲν κατὰ τὸ μέτωπον προσκολλῆσαι τὴν τελευτὴν τοῦ
ἱμάντος, ἔξεστι δὲ μακρύιερον ἄγειν, ἔπειτα περιελίσ-
σοντα περὶ τὴν κεφαλὴν καταδεῖν. τοῦτο ἅμα μὲν δι-
καίην τὴν διόρθωσιν ἔχει, ἅμα δὲ εὐταμίευτον καὶ μᾶλ-
λον, ἢν ἐθέλῃ, καὶ ἧσσον τὴν ἀντιρῥοπὴν ποιῆσαι τῆς ῥι-
νός· καὶ γὰρ ὁκόσοισι ἐς τὸ πλάγιον ἡ ῥὶς κατάγνυται,
τὰ μὲν ἄλλα ἰητρεύειν χρὴ, ὡς προείρηται, προσδέεται
δὲ τοῖσι πλείστοισι καὶ τοῦ ἱμᾶντος πρὸς ἄκρην τὴν ῥῖνα
προσκολλῆσαι τῆς ἀντιρῥοπίης εἵνεκα. ὅσοισι δὲ σὺν τῇ
κατήξει καὶ ἕλκεα προσγίνεται, οὐδὲν δεῖ ταράσσεσθαι
διὰ τοῦτο, ἀλλ᾽ ἐπὶ μὲν τὰ ἕλκεα ἐπιτιθέναι πισσηρὴν
ἢ τῶν ἐναίμων τι, εὐαλθέα γὰρ τὰ τοιαῦτα· ὁμοίως κἂν
ὀστέα μέλλῃ ἀπιέναι, τήν τε διόρθωσιν τὴν πρώτην ἀόκνως
χρὴ ποιέεσθαι μηδὲν ἐπιλείποντα καὶ τὰς διορθώσιας

poſt haec incidenda eſt quantum expedit, paulo autem
magis quam ut naſus dirigatur intendi debet; tum ſub
aure, longa enim eſſe habena debet, ſurſum circa ca-
put adducenda. Licet autem fronti extremam aggluti-
nare, licet et ulterius ferre et circa caput volutam vin-
cire: haec ſiquidem juſte naſum dirigit et intendi et
remitti poteſt, atque ubi velis, naſum in contrariam
partem ac jacet magis aut minus repellere. Nam et
quibus a latere naſus abrumpitur in ceteris eadem cu-
ratio convenit quae propoſita eſt; plerisque autem opus
eſt naſo extremam habenam agglutinare, ut in contra-
riam partem repellatur atque inclinet. Quodſi fracturae
ulcus accedit, nihil ſollicitare nos debet; ſed nutriendum
eſt cerato quod picem habeat vel aliquo ex iis medica-
mentis quae protinus cruentis vulneribus injiciuntur;
haec ſiquidem facile curationem admittunt. Aeque etiam
ubi oſſa receſſura ſint, primo dirigere aſſidue convenit,
nulla re praetermiſſa et in poſterum digitis compellere,

ΠΕΡΙ ΑΡΘΡΩΝ ΥΠΟΜΝΗΜΑ Β. 481

Ed. Chart. XII. [360. 361.]   Ed. Baf. V. (608. 609.)

τοῖσι δακτύλοισιν ἐν [361] τῷ ἔπειτα χρόνῳ, χαλαρω
τέροισι μὲν γὰρ χρώμενον, χεόμενον δέ. εὐπλαστότατον
γάρ τι παντὸς τοῦ σώματος ἡ ῥίς ἐστι. τῶν δὲ ἱμάν
των τῇ κολλήσει καὶ τῇ ἀντιῤῥοπίῃ παντάπασιν οὐδὲν
κωλύει χρῆσθαι, οὔτ' ἦν ἑλκώσῃ οὔτ' ἦν ἐπιφλεγμήνῃ,
ἀλύπητοι γὰρ εἰσι.

Διὰ τὴν ἀπαρτῆ φωνὴν σημαίνεται ἄπασα ἡ διὰ τῶν
προσκολλημάτων ἀντίτασίς τε καὶ οἷον εὔθυσις τῆς διεστραμ
μένης ῥινός. ὃ δὲ νῦν κελεύει ποιεῖν, ἀσθενὲς ἐφάνη μοι
πειρωμένῳ· εἰ μὲν γὰρ ἰσχυρότερόν τε εἴη ὃ ἀποκολλᾶται
καὶ ἀφίσταται μετρίως τείνοντος, οὐδὲν ἀξιόλογον περαίνεται.

με'.

(609) Ἢν δὲ οὖς κατεαγῇ, ἐπιδέσιες πᾶσαι πολέμιαι· οὐ
γὰρ οὕτω τις χαλαρὸν περιβάλλοι· ἢν δὲ μᾶλλον πιέζῃ,
πλέον κακὸν ἐργάσεται, ἐπεὶ καὶ ὑγιὲς οὖς ἐπιδέσει πιε
χθὲν, ὀδυνηρὸν καὶ σφυγματῶδες καὶ πυρετῶδες γίνεται.

laxius *ſuperdatis tamen.* Naſus *enim ex omnibus corporis partibus facillime componitur. Atqui habena agglutinata et impulſu in contrariam partem atque naſus
declinatur, nihil uti omnino prohibet, neque ſi ulcus
ſit, neque ſi inflammatio, innocenter enim ejusmodi
praeſidia adhibentur.*

Appendatur dixit ἀπαρτῆ, quo verbo ſignificavit univerſam rationem extendendi et quaſi dirigendi, naſum
perverſum per ea quae agglutinantur. Quod autem nunc
praecipit, experimento imbecillum comperi; nam ſi habena vehementius intendatur, gluten diſcutitur reſolviturque; ſi modice, nihil fere proficitur.

XLV.

*In fractura auris quodlibet vinculum inimicum eſt. Neque
enim ita laxum circumdabitur, quod ſi magis adſtringatur plurimum efficiet, quandoquidem integra auris ſub
vinculo adſtricta dolet, pulſu vexatur atque inflammatione.*

Τῆς συνεχείας ἡ λύσις ἕλκος μὲν ἐν σαρκώδει μυρίῳ,
κάταγμα δὲ ἐν ὀστῷ καλεῖται. τὸ δὲ ἐν χόνδρῳ γενόμενον
οὐκ ἔχον ἰδίαν προσηγορίαν καταχρησάμενος ὁ Ἱπποκράτης
τοῖ κατάγματος ὀνόματι προσηγόρευσεν.

μστʹ.

Ἀτὰρ καὶ τὰ ἐπιπλάσματα κάκιστα μὲν τὰ βαρύτατα ἐπί-
παν, ἀτὰρ καὶ τὰ πλεῖστα φλαῦρα καὶ ἀποστατικὰ καὶ
μύξαν τε ὑποποιεῖ πλείω, κἄπειτα ἐκπυήσιας ἀσηρὰς,
τούτων δὲ οὓς ἥκιστα κατεαγὲν προσδέεται.

Οἷς ἀπεδείξαμεν ἐν τῇ τῆς θεραπευτικῆς μεθόδου
πραγματείᾳ τὰ κατὰ μέρος ὁμολογεῖται πάντα. καὶ γὰρ
καὶ νῦν ἐπὶ τῶν ἐπιπλασμάτων βλάπτεσθαί φησι τὸ οὖς ὁ
Ἱπποκράτης, ὥσπερ καὶ φαίνεται διὰ τῆς ἐμπειρίας· ἱκα-
νῶς γὰρ βούλεται ξηραίνεσθαι δὴ, ὅτι ξηρότατόν ἐστι τὴν
φύσιν ἔχον. ἆρ᾽ οὖν κἀκ δέρματος συγκείμενον. ἐδείχθη

Ubi continuum folvitur, Graece in carne ἕλκος ap-
pellatur, in oſſe κάταγμα; in cartilagine non habet pro-
prium vocabulum, ſed eam fracturam Hippocrates abuſus
κατάγματος nomine nuncupavit.

XLVI.

Sed et cataplaſmata quae maximi oneris ſunt penitus
aliena ſunt, pleraque etiam noxia ſunt atque abſceſſum
concitant et mucos plurimos ſuppurationemque infeſtam
reddunt, quibus minime opus eſt auri comminutae.

Omnia ſigillatim iis conſentanea ſunt quae oſtendimus
in libro de ratione curandi, namque Hippocrates etiam
nunc laedi aurem aſſerit cataplaſmate quod experimento
conſpicitur. Abunde enim ſiccari eam voluit, quum na-
tura ſicciſſima ſit, eo quod ex cute conſtet et cartilagine.

δὲ ἕκαστον μόριον εἰς ὅσον ἂν ξηρότερον εἰς τοσοῦτο τῆς
ξηραντικωτέρας ἀγωγῆς δεόμενον.

μζ΄.

Ἄγχιστα μὲν, εἴπερ χρὴ, τὸ γλίσχρον ἄλητον, χρὴ δὲ μηδὲ
τοῦ βάρος ἔχειν, ψαύειν δὲ ὡς ἥκιστα ξυμφέρει. ἀγαθὸν
[362] γὰρ ἐνίοτε φάρμακον καὶ τὸ μὴ φέρειν φάρμακον
καὶ πρὸς οὓς καὶ πρὸς ἄλλα πολλά. χρὴ δὲ καὶ τὴν ἐπι-
κοίμασιν φυλάττεσθαι, τὸ δὲ σῶμα ἰσχναίνειν καὶ μᾶλ-
λον ᾧ ἂν κίνδυνος ἔῃ ἔμπυον τὸ οὖς γενέσθαι. ἄμεινον
δὲ καὶ μαλθάξαι τὴν κοιλίην.

Ἐγγυτάτω, φησὶν, ἐστὶ τοῦ μὴ βλάπτειν ἐπιπλαττόμενον
τὸ γλίσχρον ἄλευρον. ἔστι γὰρ δῆλον ὅτι τοῦτο τῶν ἄλλων
ξηραντικώτερον. εἴρηται δὲ ὀλίγῳ ἔμπροσθεν ἡμῖν, ὁποῖον
λέγει τὸ γλίσχρον ἄλητον, ἡνίκα τὸν περὶ τῆς καταπλατ-
τομένης ῥινὸς ἐποιεῖτο λόγον. ὁμοιότατον δὲ τούτῳ ποιοῦσι
κατάπλασμα τῇ πείρᾳ διδαχθέντες οἱ κατὰ παλαίστραν

Oſtenſum autem eſt unamquamque partem, quatenus ſic-
cior eſt, eatenus ſicciorem curationem requirere.

XLVII.

Proxima quidem eſt, modo quid ſuperimponi conveniat,
farina glutinoſa.   Haec autem neceſſario gravis ne ſit,
ac minimum contingit; interdum enim optima medicina
eſt, medicinam non facere et ad aurem et ad alia multa.
Cavere inſuper homo debet ne in eam partem dormiat.
Extenuare autem corpus expedit illi potiſſimum qui
auris ſuppuratione periclitatur et alvum mollire.

Proximum, inquit, eſſe ei quod non obeſt cataplaſma
ex farina glutinoſa.   Conſtat enim hoc magis ſiccare quam
alia; diximus autem paulo ante, ubi de illinendo naſo
tractavit, qualem appellet farinam glutinoſam, huic ſimil-
limum cataplaſma conficiunt experimento edocti, qui in

ἔχοντες ἐκ τοῦ χόνδρου, βρέχοντες αὐτὸν ὄξει μέχρι διοιδέ-
σει καὶ οὕτως λεαίνοντες.

μη'.

Ἢν δὲ καὶ εὐήμετος ἔῃ, ἐμέειν ἀπὸ συρμεσμοῦ.

Συρμεσμοὺς δὲ ἐκάλουν οἱ παλαιοὶ τὰς μετρίας κενώ-
σεις εἴτε διὰ τῆς ἕδρας εἴτε καὶ δι' ἐμέτων γίγνοιντο. τοιού-
των τινὰ κελεύει καὶ νῦν ποιεῖσθαι. πολλαὶ δ' ὗλαι τοῦτο
περιεργάζονται· καὶ γὰρ μέλι πλέον ληφθὲν αὐτὸ καὶ μελί-
κρατον ἀκρατέστερον καὶ πτισάνης χυλὸς ἐξ ὕδατος ἑψημέ-
νος μόνον καὶ αὐτὸς καθ' ἑαυτὸν καὶ μετὰ μέλιτος. καὶ
τούτων μᾶλλον ὁ ἀπὸ ῥαφανίδων ἔμετος καὶ ὁ ἀπὸ ναρκίσ-
σου βολβοῦ. μείζων δὴ τούτων, οὐ μὴν ἤδη γλίσχρος, ὅταν
εἰς ῥαφανίδας ἐλλεβόρου λευκοῦ κάρφη πήξαντες ἐν τῇ
ὑστεραίᾳ τὰς ῥαφανίδας δῶμεν φαγεῖν, εἴτε μόνας εἴτε καὶ
δι' ὀξυμέλιτος.

palaeſtra verſantur ex farre in aceto madefacto, dum ma-
ceretur, atque ita temperato.

XLVIII.

*Sed ſi homo facile vomat, vomere debet, ut modice ex-
hauriatur.*

Veteres appellabant συρμεσμοὺς quum modice homo
exhauriatur, ſeu vomitu ſeu dejectione, tale quid nunc
fieri jubet eodem vocabulo uſus. Multa autem ſunt me-
dicamenta quae hoc praeſtant, nam et mel copioſe aſſum-
ptum et mulſa minus diluta vel cremor ptiſanae ex aqua
decoctus, ſeu per ſe ſeu cum melle; magis adhuc vomi-
tum citat radicula et bulbus narciſſi. His efficacior eſt,
nondum tamen valens radicula, in qua ſurculos radicum
veratri albi defixeris, data poſtridie ſive per ſe ſive ex
oxymelle.

μθ'.

Ἢν δὲ ἐς πύησιν ἔλθῃ, ταχέως μὲν οὐ χρὴ στομοῦν· πολλὰ γὰρ καὶ τῶν δοκεόντων ἐκπυέεσθαι, ἀναπίνεταί ποτε, κἢν μηδέπω τις καταπλάσῃ.

Φυλάσσεται τὸ οὖς ἅτε μὴν διὰ τὸν ὑποκείμενον τῷ δέρματι χόνδρον· ἂν γὰρ μὴ ταχέως τμηθὲν συναχθῇ τε καὶ κολληθῇ, κίνδυνός ἐστι λυπανθῆναι τὸν χόνδρον. ἀναπίνεται δὲ, τουτέστιν ἐκδαπανᾶται καὶ διαφορεῖται, τὸ συνιστάμενον αὐτόθι πύον ἐνίοτε διὰ τῶν ἔξωθεν ἐπιτιθεμένων ἁπλῶν καὶ κούφων φαρμάκων, ὅσα ξηραίνειν ἀδήκτως πέφυκεν, οἷόν ἐστι καὶ ἡ τοῦ κοχλίου μύξα μετὰ λιβανωτοῦ καὶ εἰ δέοι ξηραίνεσθαι σφοδρότερον, ἤτοι μετ' ἀλόης ἢ μετὰ σμύρνης ἢ μετ' ἀμφοῖν. οὕτως δὲ καὶ μέλι καταχριόμενον Ἀττικὸν ἐπιπασσόμενον λεῖον τῶν εἰρημένων ἕκαστον ξηραντικόν ἐστι τὸ φάρμακον. ἄδηκτον δὲ λέγω τόν τε λιβανωτὸν καὶ τὴν ἀλόην καὶ τὴν σμύρναν.

XLIX.

Sed fi ad fuppurationem veniat, non eft celeriter aperienda: multa enim ex iis quae videntur fuppurare interdum abforbentur, etiamfi nullum cataplafma inducatur.

Cavendum eft ne auris incidatur ob cartilaginem cuti fubjectam, nam nifi ubi incifa eft confolidetur et glutinetur, periculum eft ne cartilago obefa reddatur. *Abforberi*, quod ἀναπίνεσθαι dixit, hoc eft *difcuti ac digeri*, *pus ibi collectum* nonnunquam per ea quae fuperimponuntur fimplicia medicamenta ac levia, fine morfu ficcandi vim habentia, cujusmodi eft mucus cochleae adjecto thure; ac fi valentius ficcare opus fit vel aloë vel myrrha vel utrisque. Eodem modo ficcare poteft mel Atticum inunctum infperfo quovis ex propofitis medicamentis bene contrito. Voco autem fine morfu thus, aloën et myrrham.

[363] *Ην δὲ ἀναγκασθῇ στομῶσαι, τάχισται μὲν ὑγιὴς
γίνεται, ἤν τις πέρην διακαύσῃ. εἰδέναι μέντοι χρὴ σα-
φῶς ὅτι κυλλόν ἐστι τὸ οἷς καὶ μεῖον τοῦ ἑτέρου, ἢν
πέρην διακαυθῇ.*

*Κυλλὸν μὲν καὶ μικρότερον ἐξ ἀνάγκης γίγνεται δια-
φθαρέντος ἐν τῇ καύσει μέρους οὐκ ὀλίγου, τοῦ τε χόνδρου
καὶ τοῦ περιέχοντος αὐτὸν δέρματος ἔχεσθαι. ἐπὶ δὲ τοῦτο
συμβουλεύει ποτὲ δεδιὼς τὸ δύσαλθες τοῦ χόνδρου. γυμνω-
θεὶς γὰρ συνουλοῖ καὶ μάλιστα βραχείαις τισὶν ἡμέραις χρο-
νίσεις, μετὰ τὸ τμηθῆναι μὴ συνελθόντος καὶ κολληθέντος
τοῦ δέρματος εὐθέως.*

να'.

*Ην δὲ μὴ πέρην καίηται, τάμνειν χρὴ τὸ μετέωρον μὴ
πάνυ σμικρὴν τομήν.*

L.

*At fi incidere coactus fis, celerrime fanefcit, fi candens
ferramentum ab una parte ad alteram demittatur. Scire
autem certum licet aurem curtam reddi et mancam
magis quam altera fit, fi candens ferramentum tra-
jiciatur.*

Curta neceffario fit et manca, quum non exigua pars
et cartilaginis et cutis ipfam comprehendentis uftione ab-
fumatur. Ad quod praefidium monet ut confugiamus non-
nunquam veritus ne cartilago aegre fanefcat; namque
ubi nudatur, cicatricem non recipit, praefertim fi res ali-
quot dies protrahatur, neque cutis a fectione protinus
coeat et glutinetur.

LI.

*Sed fi candenti ferramento non trajiciatur, incidere con-
venit; quod magis excedit, fectione non admodum exigua.*

Ἕνεκα τοῦ μηδὲν ἐμμεῖται τοῦ πύου καὶ βλάπτειν τὸν
χόνδρον ἀξιόλογον κελεύει ποιεῖσθαι τὴν τομήν.

νβʹ.

Διὰ παχυτέρου μὴν καὶ τὸ πῦον εὑρίσκεται ἢ ὡς ἄν τις
δοκέοι.

Κατὰ τὴν διάγνωσιν τοῦ περιεχομένου γίγνεταί πύου
τις ἀπάτη τοῖς ἀνατεινομένοις, ὡς δοκέειν ἤδη πολύ τε εἶ-
ναι αὐτὸ καὶ λεπτῦναι τὸ δέρμα. κατὰ δὲ τίνα τρόπον
εἰς τὴν τοιαύτην ἀπάτην ἀφικνοῦνται διὰ τῶν ἑξῆς αὐτὸς
ὁ Ἱπποκράτης δηλώσει.

νγʹ.

Ὡς δ' ἐν κεφαλαίῳ εἰπεῖν καὶ πάντα τἆλλα τὰ μυξώδεα καὶ
μυξοποιά, ἅτε γλί- (610) σχρα ἐόντα ὑποθιγγανόμενα, διο-
λισθαίνει ταχέως ὑπὸ τοὺς δακτύλους ἔνθα καὶ ἔνθα. διὰ
τοῦτο διὰ παχυτέρου εὑρίσκουσι τὰ τοιαῦτα οἱ ἰητροὶ ἢ
ὡς οἴονται.

Ne quid fuperfit puris quo cartilago laedatur, incidi
non paullum jubet.

LII.

Quandoquidem pus ulterius invenitur quam quis exifimet.

Decipiuntur qui fecant in cognofcendo pure quod
fubjectum eft, ita ut exifiment id in fummo contineri et
cutem extenuatam effe. Quo pacto autem in hunc erro-
rem incidant, ipfe Hippocrates proxime demonftrabit.

LIII.

Verum ut fummatim dicam cetera quoque omnia quae
mucofa funt et mucos producunt, utpote glutinofa ubi
tangantur cito in hanc vel illam partem digitis elabun-
tur; quamobrem altiora haec medici reperiuntur, quam
exiftiment.

---

488   ΓΑΛΗΝΟΤ ΕΙΣ ΤΟ ΙΠΠΟΚΡΑΤΟΤΣ

Ed. Chart. XII. [363. 364.]   Ed. Baf. V. (610.)

Κατὰ τὰς διαγνώσεις τῶν ἐκπυϊσκομένων μερῶν ἐπα-
νήκει συμμέτρως πρὸς τὴν ἀφὴν τὸ πάσχον σῶμα, διαιρε-
θὲν εὑρίσκεται πῦον ἔχον. ἐπειδὰν οὖν εὕρωσιν οἱ ἰατροὶ
τὴν αὐτὴν ποσότητα τῆς εἴξεως ἐπὶ παντὸς ἄλλου μέρους
ὁμοίως ἐκπεπυηκέναι νομίζοντες τοῖς ἔμπροσθεν ἑωραμένοις,
ἐπὶ τὸ τέμνειν ἀφικόμενοι διαμαρτάνουσιν ἐνίοτε διττὴν
ἁμαρτίαν, ὡς τὸ μηδ᾽ ὅλως εὑρεῖν πῦον ἐπὶ τούτων διὰ
τοῦ παχύτερα πολλῷ [364] παρὰ τὴν προσδοκίαν εἶναι
τοιαῦτα· ἔοικε γὰρ πολλάκις ἰατρῷ ὑγρὸν ἔχοντα ἐν αὐτοῖς
μυξῶδες, ὡς οὕτω διαπυήσαντα. καὶ γίγνεται τοῦτο διότι τὰ
τοιαῦτα τῶν ὑγρῶν, ὡς αὐτὸς εἶπεν, ὀλισθαίνει ταχέως ἐν
τῷ ψαύειν αὐτῶν εἴωθε συνίστασθαι περί τε χόνδρους καὶ
τένοντας καὶ νεῦρα καὶ συνδέσμους, ὡς αὐτὸς ἐφεξῆς λέγει.

νδ΄.

Ἐπεὶ καὶ τῶν γαγγλιωδέων ἔνια ὅσα ἂν πλαδαρὰ ἔῃ καὶ
   μυξώδεα σάρκα ἔχῃ, πολλοὶ στομοῦσιν οἰόμενοι ῥεῦμα
   ἀνευρήσειν ἐς τὰ τοιαῦτα. ἡ μὲν οὖν γνώμη τοῦ ἰητροῦ

In dignoſcendo loco ſuppurante, ubi in affecta parte,
quum tangenti moderate cedit, ſectione adhibita conten-
tum pus invenitur, medici quoque poſtquam eundem ce-
dendi modum in quavis alia parte comprehenderint pu-
tantes eam ſimiliter ſuppurare, ut illae quas prius intuiti
fuerint, venientes ad ſectionem errant, isque error inter-
dum duplex eſt et quod nullo modo ibi pus inveniatur,
quum haec multo craſſiora ſint quam opinentur et quod
medicis ea ſuppurare videantur, quae mucoſum humorem
in ſe continent. Id quod evenit, quoniam hujusmodi hu-
mor, ut ipſe ait, ubi tangatur cito elabitur; contrahi
autem ſolet in cartilagine cordis, nervis ac ligamentis,
ut deinceps oſtendet.

LIV.

Quandoquidem ea tubercula quae ganglia dicuntur, quum
   humida ſunt et mucoſa carne continentur a multis ape-
   riuntur, inde fluxurum humorem putantibus. Medicum

ΠΕΡΙ ΑΡΘΡΩΝ ΥΠΟΜΝΗΜΑ Β. 489

Ed. Chart. XII. [364.]   Ed. Baf. V. (610.)

ἐξαπατᾶται, τῷ δὲ πράγματι τῷ τοιούτῳ οὐδεμία βλάβη στομωθέντι. ὅσα δὲ ὑδατώδεα χωρία ἐστὶν ἢ μύξης πεπληρωμένα καὶ ἐν οἵοισι χωρίοισιν ἔκαστα θάνατον φέρει στομούμενα ἢ κατὰ ἀλλοίας βλάβας, περὶ τούτων ἐν ἄλλῳ λόγῳ γεγράψεται.

Τὰ γὰρ χονδρώδη καὶ ταῦτα τὰ γαγγλία καὶ σύντροφά τινά εἰσι περὶ νεῦρα τὴν γένεσιν ἐξ ὑγροῦ, γλίσχρου δὲ μυξώδους ἐσχηκότα. τοιαύτη γὰρ ἡ οἰκεία τῶν νεύρων τροφή.

νε'.

Ὅταν οὖν τάμῃ τις τὸ οὖς, πάντων μὲν καταπλασμάτων καὶ πάσης τῆς μετώσιος ἀπέχεσθαι χρή. ἰητρεύειν δὲ ἢ ἐναίμοις ἢ ἄλλῳ, ὅ τι μήτε βάρος μήτε πόνον παρασχήσει.

Ἐπεὶ ξηρόν ἐστι μόριον τὸ οὖς καὶ διὰ τοῦτο τῶν ξηραινόντων δεῖται φαρμάκων, χρὴ μέντοι οὐ μέγαν τοῦ

itaque in sectione animus fallit, sed ei qui sectus est nullum affertur detrimentum. Quae autem loca aquosa sint vel mucorum plena, quibusve partibus singula quae aperiuntur hominem interimant vel alterius noxae causa sint, alibi exponentur.

Haec enim ganglia circa cartilaginosas partes et circa nervos ex horum alimento increscunt oriunturque ex humore glutinoso ac mucoso; hoc enim est proprium nervorum alimentum.

LV.

Ubi quis igitur aurem secuerit, abstinere ab omni cataplasmate atque omni linamento debet, mederique vel medicamentis, quae protinus cruentis vulneribus injiciuntur vel alio quod neque onere laedat, neque molestiam afferat.

Auris quia sicca est, idcirco siccantia medicamenta requirit, non tamen plus justo siccanda est, ubi a sectione

490 ΓΑΛΗΝΟΥ ΕΙΣ ΤΟ ΙΠΠΟΚΡΑΤΟΥΣ

Ed. Chart. XII. [364.] Ed. Baf. V. (610.)

προσήκοντος αὐτὸ ξηραίνειν, ὅταν ἐπὶ τὸ τέμνειν εὐθέως τὰ
φάρμακα προσφέρωνται. τεῖνον γὰρ ἐργάζεται μηδὲν ἔχοντα
παρηγορικόν, οὐ μὴν οὐδὲ βαρύνεσθαι χρὴ τὸ οὖς τῷ ἐπι-
τιθεμένῳ ὄγκῳ· καὶ γὰρ τὰ ὦτά γ᾽ ὀδυνᾶται καὶ ἅμα ἀση-
ρόν. ἄριστον οὖν ἐστι χρῆσθαι φαρμάκοις μετὰ τὸ στο-
μῶσαι μετρίως ξηραίνουσιν, ὁποῖα τὰ ἔναιμα καλούμενα.
τὰ γὰρ καταπλάσματα ἐγκλείει τε καὶ θηλύνει μὴ ξηραί-
νοντα τὰς περιττὰς ὑγρότητας αὐτῶν καὶ μάλιστα γλίσχρας
καὶ παχείας οὔσας.

_____

νστ΄.

Ἢν γὰρ ὁ χόνδρος ἄρξηται ψιλοῦσθαι καὶ ὑποστάσιας ἴσχῃ
πυρώδεας ἢ χαλώδεας, ὀχληρόν.

_____

Προσθεῖναι δὲ χρὴ τῇ λέξει τὸ ὑγρὸν, ὅπερ καὶ πα-
ρεγγράφουσί τινες, ὡς εἶναι τὴν ὅλην γραφὴν τοιαύτην·
ὅτε γὰρ ὁ χόνδρος ἄρξηται ψιλοῦσθαι καὶ ὑποστάσιας
ὑγρῶν ἴσχει. καλεῖ δ᾽ ὑποστάσεις τὰς ἔνδον μονὰς τῶν

protinus medicamenta inducuntur; diſtendunt enim, quum
nihil habeant quod leniat. Sed neque onerari auris de-
bet mole eorum quae ſuperimponuntur, dolet enim et
infeſtatur. Optimum eſt igitur a ſectione medicamentis
uti quae modice ſiccent, cujusmodi ſunt quae cruentis
vulneribus protinus injiciuntur. Cataplaſmata leniunt
quidem, ſed reſolvunt atque effeminant; ſuperantem vero
humorem non diſcutiunt, praeſertim quum glutinoſus ſit
et craſſus.

_____

LVI.

Namque ubi cartilago nudari incipiat coitumque habeat
purulentum ac mucoſum, res infeſtiſſima eſt.

_____

Adjicere orationi oportet humorem, ſicut nonnulli ad-
ſcribunt, ut univerſa ſit hujusmodi: namque ubi cartilago
nudari incipiat coitumque humorum habeat. Vocat autem
ὑποστάσεις coitum humorum qui intus continentur et ex-

[365] ὑγρῶν, ἃ προσῆκεν ἐκκρίνεσθαι, τοῦ τε πύου δηλο-
νότι καὶ τοῦ μυξώδους χυμοῦ. ὀχλώδη οὖν, φησὶ, γίγνεται,
τουτέστι ὀδυνηρὰ, ὅπερ ὁρᾶται τοῦ χόνδρου κακουμένου.

νζ'.

Γίγνεται δὲ καὶ τοῦτο δι' ἐκείνας τὰς ἰήσιας, πάντων δὲ
τῶν παλιγκοτησάντων ἡ πέρην διάκαυσις αὐταρκέστατον.

Ποίας ἰήσεις μέμφεται; ἢ δηλονότι περὶ ὧν ἐνεδείξατο
μικρὸν ἔμπροσθεν ἀπέχεσθαι κελεύων, καταπλασμάτων καὶ
μετώσεως καὶ τῶν βαρυνόντων καὶ ὀδυνώντων.

cerni debent, puris videlicet et muci. Res, inquit, in-
feſtiſſima eſt, hoc eſt dolorem affert, quod patet quum
cartilago vitiatur.

LVII.

Fiunt autem et haec ob illas curationes. In omnibus au-
tem quae recrudeſcunt, maxime abunde eſt candens fer-
ramentum trajicere.

Quam curationem damnat? eamne quam paulo ſupra
indicavit praecipiens, ut cataplaſma, linamentum quod
onerat, quod dolorem excitat vitemus.

ΙΠΠΟΚΡΑΤΟΥΣ ΤΟ ΠΕΡΙ ΑΡΘΡΩΝ ΒΙΒΛΙΟΝ ΚΑΙ ΓΑΛΗΝΟΥ ΕΙΣ ΑΥΤΟ ΥΠΟΜΝΗΜΑ ΤΡΙΤΟΝ.

Ed. Chart. XII. [366.] Ed. Baf. V. (618.)

α'.

[366] Σπόνδυλοι δὲ οἱ κατὰ ῥάχιν.

Οὐχ ὡς καὶ καθ᾽ ἕτερον μέρος ἐν τῷ σώματι σφονδύλων ὄντων πρόσκειται τὸ κατὰ ῥάχιν· ἡ γὰρ ἁπάντων τῶν σπονδύλων σύνθεσις ὀνομάζεται ῥάχις, ἀλλ᾽ εἰ καὶ οὕτως ἔτυχεν εἰπών· σφόνδυλοι δὲ οἷς ὑπάρχει καὶ κατὰ ῥάχιν

HIPPOCRATIS DE ARTICULIS LIBER ET GALENI IN EUM COMMENTARIUS TERTIUS.

I.

Spinae autem vertebrae.

Adjecit fpinae, non quae in aliis corporis partibus vertebrae reperiantur; omnium enim vertebrarum compofitio vocatur fpina, fed quafi ita dixerit: vertebrae quarum fitus eft in fpina. Quibusdam tamen ex junioribus

Ed. Chart. XII. [366. 367.]   Ed. Baf. V. (610.)

εἶναι. τινὲς μέντοι τῶν νεωτέρων ἰατρῶν [367] ἀξιοῦσιν
οὐχ ἅπασαν τῶν σπονδύλων τὴν σύνταξιν ὀνομάζειν ῥάχιν,
ἀλλὰ μόνον τὸν θώρακα καὶ τὴν ὀσφῦν, καθ᾽ οὓς ὁ Ἱππο-
κράτης νῦν δόξει διαλέγεσθαι περὶ τῶν κατὰ τὴν ὀσφῦν τε
καὶ τὸν νῶτον μόνον, οὐ τῶν κατὰ τὸν τράχηλον. εἴρηται
δὲ ἀκριβῶς ἡμῖν ἅπασα τῶν σφονδύλων ἡ σύνθεσις ἐν τῇ
περὶ τῶν ὀστῶν εἰσαγωγῇ, καθ᾽ ἣν ἠξίωσα ἀπογυμνάσασθαι
τὸν ἀκολουθήσαντα τοῖσδε τοῖς ὑπομνήμασι, τεθεαμένος
ἀκριβῶς ἕκαστον τῶν ὀστῶν ὁποῖόν ἐστιν, ἐπ᾽ αὐτῶν μὲν
μάλιστα τῶν ἀνθρώπων σκελετῶν, εἰ μὴ πάντως τῶν πι-
θηκείων.

———

β᾽.

Ὅσοισι μὲν ὑπὸ νοσημάτων ἕλκονται ἐς τὸ κυφόν.

Ὀπισθοκύφωσις ὀνομάζεται ἡ εἰς τοὐπίσω διαστροφὴ
τῆς ῥάχεως, ὥσπερ ἡ μὲν εἰς τὸ πρόσω λόρδωσις, ἡ δὲ εἰς
τὰ πλάγια σκολίωσις. οἴονται δέ τινες γίγνεσθαι τὴν εἰς

placet fpinam nominari non univerfam vertebrarum com-
pofitionem, fed earum tantum quae ad thoracem funt et
lumbos. Juxta quos Hippocrates nunc de vertebris agere
videbitur quae in lumbis tantum et dorfo fitae funt, non
de iis quae in cervicibus. Vertebrarum vero compofitio-
nem univerfam in libro de offibus ad eos qui primas in-
ftitutiones addifcunt ad unguem narravimus, in quo exer-
ceri illum volumus qui percepturus eft haec commentaria,
intuitum exquifite qualia fint fingula offa in cadavere
arefacto hominis vel certe fimiae.

———

II.

Quibus ob morbos trahuntur, ut gibbum efficiant.

Gibbum dixit κυφόν. Vocatur autem fpina gibba,
quum in pofteriorem partem convertitur, quod vitium
ὀπισθοκύφωσις Graece nominatur; ficut curva quando in
priorem partem, dicitur autem hoc Graece λόρδωσις; fed

τοὐπίσω διαστροφήν, ἣν δὴ καὶ κύρτωσιν ὀνομάζουσι, φυ-
μάτων ἀπέπτων συνισταμένων ἐπὶ τῆς ῥάχεως μεγάλων τε
καὶ σκληρῶν καὶ χρονίων, ὑφ᾽ ὧν βαρυνομένους ὠθεῖσθαι
πρὸς τὴν ὀπίσω χώραν τοὺς σφονδύλους, οὐκ ἐννοοῦντες ὅτι
οὔτε κατακειμένων ὑπτίων ἐγχωρεῖ τὰ φύματα τοὺς ὑπο-
κειμένους ἑαυτοῖς βαρύνειν σφονδύλους οὔτε ὀρθῶς ἑστη-
κότων οὔτε καθημένων, ἀλλ᾽ οὐδ᾽ εἴ ποτε κατὰ τῶν (611)
πλευρῶν κλινόμεθα. πρὸς δὲ καὶ ἄλλοις ἐστὶν ἄτοπον εἰς
τοσοῦτον βάρος ἢ σκληρότητα ἥκειν τὰ φύματα νοεῖν, ὡς
καὶ τῶν ὀστῶν βαρύτερα καὶ σκληρότερα γίγνεσθαι. ὅτι
μὲν οὖν ὑπὸ φυμάτων ἀπέπτων εἰς τὸ ἔμπροσθεν ἀποτε-
λοῦνται διαστροφαὶ τῆς ῥάχεως αὐτὸς ὁ Ἱπποκράτης ὀλίγον
ὕστερον ἐρεῖ. προσέχειν δὲ χρὴ τοὺς ἐξηγησαμένους τὸ βι-
βλίον οὐ τούτῳ μόνον, ἀλλὰ καὶ ὅτι κατὰ τὴν προκειμένην
ῥῆσιν εἰπεῖν· ἐς τὸ κυφὸν ἕλκονται, δυνάμενος εἰπεῖν ὠθοῦν-
ται, καθάπερ οὗτω ἕλκονται. δόξει γε μὴν ἄτοπον εἶναι
τοὺς σφονδύλους ὀπίσω μεθισταμένους ὑπὸ νοσημάτων ἕλ-
κεσθαι λέγειν εἰς τὸ πρόσω. τοῦτο γὰρ οἰκειότερον ἦν ἐπὶ

σκολίωσις, quum depravatur a latere. Nonnulli autem
exiſtimant ſpinam in poſteriorem partem perverti, quod
vitium κύρτωσιν quoque Graeci nominant, ubi in ea fue-
rint cruda tubercula magna, dura ac diuturna, quorum
onere vertebrae in poſteriorem partem compellantur. Ne-
que intelligunt, ſi ſupinus homo jaceat, non poſſe ſub-
jectas vertebras tuberculis onerari, neque etiam ſi ſtet
aut ſedeat, ac neque ſi in latus converſus cubet. Ad
haec abſurdum eſt exiſtimare tubercula ad tantum pon-
dus ac duritiem pervenire ut oſſibus graviora fiant et
duriora; ſed et a crudis tuberculis ſpinam in priorem
partem converti Hippocrates ipſe paulo poſt docebit. Illud
item animadvertendum eſt, non ſolum eos qui librum
hunc exponunt, ſed Hippocratem in propoſitis nunc ver-
bis dixiſſe: *trahuntur, ut gibbum efficiant*, quum dicere
potuiſſet, impelluntur, quemadmodum his placet. Abſur-
dum vero videbitur aſſerere vertebras quae in poſterio-
rem partem erumpunt trahi a morbo in priciem: hoc

ΠΕΡΙ ΑΡΘΡΩΝ ΥΠΟΜΝΗΜΑ Γ.   495

Ed. Chart. XII. [367· 368.]   Ed. Baf. V. (611.)

τῆς λορδώσεως εἰρῆσθαι. τί ποτ᾽ οὖν ἐστιν ἀληθὲς ἅμα καὶ
πρὸς Ἱπποκράτην ἔτι πειράσομαι δηλῶσαι. αὐτὰ μὲν τὰ
τῶν σφονδύλων ὀστᾶ κατὰ τὸν ἴδιον λόγον οὔτ᾽ ἀνατρέπε-
ται πρὸς τῶν φυμάτων οἵθ᾽ ἕλκεται, τῶν δὲ συνδούντων
αὐτοὺς σωμάτων ἐστὶ τὸ πάθημα πρῶτον. ὅταν οὖν συνη-
θισμένον γένηται τοῖς σφονδύλοις φῦμα μετεωριζόμενον καὶ
αὐξανόμενον πρὸς τὴν ἔνδον ἢ πρόσω χώραν, ἑκατέρως γὰρ
ὀνομάζουσιν, ἀναγκαῖόν ἐστιν ἔπεσθαι τοῖς φύμασι τοὺς συν-
δέσμους, οἷς πάλιν αὐτοὺς τοὺς σφονδύλους ἀκολουθεῖν. ἐὰν
μὲν οὖν κατὰ μίαν χώραν γένηται τὸ φῦμα, ταύτης ἑλκο-
μένης ἐντὸς ἡ λόρδωσις συμβαίνει τῆς ῥάχεως σφονδύλοις·
ἐὰν δὲ κατὰ δύο, μεταξύ τινος ἀπαθοῦς περιλαμβανομένης
χώρας ἡ κύφωσις. ἑκατέρου γὰρ τῶν φυμάτων ἕλκονται
πρὸς ἑαυτὸ τὸν συνεχῆ σφονδύλον, οἱ μέσοι κυρτοῦνται πρὸς
τοὐπίσω. θεάσασθαι δὲ ἐναργῶς ἐγχωρεῖ σοι τοῦτο συμ-
βαῖνον ἐπὶ πάντων ὅσα [368] κάμπτεσθαι δύναται με-
τρίως, οἷά πέρ εἰσι καὶ διάχλωραι ῥάβδων καὶ τῶν καλάμων
οἷς γράφομεν οἱ πλείους. τούτων τὸ μὲν ἕτερον τοῖς τῆς

fiquidem magis proprium eft illius vitii, fub quo fpina in
interiorem partem convertitur. Quonam igitur pacto vera
fit res, quidque Hippocrates fentiat conabor exponere.
Vertebrarum quidem offa per fe neque pervertuntur a tu-
berculis, neque trahuntur; fed primum vitium eft in iis
corporibus quibus vertebrae alligantur. Igitur ubi ad
vertebras tuberculum oriatur, quum in tumorem affurgit
atque augetur, ab interiori five priori parte, utroque
enim vocabulo appellatur, neceffe eft ut tuberculum fe-
quantur ligamenta, atque haec rurfus vertebrae. Itaque
fi in una parte dumtaxat tuberculum oriatur, ubi haec
in interiorem trahatur, fpina in priorem partem conver-
tetur; fed fi in duabus, ubi aliqua interjecta fit inviolata,
gibba evadet. Utroque enim tuberculo adjunctam verte-
bram trahente quae in medio funt a pofteriori parte gib-
bae fiunt. Quod evidenter intueri licet omnibus evenire,
quae curvari modice poffunt, cujusmodi funt virides rami
et ex fcriptoriis calamis plerique, quos fi quis dextrae

496　　*ΓΑΛΗΝΟΥ ΕΙΣ ΤΟ ΙΠΠΟΚΡΑΤΟΥΣ*

Ed. Chart. XII. [368.]　　　　　　　Ed. Baf. V. (611.)

δεξιᾶς χειρὸς περιλαβὼν δακτύλοις, τὸ δ᾽ ἕτερον τοῖς τῆς
ἀριστερᾶς ἐπισπάσαι πρὸς ἑαυτὸν εἰς τὴν ἐναντίαν χώραν
ἐπισπώμενόν τε καὶ κυρτούμενον ὄψει τὸ μέσον· οὐ μὴν
οὐδὲ σκολιώσεις ἑτέραν ἔχουσιν αἰτίαν γενέσεως, ἀλλὰ καὶ
ταύτας τείνεσθαι συμβαίνει σκληροῦ καὶ δυσπέπτου φύματος
ἔν τινι τῶν πλαγίων μερῶν συνισταμένου. τρία γὰρ ταῦτα
πάθη κατὰ τὴν ῥάχιν ἐν ταῖς τῶν σφονδύλων γίγνεται με-
ταστάσεσι, κύφωσις, λόρδωσις καὶ σκολίωσις· ὀπίσω μὲν
ἀποχωρούντων ἡ κύφωσις, εἰς τὰ πρόσω δὲ ἰόντων ἡ λόρ-
δωσις, ἐπὶ δὲ τὸ πλάγιον ἐκτρεπομένων ἡ σκολίωσις. ἔξω-
θεν δὲ τούτων ἡ σεῖσις καλουμένη τέταρτον πάθος ἐστὶ τῶν
ἐν τῇ ῥάχει σφονδύλων, ὅταν διακινηθῶσι μὲν αἱ ἁρμονίαι,
κατὰ χώραν δὲ οἱ σφόνδυλοι μένωσι.

γ΄.

Τὰ μὲν πλεῖστα ἀδύνατα λύεσθαι, πρὸς δὲ καὶ ὅσα ἀνω-
τέρω τῶν φρενῶν τῆς προσφύσιος κυφοῦται.

---

digitis ab una parte, finiftrae ab altera, prehendens ad fe
traxerit, medium in contrariam partem attractum gibbum-
que confpiciet. Atqui neque alia de caufa fpina ad latus
convertitur quam ob crudum tuberculum quod a latere
ejus fit. Haec autem tria vitia in fpina incidunt, quum
vertebrae loco moventur: nam vel *κύφωσις* fit vel *λόρδω-
σις* vel *σκολίωσις*. Quum in pofteriorem quidem conver-
titur partem, *κύφωσις*, quum in priorem, *λόρδωσις*, quum
in latus inclinat, *σκολίωσις*. Extra haec quartum vitium
in fpina incidit quod *σεῖσις* vocatur, ubi vertebrae loco
manent, fed earum compago dimovetur.

III.

*Plerumque folvi nequeunt, praecipue ubi fpina fupra fepti
transverfi conjunctionem gibba fiat.*

ΠΕΡΙ ΑΡΘΡΩΝ ΥΠΟΜΝΗΜΑ Γ. 497

Ed. Chart. XII. [368.]   Ed. Baf. V. (611.)

Καὶ τἄλλα μὲν, φησὶ, τὰ κατὰ ῥάχιν ἐστὶ δύσλυτα,
μάλιστα δ᾽ αὐτῶν ὅσα φρενῶν τῆς προσφύσιος κυφοῦται
ἀνώτερον, τουτέστιν ἐν τῷ κατὰ τὸν θώρακα σφονδύλῳ.
ὅτι δ᾽ οὕτως χρῆται τῇ φωνῇ καὶ κατ᾽ ἀρχὰς εὐθέως τοῦδε
τοῦ βιβλίου δῆλόν ἐστιν, ἔνθα φησί· καὶ γὰρ καὶ τὸ ἐπί-
παν ἀμείνων καὶ στερεωτέρη ἡ βραχεῖα πόη τῆς βαθείης,
ὅτι καὶ πρὶν ἐκκαρπεῖν τὴν βαθείην. διὰ τί δὲ μάλιστα
δύσλυτα γίνεται τὰ κατὰ τὸν θώρακα φίματα, διὰ τῆς ἐπι-
φερομένης μαθήσῃ ῥήσεως.

δ'.

Τῶν δὲ κατωτέρω μετεξέτερα λύουσι κιρσοὶ γινόμενοι ἐν
τοῖσι σκέλεσι, μᾶλλον δέ τι ἐγγινόμενοι κιρσοὶ ἐν τῇ κατ᾽
ἰγνύην φλεβί. οἷσι δ᾽ ἄν τι κύφωμα ᾖ, λύουσιν· ἐγγίνον-
ται δὲ καὶ ἐν τῇ κατὰ βουβῶνα.

Ἐνιά φησι τῶν κατωτέρω τοῦ θώρακος παθῶν, τουτ-
έστι τὰ κατ᾽ ὀσφῦν, ὑπὸ κιρσῶν ἢ δυσεντερίας λύεσθαι, με-

Nonnulla, inquit, quae in fpina incidunt aegre fol-
vuntur, praecipueque ubi fupra eam regionem, qua cum
fepto transverfo conjungitur gibba fiat, hoc eft in verte-
bris thoracis. Dixit autem ὅτι fignificare volens, praeci-
pue, quemadmodum etiam principio hujus libri, quum
inquit: omnino enim melior eft ac firmior exigua herba,
quam grandior, praecipue antequam ad maturitatem per-
veniat, ubi verbum praecipue dixit ὅτι. Sed qua ratione
aegre tubercula folvantur, proximis verbis intelliges.

IV.

Infra vero quaedam folvuntur, quum varices in cruribus
fiunt; illic autem magis gibbam fpinam folvunt, qui in
vena poplitis oriuntur; fiunt etiam in venis inguinum.

Quaedam, ait, vitia infra thoracem, nempe ad lum-
bos a varicibus vel torminibus folvuntur, quum fucci qui

Ed. Chart. XII. [368. 369.]   Ed. Baf. V. (611.)

ταλαμβανομένων δηλονότι τῶν ἐργασαμένων αὐτὰ χυμῶν εἰς
πρώτην μὲν αὐτὴν τὴν ἐπὶ τῇ ῥάχει μεγίστην φλέβα, μετ'
ἐκείνην δὲ εἰς τὰς ἀποφύσεις αὐτῆς τὰς ἐπὶ τὰ σκέλη.
τοιαύτη δὲ οὐδεμία φλέψ ἐστι κατὰ θώρακα ἢ τοὺς μοχθη-
ροὺς χυμοὺς ὑποδέξασθαι δυναμένη· μία μὲν ἐστιν ἡ τὰς
ὀκτὼ πλευρὰς ἑκατέρωθεν φέρουσα, δύο δ' ἄλλαι μικραὶ
τὰς ὑψηλάς τε παρὰ τὰς ἓξ ἑκατέρου μέρους μία, πασῶν
δ' αὐτῶν εἰς τὸν θώρακα κατασχιζομένων τε καὶ ἀναλισκο-
μένων. εἰ δὲ μεταβληθείη τις χυμὸς εἰς αὐτὰς ἐκ τῶν
φυμάτων ἐκκενωθῆναί που δύναται καὶ τὸ δ' ἐπίπαλαι φά-
ναι αὐτὸ δύσκολον. οἱ γὰρ τὰ σκληρὰ καὶ δύσπεπτα γεν-
νῶντες χυμοὶ γλίσχροι εἰσὶ καὶ παχεῖς, ὥστ' οὐ ῥᾳδίως εἰς
τὰς στενὰς μεταλαμβάνονται φλέβας. ἡ δὲ κατ' ὀσφῦν φλέψ
εὐρυτάτη τ' ἐστὶ καὶ πάσαις ταῖς κά- [369] τω φλεψὶν
αὕτη χορηγεῖ τὸ αἷμα. τοὺς οὖν παχεῖς τούτους καὶ γλί-
σχρους χυμούς, ὅταν ποτὲ μεταλάβῃ τῆς ἐν τοῖς πεπονθόσι
μορίοις δυνάμεως ῥωσθείσης, ὡς ἀπώσασθαι τὸ περιττὸν
ἐναποτίθεται ταῖς ἐνταῦθα καθηκούσαις φλεψίν, ὑφ' ὧν

ea faciunt primo ferantur in venam maximam ipſius ſpi-
nae, deinde in eas quae ab eadem diductae ad crura in-
tendunt. Hujusmodi autem in thorace nulla vena eſt,
quae poſſit vitiatos ſuccos recipere, quandoquidem utrin-
que octo coſtis una alimentum ſubminiſtrat; ſed ſuperi-
oribus duae aliae tenues, ſcilicet ab utroque latere una,
quae omnes per thoracem diſtribuuntur diſſipanturque.
Idcirco ſi ſuccus aliquis ad ipſas ex tuberculis transfera-
tur, excerni non poteſt, praeterquam quod aegre etiam
admittitur. Succi enim qui cruda et dura tubercula fa-
ciunt glutinoſi ſunt et craſſi; quare non facile per tenues
venas feruntur, ſed vena quae ad lumbos eſt latiſſima eſt
et ſanguinem ad venas omnes transmittit. Ergo quum
hos craſſos ac glutinoſos ſuccos receperit, ſi affectae partes
viribus adeo valeant, ut quod ſuperat expellant, ad ve-
nas hic ſitas transmittit. Quo fit ut lateſcant et in vari-

ΠΕΡΙ ΑΡΘΡΩΝ ΥΠΟΜΝΗΜΑ Γ. 499

Ed. Chart. XII. [369.] Ed. Baf. V. (611.)
ἀνευρίνονται μὲν καὶ κιρσοῦνται, παχέων μὲν ἱκανῶς ὄν-
των εὐθέως ἐν τῇ κατὰ βουβῶνα, μετριωτέρων δὲ ὑπαρ-
χόντων ἐν τῇ κατὰ τὴν ἰγνύαν. ἔνθα γὰρ ἂν πρῶτον ὑπὸ
πάχους τε καὶ γλισχρότητος ἐμφραχθέντες ἱστῶσιν, ἐνταῦθα
διΐστᾶσί τε καὶ διευρύνουσι τὴν φλέβα. καὶ γὰρ τοῖς ἄνευ
τοιαύτης αἰτίας ἔχουσιν ἐν τοῖς σκέλεσι κιρσοὺς ἀνάλογον
τῷ πάχει τοῦ χυμοῦ τὰς ἀνευρυνομένας φλέβας ἰδεῖν ἐστίν,
ἐπὶ μὲν τοῖς παχυτάτοις τὰς εὐρυτάτας οἷαί πέρ εἰσιν αἱ
κατὰ βουβῶνα, ἐπὶ δὲ τοῖς ἧττον ἐκείνων παχέσι τὰς ἧττον
εὐρείας, ὁποῖαι κατ᾽ ἰγνύας εἰσί. ποτὲ μὲν γὰρ ἐν ταῖς
μείζοσι τροφαῖς ἐμφραττόμενοι τὸ πάθος ἐργάζονται, ποτὲ
δὲ εἰς τὰς κατωτέρας χωροῦσιν, ὅσαι στενότεραι. παχὺ δὲ
πάντως ἐν τοῖς κιρσοῖς ἐστι τὸ αἷμα, μελαγχολικῶν δ᾽ ἐστὶ
πλειστάκις τὸ πάθος, ἔστι δ᾽ ὅτε ἑτέρων ὠμῶν καὶ παχέων
χυμῶν.

ε΄.

Ἤδη δέ τισιν ἔλυσε καὶ ἡ δυσεντερίη πολυχρόνιος γινομένη.

ces adfurgant. Ubi quidem fucci craffiores fuerint, id
accidit in inguine protinus; fin mediocriter craffi, in po-
plite. Namque ubi primum eo quod craffi fint et gluti-
nofi confertim fubfiftunt, ibi venam diftendunt dilatant-
que. Etenim quibus citra caufam hanc varices in cruri-
bus oriuntur, videre licet venas pro portione fuccorum
craffitudinis latefcentes, ubi craffiffimi fint, latiffimas,
cujusmodi venae funt in inguine; ubi minus craffi, minus
latas, quales in poplite. Interdum enim quum majores
venas obftruunt, hunc affectum excitant; interdum ad
inferiores concurrunt, quae anguftiores funt. In univer-
fum autem in varicibus craffus fanguis continetur; nam
id vitium plerumque a fucco melancholico, interdum etiam
ab aliis crudis craffisque concitatur.

V.

Solutum quoque jam id vitium eft a torminibus diuturnis.

"Οταν εἰς ἔντερα μετάληψις γένηται τῶν παρὰ φύσιν
χυμῶν ἐπὶ δυσεντερίᾳ, τῶν ἐντέρων ξυομένων τῇ δριμύτητι
τῶν εἰς αὐτὰ συρῥεόντων χυμῶν ἐκπυϊσκομένων δηλονότι
τῶν φυμάτων. οὐδὲ γὰρ ἄλλως οὐδὲ συρῥαγεῖέν ποτ᾽ εἰς
ἔντερα διὰ τὸ πάχος αὐτῶν. αἱ δ᾽ ἐκπυήσεις λεπτύνουσί
τε τοὺς παχεῖς χυμοὺς καὶ τὴν ἐν τοῖς πάσχουσι μορίοις
φύσιν ἐπεγείρουσιν εἰς ἀπόκρισιν ἀνιαρῶν ἤδη τῶν περιε-
χομένων χυμῶν.

———

στ'.

(612) Καὶ οἶσι μὲν κυφοῦται ῥάχις παισὶν ἐοῦσι, πρὶν
ἢ τὸ σῶμα τελειωθῆναι ἐς αὔξησιν, τούτοισι μὲν οὐδὲ
συναύξεσθαι ἐθέλοι κατὰ τὴν ῥάχιν τὸ σῶμα, ἀλλὰ σκέ-
λεα μὲν καὶ χεῖρες τελειοῦνται, ταῦτα δὲ ἐνδεέστερα γί-
νονται.

———

Οὐδὲν θαυμαστόν ἐστιν ἀναυξῆ γενέσθαι τὴν ῥάχιν ἐν
τοῖς τοιούτοις νοσήμασιν, ὥσπερ κἀπὶ τῶν ἐξαρθρημάτων

Ubi ſucci qui praeter naturam in corpore ſunt ad
inteſtina transferuntur, tormina fiunt quum abradantur
inteſtina ob ſuccos acres qui ad ipſa confluunt, nempe
ubi tubercula ſuppurant; neque enim aliter ob ſuam craſ-
ſitudinem confluere ad inteſtina potuiſſent. Sed in ſup-
purationibus craſſi ſucci extenuantur et naturam affectae
partis ad expellendum excitant id quod in ea contentum
jam moleſtum eſt.

———

VI.

Quibus vero adhuc pueris ſpina gibba fit, antequam cor-
pus perfecte increſcat, his corpus ad ſpinam non au-
getur, ſed crura et brachia dumtaxat perficiuntur; quae
ſunt ad ſpinam, non complentur.

———

Nihil mirum eſt, ſi in his morbis ſpina non incre-
ſcat, quemadmodum ſupra in luxatis tradidit, quum in-

ἔμπροσθεν ἠκούσαμεν αὐτοῦ λέγοντος, ὧν ἡ ἔμπτωσις ἠπο-
ρήθη. διά τε γὰρ τὴν διαστροφὴν τῶν ἀγγείων καὶ τὴν
δυσκινησίαν καὶ τὸν τῆς φύσεως κάματον, ὃν κάμνει κατὰ
τὰ τοιαῦτα πάθη, χεῖρον ἢ πρόσθεν ἀνάγκη τρέφεσθαι
τὰ πεπονθότα μόρια. τοῦτο δ᾽ ἐν μὲν τοῖς ηὐξημένοις ἤδη
καὶ τελείοις σώμασιν ἰσχνότερα ποιεῖν εἴωθε τὰ μόρια, τοῖς
δ᾽ ἔτ᾽ αὐξανομένοις ἡ αὔξησις ἐμποδίζεται τῶν κατὰ ῥάχιν.
ὅσα δ᾽ ἀμφότερα τῶν πεπονθότων ἐστὶν, οἷον αἵ τε χεῖρες
καὶ τὰ σκέλη, παντάπασιν ἀβλαβῆ διαμένει· συμπάσχει γὰρ
οὐχ ὅλον τὸ σῶμα τοῖς οὕτω πεπονθόσιν. ἀλλ᾽ ὅσα πλησίον
ἐστὶ μόνα.

ζ´.

[370] Καὶ ὅσοισιν ἂν ᾖ ἀνωτέρω τῶν φρενῶν τὸ κῦφος,
τούτοισι μὲν αἵ τε πλευραὶ οὐκ ἐθέλουσιν ἐς τὸ εὐρὺ αὔ-
ξεσθαι, ἀλλ᾽ ἐς τοὔμπροσθεν, τό τε στῆθος ὀξὺ γίνεται,
ἀλλ᾽ οὐ πλατὺ, αὐτοί τε δύσπνοοι γίνονται καὶ κερχνώδεες.
ἧσσον γὰρ εὐρυχωρίην ἔχουσιν αἱ κοιλίαι αἱ τὸ πνεῦμα
δεχόμεναι καὶ προπέμπουσαι.

---

quit: quibus recondi non potuit. Nam et propter venas
perverfas et propterea quod aegrius membrum moveatur
naturaque in ejusmodi affectibus langueat, laefae partes
neceffario deterius quam ante nutriuntur. Quo fit ut
quae jam perfecte increverunt emacrefcant, quae adhuc
increfcunt, incremento juxta fpinam prohibeantur. Sed
quae a vitiatis partibus longius abfunt, ut brachia et
crura, fine noxa omnino fervantur; ea enim quae fic
vitiata funt, non totum corpus, fed folummodo proxi-
mas partes afficiunt.

VII.

*Quibus item fupra feptum transverfum gibba fpina fit,
coftae in latitudinem augeri non folent, fed in partem
priorem; pectus vero latum non fit, fed acutum; fpiri-
tus difficulter movetur et cum fono, quum cavum quo
fpiritus recipitur atque emittitur anguftius reddatur.*

Ἐπὶ τῶν ἔτι ἐν αὐξήσει λόγον ποιεῖται, περὶ ὧν προεί-
ρηκεν ὅτι οὐχὶ συναύξεται τὰ κατὰ τὴν ῥάχιν αὐτοῖς. ὅταν
οὖν ἐν τοῖς κατὰ τὸν θώρακα σφονδύλοις τὸ κύφωμα γέ-
νηται, μάλιστα τούτοις ἀναυξητέα ἀποτελεῖται κατὰ τὸ μῆ-
κος. ἔκ τε οὖν τούτων καὶ ὅτι κατὰ τὸ κυφὸν εἰς τοὐπίσω
μετάστασις ἐγένετο τῶν σφονδύλων, ἀναγκαῖόν ἐστι στενὸν
καὶ ὀξὺν αὐτοῖς γίνεσθαι τὸν θώρακα καὶ κατὰ τοῦτο καὶ
τὰς ἐντὸς κοιλίας τὰς ὑποδεχομένας τὸ πνεῦμα μικροτέρας,
ὥστε καὶ τοῦ πνεύματος, ὅταν ἀναπνέωσιν, ἐλάττονος ἀπο-
λαύειν τὸ σῶμα. λέλεκται δὲ κἂν τοῖς περὶ δυσπνοίας ὡς
ἀναγκαῖόν ἐστιν, ἔνθα τῆς χρείας ἐλάττων εἰσπνοὴ γίνεται,
τὴν ἐφεξῆς αὐτῇ τὴν δευτέραν μετ᾽ ἐλάττονα χρόνον ἢ εἴ-
περ εἶχε κατὰ φύσιν ἡ προτέρα ποιῆσαι τὴν ἀρχήν. τὸ
δὲ μετ᾽ ἐλάττονα πυκνὸν ἐργάζεται τὸ πνεῦμα καὶ τοῦτο τὸ
τῆς δυσπνοίας εἶδος συνίσταται τὸ κατὰ μικρότητα καὶ
πυκνότητα. κερχνώδεις δὲ γίγνονται διὰ τῶν κατὰ τὴν
φάρυγγα καὶ τραχεῖαν ἀρτηρίαν μορίων στενότητα. συναύ-
ξει δὲ ταύτην τὴν στενότητα καὶ τοῦτο περὶ οὗ κατὰ τὴν
ἑξῆς ῥῆσιν διδάσκει.

De iis agens quae adhuc increfcunt dixit, quae juxta
fpinam funt his augeri non confueffe: ergo ubi fpina
gibba fiat in vertebris thoracis, hae maxime increfcere
in longitudinem prohibentur. Hac igitur de caufa et illa
etiam quod vertebrae, quum fpina gibba fit, in pofterio-
rem partem convertantur, neceffe eft thoracem anguftum
reddi atque acutum; et idcirco interiora cava quae fpiri-
tui accommodantur minora effici, ut fic ubi fpiritum at-
trahunt corpus minori modo ipfius fruatur. Diximus au-
tem et in libro de difficultate fpiritus, ubi is minus at-
trahatur quam opus fit, neceffe effe breviori temporis in-
tervallo proxime rurfus attrahi quam fi prius fecundum
naturam attrahi coepiffet. Spiritus autem qui breviori
intervallo attrahitur creber redditur, in quo confiftit id
genus difficultatis, fub quo et exiguus et creber cooritur.
Sonus autem adjicitur ob anguftiam juxta fauces et afperam
arteriam. Auget anguftiam hanc id quod proxime fubjicit.

η'.

Καὶ μέντοι καὶ ἀναγκάζονται κατὰ τὸν μέγαν σφόνδυλον
λορδὸν τὸν αὐχένα ἔχειν, ὡς μὴ προπετὴς ἔη αὐτοῖσιν ἢ
κεφαλή. στενοχωρίην μὲν οὖν πολλὴν τῷ φάρυγγι παρέ-
χει καὶ τοῦτο ἐς τὸ εἴσω ῥέπον· καὶ γὰρ τοῖσιν ὀρθοῖσι
φύσει δύσπνοιαν παρέχει τοῦτο τὸ ὀστέον, ἢν ἔσω ῥέψῃ,
ἔς τ' ἂν ἀναπιεχθῇ. δι' οὖν τὸ τοιοῦτον σχῆμα ἔξεχέ-
βρογχοι οἱ τοιοῦτοι τῶν ἀνθρώπων μᾶλλον φαίνονται ὑγιέες.

Εἰς τἀναντία ἐχόντων τῶν κατὰ τὸν θώρακα σπονδύ-
λων εἰς τὴν ὀπίσω χώραν μεταστάντων ἐν τοῖς κυφώμασιν,
ἀναγκαῖόν ἐστιν ὅλον τὸν τράχηλον εἰς τὸ πρόσω ῥέπειν,
ὥστε καὶ τὴν κεφαλήν· ἐπίκειται γὰρ τούτῳ κατ' εὐθὺ τοί-
νυν συμβήσεται τοῖς κυφοῖς ἐν τοιούτῳ σχήματι βαδίζειν,
ἐν ᾧ οἱ πάντες, ὅταν ἐπινεύσωμεν ὅλον τὸν τράχηλον ἅμα
τῇ ῥάχει καὶ κάμψαντες ἄμφω καὶ κυρτώσαντες εἰς τοὐπί-
σω κάτω βλέπομεν εἰς τὴν γῆν. ὅπως οὖν μὴ πάσχωσιν

VIII.

*Atqui coguntur etiam cervices juxta magnam vertebram
in priorem partem convertere, ne caput in eandem
projiciatur, hoc autem fauces reddit admodum angufias:
nam iis' etiam qui natura recti funt id offis, fi in in-
teriorem partem inclinetur, fpiritus difficultatem affert,
dum repellatur. Ob id igitur quod ita figurentur, gut-
tur his hominibus magis exfiare videtur quam bene
valentibus.*

Quum vertebrae quae ad pectus funt, ubi gibba fpina
fit, in pofteriorem partem fpectent, necefle eft collum in
priorem converti, quare et ipfum caput illi etiam e re-
gione fuperimpofitum eft. Accidet igitur iis qui gibbi
funt ambulare ita figuratis, ficut ceteris omnibus, quum
totum collum fpinamque inclinant et utrumque curvantes
a pofteriori parte gibbi terram fpectant. Quod ut evi-
tent qui gibbi funt, coguntur collum in pofteriorem par-

Ed. Chart. XII. [370. 371.]   Ed. Baf. V. (612.)

οἱ κυρτοὶ τοῦτο, τὸν τράχηλον ἀναγκάζονται πρὸς τοὐπίσω,
τοῖς αὐτῶν σφονδύλοις ὀλίγον εἰς τοῦτο συντελοῦσιν, ὡς ἂν
ἐλαχίστην ἔχουσι τὴν κίνησιν, ἔνθα μάλιστα ταύτην ἀξιόλο-
γον εὑρίσκουσιν, ἐνταῦθα πλεῖστον ἀνανεύουσιν. εὑρίσκεται
δὲ κατὰ τὴν τῶν πρώτων δυοῖν σφονδύλων διάρθρωσιν, ἣν
πρὸς ἀλλήλους καὶ τὴν κεφαλὴν ἔχουσιν. ὅπερ οὖν τοῖς
ἀπαθέσιν ἄγουσιν εἰς ὀπίσω τὴν κεφαλὴν γίνεται σχῆμα,
κατὰ τὴν διάρθρωσιν αὐτῆς, τοῦτο τοῖς κυφοῖς [371] ὀρ-
θουμένοις· καὶ δὴ καὶ ὥσπερ οἱ κατὰ φύσιν ἔχοντες ἐξεχέ-
βρογχοι γίνονται κατὰ τὰς εἰς τοὐπίσω τῆς κεφαλῆς ἀνα-
νεύσεις, οὕτως οἱ κυφοὶ κατὰ τὰς ὀρθίας τάσεις. ἐξεχε-
βρόγχους δηλονότι καλεῖ τοὺς ἐξέχοντας εἰς τοὐπίσω, εἰς τὸ
πρόσω τὴν δίκην ἔχοντας. οὕτως δ᾽ εἰκὸς ὀνομάζειν αὐτὸν,
ἤτοι τὴν τραχεῖαν ἀρτηρίαν ὅλην ἢ μόνον τὸν φάρυγγα, καὶ
τοῦτ᾽ ἔστι τὸ μάλιστα κερχνώδη τὴν ἀναπνοὴν ἐργαζόμενον,
ἀμέλει καὶ τοῖς κοιμωμένοις ἐν τοιούτῳ σχήματι μάλισθ᾽
ὑπάρχει τὸ ῥέγχειν. διὰ τοῦτ᾽ ἔφη· καὶ γὰρ τοῖσιν ὀρθοῖσι
φύσει δύσπνοιαν παρέχει τοῦτο τὸ ὀστέον, ἢν ἔσω ῥέψῃ,
ἔς τ᾽ ἂν ἀναπιεχθῇ τοῦτο τὸ ὀστέον, ἀναφορικῶς εἰπὼν ἐπὶ

tem recurvare, ejus vertebris ut quae minimum moventur
ad hos parum conferentibus; fed qua potiſſimum moveri
aliquid poſſunt, valde recurvantur, poſſunt autem qua
duae primae vertebrae inter ſe et cum capite committun-
tur.   Quemadmodum igitur figurantur juxta capitis com-
miſſuram illi qui bene valentes caput in poſteriorem par-
tem compellunt, ita gibbi quum erecti ſunt.   Praeterea
ut iis qui naturaliter habent guttur exſtat, ubi caput in
poſteriorem partem recurvatur, ſic gibbis quum rectum
continetur.   Vocavit autem ἐξεχεβρόγχους eos quibus in
priorem partem exſtat βρόγχος, quo vocabulo verifimile eſt
vel afperam arteriam totam vel guttur dumtaxat appellaſſe.
Hinc autem maxime fit ut ſpiritus cum ſono reddatur,
quandoquidem maxime etiam ſtertunt qui ſic figurati dor-
miunt.   Quamobrem ſcribit: nam et iis qui natura recti
ſunt id oſſis, fi in interiorem partem inclinetur, ſpiritus
difficultatem aſſert.   Dicit autem id oſſis ad illud referens

τὸ προειρημένον ἐν ἀρχῇ τῆς ῥήσεως, ἔνθα φησί· καὶ γὰρ
δὴ καὶ ἀναγκάζονται κατὰ τὸν μέγαν σφόνδυλον λορδὸν τὸν
αὐχένα ἔχειν. ἐξ οὗ τεκμήραιτ' ἄν τις μέγαν σφόνδυλον ὀνο-
μάζειν αὐτὸν τὸν δεύτερον, ὃς χωρῆσαι μάλιστα δύναται πρό-
σω, καὶ πάλιν ἐντεῦθεν ἀναπιεχθῆναι. πρόδηλον δ' ὅτι καὶ
τὴν αὐτὴν χώραν τὴν πρόσω καὶ ἔσω κέκληκε· πρόσω μὲν
ὡς βαίνοντα ἐκ τῶν ὀπίσω μερῶν εἰς αὐτὴν σφόνδυλον, ἔσω
δ' ὅτι κατὰ τὸ βάθος ἐστὶ τοῦ σώματος, ἐάν τε πρὸς τὴν
ἔσωθεν ἐπιφάνειάν τις, ἐάν τε πρὸς τὴν ὀπίσω σκοπῇ.

θ'.

Φυμάτιά τε ὡς ἐπὶ τὸ πολὺ κατὰ τὸν πνεύμονά εἰσιν οἱ
τοιοῦτοι σκληρῶν φυμάτων καὶ ἀπέπτων· καὶ γὰρ ἡ πρό-
φασις τοῦ κυφώματος καὶ ἡ ξύντασις τοῖσι πλείστοισι διὰ,
τοιαύτας συστροφὰς γίνεται, ᾗσιν ἂν κοινωνήσωσιν οἱ
τόνοι οἱ σύνεγγυς.

Οἷς ἐν τοῖς ἄνω τῶν φρενῶν ἐστι τὸ κύφωμα, τούτοις
κατὰ τὸν πνεύμονα τὰ φύματά φησιν ὡς τὸ πολὺ γίγνεσθαι.

quod principio orationis propofuerat, quum inquit: atqui
coguntur etiam cervices juxta magnam vertebram in prio-
rem partem convertere. Unde poterat quis conjicere,
magnam vertebram appellari fecundam, quae magis poteft
in priorem partem urgeri atque inde rurfus repelli. Con-
ftat autem eandem regionem et priorem et interiorem ab
ipfo vocari; priorem quidem, quum vertebrae a pofteriori
parte in eam erumpant, interiorem quum fit in profun-
ditate corporis, fi fpectetur fumma pars five prior five
pofterior.

IX.

His tubercula plerumque circa pulmonem funt, eaque dura
et cruda; plerisque enim ejusmodi tumores funt caufa
gibbi et diftentionis quibus nervi afficiuntur.

Quibus fpina fupra feptum transverfum gibba eft,
his plerumque ait tubercula fieri circa pulmonem. Con-

δῆλον οὖν ὅτι καὶ οἷς ἐν ὀσφύϊ τὸ κύφωμα ᾖ καὶ τούτοις
ἐνταῦθα τὰ φύματα συνίσταται.　ὡς τὸ πολὺ δ᾿ εἶπεν,
ἐπειδὴ καὶ κατὰ τὴν διάπτωσιν καὶ πληγὴν κυφοῦται ῥά-
χις, ὥσπερ οὖν καὶ λορδοῦται καὶ σκολιοῦται.　διὰ δὲ τοῦ
(613) φάναι·　καὶ γὰρ ἡ πρόφασις τοῦ κυφώματος καὶ ἡ
σύντασις τοῖσι πλείστοισι διὰ ταύτας συστροφὰς γίγνεται, τὴν
αὐτὴν γνώμην ἐνδείκνυται κατ᾿ ἀρχὰς, ὁπότε λέγει·　σφόνδυλοι
δὲ οἱ κατὰ ῥάχιν, οἷσι μὲν ὑπὸ νοσημάτων ἕλκονται εἰς
τὸ κυφόν.　τὸ δ᾿ ἐν τῇ νῦν ῥήσει λελεγμένον, ᾗσιν δ᾿ ἂν
κοινωσήσωσιν οἱ τόνοι οἱ ξύνεγγυς ἐπὶ τὰ νεῦρα τὴν ἀνα-
φορὰν ἔχει, κατὰ τὸν νῶτόν τε καὶ τοὺς σφονδύλους.　ἐγὼ
δὲ πρόσθεν ᾐτιασάμην τοὺς συνδέσμους τῶν σφονδύλων ἑλκο-
μένους ἑαυτοῖς συνεπισπᾶσθαι καὶ αὐτοὺς τοὺς σπονδύλους.
οὐ γὰρ ἡγοῦμαι τὰ ἀπὸ νωτιαίου πεφυκότα νεῦρα τὰ ἑλκό-
μενα πρὸς τοῦ φύματος ἑαυτοῖς δύνασθαι συνεπισπᾶσθαι
τοὺς σφονδύλους·　καὶ γὰρ ἀσθενέστερον πολὺ τῆς τοιαύτης
δυνάμεώς ἐστι διά τε σμικρότητα καὶ μαλακότητα, διὸ καὶ
οὐδὲν ἐκπέφυκεν ἐκ τῶν ὀστῶν, ὥσπερ οἱ σύνδεσμοι.　ῥωμα-
λεώτεροι γὰρ ὄντες οὗτοι καὶ συνεχεῖς τοῖς τόνοις.　εἰ δ᾿

ſtat autem et quibus ad lumbos gibba ſit, in his ea parte
tubercula verſari.　Dixit *plerumque*, propterea quod et
caſu et ictu ſpina gibba redditur et tum in priorem par-
tem tum in latus convertitur.　At quum inquit: plerum-
que enim ejusmodi tumores cauſa gibbi ſunt et diſtentio-
nis, eandem ſententiam tradit, quam a principio, quum
ait: ſpinae vertebrae quibus ob morbos trahuntur, ut
gibbum efficiant.　Quod autem nunc ſcribit, quibus pro-
ximi nervi afficiuntur, ad nervos dorſi refertur ac verte-
brarum.　Nos vero antea cauſati ſumus vertebrarum liga-
menta attrahentia, quibuscum et ipſae vertebrae trahun-
tur.　Non enim arbitramur nervos qui a ſpinae me-
dulla oriuntur attrahere ſecum vertebras poſſe, quum et
propter exiguitatem et propter mollitiem longe imbecillio-
res ſint quam ut praeſtare id poſſint, quippe qui ab oſſi-
bus non dependent, quemadmodum ligamenta quae fir-

ἂν κοινωνήσωσι τοῖς φύμασι, δύνανται οὖν ἐπισπᾶσθαι
τοὺς σφονδύλους.

_____

ι'.

"Οσοισι δὲ κατωτέρω τῶν φρενῶν τὸ κύφωμά ἐστι, τούτοισι
νοσήματα μὲν ἐνίοισι προσγίνεται νεφριτικὰ καὶ κατὰ
κύστιν, ἀτὰρ καὶ ἀποστάσιες ἐς ἐμπύημά τι καὶ κατὰ κε-
νεῶνας καὶ [372] κατὰ βουβῶνας χρόνιαι καὶ δυσαλθέες
καὶ τουτέων οὐδ᾽ ἑτέρη λύει τὰ κυφώματα.

Κατὰ συμπάθειαν δηλονότι τὰ εἰρημένα νοσήματα γί-
γνεται. συμπάσχει δὲ τὰ ὁμογενῆ καὶ τὰ πλησίον ἅπερ
ἐλέγετο κἂν τῷ σύνεγγυς καὶ τὰ κοινὰ καὶ μάλιστα κακοῦντα.
δυσεντερία μὲν οὖν καὶ κιρσοὶ κατὰ μετάστασιν τῶν ἐργα-
ζομένων τὰ φύματα χυμῶν γεννώμενα θεραπεύει τὴν κύ-
φωσιν. ὅσα δὲ κατὰ συμπάθειαν γίγνεται νοσήματα, τού-
των οὐδέν ἐστι λυτικῶν τῶν ἐξ ἀρχῆς παθῶν.

_____

miora funt et nervis conjuncta; ac fi tuberculis affician-
tur, fecum trahere vertebras poffunt.

_____

X.

Verum ex his quibus fub fepto transverfo gibba fpina eft,
nonnullis renum et veficae vitia fuperveniunt; fed et
abfceffus ad ilia et inguina, qui diu manent et aegre
fanantur, quorum neutrum gibbum folvit.

_____

Ob confenfum fane propofiti affectus fuperveniunt.
Confenfu autem afficiuntur et quae funt ejusdem generis
et quae vicina, quae fupra fignificavit, quum proximos
dixit: quae communia primo funt maxime laeduntur.
Tormina igitur et varices, quorum caufa erat fuccorum
tubercula excitantium transfufio gibbum curant; fed ex
iis malis quae confenfus caufa oriuntur nullum eft quod
priorem morbum depellat.

_____

ια'.

Ἰσχία δὲ τοῖσι τουτέοισιν ἀσαρκότερα γίνεται ἢ τοῖσιν ἄνω-
θεν κυφοῖσιν.

Οἷς κατ' ὀσφῦν ἐστι τὸ κύφωμα, τούτοις ἰσχία μᾶλ-
λόν ἐστιν ἄσαρκα τῶν κατὰ θώρακα κυφῶν. ἐκ τούτου
δὲ δῆλον ὡς καὶ τοῖς κατὰ θώρακα κυφοῖς ἄσαρκα μετρίως
γίγνεται τὰ κατ' ἰσχίον, ὡς ἂν κοινωνοῦντα τῇ ῥάχει.

ιβ'.

Ἡ μέντοι σύμπασα ῥάχις μακροτέρη τούτοισιν ἢ τοῖσιν
ἄνωθεν κυφοῖσι.

Τοῖς μηδέπω τελείοις κατὰ τὴν ἡλικίην πρὸς τῷ κοινῷ
τῆς ἀτροφίας, ἔτι καὶ ἀναύξητα τὰ πεπονθότα μόρια γί-
νεται, καθότι καὶ πρόσθεν ἐῤῥέθη. νυνὶ δὲ προστίθησιν
ἄλλην διαφορὰν οὐκ ἀπὸ τῆς ἡλικίας, ἀλλ' ἀπὸ τῶν πε-
πονθότων μορίων· ὅσῳ γὰρ ἐν ἀρχῇ μᾶλλον ἑαυτῆς ἡ ῥά-

XI.

*His autem coxae extenuantur magis quam quibus ſpina
ſupra gibba eſt.*

Quibus ſpina ad lumbos gibba eſt, his coxae graci-
liores ſunt quam quibus ad pectus. Hinc autem mani-
feſtum eſt coxas quibus ſpina ad pectus gibba eſt graci-
les modice reddi propter conſenſum quem habent cum ſpina.

XII.

*Tota autem ſpina longior his eſt quam quibus a ſuperiori
parte gibba eſt.*

His qui aetate nondum robuſta ſunt, praeterquam
quod communis eſt macies, accedit quod affectae partes
non augentur, quemadmodum et antea dictum eſt. Nunc
diſcrimen aliud adjungit non ab aetate, ſed a locis affe-
ctis; nam ſpina quo magis verſus ſuum initium vitiatur

χις πάθη, τοσούτῳ μᾶλλον ἀναυξεστέρα γίγνεται, διότι τῆς
γενέσεως αὕτη καὶ τῆς αὐξήσεως ἄνωθέν ἐστιν.

ιγ΄.

Ἥβη δὲ καὶ γένειον βραχύτερα καὶ ἀτελέστερα καὶ ἀγονώ-
τεροι οὗτοι τῶν ἄνωθεν κυφῶν.

Τῷ κοινῷ λόγῳ τῆς συμπαθείας προσέρχεται διαφορὰ
κατὰ τὴν τῶν τόπων φύσιν. ὁ μὲν οὖν κοινὸς λόγος ἐστὶ
τὰ πλησιάζοντα τοῖς πεπονθόσι συμπάσχειν. ἴδιος δὲ ἔνθα
μὲν ἀναπνευστικὰ μόρια δυσπνουστέρους γίγνεσθαι τοὺς πά-
σχοντας καὶ κερχνώδεις, ἔνθα δὲ τὰ κατωτέρω τῶν φρενῶν
γίνεται βραδύτερα ἢ ἥβη. ἔπεται δὲ τούτῳ καὶ ἡ κατὰ
τὰ γένεια βλάβη.

ιδ΄.

[373]   Οἷσι δ᾽ ἂν ηὐξημένοισι τὸ σῶμα γένηται κύφωσις,
τούτοισιν ἀπαντικρὺ μὲν τῆς νόσου τῆς τότε παρεούσης

eo minus augetur, quum habeat et originem et incremen-
tum superne.

XIII.

*Pubes autem et barba ferius increfcit et minus completur,
minus item fecundi fiunt quam quibus gibba eft pars
fuperior.*

Ad communem rationem confenfus accedit differentia
ex natura locorum. Communis igitur ratio eft ut quae
vitiatis locis proxima funt confenfu afficiantur; propria
autem, ut ubi hae partes laeduntur quae fpiritui accom-
modantur fequatur, ut fpiritus aegre et cum fono movea-
tur; ubi quae infra feptum transverfum pubes ferius in-
crefcat, laedaturque etiam barba.

XIV.

*Sed quibus corpore jam robufto gibba fpina fit, his evi-
denter folvit morbum tunc exiftentem; tempore tamen*

κρίσιν ποιέει ἡ κύφωσις. ἀνὰ χρόνον μέντοι ἐπισημαίνει
τι τῶν αὐτέων, ὥσπερ καὶ τοῖσι ἑτέροισιν ἢ πλέον ἢ
ἔλασσον. ἧσσον δὲ κακοήθως, ὡς τὸ ἐπίπαν μὲν τοιαῦ-
τά ἐστι.

　　Τὸ ἀπαντικρὺ νῦν εἴρηκεν ἐν ἴσῳ τῷ ἐκ τοῦ φανεροῦ,
ὅπερ ἄλλοι τινὲς τῶν παλαιῶν ἄντικρυς εἰρήκασιν· ἐκ μὲν
τοῦ φανεροῦ καὶ ὡς εἴπῃ τις αἰσθητοῦ κρίσιν ἡ κύφωσις,
ὅπερ ἐπὶ λύσιν λαμβάνει καὶ δόξειεν ἂν τὸ πάθος ἀνῃρῆ-
σθαι παντάπασιν. ὑπολείπεται μέντοι τι λείψανον βραχὺ
παροξυνόμενον, ἐπί τε τοῖς κατὰ τὴν δίαιταν ἁμαρτήμασι
καὶ ἐν τῇ τῶν ἔξωθεν ἀπάτῃ βλαβερόν.

ιε'.

Πολλοὶ μέντοι ἤδη καὶ εὐφόρως ἤνεγκαν καὶ ὑγιεινῶς τὴν
κύφωσιν ἄχρι γήρως, μάλιστα δὲ οὗτοι, οἷσιν ἂν ἐς τὸ
εὔσαρκον καὶ πιμελῶδες προτράπηται τὸ σῶμα. ὀλίγοι
μὲν ἤδη καὶ τῶν τοιούτων ὑπὲρ ἑξήκοντα ἔτη ἐβίωσαν,
οἱ δὲ πλεῖστοι βραχυβιώτεροί εἰσι.

ejus aliquid fe oftendit, ficut et iis qui juniores funt
aut plus aut minus; plerumque autem hi affectus minus
maligni funt.

　　Evidenter ἀπαντικρὺ nunc dixit, quod nonnulli alii
ex veteribus dixerunt ἄντικρυς. Aperte igitur et, ut dixe-
rit quis, quaſi res manu teneatur, gibba ſpina admittit
ea, quae, quum morbus judicatur, id eſt ſolvitur, expel-
luntur videturque ex toto morbus ſummotus. Superſunt
tamen reliquiae parvae quae irritantur, ſi quid vel in
ratione victus peccetur vel noxium extrinſecus accurrat.

XV.

Multi quidem gibbi facile et non ſecus quam bene valen-
tes jam uſque ad ſenectutem id mali ſuſtinuerunt, prae-
ſertim quibus corpus carnis plenum et pingue effectum
eſt; pauci tamen ex iis ad ſexageſimum annum perve-
nerunt, plerique enim citius moriuntur.

Διὰ ῥώμην φύσεως καὶ τοῦ πάθους τὴν ἐπιείκειαν, ἤδη δὲ καὶ τὴν ὅλην δίαιταν, ἣν ὁ πάσχων διαιτᾶται, μέχρι γήρως ἔνιοι τὴν κύφωσιν ὑγιεινῶς ἤνεγκαν.

ιστ'.

Ἔστι δ' οἷσι καὶ ἐς τὸ πλάγιον σκολιοῦνται σφόνδυλοι ἢ τῇ ἢ τῇ. ἢ τὰ πάντα μὲν ἢ τὰ πλεῖστα τὰ τοιαῦτα γίνεται διὰ συστροφὰς τῆς εἴσωθεν ῥάχιος.

Εἶπον ἔμπροσθεν ἤδη περὶ τῆς σκολιώσεως ὡς γίνεται κατὰ τὸ πλάγιον μέρος τοῦ σφονδύλου συστάντος φύματός πως καὶ ἐφέλκοντος ἐπὶ ἑαυτὸ τοὺς συνδέσμους, τοῦτο λέγει δὲ καὶ ὁ Ἱπποκράτης, ὅτι διὰ τοὺς τόνους.

ιζ'.

Προσξυμβάλλεται δὲ ἐνίοισι σὺν τῇ νούσῳ καὶ τὰ σχήματα, ἐφ' ὁποῖα ἂν ἐθισθέωσι κεκλίσθαι.

Ob validas vires, ob morbum levem jamque ob univerſam victus rationem, qua vivunt nonnulli, gibbi quaſi ſani ad ſenectutem uſque vitam degunt.

XVI.

Nonnullis etiam vertebrae ab hac vel illa parte in latus moventur. Haec tamen vel omnia vel complura incidunt eo quod ſpina ab interiori parte depravetur.

Antea jam diximus ſpinam ad latus converti orto ab ejus latere tuberculo quod ad ſe traheret ligamenta. Hoc Hippocrates fieri dixit διὰ τοὺς τόνους, id eſt per nervos.

XVII.

Quosdam etiam in id vitium compellit una cum morbo habitus ille, quo jacere conſueverunt.

Ed. Chart. XII. [373. 374.]   Ed. Baf. V. (613. 614.)

Τὸ μέντοι τῷ συῤῥεῖν μᾶλλον ὡς ἐπὶ τὸ ταπεινότερον,
τὸ δέ τι καὶ τῷ θλίβεσθαι μᾶλλον, ἐφ᾽ ᾧ κατάκειταί τις,
εἰς τὴν τοῦ κυφώματος γένεσιν ἢ συντέλεια γίνεται. πρώτη
δ᾽ αἰτία καὶ κυριωτάτη τῶν φυμάτων καὶ τῶν ἄλλων νοση-
μάτων ἡ φυσικὴ τοῦ μέρους εὐπάθεια. δέδεικται γὰρ εἰς
τὰ τοιαῦτα μόρια συῤῥεῖν τὰ περιττά.

ιη'.

[374] (614) Ἀλλὰ περὶ μὲν τούτων ἐν τοῖσι χρονίοισι
κατὰ πνεύμονα νοσήμασιν εἰρήσεται. ἐκεῖ γάρ εἰσιν αὐ-
τῶν χαριέσταται προγνώσιες περὶ τῶν μελλόντων ἔσεσθαι.

Πολλὰ καὶ κατὰ τὸ βιβλίον τοῦτο γράψαι ἐπηγγείλατο
μὴ σωζόμενα νῦν, ἃ τάχα μὲν οὐδ᾽ ὅλως ἔγραψεν ἢ οὐκ
ἐσώθη, καθάπερ καὶ ἄλλα πολλὰ τῶν παλαιῶν βιβλίων οὐκ-
έτι σώζεται, περὶ ὧν τῆς ἀπωλείας πολλοῖς γέγραπται.
περὶ δ᾽ οὖν τῶν κατὰ πνεύμονα χρονίων εἴρηται μὲν πολλὰ
κἂν τῷ μείζονι περὶ παθῶν, οὗ καὶ ἡ ἀρχή· ἦν ἡ τοῦ

Concurrit ad fpinam gibbam efficiendam et quod ma-
teria magis confluat ad id quod humilius eſt et quod pars
in quam quis cubat magis comprimatur. Prima autem
et praecipua caufa et tuberculi et cujuslibet vitii eſt par-
tium natura morbo opportunior. Demonſtravimus enim
ad ejusmodi partes concurrere ea quae fuperant.

XVIII.

*Verum de his agemus, quae de diutinis affectibus pulmo-
nis: ibi enim de his futurorum pulcherrimae prognoſi-
cationes traduntur.*

Multa quoque alia in hoc libro fe pollicetur fcriptu-
rum quae nunc non exftant. Ea fortaffe vel non fcripfit
vel interierunt, quemadmodum et multa alia antiquorum
volumina quae nunc non exftant, de quorum interitu
complures fcripferunt. De diuturnis igitur affectibus pul-
monis multa habentur et in majori libro de morbis, cujus

πνεύμονος ἀρτηρίη ἑλκωθῇ. εἴρηται δὲ κᾶν τῷ πρώτῳ περὶ
νούσων, οὐκ ὀρθῶς ἐπιγεγραμμένῳ, οὗ ἡ ἀρχή· ὃς ἂν περὶ
ἰήσιος ἐθέλῃ ἐρωτᾶν ὀρθῶς καὶ ἐπερωτώμενος ἀποκρίνεσθαι.
ἀλλ᾽ οὐδ᾽ ἐν ἑτέρῳ τούτων ἃ νῦν ἐπηγγείλατο τελέως διώ-
ρισται.

<hr>

ιθ'.

Ὅσοισι δὲ ἐκ καταπτώσιος ῥάχις κυφοῦται, ὀλίγα δὴ τούτων
ἐκρατήθη, ὥστε ἐξιθῦναι.

<hr>

Ἄχρι νῦν ἔγραψε περὶ τῆς ἔξωθεν αἰτίας διαστρεφο-
μένης ῥάχεως. ὅσα δὲ ἀπὸ τῆσδε τῆς ῥήσεως ἐφεξῆς γέ-
γραπται πάντα περὶ τῶν ἐκ καταπτώσεως ἤ τινος πληγῆς
βλαπτομένων τοὺς σφονδύλους εἴρηται καὶ ἔστι τὰ πλεῖστα
σαφῆ, πλὴν εἴ που δέοι παραλελειμμένην αἰτίαν προσθεῖ-
ναι, καθάπερ καὶ νῦν τὰ ὀλίγα κατὰ τὴν ῥάχιν παραρθρη-
μάτων ἐπανορθοῦται. καίτοι τούτου νῦν δυνάμενος τὴν αἰ-
τίαν ἐν τοῖς ἐφεξῆς αὐτὸς ἐνδείκνυται, γιγγλυμοειδῶς εἰπών,

initium eft: fi pulmonis arteria exulceretur; atque etiam
in primo libro de morbis, qui non recte ita infcribitur,
cujus initium eft: qui utique interrogare de curatione
recte velit rogatusque refpondere. Sed in neutro horum
plene exfequitur quae hic pollicetur.

<hr>

XIX.

*Quibuscunque candentibus gibba fpina fit, paucis ita con-
valefcit ut dirigatur.*

<hr>

Adhuc fcripfit de fpina citra exteriorem caufam de-
pravata. Quae deinceps adfcribit omnia funt de vertebris,
quae ob cafum vel ictum aliquem laeduntur. Pleraque
autem plena funt, nifi ficubi opus fit omiffam caufam ad-
jicere, quemadmodum et nunc quum afferit, raro luxatam
fpinam reftitui. Cujus rei caufam, etfi nunc afferre po-

τοὺς σφονδύλους συγκεῖσθαι, ὅταν εἷς τις ἐξ αὐτῶν καθ'
ὁντιναοῦν τρόπον ἐκπίπτῃ εἰς τὴν τῆς διαρθρώσεως, χαλε-
πώτατόν ἐστιν ἐμβιβάσαι, πολλῶν μὲν ἀποφύσεων οὐσῶν,
πολλῶν δὲ κοιλοτήτων ἐν ἑκάστῃ, τοῦτο γὰρ καὶ δι᾽ αὐτῆς
τῆς ὄψεως ἐπὶ τῶν ὀστῶν ἐμάθετε.

κ'.

Τοῦτο μὲν γὰρ αἱ ἐν τῇ κλίμακι κατατάσιες οὐδὲν ἀπεξή-
θυναν, ὧν γε ἐγὼ οἶδα. χρέονται γὰρ οἱ ἰητροὶ μάλιστα
αὐτῇ οὗτοι οἱ ἐπιθυμέοντες ἐκχαυνοῦν τὸν πολὺν ὄχλον.
τοῖσι γὰρ τοιούτοισι ταῦτα θαυμάσιά ἐστιν, ἢν ἢ κρε-
μάμενον ἴδωσιν ἢ ῥιπτούμενον ἢ ὅσα τοῖσι τοιούτοισιν
ἔοικε καὶ ταῦτα κληΐζουσιν ἀεὶ καὶ οὐκέτι αὐτοῖσι μέλει
ὁκοῖόν τι ἀπέβη ἀπὸ τοῦ χαρίσματος, εἴτε κακὸν εἴτε
ἀγαθόν. οἱ μέντοι ἰητροὶ οἱ τὰ τοιαῦτα ἐπιτηδεύοντες
σκαιοί εἰσιν, οὓς ἔγωγε ἔγνων. τὸ μὲν γὰρ ἐπινόημα
ἀρχαῖον, καὶ ἐπαινέω ἔγωγε σφόδρα τὸν πρῶτον ἐπινοή-
σαντα καὶ τοῦτο καὶ ἄλλο πᾶν ὅ τι μηχάνημα κατὰ φύ-

tuiffet, in fequentibus demonftrat quum fcribit, vertebras
cardinis modo inftructas, ita ut ubi una aliqua quovis
modo exciderit in fuam fedem magno negotio revertatur,
quum in fingulis multi proceffus fint, multi finus. Hoc
autem et adfpeotu ipfo in offibus didiciftis.

XX.

Jam vero intenfio quae fuper fcalam adhibetur nullum
quod fciam reftituit. Ea potiffimum utuntur medici
qui apud vulgus videri volunt magnum aliquid moliri.
Apud hos enim admirandum eft, fufpenfum hominem
intueri vel projectum vel tale quidpiam, femperque haec
ab ipfo laudantur, cui nec ultra curae eft quinam affe-
ctus fequatur ex hujusmodi praefidio, bonusne an ma-
lus. Medici vero qui haec ftudent rudes funt, quos
quidem novi. Inventio quidem vetufta eft, atque ego
fane primum autorem laudo, non folum hujus, fed
cujusque machinamenti fecundum naturam excogitati;

Ed. Chart. XII. [374. 375.]   Ed. Baf. V. (614.)

σιν ἐπενοήθη. οὐδὲν γάρ μοι ἄελπτον, εἴ τις καλῶς
σκευάσας κατασείσειε, κἂν ἐξιθύναι ἔνια. αὐτὸς μέντοι
κατῃσχύνθην πάντα τὰ τοιουτότροπα ἰητρεύειν οὕτω, διὰ
τοῦτο ὅτι πρὸς ἀπατεώνων μᾶλλον οἱ τοιοῦτοι τρόποι.

[375] Ἐπειδὴ προηγεῖσθαι χρὴ πάσης ἐμβολῆς ἄρθρων
ἀντιτάσεις, ὡς ἐδείξαμεν, ἔστιν ἀναγκαῖον κἀπὶ τῶν ὀστῶν, ἔστι
κἀπὶ τῶν κατὰ ῥάχιν ὡσαύτως πράττειν. ὅπως μὲν οὖν ἀντιτεί-
νειν ὠφελίμως χρὴ μετὰ τόδε διδάξει· νυνὶ δὲ διαλέγεται περὶ
τῶν κακῶς γιγνομένων κατατάσεων, ἔθος ὃν αὐτῷ ποιεῖν
οὕτως, ὡς ἤδη δέδεικται διὰ τῶν ἔμπροσθεν. δεῖ γὰρ ἐλέγ-
χειν πρότερον ὅσα κακῶς ποιοῦσιν ἔνιοι τῶν ἰατρῶν, εἶθ᾽
οὕτως διδάσκειν τὰ βελτίω. κατασπώντων οὖν πολλῶν διὰ
κλίμακος τὰ κατὰ ῥάχιν παραρθρήματα, μάλιστα μέν φησι
μηδ᾽ ἀνύειν τι τὴν ἐπίνοιαν ταύτην. εἰ δ᾽ ἄρα βούλοιτό
τις χρῆσθαι, διδάσκει τρόπους οἷς χρῷτο ἄν τις κάλλιστα.
πρόκειται γὰρ ἐν τῇ κατατάσει τὴν μὲν ἄνω τάσιν τῆς
ῥάχεως ἐργάσασθαι διὰ τῶν δεσμῶν, οὓς περιβάλλομεν πλη-

minime enim diffido, nonnulla reftitui poffe, fi quis recte
praeparans concutiat; fed turpe exiftimavi ejusmodi
morbis ita mederi, quum ejusmodi machinationes magis
fint impoftorum.

Quoniam, ut oftendimus, in omnibus articulis refti-
tuendis praecedere debet in diverfas partes extenfio, ean-
dem quoque ad fpinae offa neceffe eft adhibere. Qua vero
ratione intendere in diverfa conveniat, in fequentibus do-
cebit. Nunc de ea intenfione loquitur quae minus recte
adhibetur, quod facere confuevit, ficut in prioribus jam
monftratum eft. Primo enim rejicienda funt quaecunque
male a quibusdam medicis fiunt, deinceps tradenda funt
falubriora. Igitur quum medici complures luxatam fpi-
nam per fcalam extendant, afferit in primis ejusmodi in-
ventionem nihil proficere; fi quis tamen ea uti velit, do-
cet quomodo facere id optime poffit. Ergo in intendenda
fpina propofitum eft fuperiorem partem intendere per

σίον τοῦ πεπονθότος μέρους, τὴν δὲ κάτω διὰ τοῦ βάρους
τοῦ σώματος. πρὸς τοῦτον οὖν ἀποβλέπων τὸν σκοπὸν
ἀκολουθήσεις τοῖς ὑπ' αὐτοῦ λεγομένοις ἐφεξῆς· ἔστι γὰρ
τὰ πλεῖστα σαφῆ.

κα'.

"Οσοισι μὲν οὖν ἐγγὺς τοῦ αὐχένος ἡ κύφωσις γένηται, ἧσ-
σον εἰκὸς ὠφελέειν κατατάσιας ταύτας τὰς ἐπὶ κεφαλήν·
μικρὸν γὰρ τὸ βάρος ἡ κεφαλὴ καὶ τὰ ἀκρώμια τὰ κα-
ταῤῥέποντα. ἀλλὰ τούς γε τοιούτους εἰκὸς ἐπὶ τοὺς πό-
δας κατασεισθέντας μᾶλλον ἐξιθυνθῆναι. μείζων γὰρ
οὕτως καταῤῥοπίη ἐπὶ τὰ τοιαῦτα. ὅσοισι δὲ κατωτέρω
τὸ ὕβωμα, τούτοισιν εἰκὸς μᾶλλον ἐπὶ κεφαλὴν κατασείε-
σθαι. εἰ οὖν τις ἐθέλει κατασείειν, ὀρθῶς ἂν ὧδε σκευ-
άζοι. τὴν κλίμακα χρὴ σκυτίνοισιν ἐν ὑποκεφαλαίοισι
πλαγίοισιν ἢ ἐρινεοῖσι καταστρῶσαι εὖ προσδεδεμένοισιν
ὀλίγῳ πλέον καὶ ἐπὶ μῆκος καὶ ἔνθεν καὶ ἔνθεν ἢ ὅσον
ἂν τὸ σῶμα τοῦ ἀνθρώπου κατάσχοι.

vincula prope affectum locum injecta, inferiorem per
corporis pondus. Ad hoc itaque fpectans quae ab ipfo
fubjiciuntur percipies. Maxima enim ex parte clara funt.

XXI.

Quibus prope cervices fpina gibba fit, par eft minus fuc-
curri intenfione adhibita per caput deorfum demiffum:
parum enim ponderis habent caput et utrimque lati
fcapularum offis fummitas, quum deorfum fpectant; fed
hos verifimile eft in pedes deorfum concuffos magis re-
ftitui, in eam enim partem demiffi majus pondus ha-
bent. At quibus infra gibba fit, hos concutere magis
convenit capite deorfum fpectantes. Si quis igitur con-
cutere velit, rem fic recte molietur. Scalam fternere
fcorteis pulvinis transverfis debet vel ex lana bene alli-
gatis ac paullo plus et longitudinis et latitudinis fcalae
tenentibus quam occupet hominis corpus.

Ed. Chart. XII. [375.]　　　　　Ed. Baf. V. (614. 615.)

Ἐπειδὴ πάσχει ἡ ῥάχις, ἤτοι πλησίον τῆς ἄνωθεν ἀρ-
χῆς ἢ τῇ κάτω τελευτῇ ἢ κατά τι τῶν μεταξὺ περὶ πρώ-
της λόγον ποιεῖται βλάβης τῆς ἐγγὺς τοῦ τραχήλου γιγνο-
μένης. ἐπὶ ταύτης οὖν εἴ τις ἐπὶ κλίμακος τὸν πεπονθότα
κρεμάσειεν ἐκ τῶν ποδῶν, ὡς εἰώθεισαν ἔνιοι τῶν κατ᾽ αὐ-
τὸν ἰατρῶν ποιεῖν, οὐκ ἂν εἰς τὸ κάτω γένοιτο τάσις ἀξιό-
λογος, ὡς ἂν μικροῦ βάρους ὄντος τοῦ κατὰ τὸν αὐχένα
καὶ τὴν κεφαλήν. εἰ δὲ κάτω τὸ πάθος εἴη, πλησίον τοῦ
ἱεροῦ ὀστοῦ, μάλιστα ἐλπίσειέ τις ἀνύσαι τὴν κατάτασιν, ἐξ
οἵ γραφή τις ἂν πως κάλλιστα.

κβ'.

Ἔπειτα τὸν ἄνθρωπον ὕπτιον κατακλῖναι ἐπὶ τὴν κλίμακα
χρὴ, κἄπειτα προσδῆσαι μὲν τοὺς πόδας παρὰ τὰ σφυρὰ
πρὸς τὴν κλίμακα μὴ διαβεβῶτα ἐν δεσμῷ εὐόχῳ (615)
μὲν, μαλθακῷ δέ. προσδῆσαι δὲ κατωτέρω ἑκάτερον τῶν
γουνάτων καὶ ἀνωτέρω προσδῆσαι καὶ κατὰ τὰ ἰσχία.
κατὰ δὲ τοὺς κενεῶνας καὶ κατὰ τὸ στῆθος χαλαρῇσι
ταινίῃσι περιβαλέειν οὕτως, ὅκως μὴ κωλύωσι τὴν κα-

Quum fpina vel prope initium laedatur vel prope
finem vel in medio fpatio, primo agit de noxa ipfius
prope cervices. Ergo in hoc cafu, fi quis fuper fcalam
a pedibus hominem fufpendat, ficut nonnulli medici Hip-
pocratis fedulo confueverunt, nulla fere intenfio fiet ab
inferiori parte, quum parum ponderis fit in capite et
in cervicibus; fed fi in ima vitium fit prope os facrum,
maxime fperare quis poterit, hujusmodi vim ab inferiori
parte abunde futuram. Subdit deinceps qua ratione id
optime fiat.

XXII.

*Poft haec homo fuper fcalam refupinetur, dein pedibus
non divaricatis juxta talos ad fcalam alligetur vinculo
quod quidem firmiter ac fine compreffu teneat, fed
molle fit; vinciatur item et ab inferiori et a fuperiori
parte circa utrumque genu et tum circa coxas circn*

Ed. Chart. XII. [375. 376.] Ed. Baf. V. (615.)
τάσεισιν. τὰς δὲ χεῖρας παρὰ τὰς πλευρὰς περιτείναντα
προσκαταλαβεῖν πρὸς αὐτὸ τὸ σῶμα καὶ μὴ πρὸς τὴν
κλίμακα.

[376] Σαφῶς διερχόμενος ἅπαντα εὔοχον καλεῖ δε-
σμῶν τὸν εὐοχοῦντα, ιουτέστιν ἀσφαλῶς τε ἅμα καὶ ἀθλίπτως.

κγ'.

Ὅταν δὲ κατασκευάσῃς οὕτως, ἀνέλκειν τὴν κλίμακα καὶ
πρὸς τύρσιν τινὰ ὑψηλὴν ἢ πρὸς ἀέτωμα οἴκου.

Τύρσιν μὲν τὸν πύργον ἀκούειν χρὴ, οἴκου δὲ ἀέτωμα
τὸ ὑψηλότατον μέρος· οὕτω γὰρ ὀνομάζουσι τὰς εἰς ὑψὸς
ἀνατάσεις τῆς ὀροφῆς τριγωνοειδεῖς. εἰ μὲν γὰρ ἡλιαστή-
ριον ποιήσει τις ἀντὶ κεράμου, ποιήσει τὴν ὀροφὴν ἐνεπί-
πεδον, οὐκ ἀλέαν ἴσχουσαν ἐργάσεται. κέραμον δὲ ἐπιτιθεὶς
εὐαπόῤῥυτον αὐτῇ τὸ ὕδωρ τὸ ὄμβριον εἶναι βούλεται κατὰ
τοῦτ' οὖν ὑψηλὸν ἐργασάμενος τὸ μέσον τῆς ὀροφῆς κατὰ

*ilia infuper et pectus, habena ita lata ut concuti non
prohibeatur, fed brachia juxta latera extenfa ad ipfum
corpus, non ad fcalam religentur.*

Exprimit omnia evidenter; vinculum quod firmiter ac
fine compreffu teneat εὔοχον dixit.

XXIII.

*Scala ita praeparata attrahenda eft ad turrim altam vel
ad culmen domus.*

Turrim dixit τύρσιν, culmen vero domus, id eft al-
tiffimam partem ipfius ἀέτωμα. Ita enim appellant eam
tecti partem quae attollitur in fpeciem trianguli. Si quis
etiam folarium faciat, pro tegulis tectum ftruet planum,
quod calorem non prohibeat; fed fi tegulae imponantur,
propofitum eft ut pluvialis aqua poffit effluere. Hac igi-

τὸ μῆκος ἐκ τῶν ὀπίσω πρὸς τὸ πρόσω τεταγμένον, οὕτω
γὰρ ἐντεῦθεν ἐφ᾽ ἑκατέρων τῶν πλαγίων τοίχων καταγῇ τὴν
ὀροφὴν ταπεινὸς μόνην, ὥσπερ τινὰς δὲ τὰς πτέρυγας κα-
θημένας· οὕτω γὰρ ἐοίκασιν εἰκάσαντες οἱ παλαιοὶ καλέσαι
τοῦτο τῆς οἰκίας τὸ μέρος, ἀετὸν δὲ καὶ οἵδε, καθάπερ
καὶ ὁ Πίνδαρός φησιν ἐν ταῖς Πλειάσιν·

Χρύσεα δ᾽ ὀξύπτερα αἰετοῦ ἄειδον κληδόνες.

καὶ Εὐριπίδης ἐν Ὑψιπύλῃ φησίν·

Ἰδοὺ πρὸς αἰθέρα ἐξαμμιλλῆσαι κόραι.
γραπτοὺς οἷσι πρόσβλεπον τύπους.

ὅτι δὲ καὶ ἡ τύρσις πύργον σημαίνει μάρτυς ἀξιόπιστος
καὶ ὁ Διοκλῆς ὁ Καρύστιος ταύτην τὴν νῦν εἰρημένην λέξιν
παραφράζων ἐν τῷ περὶ ἐπιδέσμων βιβλίῳ κατὰ τόνδε τὸν
τρόπον ἔγραψεν· ἀνέλκειν δὲ τὴν κλίμακα πρὸς πύργον
ὑψηλὸν ἢ οἰκίας ἀετόν.

---

tur de cauſa medium tectum in longitudinem a priori et
poſteriori parte attollitur, utrimque autem a parietibus
humile eſt. Majores igitur ad exemplum alarum demiſſa-
rum hanc partem domus ab aquila videntur ἀετὸν appel-
laſſe, quo vocabulo tectum appellat et Pindarus in Pleia-
dibus ubi ait:

Χρύσεα δ᾽ ὀξύπτερα αἰετοῦ ἄειδον κληδόνες.

Et Euripides in Hypſipyle quum inquit:

Ἰδοὺ πρὸς αἰθέρα ἐξαμμιλλῆσαι κόραι
γραπτοὺς οἷσι πρόσβλεπον τύπους.

Quod τύρσιν turrim ſigniſicet idoneus teſtis Diocles
Caryſtius, qui juxta verba (παράφρασιν Graeci dicunt)
locum hunc exponit in libro de faſciis. Inquit igitur,
attrahenda ſcala eſt ad turrim altam vel ad culmen do-
mus: ubi turrim, quam Hippocrates τύρσιν, πύργον dixit.

κδ'.

Τὸ δὲ χωρίον ἵνα ὅκου κατασείεις, ἀντίτυπον ἔστω. τοὺς
δὲ ἀνατείνοντας εὐπαιδεύτους χρὴ εἶναι, ὅκως ὁμαλῶς καὶ
καλῶς καὶ ἰσορρόπως καὶ ἐξαπινέως ἀφήσωσι καὶ μήτε
ἡ κλῖμαξ ἑτερόρροπος εἰς γῆν ἀφίξεται μήτε αὐτοὶ προ-
πετέες ἔσονται.

Πρὸς ὑψηλόν τι τὴν ἀρχὴν τῆς κλίμακος ἀναλαβὼν
ἔχουσαν ἐπιδεδεμένον, ὡς εἴρηκε, τὸν ἄνθρωπον ἀφίησιν
ἀθρόον ἐπ' ἐδάφους, ἵνα προσπεσούσης τῆς διαγηθείσης
σφοδρῶς ἡ ῥάχις εἰς τὴν κατὰ φύσιν χώραν ἐμβιβάσῃ τὸν
παρηρθρηκότα σφόνδυλον. εὔλογον οὖν ἐν τούτῳ τῷ ἔργῳ
σκληρὸν εἶναι καὶ ἀντίτυπον τὸ ἔδαφος. εἰ γὰρ οὕτως εἴη
μαλακὸν, ὡς εἰκὸς, ἐκλύει τὴν διάσεισιν τῆς ῥάχεως, οὐδὲν
ἂν γένοιτο πλέον.

κε'.

Ἀπὸ μέντοι τύρσιος ἀφιεὶς ἢ ἀπὸ ἱστοῦ καταπεπηγότος
καρχήσιον ἔχοντος ἔτι μᾶλλον ἄν τις σκευάσαιτο, ὥστε

XXIV.

Locus autem fuper quem concuti homo debet, renitatur;
qui vero furfum attrahunt non ignari fint, ut aequali-
ter, recte et in neutram partem inclinantes repenteque
demittant, ne fcala in alteram partem inclinata ad
terram perveniat, neve ipfi in priorem partem con-
vertantur.

Summam fcalam a fublimiori loco fufpenfam, quae,
ut dictum eft, alligatum hominem habeat, in pavimentum
fubito demittit ut cadente hac atque concuffa recondantur
fpinae vertebrae fuo loco motae. Merito autem ad hunc
ufum duro et renitenti pavimento eft opus; nam fi ita
molle fit ut cedat, fpinae concuffus remittitur ac fine
ullo effectu res erit.

XXV.

Ubi vero a turri demittas vel a malo qui carchefium ha-
beat annexum, commodius adhuc rem parabis, fi a

ἀπὸ τροχιλίης τὰ χαλώμενα εἶναι ὅπλα ἢ ἀπὸ ὄνου. ἀη-
δὲς μὴν καὶ μακρηγορεῖν περὶ [377] τούτων. ὅμως δὲ
ἐκ τουτέων ἄν τῶν κατασκευῶν μάλιστα ἄν τις κατα-
σεισθείη. εἰ μέν τι κάρτα ἄνω εἴη τὸ ὕβωμα, δέοι δὲ
κατασείειν, πάντως ἐπὶ πόδας λυσιτελέει, ὥσπερ ἤδη εἴ-
ρηται. πλείων γὰρ οὕτω γίνεται ἡ καταῤῥοπίη ἐπὶ ταῦτα.

Ἐπειδὴ τὴν κλίμακα πρὸς ὑψηλόν τι χωρίον ἀνατα-
θεῖσαν ἀφεῖσθαι χρὴ κατὰ τῆς γῆς ἐξαίφνης τε καὶ ὁμα-
λῶς καὶ ἰσοῤῥόπως, ἄμεινον εἶναί φησι τοὺς δέσμους αὐ-
τῆς περὶ τροχιλίας ἐλίττεσθαι· καὶ γὰρ εὔδρομον τὴν κίνη-
σιν οὕτως ἐργασόμεθα καὶ ὁμαλὴν καὶ ἰσόῤῥοπον. ἔμπροσθεν
τύρσεως καὶ ἀετώματος οἴκου μνημονεύσας μόνον, νῦν καὶ
ἱστὸν προσέθηκε διπλοῦν, οὗ δῆλον ὅτι τὸ μέγιστόν τε καὶ
ὄρθιον ξύλον ὡς κατὰ τὸ ἄνω πέρας ἐπιτίθεται, ἄλλο δὲ
ξύλον θέσιν ἐγκαρσίαν ἔχον ὡς πρὸς τὸν ἱστὸν, ἐξ οὗ ξύ-
λου τὸ ἱστίον ἐξῆπται. διαφέρει γὰρ ἱστίον εἰπεῖν ἐν ταῖς

trochlea vel ab axe funes demittas. Sed molestum est
in his longius immorari. Per has tamen machinationes
concuti quis maxime poterit. Quod si spina in parte
admodum superiori gibba fuerit, atque omnino concuti
hominem oporteat, expedit in pedes concuti, ut jam
dictum est; hoc siquidem pacto magis in inferiorem
partem compelletur.

Quum scala ex sublimiori aliquo loco suspensa in
terram demittenda sit, repente aequaliter et in neutram
partem inclinata satius est, inquit, vincula ipsa circa
trochleas volvi: sic enim facile, aequaliter et sine incli-
natione ducentur. Antea turris tantum et cacuminis do-
mus mentionem fecit, nunc malum adjungit quem *ἱστὸν*
appellat significans maximum atque erectum tignum, cui
summo superpositum est aliud lignum transversum, a quo
suspenditur velum quod *ἱστίον* Graece nuncupatur. Diffe-
runt enim inter se *ἱστίον* trium syllabarum et *ἱστὸς* dua-

τρισὶ συλλαβαῖς ἢ ἱστὸν ἐν δυοῖν. ἱστὸς μὲν γὰρ, ὡς εἶ-
πον, ὀνομάζεται τὸ κατὰ τῆς νηὸς ἐμπεπηγὸς ὀρθὸν ξύλον,
ἱστίον δὲ ἡ φυσωμένη πρὸς τῶν ἀνέμων ὀθόνη. τοὺς δὲ
κατὰ τὴν ἄνω τελευτὴν τοῦ ἱστοῦ κάλους ὀνομάζουσι καρ-
χησίους. ἔστ᾽ ἂν οὖν ἱστῷ μέλλῃ χρῆσθαι πρὸς τὸ κρε-
μάσαι τὴν κλίμακα διὰ τροχιλιῶν τε καὶ καρχησίων, ἐργά-
ζου τοῦτο. χεῖρον δ᾽ οὐδὲν εἶναί φησι καὶ ὀνίσκοις εἰς τὰ
τοιαῦτα χρῆσθαι. καλεῖ δ᾽ οὕτως δηλονότι τοὺς ἄξονας.

κστ'.

Ἑρμῆσαι μὲν χρὴ κατὰ μὲν τὸ στῆθος πρὸς τὴν κλίμακα
προσδήσαντα ἰσχυρῶς, κατὰ δὲ τὸν αὐχένα ὡς χαλαρω-
τάτῃ ταινίῃ, ὅσον τοῦ κατορθοῦσθαι εἴνεκα καὶ αὐτὴν
τὴν κεφαλὴν κατὰ τὸ μέτωπον προσδῆσαι πρὸς τὴν κλί-
μακα· τὰς δὲ χεῖρας παρατανύσαντα πρὸς τὸ σῶμα
προσδῆσαι, μὴ πρὸς τὴν κλίμακα. τὸ μέντοι ἄλλο σῶμα
ἄδετον εἶναι χρή, πλὴν ὅσον τοῦ κατορθοῦσθαι εἴνεκα
ἄλλῃ καὶ ἄλλῃ ταινίῃ χαλαρῇ περιβεβλῆσθαι.

---

rum. Hoc ſiquidem vocabulo malus ſignificatur, qui, ut
retuli, tignum eſt quod in navi erectum affigitur, ſed illo
linteum quod a ventis inflatur; funes vero in ſummo
malo carcheſii nominantur. Ergo ubicunque ad ſuſpen-
dendam ſcalam malo utendum eſt, id efficiendum eſt per
trochleas et carcheſios; nihil etiam deterius eſſe affirmat
ad haec uti axiculis, quos appellat *ονίσκους*.

XXVI.

Fulcire autem pectus debes ad ſcalam fortiter alligans
atque item cervices habena valde laxa, quatenus quod
exceſſit in ſuum locum revertatur; atque inſuper caput
a fronte ad ſcalam devincire ac brachia extenta ad
corpus, non ad ſcalam; reliquum tamen corpus ſolutum
ſit; niſi quod pluribus locis habena laxa circumdetur,
quatenus quod exceſſit in ſuum locum revertatur.

Ed. Chart. XII. [377. 378.]   Ed. Baf. V. (615. 616.)

Λέλεκταί μοι καὶ πρόσθεν ἕρματα τὰ ἐρείσματα καὶ ἑρμάσαι τὸ ἐρεῖσαι, καὶ τοῦτ' εἶναι καὶ τὸ παρὰ τῷ ποιητῇ γεγραμμένον, ὑπὸ δ' εἴρεον ἕρματα νηῶν.

κζ'.

Ὅκως δὲ μὴ κωλύωσιν οὗτοι οἱ δεσμοὶ τὴν κατάσεισιν σκοπέειν τάδε. σκέλεα πρὸς μὲν τὴν κλίμακα μὴ προσδεδέσθω, πρὸς ἄλληλα δὲ ὡς κατὰ τὴν ῥάχιν ἰθύῤῥοπα ἔῃ, (616) ταῦτα μέντοι τοιουτοτρόπως ποιητέα, εἰ πάντως δέοι ἐν κλίμακι κατασεισθῆναι. αἰσχρὸν μέντοι καὶ ἐν πάσῃ τέχνῃ καὶ οὐχ ἥκιστα ἐν ἰητρικῇ πολὺν ὄχλον καὶ πολλὴν ὄψιν καὶ πολὺν λόγον παρασχόντα, ἔπειτα μηδὲν ὠφελῆσαι.

Ἐὰν μὲν μηδ' ὅλως ὁ κατασειόμενος ἑρμασθῇ τὸ σῶμα, πρὸς τὴν κλίμακα δεθεὶς μόνον ἐκ τῶν ἄνω μερῶν [378] ἐκκυλισθήσεται ῥᾳδίως εἰς τὰ πλάγια μέρη. καταδεθεὶς δὲ αὖ πάλιν ἰσχυρῶς, ὡς ἀκίνητος εἶναι πρὸς τῆς κατασείσεως

In fuperioribus quoque oftendimus ἕρματα dici ab Hippocrate *fulcimenta* et ἑρμάσαι *fulcire;* atque hoc effe quod a poeta fcribitur: ὑπὸ δ' εἴρεον ἕρματα νηῶν.

XXVII.

Sed videndum eft ne hujusmodi vincula concuti hominem non finant. Crura vero non ad fcalam, fed inter fe vincienda, ut e regione fpinae dependeant: haec fiquidem ita admovere convenit, fi homo fuper fcalam omnino concutiendus fit. Turpe autem eft in omni arte nec minus etiam in medicina fine ullo profectu magnam adhibere turbam, magnum fpectaculum polliceri et multa verba facere.

Quod fi homo qui concutitur nullis corporis partibus exceptis fuperioribus ad fcalam vinciatur, facile in latera devolvitur; at rurfus fi fortiter alligetur, ut immobilis fit, concuffu nihil levatur. Ambo haec igitur fpectantes

Ed. Chart. XII. [378.]　　　　　　Ed. Baf. V. (616.)

οὐδὲν ὀνήσεται. χρῆται γὰρ ἀμφοτέρων στοχαζόμενος, οὕ
τω δεσμεῖν αὐτὸν, ὡς μήτε ἀκίνητον εἶναι κατασειόμενον
ὑπὸ τῆς τῶν δεσμῶν ἀσφαλείας σφιγγόμενον, ἀλλὰ μήτε
χαλαρὸν οὕτως ἐπικεῖσθαι, ὡς κυλισθήσεσθαι εἰς τὰ πλά
για. κατεγνωκὼς δὲ τῆς τοιαύτης ἀντιτάσεως ὁ Ἱπποκρά
της ὅμως ἔγραψεν, ὡς ἂν κάλλιστα σκευάσειεν αὐτὴν, ἐπειδὴ
τοὺς χρωμένους ἑώρα, μηδ᾽ ὅλως κάλλιστα ποιεῖν τὸ ἔργον
ἐπισταμένους, ἀλλὰ καὶ ὡς εἶπεν, οὐδὲν γάρ μοι ἄμεμπτον,
εἴ τις καλῶς σκευάσας κατασείσειε κἂν ἑξῆς συνθεῖναι ἔνια.

———

κη'.

Χρὴ δὲ πρῶτον μὲν γινώσκειν τὴν φύσιν τῆς ῥάχιος, οἵη
τίς ἐστιν, ἐς πολλὰ γὰρ νοσήματα προσδέοι ἂν αὐτῆς.

Ἐπισημαίνεσθαι βούλομαι κἂν ἅπαξ που καὶ ἀναμνῆ
σαι τῶν εἰρημένων τέ μοι κατὰ τὸ πρῶτον εὐθέως βιβλίον
περὶ τῆς Ἱπποκράτους ἀνατομῆς, ἐν ᾧ γνώσῃ τὴν ἀναι
σχυντίαν τῶν ἐμπειρικῶν ἰατρῶν τολμησάντων Ἱπποκράτην

ita hominem vinciemus, ut neque immobilis fit, quum
concutitur fub vinculis firmiter adftrictus; neque ita laxe
fuper fcalam contineatur ut in latera devolvatur. Hippocrates autem hujusmodi extendendi rationem contemnens,
quo tamen modo optime adhiberi poffet adfcripfit. Quandoquidem vidit, qui ea utuntur nefcire ipfam optime adhibere; huc accedit quod fuperius dixit: minime enim
diffido nonnulla reftitui poffe, fi quis recte praeparans
extendat.

———

XXVIII.

In primis quidem cognofcendum eft quae fit natura fpinae, ad multos enim morbos ea opus eft.

———

Notare femel alicubi volumus atque in memoriam
educere quae a nobis dicta funt a principio in primo
libro de ratione corporum incidendorum Hippocratis in
quo empiricorum impudentiam cognofces, qui audent Hip

καλεῖν ἐμπειρικόν. ἐμπειρικώτατος μὲν γὰρ ἦν ἁπάντων
τῶν κατὰ τὴν ἰατρικὴν τέχνην καὶ μάλιστα τῇ πείρᾳ προσ-
έχων νοῦν καὶ πάντα ταύτῃ δοκιμάζων, ἵνα δ᾽ ὅλως ἀφί-
κηται πολλαῖς ἐπινοίαις χρώμενος λογικαῖς ἀνατομήν τε μά-
λιστα σπουδάζων, ὡς ὠφελοῦσαν ἱκανῶς τὴν τέχνην, ὅπερ
καὶ νῦν ἐδήλωσε σαφῶς, τὴν φύσιν τῆς ῥάχεως ἀξιῶν γι-
νώσκειν, ἣν ἄχρηστόν φασιν οἱ ἐμπειρικοὶ, καθάπερ καὶ τῶν
ἄλλων ἁπάντων μορίων.

<hr/>

κθ'.

Τοῦτο μὲν γὰρ τὸ πρὸς τὴν κοιλίην ῥέπον οἱ σφόνδυλοι
ἐντὸς ἄρτιοί εἰσιν ἀλλήλοισι.

<hr/>

Τῶν σφονδύλων τὸ μὲν ὀπίσω μέρος ἀπόφυσιν ὀξεῖαν
ἔχει χονδρώδη κατὰ τὸ πέρας, ἣν ὀνομάζουσιν ἄκανθαν, τὸ
δ᾽ ἀντικείμενον τούτῳ τὸ πρόσω τε καὶ ἐντὸς, ἑκάτερον
μὲν γὰρ ὀνομάζεται, χόνδρῳ μὲν ἐπαλείφεται καὶ αὐτό. πε-

pocratem appellare empiricum. Fuit enim omnium qui
medicinam exercuerunt maxime experiens maximeque ex-
perimentorum fpectator, iisque omnia comprobavit quae
multis fretus rationalibus argumentis invenit, potiſſimum-
que rationi corporum incidendorum operam dedit, ut
quae mirum in modum ad artem conferat, quod nunc
aperte docet, quum fpinae naturam intelligi velit, quam
empirici non fecus quam ceterarum partium omnium eſſe
inutilem dicunt.

<hr/>

XXIX.

*Vertebrae igitur ab interiori parte, qua ad ventrem ſpe-
ctant, inter ſe ſunt aequales.*

<hr/>

Vertebrae a poſteriori parte proceſſum exigunt acu-
tum extrema parte cartilaginoſum, qui fpina nuncupatur;
a contraria vero, priori fcilicet five interiori, utroque
enim vocabulo nuncupatur, aeque cartilaginem fuperje-

ριφερὲς δέ ἐστι καὶ λεῖον οὐδεμίαν ὀξεῖαν ἀπόφυσιν ἔχον,
οὐδ᾽ ὅλως ἐξοχήν τινα βραχυτάτην, ὥσπερ ὀπίσω τε καὶ
τῶν πλαγίων ἔχει. ὁποῖαι μὲν οὖν εἰσιν ἑκάστῳ τῶν σφον-
δύλων αἱ ἀποφύσεις, ἐπί τε τῶν σκελετῶν εἶπεν, εἰρημέ-
νον νῦν περὶ τῶν σφονδύλων, οὓς κατὰ τὰ ἔνδον μέρη
κέκληκεν ἀρτίους, τουτέστιν ἀπηρτισμένους αὐτῶν τε καθ᾽
ἑαυτῶν ἕκαστον, ἔν τε τῇ πρὸς ἀλλήλους ὁμιλίᾳ, διότι γὰρ
οὔτ᾽ ἐξοχή τις αὐτοῖς ἐστιν ἐνταῦθα καὶ κατὰ πᾶν ἀλλήλοις
ἐφαρμόττουσιν, ἀρτίους αὐτοὺς ὠνόμασεν εἶναι πρὸς ἀλλή-
λους, οἷον ἀπηρτισμένους ὁμιλοῦντας.

λ´.

[379] Καὶ δέδενται πρὸς ἀλλήλους δεσμῷ μυξώδει καὶ νευ-
ρώδει ἀπὸ χόνδρων ἀποπεφυκότι ἄχρι πρὸς τὸν νωτιαῖον.

Ἀκριβῶς πάνυ διηγήσατο τὴν φύσιν τῆς συμβολῆς τῶν
σφονδύλων. οὐ γὰρ διὰ πολλοῦ, καθάπερ ᾠήθησάν τινες,

ctam habent, qua rotundae funt et leves nullumque acu-
tum proceſſum exigunt, neque prorſus eminentiam aliquam
vel breviſſimam, quemadmodum et a poſteriori parte et
a latere. Quales igitur ſingularum vertebrarum proceſſus
ſint ex cadavere arido intelliges. Ex quo planum etiam
fiet id quod ait, vertebras ab interiori parte eſſe aequales,
hoc eſt aequari ſingulas qua inter ſe junguntur. Quoniam
igitur ea parte nullum proceſſum habent aptiſſimeque in-
ter ſe conveniunt, aequales inter ſe eſſe dixit, hoc eſt
aequari ea parte qua cohaerent.

XXX.

Alligantur autem inter ſe mucoſo ac nervoſo ligamento,
quod a cartilagine orſum uſque ad ſpinae medullam
progreditur.

Naturam commiſſurae vertebrarum ad unguem indi-
cat. Non enim alte admodum unitatem coeunt a parte

ΠΕΡΙ ΑΡΘΡΩΝ ΥΠΟΜΝΗΜΑ Γ.   527

Ed. Chart. XII. [379.]   Ed. Baf. V. (616.)
ἐνοῦνται καὶ συμφύονται κατὰ τὴν ἔνδον χώραν, οὕτω γὰρ
ἂν ταῖς ἐπὶ πλέον ἀνακλάσεσι πρὸς τοὐπίσω τῆς ῥάχεως
ἤτοι τελέως ἀντέλεγον ἢ διεσπῶντο. νυνὶ δέ, οὐ γὰρ συμ-
πεφύκασιν, ἀλλ᾽ ὡς ἔχει δεσμῷ δέδενται μυξώδει καὶ νευ-
ρώδει, διὰ τοῦτο κίνησίν τινα βραχεῖαν ἔχουσι καὶ κατὰ
τοῦτο τὸ μέρος, οὐκ ἂν ἔχοντες, εἰ συναποπέφυκεσαν· οὔτε
δεσμὸς αὐτῶν ἐξήκει μέχρι τοῦ νωτιαίου. περίκειται γὰρ ἐν
κύκλῳ τούτῳ μετὰ τὴν τραχεῖαν μήνιγγα. πρώτης μὲν οὖν
αὐτὸν περιειληφυίας τῆς δέσεως, ὥσπερ καὶ τὸν ἐγκέφαλον,
ἐφ᾽ ὃν δὲ παχείας εἶπεν ἔξωθεν τοῦ προειρημένου δεσμοῦ.
περιττότερον γὰρ τοῦτο τῷ νωτιαίῳ παρὰ τὸν ἐγκέφαλον
ὑπάρχει σκέπασμα προβλήματος, ὅπως μὴ πονήσῃ προσκό-
πτων τοῖς ὀστοῖς τῶν σφονδύλων ἐν τῇ κινήσει τῶν ὀστῶν
τῆς ῥάχεως. αὐτοῖς δὲ τοῖς σφονδύλοις ὁ σύνδεσμος μυξώ-
δης ἐγένετο, τουτέστι γλίσχρος καὶ οἷον φλεγματώδης ἕνεκα
τοῦ καὶ τὴν κίνησιν ἑτοιμοτέραν εἶναι τοῖς σφονδύλοις καὶ
αὐτὸν τὸν σύνδεσμον ἀπαθέστερον· ἀποῤῥήγνυται γὰρ ἐν ταῖς
κινήσεσι τὰ ξηρὰ καὶ τὰ ἄνικμα. διὰ τοῦτο καὶ τοὺς ἱμᾶν-

interiori, ficut nonnulli exiftimarunt; nam ficubi in po-
fteriorem partem plurimum curvanda fpina effet, vel ex
toto retinerentur vel divellerentur. Nunc autem res ali-
ter habet, quum non coeant in unitatem, fed veluti vin-
culo alligentur mucofo nervofoque, atque idcirco leniter
aliquid hac parte moventur, qua nullo modo motae fuif-
fent, fi continuarentur. At neque vinculum earum ad
fpinae medullam ufque pertinet, fed interjecta afpera
membrana in orbem medullam ipfam complectitur, quae
non fecus ac cerebrum tenui membrana primo velatur,
poftea craffiori; fed praeter ea quae in cerebro funt fpi-
nae medulla fepta eft hoc tegmento, quod vim habet pro-
hibendi ne doleat, quum vertebrarum offibus offenditur,
ubi fpina movetur. Circa ipfas autem vertebras innatum
eft vinculum mucofum, hoc eft glutinofum et quafi pi-
tuitae plenum, ut vertebrae promptius moveantur ipfum-
que vinculum minus laedatur. In vehementi enim motu
abrumpuntur quae ficca funt et fine humore, atque id-

τας ἀλείφουσιν, οἷς ἐπὶ τῶν ὀχημάτων τε καὶ αὐτῶν τῶν
ὑποζυγίων χρῶνται. καίτοι τὸν αὐτὸν τοῦτον τὸν μυξώδη
χυμὸν ἐν ἅπασι τοῖς ἄρθροις εὑρεῖν ἐστι διὰ τὴν αὐτὴν
αἰτίαν.

λα΄.

Ἄλλοι δέ τινες τόνοι νευρώδεες διαντέοι, πρόσφυτοι παρα-
τέτανται ἔνθεν καὶ ἔνθεν αὐτῶν.

Διαντέους μὲν ἀκούειν χρὴ τοὺς ἄνωθεν κάτω διήκον-
τας ἐπὶ πολὺ μακρούς. οὐ μὴν ἔχω γε γράφειν διὰ τί νευ-
ρώδεις εἶπε τοὺς παρατεταμένους τόνους τῶν σφονδύλων.
οὐ γὰρ νευρώδεις εἰσὶν, ἐχρῆν εἰπεῖν, ἀλλὰ νεῦρα πλὴν τοὺς
ἰσχυροὺς νευρώδεις ὠνόμασε. παρατέτανται δὲ νεῦρα σαφῶς
μὲν ἑκάστῳ σφονδύλῳ καθ᾽ ὅλον τὸν θώρακα, περὶ ὧν ἄνω-
θεν γενέσεως ἐν ταῖς ἀνατομαῖς ἐθεάσασθε δεικνύντος μου,
κατὰ μὲν τὸν τράχηλόν τε καὶ τὴν ὀσφῦν ἐπίκεινται μύες
τοῖς σφονδύλοις, καθ᾽ ὃν φέρονται τὰ νεῦρα.

circo qui loris ad vehicula et jumenta utuntur ipfa inun-
gunt, quamquam ejusmodi mucofus humor in omnibus
articulis ob eandem caufam invenitur.

XXXI.

*Quaedam alia etiam ligamenta nervofa perpetua adna-
fcuntur et hinc atque hinc a lateribus ipfarum intendunt.*

Perpetua ligamenta intellexit quae a fuperiori parte
deorfum feruntur plurimum longa. Nihil tamen habeo
quod fcribam, quamobrem ligamenta quae juxta intendunt
nervofa dixerit. Dicendum enim fuit non nervofa, fed
nervi, nifi fi valida appellavit nervofa. Nervi autem evi-
denter per univerfum thoracem juxta unamquamque ver-
tebram intendunt, quorum fuperiorem originem in cor-
poribus incidendis demonftravimus; ad cervices autem et
lumbos fuper vertebras mufculi funt per quos feruntur nervi.

λβ'.

Αἱ δὲ φλεβῶν καὶ ἀρτηριῶν κοινωνίαι ἐν ἑτέρῳ λόγῳ δε-
δηλώσονται, ὅσαι τε καὶ οἷαι καὶ ὅθεν ὡρμημέναι καὶ
ἐν οἷησιν οἷα δύνανται.

[380] Καὶ περὶ τούτων ἐμάθετε κατὰ τὰς ἀνατομάς,
ἀλλὰ καὶ δι' ὑπομνημάτων ἔχετε φλεβῶν μὲν καὶ ἀρτηριῶν
ἀνατομὴν γεγραμμένην, ὥσπερ γε καὶ νεύρων. ἀκριβέστερον
δὲ κατὰ τὴν τῶν ἀνατομικῶν ἐγχειρήσεων πραγματείαν. οὐκ-
οῦν χρὴ μηκύνειν ἔτι περὶ αὐτῶν γράφοντα ἐνταυθοῖ, μηδ'
αὐτοῦ τοῦ Ἱπποκράτους ἐθελήσαντος ἅπασαν αὐτῶν τὴν
φύσιν διελθεῖν κατὰ τοῦτο τὸ βιβλίον, ἀλλ' ἀναβαλλομένου,
καθάπερ καὶ ἄλλα πολλά. σώζεται δὲ οἱ κατὰ τὰ προκεί-
μενα νῦν ἐν τῷ λόγῳ χωρία φλεβῶν καὶ ἀρτηριῶν συγγραφή.
ἐπὶ δὲ τῶν παρατεταμένων τοῖς σφονδύλοις μερῶν (617)
ὑπομνηματικῶς, οὐ συγγραφικῶς ἐν τῷ δευτέρῳ τῶν ἐπι-
δημιῶν ὑπ' αὐτοῦ λέλεκται, παραπλησίως τοῖς ἄλλοις ὅσα
κατ' ἐκεῖνο τὸ βιβλίον ἐδείξαμεν ὑπομνήματά τινα τοῦ Ἱπ-

XXXII.

De venis autem et arteriis huc pertinentibus alibi tracta-
bimus, quot et quales fint, unde inchoentur, quidque
in quibus poffint.

Has quoque didiciftis in corporibus incidendis, fed
et in libris quos de venis et arteriis, de nervis item in-
cidendis habetis. Quae omnia diligentius tradidimus in
libro de ratione incidendi corporis, quare pluribus hic de
illis agere operae pretium non eft, quum neque ipfe Hip-
pocrates perfequi in hoc opere univerfam earum naturam
velit, fed eam ficut alia multa in alium locum differat,
licet quae de venis et arteriis fcripta nunc pollicetur non
exftent. De nervis autem juxta vertebras tendentibus in
fecundo libro de morbis vulgaribus non plene quidem,
fed in commentarii modum tractavit, tanquam de aliis
quae nos oftendimus in eo libro commentarii modo et
non plene ab Hippocrate fcripta; folummodo enim pri-

ποκράτους, οὐ συγγράμματα. μόνον γὰρ τὸ πρῶτον καὶ τρί-
τον τῶν ἐπιδημιῶν ὡς πρὸς ἔκδοσιν πρὸς αὐτοῦ γέγραπται.

λγ΄.

Αὐτὸς δὲ ὁ νωτιαῖος, οἷσιν ἐλλύτρωται ἐλλύτροισι καὶ ὅθεν
ὡρμημένοισι καὶ ὅπη κραίνουσι καὶ οἷσι κοινωνέουσι καὶ
οἷα δυναμένοισι.

Τὰ σκεπάσματά τε καὶ περιπλήματά τινων ἔλλυτρα
καλοῦσιν οἱ παλαιοὶ, διὰ τοῦτ᾽ οὖν καὶ νῦν ὁ Ἱπποκρατης
ἔλλυτρα τοῦ νωτιαίου κέκληκε τὰ πρὸ βραχέος εἰρημένα
μοι. δύο μὲν οὖν ἔνδοθεν ἦν ἅπαντα, ἔξωθεν δὲ τὰ κοινὰ
τῶν σφονδύλων δεσμά. ὁρμῶνται δὲ αἱ μήνιγγες ἀπὸ τῶν
τὸν ἐγκέφαλον περιεχουσῶν. ὁ δὲ ἔξωθεν αὐτὰς περιλαμβάνων
τρίτος χιτὼν ἀπὸ τοῦ τῆς κεφαλῆς ὀστοῦ καθ᾽ ὃ διαρθροῦ-
ται πρὸς τὸν πρῶτον σφόνδυλον. τελευτῶσι δέ τοι οὗτοι
δεσμοὶ, καθάπερ καὶ αὐτὸς ὁ νωτιαῖος ἄχρι τοῦ κατὰ τὴν

mum et tertium librum de morbis vulgaribus abfolvit ita
ut edi poffet.

XXXIII.

Tum de medulla fpinae, quibus tegmentis tegatur, unde
originem ducentibus, qua parte finitis, quibuscum con
junctis quidque valentibus.

Tegmenta ac velamenta alicujus rei veteres appellant
ἔλλυτρα, atque idcirco Hippocrates nunc medullae fpinae
tegmento ἔλλυτρα nuncupavit quae nos paullo ante narra-
vimus: duo quidem intrinfecus omnino funt, extrinfecus
vero communia omnium vertebrarum ligamenta. Oriun-
tur autem membranae a membranis quae cerebrum tegunt,
fed tertium velamentum, quod extrinfecus eas complecti-
tur, originem habet a calvaria, qua cum prima vertebra
committitur. Hujusmodi autem ligamenta non fecus atque

ῥάχιν πέρατος. ὠνόμασε δὲ αὐτὸς ὁ Ἱπποκράτης τὸ τελευ-
τῶσιν ὁμοίως τῷ ποιητῇ Ἀριστοφάνει·

    Εἴπερ δὴ κρανέω γε καὶ εἰ τετελεσμένον ἔσται.

οἷα δὲ δύνανται λέλεκται μὲν ἀκριβῶς ἤδη αὐτὰ κατὰ τὰς
ἀνατομικὰς πραγματείας ἅμα ταῖς οἰκείαις ἐξ ἐκείνων ἐστὶ
μάλιστα καὶ ἡ περὶ χρείας μορίων. ἀρκεῖ δὲ νῦν, εἰπεῖν
τὰς μὲν περικειμένας τῷ νωτιαίῳ μήνιγγας τὴν αὐτὴν παρ-
έχειν χρείαν ἥνπερ καὶ τῷ ἐγκεφάλῳ, ἡ δ' ἐν ἐκείνῳ
φρουρὰ μέν τις αὐτοῦ πρὸς τὸ μηδὲν πάσχειν ὑπὸ τῶν πε-
ρικειμένων ὀστῶν ἡ παχεῖα. σύνδεσμος δὲ τούτων καὶ ἄλ-
λο σύμφυιόν τι δέρμα καὶ σκέπασμα τοῦ ἐγκεφάλου ἡ λε-
πτὴ, περὶ ὧν τοῦ τρίτου χιτῶνος ἐν τῷ νωτιαίῳ μικρὸν
ἔμπροσθεν εἴρηται.

               λδ'.

Εν δὲ τῷ ἐπέκεινα ἐν ἄρθροισι γεγιγγλύμωνται πρὸς ἀλλή-
    λους οἱ σφόνδυλοι.

ipfa medulla ad imam fpinam finiuntur. Finitis Hippo-
crates dixit κραίνουσι, ficuti poëta quum inquit:

    Εἴπερ δὴ κρανέω γε καὶ εἰ τετελεσμένον ἔσται.

Quid vero poffint exquifite jam oftendimus in opere de
ratione corporum incidendorum, atque etiam in propriis
libris, inter quos praecipuus eft qui de ufu partium in-
fcribitur. Nunc autem fcripfiffe abunde eft membranas
quae cingunt fpinae medullam, eundem praeftare ufum
atque in cerebro quod craffa membrana defenditur, ne a
circumpofitis offibus laedatur. Eft et aliud cerebri vela-
mentum et quafi cutis innata, quo haec nectuntur, nempe
tenuis membrana. De tribus autem his tunicis in medulla
fpinae paullo fupra pertractavimus.

               XXXIV.

In ulteriore autem parte vertebrae cardinis modo commif-
   furas habent.

[381] *Τὴν φύσιν τῆς ῥάχεως διηγεῖσθαι προθέμενος,*
εἶτ᾽ ἀρξάμενος ἀπὸ τῶν ἔνδον μερῶν αὐτῆς, ἔνθ᾽ ἀφήπτοντο
μὲν οἱ σφόνδυλοι τὸ πρὸς τὴν κοιλίαν ῥέπον ἐν τοῖς ἀρτίοις
οὖσιν ἀλλήλοισιν. εἰκότως νῦν εἶπεν, ἐν δὲ τῷ ἐπέκεινα ἐν
ἄρθροισι γεγιγγλύμωνται. τὸ γὰρ ἐπέκεινα τῶν προειρημέ-
νων μερῶν τι κατὰ τὴν ὀπίσω χώραν ἔσται, ἔνθα φησὶν
αὐτὸ γεγιγγλύμωνται. συνδεῖσθαι δὲ ὀπίσω φησὶ σύνδεσμον
εἰρημένον τὸν ἀπὸ τῆς συνθέσεως τῶν σφονδύλων, οὐ μόνον
τὸν κατὰ τὴν ἄκανθαν, ὅσπερ ἐστὶν ἀκριβῶς ὀπίσω τὸ μέ-
γεθος τῆς ἐνταῦθα χώρας κατειληφυίας αὐτὸν, οὗ πάλιν
ἑκατέρωθέν εἰσιν αἱ διαρθρώσεις τῶν σφονδύλων. εἰ μὲν
ὡς πρὸς τὴν ἄκανθαν ἐξετάζοι τις, κατὰ τὰ πλάγια μέρη
τῆς ῥάχεως, εἰ δ᾽ ὡς πρὸς τὴν ὀπίσω παραβάλλουσαν χώ-
ραν, ἣν διηγήσατο καθ᾽ ἣν οἱ σφόνδυλοι δέδενται πρὸς
ἀλλήλους ὀπίσω γιγνόμενοι, γεγιγγλυμῶσθαι δ᾽ εἶπε τοὺς
σφονδύλους πρὸς ἀλλήλους, ἐπειδὴ τέτταρας ἀποφίσεις ἔχον-
τες οἷς διαρθροῦνται, ταῖς δύο μὲν γὰρ ὑποδέχονται τὰς
ἐξοχὰς τοῦ πλησιάζοντος σφονδύλου, ταῖς δύο δὲ ἐπιβαί-

Quum explicare fpinae naturam inftituerit orfus ab
interioribus partibus ipfius, qua vertebrae apte inter fe
cohaerentes ad ventrem fpectant et inter fe funt aequales,
jure nunc fubdit; in ulteriori autem parte vertebrae car-
dinis modo commiffuram habent. ulterior enim pars iis
quae propofitae funt erit pofterior, qua inquit vertebras
cardinis modo inter fe committi. Non debes autem in-
telligere pofteriorem partem eam quae fita eft contra li-
gamentum propofitum, quod fcilicet a junctura vertebra-
rum procedit; is enim locus medius exquifite pofterior eft
ubi fpina tantum eft, fed eam quae utrimque eft a com-
miffuris ipfarum vertebrarum. Quae fi ad fpinam refe-
ratur, erit a lateribus fpinae; fi ad priorem partem, in
qua dixit vertebras inter fe colligari, pofterior. Scripfit
autem eas commiffuras cardinis modo effe, quoniam qua-
tuor exigunt proceffus quibus committuntur: duobus qui-
dem admittunt eminentias proxime vertebrae, duobus fe

ΠΕΡΙ ΑΡΘΡΩΝ ΥΠΟΜΝΗΜΑ Γ.   533

Ed. Chart. XII. [381.]   Ed. Baf. V. (617.)
νουσι κατὰ θάτερα. παραπλησία δέ πώς ἐστι καὶ ἡ τῶν
γιγγλυσμῶν παρασκευή.

λέ.

Τόνοι δὲ κοινοὶ παρὰ πάντας καὶ ἐν τοῖσιν ἔξω μέρεσι καὶ
ἐν τοῖσιν εἴσω παρατέτανται.

Τὰ ἀντικείμενα μέρη τῶν σφονδύλων τῇ συνθέσει ὀπίσω
τε καὶ ἔξω καλεῖν ἐγχωρεῖ, καθάπερ γε καὶ αὐτὰ τὰ κατὰ
τὴν σύνθεσιν ἔνδον τε καὶ πρόσω· ἀλλὰ τόνους γε κατὰ τὴν
ὀπίσω χώραν οὐκ ἂν εἴροις παρατεταμένους, εἴ γε τόνοι
ὀνομάζονται τὰ προαιρετὰ νεῦρα. κατὰ γὰρ τὰς συμβολὰς
τῶν σφονδύλων ἐστὶ τὸ τρῖμμα, δι' οὗ τῶν ἀπὸ νωτιαίου
νεύρων ἕκαστον αὐτίκα σχίζεται καὶ τῶν μερῶν αὐτοῦ τὸ
μὲν εἰς τὴν πρόσω χώραν ἀφικνεῖται, τὸ δὲ εἰς τὴν ὀπίσω
διανεμόμενον εἰς τοὶς ἐπικειμένους ἐνταῦθα μύας, οὓς ῥα-
χίτας ὀνομάζουσιν.

----

in alteram infinuant. Efficitur autem quodammodo ftru-
ctura ordinum fimilis.

XXXV.

*Nervi omnium communes et ad exteriorem partem et ad
interiorem procedunt.*

Pars vertebrarum quae ei opponitur qua illigantur
pofterior et exterior appellari poteft, ficut ea ipfa qua
illigantur interior et prior; verum a pofteriori parte non
reperiuntur nervi, quos nunc τόνους dixit, fi nervi intel-
ligantur qui motum voluntarium praeftant.   Qua enim
vertebrae inter fe committuntur foramen eft, per quod
unusquisque nervus a fpinae medulla trajectus protinus
diftribuitur, cujus aliae partes ad priorem regionem in-
tendunt, aliae ad pofteriorem, atque in mufculos difli-
pantur, qui quum fpinae fuperjecti fint, ῥαχῖται Graece
nominantur.

λστ'.

Ἀπόφυσίς τέ ἐστιν ὀστέου ἐς τὸ ἔξω μέρος ἀπὸ πάντων
τῶν σφονδύλων, μία ἀπὸ ἑνὸς ἑκάστου, ἀπό τε τῶν μει-
ζόνων ἀπό τε τῶν ἐλασσόνων. ἐπὶ δὲ τῆσιν ἀποφύσεσι
ταύτῃσι χονδρίων ἐπιφύσιες καὶ ἀπ' ἐκείνων, νεύρων ἀπο-
βλάστησις ἠδελφισμένη τοῖσιν ἐξωτάτω τόνοισιν.

Εἰς μέσην εἴτ' ὀπίσω· χώραν τῆς ῥάχεως ἀπόφυσις
ἑκάστου τῶν σφονδύλων ἀνατείνεται συνθεῖσα τὴν ὅλην ἄκαν-
θαν. ἐπὶ τῷ πέρατι δὲ καὶ τῆς ἀποφύσεως χόνδρος ἐπί-
κειται νεύρων ἀποβλαστήσεις ἔχων συνδετικάς. ἠδελφισμένη
φησὶ τοῖς τόνοις, ὅπερ ἤτοι τῶν ὁμοιουμένων εἰς ταὐτὸ
ἰόντων καὶ ἀναμιγνυμένων, ἑκάτερον γὰρ αὐτῶν ἀληθές ἐστι.

λζ'.

[382] Πλευραὶ δὲ προσπεφύκασιν ἐς τὸ εἴσω μέρος τὰς κε-
φαλὰς ῥέπουσαι μᾶλλον ἢ ἐς τὸ ἔξω, καθ' ἕνα δὲ ἕκαστον
τῶν σφονδύλων προσήρθρωνται.

XXXVI.

Singulae autem vertebrae tam majores quam minores in
exteriorem partem fingulos proceſſus exigunt; his au-
tem proceſſibus adjecta eſt cartilago, atque ab ea ger-
men oritur ligamentorum quae nervis exterioribus ger-
mana funt.

Singularum vertebrarum proceſſus per medium dor-
fum intendunt atque univerſam ſpinam componunt; extremo
autem proceſſui cartilago innexa eſt, a qua oritur germen
ligamentorum, quae, ut ipſe ait, nervis germana funt. Quo
fignificat vel fimillima vel inter fe coeuntia immixtaque;
utrumque enim verum eſt.

XXXVII.

Adjectae autem coſtae funt capitibus in interiorem par-
tem ſpectantibus magis quam in exteriorem, quae ſigil-
latim cum unaquaque veŗtebra committuntur.

Τὰ τοῦ θώρακος ὀστᾶ διήκοντα κατὰ θέσιν ἐγκαρσίαν
ἀτρέμα λοξῶς κατὰ τῆς ῥάχεως ἐπὶ τὸ στέρνον ὠνόμαζον
πλευρὰς οὐχ Ἱπποκράτης μόνον, ἀλλὰ καὶ οἱ μετ᾽ αὐτὸν
ἅπαντες ἰατροί. ταύτας οὖν φησι προσηρθρῶσθαι τοῖς
σφονδύλοις, οὐδὲν διαφέρον εἰ καὶ διηρθρῶσθαι φαίης, ὅπερ
ἐστὶ συνηθέστερον ὄνομα τοῖς ἰατροῖς τοῖς νεωτέροις, οὕτως
ὀνομαζόντων αὐτῶν τὰς ἐμβολὰς τῶν ὀστῶν, ὡς ἐκείνοις αἰ-
σθητικήν τινα ἀξιόλογον ἔχουσι κεφαλάς τε τῶν πλευρῶν
εἴρηκε τὰ πέρατα, δι᾽ ὧν τοῖς σφονδύλοις διαρθροῦνται
κατὰ τὰς ῥίζας τῶν πλαγίων ἐν ἑαυτοῖς ἀποφύσεων. ἀκρι-
βῶς δὲ εἶπεν ἔσω ῥέπειν αὐτὰς μᾶλλον, ἴστε γὰρ οὕτως
ἔχειν, ἀλλὰ καὶ ὅτι διαφυής πώς ἐστιν αὐτῶν ἡ διάρθρω-
σις ἐθεασάμεθα. παραλελοιπότος τοῦτο τοῦ Ἱπποκράτους
ἢ τῷ παρελθεῖν οὐκ ἀκριβῶς θεασαμένου τὴν ὅλην φύσιν
τῆς διαρθρώσεως ἢ τῷ μὴ νομισθῆναι τὴν τοιαύτην λεπτο-
λογίαν οἰκείαν εἶναι τῇ προκειμένῃ πραγματείᾳ.

Coftae, id eft thoracis offa, quae a fpina intendunt
transverfa ac modice obliqua ad pectus Graece non modo
ab Hippocrate, fed ab omnibus junioribus medicis nomi-
natae funt πλευραί. Has inquit cum vertebris committi,
προσηρθρῶσθαι dixit, quafi dicas διηρθρῶσθαι. Quod vo-
cabuli apud juniores medicos magis in ufu eft, eo enim
fignificant offium commiffuras, quibus talis ineft motus
ut fenfu aliquatenus percipi poffit. Coftarum capita vo-
cavit extrema, per quae cum vertebris conjunguntur, in
radices proceffuum a lateribus fe infinuantes. Exquifite
autem dixit ipfas magis in interiorem partem fpectare;
noftis enim rem ita fe habere: ipfarum vero commiffuram
quodammodo duplicem confpeximus, quam rem Hippo-
crates praetermifit vel quod non ex toto univerfam natu-
ram commiffurae fuerit intuitus vel quod tam diligentem
ejus inquifitionem ad propofitum pertinere non exifti-
maverit.

λη'.

Καμπυλώταται δὲ πλευραὶ ἀνθρώπου εἰσὶ ῥοιβοειδέα τρόπον.

Ἁπάντων τῶν ζώων ἄνθρωπος καμπυλωτάτας ἔχει
πλευρὰς, ὅτι καὶ τὸ στέρνον ἁπάντων πλατύτατον· τῶν μὲν
γὰρ ἄλλων ζώων τὸ μὲν μᾶλλόν ἐστι, τὸ δ᾽ ἧττον ὀξύστερ-
νον. πλατυστερνότατος δ᾽ ἄνθρωπος, εἶθ᾽ ἑξῆς πίθηκος
ἁπάντων μὲν τῶν ἄλλων ζώων μᾶλλον, ἧττον δ᾽ ἀνθρώπου.
ἔστι δὲ κοινὸν ἅπασι μὲν ζώοις ὅσα θώρακα ἔχει τὸ τὰς
πλευρὰς ἐκ μὲν τῶν ἔξω μερῶν, ἔνθα καὶ ψαύομεν αὐτῶν,
κυρτὰς, ἐκ δὲ τῶν ἀντικειμένων τῶν ἔνδον εἶναι κοίλας·
εἰς γὰρ τὴν γένεσιν τῆς τοῦ θώρακος εὐρυχωρίας ἀναγκαῖον
ἦν τοῦτο τοῖς ἀνθρώποις, ἐπειδὴ κατὰ τὸ στέρνον εὐθύνε-
σθαι τὰς πλευ- (618) ρὰς ἔδει, τὸ μετὰ τοῦτο πᾶν ἱκανῶς
ἐκάμφθη, δεομένων δ᾽ αὐτῶν ἐπὶ τοὺς τῆς ῥάχεως ἀφικέ-
σθαι σφονδύλους. τὸ μὲν γὰρ ἑρμηνευόμενον ὑπ᾽ αὐτοῦ
πρᾶγμα σαφὲς ἡμῖν γέγονεν ἔκ τε τοῦ καμπυλωτάτας εἰ-

XXXVIII.

*Maxime autem flexae funt hominis coftae et modo eo-
rum quae curva funt.*

Inter omnia animalia homo coftas habet maxime cur-
vas, quoniam et pectus omnium latiſſimum; ex ceteris
vero animalibus alia magis, alia minus acuto pectore funt.
Latiſſimi autem pectoris eſt homo, dein ſimia quae pectus
habet anguſtius homine, latius quam cetera animalia.
Commune eſt autem omnium animalium quae · thoracem
habent, coftis eſſe ab exteriori parte qua tangimus gibbis;
a contraria, intrinfecus fcilicet, ſimis. Id enim neceſſa-
rium hominibus fuit ut thoracis fpatium latum redderet-
tur, quoniam juxta os pectoris dirigi coftas oportuit; re-
liquas earum partes quum deberent ad fpinae vertebras
pervenire, opus fuit plurimum curvari. Res igitur quam
proponit ex eo aperte intelligitur quod ipfe ait, coftas

Ed. Chart. XII. [382. 383.]   Ed. Baf. V. (618.)

πεῖν εἶναι τὰς πλευρὰς, κἀκ τούτου γιγνώσκεσθαι, ἀφ' οὗ
ὅμοιαι κατὰ τὸ σχῆμά εἰσιν. ἀπολείπεται δὲ ἡ ζήτησις
οὐκ ἐν τῇ πραγματείᾳ, καθάπερ ἐπὶ τῶν ἔμπροσθεν, ἀλλ'
ἐν ὀνόματι χρησαμένου τοῦ Ἱπποκράτους τῇ. ῥοιβοειδέα
φωνῇ σαφηνείας μὲν ἕνεκεν, ἥτις παράδειγμα λέλεκται πρὸς
αὐτοῦ, μείζονα δ' ἀσάφειαν ἐργαζομένη αὐτοῦ τοῦ γιγνω-
σκομένου πράγματος ἢ τῆς σαφηνείας ἕνεκα παράδειγμά τι
ὤφθη. τότε μὲν οὖν ἴσως ἦν ἡ φωνὴ συνήθης ἢ οὐκ ἂν
εἴρηκε ῥοιβοειδέα τρόπον. ἐν δὲ τῷ μετὰ ταῦτα χρήσεως
αὐτῆς ἐκβληθείσης εἰς ἀσάφειαν ἧκε. τὸ μὲν γὰρ διὰ τοῦ
κ λεγόμενον ῥοικοειδέα καὶ παρὰ Θεοκρίτῳ γεγραμμένον ἔν-
θα φησὶ·

[383]   Ῥοικὸν δέ κεν ἀγριελαίας
δεξιτερᾷ κορύναν.

καὶ παρ' Ἀρχιλόχῳ·

Ἀλλὰ μικρός τις εἴη καὶ περὶ κνήμας ἰδεῖν
Ῥοικὸς, ἀσφαλέως βεβηκυίας ποσὶ, καρδίης πλέως.

καὶ παρὰ Νικάνδρῳ·

maxime curvas effe, quodque earum figura talem eviden-
ter fe oftendit. Reftat quaeftio quae ad rem non perti-
net ficuti prior, fed ad vocem, quum Hippocrates expla-
nationis vel exempli caufa ufus fuerit verbo ῥοιβοειδία,
quod majorem affert obfcuritatem quam res ipfa cujus
gratia ad exemplum affertur, tunc fortaffe vox erat ufitata,
alioquin verba haec modo eorum quae curva funt non di-
xiffet ῥοιβοειδία τρόπον; deinde ufu explofa obfcura effe-
cta eft. Vox quidem ῥοικοειδία per κ apud Theocritum
curvum fignificat eo carmine ubi inquit:

Ῥοικὸν δέ κεν ἀγριελαίας
δεξιτερᾷ κορύναν.

Idem quoque fignificat apud Archilochum quum fcribit:

Ἀλλὰ μικρός τις εἴη καὶ περὶ κνήμας ἰδεῖν,
Ῥοικὸς, ἀσφαλέως βεβηκυίας ποσὶ, καρδίης πλέως.

Apud Nicandrum fimiliter:

Ἄλλοι δὲ ῥοικοῖσιν ἰσήρεες ἂν τὰ παγούροις
Γυῖα βαρύνονται.

τὸ μέντοι διὰ β ῥοιβὸν οὐκ οἶδα, καίτοι τινὰ τῶν ἀντι-
γράφων διὰ τοῦ β γέγραπται, ἀλλ' ἐν τοῖς ἀξιοπιστοτέροις
εὑρίσκεται τὸ κ.

_____

λθ'.

Τὸ δὲ μεσηγὺ τῶν πλευρέων καὶ τῶν ὀστέων τῶν ἀποπε-
φυκότων ἀπὸ τῶν σφονδύλων ἀποπληρέουσιν ἑκατέρωθεν
οἱ μύες ἀπὸ τοῦ αὐχένος ἀρξάμενοι ἄχρι τῶν φρενῶν
τῆς προσφύσιος.

_____

Οὐ πάνυ τι συμφωνεῖ τὸ φαινόμενον ἐκ τῆς ἀνατομῆς
τῇ διανοίᾳ τῆς λέξεως. τὸ μὲν γὰρ φαινόμενον ὧδε ἔχει·
κατὰ τὰς κεφαλὰς τῶν πλευρῶν ᾗ εἰσαρθροῦνται εἰς τοὺς
σφονδύλους μύες εἰσὶν, ὄπισθεν μὲν οἱ ῥαχῖται καλούμενοι
κατὰ τὸ μῆκος τῆς ῥάχεως ἐκτεταμένοι μέχρι τῆς τῶν σκε-
λῶν ἀρχῆς, ἔμπροσθεν δὲ κατὰ μῆκος, οὐ δι' ὅλου τοῦ

Ἄλλοι δὲ ῥοικοῖσιν ἰσήρεες ἂν τὰ παγούροις
Γυῖα βαρύνονται.

Per β autem fcriptum ῥοιβὸν nefcio quid fibi velit. Quam-
quam in nonnullis exemplaribus per β fcribatur, fed in
magis probatis per κ.

_____

XXXIX.

*Quod autem inter coftas eft quodque inter proceffus offium
vertebrarum utrimque complent mufculi, qui a cervici-
bus orfi ufque ad nexum intendunt.*

_____

Quod in corporibus incidendis apparet non admodum
confentit cum verborum fententia, nam quod apparet
hujusmodi eft. A coftarum capitibus qua cum vertebris
committuntur, mufculi funt a pofteriori parte, qui ῥαχῖται
nuncupantur, alii in longitudinem fpinae tendunt ufque
ad initium crurum; a priori parte in longitudinem mu-

θώρακος ἐπικέκληνται μύες. ἐγκάρσιοι δὲ κεῖνται μεταξὺ
τῶν πλευρῶν οὓς μεσοπλευρίους ὀνομάζουσιν, ἔπειτα βαί-
νουσι πρὸς ὀλίγας τῶν πλευρῶν οἱ ὑποβεβλημένοι τῷ στο-
μάχῳ μύες, ὑφ' ὧν εἰς τὸ πρόσω μέρος ὅλος ὁ τράχηλος
ἑλκόμενος ἐπινεύει βραχὺ καὶ χωρὶς τῆς προκειμένης πρὸς
κεφαλῆς διαρθρώσεως. ἐκείνη μὲν γὰρ αὕτη καθ' ἑαυτὴν
μεγίστην ἔχει κίνησιν ἐπινευόντων τε καὶ ἀνανευόντων, ἐὰν
τοῖς μετὰ τοὺς πρώτους σφονδύλους αὐτὴν παραβάλλῃ βρα-
χυτάτην δ' ἔχουσι τὴν πρὸς ἀλλήλους κίνησιν. ἀλλὰ κἀκ
τῶν κατ' ὀσφῦν χωρίων ἐπαναβαίνουσι τῷ θώρακι κατὰ
τὰς ἐσχάτας πλευρὰς αἱ κορυφαὶ τῆς ψόας. ὅσαι δ' ἐν
τῷ μεταξὺ τοῦ θώρακός εἰσιν οὐκ ἔχει μυῶν ἐπιβολὴν ἐν
ταῖς πλαγίαις ἀποφύσεσι τῶν σφονδύλων, ἃς ἔφην διαρθροῦ-
σθαι τὰς πλευράς. εἰσὶ δὲ καὶ ἄλλοι δύο μύες στενοὶ καὶ
μικροὶ τοῖς ῥαχίταις περιτεταμένοι δι' ὅλου τοῦ θώρακος
ἔξωθεν, ἐν τοῖς πρόσω μέρεσιν αὐτῶν ἃ τοῖς ὀπίσω περὶ
τὴν ἄκανθαν. αὕτη μὲν ἡ ἐκ τῆς ἀνατομῆς εὑρισκομένη
θέσις τῶν περὶ τοὺς σφονδύλους μυῶν. ἴδωμεν ἐφεξῆς τί-

fculi non procedunt, fed transverfi inter coftas, quos μεσο-
πλευρίους appellant. Deinde ad aliquot coftas pertinent
mufculi, qui ftomacho fubjecti funt, a quibus totum col-
lum in priorem partem attrahitur et paullulum etiam an-
nuit, ubi capitis commiffura non moveatur; ipfa enim
per fe maximum habet motum in annuendo et abnuendo,
fi quis eam cum vertebris conferat quae poft primas funt,
aliarum enim inter fe commiffurae paullulam moventur.
Sed et a regione juxta lumbos procedunt ad extremas tho-
racis coftas eorum mufculorum fummitates, qui ψόαι di-
cuntur; in medio autem thoracis ad coftas mufculi non
pertinent, qui fiti funt ad vertebrarum proceffus a lateri-
bus pofitos, qua committi coftas pofui. Sunt et alii duo
mufculi angufti atque exigui, qui ab exteriori parte per
univerfum thoracem juxta mufculos qui ῥαχῖται dicuntur
intendunt a priori parte, non a pofteriori verfus fpinam.
Haec igitur eft pofitio ac natura mufculorum circa verte-
bras quae ex corporibus incidendis invenitur. Videamus

νων ὁ Ἱπποκράτης δύναται μνημονεύειν. ὅτι μὲν οὖν τῶν
μεσοπλευρίων οὐ δύναται, δῆλον ἐκ τοῦ λέγειν τοὺς μύας
ἀπὸ τοῦ αὐχένος ἄρχεσθαι. λείπει τοίνυν τῶν ῥαχιτῶν
τούτων παρατεταμένων μνημονεύειν αὐτόν. ἀλλ᾽ οὐδετέρως
καλῶς ἂν λέγοιτο τὸ μεταξὺ τῶν ὀστῶν καὶ τῶν πλευρῶν
τῶν ἀποπεφυκότων ἀπὸ τῶν σφονδύλων τοὺς μῦς ἀναπλη-
ροῦν. οἱ μὲν γὰρ ῥαχῖται ταῖς διαρθρώσεσι τῶν εἰρημένων
ὀστῶν ἐν ὅλῳ τῷ θώρακι πάσαις ὄπισθεν προβέβληται, μη-
δὲν ἀπολείποντες ἀσκέπαστον, ἀλλὰ τάς τε ῥίζας πάσας τῶν
πλευρῶν τε ἅμα καὶ τῶν εἰς τὰ πλάγια τοῖς σφονδύλοις
ἀποφύσεών εἰσι μετὰ τὰς διαρθρώσεις· καὶ μὲν δὴ καὶ τὸ
κατὰ τὴν τελευτὴν εἰρημένον τῆς ῥήσεως τὸ ἄχρι τῆς προσ-
φύσιος, εἰ μὴ ἐπὶ τῶν [384] στενῶν λέγει τῶν μυῶν, τὴν
τοῦ διαφράγματος πρόσφυσιν ἡμᾶς ἀναγκαῖον νοεῖν, εἰ δ᾽
ἐπὶ τῶν ῥαχιτῶν, τὴν τῶν σκελῶν, εἰ μὴ περὶ πρόσφυσιν
εἴρηκε τὴν τούτων διάρθρωσιν. ἐγὼ μὲν οὖν διὰ ταύτην

deinceps, de quibusnam Hippocrates meminerit; ac de iis
quidem qui inter coftas funt patet ipfum minime egiffe,
quum ait: mufculi qui a cervicibus orfi. Supereft igitur
ut eos intellexerit vel qui ῥαχῖται dicuntur vel qui juxta
os fiti funt, fed neutri recte dicentur, quod inter coftas
eft quodque inter proceffus offium vertebrarum complere.
Ῥαχῖται quidem mufculi univerfis propofitorum offium
commiffuris in toto thorace fuperinjecti funt a pofteriori
parte nihil relinquentes quod non contegant, fed omnes
coftarum radices et vertebrarum proceffus qui a lateribus
funt; ad haec quod inter ipfas radices eft complectuntur.
Angufti autem mufculi qui juxta hos verfus priorem par-
tem fiti funt protinus poft commiffuram funt ad extremi-
tates eorum proceffuum quos vertebrae a lateribus exi-
gunt; quin etiam quod in fine propofitorum verborum
adjungit ufque ad nexum, fi de anguftis mufculis intelli-
gatur, neceffe eft ad fepti transverfi nexum referamus;
fin de iis qui ῥαχῖται vocantur, ad crurum nexum, quem
πρόσφυσιν dixit, crurum fortaffe juncturam intelligens.

τὴν λέξιν ἀπορῶ προσαρμόσαι τῷ φαινομένῳ, καί μοι δοκεῖ
κατ᾽ ἀρχὴν εὐθέως ὑπὸ τοῦ πρώτου γράψαντος ἡμαρτῆσθαι
ὥστε καὶ ἄλλων πολλῶν. ἐχόντων δ᾽ ὡς εἴρηται τῶν φαι-
νομένων ζήτησις τῆς ἁρμοττούσης ἐξηγήσεως εἰς τὸ κοινὸν
προκείσθω. τὸ δ᾽ οὖν ὡς ἐν διορισμοῖς δόξαν ἔχειν τινὰ
πιθανότητα τοιόνδ᾽ ἐστί· πλευρὰς μὲν ἀκουσόμεθα τὰς
τῶν σφονδύλων αὐτῶν κεφαλὰς, ἀποπεφυκότα δὲ τῶν σφον-
δύλων ὀστᾶ τὰ τὴν ἄκανθην ἐργαζόμενα, τοὺς δὲ τὴν με-
ταξὺ χώραν ἑκατέρων ἀναπληροῦντας μῦς τοὺς ῥαχίτας,
πρόσφυσιν δὲ τὴν τῶν φρενῶν. ὅ γε μὴν διδάσκαλος ἡμῶν
Πέλοψ τὰς μὲν πλαγίας ἀποφύσεις τῶν σφονδύλων ἁπάντων
πλευρὰς ἔφασκεν εἰρῆσθαι νῦν ὑπ᾽ αὐτοῦ, πρόσφυσιν δὲ τὴν
τῶν φρενῶν.

_____

μ'.

Αὕτη δὲ ἡ ῥάχις κατὰ μῆκος ἰθυσκολιός ἐστι.

Equidem verba haec nequeo accommodare ad id quod fenfui
apparet, arbitrorque initio protinus erraffe primum libra-
rium, ficut in aliis multis veterum fcripturis. Sed quum
ita habeant quae in corporibus apparent, quaeftio idoneae
expofitionis communiter omnibus proponatur; quod autem
diftinctum et aliquatenus probabile videtur hujusmodi eft.
Coftas accipiemus pro ipfarum coftarum capitibus, procef-
fus offium vertebrarum pro offibus quae fpinam confti-
tuunt; fed mufculos complentes utrimque eam regionem
quae interjecta eft *ῥαχίτας* intelligemus, nexum fepti trans-
verfi. Pelops autem praeceptor nofter coftas nunc ab
Hippocrate voluit nominari omnes vertebrarum proceffus
qui a lateribus funt, fed nexum retulit ad feptum trans-
verfum.

_____

XL.

Ipfa autem fpina in longitudinem recte obliqua eft.

Σκολίωσις μὲν ἡ εἰς τὸ πλάγιον αὐτῆς ὀνομάζεται δια-
στροφή. νυνὶ δὲ οὐ τὴν εἰς τὸ πλάγιον, ἀλλὰ τὴν εἰς τοὐ-
πίσω τε καὶ πρόσω βούλεται δηλοῦν. εὐθεῖα γὰρ οὖσα κατὰ
τὸ μῆκος ἐκκλίνεται βραχὺ πρός τε τὴν ὀπίσω καὶ τὴν πρόσω
χώραν, ὡς αὐτὸς ἐφεξῆς διδάσκει.

μα΄.

Ἀπὸ μὲν τοῦ ἱεροῦ ὀστέου ἄχρι τοῦ μεγάλου σφονδύλου,
παρ᾽ ὃν προσήρτηται τῶν σκελέων ἡ πρόσφυσις ἄχρι μὲν
τούτου κυφή. κύστις τε γὰρ καὶ γοναὶ καὶ ἀρχοῖ τὸ
χαλαρὸν ἐν τουτέῳ ἔκτισται.

Τὴν τῶν σκελῶν πρόσφυσιν ἔνεστιν ἀκούειν πολυειδῶς,
κυριώτατον μὲν ἴσως τὴν ἀπὸ τῆς κατ᾽ ἰσχίον διαρθρώσεως
ἥτις γίγνεται τοῦ μηροῦ τῆς κεφαλῆς συνδονουμένης τῷ κατ᾽
ἰσχίον ὀστῷ, διά τε τῶν πλατέων συνδέσμων καὶ τοῦ στρογ-
γύλου, καθ᾽ ὃν τῷ βαθυτάτῳ τῆς κοτύλης συμφύεται καὶ
διὰ τῶν μυῶν κινούντων τὴν τοῦ μηροῦ διάρθρωσιν, εἰκότως

Obliquam dixit σκολίαν, eam fic appellare folitus quae
in latus inclinata eft; nunc autem non in latus, fed in
pofteriorem et priorem partem fignificare vult.   Spina
enim in longitudinem recta paullulum in pofteriorem et
priorem partem inclinatur, ut ipfe deinceps docebit.

XLI.

*Ab offe facro ufque ad magnam vertebram qua inhaeret
crurum nexus fpina cava eft, quoniam vefica partes
naturales et id inteftinum quod laxum eft fupra anum
hac parte continetur.*

Crurum nexus multis modis intelligi poteft, maxime
quidem proprie fortaffe is qui a coxarum commiffura eft,
quum fcilicet femoris caput coxarum offi per lata liga-
menta illigatur et per id quod rotundum eft, quo altiffi-
mis partibus cavi ipfius coxae innectitur; tum per mufcu-
los qui commiffuram femoris movent, merito utique dici

ἂν λέγοιτο τοῖς ὑπερκειμένοις συμφύεσθαι τὸ σκέλος καὶ
μετὰ ταῦτα διὰ νεύρων, εἶτ' ἔπειτα διὰ ἀρτηριῶν τε καὶ
φλεβῶν. ἔοικε δὲ νῦν ὁ Ἱπποκράτης τὴν διὰ τῶν νεύρων
προσάρτησιν δηλοῦν. εἰ δὲ τῶν κατὰ ὀσφῦν ἔσχαιον σφόν-
δυλον ὃ διαρθροῦται τῷ πλάτει γε καὶ ἱερῷ καλουμένῳ ὀστῷ
τῶν ἐπὶ τὰ σκέλη φερομένων νεύρων ἐστὶν ἡ ἔκφυσις. ἀλλὰ
καὶ τὸ ἵνα χρὴ τὸ ὑπὸ τοῦ τόπου κατ' αὐτὴν εἶναι τὴν ῥά-
χιν, ὑπὸ τοῦ κατὰ τὴν ἀνατομὴν φαινομένου μαρτυρεῖται
καὶ τὸ κύστιν καὶ γο- [385] νὰς καὶ ἀρχοῦ τὸ χαλαρὸν
ἐν τούτῳ κεῖσθαι· διόπερ καὶ κυρτὸν ἔξωθεν ἐγένετο. γονὰς
δὲ εἴρηκε τὰ γεννητὰ μόρια, μήτραν μὲν ἐπὶ τῶν θηλειῶν,
ἐπὶ δὲ τῶν ἀνδρῶν τὰ σπερμάτικά τινα καλούμενα, χαλαρὸν
(619) δ' ἀρχοῦ κέκληκε τὸ μετὰ σφιγκτῆρα· καὶ γὰρ καὶ
ἐπίκειται τῷ ἱερῷ ὀστῷ τοῦτο καὶ ὄντως ἐστὶ χαλαρὸν οὐκ
ἔχων τοὺς σφίγγοντας μῦς τὸ πέρας τοῦ ἀπευθυσμένου.

---

poteſt crus necti ſuperioribus partibus, deinde per ner-
vos, poſtea per arterias et venas. Videtur autem hic
Hippocrates nexum per nervos exponere, quum ab extre-
ma lumborum vertebra, quae committitur cum oſſe quod
et latum et ſacrum nuncupatur, oriantur nervi qui ten-
dunt ad crura. Comprobatur autem vel ex eo quod in
corporibus incidendis apparet, veſicam et partes naturales
et id inteſtinum quod laxum ſupra anum eſt hac parte
contineri, quamobrem ab exteriori parte gibba ſtructa eſt.
Naturales partes quas γονὰς dixit intellexit eas quae ge-
nerationi accommodantur, uterum in ſeminis; quae ſemini
aptantur in maribus, γεννητικὰ nuncupantur. Id autem
quod laxum eſt ſupra anum dixit χαλαρὸν ἀρχοῦ: id ſiqui-
dem ſacro oſſi ſuperimpoſitum eſt et revera laxum, quum
non habeat muſculos qui extremum inteſtinum rectum
adſtringunt.

μβ'.

Ἀπὸ δὲ τούτου ἄχρι φρενῶν προσαρτήσιος ἰθυλόρδη.

Οὐδὲν ἐνταῦθα τοιοῦτον περιέχεταί τι κατὰ τῆς ῥά-
χεως, οἷον ἐν τοῖς κατὰ μήτραν ἢ ἐν κύστει, ὅθεν οὐδὲ σι-
μωθῆναι τὸ ἔνδον ἔχρηζε καὶ διὰ τοῦτο οὐδὲ κυφωθῆναι τὸ
ἔξω, ἀλλὰ καὶ βραχὺ ῥέπειν ἑώρα κατὰ τοῦθ' ἡ ῥάχις. ἐπὶ
δὲ τὴν ἀρτηρίαν ἔδει τὴν μεγάλην καὶ τὴν φλέβα ἢ κατ'
αὐτῆς ἐστηρίχθαι.

μγ'.

Καὶ παραφύσιας ἔχει μυῶν τοῦτο μοῦνον τὸ χωρίον ἐκ τῶν
εἴσωθεν, ἃς δὴ καλέουσι ψόας.

Ἐκ ταύτης τῆς ῥήσεως μάλιστά τις τεκμήραιτο μὴ
συναριθμεῖν αὐτὸν τῇ ῥάχει τοὺς κατὰ τράχηλον σφονδύ-
λους. ὡς γὰρ ἐκ τοῦ πλατέος ὀστοῦ καὶ τῶν κατὰ θώρακα
σφονδύλων συγκειμένης ὅλης τῆς ῥάχεως, οὕτω παραφύσιας

XLII.

*Ab hac ad septi transversi nexum recta in interiorem
partem recurvatur.*

Hac parte nihil tale spinae incidet, quales in infe-
riori uterus et vesica. Quare non necesse fuit ab inte-
riori parte simam esse, atque idcirco neque ab exteriori
parte gibbam, sed hac parte spinam paullulum intus spe-
ctare; fulciri enim ab ipsa magnam arteriam ac venam
oportebat.

XLIII.

*Atque hic locus solus ab interiori parte adjunctos habet
musculos, quos ψόας appellant.*

Ex his potissimum verbis conjicere quis potest, Hip-
pocratem spinae non adnumerasse vertebras cervicum;
quasi enim spina universa lato osse et vertebris, quae ad
lumbos et quae ad thoracem sunt contineatur, dixit: at-

ἔχει μυῶν τοῦτο μόνον τὸ ἔσωθεν. εἰ γὰρ δὴ καὶ τοὺς
κατὰ τράχηλον αὐτοῖς συνηρίθμει, ψευδὲς ἂν ἦν ἐναργῶς·
οὐ γὰρ μόνον τούτου τοῦ χωρίου παραφύσεις μυῶν ἔχοντος
καὶ τοῦ τραχήλου μεγάλους μῦς ἐκ τῶν ἔνδον μερῶν. οὐδὲ
γὰρ ἠγνόησέ τις αὐτοὺς ἀξιολόγους ὄντας, ὅπως καὶ οἱ μι-
κρότεροι μύες ἦσαν, οὐκ ἂν αὐτοὺς ἠγνόησεν. εἰ μέντοι
μόριόν τι τῶν ψοῶν ὑπὲρ τὴν τῶν φρενῶν ἀναγίνεται πρόσ-
φυσιν, οὐκ ἐπεσημήνατο τοῖς προκειμένοις νῦν οὐχ ἡγούμε-
νος ἁρμόττειν τὴν τοιαύτην ἀκριβολογίαν.

μδ΄.

Ἀπὸ δὲ τούτου ἄχρι τοῦ μεγάλου σφονδύλου τοῦ ὑπὲρ τῶν
ἐπωμίδων ἰθυκύφη, ἔτι δὲ μᾶλλον δοκέῃ ἤ ἐστιν. ἡ γὰρ
ἄκανθα κατὰ μέσον ὑψηλοτάτας τὰς ἐκφύσιας τῶν ὀστέων
ἔχει, ἔνθεν δὲ καὶ ἔνθεν ἐλάσσους.

que hic locus folus ab interiori parte adjunctos habet
mufculos. Nam fi fpinae cervicum quoque vertebras ad-
numeret, falfum utique erit hunc locum dumtaxat ha-
bere adjunctos mufculos, quum et in cervicibus ab inte-
riori parte grandes mufculi contineantur; quos quum gran-
des fint non latuiffe Hippocratem, nemo ignorat, quando
etiamfi exigui fuiffent, nullo modo ipfum latuiffent. Ho-
rum tamen mufculorum qui ψόαι nominantur particulam
ufque ad eam regionem pertinere, qua feptum transver-
fum innectitur, propofitis verbis non notavit, ut qui
operae pretium effe tam exquifite docere non exiftimarit.

XLIV.

*Ab hoc item ad magnam vertebram quae fita eft fubli-
mior commiffura humeri cum lato fcapularum offe recta
in gibbum vertitur, fed magis adhuc videtur quam fit.
Habet enim fpina in medio offium proceffus altiffimos,
ab utraque autem parte humiliores.*

[386] Ὀλίγον τι κατὰ τὸν θώρακα φαίνονται σι-
μούμενοι τὰ ἔνδον τῶν ὀστῶν οἱ σφόνδυλοι. τὸ δ᾽ ὀπίσω
μέρος αὐτῶν ἱκανῶς κυφὸν φαίνεται διὰ τὴν τῆς ἀκάνθης
ἀπόφυσιν. ὃν δὲ λέγει μέγαν σφόνδυλον ὑπὲρ τῶν ἐπωμί-
δων ἔσεσθαι καὶ δι᾽ ὑπομνήματος ἔρχεται πρὸς ἀνάμνησιν,
ἐν ᾧ περὶ τῶν ὀστῶν ἔγραψα. προσαρμόζειν δ᾽ ἡμᾶς
προσήκει τοίνυν τοῖς λεγομένοις ἐκεῖνα μὴ δεομένοις ὑπ᾽
ἐμοῦ πλὴν εἴ που λέξις ἐμπίπτοι χρήζουσά τινος ἐξηγήσεως,
ἧς ἕνεκεν καὶ τὰ τοιαῦτα ὑπομνήματα γράφεται, καθάπερ
γε καὶ τὸ ἐπὶ τῇ προκειμένῃ νῦν ῥήσει.

με´.

Αὐτὸ δὲ τὸ ἄρθρον τοῦ αὐχένος λορδόν ἐστιν. ὁκόσοισι
μὲν οὖν κυφώματα γίνεται κατὰ τοὺς σφονδύλους ἔξωσις
μὲν μεγάλη ἀποῤῥαγεῖσα ἀπὸ τῆς συμφύσιος ἢ ἑνὸς σφον-
δύλου ἢ καὶ πλειόνων οὐ μάλα πολλοῖσι γίνεται, ἀλλ᾽ ὀλί-
γοισιν. οὐδὲ γὰρ τὰ τρώματα τὰ τοιαῦτα ῥηΐδιον γίνε-
σθαι, οὔτε γὰρ ἐς τὸ ἔξω ἐξωθῆναι ῥηΐδιόν ἐστιν, εἰ μὴ

Vertebrae quae ad coftas funt ab interiori parte fimae
paullulum videntur, a pofteriori gibbae multum propter
fpinae proceffus. Vertebram autem quam magnam dicit
fitam fuper commiffuram humeri cum lato fcapularum offe
noviftis et reminifcendi caufa habetis in commentario
quem de offibus fcripfi. His autem quae proponuntur
accommodanda illa funt; neque opus eft me ulterius ex-
planante, nifi fi quod verbum alicubi occurrat quod ex-
pofitionem requirat, cujus caufa hujusmodi commentaria
fcribuntur, quemadmodum evenit in hoc ipfo loco.

XLV.

Ipfa vero cervicum commiffura in interiorem partem fpec-
tat. Quibus igitur vertebrae gibbae fiunt, magna vi
conjunctione abrupta expellitur vel una vertebra vel
plures. Quae res non accidit multis, fed paucis; non
enim facile incidunt hujusmodi cafus. Nam nec facile
in interiorem partem veniunt vertebrae, nifi a priori

ἐκ τοῦ ἔμπροσθεν ἰσχυρῷ τινι τρωθείη διὰ τῆς κοιλίης.
οὕτω δ' ἂν ἀπόλοιτο ἢ εἴ τις ἀφ' ὑψηλοῦ τοῦ χωρίου
πεσὼν ἐρείσειε τοῖσιν ἰσχίοισιν ἢ τοῖσιν ὤμοισιν· ἀλλὰ
καὶ οὕτως ἂν ἀποθάνοι, παραχρῆμα δὲ οἰκ ἂν ἀποθά-
νοι. ἐκ δὲ τοῦ ὄπισθεν οὐ ῥηΐδιον τοιαύτην ἔξαλσιν γε-
νέσθαι ἐς τὸ εἴσω, εἰ μὴ ὑπέρβαρύ τι ἄχθος ἐμπέσοι.
τῶν τε γὰρ ὀστέων τῶν ἐκπεφυκότων ἔξωθεν ἕκαστον
τοιοῦτόν ἐστιν, ὥστε πρόσθεν ἂν αὐτὸ καταγείη, πρὶν ἢ
μεγάλην ῥοπὴν εἴσω ποιῆσαι τούς τε συνδέσμους βιασά-
μενον.

_____

Εἰς τὸ πρόσω ῥέπον δηλονότι, καὶ γὰρ φαίνεται τοῦτο.
δύο δέ εἰσιν οἱ πρῶτοι σφόνδυλοι, καθ' οὓς τὸ ἄρθρον γί-
γνεται τοῦ αὐχένος, καθ' ὃ λοιπὸν τρεῖς εἰσιν, ὧν οὐκ ἐμνη-
μόνευσεν, ὅπως ἔχουσι· θέσεως ἐν τῷ μεταξὺ τοῦ δευτέρου
καὶ τοῦ ἕκτου, τρίτος καὶ τέταρτος καὶ πέμπτος. οἳ δὴ
μάλιστα φαίνονται θέσιν εὐθεῖαν ἔχοντες ὄντες καὶ ἄλλοι
μικρότατοι τῶν δύο σφονδύλων, καὶ μάλισθ' ὁ τρίτος· ὁ γάρ
τοι τέταρτος ἢ μείζων ἐστὶν αὐτοῦ, καθάπερ καὶ τούτοις

_____

per ventrem vehementi ictu tendantur: fic autem homo
interiret aut nifi quis in fuperiori loco decidens in coxas
vel fcapulas cadat, fed et fic quoque exfpirare. A po-
fteriori autem parte non facile expellitur vertebra in
interiorem, nifi aliquid grave admodum fuper ipfam
incidat; offa enim quae ab exteriori parte procedunt,
fingula talia funt ut potius frangi poffint quam coa-
ctis ligamentis valde in interiorem partem erumpere.

_____

·Spectans in priorem partem dixit λορδὸν, ita enim
confpicitur.   Duo autem funt primae vertebrae quibus
cervicum commiffura efficitur; poft quas relinquuntur tres
quarum non meminit, quomodo collocatae fint inter fe-
cundam et fextam, nempe tertia, quarta et quinta, quae
maxime videntur rectum pofitum habere.   Hae autem
vertebrae longe minores funt duabus et praecipue tertia;
quarta enim hac major eft, ficut his rurfus quinta, fexta

Ed. Chart. XII. [386. 387.]   Ed. Baf. V. (619.)

πάλιν ὁ πέμπτος· ὁ δὲ ἕκτος οὐ τούτων μόνον, ἀλλὰ καὶ
τοῦ ἑβδόμου μείζων. οἱ δ' ἀπὸ τοῦδε πάντες ἄχρι καὶ τοῦ
πέρατος τῆς ῥάχεως ἀλλήλων ἀνάλογον μείζους εἰσὶν ἐπ
ἀνθρώπου ἐξειαζομένου τοῦ λόγου καὶ μετ' αὐτὸν ἐπὶ πι-
θήκοις, ὅσοι τὸ πρόσωπον ἀνθρωποειδέστερον ἔχουσι καὶ
μᾶλλον τῶν ἄλλων ὄρθιοι βαδίζουσιν, οὗτοι τά τ' ἄλλα καὶ
τὴν τῶν ὀστῶν θέσιν ἂν ἐοίκασιν ἀνθρώποις. ἔχουσι δέ τι
κοινὸν ἐν τῇ ῥάχει πρὸς τὰ ἄλλα ζῶα τὰ τετραπόδα τοῖς
ἀνθρώποις οὐχ ὑπάρχον. ἔστι γὰρ αὐτοῖς ὀσφὺς μακροτέρα
τῆς ἐπ' ἀνθρώπου ἀνάλογον δηλονότι τοῦ μεγέθους τοῦ ἄλ-
λου ἐξεταζόντων ἡμῶν ἀνθρώποις μόνον ε΄ κατὰ τὴν ὀσφὺν
εἰσι σφόνδυλοι τοῖς πιθήκοις, ὥσπερ καὶ τοῖς ἄλλοις τετρά-
ποσίν εἰσιν. ἐπισημήνασθαι δὲ προσήκει κατὰ τὸν ἐνεστῶτα
λόγον ὅτι προθέμενος εἰπεῖν περὶ τοῦ τῆς ῥάχεως σχήμα-
τος ἀρξάμενός τε τοῦ λόγου κατὰ τήνδε τὴν λέξιν, αὐτὴ δὲ
ἡ ῥάχις κατὰ μῆκος ἰθυσκολιός ἐστιν. ἐπὶ τελευτῇ τοῦ
λόγου προσέθηκεν, αὐτὸ δὲ τὸ ἄρθρον τοῦ [387] αὐχένος
λορδόν ἐστι. δόξει γὰρ οὖν πάλιν ἐν τούτῳ καὶ τὸν τράχη-
λον προσνέμειν τῇ ῥάχει.

---

vero non his dumtaxat major eft, fed feptima etiam. Ab
hac autem ufque ad extremam fpinam pro ratione altera
major altera eft, fi haec in homine perpendantur vel in
ea fimia quae hominis faciem magis repraefentat et magis
quam ceterae recta inambulat; namque haec et in aliis et
in offibus homini fimillima eft.   Unum autem in fpina
habet aliorum quoque quadrupedum commune quod in
homine non reperitur, nempe lumbos pro magnitudine
reliquarum partium corporis longiores quam homo cui
ad lumbos quinque dumtaxat vertebrae funt;   in fimiis
autem, ficut in aliis quadrupedibus, fex.   Illud autem
animadvertere in propofitis verbis oportet, quod Hippo-
crates quum de fpinae figura tractare conftituiffet orfus
hoc modo: ipfa autem fpina in longitudinem recta obli-
qua eft; in extrema oratione adjecit, ipfa vero cervicum
commiffura in interiorem partem fpectat; videbitur enim
hic rurfus cervices fpinae partem pofuiffe.

ΠΕΡΙ ΑΡΘΡΩΝ ΥΠΟΜΝΗΜΑ Γ.   549

Ed. Chart. XII. [387.]   Ed. Baf. V. (619. 620.)
μστ'.

Κατὰ τὰ ἄρθρα τὰ ἐνηλλαγμένα ὅ τε αὖ νωτιαῖος πονοίη
ἂν, εἰ ἐξ ὀλίγου χωρίου τὴν περικαμπὴν ἔχοι τοιαύτην
ἔξαλσιν ἐξαλλομένου σφονδύλου, ὅ τ᾽ ἐκπηδήσας σφόνδυλος
πιέζοι ἂν τὸν νωτιαῖον, εἰ μὴ καὶ ἀποῤῥήξειε, πιεχθεὶς
δ᾽ ἂν καὶ ἀπολελαμμένος πολλῶν ἂν καὶ μεγάλων καὶ
ἐπικαίρων ἀπονάρκωσιν ποιήσειεν, ὥστε οὐκ ἂν μέλλοι τῷ
ἰητρῷ, ὅπως χρὴ τὸν σφόνδυλον κατορθῶσαι, πολλῶν
καὶ βιαίων ἄλλων κακῶν παρεόντων, (620), ὥστε δὴ οὐδ᾽
ἐμβαλεῖν οἷόν τε οὔτε κατασεῖσαι οὔτ᾽ ἄλλῳ τρόπῳ τινὶ,
πρόδηλον τὸ τοιοῦτον, εἰ μή τις διαταμὼν τὸν ἄνθρωπον.

Τῶν σφονδύλων ἄρθρα φησὶν ἃ πρὸς ἀλλήλους ἀπυλ-
λυμένων κατὰ τὰς πλαγίας ἀποφύσεις. ἐνηλλαγμένα δὲ εἶ-
πεν, ὅτι δύο μὲν ὑψηλοτέρας ἀποφύσεις ἔσχον αὐτῶν, ἕκα-
στος δὲ διαρθροῦται πρὸς τὸν ὑπερκείμενον. ἄλλας δὲ τα-
πεινοτέρας αὖ πάλιν αἷς πρὸς τὸν ὑποκείμενον διαρθροῦται,
κατὰ μὲν τὰς ἑτέρας αὐτῶν ὑποδέχεται τὰς ἐξοχὰς τοῦ πλη-

XLVI.

Et articuli qui alios recipiunt et in alios conjiciuntur.
Medulla item ſpinae laboraret, ſi parumper loco mota
inclinaretur vertebra hoc modo expulſa. Luxata inſu-
per vertebra medullam comprimeret, ſi non laceraret;
haec autem compreſſa detentaque multis locis grandibus
et praecipuis torporem afferret, ita ut medico non am-
plius curae eſſet qua ratione dirigere vertebram debe-
ret, circumſtantibus multis aliis malis violentis. Sed
manifeſtum quoque eſt, reſtitui non poſſe neque concu-
tiendo, neque alia via.

Vertebrarum articulos dicit in proceſſibus a lateribus
ſitis, quorum alter alterum excipit. Eos autem ait reci-
pere et in alios conjici, eo quod utraque vertebra duobus
proceſſibus ſublimioribus cum ſuperiori vertebra commit-
tatur, duobus humilioribus cum inferiori, ſic ut aliis pro-
ximae vertebrae proceſſus admittat, aliis in alterius pro-

550 ΓΑΛΗΝΟΥ ΕΙΣ ΤΟ ΙΠΠΟΚΡΑΤΟΥΣ

Ed. Chart. XII. [387.]   Ed. Baf. V. (620.)
σιάζοντος, κατὰ δὲ τὰς ἑτέρας ἐπιβαίνει θάτερον. γέγρα-
πται δὲ περὶ τούτων ἀκριβῶς ἐν τῷ περὶ τῶν ὀστέων.

μζʹ.

Ἔπειτα ἐσμασάμενος ἐς τὴν κοιλίην ἐκ τοῦ εἴσωθεν τῇ χειρὶ
ἐς τὸ ἔξω ἀντωθέοι, καὶ ταῦτα νεκρῷ μὲν οἷόν τε ποιέειν,
ζῶντι δὲ οὐ πάνυ. διὰ τί οὖν ταῦτα γράφω; ὅτι οἴονταί
τινες ἰητρευκέναι ἀνθρώπους, οἷσιν εἴσωθεν ἔπεσον σφόν-
δυλοι τελέως ὑπερβάντες τὰ ἄρθρα. καίτοι γε ῥηΐστην
ἐς τὸ περιγενέσθαι τῶν διαστροφέων ταύτην ἔνιοι νομί-
ζουσι καὶ οὐδὲν δεῖσθαι ἐμβολῆς, ἀλλ᾽ αὐτόματα ὑγιέα
γενέσθαι τὰ τοιαῦτα. ἀγνοέουσι δὲ πολλοὶ καὶ κερδαί-
νουσιν ὅτι ἀγνοέουσι· πείθουσι γὰρ τοὺς θέλας, ἐξαπα-
τῶνται δὲ διὰ τόδε. οἴονται τὴν ἄκανθαν τὴν ἐξέχουσαν
κατὰ τὴν ῥάχιν ταύτην τοῖς σφονδύλοις αὐτοὺς εἶναι,
ὅτι στρογγύλον αὐτῶν ἕκαστον φαίνεται ψαυόμενον, ἀ-
γνοοῦντες ὅτι τὰ ὀστέα ταῖτά ἐστι τὰ ἀπὸ τῶν σφονδύ-
λων πεφυκότα, περὶ ὧν ὁ λόγος ὀλίγῳ πρόσθεν εἴρηται.

cessus conjiciatur, quae omnia perfecte exsequuti sumus
in libro de ossibus.

XLVII.

Nisi hominem seces, deinde manu alte in ventrem indita
ab interiori parte in exteriorem compellas, quod qui-
dem mortuo fieri licet, vivente nullo pacto. Quorsum
igitur haec scribimus? Quoniam nonnulli sibi persua-
dent se sanasse eos quibus vertebrae articuli ex toto
excedentes in interiorem partem venerunt. Quamquam
nonnulli facillimum existiment vertebris eo modo luxa-
tis evadere nihilque opus esse restituere, sed eas per se
restitui. Multi sane ignari sunt et ob imperitiam lucrum
faciunt, vulgo enim suadent: hoc itaque pacto deci-
piuntur. Spinam quae in dorso exstat putant esse ipsas
vertebras, nam singula tactu ibi rotunda sentiuntur,
neque intelligunt haec ossa ex vertebris procedere, de
quibus paulo supra tractavimus; ipsas vero vertebras

οἱ δὲ σφόνδυλοι πολὺ προσωτέρω ἄπεισι. στενοτάτην γὰρ
πάντων ζώων ἄνθρωπος κοιλίην ἔχει ὡς ἐπὶ μεγέθει ἀπὸ
τοῦ ὄπισθεν ἐς τὸ ἔμπροσθεν ποτὶ καὶ κατὰ τὸ στῆθος.
ὅταν οὖν τι τούτων τῶν ὀστέων τῶν ὑπερεχόντων ἰσχυ-
ρῶς καταγῇ, ἤν τε πλείω ταύτῃ ταπεινότερον τὸ χωρίον
γίνεται ἢ τὸ ἔνθεν καὶ ἔνθεν. διὰ τοῦτο ἐξαπατῶνται
οἰόμενοι τοὺς σφονδύλους εἴσω οἴχεσθαι, προσεξαπαιᾷ
δὲ ἔτι αὐτοὺς καὶ τὰ σχήματα τῶν τετρωμένων· ἢν μὲν
γὰρ πειρῶνται καμπύλεσθαι, ὀδυνῶνται ὀστέα τὰ περιτε-
νέος γιγνομένου ταύτῃ τοῦ δέρματος ᾗ τέτρωται καὶ ἅμα
τὰ κατεηγότα ἐνθράσσει οὕτω μᾶλλον τὸν χρῶτα, ἢν δὲ
λορδαίνουσι ῥᾴους εἰσί. χαλαρώτερον γὰρ τὸ δέρμα κατὰ
τὸ τρῶμα γίνεται καὶ τὰ ὀστέα ἧσσον ἐνθράσσει, ἀτὰρ
καὶ ἢν τις ψαύῃ αὐτῶν κατὰ τοῦτο, ὑπείκουσι λορδοῦν-
τες καὶ τὸ χωρίον κενὸν καὶ μαλθακὸν ψαυόμενον ταύτῃ
φαίνεται. ταῦτα πάντα τὰ εἰρημένα προσεξαπαιᾷ τοὺς
ἰητρούς. ὑγιέες δὲ ταχέως καὶ ἀσινέως αὐτόματοι οἱ

multo magis in priorem partem fitas effe: fiquidem ex
omnibus animalibus homo pro magnitudine ventrem ha-
bet angustiffimum a posteriore' parte in priorem, prae-
cipue ad thoracem. Ergo ubi aliquod ex iis offibus
quae valde excedunt comminuatur, five unum five plura,
is locus humilior fit quam qui hinc est atque hinc; ac
propterea errant putantes, vertebras in interiorem par-
tem procidiffe. Quos item fallit habitus eorum qui icti
funt; nam fi curvari velint, dolent, quum qua parte
percuffi funt, cutis tendatur ficque offis fragmenta car-
nem magis vulnerent; fin ita figurati ut fpina a pofte-
riori parte cava fit, levantur: cutis enim qua fractura
est laxior efficitur et offa minus vulnerant; quin fi ea
partet angantur, cedunt, fpinam in priorem partem com-
pellentes, isque locus inanis et mollis tangenti apparet.
Haec omnia quae dicta funt medicos fallunt, cito au-
tem ac fine aliquo detrimento, hujusmodi homines per

τοιοῦτοι γίνονται. [388] ταχέως γὰρ πάντα τὰ τοιαῦτα
ὀστέα ἐπιπωροῦται ὅσα χαῦνά ἐστιν.

Ἐσμασάμενος τουτέστι ἐντιθεὶς εἰς βάθος τὴν χεῖρα
χάριν τοῦ διαζητῆσαί τι τῶν ἐν αὐτῷ.

μή.

Σκολιαίνεται γοῦν ῥάχις καὶ ὑγιαίνουσι κατὰ πολλοὺς τρό-
πους· καὶ γὰρ ἐν τῇ φύσει καὶ ἐν τῇ χρήσει οὕτως ἔχει,
ἀτὰρ καὶ ὑπὸ γήραος καὶ ὑπὸ ὀδυνημάτων, ἐπεὶ ξυνδε-
τική ἐστιν. αἱ δὲ δὴ κυφώσιες αἱ ἐν τοῖσι πτώμασιν
ὡς ἐπὶ τὸ πολὺ γίνονται ἢν ἢ τοῖσιν ἰσχίοισιν ἐρείσῃ ἢ
ἐπὶ τοὺς ὤμους πέσῃ. ἀνάγκη γὰρ ἔξω φαίνεσθαι ἐν τῷ
κυφώματι ἕνα μέν τινα ὑψηλότατον τῶν σφονδύλων, τοὺς
δὲ ἔνθεν καὶ ἔνθεν ἐπὶ ἧσσον. οὔκουν ὡς ἐπὶ πολὺ ἀπο-
πεπηδηκὼς ἀπὸ τῶν ἄλλων ἐστὶν, ἀλλὰ μικρὸν, ἢν ἕκα-
στος συνδιδοῖ ἀθρόως πολύ. διὰ οὖν τοῦτο καὶ ὁ νω-
τιαῖος μυελὸς εὐφόρως φέρει τὰς τοιαύτας διαστροφὰς,

*ſe ſaneſcunt: haec enim oſſa omnia quae rara ſunt callo
celeriter glutinantur.*

Manum alte indere in ventrem, cauſſa conquirendi
quae ibi ſunt, dixit ἀσμάσσεσθαι.

XLVIII.

*Jam vero iis qui ſani ſunt obliqua ſpina fit pluribus mo-
dis, namque et natura et uſu ſic habet; ſed et ob ſe-
nium et ſub dolore: haec ſiquidem colligandi vim habent.
Gibba autem plerumque fit, quum homo vel in coꭗas
vel in ſcapulas cadit; neceſſe enim eſt in ſpina gibba
unam aliquam vertebram reliquarum omnium conſpici
maxime ſublimem, eas autem quae hinc atque hinc ſunt
minus. Nec plurimum hujusmodi vertebra ab aliis re-
cedit, ſed parum, quando ſingulae ſubito plurimum ce-
dunt. Hac igitur de cauſa et ſpinae medulla facile*

Ed. Chart. XII. [388.]   Ed. Baf. V. (620.)
ὅτι κυκλώδης αὐτῷ ἡ διαστροφὴ γίνεται, ἀλλ᾽ οὐ γω-
νιώδης.

———

Τὴν μὲν εἰς τοὐπίσω διαστροφὴν τῆς ῥάχεως κύφωσιν
ὀνομάζει, τὴν δὲ εἰς τὸ πρόσω λόρδωσιν, τὴν δὲ εἰς τὰ
πλάγια σκολίωσιν. ἀλλὰ τούτῳ γε τῷ ὀνόματι τῆς σκολιώ-
σεως καθ᾽ ἕτερον χρῆται τρόπον καθ᾽ ἅπασαν διαστροφὴν
ῥάχεως, ἐνδεικνυμένου δὴ αὐτοῦ ὡς σημαίνοντός τι γενικώ-
τερον τῶν ἄλλων. οὕτω γὰρ καὶ νῦν εἶπε, σκολιαίνεσθαι
ῥάχιν ἐν ἴσῳ τῷ διαστρέφεσθαι καθ᾽ ὁντιναοῦν τρόπον. καὶ
ἔμπροσθεν δέ που ἔλεγεν. αὐτὴ δὲ ἡ ῥάχις κατὰ μῆκος
ἰθυσκόλιός ἐστιν, αὐτῆς δηλώσας διαστροφὴν εἴς τε τοὐπίσω
καὶ πρόσω.

———

μθ'.
Χρὴ δὲ τὴν κατασκευὴν τοῦ διαναγκαζομένου τοιήνδε κα-
τεσκευάσθαι. ἔξεστι μὲν ξύλον ἰσχυρὸν καὶ πλατὺ ἐντο-
μὴν παραμήκεα ἔχον κατορύξαι, ἔξεστι δὲ καὶ ἀντὶ τοῦ

———

fert, quum ita pervertitur; quum fiat gibba in orbem,
non ad angulum.

———

Ubi fpina gibba fit, hoc eft in pofteriorem partem
convertitur, κύφωσιν appellat, λόρδωσιν ubi curva, fpe-
ctatque in priorem; ubi obliqua et in latera, σκολίωσιν.
Quo verbo utitur alio modo et ad omnem fpinae depra-
vationem fignificandam, indicans verbum generale magis
effe quam alia, in qua fignificatione nunc quoque ait fpi-
nam σκολιαίνεσθαι, quafi dicat quovis modo perverti;
atque in fuperioribus etiam dixit: ipfa autem fpina in
longitudinem recte obliqua eft, obliquam vocant σκολίην,
ubi eam inclinare in priorem et pofteriorem partem
indicavit.

———

XLIX.
Oportet autem reftituendi rationem hujusmodi praeparare.
Commode quidem lignum firmum ac latum quod in lon-
gitudinem incifum fit foditur, commode etiam pro ligno

Ed. Chart. XII. [388. 389.]   Ed. Baf. V. (620. 621.)

ξύλου ἐν τοίχῳ ἐντομὴν παραμήκεα ἐντεμεῖν ἢ πήχεῖ ἀνω-
τέρω τοῦ ἐδάφεος ἢ ὅκως ἂν μετρίως ἔχῃ, ἔπειτα οἷον
στύλον δρΰϊνον, τετράγωνον, πλάγιον παραβάλλειν ἀπολεί-
ποντα ἀπὸ τοῦ τείχου, ὅσον παρελθεῖν τινα, ἢν δέῃ, καὶ
ἐπὶ μὲν τὸν στύλον ἐπιστορέσαι ἢ χιτῶνας ἢ ἄλλο τι ὃ
μαλθακὸν μὲν ἔσται, ὑπείξει δὲ μὴ μέγα, τὸν δὲ ἄνθρω-
πον πυριῆ- (621) σαι. ἢν δὲ δέχηται, πολλῷ καὶ θερμῷ
λούσας, κἄπειτα πρηνέα κατακλῖναι κατατεταμένον, καὶ
τὰς μὲν χεῖρας αὐτοῦ παρατείναντα κατὰ φύσιν, προσδῆσαι
πρὸς τὸ σῶμα. ἱμᾶντι δὲ μαλθακῷ ἱκανῷ πλατεῖ τε καὶ
μακρῷ ἐκ δύο διαντέων ξυμβεβλημένῳ μέσῳ, κατὰ μέσον
τὸ στῆθος δὶς περιβεβλῆσθαι χρὴ ὡς ἐγγυτάτω τῶν μα-
σχαλέων, ἔπειτα τὸ περισσεῦον τῶν ἱμάντων κατὰ τὴν
μασχάλην, ἑκάτερον περὶ τοὺς ὤμους περιβεβλήσθω, ἔπειτα
αἱ ἀρχαὶ πρὸς ξύλον ὑπεροειδές τι προσδεδέσθωσαν ἀρ-
μόζουσαι κατὰ μῆκος τῷ ξύλῳ τῷ ὑποτεταμένῳ [389]
πρὸς ὅ τι προσβάλλον τὸ ὑπεροειδὲς ἀντιστηρίζοντα κα-
τατείνει. τοιούτῳ δέ τινι ἑτέρῳ δεσμῷ χρὴ ἄνωθεν τῶν

*paries in longitudinem excavatur, quod cavum a pavi-
mento vel cubitum vel quantum res exigit attollatur.
Dein veluti quadrata columna querna transverſa adhi-
betur, quae a pariete eatenus recedat ut aliquis inter
utrumque ubi opus ſit transire queat; ſternitur columna
haec vel tunicis vel quapiam re quae mollis ſit et
non admodum cedat. Homo fovetur et ſi ſuſtinet,
multa aqua calida lavatur, deinde in ventrem jacet
extentus brachiis ſecundum naturam porrectis atque ad
corpus alligatis. Lorum item molle latumque abunde
et longum, quod conſtet duabus habenis, medium medio
pectori injectum bis circumdatur quantum poteſt juxta
alas; poſtea quod ex loris ſupereſt circa alas humeri
capiti obvolvitur capitaque ad aliquod lignum cujusmodi
piſtillum eſt alligantur: eorum enim longitudo aptatur
longitudini ejus ligni quod ſubjectum eſt, ut hoc piſtillo
extendenti mora ſit. Hujusmodi etiam aliud vinculum*

ΠΕΡΙ ΑΡΘΡΩΝ ΥΠΟΜΝΗΜΑ Γ. 555

Ed. Chart. XII. [389.]   Ed. Baf. V. (621.)

γουνάτων δήσαντα καὶ ἄνωθεν τῶν πτερνέων τὰς ἀρχὰς
τῶν ἱμάντων πρὸς τοιοῦτό τι ξύλον προσδῆσαι, ἄλλῳ δὲ
ἱμάντι πλατέϊ καὶ μαλθακῷ καὶ δυνατῷ ταινιοειδέϊ πλά-
τος ἔχοντι καὶ μῆκος ἱκανὸν ἰσχυρῶς περὶ τὰς ἴξύας κύ-
κλῳ περιδεδέσθαι, ὡς ἐγγύτατα τῶν ἰσχίων, ἔπειτα τὸ
περισσεῦον τοῦ ταινιοειδέος ἅμα ἀμφοτέρας τὰς ἀρχὰς
τῶν ἱμανίων πρὸς τὸ ξύλον προσδῆσαι τῶν ποδῶν, κᾶ-
πειτα κατατείνειν ἐν τούτῳ σχήματι καὶ ἔνθεν καὶ ἔνθεν,
ἅμα μὲν ἰσορρόπως, ἅμα δὲ ἐς ἰθύ. οὐδὲν γὰρ ἂν μέγα
κακὸν ἡ τοιαύτη κατάιασις ποιήσῃ, εἰ χρησιῶς σκευα-
σθείη· εἰ μὴ ἄρα ἐξεπίτηδές τις βούλοιτο τείνεσθαι. τὸν
δὲ ἰηιρὸν χρὴ ἢ ἄλλον ὅστις ἰσχυρὸς καὶ μὴ ἀμαθὴς
ἐπιθέντα τὸ θέναρ τῆς χειρὸς ὑπὸ τὸ ὕβωμα καὶ τὴν
ἑτέρην χεῖρα προσεπιθέντα ἐπὶ τὴν ἑτέρην καταναγκάζειν
προσξυνιέντα, ἤν τε ἐς ἰθὺ ἐς τὸ κάτω πεφύκῃ κατα-
ναγκάζεσθαι, ἤν τε πρὸς τῆς κεφαλῆς, ἤν τε πρὸς τῶν
ἰσχίων. καὶ ἀσινεστάτη μὲν αὕτη ἡ ἀνάγκη. ἀσινὲς δὲ
καὶ ἐπικαθίζεσθαί τινα πρὸς τὸ κύφωμα τοῦ ἅμα κατα-

fuper genua et fuper calces datur, capitaque ejus ad
aliquod tale lignum vinciuntur. Aliud infuper lorum
latum molle ac valens habenae modo convenienter lon-
gum ac latum coxis in orbem firmiter devincitur quam
maxime poteſt prope coxas; deinde lori quod fupereſt
utrumque caput fimul ad lignum quod ad pedes fit alli-
gatur. Homine ita figurato intenſio in diverſa adhibe-
tur fine ulla inclinatione fimul et recta; nullum enim
magnum detrimentum inferre ejusmodi intenſio poteſt,
ſi recte praeparetur, niſi quis de induſtria id agat.
Medicus vero vel alius quivis modo praevalens fit et
non imperitus fublimiori unius palmae parte qua ſpina
gibba eſt data atque alterius palmae fublimiori parte
fuperinjecta comprimit, intuitus non recta deorfum ver-
fus caput vel verfus coxas debeat comprimere. Adhi-
betur autem hoc modo vis maxime innocenter; innocen-
ter etiam ſi quis fuper eam partem qua ſpina gibba

τεινομένου ἐνσεῖσαι μετεωρισθέντα, ἀτὰρ καὶ ἐπιβῆναι
τῷ ποδὶ καὶ ὀχηθῆναι ἐπὶ τὸ κύφωμα ἡσύχως τε ἐπεν-
σεῖσαι οὐδὲν κωλύει. τὸ τοιοῦτο δὲ ποιῆσαι μετρίως
ἐπιτήδειος ἄν τις εἴη τῶν ἐπὶ παλαίστραν εἰθισμένων.
δυνατωτάτη μέντοι τῶν ἀναγκαίων ἐστὶν, εἰ ὁ μὲν τοῖχος
ἐντετμημένος εἴη, τὸ δὲ ξύλον τὸ κατορωρυγμένον ἢ ἐν-
τέτμηται κατωτέρω εἴη τῆς ῥάχιος τοῦ ἀνθρώπου, ὁκόσῳ
ἂν δοκέῃ μετρίως ἔχειν, σανὶς δὲ 'φιλυρίνη μὴ λεπτὴ
ἐνείη ἢ καὶ ἄλλου τινὸς ξύλου, ἔπειτα ἐπὶ τὸ ὕβωμα
ἐπιτεθείη ἢ τρύχιόν τι πολύπτυχον ἢ μικρόν τι σκύτινον
ὑποκεφάλαιον, ὡς ἐλάχιστα μὴν ὑποκεῖσθαι ξυμφέρει, μό-
νον προμηθεόμενον ὡς μὴ ἡ σανὶς ὑπὸ σκληρότητος ὀδύ-
νην παρὰ καιρὸν προσπαρέχῃ. κατὰ ἴξιν δὲ ἔστω ὡς
μάλιστα τῇ ἐντομῇ τῇ ἐς τὸν τοῖχον τὸ ὕβωμα. ὡς ἂν
ἡ σανὶς ᾖ μάλιστα ἐξέστηκε ταύτῃ μάλιστα πιέζῃ ἐπιτε-
θεῖσα. ὅταν δὲ ἐπιτεθῇ τὸν μέν τινα καταναγκάζειν
χρὴ τὸ ἄκρον τῆς σανίδος, ἤν τε ἕνα δέῃ, ἤν τε δύο.
τοὺς δὲ κατατείνειν τὸ σῶμα κατὰ μῆκος, ὡς πρόσθεν

eſt ſedeat, ſimulque ubi homo extenditur, ſe attollens
concutiat. Sed et pedibus conſiſtere ſuper ſpinam qua
gibba eſt, ſuſtinerique et leniter concutere nihil prohi-
bet, ad quam rem ſatis idoneus eſt quilibet palaeſtrae
aſſuetus. Aptiſſime autem cogitur, ſi paries qui exca-
vatur vel lignum quod foditur, quatenus convenire vi-
debitur, infra hominis ſpinam incidatur; aſſer vero e
tilia vel ex altero ligno non tenui ſecetur, tum ſupra
ſpinam qua gibba eſt vel multiplex panniculus vel par-
vus aliquis pulvinus ſcorteus imponatur; ſed quantum
minime poteſt convenit haec ſubjicere. Videndum eſt
ſolummodo ne aſſer prae duritia fruſtra dolori ſit; ea
autem pars ſpinae quae gibba eſt ſit maxime e regione
ejus partis qua paries exciſus eſt, ut aſſer qua maxime
ſpina exſtat ſuperimpoſitus maxime premat; adhibitus
vero aſſer a miniſtro uno vel altero, ſi opus fuerit, co-
gatur; alii, ut ſupra oſtenſum eſt, hinc atque hinc in

ΠΕΡΙ ΑΡΘΡΩΝ ΥΠΟΜΝΗΜΑ Γ.   557

Ed. Chart. XII. [389.]   Ed. Baſ. V. (621.)

εἴρηται, τοὺς μὲν τῇ, τοὺς δὲ τῇ. ἔξεστι δὲ καὶ ὀνίσκοισι
τὴν κατάτασιν ποιέεσθαι ἢ παρακατορύξαντα παρὰ τὸ ξύ-
λον ἢ ἐν αὐτῷ τῷ ξύλῳ τὰς φλιὰς τῶν ὀνίσκων ἐντεκτη-
νάμενον, ἤν τε ὀρθὰς ἐθέλῃς ἑκατέρωθεν μικρὸν ὑπερε-
χούσας, ἤν τε κατὰ κορυφὴν τοῦ ξύλου ἔνθεν καὶ ἔνθεν.
αὗται αἱ ἀνάγκαι εὐταμίευτοί εἰσι καὶ ἐς τὸ ἰσχυρότατον
καὶ τὸ ἧσσον καὶ ἰσχὺν ἔχουσι τοιαύτην, ὥστε καὶ εἴ τις
ἐπὶ λύμῃ βούλοιτο, ἀλλὰ μὴ ἐπὶ ἰητρείῃ ἐς τοιαύτας
ἀνάγκας ἀγαγεῖν, κἂν τούτῳ ἰσχυρῶς δύνασθαι· καὶ γὰρ
ἂν κατατείνων κατὰ μῆκος μοῦνον ἔνθεν καὶ ἔνθεν, οὕτω
καὶ ἄλλην ἀνάγκην οὐδεμίην προστιθεὶς, ὅμως κατατείνειεν
ἄν τις, ἀλλὰ μὴν καὶ ἢν μὴ κατατείνων. αὐτῇ δὲ μοῦ-
νον τῇ σανίδι οὕτως εἰ ποιέει τις καὶ οὕτως ἱκανῶς κα-
ταναγκάσειε. καλαὶ οὖν αἱ τοιαῦται ἰσχύες εἰσὶν, ᾗ ἔξε-
στι καὶ ἀσθενεστέρῃσι καὶ ἰσχυροτέρῃσι χρέεσθαι αὐτὸν
ταμιεύοντα, καὶ μὲν δὴ καὶ κατὰ φύσιν γε ἀναγκάζουσι.
τὰ μὲν γὰρ ἐξεστεῶτα ἐς τὴν χώρην ἀναγκάζει καὶ ἡ ἵπ-
πωσις ἰέναι, τὰ δὲ ξυνελθόντα κατὰ φύσιν κατατείνουσιν

longitudinem corpus intendant. Licet et per axes ex-
tendere vel juxta lignum defoſſos vel contentos in qui-
busdam lignis in ipſum defixis quae erigantur ſive utrim-
que a lateribus paullulum exſtantia, ſive in utraque ejus
extremitate. Accommodatur autem vis quae per haec
adhibetur et ubi vehementiore et ubi leniore opus eſt.
Tantum enim roboris habet, ut ſi quis non in medicina,
ſed ad torquendos homines eam adhibeat praeſtanter ad
id valeat, ita ut ſive tantum extendamus in longitudi-
nem hinc atque hinc nihil ultra cogentes, ſive citra
intenſionem aſſerem dumtaxat admoveamus abunde ſit.
Optimum autem eſt uti ejusmodi via, quam in ipſo uſu
et intendendo et remittendo moderari potes, quaene
ſecundum naturam eſt. Quaecunque igitur exſtant com-
preſſa in ſuum locum redeunt, quae praeter naturam
coierunt intenſa ſecundum naturam compelluntur. Equi-

αἱ κατὰ φύσιν κατατάσιες.　οὔκουν ἐγὼ ἔχω τουτέων
ἀνάγκας καλλίους οὐδὲ δικαιοτέρας.

[390] (622) Τὰ ἐφεξῆς ἅπαντα σαφῶς ἑρμηνεύοντι,
δι᾽ ὧν νῦν καὶ ἔστιν ὅτε παρακολουθεῖ τις λεγομένοις, οὔτε
ἐξηγήσεως, ἀλλὰ δείξεώς ἐστιν αὐτοῦ χρεία. καὶ μέντοι καὶ
τὰ ὑπομνήματα τοῖς ἑωρακόσιν ἤδη τὰς τοιαύτας ἐνεργείας
γράφεται. λέλεκται δέ μοι καὶ πρόσθεν ὅτι τὰ οὕτω σα-
φῶς ὑπ᾽ αὐτοῦ γεγραμμένα μὴ νοήσας τις κατὰ τὴν πρώτην
ἐπιβολὴν καὶ δὶς καὶ τρὶς καὶ πλεονάκις ἀναγνώτω προσέχων
τὸν νοῦν. εἰ γὰρ τοῦτο ποιήσῃ, πάντως ταῦτ᾽ ἐννοήσει σα-
φῶς ἑρμηνευόμενον.

v'.

Ἡ γὰρ κατ᾽ αὐτὴν τὴν ἄκανθαν ἰθυωρία τῆς κατατάσιος
κάτωθέν τε καὶ κατὰ τὸ ἱερὸν ὀστέον καλεόμενον οὐκ ἔχει
ἐπιλαβὴν οὐδεμίην, ἄνωθεν δὲ κατὰ τὸν αὐχένα καὶ κατὰ
τὴν κεφαλὴν ἐπιλαβὴν μὲν ἔχει, ἀλλ᾽ ἐς ἰδέην γε ἀπρε-

*dem agendi alium modum meliorem aut juſtiorem ha-
beo nullum.*

Quae ſubjicit plane omnia explicat; quare ſi quis
non percipit quae proponuntur, huic non explanatione
opus eſt, ſed monſtratione; quin et commentaria ad eos
ſcribuntur qui ejusmodi curationes jam inſpexerint. Mo-
nui etiam in ſuperioribus, ut ſi quis prima lectione non
intelligat, quae ita clare ab Hippocrate ſcribuntur, iterum
et tertio et ſaepius diligenti animadverſione relegat; quodſi
hoc faciat, quae plane ab ipſo traduntur omnino intelliget.

L.

*Nam quum e regione ipſius ſpinae intenſio adhibetur ab
inferiori parte et juxta os quod ſacrum appellatur, non
eſt locus qui prehendi poſſit; a ſuperiori juxta cervices
et caput eſt quidem, ſed adſpectu indecorus, praeter-*

Ed. Chart. XII. [390.]   Ed. Baf. V. (622.)

πής. ταύτῃ τοι γενομένη ἡ κατάτασις καὶ ἄλλας βλάβας
ἂν προσπαρέχει πλεοναοθεῖσα. ἐπειρήθην δὲ δή ποτε
ὕπτιον τὸν ἄνθρωπον καταιείνας ἀσκὸν ἀφύσητον ὑπο-
θεῖναι ὑπὸ τὸ ὕβωμα, κἄπειτα αὐλὸν ἐκ χαλκείου ἐς τὸν
ἀσκὸν τὸν ὑποκείμενον ἐνιέντα φυσᾶν, ἀλλά μοι οὐκ εὐ-
πορεῖτο. ὅτε γὰρ εὖ κατατείνοιμι τὸν ἄνθρωπον, ἡσσᾶτο
ὁ ἀσκὸς καὶ οὐκ ἠδύνατο ἡ φῦσα ἐπαναγκάζεσθαι· καὶ
ἄλλως ἕτοιμον περιολισθαίνειν ἦν, ἅτε ἐς τὸ αὐτὸ ἀναγ-
καζόμενον τό τε τοῦ ἀνθρώπου ὕβωμα καὶ τὸ τοῦ ἀσκοῦ
πληρουμένου κύρτωμα. ὅτε δ' αὖ μὴ κάρτα κατατείνουμι
τὸν ἄνθρωπον, ὁ μὲν ἀσκὸς ὑπὸ τῆς φύσης ἐκυρτοῦτο, ὁ
δὲ ἄνθρωπος πάντῃ μᾶλλον ἐλορδαίνετο ἢ συνέφερεν.
ἔγραψα δὲ ἐπίτηδες τοῦτο. καλὰ γὰρ καὶ ταῦτα μαθή-
ματά ἐστιν, ἃ πειρηθέντα ἀπορηθέντα ἐφάνη καὶ δι' ἅπερ
ἠπορήθη.

————

Αὐτὸς ἂν ἐπιλαβὴν εἴρηκε τὴν οἷον ἀντιλαβὴν καὶ ἀν-
τίληψιν, ὥστε στηριχθῆναι τοὺς περιβαλλομένους τροχοὺς

quam quod fi corpus ab hac parte valentius extendatur,
alia quoque noxa afferetur. Expertus aliquando fum
utrem non inflatum, quem refupinato homine fpinae qua
gibba erat fubjeci, dein fiftula ahenea demiffa inflavi,
fed parum proceffit. Cedebat enim uter, quum homo
bene extendebatur, neque fpiritus impellere quidquam
poterat, fed alioquin uter prompte labebatur, quum fe
compellerent et gibbus fpinae locus et repleti utris tu-
mor; at contra quum non valde homo extendebatur,
uter ob fpiritum in tumorem affurgebat, fed homo ma-
gis quam expediret in priorem partem convertebatur.
De induftria autem haec fcripfi, pulchra enim hujusmodi
monimenta funt eorum, quae quum experti fumus, fine
affectu invenimus et cauffarum cur parum procefferint.

————

Locum qui prehendi poffit ἐπιλαβὴν, quafi ἀντιλαβὴν
et ἀντίληψιν dixit eo quod obex et mora fit injectis la-

πρός τε τῶν ἐξεχόντων ἕνεκα τοῦ ἀπορεῖν. κατὰ μὲν τὸ
ἱερὸν ὀστέον οὐδὲν ἔχει τοιοῦτον ἄνωθέν τ' ἦν τό τέ τι ἔχῃ
καὶ τὴν κεφαλήν, ἅμα φαίνοιτ' ἂν ὁ ἄνθρωπος πνιγόμενος,
εἴ τις ἐνταῦθα περιλάβοι, καὶ κατὰ τοῦτ' ἂν ἀπρεπὴς ἡ
κατάτασις φαίνοιτο. καὶ μέντοι καὶ βλάβας ἂν παράσχοι εἰ
ὀλισθῇ τὸν βρόχον τις ἐπὶ τὸν λάρυγγα.

να'.

Ὅσοισι δὲ ἐς τὸ εἴσω σκολιαίνονται οἱ σφόνδυλοι ὑπὸ πτώ-
ματος ἢ καὶ ἐμπεσόντος τινὸς βαρέος, εἷς μὲν οὐδεὶς
τῶν σφονδύλων μέγα ἐξίσταται κάρτα ὡς ἐπὶ τὸ πολὺ ἐκ
τῶν ἄλλων. ἢν δὲ ἐκστῇ μέγα ἢ εἷς ἢ πλείονες, θάνατον
φέρουσιν, ὥσπερ δὴ καὶ πρόσθεν εἴρηται, κυκλώδης καὶ
αὕτη καὶ οὐ γωνιώδης γίνεται ἡ παραλλαγή. οὖρα μὲν
οὖν τοῖσι τοιούτοισι καὶ ἀπόπατος μᾶλλον ἴσχεται ἢ τοῖ-
σιν ἔξω κυφοῖσι καὶ πόδες καὶ ὅλα τὰ σκέλεα ψύχεται
μᾶλλον καὶ θανατηφόρα ταῦτα μᾶλλον ὧν ἔφην. καὶ ἢν
περιγένωνται δὲ [391] ῥυώδεες τὰ οὖρα μᾶλλον οὗτοι

queis, fic ut haereant qua eminet et minime decidant.
Ab offe facro nullus talis locus eft a fuperiori parte,
quamvis cervices fint et caput. Homo tamen ftrangulari
videbitur, fi hac parte prehendatur; atque idcirco ea in-
tendendi ratio indecora habebitur, fed et noxam inferet,
fi laqueus ad guttur delabatur.

LI.

Quibuscunque autem vertebrae in inferiorem partem con-
vertuntur vel quod homo ceciderit vel quod grave ali-
quid fuper ipfum inciderit, plerumque nulla vertebra
valde ab aliis recedit; ubi non valde recedat, five una
five plures hominem non praecipitat, ficut antea dictum
eft, quum fpina in orbem, non ad angulum perverta-
tur. His quidem urina et alvus magis fupprimitur
quam quibus vertebrae in exteriorem partem convertun-
tur pedesque et crura tota magis frigefcunt; atque haec
magis mortifera funt quam quae pofita funt; quibus f

καὶ τῶν σκελέων ἀκρατέστεροι καὶ ναρκωδέστεροι. ἢν δὲ
καὶ ἐν τῷ ἄνω μέρει μᾶλλον τὸ λόρδωμα γένηται, παν-
τὸς τοῦ σώματος ἀκρατέες καὶ νεναρκωμένοι γίνονται.
μηχανὴν δὲ οὐκ ἔχω οὐδεμίην ἔγωγε, ὅκως χρὴ τὸν τοιοῦ-
τον ἐς τὸ αὐτὸ καταστῆσαι· καὶ εἰ μή τινα ἢ κατὰ τῆς
κλίμακος κατάσεισις ὠφελέειν οἵη τε εἴη ἢ καὶ ἄλλη τις
τοιαύτη ἴησις ἢ κατάσεισις, οἵηπερ ὀλίγῳ πρόσθεν εἴρη-
ται. καταναγκάσιν δὲ σὺν τῇ κατασείσει οὐδεμίην ἔχω
ἥτις ἂν γίνοιτο, ὥσπερ τῷ κυφώματι τὴν καταναγκασιν
ἡ σανὶς ἐποιέετο. πῶς γὰρ ἄν τις ἐκ τοῦ ἔμπροσθεν διὰ
τῆς κοιλίης ἀναγκάσαι δύναιτο; οὐ γὰρ οἷόν τε, ἀλλὰ μὴν
οὔτε βῆχες οὔτε πταρμοὶ οὐδεμίην δύναμιν ἔχουσιν, ὥστε
τε τῇ τάσει συντιμωρέειν, οὐ μὴν οὐδ᾽ ἔνεσις φύσης
ἐνιεμένης ἐς τὴν κοιλίην οὐδὲν ἂν δυνηθῇ. καὶ μὴν αἱ
μεγάλαι σικύαι προσβαλλόμεναι ἀνασπάσιος εἵνεκα δῆθεν.
τῶν εἴσω ῥεπόντων σφονδύλων μεγάλη ἁμαρτὰς γνώμης
ἐστίν. ἀπωθέουσι γὰρ μᾶλλον ἢ ἀνασπῶσι καὶ οὐδ᾽ αὐτὸ
τοῦτο γιγνώσκουσιν οἱ προσβάλλοντες. ὅσῳ γὰρ ἄν τις

evadunt, urina ſine voluntate magis prorumpit cruraque
magis reſolvuntur et torpent. Quod ſi ſuperior ſpina
in priorem partem convertatur, univerſum corpus reſol-
vitur ac torpet. Machinationem autem nullam habeo,
qua ſpina reſtitui poſſit, ubi ſic luxatur. Quodſi nihil
proficiat concutiendi modus qui per ſcalam admovetur
vel alia ſimilis curatio ſive extendendi via, qualis paullo
ante dicta eſt, nullum novi impellendi ſimul et exten-
dendi modum, qui id praeſtare noſſit quod aſſer ubi
ſpina gibba erat. Nam qui fieri poterit ut a priori
parte per ventrem impellatur? Ergo neque hoc licet,
neque tuſſis aut ſternutamentum vim aliquam habet,
quo ad extentionem conferat. Nihil etiam proficies, ſi
ſpiritum in ventrem indas; quin et qui magnas cucur-
bitulas defigunt, ut ſurſum attrahant vertebras quae in
interiorem partem exciderunt, ſummopere aberrant; ex-
pellunt enim magis quam attrahunt. Quam rem igno-
rant qui eas defigunt, nam quo major cucurbitula eſt,

μείζω προσβάλλῃ, τοσούτῳ μᾶλλον λορδοῦντες οἱ προσ-
βληθέντες συναναγκαζομένου ἄνω τοῦ δέρματος. τρόπους
δὲ ἄλλους κατασεισίων ἢ οἷοί τε πρόσθεν εἴρηνται, ἔχοιμ᾽
ἂν εἰπεῖν, ἁρμόσαι οὓς ἄν τι δοκέῃ τῷ παθήματι μᾶλλον,
ἀλλ᾽ οὐ κάρτα πιστεύω αὐτοῖς, διὰ τοῦτο οὐ γράφω.
ἀθρόον δὴ ξυνιέναι χρὴ περὶ τούτων ὧν ἐν κεφαλαίῳ εἴ-
ρηται. ὅτι τὰ μὲν εἰς τὸ λορδὸν ῥεύσαντα ὀλέθριά εἰσι
καὶ σινόμωρα, τὰ δὲ ἐς τὸ κυφὸν ἀσινέα θανάτου καὶ
οὔρων σχεσίων καὶ ἀποναρκωσίων τὸ ἐπίπαν.

Περὶ τῆς ἔσω μεταστάσεως τῶν σφονδύλων γράφει
ταῦτα, χαλεπωτέραν αὐτὴν τῆς ἔξω λέγων εἶναι, καὶ ἡ αἰ-
τία πρόδηλος. καὶ γὰρ ἔσω ῥέπει τὰ νεῦρα πάντα τὰ ἀπὸ
τοῦ νωτιαίου πεφυκότα. θλίβεται οὖν ἐν ταῖς τοιαύταις
(623) μεταστάσεσι μᾶλλον ἤπερ ἐν ταῖς ἔξω. σὺν τούτοις
δὲ καὶ τὰ ἐπικείμενα μόρια τῇ ῥάχει θλίβει πάντα καὶ
κατὰ τοῦτο καὶ τῆς κύστεως τὸ ἄνω πέρας θλίβεταί ποτε.
καὶ μέντοι καὶ κατὰ συμπάθειαν εἰς φλεγμονὴν ἀφίξεται

---

*eo magis ſpina cava fit, quum a ſuperiore cute urgea-
tur. Alios item concutiendi modos praeter jam poſitos
adducere poſſem, quos exiſtimet quis ad vitium magis
pertinere, ſed eos, utpote quibus parum confidam, omitto.
Illud autem in univerſum, ut ſummatim dicamus, intelli-
gere oportet, quod ubi ſpina in interiorem partem con-
vertitur, ad interitum aegrotantem praecipitat et infe-
ſtiſſima eſt; ubi in exteriorem, vacat mortis periculo,
urinam non ſupprimit et plerumque torporem non infert.*

De vertebris agens in interiorem partem luxatis in-
quit caſum aſperiorem eſſe quam ſi in exteriorem feran-
tur. Cauſam eſſe in aperto dicit: nervi enim omnes qui
a ſpinae medulla oriuntur, in interiorem partem proce-
dunt. Premuntur ergo magis ubi ſpina in hanc partem
convertitur quam ubi in exteriorem quumque iis urgen-
tur quaecunque partes ſpinae ſuperinſident. Quo fit ut
interdum ſuperior quoque pars veſicae comprimatur et

πάντα καὶ διὰ τοῦτ᾽ οὔτε ἡ κύστις οὖρον ἐκκρίνει οὔτε τὰ
ἔντερα ἀπόπατον. τῆς γὰρ ἐκκριτικῆς δυνάμεως, ἥτις ἐστὶ
μία τῶν φυσικῶν, πάθος ἐστὶν ἴσχεσθαι τὸ οὖρον καὶ τὸ
ἀπόπατον. τὸ δὲ ναρκῶδη γίνεσθαι τὰ μόρια τῆς τῶν νεύ-
ρων βλάβης ἐστίν. ἐκ μὲν οὖν τῆς κατὰ τὰ ἔντερα καὶ
τὴν κύστιν βλάβης ἄχρι περ ἂν παύσεται φλεγμαίνοντα, κίν-
δυνος ἀπολέσθαι τὸν ἄνθρωπον καὶ δι᾽ ἄκρα καὶ ἀκώρω
ἔντερα διαμένει καὶ διὰ τοῦτο καὶ ὁ σφίγγων τὴν κύστιν
μῦς οὐκ ἐᾷ ἀκριβῶς ἐνεργῶν ἐπιτρέπειν τοῖς οὔροις. εἰκὸς
καὶ δήπου καὶ τὸν ἐπὶ τῆς ἕδρας μῦν τὸν σφιγκτῆρα κα-
λούμενον τὴν αὐτὴν ἀτονίαν ἔχειν.

νβ´.

Οὐ γὰρ ἐντείνει τοὺς ὀχετοὺς τοὺς κατὰ τὴν κοιλίην οὐδὲ
κωλύει εὐρόους εἶναι ἢ εἰς τὸ ἔξω κύφωσις, ἡ δὲ λόρδω-
σις ταῦτα ἀμφότερα ποιέει καὶ ἐς τᾶλλα πολλὰ προσγί-
νεται.

quae cum his confortium habent omnia inflammatione
occupentur. Quamobrem neque vefica urinam, neque al-
vus dejectionem reddit: expellentis enim facultatis quae
una ex naturalibus eft vitium eft, urinam atque alvum
fupprimi. Torporis autem membrorum caufa eft nervo-
rum affectus, fed vefica et inteftinis affectis periculum eft
ne homo interim decedat, dum tollitur inflammatio quae
efficit ut nec alvus nec urina refpondeat. Quemadmodum
autem mufculus qui veficam adftringit, quum nimium fuo
munere fungitur, non patitur urinam evadere, ita veri-
fimile fit affici mufculum ani, quem Graeci ab adftringendo
σφιγκτῆρα dixerunt.

LII.

*Quum nec alvi itinera diftendat nec prohibeat, quominus
facilem exitum habeant, fpina quum in exteriorem par-
tem convertitur; fed quum in interiorem, utrumque hoc
efficiat accedantque alia complura.*

564   ΓΑΛΗΝΟΥ ΕΙΣ ΤΟ ΙΠΠΟΚΡΑΤΟΥΣ

Ed. Chart. XII. [392.]   Ed. Baf. V. (623.)

[392] *Κατὰ τὴν προγεγραμμένην ῥῆσιν εἰρηκὼς οὖρα*
μὲν οὖν τοῖσι τοιούτοισι καὶ ἀπόπατος μᾶλλον ἴσχεται ἢ
τοῖσιν ἔξω κυφοῖσι, νῦν τὴν αἰτίαν προσέθηκεν εἰπών· οὐ
γὰρ ἐντείνει τοὺς ὀχετοὺς τοὺς κατὰ τὴν κοιλίαν δηλονότι
τὰς ἐκροὰς εἰπὼν, τήν τε κατὰ κύστιν καὶ τὴν κατὰ τὴν
ἕδραν. ἐντείνεσθαι δὲ τὰ μόρια δι᾽ ὧν αὗται γίνονται κατά
τε τὴν θλίψιν, ἣν ἐκ τῆς τῶν σφονδίλων εἴσω μεταστάσεως
ἴσχουσιν, εἰκός ἐστι καὶ πρὸς τῆς κατὰ τὰ νεῦρα συμπαθείας.

νγ´.

Ἐπεί τοι πολὺ πλείονες σκελέων τε καὶ χειρῶν ἀκρατέες
γίνονται καὶ καταναρκοῦνται τὸ σῶμα καὶ οὖρα τούτοι-
σιν ἴσχεται, οἷσιν ἂν μὴ ἐκστῇ μὲν τὸ ὕβωμα μήτε ἔξω
μήτε ἔσω, σεισθέωσι δὲ ἰσχυρῶς ἐς τὴν ἰθυνίην τῆς ῥά-
χιος. οἷσι δὲ ἂν ἐκστῇ μὲν τὸ ὕβωμα, ἧσσον τοιαῦτα
πάσχουσιν.

Ἐνταῦθα τὴν ὕβωμα φωνὴν ὡς γενικόν τι σημαῖνον
ἀνέγραψεν ἐπὶ πάσης εἰπὼν, τῆς τῶν σφονδύλων εἰς τὸ παρὰ

Quum proxime propofuerit his urinam et alvum
magis fupprimi, quam quibus vertebrae in exteriorem
partem convertuntur; nunc cauffam adjecit his verbis,
quum nec alvi itinera diftendat, id eft exitum eorum
quae per veficam et per anum expelluntur. Diftendi au-
tem partes per quas hae feruntur et a compreffione ver-
tebrarum et a confortio quod cum nervis habent, a ra-
tione minime abhorret.

LIII.

Multo autem pluribus crura et brachia refolvuntur, cor-
pus torpet, urina fupprimitur, quibus vertebrae nec in
exteriorem partem nec in interiorem exciderint, fed
concuffae vehementer fuerint manentes e regione fpinae,
quibus fpina depravatur minus haec patiuntur.

Ut depravationem exprimat mutuatur *ὕβωμα* vocabu-
lum tanquam generale agens de vertebris quomodocunque

φύσιν ἐκτροπῆς, ὅλος δὲ ὁ λόγος εὔδηλος. ἐπὶ γὰρ τὴν τε-
τάρτην διαφορὰν τῶν κατὰ τὴν ῥάχιν παθῶν ἀφικνεῖται τῷ
λόγῳ. καλοῦσι δὲ αὐτὴν σεῖσιν, ὅταν αἱ ἁρμονίαι σύμπασαι
διακινηθῶσι τῶν σφονδύλων τῆς ῥάχεως καὶ κινδυνεύσει
διασπασθῆναί τε καὶ θλασθῆναι διασεισθείσης σφοδρῶς
αὐτῆς, καὶ φησι τοῦτο πολὺ χεῖρον εἶναι τῶν ἄνευ τοῦ
διασεισθῆναι γιγνομένων διαστροφῶν τῆς ῥάχεως. εἶθ' ἑξῆς
ὅτι καὶ ταῖς πλευραῖς καταγνυμέναις τοιοῦτόν γέ τι συμ-
βαίνει διηγῆται.

νδ'.

Πολλὰ δὲ καὶ ἄλλα ἐν ἰητρικῇ ἄν τις θεάσαιτο, ὧν τὰ μὲν
ἰσχυρὰ ἀσινέα ἐστὶ, καθ' ἑωυτὰ τὴν κρίσιν ὅλην λαμβά-
νοντα τοῦ νοσήματος, τὸ δὲ ἀσθενέστερα σινόμωρα καὶ
ἀποτόκους νοσημάτων χρονίους ποιέοντα καὶ κοινωνέοντα
καὶ τῷ ἄλλῳ σώματι ἐπὶ πλέον.

Προειρηκὼς περὶ τοῦ κατὰ ῥάχιν πάθους ὃ προσαγο-
ρεύουσι σεῖσιν ἄνευ τοῦ μετασθῆναι σφόνδυλόν τινα γενόμε-

ſuo loco motis. Univerſa autem oratio clara eſt; venit
enim ad quartum genus vitiorum ſpinae quod Graeci a
concutiendo σεῖσιν appellant. Id autem eſt quum verte-
brarum ſpinae compago univerſa dimovetur; periculum-
que eſt ne convellatur atteraturque ſpina vehementer con-
cuſſa. Quod malum ipſe teſtatur multo deterius eſſe quam
ſi ſpina non concuſſa vertebrae pervertantur. In ſequen-
tibus ad coſtas pergit, quibus abruptis hujusmodi quid-
piam accidit.

LIV.

Multa quoque alia medicinali arte quis inſpiciet, quorum
quae vehementia ſunt, quum morbi momentum omne
in ſe contineant, non nocent; quae leviorem offenſam
afferunt, mala concitant diuturna et reliquum corpus
plurimum afficiunt.

Loquutus de vitio, ſub quo ſpina concutitur, ver-
tebris nullo modo ſua ſede excedentibus, ſubjicit multa

566   ΓΑΛΗΝΟΤ ΕΙΣ ΤΟ ΙΠΠΟΚΡΑΤΟΤΣ

Ed. Chart. XII. [392. 393.]   Ed. Baf. V. (623.)

νον ἐν τῇ ἐφεξῆς γραφῇ πολλὰ λέγει τῶν κατ᾽ ἰατρικὴν ἐπι-
εικέστερα κατ᾽ ἀλήθειαν εἶναι, κἂν φαίνηται χαλεπώτερα.
συμβαίνει δ᾽ ἐκεῖνα τῶν παθῶν, ἐφ᾽ ὧν συμπάθειαί εἰσι
μείζους, ὡς ὅσα γε μηδεμίαν ἐπιφέρει μορίων κυρίων. συμ-
πάθειαν, ἀλλὰ καθ᾽ ἑαυτὰ ποιεῖται τὴν κρᾶσιν, ἧττόν ἐστι
χαλεπὰ καὶ ἰσχυρότερά σοι κατασκευαῖς. ἐφεξῆς οὖν ὡς ἐν
παραδείγματος μέρει μνημονεύει τῶν κατὰ τὰς πλευρὰς πα-
θῶν ὑποδεικνύων, ἔνια μὲν αὐτῶν εἶναι τὴν φαντασίαν μό-
νον, ἔνια δὲ τῇ δυνάμει χαλεπά.

_____

νέ.

[393]   Ἐπεὶ καὶ πλευρέων κάτηξις τοιοῦτόν τι πέπονθεν·
οἶσι μὲν γὰρ ἂν καταγῇ πλευρὴ μία ἢ πλέονες, ὡς τοῖσι
πλείστοισι κατάγνυται μὴ διασχόντα τὰ ὀστέα ἐς τὸ εἴσω
μέρος, μηδὲ ψιλωθέντα, ὀλίγοι μὲν ἤδη ἐπυρέτηναν· ἀτὰρ
οὐδὲ αἷμα πολλοὶ ἤδη ἔπτυσαν, οὐδὲ ἔμπυοι πολλοὶ γί-
νονται, οὐδὲ ἔμμοτοι, οὐδὲ ἐπισφακελίσιες τῶν ὀστέων,
δίαιτά τε φαύλη ἀρκέει.

_____

in medicina leviora eſſe revera, quamquam graviora vi-
dentur; multa enim quae minus afficiunt partes cum vi-
tiato loco conſortium habentes, ut quae nullam ex prae-
cipuis partibus laedant, ſed in ſe morbi momentum ha-
beant minus moleſta ſunt, quamvis graviora videantur.
In ſequentibus exempli gratia de coſtarum affectibus me-
minit indicans eorum alios graves apparere, alios eſſe.

_____

LV.

Quin et coſtis abruptis tale quidpiam accidit. Quibus
enim coſta una vel plures abrumpuntur, ſicut permultis
abrumpi videmus, ſi comminuta oſſa neque in interio-
rem partem compellantur, neque in ſuperiorem, pauci
adhuc febricitarunt; ſed neque multi etiam ſanguinem
ſpuerunt nec multis item contractum eſt pus in thorace
aut linamentis opus fuit aut vitiatum os eſt; victus au-
tem quivis idoneus eſt.

Ὅτι τὸ σύμμετρον τοῦ λόγου σαφήνειαν συντελεῖ, μα-
θεῖν ἐστιν οὐχ ἥκιστα καὶ ἐκ τῆς προκειμένης ῥήσεως μα-
κρᾶς οὔσης. ἐγὼ τὸ πρῶτον μέρος ἄρτι προεχειρισάμην·
ἐκ τινὸς γὰρ ἐπὶ πλεῖον ὁ Ἱπποκράτης ἀσάφειάν τινα ἐρ-
γάσατο, διὰ βραχέων δ᾽ ἂν οὕτως ἑρμηνεύοιτο. τὰ κατά-
γματα τῶν πλευρῶν, ὅταν ἁπλᾶ καὶ μόνα γένηται, τὴν μὲν
φαντασίαν χαλεπωτέραν τῶν περιθλάσεων ἔχει, τῇ δυνάμει
δὲ ἐπιεικεστέραν, θεραπεύεται γὰρ ἄνευ κινδύνου τάχιστα.
χωρὶς δὲ κατάγματος ὅταν περὶ τὰς πλευρὰς σάρκες θλα-
σθῶσιν, εἰς μέγιστον ἐνίοτε κίνδυνον ἥκουσιν οἱ οὕτω πα-
θόντες. τὸ μὲν κεφάλαιον τοῦ λόγου τοῦτο· τὰ δὲ κατὰ
μέρος ἐφεξῆς ἴδωμεν, εἰ ἐν τῷ πρώτῳ μέρει τῆς ῥήσεως,
ὅπερ ἐγὼ διὰ βραχέων εἶπον, ὅταν ἁπλᾶ καὶ μόνα γένηται
τὰ κατάγματα τῶν πλευρῶν. ὁ δὲ Ἱπποκράτης εἴρηκεν,
ὅπερ ἐξηγούμενος ἔγραψε, μὴ διασχόντα τὰ ὀστᾶ εἰς τὸ
ἔσω μέρος εἰπών, τὴν εὐρυχωρίαν τοῦ θώρακος εἰς ἣν ἀδύ-
νατόν ἐστι διασχεῖν ὀστῷ τῷ κατ᾽ αὐτὸν ἄνευ τοῦ γυμνω-
θῆναι μὲν αὐτὸ τὸ ὀστοῦν ἁπάσης τῆς περικειμένης σαρκὸς,

Ex propoſita oratione, quae longa eſt, non parum in-
telligi poteſt orationis modum ad facilitatem conducere.
Nos priorem partem ſupra attigimus, quam Hippocrates
longius habens obſcuram fecit, paucis autem ita loqui
potuit: ubi coſta abrumpitur, ſi fractura ſimplex et ſola
ſit, caſus quidem aſperior videtur, licet levior ſit quam
ubi atteritur. Celerrime enim curatur et ſine periculo,
ſed absque fractura, ubi caro circa coſtas atteratur, in
maximo interdum periculo revolvuntur qui ſic affecti ſunt.
Caput quidem orationis hujusmodi eſt, ſingula autem dein-
ceps videamus. Si primam partem hujus orationis paucis
Hippocrates explicaſſet, quemadmodum ego quum dixi,
ubi ſola et ſimplex coſtarum fractura ſit, apertius ſcri-
pſiſſet; verum ipſe quum exponens ait: ſi oſſa abrupta
neque in interiorem partem compellantur. Vocavit autem
interiorem partem interius ſpatium thoracis, in quod
erumpere os abruptum per ſe non poteſt, non nudetur a
tota carne ſuperjecta, niſi item ſcindatur membrana, quae

διατμηθῆναι δὲ τὸν ὑπεζωκότα καλούμενον ὑμένα. διὰ τοῦτο
μὲν οὖν ἐδήλωσε τὸ ἁπλοῦν τοῦ κατάγματος, διά τε τῶν
ἐφεξῆς τὸ ἐπιεικὲς, ὀλίγους μὲν εἰπὼν ἐπιπυρέττειν, πτύσαι
δὲ αἷμά τινα σπανίως, ὥσπερ γε καὶ ἔμπυον καὶ ἔμμοτον
γενέσθαι, σφακελίσαι τε τὸ τῆς πλευρᾶς ὀστοῦν· διὸ καὶ
τὴν δίαιταν αὐτοῖς ἐξαρκέσειν φαύλην. ἔμαθες δὲ ὅτι φαύ-
λην ἀεὶ λέγει τὴν ἐναντίαν τῇ ἀκριβεῖ τὴν ἐπιτυχοῦσαν. ἐν
μὲν οὖν τῷ προκειμένῳ μορίῳ τῆς ἄλλης αὐτοῦ ῥήσεως ὅλη
διάνοια τοιαύτη τίς ἐστιν. ἴδωμεν δὲ ἐφεξῆς τὰ λοιπά.

νστ'.

(624) Ἢν γὰρ μὴ πυρετὸς ξυνεχὴς ἐπιλαμβάνῃ αὐτοὺς
καὶ κενεαγγέειν κάκιον τοῖσι τούτοισιν ἢ μὴ κενεαγγέειν
καὶ ἐπωδυνέστερον καὶ πυρετωδέστερον καὶ βηχωδέστερον.
τὸ γὰρ πλήρωμα τὸ μέτριον τῆς κοιλίης διόρθωμα τῶν
πλευρέων γίνεται.   ἡ δὲ κένωσις κρεμασμὸν μὲν τῇσι
πλευρῇσι ποιέει, ὁ δὲ κρεμασμὸς ὀδύνην.

costas cingit: per haec igitur fimplicem fracturam indica-
vit. Deinceps notavit cafus levitatem, quum ait: paucos
frebricitaffe, raros item fanguinem exfpuiffe aut pus in
interiori thoracis regione contraxiffe raroque opus fuiffe
linamentis vel coftarum os vitiatum fuiffe et idcirco ab-
unde effe victus rationem quamvis. Hanc ipfe, ut didi-
cifti, ubique φαύλην nominat, eam quae exquifitae contra-
ria eft fignificans. Propofitae igitur partis orationis uni-
verfus fenfus hujusmodi eft. Ad reliqua igitur pergamus.

LVI.

*Quin et ubi continens febris non invadat, deterior eft in-
edia quam cibus et dolorem febrem ac tuffim magis
concitat. Venter enim modice repletus coftas dirigit,
quas inedia fufpendit; at ubi fufpendantur, dolorem
inferunt.*

ΠΕΡΙ ΑΡΘΡΩΝ ΥΠΟΜΝΗΜΑ Γ. 569

Ed. Chart. XII. [393. 394.]   Ed. Baf. V. (624.)

Ὁ τῆς κοιλίης ὄγκος στήριγμά τι γίνεται ταῖς πλευ-
ραῖς, διὸ καὶ ὅσοι μείζονας ἔχουσι τὰς γαστέρας, ἧττον
ὀδυνῶνται καταγείσης τῆς πλευρᾶς· ὅσοις δὲ ἰσχναί τέ εἰσι
καὶ προσεσταλμέναι, μᾶλλον ἀλγοῦσιν ἀστηρίκτων καὶ με-
τεώρων αἰσθανόμενοι τῶν πλευρῶν. ἐὰν μὲν οὖν συνεχὴς
ἐπιλάβῃ πυρετός, αὐ- [394] τούς ἐστι κενεαγγεῖν, ὅπερ
δηλοῖ νῦν αὐτὸ τὸ ἀσιτεῖν, ἐπειδήπερ ἡ ἐκ τῆς ἐδωδῆς βλάβη
γίγνεται μείζων τῆς ἐκ τοῦ κρεμασμοῦ. εἰ δή τι μηδ᾽ ὅλως
πυρέξει, ἄμεινον ἐσθίειν τοσαῦτα τὸ πλῆθος, ὡς εἰς ὄγκον
ἀρθῆναι τὴν γαστέρα τοσοῦτον, ὅσον ἡλίκος ὡς ἄνευ τοῦ
θλίβειν τὸ πεπονθός, ἕδρα τε καὶ στήριγμα γενήσεται ταῖς
πλευραῖς.

νζ'.

Ἔξωθεν δὲ φαύλη ἐπίδεσις τοῖσι τοιούτοισιν ἀρκέει, κηρωτῇ
καὶ σπλήνεσι καὶ ὀθονίοισιν ἡσύχως ἐρείδοντα ὁμαλὴν τὴν
ἐπίδεσιν ποιέεσθαι ἢ καὶ ἐριῶδές τι προσεπιθέντα. κρα-
τύνεται δὲ πλευρὴ ἐν εἴκοσιν ἡμέρῃσι, παχεῖαι γὰρ αἱ
ἐπιπωρώσιες τούτων τῶν ὀστέων.

Tumor ventris coſtas fulcit: quare ubi hae rumpun-
tur, qui magis ventricoſi ſunt minus dolent; quibus gra-
cilis venter eſt et contractus, dolore magis vexantur quum
coſtas ſentiant ſine fulcro ſuſpenſas. Quodſi continens
febris hominem occupet, inedia uti debet, quod ipſe ſigni-
ficavit verbo κενεαγγεῖν, quoniam magis laeditur a cibo
quam a coſtis non ſultis. At ſi nulla febris ſit, expedit
eatenus cibum ſumere, ut venter in eum tumorem adſur-
gat, ut coſtis ſedes ſit ac fulcimentum citra offenſae par-
tis compreſſionem.

LVII.

Ab exteriori parte vincire rurſus quovis modo ſatis eſt,
tantum cerato, pannis, faſciisque leniter adſtrictis debe-
mus aequale vinculum reddere aut etiam lanae aliquid
ſuperinjicere. Conſervet autem coſta viginti diebus: in
hujusmodi enim oſſibus cito callus increſcit.

Φαύλην ἐπίδεσιν εἶπεν, ὥσπερ καὶ δίαιταν, τὴν ἐπιτυ-
χοῦσαν, ἥτις ἐστὶν ἐναντία τῇ ἐπιμελῶς γεγενημένῃ.

———————

νη'.

Ἀμφιθλασθείσης δὲ τῆς σαρκὸς ἀμφὶ τῇσι πλευρῇσιν ἢ ὑπὸ
πληγῆς ἢ ὑπὸ πτώματος ἢ ὑπὸ ἀντερείσιος ἢ ἄλλου τινὸς
τοιουτοτρόπου πολλοὶ ἤδη πολὺ αἷμα ἔπτυσαν.

Μέμνηται καὶ τούτου τοῦ λόγου διὰ τοὺς οἰομένους ἐν
ταῖς πλευρίτισιν ἐξ ἀνάγκης ἀνάγειν τινὰ τῶν λοβῶν τοῦ
πνεύμονος πάσχειν καὶ συναπτόμενόν γε τοῦτόν φασι τῇ
φλεγμαινούσῃ πλευρᾷ διδόναι τι τοῦ κατὰ τὴν φλεγμονὴν
ἰχῶρός. ἐν τῷ πνεύμονι γὰρ οὐδὲν πνεύμονος πεπονθότος,
ἀλλὰ τῆς διαθέσεως τῇ πλευρᾷ γενομένης πτύειν φησὶν
ἐνίους αἷμα. πῶς μὲν οὖν γίγνεται τοῦτο ζητεῖν ἔξεστιν
ἐπὶ σχολῆς, ἡμῖν τε βασανιζομένοις τὸ ζήτημα κατά γε τὸ
περὶ αἵματος ἀναγωγῆς Ἐρασιστράτου βιβλίον. ἐξαρκεῖν
δὲ δεῖ νῦν αὐτὸ τοῦτο μόνον ἐγνωκέναι, τὸ χωρὶς τοῦ πα-

———————

Vinciendi modum quemvis φαῦλον, quemadmodum et
victum qui contrarius eſt ei qui ſumma diligentia adhibetur.

———————

LVIII.

*At carne circa coſtas detrita, quod homo percutiatur,
cadat, re aliqua urgeatur aut alio tali modo, multi
jam ſanguinem multum exſpuerunt.*

In memoria habendus eſt hic ſermo propter eos qui
exiſtimant in lateris dolore neceſſarium eſſe ut aliqua ex
fibris pulmonis afficiatur: nam quum proximus ſit lateri
inflammato, aſſerunt aliquid ad eum transmitti ex tenui
ſanguine qui in inflammatione ſubſiſtit. Pulmone ergo
nihil violato, ſed coſta affecta quosdam ait ſanguinem ex-
ſpuere, quo tamen pacto hoc fiat licet per otium requi-
rere. Nos ſane quaeſtionem hanc perpendimus in his
quae ſcripſimus in librum Eraſiſtrati de ſanguinis ſputo;
nunc illud dumtaxat intellexiſſe abunde eſt, quosdam ſine

θεῖν τι τὸν πνεύμονα πτύειν ἐνίους αἷμα διὰ τὸ κατὰ τὰς
πλευρὰς πάθος. ἐθεάσασθε δὲ κἀπὶ τῶν ἄλλων πολλάκις
ἀτρώτου τοῦ προκειμένου τῷ κατάγματι δέρματος ὄντος ἐκ-
χεόμενον αἱματώδη χυμὸν διὰ τοῦ τοιοῦτον πληρῶσαι τοὺς
ἐπιδέσμους. καίτοι πολλῷ πυκνότερόν ἐστι τὸ παρὰ τοῖς
κώλοις δέρμα τοῦ τὰς πλευρὰς ὑπεζωκότος ὑμένος, ὥστ᾽
οὐδὲν θαυμαστόν ἐστι δι᾽ ἐκείνου ῥυῆναι πρὸς τὴν ἐκτὸς
χώραν ἐκ τῆς πεπονθυίας πλευρᾶς. εἶτ᾽ εὐθέως εἰς τὰ
βρόγχια τοῦ πνεύμονος ᾽ἀναληφθῆναι κατὰ τὰς ἐκπνοὰς,
ὥσπερ ὁρῶμεν ἐπὶ τῶν συντρωθέντων τὸν ὑμένα τοῦτον.
ὅ τι γὰρ ἂν ἐκχέῃς εἰς τὸν θώρακα διὰ τοῦ τραύματος
ἀναβήσεται τοῦτο παραχρῆμα διὰ τοῦ στόματος καὶ διὰ
τοῦτο ᾽Ερασίστρατος οὐκ ἐννοήσας εἰς ἀτόπους ἐνέπεσε λό-
γους ἐν τῷ περὶ αἵματος ἀναγωγῆς, ὧν τὴν κακίαν ἐμά-
θετε διερχομένου μου πολλάκις ἀκούσαντες ἐπ᾽ αὐτοῦ τοῦ
συγγράμματος.

---

vitio pulmonis fanguinem fpuere, propterea quod morbus
circa coftas verfetur.   Vidiftis faepe et in aliis inviolata
cute quae fracturam tegit effundi cruorem, fic ut fafcias
impleat, quamvis cutis membrorum denfior multo fit quam
membrana quae coftas complectitur.   Quare nihil mirum
eft, fi fanguis per hanc ab affecta cofta in interiorem re-
gionem ducatur; dein protinus in ipfa exfpiratione in
afperam arteriam quae in pulmonem diftributa eft trans-
feratur, quemadmodum in iis videmus quibus membrana
haec vulneratur.   Quidquid enim per vulnus in thoracem
inftillaveris, per os continuo reddetur; quam rem quum
Erafiftratus ignoraffet, abfurda fcripfit in libro de fangui-
nis fputo, fed qua in re decipiatur, ejus fcripta de me
audientes faepenumero didiciftis.

νθ'.

[395] Οἱ γὰρ ὀχετοὶ οἱ κατὰ τὸ λαπαρὸν τῆς πλευρῆς ἑκάστης παρατεταμένοι καὶ οἱ τόνοι ἀπὸ τῶν ἐπικαιροτάτων τῶν ἐν τῷ σώματι τὰς ἀφορμὰς ἔχουσι. πολλοὶ γοῦν ἤδη βη- χώδιες καὶ φυματίαι καὶ ἔμπυοι ἐγένοντο καὶ ἔμμοτοι καὶ ἡ πλευρὴ ἐπεσφακέλισεν αὐτοῖσιν, ἀτὰρ καὶ οἷσι μηδὲν τοιοῦτον προσεγίνετο ἀμφιθλασθείσης τῆς σαρκὸς ἀμφὶ τῇσι πλευρῇσιν. ὅμως δὲ βραδύτερον ὀδυνώμενοι παύον- ται οὗτοι ἢ οἷσιν ἂν πλευρὴ καταγῇ καὶ ὑποστροφὰς μᾶλ- λον ἴσχει ὀδυνημάτων τὸ χωρίον ἐν τοῖσι τοιούτοισι τρώ- μασι. μάλα μὲν οὖν μετεξέτεροι καταμελέουσι τῶν τοιού- των σινέων μᾶλλον ἢν πλευρὴ κατεάγῃ αὐτοῖσιν.

———

Ὀχετοὺς μὲν εἶπε τὰς ἀρτηρίας δηλονότι καὶ τὰς φλέ- βας, λαπαρὰν δὲ τῆς πλευρᾶς ἑκάστης τὸ μεταξὺ τῶν ὀστῶν καθ' ἃ καὶ οἱ μεσοπλεύριοι μῦς εἰσι, τόνους δὲ δηλονότι τὰ νεῦρα. πεφυκέναι δέ φησιν ἀπὸ τῶν ἐπικαιροτάτων πάντα ταῦτα· διότι μὲν τῶν φλεβῶν τούτων ἡ ἀρχὴ πλη-

LIX.

Venae enim et arteriae quae per id quod eſt inter coſtas intendunt et nervi ex iis quae corpore praeſtantiſſima ſunt oriuntur. Multi igitur ſaepe tuſſi, tuberculis, pure in thorace collecto oppreſſi ſunt et ad id venerunt, ut linamentis agerent coſtaque vitiaretur; ſed et quibus nihil tale ſupervenit carne circa coſtas attrita tardius dolore liberantur quam quibus perfracta coſta eſt, atque in ejusmodi caſu dolor ſaepius locum reperit. Verum nonnulli longe magis haec mala contemnunt quam ſi abrupta coſta eſſet.

———

Arterias et venas ὀχετοὺς vocavit; quod autem eſt inter oſſa ſingularum coſtarum λαπαρὸν dixit qua parte muſculi ſunt, qui quum mediis interjecti ſint, μεσοπλεύριοι Graece nominantur; nervos vero appellavit τόνους. Oriri autem ait haec omnia ab iis quae praeſtantiſſima ſunt,

σἱον ἐστὶ τῆς καρδίας, ὥσπερ καὶ τῶν ἀρτηριῶν. τῶν δὲ
νεύρων ἀπὸ τῶν κατὰ τὸν θώρακα νωτιαίων κοινωνίας τι-
νὸς οὔσης αὐτοῖς καὶ πρὸς ἄλλην συζυγίαν νεύρων ἐξ ἐγκε-
φάλου καθηκόντων. τὰ δ᾽ ἐφεξῆς ὑπ᾽ αὐτοῦ γεγραμμένα
δῆλα τοῖς μεμνημένοις ἁπάντων τῶν ἐν τοῖς ἔμπροσθεν εἰ-
ρημένων ὑπομνήμασιν.
_____

ξ´.

Ἀτὰρ καὶ ἰήσιος σκεθροτέρης οἱ τοιοῦτοι δέονται, εἰ σω-
φρονοῖεν, τῇ τε γὰρ διαίτῃ ξυμφέρει ξυνεστάλκαι, ἀτρε-
μέειν δὲ τῷ σώματι ὡς μάλιστα ἀφροδισίων τε ἀπέχεσθαι.

Τὴν ἀκριβεστέραν ἀεὶ λέγει σκεθροτέραν ἀντικειμένην
τῇ φαύλῃ.
_____

ξα´.

Βρωμάτων τε λιπαρῶν καὶ κερχνώδεων καὶ ἰσχυρῶν πάντων.
_____

quoniam initium harum venarum perinde atque arteria-
rum eſt in vicinia cordis; nervorum autem ad ſpinae me-
dullam quae ad thoracem eſt, quibus aliquid cognationis
eſt cum alio pari nervorum qui a cerebro proficiſcuntur.
Quae deinde adſcribit evidentiſſima ſunt iis qui memi-
nerint quae prodita ſunt in prioribus commentariis.
_____

LX.

Sed et curatione egent magis exquiſita, ſi ſapiant: con-
venit enim inedia extenuari, corpore quam maxime
conquieſcere, abſtinere a venere.

Exquiſitionem ubique appellat σκεθροτέραν, cui con-
traria eſt ſimplex et quaevis, quam φαύλην nominat.
_____

LXI.

Item ab eſculentis pinguibus et fauces exaſperantibus ac tuſ-
ſim moventibus et ab iis quae valentiſſimae ſunt materiae.
_____

Ed. Chart. XII. [395. 396.]   Ed. Baf. V. (624. 625.)

Ὅσα βρώματα τραχύνοντα τὸν φάρυγγα βραχεῖαν βῆχα κινεῖ, κερχνώδη ταῦτα καλεῖ. τοῦτο δὲ ἔπεται τοῖς λιπαροῖς καὶ ὀξέσι καὶ δριμέσιν, ἰσχυρὰ δὲ λέγει σιτία τὰ δύσπεπτα. γέγραπται δ᾽ ἐν τοῖς ἀκριβέσι τοῖς αὐτογράφοις τουτὶ τὸ κερχνωδέων διὰ τοῦ ν κατὰ τὴν δευτέραν συλλαβήν· ἀπὸ γὰρ τῆς κέρχνου γέγονεν. οὕτως δὲ ὀνο- (625) μάζουσι τὴν κέγχρον οἱ Ἴωνες, ὅταν αἴσθησις ἐν τῇ φάρυγγι τραχυτάτων γίγνεται μικρῶν ὥσπερ κέγχρων. τὸ δ᾽ ἐν τοῖς πρόσθεν, εἰ καὶ ἔλεγε τὰ κατὰ τὸν πνεύμονα φύματα καὶ χρόνια καὶ δύσπεπτα ἔχοντα κεγχρώδεις γίγνεσθαι χωρὶς τοῦ ν γέγραπται, [396] γεγονὸς ἀπὸ τοῦ κέγχρειν, ὅπερ αὐτὸ πάλιν γέγονεν ἀπὸ τοῦ ψόφου τοῦ συμβαίνοντος, ὅταν ἤτοι στενοχωρία ᾖ τις κατὰ τὰς ἀναπνευστικὰς ὁδοὺς ἢ ὑγρότης πλείων, ὡς πολὺ δὲ συνιόντων ἀμφοῖν γίγνεται. καλοῦσι δ᾽ ἔνιοι μὲν τοιαύτην ἀναπνοὴν δασεῖαν· διὰ τί δὲ τῶν βῆχα κινούντων ἐδεσμάτων ἀπέχεσθαι κελεύει πρόδηλόν ἐστιν ἡσυχάζειν δεομένων ἁπάντων τῶν πεπονθότων μορίων. διὰ τοῦτο γοῦν καὶ σιγᾶν αὐτὸν πάλιν κελεύει. πρό-

Efculenta quae fauces exafperando tuffim movent κερχνώδη nuncupat; hujusmodi autem funt pinguia, acuta atque acria. Valentiffimae materiae intelligit quae aegre concoquuntur. In exemplaribus autem magis idoneis verbi κερχνωδέων fecunda fyllaba fcribitur per ν ducto vocabulo a milio quod Jones κέγχρον appellant. Id accidit ubi in faucibus afpera quaedam milii modo exigua fentiuntur. Quod autem in fuperioribus dixit de iis quibus circa pulmonem tubercula funt diuturna, quae aegre ad maturitatem perveniunt et fpiritus redditur cum fono κεγχρώδεις absque ν fcribitur. Ducitur autem a verbo κέγχρειν, quod fonum notat qui vel anguftia loci quo fpiritus redditur vel humoris redundantia accidit, plerumque tamen utroque concurrente, quem fpiritum nonnulli δασέα, id eft afperum vocant. Sed qua de caufa abftinere hominem velit ab efculentis tuffim moventibus manifeftum eft, quum affectae partes omnes quietem poftulent; atque idcirco

δῆλον δὲ καὶ περὶ τῶν ἄλλων ὅσα παρεῖναι φυλάττεσθαι κί-
νησιν σφοδρὰν ἐπιφέροντα τῷ παντὶ σώματι· σὺν γὰρ τῷ
ὅλῳ καὶ τὸ μόριον κινεῖται.

ξβʹ.

Φλέβα τε κατ᾿ ἀγκῶνα τέμνεσθαι, σιγᾶν τε ὡς μάλιστα,
ἐπιδέεσθαι δὲ εἰς τὸ χωρίον τὸ φλασθὲν σπλήνεσι μὴ πο-
λυπτύχεσι, συχνοῖσι δὲ καὶ πολὺ πλατυτέροισι πάντα τοῦ
θλάσματος κηρωτῇ τε ὑποχρίειν ὀθονίοισί τε πλατέσι
σὺν ταινίῃσι πλατείῃσι καὶ μαλθακῇσι ἐπιδέειν, ἐρείδειν
τε μετρίως, ὥστε μὴ κάρτα πεπιέχθαι φάναι τὸν ἐπιδε-
δεσμένον, μηδ᾿ αὖ χαλαρόν. ἄρχεσθαι δὲ τὸν ἐπιδέοντα
κατὰ τὸ θλάσμα καὶ ἐρηρεῖσθαι ταύτῃ μάλιστα.

Μέμνηται δὴ τούτου πρὸς τοὺς ἀξιοῦντας ἐπὶ τῇ πλη-
θωρικῇ καλουμένῃ συνδρομῇ μόνον φλεβοτομίαν ἡμᾶς παρα-
λαμβάνειν. τούτων δέ ἐστι καὶ Μηνόδοτος ὁ ἐμπειρικός.

filentium rurfus imperat. Manifeſtum item eſt cur caveri
voluerit ea quae vehementer dimovent univerſum corpus,
quandoquidem cum toto pars etiam dimovetur.

LXII.

Ad haec venam ſecare in cubito convenit et quam maxime
filentium habere, inducereque ſuper ſedem attritam
pannos non multiplices, ſed complures et multo latiores
quam fit attritus locus cerati inunctione adhibita, lin-
teisque latis ac faſciis item latis et mollibus alligare
modiceque adſtringere, ita ut qui deligatus eſt ſe dicat
ſentire vinculum non valde adſtrictum neque item la
xum; inde autem ordiri debet ubi locus eſt attritus,
ibique maxime inſidere.

Meminiſſe hujus loci oportet adverſus eos qui exiſti-
mant venam tantummodo ſecandam eſſe, ubi ea concur-
runt quae multitudinem denunciant. E quorum numero

ἐδείχθη δ᾽ ἐν τῷ περὶ φλεβοτομίας γράμματι κἂν τῷ περὶ
πλήθους ὁ λόγος οὗτος ψευδὴς, ἔξ ἄλλων τε τινῶν ἐλεγ-
χθεὶς κἀκ τοῦ διὰ τοιαύτας πληγὰς γιγνομένας ἔν τισι μο-
ρίοισι τοῦ σώματος ἐπὶ φλεβοτομίαν ἥκειν ἡμᾶς, εἰ καὶ μὴ
πληθωρικοὶ τύχοιεν οἱ πληγέντες ὄντες, ὅτι τε μὴ φλεβο-
τομηθέντων αὐτῶν αἱ φλεγμοναὶ μέγισται γίγνονται καὶ δη-
λονότι ταύταις ἑπομέναις συμπτώματα ἀκολουθεῖ.

ξγ΄.

Τὴν δὲ ἐπίδεσιν ποιεῖσθαι ὡς ἀπὸ δύο ἀρχέων ἐπιδέειν τε,
ἵνα μὴ περιρρεπὲς τὸ δέρμα τὸ περὶ τὰς πλευρέας ἔῃ,
ἀλλ᾽ ἰσόρροπον. ἐπιδέειν δὲ ἢ καθ᾽ ἑκάστην ἡμέρην ἢ
παρ᾽ ἑτέρην. ἄμεινον δὲ καὶ τὴν κοιλίην μαλθάξαι κού-
φῳ τινὶ, ὅσον κενώσιος εἵνεκεν τοῦ σίτου, καὶ ἐπὶ μὲν
δέκα ἡμέρας ἰσχναίνειν, ἔπειτα ἀναθρέψαι τὸ σῶμα καὶ
ἀπαλῦναι.

---

eſt Menodotus empiricus. Oſtendimus autem in opere de
venae ſectione et in eo quod de multitudine ſcripſimus
falſam eſſe ejusmodi opinionem, quae praeter alia multa
vel ex eo rejicitur quod ubi quaedam partes ejusmodi
plagas acceperint, medici ad venae ſectionem confugiunt,
quamquam qui icti ſunt multitudine non tentantur, eo
quod niſi iis ſanguis detrahatur maximae inflammationes
oriuntur: quod quum evenit, alia inſequuntur quae morbo
accidere ſolent.

LXIII.

Injiciendum vero vinculum medium eſt et in utramque
partem attrahendum, ne cutis circa coſtas in alterutram
partem inclinet, ſed ſine inclinatione ſervetur. Deli-
gandum autem vel ſingulis diebus vel tertio quoque die.
Satius item eſt alvum mollire levi aliquo medicamento
quod dejectionem citet ac decem diebus inedia uti; dein
corpus reficere et implere.

ΠΕΡΙ ΑΡΘΡΩΝ ΥΠΟΜΝΗΜΑ Γ. 577

Ed. Chart. XII. [396. 397.]　　　　Ed. Baf. V. (625.)

Χαλαρὸν ἐπὶ τῶν πλευρῶν ἐστι τοῖς πλείστοις τὸ δέρμα
καὶ μάλιστ᾽ ἂν παχεῖς τύχωσιν ὄντες ἢ κατ᾽ αὐτὸν ὃν ἐπλή-
γησαν καιρόν· καὶ φησι τούτους οὖν [φημὶ ἐγὼ] δεῖσθαι μάλι-
στα τῶν ἄλλων ἀπὸ δυοῖν ἀρχῶν ἐπιδεῖσθαι. περιτρέπεται
γὰρ αὐτῶν τὸ δέρμα κατὰ τὴν ἐκ μιᾶς ἀρχῆς ἐπίδεσιν, ἐκ
περιουσίας δὲ καὶ τοὺς παχεῖς ἐπιδέων οὐδὲν βλάψεις καὶ
μάλισθ᾽ ὅταν ᾖ θλάσμα πλησίον τῆς μασχάλης, ἐν ταύτῃ
γὰρ ἀεὶ χαλαρόν ἐστι.

ξδ᾽.

[397] Τῇ δὲ ἐπιδέσει ἔστ᾽ ἂν μὲν ἰσχναίνῃς ἐρηρεισμένῃ
μᾶλλον χρέεσθαι, ὁκόταν δὲ ἐς τὸν ἀπαλυσμὸν ἄγῃς, ἐπι-
χαλαρωτέρῃ· καὶ ἢν μὲν αἷμα ἀποπτύσῃ κατ᾽ ἀρχὰς, τεσ-
σαρακονθήμερον τὴν μελέτην καὶ τὴν ἐπίδεσιν ποιέεσθαι
χρή· ἢν δὲ μὴ πτύσῃ τὸ αἷμα, ἀρκέει εἴκοσιν ἡμέρῃσιν
ἡ μελέτη ὡς ἐπὶ τὸ πολύ. τῇ ἰσχύϊ δὲ τοῦ τρώματος
τοὺς χρόνους προστεκμαίρεσθαι χρή.

Τοῦτο κοινὸν ἁπάντων καταγμάτων ἐστὶ καὶ λέλεκταί
μοι πρόσθεν ἡνίκα τὸ περὶ ἀγμῶν ἐξηγούμην καὶ ἄλλα πολλὰ

Cutis fuperjecta coftis plerisque laxa eft, praefertim
fi quo tempore homo plagam acceperit, plenior non fue-
rit. His ergo ait magis quam aliis opus effe fafciis, quae
mediae primum injiciantur; nam cutis pervertitur, fi ab
uno capite fafcia ordiatur. Quod fi, ut cautior fis, craffos
quoque ita alliges, nihil laedes, praecipue ubi regio prope
alam atteratur: ibi enim cutis femper laxa eft.

LXIV.

Ad haec dum offenfus inedia utitur, arctius alligandus
eft, ubi pleniore victu, laxus. Quodfi ab initio fan-
guinem exfpuat, quadraginta diebus habenda cura, alli-
gandumque eft; fi fanguinem non exfpuat, fere viginti
abunde funt. Conjicere autem tempus ex vi cafus oportet.

Commune hoc eft omnibus fracturis, quod una cum
multis aliis quae hic ab ipfo traduntur ante etiam expo-

τῶν νῦν λεγομένων ὑπ' αὐτοῦ. ἐκείνων οὖν ὑμᾶς χρὴ με-
μνῆσθαι μᾶλλον, οὐκ ἐμὲ λέγειν ἀξιοῦν πολλάκις ταῦτα.

ξέ.

Ὅσοι δ' ἂν ἀμελήσωσι τῶν τοιουτέων ἀμφιθλασμάτων, ἢν
καὶ ἄλλο μηδὲν αὐτοῖσι φλαῦρον μέζον γένηται, ὅμως τό
γε χωρίον ἀμφιθλασθὲν μυξωδεστέρην τὴν σάρκα ἴσχει
ἢ πρόσθεν εἶχεν. ὅκου δέ τι τοιοῦτον ἐγκαταλείπεται καὶ
μὴ εὖ ἐξιποῦται τῇ γε ἀλθέξει. φαυλότερον μὲν, ἢν παρ'
αὐτὸ τὸ ὀστέον ἐγκαταλειφθῇ τὸ μυξῶδες· οὔτε γὰρ ἔτι
ἡ σὰρξ ὁμοίως ἅπτεται τοῦ ὀστέου, τό τε ὀστέον νο-
σηρότερον γίνεται, σφακελισμοί τε χρόνιοι ὀστέου πολ-
λοῖσιν ἤδη ἀπὸ τοιουτέων προφασίων ἐγένοντο.

Μυξῶδες ὑγρὸν εἴωθεν ὀνομάζειν τὸ γλίσχρον τε καὶ
λευκόν. ἀθροίζεται δὲ τοῦτο παρὰ τοῖς ἀναίμοις μέρεσιν
ὀστοῖς καὶ χόνδροις, ὅταν ἀδυνατήσῃ καλῶς κατεργάσασθαι

fui, quum librum de fracturis explanarem. Ea igitur
magis funt vobis in memoriam revocanda quam faepius
a me repetenda.

LXV.

Quicunque autem rem parvi fecerint ob hujusmodi ictum,
fub quo atteruntur quae circa coftas funt, quamvis in
aliud malum deterius non incidant, carnem tamen ma-
gis mucofam habent in loco attrito, quam prius. At
ubi talis relinquitur, nec curatione ad bonum habitum
reftituitur, res pejor eft, fi mucofa circa os ipfum re-
linquatur, quum caro non amplius fimiliter os attingat
et ipfum os morbis opportunius reddatur. Ob ejusmodi
autem cauffas offa multis vitiantur, quod malum diu-
tius extrahitur.

Mucofum humorem appellare confuevit glutinofum et
album qui colligitur in partibus exfanguibus, ut in offe
et cartilagine, ubi ipforum natura recte concoquere ali-

τὴν τροφὴν ἐν αὐτοῖς ἡ φύσις. ἀπολείπει γὰρ οἷον ἡμίπε-
πτόν τι, καθάπερ ἐν ὀφθαλμοῖς ὑμένες ἀπολείπουσιν, ὅταν
ἀῤῥωστῶσι τὴν ὀνομαζομένην λήμην. ἀσθενεστέρα δὲ ἡ δύ-
ναμις ἤτοι δι᾽ οἰκείαν γίγνεται δυσκρασίαν ἢ διὰ τὸ πλῆ-
θος τῆς ἐπιῤῥυείσης ὑγρότητος, ὡς ἐν τοῖς παρὰ φύσιν
ὄγκοις συμβαίνει. τὰ δ᾽ ἄλλα τῆς ῥήσεως δῆλα.

ξστ'.

Ἀτὰρ καὶ ἢν μὴ παρὰ τὸ ὀστέον, ἀλλ᾽ αὐτὴ ἡ σὰρξ μυξώ-
δης ἔῃ· ὅμως γοῦν ὑποστροφαὶ γίνονται καὶ ὀδύναι ἄλ-
λοτε καὶ ἄλλοτε. ἢν τις τῷ σώματι τύχῃ πονήσας, διὰ
τοῦτο τῇ ἐπιδέσει δέεσθαι χρὴ, ἅμα μὲν ἀγαθῇ, ἅμα δὲ
πολὺ προσηκούσῃ, ἕως ἂν ξηρανθῇ μὲν καὶ (626) ἀνα-
ποθῇ τουτὶ τὸ ἐκχύμωμα τὸ ἐν τῇ θλάσει γενόμενον, αὐ-
ξηθῇ δὲ σαρκὶ ὑγιεῖ τὸ χωρίον, αὔξηται δὲ τοῦ ὀστέου
ἡ σάρξ.

Μυξώδης ἡ σὰρξ οὐ κατὰ τὸν ἑαυτῆς γίγνεται λόγον
καὶ ὅσα τῶν μορίων ἐστὶν ἔναιμα. τὸ γὰρ ἴδιον περίττωμα

mentum non poſſit. Relinquit enim quaſi quoddam ſemi-
coctum, quemadmodum relinquunt infirmae oculorum mem-
branae pituitam craſſiorem quae λήμη Graece nominatur.
Vis autem imbecillior redditur vel ob ſuam temperatio-
nem immoderatam vel ob multitudinem concurrentis hu-
moris, quod etiam evenit in tumoribus praeter naturam.
Cetera omnia orationis hujus clara ſunt.

LXVI.

Quodſi non quae juxta os ſunt, ſed ipſa caro mucoſa fiat,
nihilominus ſubinde morbus et dolor revertit, ſi quis
corpore laboraverit; quocirca dare vinculum expedit et
bonum et valde accommodatum, donec ſiccetur diſcutia-
turque ſanguis in attrito loco ſuffuſus et caro integra
ibi augeatur. Augetur autem oſſis caro.

Caro et quaelibet pars ſanguinem habens non per ſe
mucoſa fit; id enim quod proprie in ipſis ſuperat tale eſt,

ἑαυτῶν τοιοῦτόν ἐστιν, οἷον ἔν τε ταῖς ῥευματικαῖς διαθέσεσι
φαίνεται καὶ τοῖς ἡπατικοῖς διαχωρήμασι. διὸ καὶ συνεχῶς
μὲν τοῖς ὀστοῖς [398] καὶ τοῖς χόνδροις καὶ ὑμέσι πάσχουσι
τὸ μυξῶδες ὑγρὸν ἀθροίζεται, σπανίζεται δὲ ἐν ταῖς σαρξίν·
ἢ γὰρ πρὸς τὰ τοιαῦτα μόρια κοινωνίᾳ ἢ διὰ τὸν ἐπιρ-
ῥέοντα χυμὸν ἱκανῶς, ὅταν φλεγματῶδες ἢ μυξῶδες ἐν αὐτῇ
ὑγρὸν συνίσταται. πρόδηλον δ᾽ ὅτι δυσκενώτατός ἐστιν ὁ
τοιοῦτος χυμὸς, οὔτε τῶν αἰονήσεων οὔτε τῶν καταπλα-
σμάτων οὔτε τῶν φαρμάκων ἐπισπᾶσθαί τε καὶ διαφορεῖν
αὐτὸν δυναμένων. οὐδὲ γὰρ οὐδ᾽ ἄλλων πρὶν ἀκριβῶς λε-
πτῦναί τε καὶ εἰς ἀτμὸν διαλῦσαι δύναται κενοῦν. ἐπεὶ
τοίνυν ὁ γλίσχρος χυμὸς εἰς ἀτμοὺς διαλύεται, διὰ τοῦτό
ἐστι δυσκίνητος. ὅπου δ᾽ ἂν ἐγκαταληφθῇ τι τοιοῦτον τὸ
περισσὸν, ἐνοχλεῖται μέρος ἐπὶ βραχείαις προφάσεσι διὰ τὴν
ἀσθένειαν ἑτοίμως δεχόμενον, ὅ τι ἂν ἐν τῷ ἄλλῳ σώματι
περιττὸν ἤτοι κατὰ τὸ ποιὸν ἢ κατὰ τὸ ποσὸν ἀθροισθῇ.

---

quale in fluxu atque in dejectionibus ob jecinoris imbe-
cillitatem confpicitur. Quocirca ubi offa, cartilago, mem-
branae laeduntur, mucofus humor faepe contrahitur; carne
affecta raro, idque vel propter confortium quod haec ha-
bet cum ejusmodi partibus vel propter humorem copiofe
defluentem, ubi mucofus fuccus aut pituita in ea contra-
hitur. Conftat autem ejusmodi fuccum maximo negotio
excerni, eo quod nec perfufione, cataplafmate aut medi-
camentis evocari digerique poffit, neque ullo alio praefi-
dio educi, nifi ex totò antea tenuetur atque in vapores
refolvatur. Ergo quia fuccus glutinofus in vapores fol-
vendus eft, idcirco aegre movetur. Ubi vero tale aliquid
fuperans relinquitur, levi de caufa pars affligitur, quum
ob infirmitatem quidquid in reliquo corpore qualitate vel
modo fuperans collectum fuerit prompte recipiat.

ξζ'.

Οἷσι δ' ἂν ἀμεληθεῖσι χρονιωθῇ καὶ ὀδυνῶδες τὸ χωρίον
γένηται καὶ ἡ σὰρξ ὑπόμυξος ἔῃ, τούτοισι καῦσις ἴησις
ἀρίστη. καὶ ἦν μὲν αὐτὴ ἡ σὰρξ μυξώδης ἔῃ, ἄχρι τοῦ
ὀστέου καίειν χρὴ, μὴ μὴν διαθερμανθῆναι τὸ ὀστέον,
ἢν δὲ μεσηγὺ τῶν πλευρέων ἔῃ, ἐπιπολῆς μὲν οὐδ' οὕτως
χρὴ καίειν, φυλάσσεσθαι μέντοι μὴ διακαύσῃς πέρην. ἢν
δὲ πρὸς τῷ ὀστέῳ δοκίῃ εἶναι τὸ θλάσμα καὶ ἔτι νεαρὸν
ἔῃ καὶ μήπω σφακελίσῃ τὸ ὀστέον, ἢν μὲν κατ' ὀλίγον
ἔῃ, οὕτω καίειν χρὴ ὥσπερ εἴρηται· ἢν μέντοι παραμή-
κης ἔῃ ὁ μετεωρισμὸς ὁ κατὰ τὸ ὀστέον, πλείονας ἐσχά-
ρας ἐμβάλλειν χρή. περὶ δὲ σφακελισμοῦ πλευρῆς ἅμα
τῇ ἐμμότων ἰητρείῃ εἰρήσεται.

Τὸν γλίσχρον χυμὸν, ὅταν ἀδυνατήσωμεν ἐκδαπανῆσαι
φαρμάκοις, ὑπόλοιπος ἴασίς ἐστιν ἡ διὰ τῶν καύσεων· ὅπως
δ' αὐτὴν χρὴ ποιεῖσθαι σαφῶς ἐδίδαξεν.

LXVII.

*Quibus autem neglectus morbus inveteraverit et locum do-
lor exerceat, caroque mucofa fit, his ferramentum can-
dens medicina optima eft; quodfi caro ipfa mucofa fit,
adurere convenit ufque ad os ea obfervatione ne hoc
ipfum calefiat; ubi inter coftas haec fuerit, neque fic
in fummo convenit adurere. Cavendum tamen eft ne
candens ferramentum penetret ufque ad partem interio-
rem. Ubi fedes juxta os attrita effe videatur, fed re-
cens cafus fit neque os adhuc vitiatum fuerit, fi exi-
guum vitium fit ita urere convenit ficut dictum eft; fin
oblongum fit, quod in offe attollitur, pluribus in locis
adurere expedit. De coftis autem vitiatis dicemus, fi-
mulatque de iis tractabimus ad quorum curationem li-
namentis eft opus.*

Mucus glutinofus quum diffipari per medicamenta non
poteft, reliqua curatio eft adurere, quae quo pacto ad-
movenda fit aperte declaravit.

582 ΓΑΛΗΝΟΥ ΕΙΣ ΤΟ ΙΠΠΟΚΡΑΤΟΥΣ

Ed. Chart. XII. [398. 399.] Ed. Baf. V. (626.)

ξη΄.

Ἢν δὲ μηροῦ ἄρθρον ἐξ ἰσχίου ἐκπέσῃ, ἐκπίπτει δὲ κατὰ
τέσσαρας τρόπους, ἐς μὲν τὸ εἴσω πλειστάκις, ἐς δὲ τὸ
ἔξω τῶν ἄλλων πλειστάκις, ἐς δὲ τὸ ὄπισθεν καὶ ἔμπρο-
σθεν ἐκπίπτει μὲν, ὀλιγάκις δέ.

___

Ὁ τεθεαμένος ἰσχίου κοτύλην οὐ δεῖται τὴν αἰτίαν
ἀκοῦσαι παρ᾽ ἐμοῦ, δι᾽ ἣν μὲν ἔσω ἐκπίπτει πλειστάκις ὁ
μηρός, ἐφεξῆς δὲ τῶν ἔξω. τὸ γὰρ τῆς κοτύλης βάθος οὐκ
ἔστιν ἴσον ἅπασι τοῖς μέρεσιν. ἔνθα ᾗ ὁ ὑμὴν ταπεινότε-
ρος, ἐνταῦθα ῥᾷον ἐξίστατο τὸ ἄρθρον.

ξθ΄.

[399] Οἷσι μὲν οὖν ἂν ἐκβῇ εἰς τὸ εἴσω, μακρότερον τὸ
σκέλος φαίνεται παραβαλλόμενον πρὸς τὸ ἕτερον διὰ δισ-
σὰς προφάσιας εἰκότως. ἐπὶ μὲν γὰρ τὸ ἀπὸ τοῦ ἰσχίου
πεφυκὸς ὀστέον τὸ ἄνω φερόμενον πρὸς τὸν κτένα ἐπὶ
τούτου ἡ ἐπίβασις τῆς κεφαλῆς τοῦ μηροῦ γίνεται καὶ ὁ

___

LXVIII.

Quodſi femoris articulus e coxa prorumpat, prorumpit au-
tem in quatuor partes, ſaepiſſime in interiorem, deinde
in exteriorem; in priorem et poſteriorem accidit qui-
dem, ſed raro.

___

Qui coxae cavum inſpexerit, non eſt quod deſideret
cauſam a me doceri, quamobrem in interiorem partem
ſaepiſſime moveatur, deinde in exteriorem, quum imum
cavi non ſit omnibus partibus aequale, et articulus, qua
parte ora humilior eſt, facilius elabatur.

___

LXIX.

Ubi ergo in interiorem partem venit, crus longius eſt ſi
cum altero conferatur, idque jure duplici de cauſa. Oſſi
enim quod a coxa ſurſum procedit ad pectinem, femo-
ris caput inhaeret cervixque articuli cavo ſuſtinetur;

αὐχὴν τοῦ ἄρθρου ἐπὶ τῆς κοτύλης ὀχέεται, ἔξωθέν τε
αὖ ὁ γλουτὸς κοῖλος φαίνεται, ἅτε εἴσω ῥευσάσης τῆς
κεφαλῆς τοῦ μηροῦ.

———

Σχεδὸν ἅπαντα σαφῶς αὐτὸς οὕτως ἔγραψε τὰ κατὰ
λόγον ἀρχὴν αὐτὴν παραθέμενος, ὡς μηδένα δύνασθαι σα-
φέστερον εἰπεῖν· ἀλλὰ καὶ τὰς αἰτίας ὧν λέγει προστίθη-
σιν αὐτός, ὥσθ᾽ ὅπερ ἤδη πολλάκις εἶπον, ἐρῶ καὶ νῦν εἴ
τις προσέχοι τοῖς λεγομένοις ἀκολουθήσειεν αὐτοῖς, εἰ καὶ
μὴ ἅπαξ ἀναγνοὺς, ἀλλὰ καὶ δεύτερον καὶ τρίτον πάντως.

———

ο'.

Τό τε αὖ κατὰ τὸ γόνυ τοῦ μηροῦ ἄκρον ἀναγκάζεται ἔξω
ῥέπειν καὶ ἡ κνήμη καὶ ὁ ποὺς ὡσαύτως. ἅτε οὖν ἔξω
ῥέποντος τοῦ ποδὸς οἱ ἰητροὶ δι᾽ ἀπειρίην τὸν ὑγιέα πόδα
πρὸς τοῦτον προσίσχουσιν, ἀλλ᾽ οὐ τοῦτον πρὸς τὸν ὑγιέα,
διὰ τοῦτο πολὺ μακρότερον φαίνεται τὸ σιναρὸν τοῦ ὑγιέος.

———

*rurfus ab exteriori parte clunis cavus apparet, utpote
quum femoris caput in interiorem partem exciderit.*

Orationem hanc univerſam initio orſus ipſe ita evi-
denter adſcripſit, ut nemo loqui poſſit evidentius, ſed et
eorum quae tradit cauſas etiam adjecit. Quare quod ſae-
pius dicere conſuevimus nunc etiam afferemus. Si quis
conſideret quae proponuntur, ea ſi non ubi primo, ſaltem
ubi ſecundo vel certe tertio legerit percipiet.

———

LXX.

*Extremum rurfus femur juxta genu ſpectare cogitur in
partem exteriorem, ſimiliter crus et pes. Ergo quum
pes in interiorem partem convertitur, imperitus medicus
cum hoc alterum confert, non hunc cum ſano, atque
idcirco crus laeſum multo longius videtur, quam integrum.*

———

Καὶ τοῦθ' ὅτι κοινόν ἐστι ἁπάντων τῶν μεθισταμένων ὀστῶν ἐπιδέδεικται πρόσθεν, εἰς τὸν ἀντικείμενον τόπον τῷ μετασιάντι πέρατι ῥέποντος ἀεὶ θατέρου. καὶ νῦν οὖν μετασιάσης τῆς κεφαλῆς τοῦ μηροῦ τὸ κατὰ γόνυ πέρας εἰκότως εἰς τὴν ἐκτὸς χώραν ῥέπει.

<hr />

οα'.
Πολλαχῇ δὲ καὶ ἄλλῃ τὰ τοιαῦτα παρασύνεσιν ἔχει.

<hr />

῞Οτι παρασύνεσιν οὐχ ἁπλῶς τὴν ἀπάτην, ἀλλὰ τὴν παρακειμένην τῷ ἀληθεῖ καὶ διὰ τοῦτο πιθανὴν ὀνομάζειν εἴωθε, λέλεκταί μοι πρόσθεν. ἔστι δ' ἡ νῦν ἀπάτη λεγομένη, καθ' ἣν ἐν τῷ παραβάλλειν τὸ πεπονθὸς τῷ ὑγιεῖ περὶ τὸ κατὰ φύσιν ἁμαρτάνουσι σχῆμα. δέον γὰρ ἀποτείνοντα κατ' εὐθὺ τοῦ ὑγιοῦς σκέλους αὐτῷ παραβάλλειν τὸ πεπονθός, ἐναντίως πράττουσι τῷ πεπονθότι προσάγοντες τὸ ὑγιές.

<hr />

Hoc etiam communiter pertinere ad omnia offa luxata antea quoque demonſtravimus, quum altera extremitas ſpectet ſemper in contrariam partem atque ea quae prolapſa eſt. Nunc igitur femoris capite in interiorem partem prolapſo altera extremitas quae ad genu eſt merito in exteriorem convertitur.

<hr />

LXXI.
Multisque aliis modis error in his accidit.

<hr />

Errorem παρασύνεσιν dixit. Quo vocabulo confueſſe Hippocratem appellare non quemlibet errorem, ſed eum vero qui proximus eſt et ea de cauſa probabilis, ſupra quoque indicavimus. Errant ergo nunc, quatenus in conferendo affectam partem cum integra in naturali habitu decipiuntur. Debuerunt enim integrum cruri recto ſtatu extento quod vitiatum eſt comparare, ſed contrarium faciunt; integrum enim aeſtimant ad exemplum vitiari.

<hr />

ΠΕΡΙ ΑΡΘΡΩΝ ΥΠΟΜΝΗΜΑ Γ. 585

Ed. Chart. XII. [400.] Ed. Baſ. V. (627.)

οβʹ.

[400] (627) Οὐδὲ μὴν οὐδὲ ξυγκάμπτειν δύναται κατὰ
τὸν βουβῶνα ὁμοίως τῷ ὑγιεῖ. ἀτὰρ καὶ ψαυομένη ἡ
κεφαλὴ τοῦ μηροῦ κατὰ τὸν περίναιον ὑπερογκέουσα εὔ-
δηλός ἐστι. τὰ μὲν οὖν σημήϊα ταῦτά ἐστιν, οἷσιν ἂν
εἴσω ἐκπεπτώκῃ ὁ μηρός.

Συγκάμπτουσι μὲν γὰρ, ἀλλὰ μετ᾽ ὀδύνης τε καὶ οὐ τε-
λέως. αἴτιοι δὲ οἱ ἀντιτεταμένοι τοῖς κάμπτουσι τὸν μηρὸν
μύες οἱ ὄπισθεν οὐκ ἀκολουθοῦντες ἀλύπως ἄχρι τελέας
κάμψεως, ἐπειδὴ πλείονος τοῦ κατὰ φύσιν ἕκαστοι ὑπομέ-
νουσι κατὰ τὰς ἐσχάτας καμπὰς, ὅταν οὕτως ὁ μηρὸς ἐξαρ-
θρήσῃ.

ογʹ.

Οἷσι μὲν ἂν οὖν ἐκπεσὼν μὴ ἐμπέσῃ, ἀλλὰ καταπορηθῇ
καὶ ἀμεληθῇ ἥ τε ὁδοιπορίη περιφοράδην τοῦ σκέλεος,
ὥσπερ τοῖς βουσὶ γίνεται καὶ ὄχλησις πλείστη αὐτοῖσιν
ἐπὶ τοῦ ὑγιέος σκέλεός ἐστι.

LXXII.

*Quin nec ad inguen flectere crus poſſunt, ſimiliter atque
ab integra parte. Adde quod femoris caput, ſi con-
tingatur, inter anum et naturale prominens ſentitur.
Ex his itaque indiciis colligitur in interiorem partem
femur veniſſe.*

Flectunt quidem, ſed cum dolore ac minus perfecte,
cujus rei cauſſa ſunt poſterioris partis muſculi illi qui
femur inflectunt oppoſiti, quod donec ex toto femur cur-
vetur ſine dolore non ſequatur, quoniam ubi ſic femur
exciderit in maximo flexu majorem diſtentionem ferunt,
quam ſecundum naturam conveniat.

LXXIII.

*Quibus ergo articulus prolapſus fuerit neque repoſitus ſit,
ſed reponi non potuerit neglectiusque ſit, dum ingre-
diuntur, crus circumagunt perinde ac boves plurimumque
integro pede nituntur.*

586　ΓΑΛΗΝΟΥ ΕΙΣ ΤΟ ΙΠΠΟΚΡΑΤΟΥΣ

Ed. Chart. XII. [400.]　　　　Ed. Baf. V. (627.)

Μακροτέρου τοῦ πεπονθότος σκέλους κατὰ τὴν ἐξάρ-
θρησιν γενομένου ὁδοιπορίαν, ἀναγκαῖόν ἐστι τοὺς οὕτω πα-
θόντας ὁμοίως τοῖς βουσὶ ποιεῖσθαι, διότι κἀκεῖνοι χαλαρὸν
ἔχουσι τὸ κατ' ἰσχίον ἄρθρον, ὡς αὐτὸς εἶπεν ἐν ἀρχῇ τοῦδε
τοῦ βιβλίου, τάχα δ' οὐ μόνον ἐχρῆν τὸ χαλαρὸν τῆς διαρ-
θρώσεως, ἀλλὰ καὶ τὴν ἀτονίαν αἰτιάσασθαι τῶν κινούντων
αὐτὸ μυῶν. οὐ γὰρ εἰ ἦσαν εὔρωστοι, ῥᾳδίως ἀνέκαμπτον
τὴν διάρθρωσιν τῆς φθασάσης καμφθῆναι, τὸ περιφέρειν
ἔξω τὸ σκέλος οὐκ ἦν ἀναγκαῖον. ἡ γάρ τοι βάδισις γί-
νεται τῶν σκελῶν ἑκατέρου καὶ περὶ μέρος ἐστηριγμένου
τε καὶ κινουμένου. ἡνίκα μὲν γὰρ τὸ ἀριστερὸν ἐστήρικται,
τηνικαῦτα τὸ δεξιὸν ἐκ τῶν ὀπίσω μερῶν εἰς τὸ πρόσω φέ-
ρομεν· ἡνίκα δὲ τοῦτο πρόσωθεν ἐστηρίξαμεν, ἐπὶ τὸ ἕτε-
ρον μεταβάντες ἐκεῖνο πάλιν ὄπισθεν πρόσω φέρομεν, εἶτ'
αὖθις ἐν τῷ πρόσω τοῦτο στηρίξαντες, ἐπὶ τὴν τοῦ δεξιοῦ
μεταβαίνοντες κίνησιν, ὀρθίου μὲν θατέρου τῶν σκελῶν
ἐστηριγμένου κατὰ τῆς γῆς, ἀναφερομένου δὲ εἰς τὸ ὕψος
τοῦ κινουμένου, μήτε κατὰ γόνυ μήτε κατ' ἰσχίον πεφύκασι
κάμπτεσθαι τὰ σκέλη, πάντως ἂν ἠναγκαζόμεθα, καθάπερ

Quum vitiatum crus longius reddatur, femore ita
prolapfo necefle eft hominem bovis modo ingredi: ille
fiquidem coxae articulum laxiorem habet, ficut ipfe fupra
in principio hujas operis teftatur. Fortaffe non oportuit
laxiorem dumtaxat articulum caufari, fed moventium quo-
que mufculorum imbecillitatem: nam fi validi fuiffent,
facile utique commifluram curvaffent, quo facto non ne-
cefle effet crus in exteriorem partem circumagere. Am-
bulamus enim utrumque crus invicem fiftentes moventes-
que: ubi enim finiftrum fiftimus, tunc dextrum ex pofte-
riori parte in priorem agimus; quod ubi in priori parte
ftabilivimus, alterum rurfum a pofteriori parte in priorem
transferimus, ficque rurfus hoc in priori parte fiftentes
ad dextrum movendum revertimur; altero crure recto
humi innixo, altero quod movetur excitato. Quodfi crura
nec ad inguen nec ad genu curvarentur, cogeremur pror-
fus utrumque transferre ligni modo aliquantifper altius

τι ξύλον ἑκάτερον αὐτῶν μεταφέρειν, ἀναφέροντες εἰς ὕψος
ἄχρι τινὸς καὶ κυκλοτερῶς περιφέροντες. ἐπεὶ δὲ κάμπτε-
σθαι δύναται κατ᾽ ἀμφοτέρας τὰς διαρθρώσεις ὑπεναντίως
μὲν ἀλλήλοις, χρησίμως δὲ τῷ παντὶ σκέλει, διὰ τοῦτο βα-
δίζομεν ἄνευ τοῦ καταφέρειν αὐτὰ κυκλοτερῶς ἢ ἀνατείνειν
ὡς ξύλα. ἡ μὲν γὰρ κατὰ βουβῶνα διάρθρωσις εἰς τὴν
πρόσω χώραν ὑψοῖ τὸν μηρὸν, ἡ κατὰ γόνυ δὲ εἰς τὴν ὀπίσω
τὴν κνήμην, ὥστ᾽ εἰ καὶ μακρότερον εἴη τοῦ κατὰ τὴν γῆν
ἐστηριγμένου σκέλος τὸ μεταφερόμενον, οὐδὲν ἂν ἐδεήθησαν
ἑλίττειν αὐτὸ κατὰ τὴν ἔξω χώραν, ᾗ τοὺς μῦς εἶχεν ἱκα-
νῶς διὰ ταχέων ἑκατέραν τῶν διαρθρώσεων κάμπτειν. ἐπ· ἡ
θ᾽ οἱ δι᾽ ἀῤῥωστίαν οὐ δύνανται ἑτοίμως κάμπτειν καὶ ὀδύ-
νην οὐ βούλονται, καταλείπεται περιφέρειν [401] αὐτὸ
κυκλοτερῶς. οὐδὲν γὰρ οὐδ᾽ ἀνατείνειν ἄκαμπτον ὡς ξύλον
οἷόν τ᾽ ἐστὶ τοῖς ἀῤῥωστοῦσιν ἢ ὀδυνωμένοις μυσίν. ὅτι·
δὲ διὰ ταῦτα μᾶλλον ἢ προσγιγνόμενον μῆκος ὁδοιποροῦσι
περιφοράδην ἐκ τοῦ λεγομένου παραδείγματος ὑπ᾽ αὐτοῦ τοῦ
Ἱπποκράτους ἐναργῶς γνώσῃ. φησὶ γὰρ ἐφεξῆς, ἐπεὶ καὶ

excitantes et circumagentes; at quum poffint ad utramque
commiffuram curvari modis inter fe contrariis, qui tamen
cruri toti aptiffimi funt, ambulamus haec neque circum-
agentes neque tanquam ligna excitantes. Quoniam com-
miffura quae ad inguen eft attollit femur in partem
priorem quae ad genu, id quod inter ipfos et talum eft, in
pofteriorem. Quare crus quod transfertur, fi longius effet
quam quod humi infiftit, nihil oporteret in exteriorem
partem circumagere, modo haberet idoneos mufculos qui
celeriter flectere utramque commiffuram poffent; fed quum
ob imbecillitatem flectere prompte nequeat et ob dolorem
recufent, fupereft ut in orbem circumagant, quum infirmi
ac dolentes mufculi nihil excitare fublime poffint, quod
ligni exemplo nequeat curvari. Hac igitur de caufa ma-
gis quam quod crus longius redditum fit circumagi in or-
bem, dum homo ingreditur, evidenter intelliges de exem-
plo quod ipfe Hippocrates adjicit. In fequentibus enim

ὁκόσοι ἕλκος ἔχοντες ἐν ποδὶ ἢ ἐν κνήμῃ κάρτα μὴ δύνανται
ἐπιβαίνειν τῷ σκέλει πάντες καὶ οἱ νήπιοι οὕτως ὁδοιπο-
ρέουσι. τούτοις γὰρ ἄνευ τοῦ μεμηκύνθαι τὸ σκέλος, ὁδοι-
πορεῖν οὕτως συμβαίνειν διὰ τὴν γιγνομένην ὀδύνην, εἰ
κάμπτοιεν τὰς διαρθρώσεις, μάλιστα, μὲν τὰς κατὰ βουβῶνα
καὶ γόνυ, καὶ τρίτην δ᾽ ἐπ᾽ αὐταῖς τὴν κατὰ τὸ σφυρὸν,
ἐπεὶ σιμοῦσθαι κατὰ τὴν διάρθρωσιν ταύτην ἄκρον τὸ
σκέλος ἀναγκαῖόν ἐστιν ἐν τῷ κατὰ φύσιν ὁδοιπορεῖν, ἀνα-
φέρειν τε εἰς ὕψος ὅλον τὸν πόδα· προσκόπτοι μὲν γὰρ, εἰ
τοῦτο γένοιτο, καὶ μάλιστα ἐν τοῖς ἀνωμάλοις ἐδάφεσι.

οδ᾽.

Καὶ ἀναγκάζονται κατὰ τὸν κινεῶνα ἢ κατὰ τὸ ἄρθρον
τὸ ἐκπεπτωκὸς κυλλοὶ καὶ σκολιοὶ εἶναι.

Οὐχ ὅταν ἐρείσαντες τὸ ὑγιὲς κινῶσι καὶ μεταφέρουσι
περιφοράδην τὸ ἐξηρθρηκὸς ἀναγκάζονται σχηματίζειν οὕτως
ἑαυτοὺς, ἀλλ᾽ ὅταν ἐπὶ τοῦ πεπονθότος ἐρειδόμενον μετα-
φέρειν τὸ ὑγιές. οὐ γὰρ ὑπερήρεισται τῷ ὑπερκειμένῳ σώ-

ait: quandoquidem quicunque ulcus habent in pede aut
crure non ita poffunt crure uti ad ambulandum et pueri
quoque ita inambulant; his enim licet crus longius non
reddatur, accidit ut ita ambulent ob fupervenientem do-
lorem, ubi commiffuras flectant praecipue circa inguem
et circa genu, ac tertio eam quae ad talos eft, quum ne-
ceffe fit juxta commiffuram hanc extremum crus fimum in
ingreffu evadere et fublimem ferre pedem univerfum;
nam, nifi hoc fiat, offendet ac potiffimum in folo inaequali.

LXXIV.

Cogunturque regionem juxta ejus partis ilia et juxta ar-
ticulum prolapfum cavam oftendere et obliquam.

Neceffe habent ita figurari non ubi crus integrum
fiftentes moveant quod luxatum eft et in orbem transfe-
runt, fed ubi vitiato innixi quod integrum eft transfe-

ΠΕΡΙ ΑΡΘΡΩΝ ΥΠΟΜΝΗΜΑ Γ. 589

Ed. Chart. XII. [401.]   Ed. Baf. V. (627.)

ματι τὸ πεπονθὸς ὄρθιον, ὡς ὅθεν εἶχε κατὰ φύσιν ἐν εὐ-
θείᾳ γραμμῇ, καθ᾽ ὃ πρὸς τὸ ἔδαφος, ἀλλὰ λοξὸν ἐκ τοῦ
βουβῶνος εἰς τὴν ἐκτὸς ἀπονεύει χώραν. ἐπ᾽ ἐκείνην οὖν
τὸ κατ᾽ εὐθὺ τῷ πεπονθότι σκέλει μέρος τοῦ σώματος ἀπο-
κλείουσιν εἰς κίνδυνον ἀφικνούμενοι τοῦ περιτραπῆναι πρὸς
τὴν ἐναντίαν χώραν καὶ οὕτω συμβαίνει κατὰ τὸν κενεῶνα
λαμβάνειν αὐτῶν τὸ σῶμα. κενεῶνα δὲ δηλονότι καὶ τὸ
μεταξὺ τοῦτο τῆς λαγόνος ὀστοῦ καὶ τῆς νόθου πλευρᾶς κα-
λεῖ χωρίον, ὅπερ δὴ καὶ κενὸν ὀστῶν ἐστι. δυνάμενον δὲ
οὐδ᾽ οὕτω τὸ πεπονθὸς σκέλος ὀχεῖν τὸ σῶμα διά τε τὴν
ἀσθένειαν καὶ τὸ σχῆμα βοηθείας δεῖται. ταύτην οὖν ἐπ᾽
αὐτοῦ τοῦ πράγματος οἱ πάσχοντες διδασκόμενοι πορίζουσιν
αὐτὸ στηρίζοντες τῇ χειρὶ τὸ πεπονθὸς σκέλος. ἔνθα δὲ
μάλιστα δεῖται, κατ᾽ ἐκεῖνον τὸν μηρὸν ἔξωθεν ἐριζομένου
τοῦ στηρίζοντος· καὶ τοῦτ᾽ οὖν πάλιν αὐτοὺς ἀναγκάζον
ἐπινεύειν εἰς τὴν τοῦ βεβλαμμένου σκέλους χώραν, αὐξάνει
τὴν κατὰ τὸν κενεῶνα σκολίωσιν. εἰ γὰρ καὶ χωρὶς τοῦ
ἔξω ῥέπειν τὸ σκέλος οὕτω τις αὐτὸν σχηματίσειεν ὑφίσαρ-
φος ὁ κενεὼν αὐτός.

---

runt: nam quod vitiatum eſt ſuperpoſiti corporis fulcrum
eſſe non poteſt erectum, ſicut quando naturaliter ſe ha-
bebat ad rectam lineam ſolo haerens, ſed obliquum ita
ut ab inguine in exteriorem partem convertatur, in quam
etiam inclinant id corporis quod e regione eſt affecti cru-
ris, quum periculum ſit ne in contrariam cadant. Quo
fit ut corpus circa ilia prehendant; ilia autem vocat κε-
νεῶνα, eam regionem intelligens quae eſt inter oſſa coxa-
rum et coſtas nothas, quae omnino ſine oſſe eſt. Sed quum
neque vitiatum crus ferre corpus poſſit et propter imbe-
cillitatem et propter habitum ope indiget. Quam afferunt
nonnulli aegrotantes, qui re ipſa docti affectum crus manu
fulciunt, qua maxime opus eſt, ab exteriori parte femo-
ris inſidente, quaeres, quum eos cogat ſpectare in regio-
nem cruris affecti, ejus partis ilia obliqua magis reddit;
quae ſi crure etiam in exteriorem partem non converſo
ita figurentur, cava videbuntur.

οε΄.

Κατὰ δὲ τὸ ὑγιὲς ἐς τὸ ἔξω ὁ γλουτὸς ἀναγκάζεται περιφε-
ρὴς εἶναι. εἰ γάρ τις ἔξω τῷ ποδὶ τοῦ ὑγιέος σκέλεος
βαίνει, ἀπωθοίη ἂν τὸ σῶμα τὸ ἄλλο ἐς τὸ σιναρὸν σκέ-
λος τὴν ὄχησιν ποιέεσθαι. τὸ δὲ σιναρὸν οὐκ ἂν δύναιτο
ὀχέειν· πῶς γάρ; ἀναγκάζεται οὖν οὕτω κατὰ τοῦ ὑγιέος
σκέλεος τῷ ποδὶ εἴσω βαίνειν, ἀλλὰ μὴ ἔξω. τοῦτο γὰρ
ὀχέει μάλιστα τὸ σκέλος τὸ ὑγιὲς καὶ τὸ ἑωυτοῦ μέρος
τοῦ σώματος καὶ τὸ τοῦ σιναροῦ σκέλεος μέρος.

[402] (628) Ἐναλλάξας τὴν ἑρμηνείαν ἀσάφειάν
τινα βραχεῖαν εἰργάσατο κατὰ φύσιν· ἢ γὰρ οὕτω μᾶλλον
εἰπεῖν, ὡς ἐγὼ νῦν ἐρῶ, κατά γε τὸ ὑγιὲς ὁ γλουτὸς ἀναγκά-
ζεται περιφερὴς εἶναι εἰς τὸ ἔξω, διὰ τὸ βαίνειν ἔσω τούτῳ
τῷ σκέλει. εἰ γὰρ ἔξω βαίνοι, ἀπωθοίη ἂν τὸ σῶμα, τὸ
δ᾽ ἄλλο ἐπὶ σιναροῦ σκέλους τῇ ὀχήσει ποιεῖσθαι, ὅπερ
ἐστὶν ἀδύνατον. οὕτως γὰρ ὀχέει μάλιστα τὸ σκέλος τὸ

LXXV.

*Clunem vero integri lateris neceſſe eſt ab exteriori parte
rotundum eſſe: ſi quis enim ambularet pede integri cru-
ris in exteriorem partem converſo, reliquum corpus a
vitiato crure ferri utiqu cogeret, a quo ſuſtineri mi-
nime poſſet. Nam quo pacto? Neceſſe eſt igitur ho-
minem ambulare integri cruris pede in interiorem par-
tem converſo, non in exteriorem: ſic enim integrum crus
et partem ſuam et eam quae ad vitiatum pertinet ma-
xime feret.*

Explicandi ordine permutato paulo obſcurior ſit; con-
venientem vero ordinem ſervaſſet, ſi ita ſcripſiſſet ſicut
ego nunc. Clunem vero integri lateris neceſſe eſt ab ex-
teriori parte rotundum eſſe, eo quod homo inambulet
crure hoc in interiorem partem ſpectante; nam ſi in ex-
teriorem ſpectaret, corpus reliquum vitiato crure ferri
utique cogeret; quod fieri miniu.e poteſt, ſiquidem hoc

Ed. Chart. XII. [402.]   Ed. Baf. V. (628.)

ὑγιὲς, ὡς προείρηται, τουτέστιν ὅταν ἔσω βαίνῃ τοῦ ὑγιοῦς
σκέλους ποδί. δυνήσεται γὰρ τὸ πᾶν ἐπ αὐτῶν στηρίζε-
σθαι δυσπεριτρέπτως.

οστ'.

Κοιλαινόμενοι δὲ κατὰ τὸν κενεῶνα καὶ κατὰ τὰ ἄρθρα μι-
κροὶ φαίνονται καὶ τῷ ξύλῳ ἀναγκάζονται ἀντερείδεσθαι
πλάγιοι κατὰ τὸ ὑγιὲς σκέλος, δέονται γὰρ ἀντικοντώσιος
ταύτῃ. ἐπὶ τοῦτο γὰρ οἱ γλουτοὶ ῥέπουσι καὶ τὸ ἄχθος
τοῦ σώματος ὀχέεται ἐπὶ τοῦτο.

Ἐπειδὴ τὸ πεπονθὸς σκέλος ἀδυνατεῖ βαστάζειν τὸ
ὑπερκείμενον ἑαυτοῦ μέρος τοῦ σώματος, διὰ τοῦτο καὶ τὸ
σκέλος μὲν ὅλον τὸ ὑγιὲς ὑπερείδουσιν ἐσωτάτω καὶ αὐτοὶ
δὲ ῥέπουσιν ἐπ αὐτῷ παντὶ τῷ σώματι. συμβαίνει γὰρ
αὐτοὺς ἑτεροκλινεῖς γινομένους περιτραπῆναι κινδυνεύειν ἐπὶ
τἀναντία τοῦ πεπονθότος. ὥσπερ οὖν ὁπότ ἐπ ἐκείνου
στηριζόμενον μεταφέρειν εἰς τὸ πρόσω τὸ ὑγιές, ἐστήριζον

modo integrum crus, ut dictum eſt, maxime corpus fert,
ſcilicet quando homo ambulat integro pede in interiorem
partem converſo : ſic enim corpus totum ita ſuſtineri ab
ipſo poterit ut nequeat facile perverti.

LXXVI.

*At quum regio juxta ilia ejus partis et juxta articulum
ſinuetur, parvi apparent et a latere coguntur ligno in-
niti ab integro crure: ea enim parte indigent aliqua
re quae objecto reſiſtat, in hanc enim clunes conver-
tuntur et ab eadem onus corporis ſuſtinetur.*

Quia vitiatum crus corporis partes ſibi ſuperjectas
ferre nequit, propterea integro toto maxime in interio-
rem partem compulſo nituntur et in id ſpectant corpore
univerſo. Evenit igitur ut in alteram partem inclinati
in periculo ſint, ne cadant in eam partem quae vitiatae
contraria eſt. Quemadmodum igitur quum vitiato cruri
innixi ſanum .transferunt ad priorem partem, vitiatum

Ed. Chart. XII. [402.]　　　　　　　　　Ed. Baf. V. (628.)
τοῦ πεπονθότος τῇ χειρὶ κινδυνεύοντος ἐπ᾽ αὐτῷ περιτρα-
πῆναι δεινῶς τὸ ὑγιὲς σκέλος ἐπὶ τὴν γῆν καὶ διὰ τῆς ἐκεί-
νων ἀφικνοῦνται βοηθείας.

οζ᾽.

Ἀναγκάζονται δὲ καὶ ἐπικόπτειν. τὴν γὰρ χεῖρα τὴν κατὰ
τὸ σκέλος τὸ σιναρὸν ἀναγκάζονται κατὰ πλάγιον τὸν μη-
ρὸν ἐρείδειν. οὐ γὰρ δύναται τὸ σιναρὸν σκέλος ὀχέειν
τὸ σῶμα ἐν τῇ μεταλλαγῇ τῶν σκελέων, ἢν μὴ κατέχηται
πρὸς τὴν γῆν πιεζόμενον.

Κἀνταῦθα πάλιν παρὰ τὴν ἀσάφειαν, ἣν εἰργάσατο, μὴ
προειπὼν ὅτι μεταβαίνει τῷ λόγῳ πρὸς ἑτέρων καιρῶν βά-
δισιν. ἄχρι μὲν γὰρ οὗ τὸν λόγον ἐποιεῖτο περὶ μέρους
βαδίσεως, ἐν ᾗ τοῦ κατὰ φύσιν ἔχοντος σκέλους ἐρηρεισμέ-
νου κατὰ τῆς εἰς τὸ πρόσω μεταφερούσης τὸ πεπονθός. ὁ
δὲ νῦν λόγος ἐστὶν ἐπὶ θατέρου μέρους τῆς βαδίσεως στη-
ριζόμενοι τῷ πεπονθότι μεταφέρουσι τὸ ὑγιές. εἴρηται δ᾽
ὀλίγον τὸ ὑγιὲς ἔμπροσθεν ἤδη περὶ τοῦδε τοῦ μέρους τῆς
βαδίσεως.

manu fulciunt, ita quum periculum fit ne converfi in in-
tegrum graviter in terram cadant, ad baculi praefidium
confugiunt.

LXXVII.

Coguntur item inclinari. Neceſſe enim habent manu quae
e regione affecti cruris eſt, a latere femur fulcire, quo-
niam ubi transferenda crura funt, non poteſt quod vi-
tiatum eſt ferre corpus, nifi contineatur deorfumque
urgeatur.

Rurfus hic etiam obfcurus fuit, quum non praefatus
fit pergere fe ad alteram partem ambulationis: hactenus
enim de ea parte tractavit, in qua crus quod naturaliter
habet humi confiftit; affectum in priorem partem fertur.
Nunc agit de altera in qua affecto cruri innixus fanum
transfert, de qua parte ambulationis paulo fupra tracta-
tum eſt.

ΠΕΡΙ ΑΡΘΡΩΝ ΥΠΟΜΝΗΜΑ Γ. 593

Ed. Chart. XII. [402. 403.] Ed. Baf. V. (628.)

οη'.

Ἐν τούτοισι γοῦν τοῖσι σχήμασιν ἀναγκάζονται ἐσχηματί-
σθαι, οἶσιν ἂν εἴσω ἐκβὰν τὸ ἄρθρον μὴ ἐμ- [403] πέσῃ
οὐ προβουλεύσαντος τοῦ ἀνθρώπου, ὅπως ἂν ῥήϊστα ἐσχη-
ματισμένον ἔῃ, ἀλλ' αὐτὴ ἡ ξυμφορὴ διδάσκει ἐκ τῶν παρ-
εόντων τὰ ῥήϊστα αἱρέεσθαι. ἐπεὶ καὶ ὁκόσοι ἕλκος
ἔχοντες ἐν ποδὶ ἢ κνήμῃ, οὐ κάρτα δύνανται ἐπιβαίνειν
τῷ σκέλει πάντες καὶ οἱ νήπιοι οὕτως ὁδοιπορέουσιν. ἔξω
γὰρ βαίνουσι τῷ σιναρῷ σκέλει.

Δυοῖν σχήμασιν, οὐχὶ ἑνὶ χρωμένων ἐν ταῖς ὁδοιπορίαις
τῶν οὕτω πεπονθότων εἰκότως εἶπεν ἐν τούτοισι ἐπ' αὐτὸ
καὶ τῇ χειρὶ τὸν μηρὸν στηρίζοντες· ἕτερον δ' ὅταν ἐπὶ
τοῦ κατὰ φύσιν ἔχοντος ὅλοι πάλιν ἐπὶ τοῖτ' ἐγκλινόμενοι,
διὸ καὶ τοῦ κοντοῦ δέονται. δι' οὗ ῥέπειν οὖν ἐπὶ τἀναν-
τία συμβαίνει τὸ σῶμα ποτὲ μὲν ἐπὶ τὸ δεξιὸν ἐγκλινόμε-
νον μέρος, ὅταν τῷ δεξιῷ ποδὶ στηρίζωνται, ποτὲ δὲ ἐπὶ
θάτερον, ὅταν θατέρῳ. καὶ ὅταν πρὸς τοῖς ἄλλοις ἔτυχεν

LXXVIII.

His itaque modis figurari neceſſe eſt eos quibus articulus
in interiorem partem elapſus reconditus non fuerit, ho-
mine nullum conſilium capiente quomodo aptiſſime figu-
retur, ſed calamitate ipſa edocto ex his figurandi mo-
dis qui dantur eum eligere, qui ſit commodiſſimus:
quandoquidem quicunque ulcus habent in pede aut crure
non ita uti crure poſſunt ad ambulandum et pueri quo-
que ita ambulant; ingrediuntur enim affecto crure in
exteriorem partem converſo.

Quum non uno tantum, ſed duplici ſtatu in ingreſſu
utantur qui ſic affecti ſunt merito dixit, his itaque modis
figurari: unus quidem ſtatus eſt quum femur manu ful-
ciunt, alter quum integro cruri innixi in id toti incli-
nantur, atque idcirco baculo egent. Quo fit ut in con-
trarias partes corpus inclinent, modo in dextram ubi
dextro pede inſiſtunt, modo in alteram ubi altero. Hi

ἀσχήμονι χρῆσθαι τῇ βαδίσει μᾶλλον τῶν ἐξαρθρησάντων
ἑτέρῳ ἰσχίων, ὑπὲρ ὧν ἐφεξῆς ἐρεῖ.

οθʹ.

Καὶ δισσὰ κερδαίνουσι, δισσῶν γὰρ δέονται. τό τε γὰρ
σῶμα οὐκ ὀχέεται ὁμοίως ἐπὶ τοῦ ἔξω ἀποβαινομένου,
ὥσπερ ἐπὶ τοῦ εἴσω. οὐδὲ γὰρ κατ᾽ ἰθυωρίην αὐτῷ γίνε-
ται τὸ ἄχθος, ἀλλὰ πολλῷ μᾶλλον ἐπὶ τοῦ ὑπερβαινομέ-
νου, κατ᾽ ἰθυωρίην γὰρ αὐτῷ γίνεται τὸ ἄχθος ἔν τε
αὐτῇ τῇ ὁδοιπορίῃ καὶ τῇ μεταλλαγῇ τῶν σκελέων. ἐν
τούτῳ τῷ σχήματι τάχιστα ἂν δύναιτο ὑποτιθέναι τὸ
ὑγιὲς σκέλος. ἢν τῷ μὲν σιναρῷ ἐξωτέρω βαίνοι, τῷ δὲ
ὑγιεῖ ἐσωτέρω, περὶ οὗ νῦν ὁ λόγος. ἀγαθὸν εὑρίσκεσθαι
αὐτὸ ἑωυτῷ τὸ σῶμα ἐς τὰ ῥήϊστα τῶν σχημάτων.

Ἐν τῷ περιφέρειν μὲν ἔξω τὸ πεπονθὸς σκέλος, ἐρί-
ζειν δὲ ἐνδοτάτω τοῦ ὑγιέος τὸ δισσὸν κέρδος αὐτοῖς γίγνε-

quoque magis indecore ambulant quam quibus femur coxa
excidens in exteriorem partem prorumpit, quod in fequen-
tibus perfequetur.

LXXIX.

*Duo autem lucrantur, duobus enim indigent. Nam cor-
pus in ingreſſu non aeque fertur eo crure quod in ex-
teriorem partem convertitur, atque eo quod in interio-
rem, quum onus non ſit e regione illius, ſed multo
magis hujus e cujus regione in ambulando et cruribus
transferendis onus collocatur. Praeterea ſi ita figuren-
tur, ut affectum crus ſpectet in partem exteriorem, quod
integrum eſt in interiorem: integrum vicem alterius
quam citiſſime ſubibit. Quod ad propoſitum attinet,
magni momenti eſt invenire ſtatum corpori commo-
diſſimum.*

Ubi laeſum crus in exteriorem partem circumagunt
et integro ſpectante in interiorem nituntur, duplex ſibi

ΠΕΡΙ ΑΡΘΡΩΝ ΤΠΟΜΝΗΜΑ Γ. 595

Ed. Chart. XII. [403.]   Ed. Baf. V. (628.)
ται, μήτε βαρύνεσθαί ποτε τὸ πεπονθὸς ὑπερειδόμενον ὅλον
τῷ σώματι μήθ᾽ ὑπηρεσίαν αὐτοῦ πολυχρόνιον γίγνεσθαι,
βραχύτατον διάστημα κινουμένου τοῦ ὑγιοῦς. ἐὰν γὰρ θε-
λήσῃς ἀκριβῶς προσέχειν, ἑκατέρου τοῦ χρόνου τῆς ἑκατέρου
τῶν σκελῶν ὑπηρεσίας οὐ διπλάσιον μόνον, ἀλλὰ καὶ τρι-
πλάσιον εὑρήσεις γιγνόμενον. ὀλίγιστον μὲν γὰρ διάστημα
καὶ ταχείᾳ τῇ φορᾷ μόνῃ κινουμένου τοῦ ὑγιοῦς, πολὺ δὲ
καὶ βραδείᾳ τοῦ πεπονθότος. εὔδηλον γὰρ ὁπόσῳ μείζων
ἐστὶν ἡ κυκλοτερὴς ὁδοιπορία τῆς εὐθείας, εἰ καὶ τοῖς αὐ-
τοῖς πέρασιν ἀμφότεραι χρῶνται.

π'.

Ὅσοισι μὲν οὖν μήπω τελειουμένοισιν ἐς αὔξησιν ἐκπεσὼν μὴ
ἐμπέσῃ, γυιοῦται ὁ μηρὸς καὶ κνήμη καὶ ὁ πούς· οὔτε
γὰρ τὰ ὀστέα ἐς τὸ μῆκος ὁμοίως αὔξεται, ἀλλὰ βραχύ-
τερα γίνεται, μάλιστα δὲ τὰ τοῦ μηροῦ.

lucrum comparant: fiquidem quod laefum eft nec toto
corpore fuperiori oneratur nec diu fubfervit, quum quod
integrum eft paulum intervalli moveatur. Nam fi diligen-
ter intueri tempus volueris, quo crus utrumque fubfervit,
non modo duplum, fed et triplum reperies. Per brevif-
fimum enim fpatium celeriterque recta dumtaxat integrum
crus fertur, permultum tardeque quod affectum eft; fiqui-
dem confpicuum eft, quando longior fit ambulatio in or-
bem quam quae recta eft, quamvis utraque iisdem finibus
terminetur.

LXXX.

*His autem qui nondum perfecte increverunt, fi excidens
non recondatur, brevius redditur femur, crus et pes:
neque enim offa fimiliter in longitudinem augentur, fed
breviora fiunt, femur praefertim.*

[404] *Ἔλαττον γίγνεται, φησὶν, ὅλον τὸ σκέλος οἷς
ἔξαρθρος οὔπω ὅλος ὁ μηρὸς αὐξανόμενος, ἔτι τε κοινὸν
αὐτὸ τῶν ἄρθρων ἐστὶν, ὥσπερ καὶ πρόσθεν εἶπον.* ἀλλὰ
νῦν γε τοῦ κοινοῦ τὴν αἰτίαν ἔγραψεν, ὡς εἴωθεν· ἅπαξ
που μεμνῆσθαι τοῦ κοινοῦ καθ᾽ ἕν τι τῶν ἐν μέρει. διὰ
τοῦτο γάρ φησιν ἀναυξὲς καὶ ἄτροφον αὐτοῖς γίγνεσθαι τὸ
σκέλος, ἅμα μὲν διὰ τὴν στέρησιν τῆς χώρας τοῦ ἄρθρου,
ἅμα δὲ ὅτι ἀδύνατον χρῆσθαί ἐστιν. ἐγὼ δ᾽ ἐν τοῖς ἔμ-
προσθεν ἔφην τῶν μορίων καὶ τὴν αἰτίαν ἀργίαν εἶναι.
γίγνεται δὲ ἄμφω διὰ τὴν ἀνάρθρησιν, ὥστ᾽ οὐκ οἶδ᾽ ὅπως
Ἱπποκράτης εἰπών, (629) εἶναι τὴν ἐξάρθρησιν, ἐφεξῆς ἐπή-
νεγκε τὴν ἀργίαν. ἡ γὰρ ἐξάρθρησις οὐ πρώτως ἀιροφίαν
ἐργάζεσθαι πέφυκεν, ἀλλὰ διὰ μέσης διαστροφῆς τῶν ὀργά-
νων καὶ τῆς ἀργίας.

πα'.

*Ἄσαρκόν τε ἅπαν τὸ σκέλος καὶ ἄμυον καὶ ἐκτεθηλυσμένον
καὶ λεπτότερον γίνεται, ἅμα μὲν διὰ τὴν στέρησιν τῆς*

Minus ait reddi crus totum, quibus nondum auctis
femur luxatum relinquitur quod ut in fuperioribus oſten-
dimus, omnium quoque articulorum commune eſt. Com-
munis autem rei nunc cauſam adſignat, quemadmodum
folitus eſt: femel enim, ubi aliquod ſingularium tractat,
ejus meminit quod commune eſt; hac igitur de cauſa, in-
quit, crus his non augeri neque ali, partim quod articu-
lus loco motus ſit, partim quod nequeat fuo munere
fungi. Ego autem in fuperioribus retuli otium cauſam
eſſe cur partes neque augeantur neque alantur, quae ambo
eveniunt articulo luxato: quare non video, quo pacto
Hippocrates luxatum articulum cauſſatus otium fuperjiciat;
luxata enim non poſſunt primo prohibere quominus par-
tes alantur, fed intercedente venarum et arteriarum de-
pravatione atque otio.

LXXXI.

*Crus item univerſum ſine carne et ſine muſculis efficitur,
ad haec effeminatum tenuiusque, partim quod articulus*

χώρης τοῦ ἄρθρου, ἅμα δὲ ὅτι ἀδύνατον χρίεσθαί ἐστιν,
ὅτι οὐ κατὰ φύσιν κέεται.

Τῆς ὅλης τῶν μηρῶν οὐσίας μόριά εἰσιν αἱ σάρκες,
ὡς ἐθεάσασθε πολλάκις ἐν τῇ τῶν μυῶν ἀνατομῇ, δεικνύον-
τος μου τὰ τῆς αἰσθήσεως αὐτῶν αἰσθητὰ στοιχεῖα δύο
ὄντα τάς τε νευρώδεις ἶνας καὶ τὰς ἔξωθεν αὐταῖς περιπη-
γνυμένας σάρκας. ὅταν οὖν τις ἐκ γυμνασίων καὶ τρίψεων
ἰσχυρότερος ἑαυτοῦ γένοιτο, τὴν μὲν τῶν ἰνῶν οὐσίαν ἐν-
τροφοτέραν ἔχει, τὴν δὲ τῶν σαρκῶν ἐλάττονα μὲν, ἰσχυ-
ροτέραν δέ. τοῖς δὲ ἀγυμνάστοις καλουμένοις πολλὰ τοὐν-
αντίον συμβαίνει τῶν ἴνων ἰσχνῶν οὐσῶν πολλὴν μὲν, ἀλλὰ
μαλακὴν δι' ὑγρότητος γίγνεσθαι. προσέοικε γὰρ ἡ τοιαύτη
σὰρξ τοῖς ἐπιπηγνυμένοις τυροῖς, ὥσπερ ἡ τῶν γυμναστι-
κῶν τοῖς ἀκριβῶς ἤδη πεπηγόσι· διὸ καὶ φαίνονται μὲν
τούτοισιν οἱ μύες σκληροὶ καὶ νευρώδεις καὶ περιγραφὰς
ἔχοντες. τοῖς δ' ἀγυμνάστοις μαλακοὶ καὶ σαρκώδεις, ἤτοι
δ' οὐδ' ὅλως, ἀλλ' ἀμυδρῶς φαινόμενοι ἐμφαίνοντες τὰς

loco motus fit, partim quod nequeat fuo munere fungi,
quum naturalem flatum non retineat.

Partes quibus mufculorum natura continetur caro
funt, ut in mufculis incidendis faepe vidiftis, quum duo
effe eorum principio demonftrarem quae fenfu compre-
henduntur, nempe fibras nervofas et carnem fuper ipfas
fpiffatam. Ergo ubi quis exercitatione et frictione robu-
ftior evadat, fibrae melius aluntur, caro gracilior fit, fed
firmior. Ignavis contrarium fere accidit, graciles enim
fibrae funt, at caro admodum quidem abundat, fed ob
humorem mollis eft. Ejusmodi enim carne cafeus qui
adhuc concrefcit repraefentatur, fed carne eorum qui
exercentur, ille qui jam fpiffatus eft; quocirca his mufculi
duri, nervofi et propriis finibus circumfcripti confpiciun-
tur; inexercitatis vero molles et carnofi apparent, ac vel
nullo modo vel vix circumfcripti, quibus propterea fine

ὑπογραψάς. διὰ τοῦτ᾽ οὖν εἰπὼν ὁ Ἱπποκράτης τὸ σκέλος
τούτοις ἄσαρκον γίγνεσθαι. γεγνώσκειν δὲ καὶ τοῖς ἐκ γυμνα-
σίων πλεόνων τοιοῦτον γενόμενον ἐπήνεγκε τῷ καὶ ἄσαρκον
καὶ ἄμυον ἐν ἴσῳ τῷ τὰς περιγραφὰς οὐκ ἔχον αἰσθητὰς μυῶν.
οὐ γὰρ δὴ παντάπασι καὶ διαφθείρεταί τις αὐτῶν μῦς, ἀλλὰ
ὥσπερ ἄφλεβον σῶμα λέγομεν τὸ μὴ φαινομένας ἔχον τὰς
φλέβας, οὕτω καὶ ἄμυον, ἐν ᾧ παντάπασιν ἀφανεῖς εἰσιν αἱ
περιγραφαὶ τῶν μυῶν. ἔτι δὲ σαφέστερον ἐνδείξασθαι βουλό-
μενος ὁποία τις ἡ τοῦ σκέλους αὐτοῖς ἰδέα γίγνεται προσέ-
θηκε τὸ ἐκτεθηλυσμένον, ὅπερ ἐστὶν ὑγρὸν καὶ μαλακὸν καὶ
μὴ σφίγγον καὶ διαρρέον, ὁποῖον αἱ γυναῖκες ἔχουσιν. ἅπαντα
γὰρ ταῦτα προσηκόντως ἄν τις εἴποι κατὰ τῆς τῶν γυναικῶν
σαρκὸς, ἀφ᾽ ἧς κατὰ μεταφορὰν ἐποιήσατο ἐκτεθηλυσμένον
ὄνομα. τὸ δὲ λεπτότερον ἐπὶ τῆς τελευτῆς τοῦ λόγου προσέθη-
κεν ἐνδεικνύμενος, ἁπάντων τῶν κατ᾽ αὐτὸ μορίων ὕπερ ἐν ἀρ-
χῇ τῆς ῥήσεως εἶπε γυιοῦται. τὸ γὰρ [405] ἄσαρκον ἐπὶ τῆς
κατὰ σάρκα ἐνδείας μόνης λέγεται, τὸ γυιοῦσθαι δὲ τὸ σκέλος
ἐπὶ πάντων τῶν μερῶν ἐλαττόνων γιγνομένων.

carne crus reddi Hippocrates aſſerit. Sed quum hoc quo-
que fieri ex multa exercitatione intelligeret, ubi dixit
ſine carne, proxime ſubjecit ſine muſculis quaſi muſculis,
non circumſcriptis a ſinibus qui ſenſu comprehendantur:
nullus ſiquidem ex ipſis muſculis ex toto corrumpitur, ſed
ſicut corpus ſine venis dicimus ubi venae non apparent,
ita ſine muſculis quum muſculorum ſines penitus deli-
teſcunt. Ad haec quum clarius oſtendere vellet, in his
cujusmodi forma cruris ſequatur adjecit effeminatum, hoc
eſt madens, molle, non adſtrictum, ſed laxum, quales
ſunt feminae de quarum carne convenienter haec omnia
dici poſſent, a quibus translatione uſus mutuatur verbum
effeminatum. Adjungit autem in extrema oratione tenuius
indicans partes ejus omnes extenuari, quam rem in prin-
cipio dixerat his verbis brevius redditur. Nam quod ait,
ſine carne ad ſolam carnis carentiam refertur; quod vero
dicit brevius reddi crus, ad partes omnes quae breviores
redduntur.

ΠΕΡΙ ΑΡΘΡΩΝ ΤΠΟΜΝΗΜΑ Γ. 599

Ed. Chart. XII. [405.] Ed. Baf. V. (629.)

πβ'.

Χρῆσις γὰρ μετεξετέρη ῥύεται τῆς ἄγαν ἐκθηλύνσιος, ῥύεται δέ τι καὶ τῆς ἐπὶ μῆκος ἀναυξήσιος. κακοῦται μὲν οὖν μάλιστα, οἶσιν ἂν ἐν γαστρὶ ἐοῦσιν ἐξαρθρήσῃ τοῦτο τὸ ἄρθρον, δεύτερον δὲ οἶσιν ἂν ὡς νηπιωτάτοισιν ἐοῦσιν, ἥκιστα δὲ τοῖσι τετελειωμένοισι. τοῖσι μὲν οὖν τετελειωμένοισιν, οἵη τις ὁδοιπορίη γίνεται, οἶσι δ' ἂν νηπίοισιν ἐοῦσιν ἡ ξυμφορὴ αὕτη φαίνεται.

῎Ενεστι μὲν παρ' Ἡρόδοτον μάλιστα μαθεῖν οὐδὲν πλέον σημαῖνον παρὰ τοῖς Ἴωσι τὸ μετεξειρην τοῦ παρ' ἡμῖν ἑτέρην· πολλάκις γὰρ αὐτῷ κέχρηται, καθάπερ καὶ τῷ μετεξέτερον. δῆλον οὖν καὶ διὰ τοῦτο πάλιν ὅπερ ἡμῖν διὰ τοῦ τινὲς μὲν εἰ καὶ νῦν οὖν οὐ καὶ μετεξετέρου τοιοῦτον τὸ δῆλον. προειρηκὼς γὰρ ὅτι διὰ τὴν ἀργίαν αὐτοῖς τὸ σκέλος γνιοῦται καὶ τάχα τινὰ παρακοῦσαι νομίσας, ὡς ἅπασιν χρῆσιν τῶν μορίων οὐ τρόφιμον εἶναί φησι πᾶσαν,

LXXXII.

Namque ufus aliquis id quod valde effeminatum eſt confirmat, ſolvit etiam aliquid ex eo quod augeri membrum in longitudinem prohibebat. Potiſſimum autem laeduntur, quibuscunque, dum in utero ſunt, hic articulus elabitur; deinde quibus id accidit, dum in aetate ſunt admodum tenera, minime quum jam robuſti ſunt. Qua ratione autem ingrediantur qui robuſti ſunt, jam oſtendimus.

Verbum aliquis μετεξέτερος dixit, quod apud Iones nihil amplius fibi velle quam quod nobis dicitur ἕτερος, id eſt alter licet ex Herodoto colligere. Utitur enim eo frequenter, ficut et verbo μετεξέτεροι, quo fignificat id quod nos vocabulo τινὲς, id eſt aliqui; fed et nunc quoque μετεξέτερος tale quidpiam fonat. Praefatus enim ob ignaviam crus ipſis minui, ne quis fortaſſe rem minus bene accipiens exiſtimet, quemlibet partium motum eſſi-

Ed. Chart. XII. [405.]　　　　　　Ed. Baf. V. (629.)

ἀλλά τινα ἐργάσασθαι λέγει τὴν σύμμετρον δηλονότι, καθάπερ
καὶ τἄλλα πάντα καθ᾽ ὅλην τὴν ὑγιεινὴν δίαιταν, ὡς ἐν ἄλλοις
τέ τισιν ὑπ᾽ αὐτοῦ λέλεκται τοῦτο καὶ δι᾽ ἑνὸς κεφαλαίου
ἐν τῷ τῶν ἐπιδημιῶν ἕκτῳ, ἔνθα φησὶ, πόνοι, σιτία, ποτὰ,
ὕπνοι, ἀφροδίσια, πάντα μέτρα.

πγ΄.

Οἱ μὲν πλεῖστοι καταβλακεύουσι τὴν διόρθωσιν τοῦ σώμα-
τος, ἀλλὰ κακῶς εἰλέονται ἐπὶ τὸ ὑγιὲς σκέλος τῇ χειρὶ
πρὸς τὴν γῆν ἀπερειδόμενοι τῇ κατὰ τὸ ὑγιὲς σκέλος.
καταβλακεύουσι δὲ ἔνιοι, τὴν ἐς τὸ ὀρθὸν ὁδοιπορίην καὶ
οἷσιν ἂν τετελειωμένοισιν αὕτη ἡ ξυμφορὰ γένηται. ὁκόσοι
δ᾽ ἂν νήπιοι ὄντες ταύτῃ τῇ ξυμφορῇ χρησάμενοι ὀρθῶς
παιδαγωγηθῶσι, τῷ μὲν ὑγιεῖ σκέλει χρέονται ἐς ὀρθὸν,
ἐπὶ δὲ τὴν μασχάλην τὴν κατὰ τὸ ὑγιὲς σκέλος σκίπωνα
περιφέρουσι. μετεξέτεροι δὲ καὶ ὑπ᾽ ἀμφοτέρας τὰς χεῖ-
ρας, τὸ δὲ σιναρὸν σκέλος μετέωρον ἔχουσι.

cere ut alantur, aſſerit non omnem, ſed quendam hoc
praeſtare, nempe moderatum, ſicut cetera omnia in uni-
verſo victu ſalubri, quod ipſe et alibi et in una capite
in ſexto de morbis vulgaribus teſtatur quum inquit: labor,
cibus, potus, ſomnus, venus, omnia moderata.

LXXXIII.

Quos tenera aetate calamitas haec invaſit plerique in di-
rigendo corpore negligentes ſunt, maleque ſuper inte-
grum crus circumvolvuntur manu, quae e regione ejus
eſt deorſum urgentes. Negligentes item nonnulli ſunt
in recte ambulando, quibus poſtquam aetas induruit hoc
vitium accidit. Sed qui tenera aetate hujusmodi cala-
mitatem experiuntur, ſi recte educentur, integro crure
recte inambulant, baculum tamen alae quae integro
cruri reſpondet ſubjiciunt; nonnulli baculum ad utrum-
que brachium admovent, vitiatum vero crus ſuſpenſum
habent.

Ed. Chart. XII. [405. 406.]   Ed. Baf. V. (629.)

Τοῖς μὲν ἤδη κεκρατυσμένοις τὰ κῶλα τοιαύτης συμ-
φορᾶς γιγνομένης, γίγνεται χρῆσθαι τῷ σκέλει χωλεύονι.
τοῖς δὲ μικροῖς πάνυ παιδίοις, ἀλλ᾽ εἰ καὶ κατὰ φύσιν ἔχοι
καὶ χρῆσθαι πῶς καλῶς δύναιτο τοῖς σκέλεσι; ῥᾳθυμία τις
ἐγγίγνεται περὶ τὴν τοῦ κώλου ἐνέργειαν καὶ διὰ τοῦτο κα-
ταβλακεύουσιν ὀρθοῦσθαι, τουτέστιν ἀμελοῦσι καὶ καταῤῥα-
θυμοῦσι. καὶ τί θαυμαστὸν, εἰ καὶ αὐτὰ καταφρονεῖ τοῦ
διανιστάντος κωλύειν ὀρθὰ καὶ τῶν ἤδη τελειουμένων ἐνίοτε
μὴ τολμώντων ὀρθῶς χωλεύειν, ἀλλ᾽ ὡς εἴρηκεν αὐτὸς, εἰ-
λουμένων ἐπὶ τὸ ὑγιὲς σκέλος; ἐνεδείξατο δὲ σαφῶς αὐτῶν
καὶ τὸν τρόπον τῆς κινήσεως, ὁποῖός τις γίγνεται διὰ τοῦ
εἰλέονται ῥήματος.

πδ΄.

[406] Καὶ τοσούτῳ ῥηίους εἰσὶν, ἔσω ἂν αὐτοῖσιν ἔλασσον
τὸ σκέλος τὸ σιναρὸν ἔῃ.

Ῥηίους εἴρηκε τοὺς ἑτοιμότερον βαδίζοντας, ὅπερ αὐ-
τοῖς συμβαίνει βραχέος ὄντος τῷ μήκει τοῦ σιναροῦ σκέ-

Quum homo aetate jam robuſta ejusmodi calamitatem
experitur, crure uti poteſt, quamquam claudicante; par-
vulis pueris, qui quamvis crura naturaliter haberent, quo-
nam iis pacto uti poſſent? Supervenit ignavia quaedam
circa membri actiones; atque ea de cauſa καταβλακεύουσιν
ὀρθοῦσθαι, id eſt in dirigendo corpore negligentes ſunt
atque ignavi. At quid mirum, ſi ambnlantes pueri recte
claudicare non ſtudent, quando ii qui jam robuſti ſunt
non ſuſtinent interdum claudicare, ſed ut ipſe dixit ſuper
integrum crus circumvolvuntur? Maniſeſte autem aperuit
modum motionis ipſorum verbo circumvolvuntur.

LXXXIV.

Eo autem facilius agunt, quo affectum crus brevius habent.

Facilius agentes appellat eos qui promptius ingrediun-
tur, quod contingit ubi vitiatum crus brevins habent.

Ed. Chart. XII. [406.]   Ed. Baf. V. (629. 630.)

λους. οὐ γὰρ δέονται μεταφέρειν ἑλίσσοντες αὐτὸ, καθάπερ οἷς τελείοις οὖσιν ἔξαρθρον ἔμελλε, μακρότερον ἐπὶ τούτῳ διὰ τὴν ἔκπτωσιν γενόμενον εἰς ἀνάγκην αὐτοὺς ἄγειν τῆς ὑπ' αὐτοῦ λεγομένης ὄπισθεν ὁδοιπορίας περιφοράδην γινομένης.

_____

πέ.

(630) Τὸ δὲ ὑγιὲς ἰσχύῃ αὐτέοισιν οὐδὲν ἧσσον ἢ εἰ καὶ ἀμφότερα ὑγιέα ἦν.

_____

Εἰκότως τοῦτ' εἶπε· χρῶνται γὰρ εἰκότως τῷ ὑγιεῖ παραπλησίως ἢ εἰ καὶ ἀμφότερα ὑγιεινὰ ἦν. ἅτε οὖν τὴν αὐτὴν ἔχοντες αὐτῷ χρῆσιν, ἣν καὶ κατὰ φύσιν ἀμφοῖν διακειμένων εἶχον, ὁμοίως εὐτροφοῦντι καὶ ῥωμαλέῳ χρῶνται.

_____

πὸτ'.

Θηλύνονται δὲ πᾶσι τοῖς τοιούτοισιν αἱ σάρκες τοῦ σκέλεος, μᾶλλον δ' ἔτι θηλύνονται αἱ ἐκ τοῦ ἔξω μέρεος ἢ αἱ ἐκ

Non enim coguntur id circumagere, quemadmodum qui aetate firma funt, quum luxatus articulus non reponitur, quibus crus ob prolapfum articulum longius efficitur, cogunturque, ut ipfe antea indicavit, ipfum, dum ambulant, in orbem circumferre.

LXXXV.

Atque integro crure nihilo minus valent quam fi utrumque integrum effet.

Merito hoc adjungit; jure fiquidem integro crure utuntur aeque ac fi utrumque integrum effet, ut quod eundem ufum praeftet; atque ubi utrumque integrum erat, fimiliter nutriatur et robuftum fit.

LXXXVI.

Jam vero his omnibus caro cruris effeminatur; plerumque autem magis ab exteriori parte quam ab interiori.

εἴσω ὡς ἐπὶ πολύ. μυθολογοῦσι δέ τινες ὅτι αἱ Ἀμα-
ζονίδες τὸ ἄρσεν γένος τὸ ἑωυτῶν αὐτίκα νήπιον ἐὸν
ἐξαρθρέουσιν, αἱ μὲν κατὰ τὰ γούνατα, αἱ δὲ κατὰ τὰ
ἰσχία, ὡς δῆθεν χωλὰ γίνοιτο καὶ μὴ ἐπιβουλεύοι τὸ
ἄρῤεν γένος τῷ θήλει. χειρώναξιν ἄρα τούτοισι χρέον-
ται, ὁκόσα ἢ σκυτίης ἔργα ἢ χαλκείης ἢ ἄλλο τι ἑδραῖον
ἔργον. εἰ μὲν οὖν ἀληθέα ταῦτά ἐστιν, ἐγὼ μὲν οὐκ οἶδα·
ὅτι δὲ γίνοιτο ἂν τοιαῦτα οἶδα, εἴ τις ἐξαρθρέοι αὐτίκα
νήπια ἐόντα.

Πᾶσι μᾶλλον θηλύνονται, φησὶν, αἱ ἔξω τοῦ ἄρθρου
σάρκες ἢ ἔσω, εἰ εἰς τὴν ἐντὸς χώραν μεταστῇ, διὸ καὶ
μᾶλλον ἀργεῖ τ' αὐτὸ τὸ μέρος· εἰ γὰρ καὶ παρὰ φύσιν,
ἀλλ' ὅμως γίγνονταί τινες κνήσεις εἰς τὴν κεφαλὴν τοῦ μη-
ροῦ κατὰ τὰ ἔνδον ἐστηριγμένα μέρη.

πζ'.

Κατὰ μὲν οὖν τὰ ἰσχία μέζον τὸ διάφορόν ἐστιν, ἐς τὸ εἴσω
ἢ ἐς τὸ ἔξω ἐξαρθρῆσαι. κατὰ γούνατα δὲ διαφέρει μέν

*Nonnulli autem ferunt Amazonas ſuis maribus protinus
infantibus articulos ſua ſede expellere alias ad coxas,
ad genu alias, ut claudi fiant, ne ſcilicet mares feminis
inſidientur, ſed operarum loco ſint et ſutoriam, fabri-
lem aliasve ſedentarias artes exerceant. Quae vera necne
ſint ignoro, ſed haec ſequi certo ſcio, ſi dum infantes
ſunt articuli expellantur.*

Omnibus ait effeminari carnem ab exteriori parte
magis quam ab interiori, ubi in interiorem partem pro-
rumpat: quandoquidem ea pars magis in otio eſt. Nam
femoris caput ab interiori parte licet praeter naturam
moveatur, movetur tamen aliquantum ubi femoris caput
interiori parte continetur.

LXXXVII.

*In coxis quidem multum refert in interioremne partem
articulus excidat an in exteriorem; in genu refert qui-*

τι, ἔλασσον δέ τι διαφέρει. τρόπος δὲ ἑκατέρου τοῦ χω-
λώματος ἴδιός ἐστι. γνιοῦνται γὰρ μᾶλλον οἷσιν ἂν ἐς
τὸ ἔξω ἐξαρθρήσῃ. ὀρθοὶ δὲ ἧσσον ἵστανται οἷσιν ἂν
ἐς τὸ εἴσω ἐξαρθρήσῃ. ὡσαύτως δὲ καὶ εἰ παρὰ τὸ
σφυρὸν ἐξαρθρήσῃ, ἢν μὲν ἐς τὸ ἔξω μέρος κυλλοὶ μὲν
γίνονται, ἑστάναι δὲ δύνανται. ἢν δὲ ἐς τὸ εἴσω μέρος
ἐξαρθρήσῃ, βλαισσοὶ μὲν γίνονται, ἧσσον δὲ ἑστάναι δύ-
νανται.

[407] Τὸ κυλλὸν ὄνομα τινὲς μὲν ἅπασαν διαστρο-
φὴν κώλου φασὶ δηλοῦν, γενικόν τι σημαινόμενον ὑποτι-
θέντες αὐτῷ, τινὲς δὲ τὴν τοιαύτην μόνην διαστροφὴν δη-
λοῦσθαί φασιν, ἐν ᾗ πρὸς τὴν ἔσω χώραν ἡ ῥοπὴ γίνεται
τοῦ κώλου. τούτου γὰρ συμβάντος ἀναγκαῖόν ἐστι τὸ ἄκρον
αὐτοῦ, τουτέστι πρὸς πόδα πρὸς τὴν ἔσω χώραν, ὅπερ εἰς
τὸ τῆς στάσιος ἑδραῖον οὐ μικρὰ συντελεῖ, ὥστε καὶ αὐτῶν
τῶν κατὰ φύσιν ἐχόντων τῶν ῥαιβῶν ἢ ῥοικῶν ὀνομαζομέ-
νων, ἀσφαλέστερον δὲ καὶ δυσανατρεπτότερον ἵστασθαι τῶν

dem, fed minus. Suus vero claudicandi modus utrisque
eft, nam quibus in exteriorem procidit, vari magis fiunt,
minus autem recti ftant quibus in interiorem partem
luxatur. Similiter ubi circa talos articulus prorumpat,
fiquidem in exteriorem partem vari fiunt, fed ftare
queunt; fi in interiorem, valgi et ftare minus poffunt.

Varos dixit κυλλοὺς, quo nomine quidam fignificari
volunt pravationem quamlibet, generale ipfum exiftiman-
tes; alii eam tantummodo, fub qua membrum in exterio-
rem partem convertitur, in quo cafu neceffe eft extremum
ejus pedem fcilicet in interiorem partem fpectare. Quae
res non mediocriter ad id confert ut pes firmiter infiftat,
ita ut ii qui naturaliter curvis funt cruribus, ῥαιβοὶ aut
ῥοικοὶ Graece nominantur, firmius pedibus infidant et ma-
jori negotio fubvertantur quam ii qui recta penitus ha-

ΠΕΡΙ ΑΡΘΡΩΝ ΤΠΟΜΝΗΜΑ Γ. 605

Ed. Chart. XII. [407.]   Ed. Baf. V. (630.)

ἀκριβῶς ἐχόντων τὰ σκέλη ὀρθά. δηλοῦται δὲ τοῦτο κἀξ
ὧν Ἀρχίλοχος εἶπεν, οὐ φιλέω μέγαν στρατηγὸν, οὐδὲ δια-
πεπηγμένον, ἀλλ᾽ ὅς μοι, φησὶ, μακρὸς εἴη καὶ περὶ κνήμας
ἰδεῖν ῥοικοὺς, ἀσφαλέως βεβηκὼς ποσὶ, καρδίας πλέως. οὐ
μὴν εἰς τε τὰ προκείμενα νῦν ἡμῖν ἡ ἀκρίβεια συντελεῖ τῆς
εὑρέσεως τοῦ σημαινομένου πρὸς τῆς κυλλὸν φωνῆς. ἐκ τοῦ
λόγου πάντως γίνεται δῆλον ὡς Ἱπποκράτης οὐκ ἄδηλός
ἐστιν. ὅταν γοῦν εἰς τὴν ἐκτὸς χώραν μετασιῇ τὸ ἄρθρον,
ἵστασθαί φησι δύνασθαι τούτους μᾶλλον ἢ εἰ ὀπίσω μετα-
σταίη. κατὰ θάτερον γὰρ ὁ ποὺς γίνεται τῷ παντὶ σώματι
τοῖς ἔξω μετεστηκὸς ἔχουσι τὸ κατ᾽ ἰσχίον ἄρθρον. ἀποκε-
χώρηκε δὲ τῆς εὐθυωρίας ἐκτὸς, οἷς ἐβλήθη τὸ σκέλος.
ἴσμεν δὲ καὶ αὐτῶν τῶν ἀνθρώπων ὅσοι φύσει βλαισότεροι
χεῖρον ἱσταμένους ἅπαντας καὶ μήτε θεῖν ὠκέως δυναμένους
εὐανατρέπτους τε γινομένους καὶ καταπίπτοντας ἑτοίμως ἐπὶ
σμικραῖς προφάσεσι. ταύτην οὖν τὴν διαφορὰν τῶν πρα-
γμάτων μεγίστην μὲν δύναμιν ἔχειν ἐν τῷ ἰσχίῳ, δευτέραν
δ᾽ ἐν τῷ γόνατι, καὶ τρίτην ἐν τῷ σφυρῷ· κατὰ γὰρ τὸ

bent crura. Id vel ex Archilocho patet quum inquit:
imperatorem magnum non probo cruribus divaricantibus,
fed parvum cruribus curvis, pedibus firmiter infiftentem
et animi audacis. Verum curiofa inquifitio fignificationis
κυλλοῦ nihil ad praefentem locum confert: ex ipfa enim
oratione ita planum fit, ut Hippocrates nullo modo ob-
fcurus effe videatur. Ergo quibus in exteriorem partem
articulus procidit, ftare magis poffe affirmat quam qui-
bus in interiorem venit. Nam quibus coxae articulus in
exteriorem partem excidit, pes e regione totius corporis
collocatur; recedit autem a fitu qui e regione eft, ubi
articulus in interiorem partem convertitur. Conftat au-
tem omnes homines qui naturaliter valgi funt deterius
ftare, neque poffe celeriter currere tum parvo momento
ac levi de caufa cadere. Hoc igitur rerum difcrimen in
coxa maximum eft, deinde in genu, tertio ad talos; com-
miffurae enim magnitudinem noxae quoque magnitudo

μέγεθος δηλονότι τῆς διαρθρώσεως καὶ τῆς βλάβης ἕπεται
μέγεθος. ἐκ τούτων οὖν δῆλον ὡς ἄμεινον ἵστανται καὶ βα-
δίζουσιν οἷς εἰς τὴν ἔξω χώραν ὤλισθεν ἡ κεφαλὴ τοῦ μη-
ροῦ, περὶ ἧς ὀλίγον ὕστερον ἐρεῖ.

πη΄.

Ἥ γε μὴν ξυναύξησις τῶν ὀστέων τοιήδε γίνεται· οἷσι μὲν
οὖν κατὰ τὸ σφυρὸν ὀστέον τὸ τῆς κνήμης ἐκστῇ, τού-
τοισι μὲν τὰ τοῦ ποδὸς ὀστέα ἥκιστα ξυναύξεται. ταῦτα
γὰρ ἐγγυτάτω τοῦ τρώματός εἰσι, τὰ δὲ τῆς κνήμης
ὀστέα αὔξεται μὲν, οὐ πολὺ δὲ ἐνδεεστέρως. αἱ μέντοι
σάρκες μινύθουσιν, οἷσι δ' ἂν κατὰ μὲν τὸ σφυρὸν μένῃ
τὸ ἄρθρον κατὰ φύσιν, κατὰ δὲ τὸ γόνυ ἐξεστήκῃ, τού-
τοισι τὸ τῆς κνήμης ὀστέον οὐκ ἐθέλει ξυναύξεσθαι ὁμοίως,
ἀλλὰ βραχύτατον γίνεται. τοῦτο γὰρ ἐγγυτάτω τοῦ τρώ-
ματός ἐστιν· τοῦ μέντοι ποδὸς τὰ ὀστέα μινύθει μὲν,
ἀτὰρ οὐχ ὁμοίως ὥσπερ ὀλίγον τι πρόσθεν εἴρηται, ὅτι
τὸ ἄρθρον τὸ παρὰ τὸν πόδα σῶόν ἐστιν. εἰ δὲ οἱ
χρέεσθαι ἠδύναντο, ὥσπερ καὶ τῷ κυλλῷ, ἔτι ἂν ἧσσον

consequitur. Hinc ergo manifeſtum eſt eos melius ſtare
atque ingredi, quibus femoris caput in exteriorem partem
prolapſum eſt, de quo paulo inferius tractabit.

LXXXVIII.

Ratio autem incrementi offium haec eſt. Quibus ad talos
crus exciderit, his pedis offa minimum increfcunt, haec
enim vitio finitima funt. In crure augentur, neque
multo minus, caro tamen minuitur. Sed quibus arti-
culus qui ad talos eſt ſuo loco manet, ille qui ad genu
elabitur, his cruris offa non aeque increfcunt, ſed bre-
viffima fiunt ut quae vitio proxima fint. At in pede
minuuntur quidem, ſed non fimiliter, quemadmodum
paullo ante dictum eſt, quoniam articulus qui ad pe-
dem eſt inviolatus fervatur; quodfi uti pede liceret, ficut
quum varus eſt, minus adhuc his minuerentur pedis offa.

ἐμινύθη τὰ τοῦ ποδὸς ὀστέα τούτοισιν. οἷσι δ' ἂν κατὰ
τὸ ἰσχίον ἐξάρθρησις γένηται, τούτοισι τοῦ μηροῦ τὸ
ὀστέον οὐκ ἐθέλει ξυναύξεσθαι ὁμοίως. τοῦτο γὰρ ἐγγυ-
τάτω τοῦ τρώματός ἐστιν, ἀλλὰ βραχύτερον τοῦ ὑγιέος
γίνεται. τὰ μέντοι τῆς κνήμης ὀστέα οὐχ ὁμοίως τού-
τοισιν ἀναυξέα γίνεται, οὐδὲ τὰ τοῦ ποδός. διὰ τοῦτο δὴ
ὅτι τὸ τοῦ μηροῦ ἄρθρον τὸ κατὰ τὴν κνήμην ἐν τῇ
ἑωυτοῦ φύσει μένει καὶ τὸ παρὰ τὸν πόδα. σάρκες μέν-
τοι χρέεσθαι τῷ σκέλει ἐδύναντο, (631) ἔτι ἂν μᾶλλον
τὰ ὀστέα ξυνηυξάνετο, ὡς καὶ πρόσθεν εἴρηται, πλὴν τοῦ
μηροῦ, καὶ ἧσσον ἄσαρκα ἔη. ἀσαρκότερα δὲ πολλῷ ἢ
ὑγιέα ἦν. σημήϊον δὲ ὅτι τοιαῦτά ἐστιν. ὁκόσοισι [408]
γὰρ τοῦ βραχίονος ἐκπεσόντος γαλιάγκωνες ἐγένοντο ἐκ
γενεῆς ἢ καὶ ἐν αὐξήσει πρὶν τελειωθῆναι, οὗτοι τὸ μὲν
ὀστέον τοῦ βραχίονος βραχὺ ἴσχουσι, τὸν δὲ πῆχυν καὶ
ἄκρην τὴν χεῖρα ὀλίγῳ ἐνδεεστέρην τοῦ ὑγιέος διὰ ταύ-
τας τὰς προφάσιας τὰς εἰρημένας, ὅτι ὁ μὲν βραχίων
ἐγγυτάτω τοῦ ἄρθρου τοῦ τρώματός ἐστιν, ὥστε διὰ

*Quibus vero coxae articulus promovetur his femoris os
non pariter increscit, proxime siquidem vitium attingit,
sed integro brevius evadit. His tamen offa cruris et
pedis etiam non aeque increscere prohibentur: id autem
evenit propterea quod et femoris articulus, qui cum crure
committitur et cruris, qui cum pede suo loco manet;
crus tamen universum his gracilius redditur. Quodsi
crure uti possent, offa magis adhuc augerentur, sicut
antea quoque dictum est, femore excepto et minus caro
minueretur, multo tamen magis quam in sano crure.
Hujus autem rei indicio sunt illi quibus humeri luxati
vel a primo natali die vel dum increscunt priusquam
robusti sunt breviores redduntur. Hi humeri os brevius,
brachium vero et manum sanis paullo minora habent
ob caufas superius dictas, quia humerus laeso articulo
propior est, idcirco brevior redditur; brachium vero
ejusmodi noxae non similiter cedit, quoniam humeri*

τοῦτο βραχύτερος γέγονεν. ὁ δ᾽ αὖ πῆχυς διὰ τοῦτο οὐχ
ὁμοίως ἐνακούει τῆς ξυμφορῆς, ὅτι τὸ τοῦ βραχίονος ἄρ-
θρον τὸ πρὸ τοῦ πήχεος ἐν τῇ ἀρχαίῃ φύσει μένει, ἥ τε
αὖ χεὶρ ἔτι τηλοτέρω ἄπεστιν ἢ ὁ πῆχυς ἀπὸ τῆς ξυμ-
φορῆς. διὰ ταύτας οὖν τὰς εἰρημένας προφάσιας τῶν
ὀστέων τά τε μὴ συναυξόμενα οὐ συναύξεται, τό τε
ξυναυξόμενον ξυναύξεται. ἐς δὲ τὸ εὔσαρκον τῇ χειρὶ
καὶ τῷ βραχίονι ἡ ταλαιπωρίη τῆς χειρὸς μέγα προσω-
φελήσει. ὅσα γὰρ χειρῶν ἔργα ἐστὶ, τὰ πλεῖστα προθυ-
μέονται οἱ γαλιάγκωνες ἐργάζεσθαι τῇ χειρὶ ταύτῃ, ὅσα
καὶ τῇ ἑτέρῃ δύνανται, οὐδὲν ἐνδεεστέρως τῆς ἀσινέος.
οὐ γὰρ δεῖ ὀχέεσθαι τὸ σῶμα ἐπὶ τῶν χειρῶν, ὡς ἐπὶ
τῶν σκελέων, ἀλλὰ κοῦφα αὐτοῖσι τὰ ἔργα ἐστί. διὰ δὲ
τὴν χρῆσιν οὐ μινύθουσιν αἱ σάρκες αἱ κατὰ τὴν χεῖρα
καὶ κατὰ τὸν πῆχυν τοῖσι γαλιάγκωσιν, ἀλλὰ καὶ ὁ βρα-
χίων τι προσωφελέεται ἐς εὐσαρκίην διὰ ταῦτα. ὅταν δὲ
ἰσχίον ἐκπαλὲς γένηται ἐς τὸ εἴσω μέρος ἐκ γενεῆς ἢ καὶ
ἔτι νηπίῳ ἐόντι μινύθουσι αἱ σάρκες, διὰ τοῦτο μᾶλλον
ἢ τῆς χειρὸς ὅτι οὐ δύνανται χρέεσθαι τῷ σκέλει.

_____

articulus qui cum brachio committitur in priſtina ſede
manet; manus item longius diſtat a vitio quam bra-
chium. Ob propoſitas igitur cauſas quaecunque oſſa vi-
tium attingunt incremento prohibentur: quae non attin-
gunt, non prohibentur. Multum autem facit ad bonum
habitum totius brachii labor manus: nam qui humerum
jam luxatum breviorem habent, pleraque ex manuum ope-
ribus non minus praeſtare poſſunt manu ejus partis
quam integrae. Neque enim quemadmodum cruribus,
ita manibus ferendum corpus eſt, ſed earum opera levia
ſunt; propter uſum vero iis qui luxatum jam humerum
breviorem habent, caro manus ac brachii non minuitur,
ſed et humerus inde aliqua parte impletur. Ubi vero
in interiorem partem coxae articulus excedit vel in utero
matris vel adhuc infantibus caro magis minuitur quam
in brachio, ea de cauſa quia crure uti non poſſunt.

_____

Σαφὴς οὗτός ἐστιν ἅπαξ ὁ ἐφεξῆς λόγος αὐτῷ κεφά-
λαια μὲν ἔχων τῆς διδασκαλίας δὴ ταῦτα. τῶν ἐξεστηκό-
των τῆς οἰκείας ἕδρας ἄρθρων τὰ μὲν ἐγγύτερον μᾶλλον
ἀναυξῆ καὶ ἄτροφα γίγνεσθαι, τὰ δ᾽ ἄποθεν ἧττον. ἐπὶ
δὲ τῶν ἐξαρθρήσεων τοῦ μηροῦ πολὺ μᾶλλον ἤπερ ἐπὶ τῶν
ἔξω καὶ ἄναυξες καὶ ἄτροφον ἀποτελεῖται τὸ κῶλον, διότι
καὶ χεῖρον οὖν οὗτοι κινοῦνται καὶ μᾶλλον κωλύουσι. λέγει
δὲ καὶ ἐπὶ τῶν γαλιαγκώνων, οὕτω δ᾽ αὐτὸν ὀνομάζειν τοὺς
βραχὺν ἔχοντας τὸν βραχίονα ἔφην, διὰ τὴν εἰς μασχάλην
ἐκπτώσιν, ὅταν ἔτι αὐξανομένων τῶν σωμάτων τοῦτο παθοῦσι.
τούτους οὖν φησι τοὺς γαλιάγκωνας ἧττον βλάπτεσθαι τὴν
ὅλην χεῖρα, βλαπτόμενον τὸ σκέλος ἅπαν, ὅταν ἐκπαλαίσωσι
τὸ κατ᾽ ἰσχίον ἄρθρον, ὅτι πολλὰ τῶν κατὰ τὸν βίον ἔρ-
γων ἱκανῶς διαπονοῦσιν οὐ δυναμένων ὁμοίως τούτοις χρῆ-
σθαι τῷ σκέλει, οἷς ἐξεπάλαισαν ἔσω τὸ κατ᾽ ἰσχίον ἄρ-
θρον.

Sermo hic qui fequitur univerfus perfpicuus eft, do-
ctrinae autem capita duo habet.   Quae ad prolapfos arti-
culos propius accedunt magis incremento prohibentur, ema-
crefcuntque; minus quae longius abfunt.   Femore autem
luxato multo magis membrum incremento prohibetur at-
que emacrefcit, fi in interiorem partem quam fi in exte-
riorem prorumpat, fiquidem deterius moventur et claudi-
cant magis.   Meminit autem eorum quos γαλιάγκωνας
vocat, quo vocabulo retuli apud ipfum fignificari eos qui
ob humeri caput in alam prolapfum dum adhuc increfcunt
humerum breviorem habent.   His ait minus laedi brachium
totum, quam crus totum illis quibus luxatur articulus qui
in coxam inferitur, quoniam in multis vitae operibus
laborant; at non fimiliter uti crure poffunt quibus fe-
moris articulus in interiorem partem promovetur.

πθ'.

Μαρτύριον δέ τι ἓν ἔσται ἐν τοῖσιν ὀλίγον ὕστερον εἰρησο-
μένοισιν, ὅτι ταῦτα τοιαῦτά ἐστι.

Τίνα λέγει τοιαῦτα τὰ ἔκτεινε, καίτοι τὸ μαρτύριον
ἐρεῖν ἐπαγγέλλεται; ὅτι καὶ τῶν παρὰ φύσιν ἐχόντων αὐ-
τῶν τὰ μὲν ἧττον κινούμενα μᾶλλον ἀναυξῆ καὶ ἄτροφα
γίγνεται. ἐπηγγείλατο μὲν ὁ αὐτὸς δείξειν ὁ Ἱπποκράτης
ἐπὶ τῶν ὀλίγον ὕστερον εἰρησομένων. ἐγὼ δ' ὅταν ἐπὶ τῶν
λέξεων ἔνεστι τοῦτο πράττειν, τηνικαῦτα ἀναμνήσω τοῦ λόγου.

––––––––––

ϟ'.

[409] Ὁκόσοισι δ' ἂν ἐς τὸ ἔξω ᾖ τοῦ μηροῦ κεφαλὴ
ἐκβῇ, τούτοισι βραχύτερον μὲν τὸ σκέλος φαίνεται, παρα-
τεινόμενον παρὰ τὸ ἕτερον εἰκότως· οὐ γὰρ ἐπ' ὀστέον
ἡ ἐπίβασις τῆς κεφαλῆς τοῦ μηροῦ ἐστιν, ὡς ὅτε εἴσω
ἐξέπιπτεν, ἀλλὰ παρ' ὀστέον παρεγκεκλιμένην τὴν φύσιν
ἔχον, ἐν σαρκὶ δὲ στηρίζεται ὑγρῇ καὶ ὑπεικούσῃ, διὰ

––––––––––

LXXXIX.
Haec ita habere id teſtabitur quod paullo infra ſubjiciemus.

––––––––––

Quaenam ſunt quorum teſtimonium allaturum ſe pol-
licetur? Haec ſane quae ex iis quae praeter naturam
habent, quae minus moventur magis alimento incremen-
toque prohibentur. Pollicetur ergo ipſe Hippocrates offen-
ſurum ſe in iis quae paullo infra ſubdet eorum teſtimo-
nium. Ego quum ad locum veniam ubi eam rem agit,
hanc ipſam orationem in memoriam revocabo.

––––––––––

XC.
Quibus in exteriorem partem femoris caput elabitur, crus
ſi cum altero extendatur, brevius eſt, idque non imme-
rito quum femoris caput non feratur ſuper os, ſicut
quando in interiorem partem procidebat; ſed juxta os
quod non prohibet, ſed natura reſidet, in carnem hu-
midam cedentemque infigatur, hac itaque de cauſa bre-

τοῦτο μὲν βραχύτερον φαίνεται. ἔσωθεν δὲ ὁ μηρὸς παρὰ
τὴν πληχάδα καλεομένην κυλλότερος καὶ ἀσαρκότερος γί-
νεται, ἔξωθεν δὲ ὁ γλουτὸς κυρτότερος, ἅτε ἐς τὸ ἔξω
τῆς κεφαλῆς τοῦ μηροῦ ὠλισθηκυίας· ἀτὰρ καὶ ἀνωτέρω
φαίνεται ὁ γλουτὸς, ἅτε ὑπειξάσης τῆς σαρκὸς τῆς ἐν-
ταῦθα τῇ τοῦ μηροῦ κεφαλῇ, τὸ δὲ παρὰ τὸ γόνυ τοῦ
μηροῦ ἄκρον εἴσω ῥέπον φαίνεται καὶ ἡ κνήμη καὶ ὁ πούς.

Περὶ τῆς δευτέρας διαφορᾶς τῶν εἰς τὸ ἰσχίον ἐξαρ-
θρήσεων ὁ λόγος αὐτῷ νῦν ἐστι, τὰ φαινόμενα νοσήματα
διηγουμένῳ καὶ τὰς αἰτίας αὐτῶν προστιθέντι, καθάπερ
ἐπὶ τῶν πασῶν ἐποίησεν ἐμπειρικῆς διδασκαλίας οὔτε ἀπο-
λιπών τι. σαφὴς δὲ καὶ οὗτος ὁ λόγος ἐστὶ σύμπας.

____

ϟα΄.

Ἀτὰρ οὐδὲ ξυγκάμπτειν ὥσπερ τὸ ὑγιὲς σκέλος δύνανται.
τὰ μὲν οὖν σημήϊα ταῦτα τοῦ ἔξω ἐκπεπτωκότος μηροῦ
εἰσι.

____

vius apparet. Interior autem regio qua crura didu-
cuntur cava magis conspicitur et gracilior eft; exterior
vero gibba, in quam venerit femoris caput. Sed et
clunis apparet superior, quum quae ibi caro eft cedat
capiti femoris; femoris item extremitas quae ad genu
eft intro spectat, non secus etiam crus et pes.

Agit nunc de coxae articulo in alteram partem lu-
xato, narratque mala quae ibi apparent et caufas adjicit,
quemadmodum in omnibus fecit, nihilque praeterit ex ea
doctrina quae in experimento aut ratione confiftit. Quae
oratio univerfa fimiliter in aperto eft.

____

XCI.

Sed neque curvare crus poffunt perinde ac sanum. Hae
sunt ergo notae femoris in exteriorem partem excidentis.

____

Καὶ τοῦτο γίνεται τῶν ὄπισθεν μυῶν ἀντιβαινόντων
τῇ κάμψει διὰ τὸ μὴ δύνασθαι μέχρι πλείστου τὴν ἔκτασιν
ὑπομένειν ἐν τῷ τοιούτῳ σχήματι.

μβ´.

(632) Οἷσι μὲν οὖν τετελειωμένοισιν ἤδη ἐκπεσὸν τὸ ἄρ-
θρον μὴ ἐμπέσῃ, τούτοισι βραχύτερον μὲν φαίνεται τὸ
σύμπαν σκέλος, ἐν δὲ τῇ ὁδοιπορίῃ τῇ μὲν πτέρνῃ οὐ
δύνανται καθικνέεσθαι ἐπὶ τῆς γῆς, τῷ δὲ στήθει τοῦ
ποδὸς βαίνουσι ἐπὶ τὴν γῆν. ὀλίγον δὲ εἰς τὸ ἔσω μέρος
ῥέπουσι τοῖσι δακτύλοισιν ἄκροισιν. ὀχέειν δὲ δύναται
τὸ σῶμα τὸ σιναρὸν σκέλος τούτοισι πολλῷ μᾶλλον ἢ
οἷσιν ἂν ἐς τὸ ἔσω μέρος ἐκπεπτώκῃ, ἅμα μὲν ὅτι ἡ κε-
φαλὴ τοῦ μηροῦ καὶ ὁ αὐχὴν τοῦ ἄρθρου πλάγιος φύσει
πεφυκὼς ὑπὸ συχνῷ μέρει τοῦ ἰσχίου τὴν ὑπόστασιν πε-
ποίηται, ἅμα δὲ ἄκρος ὁ πούς οὐκ ἐς τὸ ἔξω μέρος
ἀναγκάζεται ἐγκεκλεῖσθαι, ἀλλ᾽ ἐγγύς ἐστι τῆς ἰθυωρίης
τῆς κατὰ τὸ σῶμα καὶ τείνει καὶ ἐσωτέρω.

Hoc vero accidit ob mufculos pofteriores qui fluxui
repugnant, quoniam ita figurati plurimum extendi non
fuftinent.

XCII.

Quibus ergo aetate jam robufta prolapfus articulus non
revertitur, totum crus brevius fit; calx ingreffu terram
non contingit, fed planta ima extremique digiti parum
in interiorem partem fpectant, meliusque id crus fupe-
rius corpus fert, quam quibus in interiorem partem ex-
ceffit, partim quia femoris caput et articuli cervix
quum natura a latere contineatur magna ex parte co-
xae fubjicitur, partim quia extremus pes non cogitur
in exteriorem partem inclinari: fed prope e regione
corporis eft et aliquantum magis in interiorem partem
convertitur.

Ed. Chart. XII. [410.]   **Ed. Baf. V. (632.)**

[410] *Στῆθος ποδὸς εἴρηκε τὸ καλούμενον ἐπὶ τῶν ἀνατομικῶν πεδίον, ἔστι δὲ τοῦτο πρὸ τῆς τῶν δακτύλων ἀρχῆς, ἐπὶ γὰρ τῶν κατὰ φύσιν ἐσχηματισμένων ποδῶν τὸ μέσον κοῖλόν ἐστιν, ὀπίσω μὲν ὁριζόμενον τῷ τῆς πτέρνης πέρατι, κατὰ δὲ τὰ πρόσω τῇ ἀρχῇ τοῦ πεδίου, ὥστε ἐπὶ μέν τι τῆς γῆς στηρίζεσθαι τὸν πόδα διά τε τῆς πτέρνης καὶ τοῦ πεδίου καὶ τῶν ποδῶν καὶ τῆς ἐν τῷ πέρατι τῶν δακτύλων ὑποκάτω σαρκὸς μετέωρον εἶναι, τὸ δ᾽ ἄλλο πᾶν τοῦ ποδὸς ὅσον ἐν τῷ μεταξὺ τῶν εἰρημένων μορίων ἐστὶ πλὴν κατὰ τὸ ἔξω τοῦ ποδός ἐστιν· ἐνταῦθα γὰρ ὅλος ἐπὶ γῆς στηρίζεται. μοχθηρῶς δ᾽ ἐνίοις διαπέπλασται τὰ κατὰ τοὺς πόδας οὓς ὀνομάζουσι λειόποδας οὐκ ἔχοντας τὸ μέσον αὐτῶν ἔνδοθεν ὑψηλόν· ἀλλὰ τούτοις μὲν οὐκ ἄλλως διαπεπλασμένους, ὥσπερ καὶ τοὺς βλαισοὺς, ἐν τῷ νῦν λόγῳ κατέλιπε. παρακολούθησον δὲ τοῖς ἐφεξῆς εἰρημένοις ἐξετάζων τὸν λόγον ἐπὶ τῶν κατὰ φύσιν ἐσχηματισμένων. οὗτοι γὰρ ἐπειδὰν μὲν μετρίως προβαίνουσιν, ἐρείδουσι κατὰ τῆς γῆς ὅλην τε τὴν πτέρναν καὶ τὸ πεδίον καὶ τὰ σαρκώδη*

Imam plantam dixit *στῆθος*, quam *πεδίον* appellant qui in corporibus incidendis verfantur. Ea eft ad radices digitorum, nam pedis medium naturaliter cavum eft, quod calce extremo a pofteriori parte terminatur, a priori plantae principio fic ut pes humi infidat calce, ima planta et ea carne quae extremis digitis fubjecta eft; reliquis partibus omnibus quae propofitis interjectae funt attollatur, excepta pedis parte exteriori, qua humi totus infidet. Habent autem nonnulli pedum ftructuram pravam, ut quibus medius pes ab interiori parte non fit cavus, quos a pedibus planis Graeci nominant *λειόποδας*. Sed hos, ut qui fimilem valgis pedum ftructuram habeant, in hoc fermone praeteriit. Quae fequuntur igitur animadvertens in iis qui naturaliter figurati funt perpende. Namque hi quum moderate progrediuntur toto calce, ima planta ac digitorum parte carnofa humi haerent; quodfi enitantur

Ed. Chart. XII. [410.] Ed. Baf. V. (632.)

τῶν σκελῶν. εἰ μέντοι μέγιστον διαβαίνειν ἐπιχειρήσειεν,
ἐρείδουσι μὲν ἐν ἀρχῇ τὴν πτέρναν, ὕστερον δ᾽ ὅταν ἤδη
μεταφέρωσι πρὸς τὸ ἕτερον σκέλος, τηνικαῦτα καὶ τῷ πεδίῳ
στηρίζονται καὶ τελευτῶντες ὅταν ὁμοίως ἐπὶ πλεῖστον προ-
βαίνοντες θατέρῳ, κατὰ γῆς ἄρχονται τὴν πτέρναν ἐρείδειν,
τότε καὶ τοῦ πρότερον ἐστηριγμένου ποδὸς ἐπαίρουσι μὲν
τὴν πτέρναν, ἐρείδουσι δὲ κατὰ τῆς γῆς ἄκρους τοὺς δακτύ-
λους. αὕτη μὲν ἡ τῶν κατὰ φύσιν ἐχόντων ὁδοιπορία· τῶν
δ᾽ ἐκ πάθους τινὸς ἤτοι μακρότερον ἐχόντων τὸ σκέλος αἰ-
τία μὲν ἑκατέρων διττή, τῶν μὲν προτέρων ὑγρότης πολλὴ
τοῦ νευρώδους γέγονεν ἢ ἐξαρθρήματος εἶδος, ὅσον καὶ νῦν
πρόκειται. τρόπος δὲ βαδίσεως τῶν μὲν προτέρων οἷος
ὀλίγον ἔμπροσθεν εἴρηται, τῶν δὲ δευτέρων ὁποῖον νῦν διη-
γεῖται. πρῶτον μὲν διδάξας ὅτι τὴν κεφαλὴν τοῦ μηροῦ
σαρκῶδες ὑποδέχεται χωρίον, οὐχ ὥσπερ ἐπὶ τῆς ἑτέρας ἐκ-
πτώσεως ὀστοῦ. ἥκει τοιγαροῦν αὕτη τὸ σαρκῶδες τοῦτο
καὶ τῶν μυῶν ἐπὶ τὴν ἰδίαν ἑκάστου κεφαλὴν ἀνασπωμένων
συνανασπᾶσθαι συμβαίνει τὸν ὅλον μηρόν. εἰκότως οὖν

maxime progredi, principio calci infidunt; deinde quum
jam transferunt in priorem partem alterum crus, tunc
imae quoque plantae innituntur; poftremo ubi plurimum
fimiliter altero pede progreffi funt, calce terram contin-
gere incipiunt, tuncque pedis ante confiftentis calcem
quidem attollunt, extremos vero digitos in folo collocant.
Eorum igitur qui naturaliter habent ambulatio hujusmodi
eft. Sed ut quibusdam ex vitio aliquo crus longius fit
aut brevius, utrumque duplici de caufa accidit. Longi-
tudinis caufa eft humor multus nervorum vel articulus
luxatus, quomodo fupra diximus, brevitatis ficcitas et ar-
ticulus luxatus in eam partem quam nunc propofuit.
Priores quidem ingrediuntur ad eum modum, quem paullo
fupra indicavit; reliqui ficut nunc docet primo oftendens,
femoris caput carnofo loco excipi et non offe, ut in primo
cafu femoris erumpentis quem propofuit. Cedit igitur in
hac parte caro fingulisque mufculis ad fuum initium at-
tractis fit ut totum quoque femur furfum trahatur. Me-

Ed. Chart. XII. [410.] Ed. Baf. V. (632.)
ἔλαττόν σοι ϙαίνεται θατέρου τὸ σκέλος καὶ τῆς γῆς οὐκέθ'
ὁμοίως δύναται ψαύειν, ὡς ὅτ' εἶχε κατὰ φύσιν. ὅταν οὖν
ἀναγκάζωνται βαδίζειν οἱ οὕτω παθόντες, ἐναντίως σχημα-
τίζουσι τὸν πόδα τοῖς ἔμπροσθεν εἰρημένοις, ὧν μακρότε-
ρον ἐφαίνετο τοῦ κατὰ φύσιν ἔχοντος σκέλος τὸ πεπονθός.
ἐκεῖνοι μὲν γὰρ τῇ κατὰ τὸν ἀστράγαλον διαρθρώσει τὸν
πόδα σιμοῦντες εἰς ὕψος ἀνέτειναν τοὺς δακτύλους, οὗτοι δ'
ἔμπαλιν ἐπινεύουσί τε καὶ κατακάμπτουσιν ἐπὶ τὴν γῆν τὸν
πόδα καὶ διὰ τῶν δακτύλων ἄκρων αὐτῆς ἐπιψαῦσαι πο-
θοῦντες· διὰ τοῦτο δὲ καὶ ταπεινοῦσιν ἑαυτοὺς κατὰ τὸ
πεπονθὸς ἰσχίον, ὅπως ἐρείσωνται κατὰ τῆς γῆς οὐ μόνον
ἄκρους τοὺς δακτύλους, ἀλλὰ καὶ ἐπὶ πλέον αὐτῶν, ὥσπερ
ἔφην ὀνομάζεσθαι πεδίον ὑπὸ τῶν ἀνατομικῶν. Ἱπποκρά-
της δὲ αὐτὸ στῆθος ἐκάλεσεν, εἰ καὶ τὴν πτέρναν ἐπὶ τῆς
γῆς ἠθέλησεν ἐδράσαι, πάνυ χρὴ ταπεινοὺς αὐτοὺς γενέσθαι
κατὰ τὸ πεπονθὸς ἰσχίον, ὡς κινδυνεῦσαι καταπεσεῖν, ἑτε-
ροκλινεῖς ἀπεργασθέντας. οὗτοι τοίνυν οἶδ' ἐπιχειροῦσι
διὰ τοῦτ' αὐτὸ χρῆσθαι τῇ πτέρνῃ.

---

rito itaque crus brevius altero fe oftendit, neque terram
contingere fimiliter poteft, atque ubi naturaliter habuit.
Hi ergo quum ingredi neceffe habent, contrario modo
pedem figurant, atque ii qui ante propofiti funt, quibus
affectum crus integro longius reddebatur: illi enim juxta
talum pedem fimum figurabant digitos excitantes. Contra
hi pedem inclinant inflectuntque et terram contingere ex-
tremis digitis cupiunt; atque hac de caufa ab affecta coxa
fe demittunt, ut humi innitantur non folum extremis
digitis fed magna ex parte ima planta quam retuli ab
iis qui in corporibus incidendis verfantur vocari πεδίον;
Hippocrates autem eam dixit στῆθος. Quodfi velint calce
terram contingere, demitti multum ab affecta coxa cogen-
tur, periculumque erit ne inclinati in alteram partem
cadant. Qua de caufa neque uti calce ejusmodi homines
tentant.

ηγ́.

[411] Ὅταν μὲν οὖν τρίβον λάβῃ τὸ ἄρθρον, ἐν τῇ σαρκὶ εἰς
ἣν ἐξεκλείσθη, ἡ δὲ σὰρξ γλισχρανθῇ, ἀνώδυνον τῷ χρόνῳ
γίνεται. ὅταν δὲ ἀνώδυνον γένηται, δύνανται μὲν ὁδοι-
πορέειν ἄνευ ξύλου· ἢν ἄλλως βούλωνται, δύναται δὲ
ὀχέειν τὸ σῶμα ἐπὶ τὸ σιναρὸν σκέλος. δι᾽ οὖν τὴν χρῆ-
σιν ἧσσον τοῖσι τοιούτοισιν ἐκθηλύνονται αἱ σάρκες ἢ
οἷσιν ὀλίγον πρόσθεν εἴρηται. ἐκθηλύνονται δὲ ἢ πλεῖον
ἢ ἔλασσον. μᾶλλον δ᾽ ἔτι ἐκθηλύνονται κατὰ τὸ εἴσω
μέρος ἢ κατὰ τὸ ἔξω ὡς ἐπὶ τὸ πολύ· τὸ μέντοι ὑπό-
δημα μετεξέτεροι τούτων ὑποδέεσθαι οὐ δύνανταί διὰ τὴν
ἀκαμπίην τοῦ σκέλεος, οἱ δέ τινες καὶ δύνανται. οἷσι δὲ
ἂν ἐν γαστρὶ ἐούσῃ ἐξαρθρήσῃ τοῦτο τὸ ἄρθρον ἢ ἔτι
ἐν αὐξήσει ἐοῦσι βίῃ ἐκπεσὸν ἤδη μὴ διεμπέσῃ ἢ καὶ
ὑπὸ νόσου ἐξαρθρήσῃ τοῦτο τὸ ἄρθρον καὶ ἐκπαλήσῃ,
πολλὰ γὰρ τοιαῦτα γίνεται· καὶ ἐνίων μὲν τῶν τοιούτων,
ἢν ἐπισφακελίσῃ ὁ μηρὸς, ἐκπνήματα χρόνια καὶ ἔμμοτα
γίνεται καὶ ὀστέων ψιλώσιες ἐνίοισιν. ὁμοίως δὲ καὶ οἷ-
σιν ἐπισφακελίζει καὶ οἷσι μὴ ἐπισφακελίζει τοῦ μηροῦ

XCIII.

Ubi caro in quam articulus exceſſit jam trita eſt et glu-
tinoſa evaſit, dolor tempore conquieſcit: quo ceſſante
ingredi absque baculo poſſunt, ſi alioquin velint, poteſt-
que affecto crure fieri corpus. His ergo quum crure
utantur caro minus effeminatur quam paulo ante pro-
poſitis; effeminatur autem vel magis vel minus, fere
tamen magis ab interiori parte quam ab exteriore.
Alii vero ex iis nequeunt calceamenta ſibi induere, pro-
pterea quod crus non curvetur, aliis id licet. Quibus
autem ſeu in utero matris ſeu vi, dum adhuc increſcunt,
hujusmodi articulus exciderit, neque repoſitus fuerit;
quibus item morbo elapſus fuerit expulſusque: complura
enim talia eveniunt ubi aliquibus horum femur corrum-
patur, ſuppurationes habent diuturnas et linamentis in-
digent, atque oſſa nonnullis nudantur et femoris os tam
ubi corrumpitur quam ubi non corrumpitur multo bre-

τὸ ὀστέον πολλῷ βραχύτερον γίνεται καὶ οὐκ ἐθέλει ξυν
αύξεσθαι, ὥσπερ τοῦ ὑγιέος. τὰ μέντοι τῆς κνήμης βρα
χύτερα μὲν γίνεται ἢ τὰ τῆς ἑτέρης, ὀλίγῳ δὲ διὰ τὰς
αὐτὰς προφάσιας αἳ (633) καὶ πρόσθεν εἴρηνται ὁδοιπο
ρέειν τε δύνανται οἱ τοιοῦτοι. οἱ μέν τινες αὐτῶν τοῦ
τον τὸν τρόπον, ὥσπερ τοῖς τετελειωμένοισιν ἐξέπεσε καὶ
μὴ ἐνέπεσεν, οἱ δὲ καὶ βαίνουσι μὲν παντὶ τῷ ποδί.

Κατὰ μεταφορὰν εἴρηκε τρίβον ἀπὸ τῶν τετριμμένων
χωρίων ὑπὸ τῶν ὁδοιπορούντων. ἔστι δὲ ὁ λόγος αὐτοῦ
οὗτος· ἡ κεφαλὴ τοῦ μηροῦ τῆς οἰκείας χώρας μετασιᾶσα
ἐν τοῖς ἔξω μέρεσι τῆς διαρθρώσεως ἐν σαρκὶ στηρίζεται.
κατ᾽ ἀρχὰς μὲν οὖν οἱ οὕτω παθόντες ὀδυνῶνται τὴν θλι
βομένην ὑπ᾽ αὐτοῦ σάρκα, τῷ χρόνῳ δὲ τυλοῦται καθάπερ
αἱ τῶν σκαπτόντων χεῖρες. ὅταν δὲ τοῦτο γένηται, παρα
πλησίον τῇ διαρθρώσει κατασκευάζεται χρωμένου τῇ γεγε
νημένῃ τρίβῳ καθάπερ ἔμπροσθεν ἐχρῆτο τῇ κοτύλῃ τοῦ
ἰσχίου· τά τε γὰρ ἄλλα καὶ ὑγρότης τις αὕτη γίγνεται,

vius reddatur, neque ad fani exemplum augetur; praeterea offa hujus cruris breviora fiunt quam alterius,
parum tamen ob easdem caufas quae ante expofitae
funt. Ingredique hujusmodi homines poffunt, nonnulli
quidem eo modo, quo illi quibus aetate jam firma articulus excidit, neque repofitus eft.

Locum tritum dixit translatione ufus a locis ambulatione tritis. Eft autem ejus oratio talis: femoris caput
fuo loco motum in exteriorem partem figitur in carnem;
iis vero qui fic affecti funt a principio dolet caro, quam
premit femoris caput, procedente tempore occallefcit perinde quafi foſſorum manus. Ubi id accidit fedes fit commiſſurae fimilis, quum femur trito loco utatur, non fecus
atque antea cavo coxae: nam praeter cetera quidem ea
parte humor colligitur, qui in principio quidem copiofe

κατ᾽ ἀρχὰς μὲν διὰ τὴν φλεγμονὴν ἀθροιζομένη πλείων, ἐν
δὲ τῷ χρόνῳ τοῦ λεπτοτέρου τε καὶ ὑδατώδους ἐν αὐτῇ
διατμηθέντος ὑπὸ τῶν συμπιπτόντων ἐπιτιθεμένων ἔξωθεν
φαρμάκων καταλειπομένου τε τοῦ γλίσχρου τε καὶ μυξώδους
ὃ πρὸς τὴν κίνησιν τῇ κεφαλῇ τοῦ μηροῦ συμφορώτατόν
ἐστι. καὶ διὰ ταύτην οὖν τὴν ὑγρότητα καθάπερ ἄρθρῳ
χρῶνται τῇ τρίβῳ, μᾶλλον δὲ ἐπικλίνονται κατὰ τὸ ἔξω μέ-
ρος ἢ κατὰ τὸ ἔσω· εἴρηται δὲ καὶ πρόσθεν ὡς καὶ τἀν-
αντία μέρη τῶν ὑποδεξαμένων τὸ ἐκπεπτωκὸς ἄρθρον ἀτρο-
φώτερά τε καὶ μαλακώτερα γίνεται κατὰ τὸ μᾶλλον ἀργεῖν.
ἐν οἷς δ᾽ ἂν μᾶλλον στηριχθῇ τὸ ἐκπεπτωκὸς καὶ παρὰ φύ-
σιν· ὅμως γοῦν γίνονταί τινες κινήσεις ὅθεν ἀπεχώρησε.
πρῶτον μὲν οὖν γίγνονται, κατὰ συμβεβηκὸς δέ τινες βρα-
χεῖαι ἕπονται τοῖς πρώτοις κινουμένοις θηλυνομένων τῶν
μορίων ἐν τοῖς νῦν, τουτέστι τὸ μαρτύριον ὃ ἐν τοῖς ἐφε-
ξῆς λόγοις ἐρεῖν ἐπηγγείλατο, περὶ τῶν μᾶλλον ἢ ἧττον
ἀτροφούντων τε καὶ καταλεπτυνομένων μερῶν.

---

ob inflammationem coit, dein tenuiori fui parte et aquofa
magis a fuperjectis medicamentis diffipata reliqua remanet
quae glutinofa eft et mucofa, haec ad motionem capitis
femoris maxime confert. Ob quem humorem trito hoc
loco tanquam articuli finu utuntur, magis autem incli-
nantur in exteriorem partem quam in interiorem. Di-
ctum autem eft in fuperioribus quoque partes contrarias
iis quae luxatum articulum recipiunt graciliores fieri et
molliores, quatenus magis in otio funt; eas vero in quas
prolapfus articulus figitur, quamvis praeter naturam, ali-
quantum tamen moventur; illae unde receffit per fe qui-
dem non moventur, fed paullulum per alias quae primo
motae funt, quum partes in quibus articulus erat effemi-
nentur. Atque hoc eft id teftimonium quod allaturum fe
pollicitus eft. In fequentibus de partibus quae plus mi-
nusve emacrefcunt extenuanturque.

ΠΕΡΙ ΑΡΘΡΩΝ ΥΠΟΜΝΗΜΑ Γ. 619

Ed. Chart. XII. [412.]　　　　　　Ed. Baf. V. (633.)

ηδ'.

[412] Διαῤῥέπουσι δὲ ἐν τῆσιν ὁδοιπορίησιν ἀναγκαζό-
μενοι διὰ τὴν βραχύτητα τοῦ σκέλεος. ταῦτα δὲ τοιαῦτα
γίνεται, ἢν ἐπιμελῶς μὲν παιδαγωγηθῶσιν ἐν τοῖσι σχή-
μασι καὶ ὀρθῶς ἐν οἷσι δεῖ πρὶν κρατηθῆναι ἐς τὴν
ὁδοιπορίην, ἐπιμελῶς δὲ καὶ ὀρθῶς ἐπὴν κρατηθῶσιν.
πλείστης δὲ ἐπιμελείης δέονται οἷσιν ἂν νηπιωτάτοισιν
ἐοῦσιν αὕτη ἡ ξυμφορὴ γένηται· ἢν γὰρ ἀμεληθῶσι νή-
πιοι ἐόντες ἀχρήϊον παντάπασιν καὶ ἀναυξὲς ὅλον τὸ
σκέλος γίνεται, αἵ τε σάρκες τοῦ ξύμπαντος σκέλεος μι-
νύθουσι μᾶλλον ἢ τοῦ ὑγιέος. πάνυ μὴν πολλῷ ἧσσον
τούτοισι μινύθουσιν ἢ οἷσιν ἂν εἴσω ἐκπεπτώκῃ διὰ τὴν
χρῆσιν καὶ τὴν ταλαιπωρίην. οἷον εὐθέως δύνασθαι
χρέεσθαι τῷ σκέλεϊ, ὡς καὶ πρόσθεν ὀλίγον ἐπὶ τῶν γα-
λιαγκώνων εἴρηται. εἰσὶ δέ τινες ὧν τοῖσι μὲν ἐκ γε-
νεῆς αὐτίκα, τοῖσι δὲ καὶ ὑπὸ νόσου ἀμφοτέρων τῶν σκε-
λέων ἐξέστη τὰ ἄρθρα ἐς τὸ ἔξω μέρος. τούτοισιν οὖν

XCIV.

Nonnulli vero toto pede infiſtunt, cogunturque ob cruris
brevitatem in ingreſſu a recto habitu et qui ſine incli-
natione eſt in affectam partem inclinari et ab inclina-
tione quae in affectam partem eſt rurſus attolli atque
erigi.　Haec itaque ſic eveniunt, ubi et quod ad figu-
randi rationem attinet et quod ad cetera quae conve-
niunt fuerint diligenter a pueris inſtituti, priusquam ita
confirmentur ut inambulare poſſint; diligenter item ac
recte, poſtquam confirmati fuerint.　Summam vero cu-
ram poſtulant quibus aetate maxime tenera hoc infor-
tunium accidit; nam ſi negligantur, quum teneri ſint
crus univerſum inutile efficitur et minime increſcit;
caro item totius cruris magis minuitur quam in ſano,
multo tamen minus iis quam quibus in interiorem par-
tem exceſſit, idque uſus ac laboris cauſa, quum ſtatim
uti crure poſſint, quemadmodum ſupra de iis diximus
quibus ob humeri caput jam in alam prolapſum hume-
rus brevior redditur.　Inveniuntur autem nonnulli qui-

τὰ μὲν ὀστέα ταῦτὰ παθήματα πάσχει· αἱ μέντοι σαρκες
ἥκιστα ἐκθηλύνονται, ἄσαρκα δὲ καὶ τὰ σκέλεα γίνονται,
πλὴν εἴ τι ἄρα κατὰ τὸ εἴσω μέρος ἐκλείποι ὀλίγον. διὰ
τοῦτο δὲ εὔσαρκά ἐστιν, ὅτι ἀμφοτέροισι τοῖσι σκέλεσιν
ὁμοίως ἡ χρῆσις γίνεται.

———

Ὁποῖόν τι σημαίνει τὸ διαρρέπουσιν εἴρηται μέν μοι
καὶ πρόσθεν· εἰρήσεται δ᾽ οὐδὲν ἧιτον ἔτι καὶ νῦν, ὅτι
γὰρ ἐξήρθρησεν ὁ μηρὸς εἰς τὴν ἔσω χώραν ἀνασπώμενος
ὑπὸ τῶν ταύτῃ μυῶν, ὡς ὀλίγον ἔμπροσθεν ἐλέχθη, τὸ
συνεχὲς σκέλος αὐτῷ ὅλον ὑψηλότερον ἐργάζεται καὶ διὰ
τοῦτο μόγις ἁπτόμενος γῆς ἐρρήθη. διὰ ταύτην τὴν αἰτίαν
ἀναγκάζονται τῷ στήθει μόνῳ τοῦ ποδὸς χρῆσθαι κατὰ
τῆς γῆς ἐπιβαίνοντες ἅμα τῷ καὶ συνεπινεύειν ὅλῳ τῷ σώ-
ματι πρὸς τὸ πεπονθὸς σκέλος, ὅταν ἐπ᾽ αὐτοῦ στηρίζων-
ται. ἀναγκαῖον οὖν ἐστιν, ἐπειδὰν θατέρου τοῦ ὑγιοῦς ἐρ-

———

*bus in utero penitus, alii quibus fub morbo utriusque
cruris articulus in exteriorem partem prolabitur. His
ergo offa ejusmodi vitio vexantur, fed caro minime
effeminatur; crura autem habitiora fiunt, nifi fi ab in-
teriori parte parum emacrefcant. Ea vero de caufa
habitiora funt, quia hi utroque pariter utuntur.*

———

A recto habitu et qui fine inclinatione eſt in affectam
partem inclinari et rurfus ab inclinatione attolli atque
erigi διαρρέπειν dixit.　　Quod quid fibi velit et in fupe-
rioribus oſtendimus et hic quoque oſtendemus.　　Namque
ubi femur in exteriorem partem promovetur, a mufculis
qui ibi funt furfum attractum, quemadmodum ante dictum
eſt, innexum crus totum fublimius reddit atque ea de
caufa vix terram contingit. Quamobrem coguntur ima
tantum planta humi infidere, dum ambulant, univerfo
corpore in affectum crus converfo, quum huic iunituutur.
Neceffario itaque ubi fano inniti debent, quum quod lae-

Ed. Chart. XII. [412. 413.]   Ed. Baf. V. (633.)

γάζεσθαι διηθῶσιν ἐν τῷ μεταφέρειν ἔσω τὸ πεπονθὸς ἐπ'
ἐκεῖνο πάλιν αὐτοὺς ῥέπειν ὀρθούμενον τοῦ μηροῦ, ὥστε
κατὰ τὴν ὁδοιπορίαν ἀμείβειν ἀεὶ καὶ μεταβάλλειν εἰς ἄλληλα
τὰ δύο σχήματα. καθ' ὃν μὲν χρόνον ἔτι κατὰ φύσιν ἔχον-
τες σκέλη στηρίζοντές τε καὶ ὀρθοῦντες τὸ σῶμα μετεωρί-
ζονταί τε ἅμα καὶ ὁδοιποροῦσι. καθ' ὃν δ' αὖ πάλιν ἐπὶ
τοῦ πεπονθότος καμπτόμενοι ἐν τῇ κατ' ἐκεῖνο τὸ μέρος.
ὑψηλὸν οὖν εἰς τὸ μεταβάλλειν τὸ σῶμα ποτὲ μὲν ἐξ ὀρ-
θοῦ καὶ ἀκλινοῦς ἐπὶ τὸ πεπονθός τε καὶ κεκαμμένον, αὖ-
θις δὲ ἀπὸ τοῦ πεπονθότος καὶ κεκαμμένου πρὸς ὑψηλόν
τε καὶ ὀρθὸν ὠνόμασε διαρρέπειν ἑνὶ ῥήματι τὴν εἰρημένην
μεταβολὴν τῶν σχημάτων ἐνδειξάμενος.

͵ε'.

[413] Ὁμοίως γὰρ σαλεύουσιν ἐν τῇ ὁδοιπορίῃ ἔνθα
    καὶ ἔνθα, ἐξεχέγλουτοι δὲ οὗτοι ἰσχυρῶς φαίνονται διὰ
    τὴν ἔκστασιν τῶν ἄρθρων.

---

fum eſt in priorem partem transferunt, in ſanum ſurſus
convertuntur femore erecto, ita ut femper in ingreſſu
duos habitus invicem mutent varientque: nam quo tem-
pore integro crure inſiſtunt, erecto corpore attolluntur
ſimul et ambulant, quo rurſus laeſo humiliore nituntur,
demittunt ſe atque in id inclinantur. Mutare igitur cor-
pus modo a recto habitu et ſine inclinatione in affectam
partem inclinando et ab inclinatione quae in affectam
partem eſt, rurſus attollendo atque erigendo διαρρέπειν
dixit uno verbo propoſitam habitus mutationem exprimens.

XCV.

*Similiter enim ab utraque parte in ingreſſu agitantur
omnibusque apparent admodum in exteriorem partem
prominentibus, propterea quod exceſſerunt.*

Ed. Chart. XII. [413.]   Ed. Baf. V. (633. 634.)

Οἷσιν ἀμφότερα τὰ ἄρθρα παθόντων σκελῶν ἑκατέρων
τὴν εἰς τοὐκτὸς ἐξάρθρησιν ἢ μεταβολὴν τῶν γινομένων
σχημάτων ὅλου τοῦ σώματος ὁδοιποροῦσιν αὐτοῖς ὅμοια γί-
νεται καθ' ἕτερον τὸ σκέλος, ὅταν ἐπ' αὐτῷ στηρίζωνται
ταπεινουμένων τε καὶ κοιλαινομένων κατὰ τὸν κενεῶνα, θα-
τέρου μόνον ἐξαρθρήσαντος. ἡνίκα μὲν οὖν τοῦ πεπονθότος
ἐστηρίζοντο, τὸν εἰρημένον νῦν τρόπον ἐσχημάτιζον αὐτό·
ὁπότε δὲ ἐπὶ θατέρου, τὸν ἐναντίον ἀνατεταμένον μὲν ἔχον-
τες σῶμα ὑψηλὸν, εὐθεῖαν δὲ τὴν λαγόνα· πρόδηλον οὖν
ὡς τεταμένον ὁμοίως ἐσχηματίζοντο. νυνὶ δ' ὁμοίως (634)
καθ' ἕτερα τὰ μέρη τό τε δεξιὸν καὶ τὸ ἀριστερόν. διαρ-
ῥέπουσι δὲ καὶ νῦν οὐδὲν ἧττον τῇ μεταβολῇ τῶν στηριζόν-
των ποδῶν, ὅπερ ὠνόμασε οαλεύειν ἐν τῇ ὁδοιπορίῃ, δύνα-
μιν δὲ τὴν αὐτὴν ἔχει τὸ σαλεύουσι τῷ διαῤῥέπουσιν, ἀλλ'
ἐπὶ τῷ κοινῷ τὸ διαῤῥέπειν. ἐνταῦθα δὲ ὁμοίως ἀμφοτέ-
ροις τοῖς τοῦ σώματος μέρεσι συμβαίνει σχηματίζεσθαι στη-
ριζομένου τοῦ σκέλους ἑκατέρου παρὰ μέρος ἐπὶ τῆς γῆς,
ἔμπροσθεν δὲ οὐ τοῦθ' ὑπῆρχεν αὐτοῖς, ὡς δέδεικται.

Quibus utrique crurum articuli in exteriorem partem
exciderunt, mutatio totius corporis, dum ingrediuntur, in
utroque crure fimilis eft habitui qui accidit, quum altero
dumtaxat luxato aeger ipfo innititur, atque ad ilia cur-
vatur deprimiturque: altero enim tantum luxato, quum
homo affecto cruri infiftit, eo modo quem nunc diximus
figuratur, fed contrario, quum alteri nititur, corpus enim
attollit erigitque et ilia recta continet. Conftat ergo eum
tunc diffimiliter figurari, fed in hoc cafu aegri eodem
ftatu ab utraque parte tam dextra quam finiftra continen-
tur. Agitantur autem hic nihilominus, dum invicem utri-
que cruri innituntur, quod ipfe dixit σαλεύουσιν ἐν τῇ
ὁδοιπορίῃ, id eft in ingreffu agitantur. Agitari expreffit
vocabulo σαλεύειν, quod idem fignificat ac διαῤῥέπειν. Ac-
cidit igitur hic ut fimiliter utraeque corporis partes figu-
rentur, quum utrumque crus invicem terrae innitatur,
quod, ut oftenfum eft, ipfis ante non eveniebat.

ΠΕΡΙ ΑΡΘΡΩΝ ΤΠΟΜΝΗΜΑ Γ.   623

Ed. Chart. XII. [413.]   Ed. Baf. V. (634.)

ϟστ'.

Ην δὲ μὴ ἐπισφακελίσῃ αὐτοῖσι τὰ ὀστέα μηδὲ κυφοὶ ἀνωτέρω τῶν ἰσχίων γένωνται· ἐνίους γὰρ καὶ τὰ τοιαῦτα καταλαμβάνει· ἢν οὖν μὴ τοιοῦτόν τι γένηται, ἱκανῶς ὑγιηροὶ τἆλλα διαφέρονται.

Κατὰ συμπάθειαν δῆλον ὅτι οὕτω τῶν ἐξαρθρήσεων τῶν σκελῶν ἔνιαι κυφοῦνται, φλεγμονῆς μὲν τὸ πρῶιον ἐν τοῖς συνδέσμοις τῶν σφονδύλων γενομένης, ὕστερον δὲ καὶ σκιῤῥώδους τινὸς ἀπολειφθέντος λειψάνου. φαίνεται γὰρ καὶ ἐπὶ τῶν ἐκτὸς τοῦτο γιγνόμενον ἐν ἰγνύϊ τε καὶ τῇ κατ' ἀγκῶνα διαρθρώσει κἀπὶ τῶν δακτύλων οὐκ ὀλίγον, ὅπερ ὀνομάζουσιν ἀγκύλην. καὶ πρόδηλός ἐστιν ἐν ταῖς τοιαύταις διαθέσεσιν ἡ ἀγκύλη γινομένη διὰ τὸν σκιῤῥὸν, οὐχ ἑπομένου τοῦ τένοντος τοῖς ἐκτείνουσι τὸ μόριον μυσὶν, ὥσπερ οὐδ' ὅταν τις τῶν ἐκτεινόντων σκιῤῥωθῇ. τοῖς κάμπτουσιν ἑπομένου τὸ καλούμενον ὀρθόκωλον σχῆμα περὶ τὴν οὕτω πεπονθυῖαν ἀποτελεῖται διάρθρωσιν. δύναται μὲν οὖν καὶ

XCVI.

Sed nisi his ossa vitientur neque gibbi supra coxas fiant; nonnulli enim hujusmodi vitiis prehenduntur, nisi, inquam, tale quid eveniat, in ceteris satis sani degunt.

Nonnulli ex iis quibus crura sic luxantur propter communitatem gibbi fiunt, nempe quum inflammatio vertebrarum ligamentis primo oriatur, tum durae quaedam reliquiae remaneant. Id siquidem et extrinsecus accidere videmus popliti, cubito et digitis non raro, quum articulus contrahitur, ἀγκύλην Graeci dicunt. Patetque in hujusmodi juncturis articulum prae tumoris duritie contrahi, quum chorda musculos qui eam partem tendunt minime sequatur, sicuti quum ob durum tumorem flectentes non sequitur, commissura quae sic affecta est tenditur, quod malum Graeci nominant ὀρθόκωλον. Potest igitur ob ta-

Ed. Chart. XII. [413. 414.]   Ed. Baf. V. (634.)

διὰ τοιοῦτόν τινα σκίῤῥον ἡ ῥάχις διαστραφῆναι, δύναται
δὲ καὶ τῷ λόγῳ τῆς συμπαθείας ὠμοῦ ἀπέπτου καὶ κα-
κοῦ γενέσθαι στέγνωσις ἐπ' αὐτῆς. ὅπως δὲ ἕπεται ταῖς
τοιαύταις διαθέσεσιν ἡ διαστροφὴ τῆς ῥάχεως, ἔμπροσθεν
εἴρηται κατὰ τὸν ἴδιον ὑπὲρ αὐτῆς λόγον.

<hr>

Ϟϛ'.

[414] Ἀναυξέστεροι μέντοι τὸ πᾶν σῶμα οὗτοι γίνον-
ται πλὴν τῆς κεφαλῆς.

Ἢν ἔξω τὸ κατ' ἰσχίον ἄρθρον ἐκπέσῃ, βέλτιον μὲν
βαδίζουσιν οἱ τοιοῦτοι τῶν ἔσω τὴν μετάστασιν τοῦ ἄρ-
θρου ἐχόντων, ὅταν ἐκφύγωσι τοὺς ἐκ τῆς φλεγμονῆς τε
καὶ συμπαθείας τῶν ἐπικαίρων μορίων κινδύνους, αὐτὰ δὲ
ταῦτα μᾶλλον ἐκείνων πάσχουσιν· ἡ μὲν γὰρ εἰς τὴν ἔσω
χώραν μετάστασις τοῦ ἄρθρου· κἀκ τούτου οὖν ἐπίβασιν
ἔχει, μήτε θλιβόμενος διὰ τὴν σκληρότητα μήτε καὶ τού-
του αὐτῷ συμβαίνεσθαι δυναμένου. τὸ δ' ἔξω τοῦ μηροῦ

<hr>

lem quendam durum tumorem fpina depravari; poteft et
propter confortium fub crudo duroque tuberculo idem vi-
tium experiri. Sed quo pacto ejusmodi affectibus fpinae
perverfio fuperveniat fupra pofuimus, ubi de ipfa proprie
tractavimus.

<hr>

XCVII.

Minus tamen toto corpore increfcunt capite excepto.

<hr>

Quibus coxae articulus in exteriorem partem prola-
bitur melius ingrediuntur quam quibus in interiorem
ubi inflammationis periculum effugerint et praecipuarum
partium, cui opportuniores funt quam illi. Articulus
enim quum in interiorem partem luxatur, fuper os fertur,
quod non premitur quum durum fit, neque huic malo
patet; at exterior femoris regio, quum maximis mufculis

χωρίον, ὅτι ὑπὸ μεγίστων μυῶν κατειλημμένον εἰς ὀδύνην
ἰσχυρὰν ἀφίκωνται. καὶ γὰρ θλίβονται πρὸς τοῦ μεταστάν-
τος εἰς αὐτοὺς ὀστοῦ καὶ θλῶνται καὶ περιτείνονται τῷ παρὰ
φύσιν ὄγκῳ τῆς τοῦ μηροῦ κεφαλῆς, αἰσθάνονται τούτων
ἁπάντων ὡς πάσχουσι καὶ διὰ τοῦτο ὀδυνῶνται. διά τε
οὖν τὴν θλάσιν καὶ τὴν θλίψιν τὴν γινομένην φλεγμοναῖς
ἐν τοῖς ὑποδεξαμένοις τὸ ἄρθρον μυσὶν, εἰς συμπάθειαν
ἔρχονται τὰ ὑποκείμενα μόρια τά τε ἄλλα καὶ τὰ κατὰ τὴν
ῥάχιν. ἢν δ᾽ ἅπαξ οὖν νοσήσῃ ταῦτα, καθάπερ ὁ μηρὸς,
οὕτω καὶ ταῦτα γίνεται τοῖς τε ἐν αὐξήσει σώμασι παθοῦσι
τὸ τοιοῦτον πάθος, ἀναυξέστερά τε καὶ μικρότερα καὶ πάντα
φαυλότερα. μεμνῆσθαι γάρ σε χρὴ καὶ τοιούτου διὰ παν-
τὸς ἤδη πολλάκις εἰρημένου καὶ τοιούτου μαρτυροῦντος τοῖς
ὀλίγον ἔμπροσθεν, ὡς τοῖς μὲν αὐξήσει παθοῦσιν, οὕτως ἐν-
δειέστερον αὔξεται τὰ μόρια, τοῖς δὲ τελειωμένοις ἀτροφώ-
τερα γίνεται καὶ μαλακώτερα, τῆς ῥάχεως δὲ ἀναυξεστέρας
γενομένης ἀκόλουθόν ἐστι καὶ τὸ σύμπαν σῶμα τοῖς οὕτω
παθοῦσιν ἔλαττον γίνεσθαι. κάτω μὲν γὰρ τὰ σκέλη συμ-
πάσχει, τὸ δὲ ἄνω τῶν σκελῶν ἄχρι τῆς κεφαλῆς ἡ ῥάχις

comprehendatur, ingenti dolore torquetur. Premuntur enim
articulo in eam prolapſo, terunturque et extenduntur tu-
more praeter naturam, nempe femoris capite, et ſentiunt
omne id quo vexantur ac propterea dolent. Ergo pro-
pter muſculos qui articulum admittentes teruntur premun-
turque, atque idcirco inflammantur et ceterae partes ad-
junctae et quae circa ſpinam ſunt afficiuntur et aeger ad-
huc increſcat, non ſecus ac femur incremento prohiben-
tur et minores fiunt atque omnino deteriores. Illius
autem meminiſſe oportet, quod jam ſaepius dictum eſt et
eorum teſtimonium eſt quae paulo ante propoſita ſunt.
Ubi qui adhuc augentur ſic laeduntur, partes minus in-
creſcunt; quibus vero aetate firma id accidit, minus alun-
tur et molliores evadunt. Spina minus aucta ſequitur
ut reliquum corpus hujusmodi hominibus minus reddatur:
infra enim crura afficiuntur, ſuper crura uſque ad caput

ἐστίν. ὅταν οὖν αὕτη τε μικροτέρα γένηται καὶ σύμπαν τὸ
σκέλος, εἰκότως ἐπὶ τῶν τοιούτων ἐρεῖ, πλὴν τῆς κεφαλῆς,
ἀναυξεστέρους τοὺς ἀνθρώπους γεγονέναι τὸ πᾶν σῶμα.

Ϟη΄.

Ὅσοισι δ᾽ ἂν εἰς τοὔπισθεν ἡ κεφαλὴ τοῦ μηροῦ ἐκπέσοι,
ὀλίγοισι δὲ ἐκπίπτει, οὗτοι ἐκτανύειν οἱ δύνανται τὸ
σκέλος, οὔτε κατὰ τὸ ἄρθρον τὸ ἐκπεσὸν οὔτε τι κάρτα
κατὰ τὴν ἰγνύην, ἀλλ᾽ ἥκιστα τῶν ἐκ παλαιῶν, οὗτοι
μᾶλλον ἐκτανύουσι καὶ τὸ κατὰ τὸν βουβῶνα καὶ τὸ
κατὰ τὴν ἰγνύην ἄρθρον.

Ὀλίγοις μὲν διαρθρεῖ τὸν νῦν προκείμενον τρόπον ἡ
κεφαλὴ τοῦ μηροῦ δι᾽ ἣν εἴπομεν ἔμπροσθεν αἰτίαν, ὅτι τὸ
βάθος τῆς κοτύλης ἄνισόν ἐστιν. ἔνθα μὲν οὖν βραχύτε-
ρον μᾶλ- [415] λον ἐκπίπτει καὶ διὰ τοῦτ᾽ ἔσω μᾶλλον,
ἔνθα δὲ ὑψηλότερον, ὀλίγοις, ἐνταῦθα δὲ ἐξανίσταται τοῦτο
σπανίως ὀπίσω. συμβαίνει δὲ ἐν τούτῳ τῷ τρόπῳ τῆς

fpina fita eft. Itaque ubi haec minor fit, minus item
crus totum merito dicit his hominibus univerfum corpus
minus increfcere excepto capite.

XCVIII.

*At ubi in pofteriorem partem femoris caput prolabitur,
prolabitur autem raro, extendi non poteft crus, neque
ad articulum luxatum, neque admodum ad poplitem;
fed ex omnibus partibus in quas hic articulus concidit,
ubi in pofteriorem excidat, commiſſura quae ad inguen
et quae ad poplitem minime extenditur.*

Femoris caput ob caufam quam fupra declaravimus
in propofitam nunc partem paucis excidit, quoniam fcili-
cet cavi latitudo inaequalis eft. Quocirca qua minor eft
magis procidit, atque ea de caufa magis in interiorem
partem; qua major paucis, et ob id in pofteriorem raro
procidit, in quam ubi movetur crus ad inguen, nullo

Ed. Chart. XII. [415.]   Ed. Baf. V. (634.)

ἐξαρθρήσεως κατὰ μὲν τὸν βουβῶνα μηδ᾽ ὅλως ἐκτείνεσθαι
τῷ σκέλει, κατὰ δὲ τὸ γόνυ μὴ τελέως. αἰτία δ᾽ ἑκατέρου
τῶν μυῶν ἡ θέσις, ἣν ἅπασαν ἀκριβῶς τὴν φύσιν ἔν τε τῇ
τῶν μυῶν ἀνατομῇ κἂν τῷ δευτέρῳ τῶν ἀνατομικῶν ἐγχει-
ρήσεων ἔχετε γεγραμμένην, ὑπομνήσεως δ᾽ ἕνεκα ὧν ἐθεά-
σασθε πολλάκις ἀνατεμνομένου πιθήκου, διότι τὰ πολλὰ τὸ
ζῶον τοῦτο παραπλησίως ἀνθρώπῳ παρεσκεύασται. πρῶτον
οὖν ἀναμνήσθητε νῦν ἐκ τῆς ψόας εἰς τὸν μικρὸν ἥκοντα
τροχαντῆρα, δεύτερον δὲ ἐκ τοῦ τῆς ἥβης ὀστοῦ συνεχῆ.
τὸ δὲ κατὰ φύσιν εἰς τὸν αὐτὸν τροχαντῆρα ποιούμενον
οὕτω μεταστήσεις ὀπίσω τῆς κεφαλῆς τείνονται βιαίως,
ἐκεῖσε περιελιττόμενοι καὶ περικλώμενοι τῇ κοτύλῃ καὶ εἰ
ἐπιχειρήσειεν ὁ οὕτω πεπονθὼς ἄνθρωπος ἐκτείνειν τοῦτο
τὸ ἄρθρον, δεήσει τὸν μηρὸν ὅλον ἑλιχθῆναι πρὸς τοὐπίσω,
μειζόνως πονήσουσιν οἱ προειρημένοι δύο μύες ἐπὶ πλεῖστον
ἑλκόμενοί τε καὶ τεινόμενοι καὶ ὅτι μείζονες εἴπερ ἦσαν,
ἀνώδυνοι πλείονα τάσιν ἀνέχουσιν. εἰ δ᾽ ἠδύνατο πρᾶξαι
τοῦτο διὰ τὴν κεφαλὴν τοῦ μηροῦ τῆς κοτύλης ἐκπεσοῦσαν

modo extenditur ad genu non ex toto. Utriusque caufa
eſt muſculorum ſitus, quorum naturam perfecte indicavi-
mus in opere de muſculis incidendis et in ſecundo libro
de ratione corporum incidendorum. Ut autem in memo-
ria habeatis quae ſaepius intuiti eſtis, inciſa ſimia, hoc
enim animal ſtructuram habet maxima ex parte homini
ſimilem, primum meminiſſe debetis muſculi qui a lumbis
ortus ad parvum femoris tuberculum pértinet; deinde
alterius qui ab oſſe quod pubi ſubeſt ad idem tuberculum
intendens cum ſuperiori conjungitur. Hi ergo vehementer
extenduntur, quum femoris caput in poſteriorem partem
elabitur ibi implicati et circa coxae cavum in orbem vo-
luti. Atque ubi is quem hoc vitium exercet extendere
articulum tentet, oportebit univerſum femur in poſterio-
rem partem circumvolvi; in quo caſu propoſiti duo mu-
ſculi potiſſimum laedentur, ut qui plurimum trahantur
extendanturque. Nam quum longiores quam ante facti
ſint, ulterius extendi citra dolorem nequeunt; quumque

ἐκ τῶν ὀπίσω μερῶν τοῦ περιέχοντος αὐτὴν ὀστοῦ τετάχθαι.
εἴπερ οὖν ἔμελλε τὸ κατὰ γόνυ πέρας τοῦ μηροῦ καμψάντων
τελέως τὸν βουβῶνα μετέωρον ἱκανῶς ἔσεσθαι τὴν κεφα-
λὴν τοῦ ἰσχίου πρὸς τὴν ἔσω χώραν ἀναγκαῖον ἦν, ὅπερ
οὐκ ἐνδέχεται γενέσθαι χωρὶς τοῦ διασπασθῆναι τὸν ὑπο-
δεξάμενον αὐτὴν μῦν, ὃν ἔξεστιν ἐν τῇ διαρθρώσει, ἣν εἶχε
κατὰ φύσιν, οὔθ᾽ ἕτερον ὑπάρχειν τῇ κατὰ βουβῶνα διαρ-
θρώσει τῶν ἔμπροσθεν ὑπαρχόντων, πρὶν ἐκπαλαῖσαι τὸ
ἄρθρον· οὔτε γὰρ ἐκτείνεσθαι τελέως οὔτε κάμπτεσθαι δί-
ναται. τί δή ποτ᾽ οὖν ὁ Ἱπποκράτης τὸ ἕτερον (635) αἰ-
τῶν εἶπε μόνον; ὅτι μετὰ τὴν ἔκπτωσιν εὐθέως φαίνεται
κεκομμένος ὁ μηρὸς, ὡς ἂν πρὸς τῷ γόνατι πέρατος αὐτὸ
τὸ σῶσον ἀποχωροῦντος εἰς τὸ πρόσω μέρος, ὅσον ἡ κε-
φαλὴ μετέστη εἰς τοὐπίσω. ὅσον δ᾽ ἐν τῇ κατὰ τὸν βου-
βῶνα φαίνεται καμφθὲν τὸ σκέλος, οὕτω καὶ κατὰ τὴν
ἰγνύαν ἐντείνονται οἱ ὄπισθεν μύες ἅπαντες ἐν ταῖς ἄνω-

longiores fieri non poſſint, commiſſuram extendi non pa-
tiuntur. Hac igitur de cauſa qui ſic affecti ſunt exten-
dere crus ad inguen non poſſunt, neque etiam ad genu,
propterea quod femoris caput ſuo cavo prolapſum conti-
netur in poſteriori parte illius oſſis a quo recipi ſolet.
Quodſi futurum eſſet ut femoris caput extentum ad genu
inguine penitus curvato multum attolleretur, neceſſe
eſſet ut femoris caput a coxa plurimum in poſteriorem
partem excederet. Quod fieri non poteſt, niſi convella-
tur muſculus quo exceptus eſt, quum ex naturali ſede
procidit. In commiſſura ergo quae ad inguen eſt neutrum
fieri poteſt ex iis quae ſiebant, priusquam articulus pro-
cidiſſet: nam neque perfecte extendi neque perfecte cur-
vari poteſt. Quid ergo Hippocrates alterum dumtaxat ad-
ſcripſit? An quia poſtquam luxatus articulus eſt crus
curvatum protinus apparet? utpote quum imum femur ad
genu eatenus in priorem partem excedat, quatenus ſum-
mum in poſteriorem et quatenus ad inguen crus curva-
tur; quo fit ut poſteriores muſculi, qui ad poplitem ſunt

Ed. Chart. XII. [415.]　　　　　　　Ed. Baf. V. (635.)

θεν ἀρχαῖς, ὀπίσω μεταχωρήσαντος κατὰ ταῦτα τοῦ μηροῦ. τεινομένων δὴ τούτων αὐτοῖς τῶν μερῶν συνεντείνεται καὶ τὸ λοιπὸν σῶμα ἅπαν ἄχρι τῶν εἰς τὴν κνήμην καθηκόντων τενόντων· ἡ δὲ τούτων ἔντασις κάμπτει τὴν ἰγνύαν, ὥστε οἱ οὕτως ἐκπαλαίσαντες εὐλόγως ἀμφοτέρας τὰς διαρθρώσεις ὁρῶνται κεκαμμένας ἔχοντες. ἐπεὶ τοίνυν ἐκτείνονται ἑαυτὰς ἀδυνατοῦσιν ἂν καὶ μάλιστα τὴν κατὰ βουβῶνα, διὰ δὴ τοῦθ᾽ Ἱπποκράτης τοῦτο μόνον εἶπε, τὸ μὴ δύνασθαι τὰς διαρθρώσεις ταύτας ἐκτείνειν. ἀλλ᾽ ἐπὶ τῆς κατ᾽ ἰσχίον ἁπλῶς εἶπεν· ἐπὶ δὲ τῆς κατὰ γόνυ προσέθηκε τὸ κάρτα, τουτέστι τὸ λίαν, ὡς ἐκτείνεσθαι τῆς δυνάμεως, οὐ μὴν λίαν γε τοῦτο πασχούσης, ἐπεὶ δύναται τὸ τελείως μηδὲν ἀπολείπεσθαι τοῦ κατὰ φύσιν· αὐτὸ δὲ τὸ σύμπτωμα γίνεται διὰ τὴν αὐτὴν αἰτίαν, δι᾽ ἣν καταπίπτεται μετὰ τὴν ἐξάρθρησιν αὐτίκα τὸ κατὰ τὴν ἰγνύαν ἄρθρον. ἐπὶ πασῶν γάρ σε χρὴ τοῦτο γιγνώσκειν τῶν διαστροφῶν κοινὸν, ὡς ἐκτεινομένων μερῶν αἱ πρὸς ἐκεῖνο ῥοπαὶ γίγνονται, συνακολουθούντων αὐτοῖς τῶν συνεχῶν. οὐδὲν γὰρ τῶν με-

fuperioribus capitibus extendantur, quum femur fic retro prolapfus eft; his autem fuperne extentis extenditur una reliquum eorum corpus ufque ad chordas, quae perveniunt ad crus, quibus extentis poples curvatur. Quocirca quibus fic articuli luxantur, curvatae merito utraeque commiffurae confpiciuntur. Igitur quia extendere ipfas nequeunt, praecipue eam quae ad inguen eft, idcirco non dixit tantummodo has commiffuras non poffe extendi, fed in ea quae ad coxam eft id fimpliciter protulit, in ea quae ad genu adjecit κάρτα, hoc eft admodum, utpote quae extendi poffit, non admodum tamen, nam fi id poffet, a naturali ftatu recederet. Supervenit autem haec noxa ob eandem caufam ob quam ab articulo luxato protinus poples curvatur. Illud enim fcire licet commune omnium depravationum, quod ubi partes aliquae extendantur, quae cum his continuantur, fequentes ad ipfas convertuntur. Nulla enim ex iis quae fic fuo vitio con-

Θισταμένων [416] οὕτως ἰδίῳ πάθει καὶ τὴν οἰκείαν ἀπο-
λείπει χώραν, ἀλλ᾽ ἀπὸ τοῦ συνεχοῦς ἑλκόμενον ἕλκει μὲν
τὸ συνεχὲς ἑνὶ μὲν λόγῳ κοινῷ τεινόμενον, οὐχ ὑπὸ μιᾶς δὲ
προφάσεως τοῦτο πάσχει· καὶ γὰρ ὑγρανθέντι πόῤῥω τοῦ
προσήκοντος αὐτῷ καὶ ξηρανθέντι, φλεγμαίνοντί τε καὶ
σκιῤῥωθέντι καὶ τῆς οἰκείας χώρας μεταστάντι κοινὸν ὑπάρ-
χει τὸ γίνεσθαι πάθημα. διὸ περὶ πάντων τῶν τοιούτων
ἐπὶ πλέον ἑξῆς ὁ Ἱπποκράτης ἐδίδαξε. καὶ ἡμεῖς ἀκολου-
θήσαντες αὐτοῦ ταῖς ῥήσεσιν ἁπάσας τὰς λέξεις ἐξηγησά-
μεθα.

ϟθ´.

Προσξυνιέναι μὲν οὖν καὶ τόδε χρή· εὔχρηστον γὰρ καὶ
πολλοῦ ἄξιόν ἐστι καὶ τοὺς πλείστους λήθει ὅτι οὔτε
ὑγιαίνοντες δύνανται κατὰ τὴν ἰγνύην ἐκτανύειν τὸ ἄρ-
θρον, εἰ μὴ ξυνεκτανύουσι καὶ τὸ κατὰ τὸν βουβῶνα ἄρ-
θρον, πλὴν ἢν μὴ πάνυ ἄνω ἀείρωσι τὸν πόδα, οὕτω δ᾽
ἂν δύναιντο. οὗτοι τοίνυν οὐδὲ ξυγκάμπτειν δύνανται τὸ
κατὰ τὴν ἰγνύην ἄρθρον ὁμοίως, ἀλλὰ πολὺ χαλεπώτε-

verſae ſunt naturalem ſedem relinquit, ſed ab ea cum
qua continuatur attrahitur. Haec autem attrahit communi
una ratione, quod tendatur; ſed tenditur non una de
cauſa, ſiquidem intendi ſolet, ubi ultra debitum humore
impleatur, ſiccefcat inflammatione vel duro tumore te-
neatur vel locum mutat. Quare cuncta haec Hippocrates
in ſequentibus latius adſcripſit cujus nos ſermonem ſequuti
verba omnia enodabimus.

XCIX.

Illud etiam ignorare non oportet; utiliſſimum enim et ma-
ximi momenti eſt ac plerosque latet, quod nec qui bene
valent extendere poplitis commiſſuram poſſunt, niſi ſi-
mul extendant eam quae ad inguen, praeterquam ubi
pedem admodum attollunt, ſic enim poſſent. Hi ergo

ΠΕΡΙ ΑΡΘΡΩΝ ΥΠΟΜΝΗΜΑ Γ. 631

Ed. Chart. XII. [416.]   Ed. Baf. V. (635.)
ρον, ἢν μὴ συγκάμψωσι καὶ τὸ κατὰ τὸν βουβῶνα ἄρ-
θρον.

  "Ἦν ἔφη εἶναι κοινότητά τινα τῶν ἀποστερουμένων τι-
νὰς κινήσεις μορίων, οὐ δι' ἴδιον πάθος, ἀλλά τινα τῶν
κοινωνούντων σωμάτων γιγνομένην ἐντεῦθει ἤρξατο διδά-
σκειν, ἐπὶ τῶν κατὰ φύσιν μυῶν οὐδὲν ἐκφύεσθαι τοῦ μη-
ροῦ, καίτοι πολλῶν ὄντων. ἔνιοι μὲν ἐκ τοῦ τῆς λαγόνος
ὀστοῦ κατέρχονται, τινὲς δὲ ἐξ ἰσχίου πεφύκασιν, εἷς δὲ μό-
νος τοῦ ἐκ τῆς ἥβης ὀστοῦ. διὰ τοῦτ' ἀναγκαῖόν ἐστι συγ-
κινεῖσθαι τὰς διαρθρώσεις ἀλλήλαις, ὥσπερ ἀρτίως ἐπὶ τῆς
κατὰ τὸν πόδα καὶ τὴν ἰγνύαν ἐδείχθη, συμφαινομένης ἅμα
καὶ τῆς κατὰ τὸν βουβῶνα κοινωνίας αὐτῶν. ὥσπερ γὰρ
ἐδείχθησαν οἱ κινοῦντες τὸ ὄπισθεν αὐτῶν ἥκοντες, ὡς ἔφην,
ἐκπεφυκέναι τῶν κάτω περάτων τοῦ μηροῦ κατὰ τὰς ῥίζας
τῶν κονδύλων, οὕτω καὶ νῦν ἄνω τοῦ ποδὸς εἰς τὴν κνή-
μην καθήκοντας ἐκ τῶν εἰρημένων ἀρχῶν ἀναγκαῖόν ἐστι
τείνεσθαι, τοὺς μὲν ὄπισθεν ἐκτεινομένης τῆς ἰγνύας, τοὺς

  *poplitis articulum curvare non fimiliter poffunt, fed
multo aegrius, nifi inguinis quoque articulum curvent.*

  Conjunctionem quam pofuit in partibus quae moveri
aliquo modo prohibentur non fuo vitio, fed earum cum
quibus confortium habent nunc docere incipit in mufculis
qui naturaliter habent, quorum nullus initium fumit a fe-
more, quamquam multi funt. Nonnulli enim ab offe quod
ad ilia pertinet oriuntur, nonnulli a coxa, unus tantum
ab offe quod pubi fubeft. Hac igitur de caufa commiffu-
ras moveri fimul neceffe eft, ficut nunc in pede et poplite
oftenfum eft, in quibus apparet etiam confortium quod
cum inguine habent. Nam ficut demonftratum eft, quem-
admodum mufculi qui pofteriorem ipforum partem movent,
ut dixi, in femore imo ad radices tuberculorum incipiunt,
ita qui per priorem cruris partem feruntur ex eodem imo
femore dependent. Quare neceffe eft intendi pofteriores

δὲ πρόσω καμπτομένης. ὅταν οὖν ἐπὶ πλέον πεφύκασι, τεί-
νονται ἀντιτεταγμένοι αὐτοῖς ἀντισπῶσί τε καὶ οὐχ ἕπον-
ται. λέγω δὲ ἀντιτεταγμένους τοὺς ἐκτείνοντας τοῖς κάμ-
πτουσι, τουτέστι τοὺς προσθίους τοῖς ὄπισθεν ἐπὶ δυσὶ
μυοῖν ὡς ἐπὶ παραδείγματος ἕνεκα σαφηνείας τὸν λόγον
ποιησάμενος ἀρκεσθήσομαι. τοῖς γὰρ ἑωρακόσιν ἐν ταῖς
ἀνατομαῖς ἅπαντας τοὺς κατὰ σκέλη μύας ἐκ τῶν εἰρημένων
ἐστὶ καὶ περὶ τῶν ἄλλων ταῦτα λογίζεσθαι. τοῖς δ᾽ οὐδ᾽
ὅλως ἑωρακόσιν οὐδ᾽ ὁ περὶ τὰ δύο λόγος ἔσται σαφής.
οὗτοι οὖν ἐκ τοῦ τῆς λαγόνος ὀστοῦ πεφυκότες ὑπερβαίνουσι
καταφερόμενοι πρώτην μὲν τὴν κατὰ τὸν βουβῶνα τοῦ μη-
ροῦ διάρθρωσιν, εἶτα διελθόντες ὅλον τὸν μηρὸν, ἐφεξῆς
δευτέραν τὴν κατὰ γόνυ. φέρεται δὲ ὁ μὲν ἕτερος αὐτῶν
ὁ στενὸς παρὰ τὸν ἕνα κόνδυλον τοῦ μηροῦ ταπεινότερον
αὐτοῦ, κἄπειτα ἀνανεύσας πάλιν ἐπὶ τὸ καλούμενον ἀντι-
κνήμιον εἰς τὴν ἐντὸς χώραν αὐτοῦ καταφύεται. ὁ δ᾽ ἕτε-
ρος ὁ μέγας ἰσχυρότατον ἐπιφύεται τένοντα πλατὺν ἀναμι-
γνύμενον ἑτέρῳ τένοντι τὴν γένεσιν ἐκ τοῦ μεγίστου μυὸς

quidem, quum poples extenditur, priores, quum curvatur.
Ubi ergo tendantur magis quam eorum naturae conveniat,
oppofiti renituntur et minime fequuntur.   Voco autem
oppofitos eos qui extendunt iis qui curvant, id eft prio-
res pofterioribus.   Duobus autem mufculis exempli gratia
contentus ero ad hujus loci explanationem, quum qui in
corporibus incidendis omnes cruris mufculos intuiti funt,
ex his poffint de reliquis facere conjecturam; aliis vero
qui nullo modo intuiti funt neque fermo de duobus cla-
rus erit.   Hi ergo orfi ab eo offe quod ad ilia pertinet
procedunt primo quidem per femoris commiffuram quae
ad inguen eft,   deinde ubi per femur totum ad alteram
ejus commiffuram quae ad genu eft intenderunt;   alter
qui anguftior eft fertur juxta interius femoris tuberculum
quod humilius,   tum fpectans in priorem tibiae partem
cruri ex interiori parte innectitur;   alter qui magnus eft
latefcit degenerans in valentiffimam chordam, quae mifce-
tur cum altera chorda dependente a maximo ex mufculis

Ed. Chart. XII. [416. 417.]   Ed. Baf. V. (635.)

ἔχοντι τῶν [417] προσθίων, ὃς ἀπὸ τοῦ γλουτοῦ καταφέ-
ρεται. πρῶτον μὲν ἐπιφύεται τῇ μίλῃ, μετὰ ταῦτα ἐμ-
φύεται τῇ κνήμῃ. ἐὰν μὲν οὖν κάμπτηται κατὰ βουβῶνα
τὸ σκέλος, ἧττον γίνεται τὸ μῆκος ἐνταῦθα τῶν μυῶν, ἐὰν
δὲ ἐκτείνηται, μεῖζον. ἐπὶ δὲ τοῦ γόνατός τε καὶ τῆς ἰγνύας
ἐκτεινομένης μὲν τῆς διαρθρώσεως ὁ μὲν τὴν μύλην ἐπι-
βαίνων βραχύτερος, ὁ δὲ ἐκ τῶν ἔνδον μερῶν φερόμενος
μακρότερος γίγνεται, ὥσθ᾽ ὁ μὲν πρόσθιος ἄκραν ἔκτασιν
ἀναγ::ασθήσεται λαμβάνειν, ἐὰν κατὰ βουβῶνα τὸ σκέλος
ἐκτείναντες ἐπιχειρῶμεν κάμπτειν τὴν ἰγνύαν. ὁ δ᾽ ὀπί-
σθιος, ἐὰν ἐκτείνηται τὴν ἰγνύαν, κάμπτομεν τὸν βουβῶνα.
καταφερόμενος γὰρ ἐξ ὑψηλοῦ χωρίου διὰ τῶν πρόσω τοῦ
μηροῦ κάμπτεται ἐντεῦθεν ἐπιστρεφόμενος λοξὸς, ἀνανεύεται
πρὸς τὸ καλούμενον ἀντικνήμιον. εἰκότως οὖν αὐτὸς μα-
κρότερα ἐργάζεται τὰ πρῶτα μέρη καὶ τοῦ μηροῦ καὶ τῆς
κνήμης ὑψούμενα μακρότερος γινόμενος. ἐδείχθη γὰρ ἐν
τοῖς περὶ μυῶν κινήσεως ἡ ἐσχάτη συστολή τε καὶ ἔκτασις
ὀδυνῶσα, ὧν τὴν μὲν συστολὴν ἐνεργοῦντες αὐτοὶ, τὴν δ᾽
ἔκτασιν ὑπὸ τῶν ἀντιτεταγμένων ἑλκόμενοι πάσχουσιν. ἐὰν

prioris partis, qui a clune inchoatur, patellae autem pri-
mum fuperjicitur, dein fertur ad crus. Itaque fi crus ad
inguen flectatur, ea parte mufculi breviores reddentur; fi
extendatur, longiores. Commiffura vero genu ac poplitis,
ubi extendatur qui fuper patellam fertur, brevior fit; qui
ab interiori parte, longior: quare cogetur maxime extendi
qui a priori parte eft, fi extendentes commiffuram quae
ad inguen eft conemur poplitem curvare; qui a pofteriori,
fi poplite extento inguen curvetur. Ex fublimiori enim
loco per priorem partem femoris defcendens flectitur, inde
convertitur obliquus et ad priorem tibiae partem porrigi-
tur. Merito ipfe longior evadens primas partes cruris ac
femoris longiores reddit, ubi excitantur. Oftendimus enim
in libris de motu mufculorum fummam contradictionem
fummamque extenfionem dolori effe; et mufculos quidem
contrahi dum agunt; extendi vero dum ab oppofitis attra-

οὖν ποτε τοῖς εἰς τὴν αὐτῶν σύνοδον ἐνεργοῦσι μυσὶν οἱ
ἀντιτεταγμένοι μὴ ὀδυνῶνται, συνεκτείνεται κατὰ φύσιν
μὲν ἐν ταῖς εἰρημέναις ἄρτι κοινωνίαις τῶν διαρθρώσεων,
παρὰ φύσιν δ' ἐν ταῖς ἐφεξῆς εἰρησομέναις. τηνικαῦτα συμ-
βαίνει πολλοὺς τῶν ἰατρῶν ἀπατᾶσθαι καὶ νομίζειν πεπον-
θέναι τοὺς μῦς ἐκείνους, ὧν ὁρῶσι τὴν ἐνέργειαν ἐμποδι-
ζομένην. ἔτι δὲ ἐναργέστερον τοῦτο γνωσθήσεται διὰ τῶν
ἐφεξῆς εἰρησομένων.

———

ρ'.

Πολλὰ δὲ καὶ ἄλλα κατὰ τὸ σῶμα τοιαύτας ἀδελφίξιας ἔχει
καὶ κατὰ νεύρων ξυντάσεας καὶ κατὰ μυῶν σχήματα καὶ
πλεῖστά τε καὶ πλεῖστου ἄξια γινώσκεσθαι ἢ ὅστις οἴεται
(636) καὶ κατὰ τὴν τοῦ ἐντέρου φύσιν καὶ τὴν τῆς ξυμ-
πάσης κοιλίης καὶ κατὰ τὰς τῶν ὑστερίων πλάνας καὶ
ξυντάσιας. ἀλλὰ περὶ μὲν τούτων ἑτέρωθι λόγος ἔσται
ἠδελφισμένος τοῖσι νῦν λεγομένοισι. περὶ οὗ δὲ ὁ λόγος
ἐστὶν, οὔτε ἐκταννύειν δύναται, ὥσπερ ἤδη εἴρηται, βρα-

huntur. Si quando autem, quum mufculi in fe ipfos con-
tracti agunt, oppofiti non dolent, fimul extenduntur na-
turaliter quidem in commifluris quae propofitum confor-
tium habeant; praeter naturam vero in illis quae deinceps
adfcribentur. Complures autem medici decipiuntur pu-
tantque eos mufculos affectos effe, quorum prohiberi
actionem viderint, quod magis adhuc perfpicuum eft in
fequentibus.

———

C.

Multa quoque alia in corpore inveniuntur, quae fimiliter
germana funt; de nervorum item extenfione, mufculo-
rum habitu multa etiam funt et magis fcitu digna quam
quis exiftimet; praeterea de inteftinis ac ventre univerfo,
de utero qui huc atque illuc fertur contrahiturque. Sed
alibi de his verba faciemus germana his quae nunc tra-
duntur; quod ad hunc locum attinet et extendi crus non
poteft, ficut jam dictum eft et brevius apparet duplici

χύτερόν τε τὸ σκέλος φαίνεται διὰ δισσὰς προφάσιας, ὅτι
τε οὐκ ἐκταννύεται, ὅτι τε πρὸς τὴν σάρκα ὠλίσθηκε τὴν
τοῦ πυγαίου.

———

Εἴρηταί μοι καὶ πρόσθεν, ὡς τὰς κοινωνίας καὶ οἷον
συγγενείας τῶν μορίων ἀδελφίξιας εἴωθεν ὀνομάζειν, ὡσεὶ
καὶ ἀδελφότητας εἰπεῖν. ἔστι δὲ αὐτῶν τὸ κεφάλαιον ἑτέρου
μορίου πεπονθότος ἐν ἄλλῳ φαίνεσθαι τὴν βλάβην ἤτοι
τῆς ἐνεργείας ἢ τῆς θέσεως ἢ τοῦ σχήματος ἢ τοῦ μεγέ-
θους. κοινὴ δὲ ἐπὶ πάντων αἰτία τάσις εἰς τὸν ἀντικεί-
μενον τόπον· οἷον ἐκθέσεως, ἵν' ἀπὸ τῶν προφανεσιάτων ἄρ-
ξωμαι, πολλοὺς τῶν ἐπιπηδώντων τῇ τέχνῃ χωρὶς τοῦ νομί-
μως αὐτὴν ἐκμαθεῖν, ἐθεασάμην ἐξαίφνης συσταθέντος τινὸς
μορίου καὶ τῷ τε μεγέθει βραχύ τι φαινομένου καὶ τὴν ἀρ-
χαίαν θέσιν οὐκ ἀκριβῶς φυλάττοντος αὐτῷ τούτῳ τῷ μο-
ρίῳ προσφέροντας τὰ βοηθήματα, καίτοι μηδεμίαν ἔχοντι
διάθεσιν ἰάσεως δεομένην. παραλυθέντων γοῦν τῶν κατὰ
τὴν ἑτέραν γνάθον μυῶν συμβαίνει τὴν μὲν ἀντικειμένην

———

de caufa, tum quod non extendatur, tum quod articu-
lus in carnem clunis eruperit.

———

Antea quoque diximus confuefse Hippocratem eas
partes nominare germanas, quae inter fe confortium et
cognationem habent, quarum id caput eft quod una parte
vitiata alterius actio, fitus, habitus vel magnitudo laedi-
tur; communis horum omnium caufa eft in contrariam
regionem extenfio. In fitu exempli caufa, ut ab eviden-
tifsimis ordiamur, multos vidimus, qui mederi aggrediun-
tur quod non rite didicerunt; et protinus ubi aliqua pars
contraheretur et brevior fieret, priftinumque fitum peni-
tus non fervaret, ad eam ipfam remedia adhiberent,
quamvis nullo vexaretur affectu qui curatione indigeret.
Itaque ubi mufculi ab altera maxillae parte refolvantur,
fit ut altera brevior appareat et quafi contracta; fed quae
laefa eft eam fequuta extendi videatur: nam quum mufculi

αὐτῇ βραχυτέραν φαίνεσθαι καὶ οἷον συνεσπασμένην τὴν πε-
πονθυῖαν δι᾿ αὐτὴν ἐκτείνεσθαι συνεπομένην ἐκείνην. διὰ
γὰρ τὸ τοὺς μίας ἅπαντας οἰκείαν ἔχειν μίαν ἐνέργειαν,
ἐπὶ τὰς ἰδίας κε- [418] φαλὰς ἀνατεινομένους ὅταν οἱ κατὰ
τὴν ἀριστερὰν γνάθον ἀπολέσωσι τὴν ἐνέργειαν οἱ κατὰ τὴν
δεξιὰν ἐῤῥωμένοι τε καὶ κατὰ φύσιν ἔχοντες ἐνεργήσαντες
ἕλκουσιν ὅλην ἐφ᾿ ἑαυτοὺς τὴν δεξιὰν γνάθον καὶ τὰ χείλη·
καὶ οὕτω φαίνεται τὸ μὲν ἀριστερὸν χεῖλος ἐκτεταμένον τε
καὶ μακρότερον αὐτοῦ γεγονός, τὸ δεξιὸν δὲ ἔλαττόν τε καὶ
συντεταμένον. ἐνταῦθα μὲν οὖν ἔλαττον γίνεται τὸ ἀπαθὲς
ἀντισπῶν ἐφ᾿ ἑαυτὸ θάτερον μέρος τῆς γνάθου τὸ παρα-
λυθέν. ἑτέρωθι δ᾿ ὑπὸ τοῦ πεπονθότος ἕλκεταί τε καὶ
σπᾶται τὸ ἀπαθές, ὥσπερ ὅταν ἢ τένων ἢ μῦς σκιῤῥω-
θεὶς ὅλως ἀδυνατεῖ συνεπεκτείνεσθαι τοῖς ἀντιτεταγμένοις
ἐνεργοῦσι. πολλὰ δὲ τοιαῦτα φαίνεται γιγνόμενα, κατὰ δὲ
τοὺς δακτίλους τῆς χειρὸς καὶ κατ᾿ ἀγκῶνα τὴν ἰγνύαν
ἀγκυλουμένων μὲν αὐτῶν ἐπὶ τοῖς τῶν ἔνδον μυῶν ἢ τε-
νόντων πάθεσιν. ὀρθοκύλλων δὲ γινομένων ἐπὶ τοῖς τῶν
ἐκτός, οὕτως γὰρ ὀνομάζειν ἔθος ἐστὶ τοῖς ἰατροῖς, ὅταν

omnes unam propriam habeant actionem, qua fcilicet ad
fua initia contrahuntur, quando illi qui a finiftra parte
maxillae fiti funt agendi poteftate privantur; qui a dextra
funt robufti ac naturaliter habentes agunt, dextram ma-
xillam univerfam et labra ad fe contrahentes; atque ita
confpicitur finiftrum labrum extentum et longius reddi-
tum; dextrum brevius et contractum: ergo in hoc cafu
brevius fit quod integrum eft attrahens ad fe ipfum ma-
xillae partem quae refoluta eft. Alibi vero ab eo quod
affectum eft attrahitur convelliturque id quod fanum, ficut
ubi mufculus vel chorda, quum induruit, nequit fimul
cum oppofitis dum agunt extendi. Multa quoque fimilia
evenire conftat in digitis manus, cubito, poplite, quum
contrahuntur propter vitia mufculorum et chordarum in-
teriorem; fed ubi extenduntur, Graeci ὀρθοκύλλους dicunt:
ita enim appellare medici folent articulos qui extenfi funt

ἐκτεταμένον τι μὴ δυνάμενον κάμπτεσθαι. ὅμοιον δὲ τούτῳ
συμβαίνειν εἴωθεν ἐπὶ ταῖς μεγάλαις τε καὶ σκληραῖς οὐλαῖς·
καὶ γὰρ καὶ αὗται κατὰ μὲν τὴν ἔνδον χώραν γενόμεναι
κυλλοῦσι τὸ μέρος, κατὰ δὲ τὴν ἔξω τὸ καλούμενον, ὡς ἔφην,
ὀρθόκυλλον ἐργάζονται καὶ διὰ ξηρότητος καὶ διαπλήρους
ἐξ ὑγρῶν ἐπιῤῥοῆς ἢ φυσώδους πνεύματος ταὐτὸ συμβαίνειν
εἴωθε. συναγομένων γὰρ εἰς ἑαυτὰ τῶν οὕτω πεπονθότων
μορίων ἀκόλουθόν ἐστι τοὺς ἀντιτεταγμένους μύας ἀδυνάτους
ἐνεργεῖν, ἀντισπώντων τὰ μόρια τῶν συντεταμένων. οὕτως
δὲ καὶ οἱ σπασμοὶ γίγνονται τῶν τε μυῶν αὐτῶν ἑλκομένων
ἐπὶ τὴν ἰδίαν ἀρχὴν αὐτῶν πρώτων καὶ μάλιστα καὶ δι'
αὐτοὺς τῶν μορίων εἰς ἃ καθήκουσιν· οὕτω καὶ ἡ μήτρα
ποτὲ μὲν ἄνω χωρεῖ, ποτὲ δὲ εἰς τὰ πλάγια μέρη καθίστα-
ται, οὐκ αὐτὴ κατ' ἰδίαν ἐνέργειαν ἀποχωροῦσα τῆς οἰκείας
χώρας, ἀλλ' ὑφ' ἑτέρων ἑλκομένη. τὰ δ' ἕλκοντα πολλά·
καὶ γὰρ ἀρτήματα καὶ νεῦρα καὶ ἀρτηρίαι καὶ φλέβες αἱ
εἰς αὐτὴν καθήκουσαι τοῦτο ποιεῖν πεφύκασιν, ὅταν εἰς ὄγκον
ἀρθεῖσαι τοῦ μήκους ἀφαιρῶσι τοσοῦτον ὅσον εἰς εὐρὸς

et curvari non poſſunt. Hujusmodi quid accidit cicatrici-
bus magnis ac duris, quae quum ab interiori parte ſunt
articulum contrahunt, quum ab exteriori, ut dixi, ſic
extendunt, ut curvari non poſſit. Quod ob ſiccitatem et
ob ingentem humorum vel ſpiritus inflantis concurſum eve-
nire etiam ſolet: nam quum partes quae ſic affectae ſunt
in ſe ipſas contrahuntur, ſequitur ut oppoſiti muſculi
agere nequeant, quum qui contrahuntur partes in contra-
rium avellant. Sic nervorum diſtenſiones fiunt, quum
ipſi muſculi primo ac praecipue ſe ipſos, deinde partes
ad quas perveniunt ad ſuum initium contrahunt. Sic et
uterus interdum ſurſum fertur, nonnunquam in latus con-
vertitur, non quod ipſe ſua actione naturalem ſedem re-
linquat, ſed quod ab alio trahatur. Multa vero ſunt
quae attrahunt, nam et ea quibus appenditur et nervi et
arteriae et venae quae cum eo conjunguntur efficere id
poſſunt, ubi in tumorem adſurgentes eatenus breviores

638 *ΓΑΛΗΝΟΤ ΕΙΣ ΤΟ ΙΠΠΟΚΡΑΤΟΤΣ*

Ed. Chart. XII. [418.] Ed. Baf. V. (636.)

ἐπέδωκε, κοινὸν γὰρ τούτων πάντων ἐστὶ τῶν ἐκτάσεις τε
καὶ συστολὰς ἐχόντων σωμάτων, οὐ τῶν ζώντων μόνον, ἀλλὰ
καὶ τῶν ἀψύχων, οἷον ἀσκῶν τε καὶ θυλάκων καὶ πλοκάμων.
ἥ τε οὖν μήτρα κατὰ τοιαύτην αἰτίαν ἀνασπᾶταί τε καὶ κα-
τασπᾶται καὶ τῶν ἐντέρων ἔνια καὶ μύες πολλοὶ καὶ δι᾽ αὐ-
τοὺς τά τε κῶλα καὶ αἱ γένυες. ἀνάλογον δέ τι τούτῳ κἀπὶ
τῶν τῆς ῥάχεως παθῶν ἔμπροσθεν ἐδείκνυτο κυφώσεώς τε
καὶ λορδώσεως καὶ σκολιώσεως.

ρα´.

Ἡ γὰρ φύσις τοῦ ἰσχίου τοῦ ὀστέου ταύτῃ, ᾗ καὶ ἡ κε-
φαλὴ καὶ ὁ αὐχὴν τοῦ μηροῦ γίνεται, ὅταν δὲ ἐξαρθρήσῃ,
καταφερὴς τε πέφυκεν ἐπὶ τοῦ πυγαίου τὸ ἔξω μέρος
ξυγκάμπτειν μέντοι δύνανται, ὅταν μὴ ὀδύνη κωλύοι.

Φύσις ὀστοῦ λεπτοῦ κατὰ τὸ ἰσχίον, ἐν ᾧ καὶ ἡ κο-
τύλη, πρόδηλον γὰρ ὅτι τὴν ὀπίσω τοῦ μηροῦ τῆς κεφαλῆς
μετάστασιν ἐπὶ τῆς ὀπίσω χώρας ὀχεῖσθαι τῆς κοτύλης

fiunt, quatenus in latitudinem augentur: namque hoc
commune eft corporum omnium quae extenduntur contra-
hunturque non modo animalium, fed eorum quae inanima
funt, cujusmodi funt utres, facculi, calathi. Uterus igi-
tur hac de caufa furfum ac deorfum fertur et quaedam
inteftina mufculique complures, ac propterea membra et
maxilla. Simile quid fupra oftenfum eft in fpina, ubi
gibba, cava vel obliqua redditur.

CI.

Eft enim haec natura offis coxae, ubi et caput et cervix
femoris recipitur, quod quum hoc luxatum in exterio-
rem partem natium declive fertur, curvare quidem
homo crus poteft, fi dolore non prohibeatur.

Tenuis eft natura offis coxae in quo cavum contine-
tur. Patet autem quum femoris caput in pofteriorem par-
tem prorumpit ab ea parte quae poft cavum eft fuftineri,

ἀναγκαῖόν ἐστιν ὡς εἶναι μεταξὺ τῆς κοιλότητος καὶ τῆς τοῦ μηροῦ κεφαλῆς τὸ περιλαμβάνον ἐκ τῶν ὀπίσω μερῶν ὀστοῦ τὴν κοτύλην. ἔστι δὲ τοῦτο τὸ μέρος αὐτοῦ τοῦ ἰσχίου· καὶ νῦν ποιούμενος τὸν λόγον καταφερὴς, φησὶ, πέφυκε αὐτὸ πρὸς τὸ ἔξω μέρος τοῦ πυγαίου. πρόδηλον οὖν ἐστι τοῖς ἑωρακόσιν, [419] ἀνατεμνόμενα ταυτὶ τὰ χωρία τὴν κεφαλὴν τοῦ μηροῦ μεθ' ὅλου τοῦ αὐχένος ἐκπεπτωκέναι βιαίως τῷ κατὰ τὴν πυγὴν μυῒ τῷ μεγάλῳ τῷ τὴν ἔκτασιν ἐργαζομένῳ τῆς κατὰ τοῦτο διαρθρώσεως. ἀποφύεται δέ τις τοῦ μυὸς τοῦδε τένων ὑμενώδης ἐνούμενος τῷ μικρὸν ἔμπροσθεν εἰρημένῳ τένοντι τὴν γένεσιν ἔχοντι ἐκ τῶν προσθίων τοῦ μηροῦ δυοῖν μυοῖν, ὃν καὶ τὴν μύλην ἔφην ὑπερβαίνοντα καταφύεσθαι τῇ κεφαλῇ τῆς κνήμης. οὗτος οὖν ὁ μῦς ὁ τὴν τοῦ μηροῦ κεφαλὴν ἐκπεσοῦσαν δεχόμενος ὀδυνᾶται μάλιστα πάντων ὑπ' αὐτῆς θλιβόμενός τε καὶ διατεινόμενος, ὥστε καὶ φλεγμαίνειν ἀναγκαῖόν ἐστιν αὐτὸν ἕλκειν τε πρὸς ἑαυτὸν ἄνω τὸν ὀλίγον ἔμπροσθεν εἰρημένον ὑμενώδη τένοντα. τούτου δὲ συμβαίνοντος ἀκόλουθόν ἐστιν

ut inter cavum et femoris caput id os fit, quod a pofteriori parte cavum complectitur, hoc quidem eft pars coxae cujus nunc meminit quum ait: in exteriorem partem natium declive fertur. Manifeftum eft autem iis qui viderint ejusmodi locorum fectionem, femoris caput vi cum tota cervice expelli in magnum mufculum natium, qui commifluram hanc extendit. A quo mufculo chorda oritur quae a membrana non abhorret, conjungiturque cum ea chorda quam paulo fupra diximus, quae ex duobus mufculis orfa a priore parte femoris ultra patellam tendens cum tibiae capite connectitur. Ergo hic mufculus prolapfum femoris caput admittens omnium maxime torquetur, quum fub ipfo prematur diftendaturque: quare necefle eft inflammatione ipfum prehendi furfumque ad fe trahere chordam, quam paullo ante commemoravimus a membrana non abhorrentem. Quod quum accidit, confequens eft ut homo doleat ubi poplitem flectit: quatenus

ὀδυνᾶσθαι τὸν κάμνοντα καμπτομένης τῆς ἰγνύας· εἰς ὅσον
γὰρ αὕτη κάμπτεται, περιτείνεσθαί τε καὶ περιθλᾶσθαι τῇ
μύλῃ τὸν τένοντα. τεινόμενος δ᾽ οὗτος ἀναπέμπει τὴν τά-
σιν ἐπὶ τὸν μῦν αὐτόν, ὅθεν ἀπέφυ, τὸν μέγαν ἐκεῖνον, ἐν
ᾧ τὴν κεφαλὴν ἔφην ἐστηρίχθαι τοῦ μηροῦ. τοῦ χωρίου
μὲν τούτου προϊόντος, ὅταν ἥ τε φλεγμονὴ παύσηται τούτου
τοῦ μυὸς ὑγρότητά τέ τινα ἴσχει γλίσχραν καὶ τύλον ἐν
ἑαυτῷ κτήσεται τὸ ψαῦον τοῦ ἄρθρου μέρος μυός, ἀνώδυ-
νος ἡ κατ᾽ ἰγνύαν γίνεται καμπή. συντελεῖ δὲ εἰς τοῦτο
καὶ τὰ ἄλλα τὰ πρόσθεν εἰρημένα περὶ τῶν κατὰ τὸ σκέ-
λος μυῶν.

ρβ'.

(637) Καὶ ἡ κνήμη τε καὶ ὁ πούς ὀρθὰ ἐπιεικέως φαί-
νονται καὶ οὔτε τῇ οὔτε τῇ πολὺ ἐγκεκλιμένα.

῞Οτι μήτε τελείως καὶ πάνυ σφοδρῶς μήτε παντελῶς
ἐκ τῆς ἐπιεικέως δηλοῦται φωνῆς, ἀλλὰ τὸ μετρίως, εὔδηλόν
ἐστι κατ᾽ αὐτῆς τῆς λέξεως. αὐτὸς γὰρ ἐφεξῆς ὁ Ἱππο-

enim hic flectitur, hactenus chorda extenditur atteritur-
que a patella. Haec autem extenta mufculum extendit,
a quo dependet, nempe magnum illum quo, ut retuli, re-
cipitur femoris caput. Procedente tempore quum mufcu-
lus hic ab inflammatione folvitur contrahitque humorem
quendam glutinofum, pars ejus quae articulum contingit
occallefcit et poples citra dolorem extenditur, ad quam
rem faciunt et alia quae prius propofita funt de cruris
mufculis.

CII.

*Tum crus et pes modice recta fe oftendunt, neque multum
in hanc vel illam partem inclinata.*

Hippocrates modice ἐπιεικέως dixit, quo verbo figni-
ficari neque perfecte aut omnino vehementer, neque ex
toto, fed mediocriter, ex ipfius verbis colligitur. Ipfe

κράτης εἶπε καὶ οὔτε τῇ οὔτε τῇ πολὺ ἐγκεκλιμένα σαφῶς
ἐνδεικνύμενος δι᾽ αὐτοῦ προσγράψαι τὸ πολὺ μὴ παρεῖναι
τῷ σκέλει, τὸ δ᾽ ἐπ᾽ ὀλίγον ἐκτετράφθαι τε καὶ διεστράφθαι
παρεῖναι. διὰ τοῦτ᾽ οὖν ἔφη καὶ ἡ κνήμη τε καὶ ὁ ποὺς
ὀρθὰ ἐπιεικῶς φαίνεσθαι, ὡς εἰ καὶ μετρίως ὀρθὰ φαίνε-
σθαι τὰ μόρια ταῦτ᾽ εἰρήκει.

ργ΄.

Κατὰ δὲ τὸν βουβῶνα δοκέει τι ἡ σὰρξ λαπαρωτέρα εἶναι,
ποτὲ καὶ ψαυομένη, ἅτε τοῦ ἄρθρου εἰς τὰ ἐπὶ θάτερα
μέρη ὠλισθηκότος, κατὰ δὲ τὸ αὐτὸ πυγαῖον διαψαυο-
μένη ἡ κεφαλὴ τοῦ μηροῦ δοκέει τι ἐξογκέειν καὶ μᾶλλον.
τὰ μὲν οὖν σημήϊα ταῦτα, ᾧ ἂν ἐς τὸ ὄπισθεν ἐκπε-
πτώκῃ ὁ μηρός. ὅτῳ μὲν οὖν τετελειωμένῳ ἤδη ἐκπεσὼν
μὴ ἐμπέσῃ, ὁδοιπορέειν μὲν δύναται, ὅταν ὁ χρόνος ἐγ-
γένηται καὶ ἡ ὀδύνη παύσηται καὶ ἐθισθῇ τὸ ἄρθρον ἐν
τῇ σαρκὶ ἐνστροφᾶσθαι. ἀναγκάζεται μέντοι ἰσχυρῶς
ξυγκάμπτειν κατὰ τοὺς βουβῶνας ὁδοιπορέων διὰ δισσὰς

---

enim fubjungens neque multum in hanc vel illam par-
tem inclinata aperte demonftrat quum adfcripferit, mul-
tum id cruri accidere, ut non multum, fed ut paullum
pervertatur depraveturque; atque ob eam rem dixit, tum
crus et pes modice recta fe oftendunt, quafi dixerit has
partes apparere mediocriter rectas.

CIII.

Praeterea in inguine caro mollior fentitur, praefertim fi
tangatur, utpote quum articulus in alteram partem ex-
ciderit; fed in natibus fi tangatur femoris caput, vide-
tur magis prominere. His ergo notis indicatur femoris
caput in pofteriorem partem procidiffe. Cui autem ae-
tate jam robufta prolapfum reftitutum non fuerit, am-
bulare quidem poteft quum tempus proceffit et dolor
ceffavit, atque articulus volvi in carne confuevit. Co-
gitur tamen dum ambulat vehementer ad inguina cur-
vari, idque duplici de caufa quia ob ea quae propofita

προφάσιας, ἅμα μὲν ὅτι πολλῷ βραχύτερον τὸ σκέλος γί-
νεται. διὰ τὰ προειρημένα καὶ τῇ μὲν πτέρνῃ καὶ πάνυ
πολλῷ δέεται ψαύειν τῆς γῆς. ἢν γὰρ πειριᾶτο καὶ ἐπ'
ὀλίγον τοῦ ποδὸς ὀχηθῆναι, μηδενὶ ἄλλῳ ἀντιστηριζόμενος
ἐς τὸ ὀπίσω ἂν πέσοι. ἡ γὰρ ῥοπὴ πολλὴ ἂν εἴη τῶν ἰσχίων
ἐπὶ πολὺ ἐς [420] τοὐπίσω ὑπερεχόντων ὑπὲρ τοῦ ποδὸς
τῆς βάσιος καὶ τῆς ῥάχιος ἐς τὰ ἰσχία ῥεπούσης. μόλις δὲ τῷ
στήθει τοῦ ποδὸς καθικνέεται καὶ οὐδὲ οὕτως, ἢν μὴ κάμψῃ
αὐτὸς ἑωυτὸν κατὰ τοὺς βουβῶνας καὶ τῷ ἑτέρῳ σκέλει κατὰ
τὴν ἰγνύαν ἐπιξυγκάμψῃ. ἐπειδὴ τούτοισιν ἀναγκάζεται,
ὥστε τῇ χειρὶ τῇ κατὰ τὸ σιναρὸν σκέλος ἐρείδεσθαι ἐς
τὸ ἄνω τοῦ μηροῦ ἐφ' ἑκάστῃ ξυμβάσει. ἀναγκάζει οὖν
τι τοῦτο αὐτό, ὥστε κάμπτεσθαι κατὰ τοὺς βουβῶνας.
ἐν γὰρ τῇ μεταλλαγῇ τῶν σκελέων ἐν τῇ ὁδοιπορίῃ οὐ
δύναται τὸ σῶμα ὀχέεσθαι ἐπὶ τοῦ σιναροῦ σκέλεος, εἰ
μὴ προσκατερείδεται τὸ σιναρὸν πρὸς τὴν γῆν ὑπὸ τῆς
χειρὸς, ἅτε οὐχ ὑφεσιῶτος τοῦ ἄρθρου ὑπὸ τῷ σώματι,
ἀλλ' ἐς τὸ ὄπισθεν ἐξεστεῶτος κατὰ τὸ ἰσχίον. ἄνευ μέν-
τοι τοῦ ξύλου δύνανται ὁδοιπορέειν οἱ τοιοῦτοι, ἢν ἄλ-
λως ἐθισθῶσι, διὰ τοῦτο ὅτι ἡ βάσις τοῦ ποδὸς κατὰ

*funt crus multo brevius redditur et multum calx abeſt
ut terram contingat: nam ſi vel paullum tentet eo pede
ſuſtineri, nulli alteri rei innixus cadet utique in partem
poſteriorem. Coxae enim quum magis in poſteriorem
partem quam pedum baſis excedant, in eam plurimum
inclinabunt et ſpina item in coxas vixque ima planta
conſiſtet. Neque hoc accidet, niſi ad inguina ſe curvet
et alterius cruris poplitem flectat, quandoquidem ne-
ceſſe eſt ut manus quae a parte affecti cruris eſt in
quolibet paſſu ſuper femore haereat. Quae res cogit
ipſum flecti aliquid ad inguina: nam quum in ingreſſu
crura permutentur, nequit corpus affecto crure ſuſtineri,
niſi id crus manu deorſum ad terram compellatur, quo-
niam articulus corpori non ſubjicitur, ſed in poſteriorem
partem ad coxam prominet. Ambulare tamen offenſus
ſine baculo poteſt, ſi alioquin adſueverit, propterea*

Ed. Chart. XII. [420.]　　　　　Ed. Baf. V. (637.)

τὴν ἀρχαίην ἰθυωρίην ἐστὶν, ἀλλ᾽ οὐκ εἰς τὸ ἔξω ἐγκεκλι-
μένη, διὰ τοῦτο οὖν οὐδὲν δέονται τῆς ἀντικοντώσιος. ὅσοι
μέντοι βούλονται ἀντὶ τῆς τοῦ μηροῦ ἐπιλαβῆς ὑπὸ τὴν
μασχάλην τῶν κατὰ τὸ σιναρὸν σκέλος ὑποτιθέμενοι σκί-
πωνα ἀντερείδειν, κεῖνοι, ἢν μὲν μακρότερον τὸν σκίπωνα
ὑποτιθέοιντο, ὀρθότεροι μὲν ὁδοιπορήσουσι, τῷ δὲ ποδὶ
πρὸς τὴν γῆν οὐκ ἐρείδονται. εἰ δ᾽ αὖ βούλονται ἐρεί-
δεσθαι τῷ ποδὶ, βραχύτερον μὲν τὸ ξύλον ποιητέον, κατὰ
δὲ τοὺς βουβῶνας ἐπιξυγκάμπτεσθαι ἂν δέοι αὐτούς. τῶν
δὲ σαρκῶν αἱ μινυθήσιες κατὰ λόγον γίνονται καὶ τού-
τοισιν, ὥσπερ καὶ πρόσθεν εἴρηται, τοῖσι μὲν γὰρ μετέω-
ρον ἔχουσι τὸ σκέλος οὐκ ὠφελέεται, ἀλλὰ μᾶλλον καὶ
ἀσχημονέστερον γίνεται, ἢν χρίωνται τῷ σιναρῷ σκέλει
ἐπὶ τὴν γῆν. συνυπουργέον γὰρ ἐκείνῳ ἐξίσχιόν τε ἐπ-
αναγκάζεται εἶναι καὶ κατὰ τὴν ἰγνύην ξυγκάμπτειν, ἢν
δὲ μὴ προσχρέηται τῷ σιναρῷ ἐπὶ τὴν γῆν, ἀλλὰ μετέω-
ρον ἔχων σκίπωνι ἀντερείδηται, οὕτω δὲ καρτερὸν γένη-
ται τὸ ὑγιὲς σκέλος· ἔν τε γὰρ τῇ φύσει διαιτᾶται καὶ

quod bafis pedis e regione priftina fpectat, neque in
exteriorem partem convertitur. Idcirco igitur nihil egent
baculo quod renitatur, quicunque velint femur non am-
plius comprehendere, fed invicem baculo inniti, quod
alae ab affecto latere fubjiciatur; quod fi longius ba-
culum admoveant, magis erecti ambulant, pes tamen
terrae non innititur; fi inniti velint, brevius admoveant,
cogentur autem ad inguina curvari. Emacrefcit etiam
iis caro pro ratione, quemadmodum antea diximus:
nam quibus fufpenditur crus minimeque laborat, maxime
extenuatur; fed quum in ingreffu ufui admodum eft,
minime gracile fit; integrum tamen crus non juvatur,
fed potius deformius redditur, fi vitiato utantur terrae
innixi; nam dum fanum vitiato fubfervit coxam et po-
plitem curvari neceffe eft; quodfi vitiatum crus terram
non contingat, fed fufpenfum fit et homo baculo inni-
tatur, hoc pacto integrum robuftius reddetur, quum
naturaliter habeat et exercitatione magis firmetur. At

τὰ γυμνάσια προσκρατύνει αὐτό. φαίη μὲν οὖν ἄν τις
ἔξω ἰατρικῆς τὰ τοιαῦτα εἶναι· τί γὰρ δῆθεν δεῖ περὶ
τῶν ἤδη ἀνηκέστων γεγονότων ἔτι προσξυνιέναι; πολλοῦ
δὲ δεῖ οὕτως ἔχειν, τῆς γὰρ αὐτῆς γνώμης καὶ ταῦτα
ξυνιέναι. οὐ γὰρ οἷόν τε ἀπαλλοτριωθῆναι ἀπ᾽ ἀλλήλων.
δεῖ μὲν γὰρ τὰ ἀκεστὰ μηχανάεσθαι, ὅκως μὴ ἀνήκεστά
ἐστι, ξυνιέντα ὅπῃ ἂν μάλιστα κωλυτέα εἰς τὸ ἀνήκεστον
ἐλθεῖν· δεῖ δὲ καὶ τὰ ἀνήκεστα ξυνιέναι, ὡς μὴ μάλιστα
λυμαίνηται. τὰ δὲ προῤῥήματα λαμπρὰ καὶ ἀγωνιστικὰ
ἀπὸ τοῦ διαγιγνώσκειν, ὅπῃ ἕκαστον καὶ οἵως καὶ ὁπότε
τελευτήσει, ἤν τε εἰς τὸ ἀκεστὸν τράπηται, ἤν τε εἰς τὸ
ἀνήκεστον. ὁκόσοισι δ᾽ ἂν ἐκ γενεῆς ἢ ἄλλως ἐν αὐξή-
σει (638) ἐοῦσιν οὕτως ὀλισθῇ τὸ ἄρθρον ὀπίσω καὶ
μὴ ἐμπέσῃ, ἤν τε βίῃ ὀλισθῇ ἤν τε ὑπὸ νόσου. πολλὰ
γὰρ τοιαῦτα ἐξαρθρήματα γίνεται ἐν νούσοισιν, οἷαι δέ
τινές εἰσιν αἱ νοῦσοι ἐν ᾗσιν ἐξαρθρέεται τὰ τοιαῦτα
ὕστερον γεγράψεται· ἢν γοῦν ἐκστὰν μὴ ἐμπέσοι, τοῦ μὲν

dicet quis haec praeter medicinam effe: nam quid
ultra fcire nobis convenit de iis quae curationem non
admittant? Convenit tamen fummopere, intelligenda
enim haec funt ab eodem profeffore, quum tanquam
aliena fejungi nequeant: fiquidem tractare debemus quae
curationem recipiunt, ne infanabilia evadant, intelligen-
tes qua potiffimum ratione occurramus quominus infa-
nabilia efficiantur; illa vero in quibus medicinae locus
non eft dignofcenda funt, ne maxime noxia reddantur.
Praeclara autem et ardua praedictio in eo confiftit ut
intelligamus, quo, qualiter et quando fingula terminen-
tur, ac five in ea mala vertantur in quibus remedio
futurus locus fit, five evadere in infanabilia debeant.
Cetera quibus vel a primo natali die vel alioquin dum
increfcunt articulus fimiliter in pofteriorem partem ex-
cidit, neque reconditus fuit, feu vi feu morbo exciderit,
multis propter morbos fic articuli luxantur, cujusmodi
tamen fint hi morbi pofthac judicabimus; fi prolapfus,

μηροῦ τὸ ὀστέον βραχὺ γίνεται, κακοῦται δὲ πᾶν τὸ
σκέλος καὶ ἀναυξέστερον γίνεται καὶ ἀσαρκότερον πολλῷ
διὰ τὸ μηδὲν προσχρέεσθαι αὐτῷ.

Εἴρηται καὶ πρόσθεν ὅτι τῇ φωνῇ χρῆται ὁ Ἱππο-
κράτης, ὅταν αὐξῆσαί ποτε βουληθῇ τὸ λεγόμενον. ἔστι γὰρ
ὁ λόγος τοιόσδε· κατὰ βουβῶνα δοκεῖ τι ἡ σὰρξ λαπαρωτέρα
θεωμένοις καὶ πολὺ μᾶλλον, εἰ ψαύσειέ τις τοῦ χωρίου. τὰ
δ᾽ ἐφεξῆς πάντα τοῖς μεμνημένοις τῶν ἔμπροσθεν εἰρημένων
ἐστὶ δῆλα.

ρδ΄.

[421] Κακοῦται γὰρ τούτοισι καὶ τὸ κατὰ τὴν ἰγνύην
ἄρθρον· τὰ γὰρ νεῦρα ἐνιεταμένα γίνεται διὰ τὰ πρό-
σθεν εἰρημένα, διὸ οὐ δύνανται τὸ κατὰ τὴν ἰγνύην ἄρ-
θρον ἐκτανννύειν, οἷσιν ἂν οὕτως ἰσχίον ἐκπέσῃ. ὡς γὰρ
ἐν κεφαλαίῳ εἶπε, πάντα τὰ ἐν τῷ σώματι, ὁκόσα ἐπὶ
χρήσει γέγονε, χρεομένοισι μὲν μέτρια καὶ γυμναζομένοι-

*inquam, reverfus non eft, femoris os breve efficitur;
vitiatur item crus univerfum minusque increfcit et gra-
cilius redditur, quum nulli ufui fit.*

Praefertim ποτὲ dixit, quam vocem in fuperioribus
etiam retuli ab Hippocrate ufurpari, ubi intendere velit
quod proponitur. Eſt autem oratio talis: in inguine caro
mollior fentitur, fi adfpiciatur et multo magis fi locus
tangatur. Quae fequuntur omnia patent iis qui in me-
moria habeant quae ante pofita funt.

CIV.

*Vitiatur enim his et articulus qui ad poplitem eſt, quo-
niam nervi ob propofitas caufas intendunt. Quare qui-
bus fic coxa exciderit, extendere poplitem non poffunt:
nam ut fummatim dicam quaecunque in corpore ad ali-
quem ufum fabricata funt, fi quis moderate utatur
exerceatque in eo laboris genere cui fingula adfueverint,*

σιν ἐν τῇσι ταλαιπωρίῃσιν ἐν ᾗσιν ἕκαστα εἴθισται, οὕ-
τω μὲν ὑγιεινὰ καὶ αὔξημα καὶ εὔγηρα γίνεται, μὴ χρεο-
μένοισι δὲ, ἀλλ᾿ ἐλινύουσι νοσηρότερα γίνεται καὶ ἀναυξέα
καὶ ταχύγηρα. ἐν δὲ τούτοισιν οὐχ ἥκιστα τὰ ἄρθρα
τοῦτο πέπονθε καὶ τὰ νεῦρα, ἢν μή τις αὐτοῖσι χρέηται.
κακοῦται οὖν διὰ ταύτας τὰς προφάσιας μᾶλλόν τι ἐν
τούτῳ τῷ τρόπῳ τοῦ ὀλισθήματος ἢ ἐν τοῖσιν ἄλλοισιν.
ὅλον γὰρ τὸ σκέλος ἀναυξὲς γίνεται καὶ τῇ ἀπὸ τῶν
ὀστέων φύσει καὶ τῇ ἀπὸ τῶν σαρκῶν. οἱ οὖν τοιοῦτοι
ὅκόταν ἀνδρωθῶσι, μετέωρον καὶ συγκεκλιμένον τὸ σκέλος
ἴσχουσιν, ἐπὶ δὲ τοῦ ἑτέρου ὀχέονται καὶ τῷ ξύλῳ ἀντι-
στηριζόμενοι οἱ μὲν ἑνὶ, οἱ δὲ δυσί.

———

Δῆλον ὅτι μὲν ἰσχίον εἴρηκεν ἐκπίπτειν ἀντὶ τοῦ κατ᾿
ἰσχίον ἄρθρου. εἴρηται γὰρ ἡμῖν πολλάκις, ὡς οἱ παλαιοὶ
πάντες, οὔπω τὴν ὕστερον ἀσκηθεῖσαν εἴδεσαν ἀκριβολογίαν
τε καὶ λεπτολογίαν ἐν τοῖς ὀνόμασιν, ἀλλ᾿ ἱκανὸν ἦν αὐτοῖς
ἑρμηνεύειν, ἑνὸς μόνου στοχαζομένοις τὸ παρακολουθεῖν τοῖς

———

eo pacto bene valent, augentur et ad longam fenectu-
tem perducuntur; fi in ufu non fint, fed otiofa degant,
morbis patent, non augentur et mature fenefcunt: id
praecipue accidit nervis atque articulis, nifi quis illis
utatur. His igitur de caufis vitiantur magis, quum
hoc modo articulus luxatur, quam cum aliis: totum
enim crus incremento prohibetur et quod ad carnem et
quod ad offa pertinet. Hujusmodi ergo homines quum
aetate jam robufta funt, fufpenfum curvatumque crus
tenent, fed altero feruntur baculo innixi uno vel etiam
altero.

———

Evidentiffimum eft, Hippocratem dixiffe coxam ex-
cidere pro coxae articulo; faepe enim narravimus majores
noftros nondum tenuiffe exquifitam tenuemque nominum
rationem, in qua pofteriores exercentur; fed fat exifti-
maffe in iis quae explicabant eo tantum incumbere, ut

λεγομένοις τοὺς ἀκούοντας. ὃ δ᾽ οὖν λέγει τοιόνδε ἐστὶν,
οἷς ἂν εἰς τὴν ὀπίσω χώραν ὁ μηρὸς ἐκπέσῃ κακοῦσθαί
φησιν οὐ μόνον ἐκεῖνο τὸ ἐκπεσὸν ἄρθρον, ἀλλὰ πρὸς αὐτῷ
καὶ τὸ κατὰ τὴν ἰγνύην. διὰ τοῦτο οὖν προσέθηκε τὸν καὶ
σύνδεσμον οὐχ ἁπλῶς εἰπών· κακοῦται γὰρ τὸ κατὰ τὴν
ἰγνύην ἄρθρον. ἥντινα δὲ κάκωσιν κακοῦται σαφῶς αὐ-
τὸς ἐδήλωσεν εἰπὼν, τὰ γὰρ νεῦρα ἐνιετάμενα γίνεται, νεῦρα
δ᾽ εἴτε κυρίως τὰ λεγόμενα τὰ ἐκ νωτιαίου πεφυκότα νῦν
ἐβουλήθη δηλοῦν, εἴτε τὰς ἀπονευρώσεις τῶν μυῶν ὅσαι
καθήκουσιν εἰς τὴν κνήμην, οὐδὲν εἰς τὰ παρόντα διαφέ-
ρει. μαρτύρια γὰρ ἡμῖν ἑκάτερα καλῶς ἐξηγουμένοις τὰ εἰ-
ρημένα κατὰ τὸν ἔμπροσθεν ὑπ᾽ αὐτοῦ λόγον, ἐν οἷς ἔφα-
σκε κατὰ τὴν ἰγνύαν ἄρθρον ἀδυνατεῖν ἐκτείνειν, οἷς οὕτως
ἐξήρθρησε μηρὸς, ἔτι τε κοινόν τινα προσετίθει λόγον, ὡς
πολλαὶ βλάβαι περί τινα μόρια γίνονται καὶ σχημάτων καὶ
μεγεθῶν καὶ θέσεων καὶ κινήσεων, οὐδὲν αὐτῶν ἐκείνων
τῶν μυρίων ἴδιον πάθος πεπονθότων, ἀλλὰ δι᾽ ἕτερά τινα
τῶν κοινωνούντων αὐτοῖς· καὶ μάλιστά γε τὰς τάσεις αἰτίαν

quae dicerent ab auditore intelligerentur. Quod inquit
igitur hujusmodi eſt: quibus femur in poſteriorem partem
prorupit, vitiatur non ſolum articulus luxatus, ſed et qui
ad poplitem eſt; propterea et conjunctionem adjunxit ne-
que ſimpliciter dixit, vitiatur articulus qui ad poplitem
eſt. Quo autem vitio occupetur ipſe aperte expoſuit,
quum ait: nervi intenduntur. Sed nervosne intellexerit
eos qui proprie nervi ſunt quique a ſpinae medulla oriun-
tur vel in quas muſculi degenerant chordas quae ad crus
pertinent, in hoc loco nihil intereſt, quum utraque fidem
facere poſſint recte a nobis expoſita fuiſſe quae ab Hip-
pocrate dicta ſunt, ubi aſſerit non poſſe poplitem ex-
tendi, quibus hoc modo femur promovetur. Quandam
praeterea communem rationem adjecit, nempe partes ali-
quas varie laedi, quod ad habitum pertinet, magnitudi-
nem, poſitionem ac motum, quamvis ipſae nullo proprio
morbo laedantur, ſed a quibusdam aliis efficiantur qui-
buscum conſortium habent. Intenſionem vero in hujus-

εἶναί φησι τῶν τοιούτων συμπαθειῶν, ὑπὲρ ὧν ἐδήλουν
διελθὼν, ὡς τριχῶς αἴτια γίνεται. καθ᾽ ἕνα μὲν λόγον ὅταν
παραλυθῇ τις μῦς, οὐ γὰρ ὑγιής τις συνεσπασμένος φαί-
νεται, καθ᾽ ἕτερον δ᾽ ὅταν ὁ ἀντικείμενος ταθῇ, κατ᾽ ἄλλον
δὲ τρίτον ὅτε ἑλχθῇ τὸ ὑγιὲς ὑπό τινος τῶν συνεχῶν, ὡς
ἐπὶ τῶν τῆς ἑτέρας μεταστάσεως. νῦν οὖν τῶν ὄπισθεν
νεύρων καὶ μυῶν καὶ τενόντων τεταμένων ἰγνύα καμφθεῖσα
τοῖς ἐκτείνουσιν οὐχ ἕπεται μυσί. περὶ μὲν οὖν τῶν τε-
νόντων τε καὶ μυῶν τῆς τάσεως ἔμπροσθεν εἰπών· ἐν δὲ
τῷδε τῷ λόγῳ περὶ τῶν νεύρων τῶν ἀπὸ τοῦ νωτιαίου πε-
φυκότων ἐπὶ τὰ σκέλη. τρεῖς δέ εἰσιν αὐτῶν ἀρχαί· μία
μὲν ἐν τοῖς πρόσω κατὰ τὸ μέγα τρῆμα τοῦ τῆς [422] ἥβης
ὀστοῦ. μία δ᾽ ἄλλη κατὰ βουβῶνα τοῦ τε συμφερομένου
τῇ μεγάλῃ φλεβὶ νεύρου καὶ τοῦ ταύτης ἔξωθεν ἐν τοῖς
πρόσω τοῦ μηροῦ. μικραὶ μὲν αὗται, μεγίστη δ᾽ ἀρχὴ νεύ-
ρων εἰς ὅλον ἀφικνεῖται τὸ σκέλος ἐπὶ τὴν ὀπίσω χώραν
πρῶτον ἐξερχομένη μεταξὺ τοῦ τε πλατέος ὀστοῦ καὶ τοῦ
καλουμένου κόκκυγος. αὕτη τοίνυν ἡ ἀρχὴ μεταστάντος

modi affectibus praecipue caufatur, quam perfequutus
tribus modis indicat: uno quum mufculus aliquis refolvi-
tur, tunc enim qui integer eſt contrahi videtur; altero
quum oppofitus tenditur; tertio ubi quod integrum eſt
trahitur ab aliquo eorum cum quibus conjungitur, ſicut
accidit quum uterus movetur. Nunc ergo quum pofterio-
res nervi, mufculi et chordae tendantur curvatus poples
extendentibus mufculis non patet. Ceterum de chordarum
mufculorumque extenſione antea dictum eſt; nunc de ner-
vis qui a medulla ſpinae orti ad crura intendunt, quorum
initia tria funt, unum a priori parte juxta magnum fo-
ramen oſſis, quod pubi fubjectum eſt; alterum ad inguina
ubi nervus fertur et cum magna vena et absque ipfa a
priori parte femoris. Atque haec parva funt; maximum
autem nervorum initium a pofteriori parte fertur ad uni-
verfum crus, primumque procedit ab ea regione quae eſt
inter os latum et id quod ad anum terminatur, κόκκυξ
Graece dicitur. Hoc igitur initium, ubi articulus in po-

ὀπίσω τοῦ ἄρθρου θλίβεται καὶ τείνεται· καὶ διὰ τοῦτ'
ἔφην ἐν τῇ προκειμένῃ ῥήσει δύνασθαι τὸν Ἱπποκράτην
καὶ τὰ κυρίως καλούμενα νεῦρα τείνεσθαι λέγειν.

ρε΄.

Οἶσι δ᾽ ἂν ἐς τοὔμπροσθεν ἡ κεφαλὴ μηροῦ ἐκπέσῃ, ὀλί-
γοισι δὲ τοῦτο γίνεται, οὗτοι ἐκταννύειν μὲν τὸ σκέλος
δύνανται τελείως, ξυγκάμπτειν δὲ ἥκιστα οὗτοι δύνανται
τὰ κατὰ τὸν βουβῶνα. ποιέουσι δὲ καὶ ἢν κατὰ τὴν
ἰγνύην ἀναγκάζωνται ξυγκάμπτειν, μῆκος δὲ τοῦ σκέλεος
παραπλήσιον φαίνεται κατὰ μὲν τὴν πτέρνην καὶ πάνυ.

Ὅτι μὲν τὸ βάθος τῆς κοτύλης οὐκ ἴσον ἐν ἅπασι τοῖς
μέρεσιν αἴτιον μέν ἐστι τοῦ κατά τινα μὲν ὀλιστάκις ἐκπί-
πτειν, ἐν ἄλλοις δὲ τόποις πλειστάκις ἔμπροσθεν εἴρηται.
νυνὶ δὲ περὶ τῆς εἰς τὸ πρόσω γιγνομένης ὀλισθήσεως τοῦ
μηροῦ διαλεγόμενος ἐναντία φησὶ πάσχειν τοὺς οὕτω δια-
κειμένους τοῖς ὀπίσω τὴν ἐξάρθρησιν ἐσχηκόσιν. ἐκεῖνοι μὲν

fteriorem partem elabatur premiturque; atque
idcirco diximus Hippocratem hoc loco intelligere eos tendi
qui proprie nervi vocantur.

CV.

*At quum femoris caput in priorem partem erumpit, quod
quidem raro accidit, perfecte extendi crus poteſt, ſed
ad inguen minime curvari: laborat enim homo, etiam
ſi flectere poplitem cogatur; ad calcem vero et in uni-
verſum crus aeque longum conſpicitur.*

Propter cavum quod non aeque undique altum eſt,
articulum in aliam partem raro, in aliam frequenter lu-
xari, antea ſaepenumero demonſtravit. Nunc autem de
femore differens in priorem elapſo contrario modo afficit
eos, quibus in hanc luxatur atque eos quibus in poſte-
riorem: illi enim extendere crus non poterant, hi quum

γὰρ ἐκταννύειν τὸ σκέλος οὐκ ἠδύναντο, κάμπτειν δ᾽ οὗτοι
κατὰ μὲν τὸν βουβῶνα. διότι καὶ αὐτὴν τὴν καμπτὴν ἡ
κεφαλὴ τοῦ μηροῦ νῦν ἐστιν ἅμα τῷ αὐχένι, κατὰ δὲ τὸ
γόνυ διὰ τὸν ἀπὸ τοῦ τῆς λαγόνος ὀστοῦ καταφερόμενον
μῦν πρόσθιον, ὃν ἡ κεφαλὴ τοῦ μηροῦ θλίβεται καὶ διατεί-
νεται κυρτοῦσα περὶ αὐτήν. ἐκτείνεσθαι τοιγαροῦν ἐπὶ
πλεῖον οὐκ ἄρα δυναμένη ἀντιβαίνει τοῖς κάμπτειν ἐπιχει-
ροῦσι τὴν ἰγνύαν. μῆκος δὲ σκέλεος παρα- (639) πλησίως
φαίνεται ἐπὶ μὲν τῆς εἰς τὴν ἔσω χώραν ἐκπτώσεως αὐτὸς
εἶπε κατὰ λέξιν οὕτως· ἐπί τε γὰρ τὸ ἀπὸ τοῦ ἰσχίου πέ-
φυκεν ὀστοῦν τὸ ἀναφερόμενον πρὸς τὸν κτένα, ἐπὶ τοῦτον
ἡ ἐπίβασις τῆς κεφαλῆς τοῦ μηροῦ γίνεται καὶ ὁ αὐχὴν
τοῦ ἄρθρου ἐπὶ τῆς κοιύλης ὀχέεται κατὰ τὸν ἔμπροσθεν
χρόνον οὐχ ὅλως ἐπ᾽ αὐτῆς ὀχούμενος, ἀλλὰ τῷ πλείστῳ
κατὰ τοῦ βάθους αὐτῆς ὀχούμενος. ἐν δὲ τῷ νῦν λόγῳ
φησί· κατὰ μὲν τὸν βουβῶνα ἐξογκέονται καὶ κατατεταμέ-
νον τὸ χωρίον φαίνεται, ὥστε ἀποκεχώρηκε νῦν ἐκείνης τῆς
ἐξαρθρήσεως ὁ μηρὸς εἴς τε τὸ πρόσω καὶ τὸ κατωτέρω
βραχὺ καὶ διὰ τοῦτ᾽ ἴσον φαίνεται τὸ πεπονθὸς σκέλος τῷ
ὑγιεῖ καὶ τοῦτο μάλιστα αὐτοῖς ὑπάρχει κατὰ τὴν πτέρναν.

in ipfo flexu nunc fit femoris caput ac cervix, curvare
ad inguen non poffunt nec ad poplitem propter mufculum
priorem qui oritur ab offe quod ad ilia pertinet. Ille
enim comprimitur tenfusque attollitur a femoris capite,
quumque extendi amplius non poffit, renititur fi quis
flectere poplitem conetur; apparet autem cruris longitudo
confimilis. In fuperioribus autem de femore luxato in
partem interiorem fic ad verbum fcripfit: os enim quod
a coxa furfum procedit ad pectinem femoris capiti in-
haeret, cervixque articuli cavo fuftinetur, a quo prius
non fuftinebatur ex toto, fed magna ex parte in ejus cavi
altioribus partibus infidebat; in cafu autem quem nunc
ponit in inguine prominet, atque is locus intenfus appa-
ret quum femur nunc a fuo cavo recedens in priorem
partem et paullo inferius venerit. Quo fit ut vitiatum
crus fani longitudinem aequet, id quod praefertim ipfis

ἄρκος γὰρ ὁ πούς ἧσσον ἐπινεύειν δύναται πρὸς τὴν γῆν.
εἴρηται δ᾽ ἡμῖν τούιου πρόσθεν ἡ αἰτία καὶ νῦν δ᾽ ἐφε-
ξῆς εἰρήσεται διὰ κεφαλαίων.

ρστ'.

[423] Ἄκρος δὲ ὁ πούς ἧσσόν τι προκύπτειν ἐθέλει ἐς
τοὔμπροσθεν. ὅλον δὲ τὸ σκέλος ἔχει τὴν ἰθυωρίην κατὰ
τὴν φύσιν καὶ οὔτε τῇ οὔτε τῇ ῥέπει.

Τὸ μὲν ἐθέλειν αὐτὸ σημαίνει τὸ δύνασθαι, καθάπερ
που καὶ παρὰ τῷ ποιητῇ·

οὐδ᾽ ἔθελε προρέειν.

ἐπὶ τῷ μὴ δύνασθαι λέλεκται· ποδὸς δὲ ἄκρον εἴρηκε τὸ
ἀπὸ τοῦ πεδίου μέχρι τοῦ κατὰ τοὺς δακτύλους ὀνύχων τε
μέρος τοῦ ποδός· συμβαίνει δ᾽, ὡς καὶ πρόσθεν ἐῤῥέθη, μὴ
δύνασθαι καλῶς εἰς τοὐπίσω τὸ κατὰ τὸν ἀστράγαλον ἄρ-
θρον ἐκτεταμένης τῆς ἰγνύος. ταῦτ᾽ οὖν καὶ νῦν ἑρμηνεύ-

accidit ad calcem: extremum enim crus minus demitti in
terram poteſt, cujus rei cauſa in ſuperioribus explicata,
nunc rurſus ſummatim etiam enarrabitur.

CVI.

Sed pes extremus ſpectare minus poteſt in partem anterio-
rem, crus vero totum rectam poſitionem naturaliter ſer-
vat nec in hanc aut illam partem inclinatur.

Poteſt dixit ἐθέλει, ubi verbum ἐθέλειν, id eſt *velle* pro
poſſe uſurpavit, quemadmodum etiam Homerus quum ait:

οὐδ᾽ ἔθελε προρέειν.

Ubi ponit οὐδ᾽ ἔθελε, id eſt *noluit* pro *non potuit*. Ex-
tremum pedem appellavit eam partem pedis quae a planta
ad digitos eſt et ungues. Accidit enim, quemadmodum
ſupra oſtenſum eſt, ut extento poplite non bene articulus
tali in priorem partem inclinetur. Haec itaque nunc ex-

σαι θέλων εἶπεν· ἄκρος δὲ ὁ πούς ἧσσόν τι προκύπτειν ἐθέ-
λει εἰς τοὔμπροσθεν, ἐνδεικνύμενος ὅτι τοὺς δακτύλους, οἵ-
περ ἦσαν ἄκρος πούς οὐχ οἷόν τε εὐκόλως κατατείνειν τε
καὶ κατανεύειν καὶ καταφέρειν εἰς τοὔδαφος.

ϟϛ'.

Ὀδυνῶνται δὲ αὐτίκα οὗτοι μάλιστα καὶ οὖρον ἴσχεται τὸ
πρῶτον μᾶλλόν τι ἢ τοῖσιν ἄλλοισιν ἐξαρθρήμασιν.

Αὐτὸς εἶπε τὴν αἰτίαν δι' ἣν ταῦτα γίνεται.

ϟη'.

Ἐγκεῖται γὰρ ἡ κεφαλὴ τοῦ μηροῦ ἐγγυτάτω τούτοισι τῶν
πόνων τῶν ἐπικαίρων καὶ κατὰ μὲν τὸν βουβῶνα ἐξογκίον-
ται καὶ κατατεταμένον τὸ χωρίον φαίνεται, κατὰ δὲ τὸ
πυγαῖον στολιδωδέστερον καὶ ἀσαρκότατον. ταῦτα μὲν
οὖν σημήϊά ἐστι τὰ εἰρημένα, ὧν ἂν οὕτως ἐκπεπτώκῃ ὁ
μηρός.

ponere volens ait: fed pes extremus minus fpectare vult
in partem anteriorem indicans digitos quibus continetur
extremus pes non facile extendi poffe aut deorfum con-
verti et terram contingere.

CVII.

Fere autem his dolor protinus accedit et urina fupprimi-
tur, magisque quam fi articulus in aliam partem luxetur.

Quamobrem haec fequantur ipfe caufam adjungit.

CVIII.

Venit enim femoris caput maxime prope nervos magnam
vim habentes et in inguine prominet, atque is locus
extentus apparet, in clunibus rugae confpiciuntur et
fumma gracilitas. Quas quidem diximus, notae funt
femoris in priorem partem prolapfi.

Ed. Chart. XII. [423. 424.]   Ed. Baf. V. (639.)

'Ωνόμασε δ' οὕτω τὰ συγκαταφερόμενα διὰ τοῦ βου-
βῶνος νεῦρα τῇ τ' ἀρτηρίᾳ καὶ τῇ φλεβί. κέκληκε δὲ ἐπί-
καιρα ταῦτα τὰ νεῦρα, καθότι καὶ πρόσθεν ἐμάθομεν, ὅσοι
μεγάλην οὕτως ἔχει δύναμιν αὐτὸν ὀνομάζειν. ἔχει δὲ ταῦτα
μεγάλην δύναμιν ἐγγυτάτω τοῦ τε νωτιαίου κείμενα καὶ κατ'
ἐκεῖνα τὰ μέρη τὴν ἔκφυσιν αὐτῶν λαμβάνοντα, καθ' ἃ
καὶ εἰς τὴν κύστιν ἀποφύεται νεῦρα, διὸ καὶ ἡ συμπάθεια
τῆς κύστεως ἀκολουθεῖ τοῖς τοιούτοις ἐξαρθρήμασι φλεγμαι-
νούσης τε καὶ ἀδυνατούσης ἐκκρίνειν τὸ οὖρον. ἴσως δ' ἄν
ποτε καὶ διὰ μέγεθος φλεγμονῆς ἐν τῷ τραχήλῳ τῆς κύ-
στεως γενόμενον, ἔνθα καὶ ὁ μῦς ἐστιν ὁ σφίγγων αὐτὸν
ἐπισχεθῇ τὰ οὖρα τὴν κατὰ τὸν πόρον χώραν τῶν φλεγμαι-
νόντων μορίων καταλαμβανόντων τε καὶ ἀποφραττόντων.

ρθ'.

[424] 'Οκόσοισι μὲν οὖν ἂν ἤδη ἠνδρωμένοισι τοῦτο τὸ
ἄρθρον ἐκπεσὸν μὴ ἐμπέσῃ, οὗτοι ὁκόταν αὐτοῖσιν ἡ
ὀδύνη παύσηται καὶ τὸ ἄρθρον ἐθισθείη ἐν τῷ χωρίῳ

Nervos appellavit τόνους eos intelligens qui cum vena
et arteria per inguen feruntur, magnam vim habentes
vocavit ἐπικαιροτάτους, ficut in fuperioribus etiam didi-
cimus. Habent autem hi magnam vim, quum medullae
fpinae proximi fint atque inde oriantur, unde initium
fumunt nervi qui ad veficam feruntur: quo fit ut femoris
capite in hanc partem luxato vefica quoque afficiatur in-
flammeturque et reddere urinam nequeat. Fortaffe etiam
aliquando ob inflammationis magnitudinem qua veficae
cervix affligitur, ubi mufculus eft qui eam adftringit,
urina fupprimitur, eo quod inflammatis partibus excaeca-
tum iter claudatur.

CIX.

*Quibus vero aetate jam robufta articulus in hanc partem
elapfus minime reftituitur, hi quum dolor finitur et ar-
ticulus adfuefcit in eum locum converti in quem proci-*

τούτῳ στρωφᾶσθαι, ἵνα ἐξέπεσεν, οὗτοι δύνανται σχεδὸν
εὐθὺς ὀρθοὶ ὁδοιπορέειν ἄνευ ξύλου καὶ πάνυ μέντοι εὐ-
θέες, ἐπὶ δὲ τὸ σιναρὸν, ἅτε οὔτε κατὰ τὸν βουβῶνα εὔ-
καμπτοι ἐόντες οὔτε κατὰ τὴν ἰγνύην. διὰ γοῦν τοῦ
βουβῶνος τὴν ἀκαμπίην εὐθυτέρῳ ὅλῳ τῷ σκέλει ἐν τῇ
ὁδοιπορίῃ χρέονται ἢ ὅτε ὑγίαινον.

Τὸ μὲν αὐτίκα, τουτέστι παραχρῆμα, κατὰ τὸν τῆς
ἐκπτώσεως καιρὸν ὀδυνᾶσθαί τε αὐτοὺς εἶπε καὶ οὔρων ἐπί-
σχεσιν γίγνεσθαι. τοῦ μέντοι χρόνου προϊόντος, ὅταν ταῦτα
παύσηται, βαδίζειν δύνασθαι· διὰ τί δὲ ταῦτα πέπαυται,
καίτοι κατὰ τὴν αὐτὴν χώραν μενούσης τῆς κεφαλῆς τοῦ
μηροῦ καὶ θλιβούσης τε καὶ τεινούσης ὁμοίως τὰ νεῦρα δι-
δάξει τε διὰ τοῦ προσθεῖναι τῇ λέξει τὸ ἐθισθείη ἐν τῷ
χωρίῳ στροφᾶσθαι, ἵνα ἐξέπεσεν. εἰς γὰρ τὸν ἐθισμὸν
ἀναφέρειν φαίνεται τοῦ γινομένου τὴν αἰτίαν, ἐπειδὴ τά τε
θλιβόμενα πρός τινων ἐν τῷ χρόνῳ τυλουμένων ῥᾷον αὐ-
τῶν ἀνέχεται καὶ τὰ τεινόμενα κατὰ τὸν αὐτὸν χρόνον, ὅταν
ἐθισθῇ τοῦτο πάσχειν, ἀνιώμενα παύεται. διὰ τί δ᾽ ὀρθοὶ

dit, recti protinus ingredi poffunt fine baculo ac recti
ex toto, quum vitiatum crus neque ad inguen neque ad
poplitem facile complicetur.   Ergo quum ad inguen
non flectatur, crure in ingreffu magis recto utuntur,
quam quum integrum erat.

———

Quo tempore articulus excidit, dolorem dixit proti-
nus accedere et urinam fupprimi; procedente vero tem-
pore ubi haec ceffant ingredi hominem poffe; at qua de
caufa haec finiantur, quamquam femoris caput maneat
comprimatque et fimiliter nervos extendat, docuit quum
orationi adjecit: et articulus affuefcit in eum locum con-
verti in quem procidit.   Videtur enim in ea re confue-
tudinem caufari, quoniam quae ab aliquo premuntur,
quum tempore occallefcant, id facilius ferunt et ea quae
tune tendebantur, qnum huic moleftiae affueverint, dolore

δύνανται βαδίζειν ἄνευ ξύλου κατὰ τὴν ἐχομένην ῥῆσιν αὐ-
τὸς ἐδίδαξε· κεφάλαιον δ᾽ ἐστὶ τοῦ λόγου τό τε κατὰ τὴν
εὐθυωρίαν φυλάττεσθαι τὸ σκέλος καὶ τὸ μηδέτερον κάμ-
πτεσθαι τῶν ἄρθρῶν, μήτε τὸ κατὰ βουβῶνα, μήτε τὸ κατὰ
γόνυ.

ρι.

Καὶ σύρουσι δὲ ἐνίοτε πρὸς τὴν γῆν τὸν πόδα, ἅτε οὐ ῥηϊ-
δίως ξυγκάμπτοντες τὰ ἄνω ἄρθρα καὶ ἅτε παντὶ βαί-
νοντες τῷ ποδί. οὐδὲν γὰρ ἧσσον τῇ πτέρνῃ οὗτοι βαί-
νουσιν ἢ τῷ ἔμπροσθεν.

Τὰ ἄνω ἄρθρα λέγει τό τε κατ᾽ ἰγνύαν καὶ τὸ κατὰ
βουβῶνα. τέτταρα δ᾽ ἐστὶν ἄρθρα τὰ πρὸς τὸ βαδίζειν
ὑπηρετοῦντα, τὸ κατὰ βουβῶνα, τὸ κατ᾽ ἰγνύαν, τὸ κατ᾽
ἀστράγαλον, τὸ κατὰ τοὺς δακτύλους. ὡς ἓν γὰρ ἀριθμῷ
τοῦτο, κἂν ᾖ πολλὰ, διὰ τὸ τῆς χρείας τε καὶ τῆς ἐνεργείας
κοινόν. τοῦτο μὲν οὖν τὸ ἄρθρον ὀλίγον τι συντελεῖ, τὸ

ceſſant. Cur vero ſine baculo recti ingrediantur ipſe ſub-
jecit; caput autem orationis id eſt quod crus erectum
ſervatur et neutra commiſſura, nec quae ad inguen nec
quae ad poplitem eſt, flectitur.

CX.

Nonnunquam etiam pedem per terram trahunt qui ſuperio-
res commiſſuras non facile flectant, quamquam pede
toto inambulant; namque hi minus calce quam priori
parte pedis in ingreſſu nituntur.

Superiores commiſſuras nominat eam quae ad inguen
eſt et eam quae ad poplitem; quatuor autem commiſſurae
ingreſſui accommodantur, quae ad inguen eſt, quae ad
poplitem, quae ad talum et quae ad digitos; poſtremam,
quamvis multiplex ſit, ut unam tantum adnumero, quum
uſum atque actionem communem praeſtet. Haec non ad-

μέντοι κατὰ τῆς γῆς σιηριζόμενον διὰ τοῦ ποδὸς ἐκ τοῦ
μάλιστα ἡμῖν ὑπάρχει βραχύ τι συντελούντων αὐτῶν κατὰ
τοὺς δα- (640) κτύλους ἄρθρων. ἤ γε μὴν ὅλη τῶν σκε-
λῶν ἐνέργεια κατά τε τὸ βαδίζειν καὶ πολὺ μᾶλλον κατὰ τὸ
θεῖν ἐκ τῆς κατὰ τὸν βουβῶνα καὶ τὸ γόνυ διαρθρώσεως
τείνεται. καμπτομένων γὰρ αὐτῶν ὑψηλὸν ἀπὸ τῆς γῆς τὸ
κῶλον εὐμαρῶς καταφέρεται. νῦν οὖν εἰκότως οὐδετέρου
καμπτομένου σύρειν αὐτοὺς ἐπὶ τῆς γῆς ἔφη τὸν πόδα. τὸ
δ᾽ ἐνίοτε προσέθηκε διά τε τὴν ἐν τοῖς ἐδάφεσι διαφορὰν
καὶ τὸ ποσὸν τῆς βλάβης. οἱ μὲν γὰρ ἐν ὁμαλῷ τε καὶ
κατάντει χωρίῳ βαδίζοντες· εἰ βραχὺ γοῦν κάμπτοιεν ἐν
τοῖς ὑψηλοῖς ἄρθροις τὸ σκέλος, οὐδ᾽ ὅλως σύρουσι τὸν
πόδα, οἱ δ᾽ ἀνωμάλῳ τε [425] καὶ ἀνάντει κάμπτειν ἱκα-
νοὶ τοσοῦτον ἀποδέουσι τοῦ μὴ σύρειν, ὥστε καὶ προσκό-
πτουσι τοῖς ἐξέχουσι κατὰ τοὔδαφος καὶ ἅτε παντὶ βαίνον-
τες τῷ ποδί, ὅλῳ τῷ ποδὶ βαίνουσιν, οἱ καὶ τῇ πτέρνῃ καὶ
τῷ πεδίῳ καὶ τοῖς ἄκροις δακτύλοις σιηριζόμενοι κατὰ τῆς
γῆς. οὐ γὰρ πρὸ τούτων οἷς ὀπίσω μετέστη τὸ ἄρθρον,

modum confert, dum per aequale folum ingredimur; ea
vero quae ad talum, ad progrediendum atque ad crura
transferenda nihil proficit, maxime tamen efficit ut pes
humi haereat, ad quam rem parum faciunt digitorum
commiffurae. Univerfa autem cruris actio dum ingredi-
mur et multo magis dum currimus, a commiffura quae
ad inguen eft et ab ea quae ad poplitem proficifcitur:
his enim curvatis crus a terra attollitur ac facile trans-
fertur. At nunc quum neutra flectatur, jure per terram
trahi pedem ait. Adjecit nonnunquam propter foli diffe-
rentiam et vim; illi enim qui per aequalia et declivia
loca ingrediuntur, fi vel parum quid crus ad fuperiores
commiffuras inflectant, pedem haud trahunt, fed qui per
inaequalia ambulant et acclivia, minimeque eas curvant,
tantum ab eo abfunt ut pedem non trahant, ut etiam
offendant in ea quae in folo eminent. Quique pede toto
inambulent, inambulant pede toto; qui calce, planta et
extremis digitis terram contingunt. Illi enim quibus in

ὡς ἂν μικρότερον ἔχοντες τὸ σκέλος οὐκ ἐχρῶντο τῇ πτέρνῃ
βαδίζοντες, ἀλλ᾽ ἤρκει μόνον αὐτοῖς εἰς τοῦτο τοῦ ποδὸς
τὸ στῆθος, ὅπερ ἔφην ὑπὸ τῶν ἀνατομικῶν ὀνομάζεσθαι πε-
δίον. ἀλλ᾽ οἷς γε εἰς τὸ πρόσω τὸ κατ᾽ ἰσχίον ἄρθρον ἐξέ-
πεσεν, ὡς ἂν τὴν πτέρναν ἐπὶ τῆς γῆς ἐδράζοντες διὰ τὸ
μὴ δύνασθαι τῷ κατὰ τοὺς δακτύλους μέρει τοῦ ποδὸς ἐπι-
βαίνειν, ὧν ὑστέρῳ χρῶνται τῷ πρόσω κατ᾽ ἐκεῖνον τὸν
καιρὸν, ἡνίκα ἤδη μέλλωσι στηριχθέντες ἐπὶ τοῦ πεπονθό-
τος σκέλους ἐπιχειρεῖν τὸ ἕτερον μεταφέρειν.

ριά.

Εἰ δέ γε ἠδύναντο μέγα προβαίνειν, κἂν πάνυ πτερνοβάται
ἦσαν. καὶ γὰρ οἱ ὑγιαίνοντες, ὅσῳ ἂν μεῖζον προβαί-
νοντες ὁδοιπορέωσι, τοσούτῳ μᾶλλον πτερνοβάται εἰσὶ
τιθέντες τὸν πόδα, αἴροντες δὲ τὸν ἐναντίον.

῞Οτι μὲν οἱ μέγα προβαίνοντες τὴν πτέρναν ἐπὶ τῆς
γῆς στηρίζουσιν, εἴρηταί μοι πρόσθεν ἐναργῶς τε φαίνεται.

---

poſteriorem partem femoris caput elabitur, de quibus ante
hos tractavit, quum brevius crus redderetur, non ute-
bantur calce in ingreſſu, ſed terram contingebant ima
planta dumtaxat, quae ut diximus ab iis qui in corpori-
bus incidendis verſantur πεδίον dicitur; verum quibus in
priorem partem coxae articulus promovetur, calce primum
in terra confidente, quum ea parte pedis quae ad digitos
eſt ingredi nequeant, qua poſtea utuntur quum jam affecto
cruri inſiſtentes transferre alterum incipiunt.

CXI.

Verum ſi valde progredi poſſent, calce admodum ingre-
derentur: nam et qui bene valent, quanto maxime pro-
cedunt, tanto maxime calce ingrediuntur, quum uni
pedi inſiſtunt et alterum attollunt.

Eos qui valde procedunt calce terram contingere ſu-
pra oſtendimus, quod evidentiſſime apparet. Non minus

οὐδὲν δὲ ἧττον φαίνεται καὶ τὸ μὴ προβαίνειν μέγα πάν-
τως, ὅσοι δύνανται κάμπτειν τὰ ἄνω ἄρθρα δι' ἡντινοῦν
αἰτίαν. πάσχουσι δὲ τοῦτο τὴν ταλαιπωρίαν οὐ φέροντες,
ἣν ἐν τῷ μεταφέρειν ἀποτεταμένον τὸ σκέλος ἴσχουσιν· ὡς
ἄλλο δ' οὐδέν ἐστι τὸ κωλύον αὐτοὺς μέγιστον προβαίνειν
ἐστηριγμένου τηνικαῦτα τοῦ ὑγιοῦς σκέλους, καὶ προελόμενοί
γε πρᾶξαι τοῦτο, δύνανται ποιεῖν αὐτὸ μετὰ καμάτου, ὥστε
ἄμεινον ἦν ἴσως οὕτως ἑρμηνεύεσθαι τὸν λόγον· οἷς ἐξέπεσε
τὸ κατ' ἰσχίον ἄρθρον πρόσω, τούτοις κατὰ τὰς ὁδοιπορίας
ὑπάρχει μηδὲν ἧττον τοῦ πεδίου τε καὶ τῶν δακτύλων τῇ
πτέρνῃ χρῆσθαι. εἰ δ' ὑπέμενον μέγα διαβαίνειν τῷ πε-
πονθότι σκέλει, κἂν πάνυ πτερνοβάται ἦσαν· ἀλλὰ γὰρ οὐ
τολμῶσι πράττειν οὕτω, διότι ταλαιπωροῦνται μόγις μετα-
φέροντες ἄκαμπτόν γε τὸ σκέλος.

ριβ'.

Ὁκόσοισι δὲ δὴ οὕτως ἐκπέπτωκε καὶ ἔτι μᾶλλον τῇ πτέρνῃ
προσεγχρίπτουσιν ἢ τὸ ἔμπροσθεν.

---

etiam in aperto eſt, non poſſe omnino valde procedere
qui ſuperiores commiſſuras curvare ob quamvis cauſam
nequeunt. Id autem ipſis accidit propterea quod mole-
ſtiam non ſerant, qua dum transferunt extremum crus
vexantur: nihil enim aliud prohibet ne maxime proce-
dant. Quodſi ſano cruri inſiſtentes id facere vellent, poſ-
ſent quidem, ſed non ſine dolore, quamobrem ſatis for-
taſſe fuit hanc orationem ita explicare: quibus coxae
articulus in priorem partem erupit, his nihilo minus quam
ima planta et digitis ad ambulandum uti calce licet, ac ſi
ſuſtineant longius affecto crure procedere et calce omnino
ingredientur; verum non ſuſtinent, quoniam ubi exten-
tum crus cum difficultate transferunt dolore torquentur.

CXII.

*Praeterea quibus ſic procidit magis adhuc calci inhaerent,
quam priori parti pedis.*

Τὸ ἐγχρίπτειν εἴωθε λέγειν ἐπὶ τῶν ἐρειδόντων ἄλληλα,
καὶ τοῦτο γοῦν σημαινόμενον ὅτε συνεβούλευε διαπλάττειν
τὰ κατάγματα διιστάντα πρότερον ἀπ᾽ ἀλλήλων τῇ τάσει τὰ
κατεαγότα, οὕτως ἔφη ῥᾷον γίγνεσθαι τὴν ἐπανόρθωσιν αὐ-
τῶν ἢ εἴ τις ἐγχρίπτοντα πρὸς ἄλληλα συνάγοι τὰ ὀστέα.
σαφῶς οὖν καὶ κατὰ τὴν νῦν προκειμένην ῥῆσιν ἐδήλωσεν
ὃ μικρὸν ἔμπροσθεν εἶπεν. οὐδὲν γὰρ ἧσσον τῇ πτέρνῃ
οὗτοι [426] βαίνουσιν ἢ τὸ ἔμπροσθεν. ὅτι σαφέστερον
ἂν εἴρητο καὶ κάλλιον, εἴ τις αὐτὸ κατὰ τήνδε τὴν λέξιν
ἡρμήνευσεν· οὐδὲν γὰρ ἧσσον τῇ πτέρνῃ οὗτοι βαίνουσιν ἢ
τὸ ἔμπροσθεν, ἀλλ᾽ ἔτι μᾶλλον· οὐ μὴν ἐκεῖ γε προσέθηκε τὸ
ἔτι καὶ μᾶλλον.

ριγ΄.

Τὸ γὰρ ἔμπροσθεν τοῦ ποδὸς ὅταν ἐκτεταμένον ἔῃ τὸ ἄλλο
σκέλος, οὐχ ὁμοίως δύναται ἐς τὸ πρόσω καμπυλέεσθαι,
ὥσπερ ὅταν ξυγκεκαμμένον ἔῃ τὸ σκέλος, οὔτ᾽ αὖ σιμοῦ-
σθαι δύναται ὁ πούς ξυγκεκλιμένου τοῦ σκέλεος, ὡς ὅταν

Inhaerere dixit ἐγχρίπτειν, quod vocabulum mutuari
folet ad ea fignificanda, quorum alteri alterum inhaeret,
juxta quam fignificationem eo utitur, quum in fracturis
componendis imperat ut fracta offa prius intenfa inter fe
diducantur: fic enim ait facilius componi, quam fi ἐγχρί-
πτοντα, id eft quum alterum alteri inhaeret propellatur.
Quod igitur paullo ante propofuerat clare in hac oratione
demonftravit: namque hi nihilominus calce ingrediuntur,
quam priori parte pedis. Quod clarius adhuc et melius
dixiffet hoc modo, non enim minus hi calce ingrediuntur
quam priori parte pedis, fed magis etiam, non tamen
adjecit in fuperiori oratione fed magis etiam.

CXIII.

Pedis enim anterior pars quum reliquum crus extenfum eft,
non aeque poteft in priorem partem curvari, atque ubi
flexum eft; neque item fimus pes redditur ubi crus in-
flexum eft, ficut ubi extenfum crus. Igitur natura quum

660   ΓΑΛΗΝΟΥ ΕΙΣ ΤΟ ΙΠΠΟΚΡΑΤΟΥΣ

Ed. Chart. XII. [426.]   Ed. Baf. V. (640.)

ἐκτεταμένον ἔῃ τὸ σκέλος. ὑγιαίνουσά τε οὖν ἡ φύσις
οὕτω πέφυκεν, ὥσπερ εἴρηται. ὅταν δὲ ἐκπεσὸν μὴ ἐμ-
πέσῃ τὸ ἄρθρον, οὕτως ὁδοιποριουσιν, ὡς εἴρηται, διὰ
τὰς προφάσιας ταύτας τὰς εἰρημένας, ἀσαρκότερον μέντοι
τὸ σκέλυς τοῦ ἑτέρου γίνεται, κατά τε τὸ πυγαῖον κατά
τε τὴν γαστροκνημίην καὶ κατὰ τὴν ὄπισθεν ἴξιν. οἷσι
δ᾽ ἂν νηπίοισιν ἔτι ἐοῦσι τὸ ἄρθρον οὕτως ὀλισθάνον μὴ
ἐμπέσῃ ἢ καὶ ἐκ γενεῆς οὕτω γένηται καὶ τούτοισι τὸ
τοῦ μηροῦ ὀστίον μᾶλλόν τι μινύθει ἢ τὰ τῆς κνήμης
καὶ τὰ τοῦ ποδός.

Τὸ κατὰ τὸ πεδίον τε καὶ τοὺς δακτύλους μέρος τοῦ
ποδός, ὅπερ ἔμπροσθεν εἶπον, αὐτὸ πρὸς τὴν γῆν ἐπινεύειν
ἀδύνατόν ἐστι τῆς ἰγνύας ἐκτεταμένης. ὠνόμασε δὲ τὸ
σχῆμα τοῦτο τοῦ ποδὸς καμπύλεσθαι διὰ τὸ μήτ᾽ ἔκτασιν
εἰθίσθαι λέγεσθαι μήτε κάμψιν ἐπὶ τοῦ κατ᾽ ἀστράγαλον
ἄρθρου, καθάπερ ἐπὶ τῆς ἰγνύας τε καὶ τοῦ βουβῶνος. ὅταν
μὲν οὖν οἱ πρόσθιοι μύες ἀνατείνωσι τὸν ταρσὸν εἰθισμένον

------

*bene valet fic fe habet, ut diximus. Ubi vero articu-
lus luxatus reſtitutus non fuerit, homo ob propoſitas
cauſas inambulat, ſicut oſtenſum eſt; crus tamen altero
gracilius redditur et a clune et a carnoſa parte quae
in poſteriori crure prominet et e regione poſterioris
partis. Quibus itaque tenera aetate articulus elapſus
minime reſtituitur vel a primo natali die id mali inci-
dit, femoris os magis minuitur quam tibiae aut pedis.*

Pars pedis quae ad plantam et digitos eſt, quam
priorem appellant, extenſo poplite contingere terram non
poteſt. Vocavit autem hujusmodi pedis habitum καμπύλον,
id eſt curvum: nam commiſſura quae ad talum eſt neque
extenſa dici ſolet, neque flexa, ſicut ea quae ad popli-
tem et ea quae ad inguen. Ergo ubi prioris muſculi eam
partem pedis quae inter talos et plantam eſt attollunt

πούς ἐστι λέγειν σιμοῦσθαι τὸν πόδα. τῶν δ᾽ ὄπισθεν εἰς
ἑαυτοὺς ἑλκόντων τὴν πτέρναν καὶ τὸν ταρσὸν, οὐδὲν ὄνομα
σύνηθές ἐστι τῷ τοιούτῳ σχήματι. διόπερ ὁ Ἱπποκράτης,
ὡς ἔφην, αὐτὸ καμπύλεσθαι προσηγόρευσεν, οἰκείαν τῷ δη-
λουμένῳ πράγματι φωνὴν ἐξευρών. οὔτε γὰρ σιμοῦσθαι
δύναται ὁ πούς συγκεκαμμένου τοῦ σκέλεος, ὡς ὅταν ἐκτε-
ταμένον ᾖ τὸ σκέλος, ἀνατείνεσθαί τε διὰ τῶν ἔμπροσθεν
μυῶν ὁ πούς οὐ δύναται. τοῦτο γάρ ἐστι τὸ σιμοῦσθαι
κεκαμμένου τοῦ σκέλους, ὥσπερ ἐκτεταμένου, καθάπερ οὐδὲ
καμπύλεσθαι χωρὶς τοῦ καμφθῆναι. ἐπ᾽ ὀλίγον μὲν γὰρ
καὶ μετὰ βίας ἑκάτερον τῶν εἰρημένων πάσχῃ καὶ καθ᾽
ἑκάτερον τῶν σχημάτων, ἐπὶ πολὺ δὲ καὶ χωρὶς βίας οὐ
δύνανται, ἔτι ὡς οἶδ᾽ ἔφην οἱ τῆς γαστροκνημίας μύες ἐκ-
πεφυκότες, οὐκ ἐκ τῆς κνήμης, ὑφ᾽ ὧν ἡ πτέρνα καὶ ὁ
πούς ὅλος ἕλκεται πρὸς τὴν ὀπίσω χώραν, ὅπερ ἔνιοι μὲν
ὀνομάζουσι καμπὴν ποδὸς, ἔνιοι δ᾽ ἔκτασιν. ὥσπερ γε καὶ
τὴν ἀντικειμένην κίνησιν, ἣν διὰ τῶν προσθίων ἴσχει, ἔνιοι
μὲν ἔκτασιν, ἔνιοι (641) δὲ καμπὴν ὀνομάζουσιν, ἀλλ᾽ ἐπὶ

dici folet aliquo modo pes σιμοῦσθαι, id eſt ſimus fieri;
ubi vero poſteriores calcem ad ſe trahunt una cum ea
parte quae inter talos et digitorum radices eſt, nullum eſt
nomen uſitatum quo iſtiusmodi habitus nominetur. Quare
Hippocrates ut oſtendimus eum appellavit καμπύλον vocem
inveniens rei quam exprimit accommodatam. Neque enim
poteſt pes ſimus fieri attollique a prioribus muſculis, quod
non aliud eſt quam ſimum fieri, quum crus inflexum eſt,
ſicut quando erat extenſum quemadmodum nec curvus fieri,
niſi crus flectatur. Poteſt autem utroque modo figurari
ſub utroque cruris propoſito habitu, ſed paullum et vio-
lentes, multum et ſine vi non poteſt. Ergo quum mu-
ſculi, ut diximus, orti a poſteriori parte cruris quae car-
noſa prominet non ab interiori calcem et univerſum pedem
trahunt ad partem poſteriorem, ejusmodi habitum pedis
Graece nonnulli καμπὴν, nonnulli ἔκτασιν nuncupant;
quemadmodum ubi pes in contrariam partem a prioribus
muſculis movetur, alii ἔκτασιν, alii καμπὴν nominant, in

Ed. Chart. XII. [426. 427.]   Ed. Baf. V. (641.)

μὲν ταύτης εἰθίσθαι τὸν πόδα λέγειν. ἐπὶ δὲ τῆς ἐναντίας
οὐδέν ἐστιν ἅπασι σύμφωνον ὄνομα. βλάπτεται δ᾿ οὐδὲν
ἡ τῶν πραγμάτων γνῶσις ἐκ τῆς τῶν ὀνομάτων διαφωνίας.
ἐγὼ γὰρ νομίζω, σαφῶς ἑκάτερον ἐδήλωσα διὰ τοῦ λόγου
χωρὶς τῶν διαπεφωνημένων ὀνομάτων.

_____

ριδ'.

[427] Ἥκιστα μὲν ἐν τούτῳ τῷ τρόπῳ τοῦ ὀλισθήματος
ὁ μηρὸς μειοῦται. μινύθουσι μέντοι αἱ σάρκες πάντη,
μάλιστα δὲ κατὰ τὴν ὄπισθεν ἴξιν, ὥσπερ ἤδη καὶ πρό-
σθεν εἴρηται. ὅσοι μὲν οὖν ἂν τιθηνηθῶσιν ὀρθῶς, οὗ-
τοι μὲν δύνανται προσχρέεσθαι τῷ σκέλεϊ αὐξανόμενοι
βραχυτέρῳ μέν τινι τοῦ ἑτέρου ἐόντι, ὅμως δὲ ἐρειδόμε-
νοι ξύλῳ ἐπὶ ταῦτα, ᾗ τὸ σιναρὸν σκέλος· οὐ γὰρ κάρτα
δύνανται ἄνευ τῆς πτέρνης τῷ στήθει τοῦ ποδὸς χρέεσθαι
ἐπικαθιέντες, ὥσπερ ἐν ἑτέροις χωλεύμασιν ἔνιοι δύναν-
ται. αἴτιον δὲ τοῦ μὴ δύνασθαι τὸ ὀλίγῳ πρόσθεν εἰ-

quo cafu nt retuli dici folet pes σιμοῦσθαι, id eſt ſimus
fieri. In contrario nullum eſt nomen de quo inter omnes
conveniat, fed nihilo deterius habet, rerum peritia pro-
pter vocabulorum diſſenſionem. Equidem absque vocabu-
lis de quibus non conveniat inter omnes, oratione utrum-
que mihi clare videor explanaſſe.

_____

CXIV.

*Minimum autem femur minuitur quum in hanc partem
promovetur; minuitur tamen caro ubique a poſteriori
parte praeſertim, ſicut in ſuperioribus quoque dictum
eſt. Ergo quicunque recte educati fuerint, uti crure
poſſunt, quum increſcunt, quamquam aliquanto brevius
altero eſt, baculo tamen fulciuntur a parte cruris vi-
tiati: nequeunt enim absque calce ima planta conſiſtere,
quod quibusdam alia de cauſa claudicantibus licet.
Quamobrem nequeunt, paullo ſapra declaravimus, id-*

ρημένον, διὰ οὖν τοῦτο προσδέονται ξύλου. ὅσοι δ᾿
ἂν καταμεληθῶσι καὶ μηδὲν χρέονται ἐπὶ τὴν γῆν τῷ
σκέλεϊ, ἀλλὰ μετέωρον ἔχουσι, τούτοισι μινύθουσι μὲν τὰ
ὀστέα ἐς αἴξησιν μᾶλλον ἢ, τοῖσι χρεομένοισι, μινύθουσι
δὲ καὶ αἱ σάρκες πολὺ μᾶλλον ἢ τοῖσι χρεομένοισι. κατὰ
δὲ τὰ ἄρθρα ἐς τὸ εὐθὺ πηροῦται τούτοισι τὸ σκέλος,
μᾶλλόν τι ἢ οἷσιν ἄλλως ἐκπεπτώκῃ.

᾿Ένιοι τῶν ἐξηγουμένων τὰς τοιαύτας λέξεις οὕτως ἐοί-
κασιν ἐμπείρως ἔχειν αὐτῶν, ὥστε τὸ μὲν ἥκιστα σημαίνειν
νομίζουσιν οὐδ᾿ ὅλως, τὸ δ᾿ οὐχ ἥκιστα μάλιστα. οὗτοι δ᾿
ἂν νομίσαιεν ὑφ᾿ Ἱπποκράτους εἰρῆσθαι, τοῖς οὕτω παθοῦσι
μηδ᾿ ὅλως μειοῦσθαι τὸν μηρόν· ἀλλὰ φαίνεταί γε μειού-
μενος, οὐ μὴν ὥσπερ ἐπὶ ταῖς ἄλλαις ἐκπτώσεσιν, ὅτι με-
τριωτέρας ἐκείνων ἔχει τὰς μειούσας αἰτίας. ἐλέχθησαν δὲ
εἶναι δύο, διαστροφή τε τῶν ὀργάνων καὶ βλάβη τῶν ἐνερ-
γειῶν, δι᾿ ἣν ὀλίγα χρῶνται τῷ σκέλει· ἀλλ᾿ ἐν τούτῳ τῷ πα-

---

*circo igitur baculo egent. Iis vero qui negligenter ha-
biti fuerint, neque crure terram contingant, fed id
fufpenfum habeant, offa magis minuuntur, quam aliis
qui crure utuntur; circa articulos autem crus quod ad
rectum habitum pertinet magis depravatur, quam qui-
bus articulus alio modo luxatur.*

Quidam ex iis qui hujusmodi dictiones exponunt,
tantam videntur earum habere peritiam, ut minimum ar-
bitrentur nullo modo fignificare, non minimum maxime.
Hi ergo Hippocratem dixiffe exiftimarent iis qui fic affecti
funt femur nullo modo minui. At minui ipfum conftat,
non aeque tamen atque ubi in alias partes prolabitur,
caufae enim ob quas minuitur leviores funt in hoc cafu,
quam in illis. Duas autem caufas reddidimus, inftrumen-
torum depravationem et actionum noxam, ob quam paul-
lum crure utuntur. Sed quum in hanc partem femoris

Οήματι πρὸς τῷ μὴ διεστράφθαι μεγάλως οὐδ᾽ ἡ τῆς
ἐνεργείας βλάβη σφόδρα τὸ σκέλος γίγνεται.

ριέ.

Ὡς μὲν οὖν ἐν κεφαλαίῳ εἰρέεσθαι τὰ ἄρθρα τὰ ἐκπίπτοντα
καὶ τὰ ὀλισθαίνοντα ἀνίσως αὐτὰ ἑωυτοῖσιν ἐκπίπτει καὶ
ὀλισθαίνει, ἄλλοτε μὲν πολὺ πλείονα, ἄλλοτε δὲ πολὺ
ἐλάσσονα. καὶ οἶσι μὲν ἂν πολὺ πλεῖον ὀλισθῇ ἢ ἐκπέσῃ,
χαλεπώτερα ἐμβάλλειν τὸ ἐπίπαν ἐστί· καὶ ἢν μὴ ἐμβι-
βασθῇ, μείζους καὶ ἐπιδηλοτέρας τὰς πηρώσιας καὶ κα-
κώσιας ἴσχει τὰ τοιαῦτα τῶν ὀστέων καὶ σαρκῶν καὶ
σχημάτων. ὅταν δὲ μεῖον ἐμπέσῃ καὶ ὀλισθῇ, ῥηΐδιον
μὲν ἐμβάλλειν τὰ τοιαῦτα τῶν ὀστέων γίνεται· ἢν δὲ
καταπορηθῇ ἢ ἀμεληθῇ ἐμπεσεῖν, μείους καὶ ἀσινέστεραι
αἱ πηρώσιες γίνονται τούτοισιν ἢ οἶσιν ὀλίγῳ πρόσθεν
εἴρηται. τὰ μὲν οὖν ἄλλα ἄρθρα καὶ πάνυ πολὺ δια-
φέρει ἐς τό, ὅτε μὲν μεῖον, ὅτε δὲ μεῖζον τὸ ὀλίσθημα
ποιέεσθαι. μηροῦ δὲ καὶ βραχίονος κεφαλαὶ παρὰ πλη-

---

caput erumpit, praeterquam quod inſtrumenta non admo-
dum depravantur actio ipſa cruris multum laeditur.

CXV.

Ut ſummatim igitur dicamus, articuli qui excidunt et
elabuntur non eodem modo ſemper excidunt et elabun-
tur; modo enim multo plus, modo multo minus. Ubi
quidem multo plus et elabuntur et excidunt, in univer-
ſum majori negotio reſtituuntur; ac niſi revertantur
oſſa, caro atque habitus et magis et apertius depra-
vantur vitianturque. At quum minus excidunt et ela-
buntur, oſſa haec facilius conduntur; at ubi vel negli-
gantur vel reponi nequeant, minus debilitantur et cum
leviore detrimento in hoc caſu, quam in eo quem pro-
vime poſuimus. In reliquis ergo articulis multum in-
tereſt, magisne an minus ſua ſede excedant. Sed
utrumque caput tam femoris quam humeri ſemper omnino

ΠΕΡΙ ΑΡΘΡΩΝ ΥΠΟΜΝΗΜΑ Γ. 665

Ed. Chart. XII. [427 428.]   Ed. Baf. V. (641.)
σιότητα ὀλισθαίνουσιν αὐτὴ ἑωυτῇ ἑκατέρη. ἅτε γὰρ
στρογγύλαι μὲν αἱ κεφαλαὶ ἐοῦσαι ἁπλὴν τὴν στρογγύλω-
σιν καὶ φαλακρὴν ἔχουσι. κυκλοτερὲς δὲ αἱ κοιλίαι ἐοῦ-
σαι ,αἱ δεχόμεναι τὰς κεφαλὰς, ἁρμόζουσαι δὲ τῇσι κε-
φαλῇσι. διὰ τοῦτο οὐκ ἔστιν αὐτῇσι τὸ ἥμισυ ἐκστῆναι
τοῦ ἄρθρου. ὀλισθαίνοι γὰρ ἂν διὰ τὴν περιφερίην ἢ
ἐς τὸ ἔξω ἢ ἐς τὸ εἴσω. περὶ οὗ νῦν ὁ λόγος ἐστὶν, ἐκ-
πίπτουσι τελέως ἤδη, ἐπεὶ ἄλλως γε οὐκ ἐκπίπτουσιν.
ὅμως δὲ καὶ ταῦτα ὅτε μὲν πλείω ἀποπηδᾷ ἀπὸ τῆς φύ-
σεως, ὅτε δὲ ἔλασσον, μᾶλλον δέ τι μηρὸς τοῦ βραχίονος
πέπονθεν.

---

[428] Οὐ ταύτης μόνης τῆς ῥήσεως, ἀλλὰ καὶ τῶν
ἐφεξῆς ἀπασῶν ἕν ἐστι κεφάλαιον κοινὸν ἀλλήλων διαφέρειν
τὰς ἐξαρθρήσεις, οὐ σμικρὰν διαφορὰν ἐν τῷ μᾶλλόν τε
καὶ ἧττον. ἔνιαι μὲν γὰρ ἐπὶ πολὺ τοῦ κατὰ φύσιν, ἔνιαι
δ᾽ ἐπ᾽ ὀλίγον ἀφίστανται μᾶλλον καὶ ἧττον ἑκάτεραι τοῦτο
πάσχουσαι. περὶ μὲν οὖν τῶν ἄλλων ἄρθρων εὔδηλόν ἐστιν,
οἷον τοῦ τε κατ᾽ ἀγκῶνα καὶ καρπὸν καὶ κνήμην καὶ πόδα

---

*aeque prolabitur; quoniam absque ullo exceſſu ſimplici-
ter rotundum eſt et caro recipitur, quod in orbem eſt
et optime ſibi aptatur: quocirca evenire non poteſt, ut
in his articuli dimidium procidat: nam quum rotundus
fit vel totus erumpat vel intro revertetur. Id ergo quo
de agitur ex toto ſua ſede movetur, alioquin non ex-
cideret; interdum tamen magis, interdum minus a na-
turali ſede recedit, quod magis femori evenit quam
humero.*

Non modo hujus orationis, fed et omnium quae fe-
quuntur caput unum eſt, luxata non mediocriter inter ſe
differre, quatenus magis aut minus a naturali ſede rece-
dunt. Nonnulla enim multum, nonnulla paullum abſunt;
utrumque autem magis aut minus patiuntur. In miis qui-
dem articulis res clara eſt, ut in cubito, manu, crure,

καὶ δακτύλους. ἐπὶ δὲ τοῦ κατ᾽ ὦμον καὶ ἰσχίον ἐπιδεικνύει,
μὴ δυνάμενον γενέσθαι τὸ καλούμενον παράρθρημα διὰ τὸ
τὰς κεφαλὰς τῶν ἄρθρων σφαιροειδεῖς οὔσας ἐμβαίνειν κοι-
λότησιν ὀφρῦς ἐχούσας κυκλοτερεῖς, ἐφ᾽ ὧν ἀδύνατόν ἐστι
διαμένειν τὰς κεφαλάς. ἐξ ἀνάγκης γὰρ εὐθέως, εἴ τισι
τὰς κοιλότητας ἐμπίπτουσιν ἐκτὸς αὐτῶν ὀλισθαίνουσιν· ἀλλ᾽
ὅμως φησὶ κἀπὶ τούτων ἐνίοτε μὲν ἀξιόλογον, ἐνίοτε δ᾽
ὀλίγιστον ἀφίστασθαι τὰς κεφαλὰς τοῦ κατὰ φύσιν. εὔδη-
λον δ᾽ ὅτι τοῦ τε βραχυτάτου καὶ τοῦ πλείστου τὸ μεταξὺ
διαφορὰς ἔχει κατὰ τὸ μᾶλλόν τε καὶ ἧττον οὐκ ὀλίγας.

pede, digitis; fed humeri et femoris caput indicat non
poffe paullum fuo loco excedere, quod vitium Graeci
παράρθρημα dicunt, quum rotundum fit et in cavum in-
feratur, quod oras in orbem habet in quibus confiftere
caput nequeat: necessario enim vel protinus recorderetur
vel ex toto excideret. Utrumque tamen caput ait inter-
dum longe, interdum paullulum a naturali fede recedere.
Ubi vero et plurimum et minimum datur, non paucas
quod ad plus et minus attinet differentias intercedere
manifeftum eft.

ΙΠΠΟΚΡΑΤΟΥΣ ΤΟ ΠΕΡΙ ΑΡΘΡΩΝ ΒΙΒΛΙΟΝ ΚΑΙ ΓΑΛΗΝΟΥ ΕΙΣ ΑΥΤΟ ΥΠΟΜΝΗΜΑ ΤΕΤΑΡΤΟΝ.

Ed. Chart. XII. [429. 430.]   **Ed. Baf. V. (642.)**

α′.

[429.] (642.) *Περὶ ἔνια καὶ τῶν ἐκ γενεῆς γινομένων ὀλισθημάτων, ἢν μικρὸν ὀλισθῇ, οἷά τε ἐς τὴν φύσιν ἄγεσθαι καὶ μάλιστα παρὰ τὰ τοῦ ποδὸς ἄρθρα.*

Ἐκ γενεῆς ἔνιοι μὲν οὖν ἐπὶ τῶν συγγενομένων εἰρῆσθαί φασιν, ἔνιοι δ᾽ ἐπὶ τῶν οὐ μετὰ πολὺν χρόνον τοῦ γεννηθῆναι. τούτοις μὲν οὖν μαρτυ- [430] ρεῖ τὰ εἰρη-

---

HIPPOCRATIS DE ARTICULIS LIBER ET GALENI IN EUM COMMENTARIUS QUARTUS.

I.

Quandoquidem nonnulla ex iis quae a primo natali die ſua ſede moventur, ſed paullum exceſſerint, reſtitui poſſunt praeſertimque ad pedis articulos.

Quod ait primo natali die, nonnullo ad eos referunt qui in utero ſunt; alii ad eos qui non multo ante nati ſunt. Horum ſententiam comprobant quae ſequuntur, ſed

μένα ἐφεξῆς καὶ προφανῶς ἁμαρτάνουσιν οἱ περὶ μόνων
τῶν γεννηθέντων ἀκούοντες· ἄμεινον γὰρ ἐπ᾽ ἀμφοτέρων
ἡγεῖσθαι λελέχθαι τὸν λόγον. ὅτι δὲ τοῖς ἑτέροις μαρτυρεῖ
τὰ ἐφεξῆς εἰρημένα μικρὸν ὕστερον ἐπιδείξομεν, ὅταν ἐκεί-
νην ἐξηγώμεθα τὴν ῥῆσιν.

β'.

῾Οκόσοι ἐκ γενεῆς κυλλοὶ γίνονται.

Τὴν ἐπὶ τὰ ἔξω διαστροφὴν τοῦ σκέλους αὐτὸς ἔμπρο-
σθεν ὠνόμασε κύλλωσιν, ἐφ᾽ ἧς ἔφη συμβαίνειν ῥέπειν ἔσω
τὸν πόδα. ἄρθρα δὲ ποδὸς εἶπεν, ἐπειδὴ πλείω τὸν ἀριθ-
μόν εἰσι γιγνόμενα μὲν ἅπαντα κατὰ τὰς κατὰ τὸν ἀστρά-
γαλον διαρθρώσεις, οὐ μὴν ἑνὸς ὀστοῦ τὴν διάρθρωσιν
ἔσχετο πρὸς αὐτόν· ἡ μὲν γὰρ περόνη κατὰ τὸ ἔξω μέρος,
ἡ δὲ κνήμη κατὰ τὸ ἔνδον ἑκατέρα μεγάλαις ἀποφύσεσιν
αὐτὸν περιλαμβάνει, τὸ δὲ πρόσω μέρος αὐτοῦ περιφερὲς
ὂν, οἷον κεφαλήν τινα ἔχει πεφυκυῖαν ἐπ᾽ αὐχένι περιλαμβα-

illi procul dubio errant, qui accipiunt in iis tantum qui
in utero funt. Satius enim eſt ad utrosque orationem
referre. Praeterea quae fequuntur cum aliis facere paullo
poſt demonſtrabimus, ubi eum locum aperiemus.

II.

Quibus a primo natali die crus varum eſt.

Crus varum, id eſt in exteriorem partem converſum:
ſupra etiam nuncupavit κυλλὸν, ubi ſpectare intro pedem
ait. Dixit autem pedis articulos, quoniam plures numero
funt, omnes juxta tali commiſſuram ſiti, cum quo non
unum os tantum committitur. Sura enim ab exteriori
parte, ab interiori tibia, utraque magno proceſſu com-
plectitur talum, cujus pars prior quae rotunda eſt et
quaſi caput habet rotundum cervici ſuperimpoſitum a cavo

νομένην ὑπὸ κοιλότητος ὁσιοῦ τοῦ καλουμένου σκαφοειδοῦς
καὶ κατὰ ταύτην γε μάλιστα τὴν διάρθρωσιν ἀνατείνεσθαί
τε σιμουμένῳ τῷ ποδὶ καὶ πρὸς τὴν ὀπίσω χώραν ἀπάγε-
σθαι συμβαίνει· καὶ μὴν κἀκ τῶν κάτω μὲν ὁ ἀσιράγαλος
πρὸς τὴν πτέρναν διαρθροῦται, καθ᾽ ὃν εἴρηται τρόπον ἐν
τῷ περὶ ὀσιῶν ὑπομνήματι καὶ γεγυμνάσθαι συνεβούλευσα
τὸν μέλλοντα ταῖσδε ταῖς ἐξηγήσεσιν ὁμιλέειν. ἀλλ᾽ αἵ γε
κυλλώσεις τοῦ ποδὸς μάλιστα γίνονται πρὸς τὴν ἔξω χώραν
ἀφικνουμένης τῆς κνήμης ὡς αἰωρεῖσθαί τε καὶ ἀστήρικτον
κρέμασθαι τὴν κάτω τῆς περόνης ἐπίφυσιν, ἣ περιλαμβάνει
τὸν ἀστράγαλον ἔξωθεν.

_____

γ′.

Τὰ πλεῖστα τούτων ἰήσιμά ἐστιν, ἢν μὴ πάνυ ἡ ἔκκλισις
   εἴη ἢ καὶ προαυξέων γεγονότων ἤδη παιδίων ξυμβῇ· ἄρι-
   στον μὲν οὖν ὡς τάχιστα ἰητρεύειν τὰ τοιαῦτα πρὶν πάνυ
   μεγάλην τὴν ἔνδειαν τῶν ὀσιέων ἐν τῷ ποδὶ γενέσθαι,
   πρίν τε πάνυ μεγάλην τὴν ἔνδειαν τῶν σαρκῶν τῶν κατὰ
   τὴν κνήμην εἶναι.

_____

excipitur illius oſſis quod ſcaphae ſimilitudinem refert,
qua parte commiſſurae pes potiſſimum et ſurſum extendi-
tur, quum ſimus efficitur et in poſteriorem partem duci-
tur; ſed et ab inferiori parte talus cum calce committitur,
quomodo in libro de oſſibus explanavimus, in exerceri
juſſimus eum qui debeat in his expoſitionibus verſari.
Verum pes tunc potiſſimum varus redditur, quum tibia
in exteriorem partem crevit, ſic ut inferior ſurae pro-
ceſſus, quo talum ab exteriori parte complectitur ſine
ulla fultura ſupendatur.

_____

III.

*Plerique ſanabiles ſunt, niſi ita magnus exceſſus ſit aut
   pueris jam adultioribus res indicat. Commodiſſimum
   itaque his eſt celerrime ſubvenire, antequam et pedis
   oſſium et carnis in crure magna admodum defectio
   ſequatur.*

_____

*Προαυξέων λέγει τῶν ἐπὶ πλέον ηὐξημένων, ὧν οὐχ
ὁμοίως ἐστὶν ἀνάπλαστος τῶν ὀστῶν οὐσία, καθάπερ τῶν
βρεφῶν διὰ μαλακότητα· πρόδηλον ἐκ τοῦδε περὶ τῶν
ἤδη γεγονότων αὐτὸν διαλέγεσθαι· εἰ δὲ καὶ περὶ τῶν ἔτι
κυουμένων οὐχ ὁμοίως δῆλον, ἀλλὰ πολλάκις τε διὰ τῶν ἔμ-
προσθεν ἐμνημόνευσε καὶ τοῖς κυουμένοις ἐξαρθρήματα γί-
γνεσθαι.*

δ'.

*Τρόπος μὲν οὖν κυλλώσιος οὐχ εἷς, ἀλλὰ πλείονες. τὰ πλεῖ-
στα μὲν οὐκ ἐξηρθρηκότα παντάπασιν, ἀλλὰ δι' ἔθος
σχήματος ἔν τινι ἀπολήψει τοῦ ποδὸς κεκυλλωμένα.*

[431] *Ὡς τὸ πολὺ μὲν ἐπὶ τῶν καθ' ἕκαστον διαφε-
ρόντων, ὑπὲρ οὗπερ ἂν ἑκάστοτε τύχῃ διαλεγόμενος, εἴωθεν
ἐπιφέρειν τρόπος ὄνομα. δύναταί γε μὴν νῦν καὶ περὶ τῆς
γενέσεως τῶν κυλλωμάτων λέγειν, ὅτι κατὰ πολλοὺς γίνε-
ται τρόπους· καὶ γὰρ τὸ ἐπιφερόμενον ἀμφοτέροις μαρτυρεῖ*

Adultiores vocat eos qui plurimum increverunt, quo-
rum offa non aeque tractari et componi poffunt, atque
infantium propter mollitiem. Hinc itaque colligitur Hip-
pocratem de iis agere qui nati jam funt; at loquaturne
de illis qui in utero funt, non fimiliter manifeftum eft,
fed in fuperioribus faepius retulit in utero matris articu-
los luxari.

IV.

*Modus ergo ejus vitii, fub quo pes varus fit non fimplex
eft, fed multiplex. Plerumque autem narus redditur,
non quod articulus ex toto luxatus fuerit, fed quod
pes confueverit re aliqua exceptus figurari.*

Modum τρόπον dixit, quod verbum plerumque mu-
tuari folet, quum de unoquoque eorum loquitur quae in-
ter fe differunt fingula; fed nunc agere poteft qua ratione
pes varus fiat, quod multis modis accidit. Namque id
quod fubjicitur utramque fententiam comprobat quum ait:

λεγόντος αὐτοῦ, τὰ πλεῖστα μὲν οὐκ ἐξηρθρηκότα παντάπα-
σιν, ἀλλὰ δι᾽ ἔθος σχήματος ἔν τινι ἀπολήψει τοῦ ποδὸς
κεκυλλωμένα. ἐκ μὲν γὰρ τοῦ φάναι, μὴ ἐξηρθρηκότα τε-
λέως ἕνα τινὰ τρόπον ἐδήλωσε τοῦ πάθους. ἐκ δὲ τοῦ δι᾽
ἔθος σχήματος ἁπαλά τε ὄντα καὶ οἷον κηροειδῆ τὰ τῶν
βρεφῶν ὀστᾶ διαστρέφεσθαι μοχθηρῶς ὑπὸ τῶν τροφῶν
σχηματιζόμενα κατατιθεμένων ἐν τοῖς λίχνοις παρεστραμ-
μένα πως ἢ καὶ περιηγμένα πλέοσιν ἐπιβλήμασιν ἢ θλώμενα
πρός τινων, ὑφ᾽ ὧν ἁπάντων αἱ διαστροφαὶ γίνονται.

ε'.

Προσέχειν δὲ τῇ ἰητρείῃ. τοῖσι δὲ χρὴ ἀπωθέειν μὲν καὶ
κατορθοῦν τῆς κνήμης τὸ κατὰ τὸ σφυρὸν ὀστέον τὸ
ἔξωθεν ἐς τὸ εἴσω μέρος, ἀντωθέειν δὲ ἐς τὸ ἔξω μέρος
τὸ τῆς περόνης, τὸ κατ᾽ αὐτὴν τὴν ἴξιν, ὅπως ἀλλήλοις
ἀπαντήσῃ τὰ ὀστέα τὰ ἐξίσχοντα, κατὰ μέσον δὲ καὶ
πλάγιον τὸν πόδα. τοὺς δ᾽ αὖ δακτύλους ἀθρόους ξὺν

plerumque autem varus efficitur, non quod articulus ex
toto luxatus fuerit, fed quod pes confueverit re aliqua
exceptus figurari. Nam quum inquit, non quod articulus
ex toto luxatus fuerit, unum quendam vitii modum ex-
preffit; quum vero dixit, fed quod pes confueverit re ali-
qua exceptus figurari, unde is fiat oftendit. Neque alie-
num eft depravari tenera et veluti cerea infantium offa
prave a nutricibus figurata, quum in cunis collocantur
quodammodo contorta vel pluribus velamentis involuta
vel fic ut a quibusdam etiam urgeantur, a quibus omni-
bus depravationes fiunt.

V.

Haec autem in curatione animadvertenda funt. Os cruris
quod ad talos exftat ab exteriori parte in interiorem
propellendum dirigendumque eft; calx contra e regione
ejus in exteriorem repellendus, ut offa quae excefferunt
inter fe concurrant et in medio et a latere pedis, digi-

τῷ μεγάλῳ δακτύλῳ ἐς τὸ εἴσω μέρος ἐγκλίνειν καὶ πε-
ριαναγκάζειν οὕτως.

Αὐτὸς ἐν τῷ περὶ ἀγμῶν εἶπεν· ἡ δὲ κνήμη δύο ὀστέα
ἐστὶ, πῇ μὲν συχνῷ λεπτότερον τὸ ἕτερον τοῦ ἑτέρου, πῇ
δὲ οὐ πολλῷ λεπτότερον, ἀλλὰ τοῖς τε μετ' αὐτὸν εἰθίσθη
τὸ ἔξωθεν ὀνομάζειν περόνην. ταύτην οὖν ὠθεῖν ἔσω κε-
λεύει καὶ τοῦτο πράττοντα τὴν πτέρναν ἀντωθεῖν ἐκτὸς καὶ
μάλιστα αὐτῆς τὸ κατὰ τὴν ἴξιν, ὅπερ δηλοῖ τὴν εὐθυωρίαν,
ὡς πρὸς τὴν κνήμην δηλονότι τὴν ἐν τῷ κατὰ φύσιν ἐπι-
κειμένην αὐτῇ. πολλάκις δ' ἔμπροσθεν ἤδη περὶ τοιούτου
τρόπου τῆς ἐμβολῆς εἶπεν ἁπάντων ὄντων κοινοῦ. χρὴ γὰρ
τὸ μὲν ἐξέχοντος τοῦ κατὰ φύσιν εἰς τὴν ἀρχαίαν χώραν
ἐπαναγαγεῖν, ὅπως ἀλλήλοις ἀπαντήσῃ τὰ ὀστᾶ. τὰ δ'
ἐφεξῆς εἰρημένα περὶ τῆς διαπλάσεως αὐτῶν ἱκανῶς ἐστι
σαφῆ τοῖς μεμνημένοις ὧν τ' ἔμπροσθεν εἰς τοῦτο τὸ βι-
βλίον εἴπομεν ἐξηγούμενοι καὶ ὧν ἔτι τούτου πρότερον εἰς

---

tique omnes una cum pollice repellente in interiorem
partem inclinandi atque ita cogendi funt.

Scribit ipfe in libro de fracturis: crus binis offibus
continetur, quorum alterum altero tenuius eft ab una
parte multo, paullo ab altera. Solent autem recentiores
hoc os quod ab exteriori parte fitum eft Graece nominare
περόνην. Jubet igitur ut illud in interiorem partem co-
gatur, fimulque calx repellatur in exteriorem idque prae-
fertim ex calce, quod e regione eft cruris videlicet quod
fuper ipfum naturaliter fitum eft. De hac autem refti-
tuendi ratione antea faepius mentionem fecit quae om-
nium communis eft: fiquidem neceffe eft quod naturali
fede exceffit in priftinum locum propellere et quod fub-
jectum eft in contrariam partem adducere ut offa inter
fe concurrant. Quae fubjicit de ipfis dirigendis eviden-
tiffima funt iis qui in memoria habeant, quae fuperius
diximus in expofitione hujus libri et ante ejus qui de

Ed. Chart. XII. [431. 432.]   Ed. Baf. V. (642. 643.)
τὸ περὶ ἀγμῶν. εἰ δέ τι παρεμπίπτοι δοκοῦν ἀσαφέστερον
εἰρῆσθαι, περὶ μόνου τούτου ποιήσομαι τὸν λόγον.

_____

στ'.

Ἐπιδεῖν δὲ κηρωτῇ ἐῤῥητινωμένῃ εὖ καὶ σπλήνεσι καὶ ὀθο-
νίοισι μαλθακοῖσι, μὴ ὀλίγοισι μηδὲ ἄγαν πιέζοντα.

[432] (643) Τοῖς διαπλασσομένοις μέρεσιν ἐπιτή-
δειός ἐστι τὴν ῥητίνην ἔχουσα κηρωτή, διότι συνέχεται
μᾶλλον τῷ δέρματι καὶ τὰ ὀθόνια καὶ ξηραίνεται μᾶλλον
τὰ σώματα. ἐκ μὲν οὖν τοῦ συνέχεσθαι τὸ φυλάττεσθαι
τὴν διάπλασιν ἀμετακίνητον ὑπάρξει τοῖς θεραπευομένοις
μορίοις, ἐκ δὲ τοῦ ξηραίνεσθαι τὸ πήγνυσθαί τε καὶ κρα-
τύνεσθαι. τοῦτο δ' αὐτὸ μόνιμον αὐτοῖς φυλάξει τὴν διά-
πλασιν. ὀθονίοις δὲ χρῆσθαι κελεύει μαλθακοῖς μὲν διὰ
τὴν μαλθακότητα τῶν σωμάτων, ἣν ἐκ τῆς ἡλικίας ἔχει τὰ
βρέφη. περιβεβλημένοις δὲ ἀτρέμα φυλαττόμενος τὴν ἐκ τῆς
βιαίας περιβολῆς θλῖψιν αὐτῶν καὶ μάλισθ' ὅταν ἐπὶ μα-

fracturis eſt. Si quid autem occurrat quod obſcurius vi-
deatur, illud dumtaxat enodabimus.

_____

VI.

_Deligare item convenit adhibito cerato quod reſinam co-
pioſe acceperit et faſciis mollibus non parvis neque ad-
modum arctatis._

_____

Partibus compoſitis aptatur ceratum quod reſinam
acceperit, quoniam faſciae cuti melius inhaerent et partes
corporis magis ſiccantur; ex eo quod faſciae inhaerent
ſequitur ut partes quae curantur immobiles ut compoſitae
ſunt ſerventur; ex eo quod partes ſiccantur ut ſpiſſentur
et confirmentur, quae res etiam compoſita fideliter tue-
tur. Porro autem faſcias molles adhibet ob corporum
mollitiem quae infantium corporibus propter aetatem in-
eſt, quas leniter adſtringit cavens ne veliementer arctatae
comprimant, praecipue quum corpora mollia ſint. Sed

λακῶν γίνωνται σωμάτων. ὅτι δὲ ἧττον πιέζεσθαι κελεύει,
διὰ τοῦτο πλέοσι χρῆσθαι τοῖς ὀθονίοις ἀξιοῖ· τὴν γὰρ
ἀσφάλειαν τῆς ἐπιδέσεως ἔφασκεν ἢ πίεσιν ἢ πλῆθος τῶν
ὀθονίων γίγνεσθαι.

ζ'.

Οὕτω δὲ τὰς περιαγωγὰς ποιέεσθαι τῆς ἐπιδέσιος, ὥσπερ
    καὶ τῆσι χερσὶν ἡ κατόρθωσις ἦν τοῦ ποδὸς, ὅκως ὁ ποὺς
    ὀλίγον μᾶλλον ἐς τὸ βλαισσὸν ῥέπων φαίνηται.

Καὶ τοῦτο κοινὸν ἁπάσης ἐπανορθώσεως ἄρθρων τε
καὶ καταγμάτων ἐστὶ παράγγελμα πολλάκις ὑπ' αὐτοῦ παρ-
ηνημένον. οὐ βούλεται γὰρ ἐν ταῖς ἐπανορθώσεσι τὰ δια-
πλαττόμενα πρὸς τὸ κατὰ φύσιν ἀκριβῶς ἀχθέντα καταλι-
πεῖν αὐτόθι. κελεύει μὲν περιβάλλειν ὀλίγον ὅτι ὡς ἐκ
τούτου τὴν πολυχρόνιον αὐτῶν ῥοπὴν ἐπὶ τὴν διαστροφὴν
ἀντισπῶντες ἐν τῷ μέσῳ καταστήσωμεν, ὅπερ ἦν τὸ κατὰ
φύσιν ἀκριβῶς. εἰ γὰρ ἐν τούτῳ διαπλάττοντες καταλεί-

quia minus adſtringit, idcirco imperat ut plures faſciae
injiciantur: ſcripſit enim, vinculi firmitatem vel preſſu
comparari vel numero faſciarum.

VII.

Non ſecus autem circumagenda faſcia eſt, quam ſi pes
manibus dirigendus ſit ut paullo magis valgus appareat.

Hoc item praeceptum communiter ad luxata fracta-
que omnia pertinet, quod ſaepius ab ipſo memoriae pro-
ditur. Non enim vult in dirigendo, quae compoſita ſunt
in naturalem ſedem exquiſite reſtituta ita relinqui, ſed
paullo ultra compelli, ut ad contrarium ejus loci in quem
diu perverſa ſpectarunt a nobis impulſa conſiſtant in me-
dio quod prorſus ſecundum naturam fuit: nam ſi collo-
cata in hoc demitterentur, ad diuturnam depravationem

ΠΕΡΙ ΑΡΘΡΩΝ ΥΠΟΜΝΗΜΑ Δ. 675

Ed. Chart. XII. [432.]   Ed. Baf. V. (643.)

πομεν, ἐπὶ τὴν πολυχρόνιον διαστροφὴν ὑποῤῥεῖ τὰ μόρια.
δῆλον δ᾽ ὅτι καὶ τοῦτο παράγγελμα ἐν τῷ γενικωτάτῳ πάν-
των ὑποπέπτωκε θεραπευτικῷ σκοπῷ, καθ᾽ ὃν ἔφασκε τὰ
ἐναντία τῶν ἐναντίων ἰήματα εἶναι, μήτε τὰ κατεψυγμένα
θερμαινόντων ἡμῶν τῇ μετρίᾳ θερμασίᾳ, μήτε τὰ θερμαι-
νόμενα μετρίως ψυχόντων, ἀλλ᾽ εἰς τοσοῦτον ἐπέκεινα τῆς
μεσότητος εἰς τἀναντία προχωρούντων, ὅσον ἀπεχώρησεν
αὐτῆς τὸ πάθος ἐπὶ θάτερον· καὶ νῦν οὖν ἐπεὶ μὲν πάθος
ἢ ἡ κύλλωσις ἐναντία βλαισσώσει διὰ πάντων τῷ λόγῳ, τὸ
κῶλον ὁ Ἱπποκράτης πρὸς τὸ βλαισσὸν ἀξιοῖ ῥέπειν ἐπέκεινα
δηλονότι τῶν κατὰ φύσιν ἀκριβῶς ὄντων.

η'.

Ἴχνος δέ τι ποιέεσθαι ἢ δέρματος μὴ ἄγαν σκληροῦ μο-
λυβδίνου.

Καὶ τοῦθ᾽ ἕνεκα τοῦ μονίμου τῆς ἐπιδέσεως ἐπιτεχνᾶ-
ται. διὰ τοῦτο δ᾽ οὖν καὶ προσκαταδεῖν αὐτὸ κελεύει τῇ

---

redirent. Conftat autem praeceptum hoc ad id confilium
pertinere quod in curando maxime commune eft, in quo
contraria contrariorum effe praefidia docuit. Quum nec
refrigerata moderate calefaciamus nec calefacta moderate
refrigeremus, fed eatenus a medio in contrariam partem
recedamus, quatenus in alteram morbus receffit. Nunc
quia pes varus eft, cui vitio contrarium id eft fub quo
valgus efficitur, idcirco Hippocrates jubet ut dum com-
ponitur in valgum convertatur fcilicet ultra fedem pror-
fus naturalem.

VIII.

Solea item conficienda eft aut ex pelle non multum dura
aut ex plumbo.

Hoc etiam ad ftabiliendam juncturam molitur: quam-
obrem jubet ipfum poftremum omnium fuper juncturam

Ed. Chart. XII. [432. 433.]　　　　Ed. Baf. V. (643.)
ἐπιδέσει πάντων ὕστατον, ὅπως ἐκείνην τε συνέχῃ πᾶσαν
αὐτόν τε μὴ θλίβῃ τὸν χρῶτα. τοῦτο δὲ ἐδήλωσε τῇ προ-
κειμένῃ ῥήσει γράψας ἐφεξῆς τήνδε·

θ'.

[433] Προσεπιδεῖν δὲ μὴ πρὸς τὸν χρῶτα τιθέντα, ἀλλ'
ὅταν ἤδη τοῖσιν ὑστάτοισιν ὀθονίοισι μέλλῃς ἐπιδέειν.
Ὅταν δὲ ἤδη ἐπιδεδεμένος ἔῃ, ἑνός τινος τῶν ὀθονίων
χρὴ, οἷσιν ἐπιδέεται, τὴν ἀρχὴν προσράψαι πρὸς τὰ κάτω
τοῦ ποδὸς ἐπιδέσματα κατὰ τὴν ἴξιν τοῦ μικροῦ δακτύ-
λου, ἔπειτα ἐς τὸ ἄνω τείνοντα, ὅκως ἦν δοκέῃ μετρίως
ἔχειν, περιβάλλειν ἄνωθεν τῆς γαστροκνημίης, ὡς μόνι-
μον ᾖ κατατεταγμένον οὕτως. ἁπλῷ δὲ λόγῳ ὥσπερ κη-
ροπλαστέοντα χρὴ ἐς τὴν φύσιν τὴν δικαίην ἄγειν καὶ
τὰ ἐκκεκλιμένα καὶ τὰ συντεταμένα τὴν φύσιν καὶ τῇσι
χερσὶν οὕτω διορθοῦντα καὶ τῇ ἐπιδέσει ὡσαύτως. προσ-
άγειν δὲ οὐ βιαίως, ἀλλὰ παρηγορικῶς.

Ἐκ τοῦ κατὰ τὸν μικρὸν δάκτυλον χωρίου, τουτέστι
τῶν ἐκτὸς τοῦ ποδὸς τὴν ἄρτησιν ποιεῖται πρὸς τὴν γα-

devinciri, ut eam totam contineat et carnem ipfam non
comprimat, id quod fequentibus expreffit, inquit enim.

IX.

*Alligandaque non ut cuti infidat, fed quum poftrema lin-
tea circumdantur. Ubi jam alligaveris caput unius ex
fafciis quibus vincitur e regione minimi digiti adfuen-
dum eft illis fafciis quae fub pede funt, ut dum mode-
rate fe habere videatur fafcia furfum ducta circa po-
fteriorem cruris partem quae carnofa eft volvatur, atque
ita, firmiter maneat. Sed ut uno verbo dicam quafi
ceram fingamus, debemus et manibus in naturalem fe-
dem compellere et vinculo fimiliter non magna vi, fed
leniter adducere.*

E regione minimi digiti, hoc eft ab exteriori parte
pedis fafciam appendit, quam attrahit ad pofteriorem par-

σιροκνημίαν, ἐπειδὴ κεκυλλωμένον πόδα θεραπεύει, βεβλαισ-
σωμένον δ᾽ εἴπερ ἐθεράπευε, πάλιν ἂν ἐποίησε τὴν ἀνάρ-
τησιν. ἐπὶ τἀναντία γὰρ χρὴ περιῤῥέειν τὸν πόδα τῇ δια-
στροφῇ ὡς τὰ μὲν εἰς τὴν ἔξω χώραν διεστραμμένα εἰς τὴν
ἐντὸς ἐπιστρέψαι, τὰ δ᾽ ἔσω τὴν μετάστασιν πεποιημένα
καὶ ταῦτα πρὸς τὸν ἐναντίον ἀπάγειν τόπον.

ι'.

Προσράπτειν δὲ τὰ ὀθόνια, ὅκως ἂν ξυμφέρῃ τὰς ἀναλή-
ψιας ποιέεσθαι. ἀλλὰ γὰρ ἄλλης τῶν χωλωμάτων δέεται
ἀναλήψιος.

Ὅπερ ἀρτίως ἐγὼ προειρήκειν αὐτὸς ἐν τῷ λόγῳ διῆλ-
θεν, ἄλλα ἄλλης τῶν χωλωμάτων δεῖσθαι λέγων ἀναλήψεως,
τὰ μὲν κεκυλλωμένα δῆλον ὅτι τῆς ἔσω μὲν προσαγούσης
τὸ τῆς κνήμης πέρας, ἔξω δὲ τὸν πόδα, τὰ δὲ βεβλαισσω-
μένα τῆς ἔξω μὲν τὴν κνήμην, ἔσω δὲ τὸν πόδα, καὶ τὰ μὲν
ἐπ᾽ ὀλίγον ἑκάτερον πεπονθότα μετρίως ἀντισπᾶν ἐπὶ τὴν

tem cruris qùae carnofa prominet, quandoquidem pedi
varo medetur; quod fi valgum curaret, ab altera parte
fafciae caput affueret, quoniam inclinare pedem oportet
in contrariam partem atque convertitur, fic ut quae ex-
tra fpectant compellantur intro, quae intro fimiliter in
contrariam regionem cogantur.

X.

Affuendae autem fafciae funt, ut quomodo opus eft fu-
fpendantur: alia enim depravatio aliam fufpendendi
viam poftulat.

Quod ergo nuper pofui, ipfe nunc declarat aliis de-
pravationibus alias fufpendendi rationes accommodari.
Conftat autem ubi pes in interiorem partem fpectet, ita
fufpendendum effe ut extremum crus in interiorem par-
tem compellatur, pes in exteriorem; ubi pes in exterio-
rem inclinatur, ita ut crus in exteriorem, pes in inte-
riorem urgeatur; ubi in utramvis partem paullum excelfe-

Ed. Chart. XII. [433. 434.]   Ed. Baf. V. (643.)
ἐναντίαν χώραν ποιούμενον τὴν ἀνάληψιν, τὰ δὲ ἐπὶ πλέον
ἀποκεχωρηκότα σφοδρότερον ἀντιτείνοντα· διὰ τοῦτο καὶ
κοινὸν ἐπὶ πασῶν τῶν διαστροφῶν ὄνομα νῦν εἶπε τὸ χώ-
λωμα.

ια'.

Ὑποδημάτιον δὲ ποιέεσθαι μολύβδινον ἔξωθεν τῆς ἐπιδέσιος
ἐπιδεδεμένον, οἷον αἱ Χῖαι κρηπῖδες ῥυθμὸν εἶχον, ἀλλ'
οὐδὲν αὐτοῦ δεῖ, ἤν τις ὀρθῶς μὲν τῇσι χερσὶ διορθώσῃ,
ὀρθῶς δὲ τοῖσιν ὀθονίοισιν ἐπιδέῃ, ὀρθῶς δὲ καὶ τὰς
ἀναλήψιας ποιοῖτο. ἡ μὲν οὖν ἴησις αὕτη, καὶ οὔτε το-
μῆς οὔτε καύσιος οὐδὲν δεῖ οὐδ' ἄλλης ποικιλίης. θᾶσ-
σον γὰρ ἐνακούει τὰ τοιαῦτα τῆς ἰητρείης ἢ ὡς ἄν τις
οἴοιτο. προσνικᾶν μέντοι χρὴ τῷ χρόνῳ, ἕως ἂν αὐξηθῇ
τὸ σῶμα ἐν τοῖσι δικαίοισι σχήμασιν.

[434] Ὁποῖον μὲν ῥυθμὸν εἶχον αἱ Χῖαι κρηπῖδες
οὐχ οἷόν τε γνῶναι σαφές· οὐδὲ γὰρ κατ' αὐτὸν ἔτι τὸν

rit, appenfa faſcia moderate in contrariam partem cogi
debet; qui longe a naturali ſitu receſſit validius repellen-
dus eſt. Ideo depravationem quam χώλωμα dixit commune
nomen omnium pravitatum accipito.

XI.

Calcei vero e plumbo inſtruantur, qui ſuper juncturam
obligentur ad eam formam quam Chiae crepidae habe-
bant: quibus opus non eſt ſi quis manibus recte com-
ponat, recte item faſciis alliget, recte ſuſpendat. Cu-
ratio igitur haec neque ſectionem, neque uſtionem, neque
aliam varietatem requirit: celerius enim opinione hujus-
modi vitia curationi cedunt, tempore tamen ſuperanda
ſunt, dum corpus juſto habitu increſcat.

Quaenam fuerit Chiae crepidae forma non ſatis pa-
tet, quoniam neque Hippocratis faeculo in uſu erat; atque

Ἱπποκράτην ἐσώζετο. διὰ τοῦτο γοῦν εἶπεν, οἷς αἱ Χῖαι
κρηπῖδες ῥυθμὸν εἶχον, δυνάμενος εἰπεῖν ἔχουσιν. εὔδηλον
δ᾽ ὅτι τὸ συνέχον μὲν ἀκριβῶς τὸν πόδα, μὴ θλῖβον δὲ
τὸν χρῶτα τοῖς διαπλασσομένοις παιδίοις ἐπιτηδειότατόν
ἐστιν ὑπόδημα, ὥστε πρὸς τούτους ἀποβλέποντι τοὺς σκο-
ποὺς καὶ νῦν ἂν δύναιντο ποιεῖν ὑπόδημα χρήσιμον ἄνευ
τοῦ ζητεῖν (644) ὁποῖαί τινες ἦσαν αἱ Χῖαι κρηπῖδες.

ιβ'.

Ὅταν δὲ ἐς ὑποδήματος λόγον εἴη, ἀρβύλαι ἐπιτηδειόταται
αἱ πηλοπατίδες καλεόμεναι.

Εἰς ὑποδήματος ἥξει λόγον τὸ θεραπευόμενον παιδίον,
ὅταν τε τὸ κατορθούμενον μόριον ὑγιὲς ᾖ καὶ τηλικοῦτον
ὅταν ἐν τῷ τέως αὐξηθὲν γένηται καὶ μηκέτι μαλακὴν αὐ-
τῶν τῶν ὀστῶν τὴν οὐσίαν εἶναι. οὐδὲ γὰρ οὐδ᾽ ἐπιτρέψαι
χρὴ πρότερον αὐτὸ βαδίζειν, ἵνα μὴ πάλιν ἐπὶ τὴν ἔμπρο-
σθεν διαστροφὴν ἐπανέλθῃ τὸ μόριον. ὅταν δ᾽ ἀβλαβῶς

idcirco inquit, ad eam formam quam Chiae crepidae ha-
bebant; quum potuiſſet dicere habent. Conſtat autem in-
fantibus quum diriguntur id calceamenti genus maxime
idoneum eſſe, quod ad unguen pedem excipit et carnem
non comprimit. Ad quam rem ſpectantes parere nunc
idoneum calciamentum poterimus, quamvis cujusmodi Chiae
crepidae fuerunt non requiramus.

XII.

*Ubi autem ad calceos veniatur, aptiſſimi ſunt qui per
loca luto plena geſtari ſolent πηλοπατίδες nuncupantur.*

Veniunt ad calceos pueri qui curantur, quum pars
quae dirigitur confirmata ſuerit et aliquid increverit atque
oſſa ipſa non amplius mollia ſint. Nam nec permitten-
dum eſt ut prius inambulent, ne pars ad priorem depra-
vationem iterum revertatur; at ubi tuto ingredi poſſunt,

δύναται βαδίζειν, ἀρβύλας ὑποδεῖν αὐτῷ προσήκει. κοῖλον
δ' ἔστιν ὑπόδημα τοῦτο καὶ περιεσφιγμένον ἀκριβῶς τῷ
ὅλῳ ποδὶ μέχρι τῶν σφυρῶν. εὔδηλον δ' ὅτι τοιοῦτόν ἐστι
κἀξ ὧν ἐπήνεγκεν αὐτὸς ὁ Ἱπποκράτης εἰπὼν, αὐτὰς πηλο-
βατίδας ὀνομάζεσθαι. τοῦτο γὰρ γέγονε τὸ ὄνομα, εἰ μὲν
διὰ τοῦ π γράφοιτο πηλοπατίδας διὰ τὸ πατεῖσθαι τὸν πη-
λὸν ὑπ' αὐτῶν, εἰ δὲ διὰ τοῦ β πηλοβατίδας, ἐπειδὰν βαί-
νειν ἀσφαλῶς ἐν πηλῷ δυνατόν ἐστι τοῖς ὑποδεδεμένοις
τοιοῦτον ὑπόδημα.

_____

ιγ'.

Τοῦτο γὰρ ὑποδημάτων ἥκιστα κρατέεται ὑπὸ τοῦ ποδὸς,
ἀλλὰ κρατέει μᾶλλον.

_____

Ἄλλως ἄλλος ἄνθρωπος εἴθισταί τε καὶ πέφυκε βαδί-
ζειν, ὁ μέν τις ὀρθῶς ἀκριβῶς ἔχων, ὁ δ' εἴσω μᾶλλον ἢ
ἔξω ῥέποντα τὸν πόδα, καί τινὲς μὲν αὐτῷ τῷ στήθει, τι-

calceis utantur licet quos Hippocrates ἀρβύλας appellat.
Eſt autem calceamenti genus cavum quod arcte pedem
univerſum exquiſite uſque ad talos complectitur.   Mani-
feſtum eſt autem ejusmodi eſſe, ex eo quod Hippocrates
ſubjicit quum inquit, πηλοπατίδες nuncupantur, hoc enim
nomen inventum eſt; quodſi per π ſcribatur πηλοπατίδες,
ductum erit a luto quod πηλὸς Graece dicitur, quum ab
ipſis lutum calcetur.   Calcari enim πατεῖσθαι dicunt, ſi
per β πηλοβατίδες a luto ſimiliter et a verbo ambulare,
quod βαίνειν dicunt, quum qui iis utantur tuto in luto
ambulent.

_____

XIII.

Namque hoc calceamenti genus a pede minime coercetur,
ſed magis ipſum coercet.

_____

Et natura et uſu alius homo alio modo inambulat:
alius enim pede prorſus erecto, alius in interiorem par-
tem inclinato, alius in exteriorem; atque inſuper alius

νὶς δὲ τῇ πτέρνῃ βαίνουσι μᾶλλον, τινὲς δὲ ὁμαλῶς ὅλον
στηρίζουσι. καὶ τοίνυν καὶ φαίνονται συνεξομοιοῦντες ἀεὶ
τῷ τρόπῳ τῆς βαδίσεως οἱ ἄνθρωποι τὰ τοιαῦτα τῶν ὑπο-
δημάτων, ὅσα μήτε βαθέα μήτ᾽ ἀκριβῶς ἐστι περιεσφιγμένα
τῷ ποδὶ, καὶ σοι θεασαμένῳ τι τῶν τοιούτων ὑποδημάτων
ἔνεστιν ἐξ αὐτῶν λογίσασθαι, πῶς χρώμενος αὐτοῖς βαδίζει.
τὸ μὲν γὰρ ὀρθὸν καὶ μηδαμόσε ῥέπον, ἀλλ᾽ οἷον ὁ σκυτο-
τόμος ἐποίησε αὐτὸ, τοιοῦτον διαμένον, ὀρθὸν σημαίνει τί-
θεσθαι τὸν πόδα τοῦ [435] χρωμένου· τὸ δ᾽ ἔσω νενευ-
κὸς ἢ ἔξωθεν τὸν χρώμενον ἐνταῦθα ῥέπειν τὸν πόδα κατὰ
τὴν ὁδοιπορίαν ἐνδείκνυται, καθάπερ γε καὶ τὸ πρόσω μᾶλ-
λον ἢ ὀπίσω νενευκὸς ἢ κατὰ τὴν πτέρναν ἢ τὸ τοῦ ποδὸς
στῆθος ἐκτετραμμένους ἔχοντος ἥλους ἢ ἐκ τῶν ἔξω μερῶν
ἢ ἐκ τῶν ἔνδον ἐπὶ καινὰ δηλοῖ ῥέπειν ἐν τῇ βαδίσει τὸν
πόδα. τὸ τοίνυν τοιοῦτον ὑπόδημα κρατεῖσθαί φησιν ὑπὸ
τοῦ ποδὸς ὁ Ἱπποκράτης, ὅπερ ἐστὶ νικᾶσθαι, τὸ δ᾽
ἐναντίον αὐτοῦ τὸ διαμένον ἀῤῥεπὲς ἔμπαλιν τούτῳ κρατεῖν
αὐτὸ τὸν πόδα ἀναγκάζον ὀρθόν τε καὶ ἀῤῥεπῆ τίθεσθαι

planta jam alius calce magis ingreditur, alius aeque toti
pedi infidit; quin et calcei videntur femper in ambulandi
modo fimiles reddi, ubi neque alti fint, neque exquifite
pedem comprehendant. Quorum calceorum fi quem in-
tuearis, conjicere licet quomodo ingrediatur qui illis uti-
tur: calceus enim rectus et in neutram partem inclinans,
fed talis permanens qualis ftructus eft a futore hominem
recto pede ingredi denunciat; fed fi vel intro vel extra
fpectet, inambulantis pedem converti in eam partem de-
monftrat. Idem evenit ubi calceus vel in pofteriorem
vel in priorem partem vergit. Non fecus etiam clavi ubi
attriti magis fint vel ad calcem vel ad plantam vel ad
exteriorem partem vel ad interiorem indicio funt ambu-
lantis pedes in eas partes converti. Hunc igitur calceum
Hippocrates coërceri ait a pede, hoc eft fuperari; ficut
a contrario qui rectus fervatur et in neutram partem de-
clinat, coërceri pedem cogique rectum ac fine inclinatione

682 *ΓΑΛΗΝΟΤ ΕΙΣ ΤΟ ΙΠΠΟΚΡΑΤΟΤΣ*

Ed. Chart. XII. [435.] Ed. Baf. V. (644.)

κατὰ τῆς γῆς· κεφάλαιον δὲ τῆς τούτου κατασκευῆς ἐστιν
ἐσφίγχθαι τε περὶ ὅλον ἀκριβῶς τὸν πόδα καὶ βάθος ἔχειν
δαψιλές. ἐσφίγχθαι δ᾽ ἀδύνατον μὴ πολυσχιδὲς γινόμενον,
ὥστε καὶ οἱ κυνηγέται δι᾽ αὐτὸ τοῦτο τοιούτοις ὑποδήμασι
χρῶνται, πηδᾷν καὶ τρέχειν ἀναγκαζόμενοι δι᾽ ἀνωμάλων
χωρίων. ἐν οἷς ἐὰν μὴ συνηρμοσμένον ᾖ ἀκριβῶς τῷ χρωτὶ
τὸ ὑπόδημα, στρέμματά τε καὶ τίλματα γίγνεται κατά τε
τὰ σφυρὰ καὶ τοὺς πόδας.

ιδ᾽.

Ἐπιτήδειος δὲ καὶ ὁ Κρητικὸς τρόπος τῶν ὑποδημάτων.

Ἔτι καὶ νῦν οὗτος ἀσκεῖται κατὰ τὴν ἡμετέραν Ἀσίαν
καὶ κατὰ τὴν Κρήτην οὐχ ἥκιστα μέχρι κνήμης μέσος ἀνή-
κων. ἔστι δ᾽ ἱκανῶς ὑπ᾽ αὐτοῦ πολυσχιδές τι δέρμα καθ᾽
ἑκάτερον· τὸ μέρος ἀριστερόν τε καὶ δεξιὸν ἴσον ἐντεταμέ-
νον τε καὶ ἰδίᾳ συντετρημένον ἐπὶ τοῖς πέρασιν, ὡς ἱμάντι
διεκβαλλομένων τῶν τρημάτων συνάγεσθαι κατ᾽ ἄλληλα τὰ
τεταγμένα τοῦ δέρματος τμήματα. πρόδηλον οὖν ὅτι συνέ-

terrae infidere. Caput autem hujus ftructurae, id eft ut
calceus univerfum pedem arcte contineat et abunde altus
fit. Arcte autem complecti pedem non poteft, nifi mul-
tis locis findatur. Quamobrem venatores hujusmodi cal-
ceis induuntur, quum per inaequalia loca et faltare et
currere neceffe habeant, in quibus obtorquentur convel-
lunturque juxta talos, nifi calcei ex toto cuti haereant.

XIV.

Idonea item eft ratio calceamenti Cretenfis.

In Afia noftra et non minus in Creta nunc calcea-
menta in ufu funt quae ad medium ufque crus pertinent,
in quibus fiffa pellis eft multis locis et ab utraque parte
dextra fcilicet et finiftra aequaliter extenta; extremis par-
tibus foramina habet, per quae trajectum lorum partes
pellis incifas inter fe contrahat. In aperto autem eft

χει τε καὶ σφίγγει τὸν πόδα, μετὰ τῆς κατὰ φύσιν διαρ-
θρώσεως ὅλης ἀκριβῶς τὸ τοιοῦτον ὑπόδημα. χρῶνται δὲ
αὐτῷ μάλιστα παρ' ἡμῖν οἱ κυνηγέται θηρεύοντες, ἐπειδή
περ ἐν τραχέσι καὶ ἀνωμάλοις χωρίοις ἀναγκάζονται πολ-
λάκις οὐ τρέχειν μόνον, ἀλλὰ καὶ πηδᾶν· ἡ δ' αὐτὴ καὶ
τοὺς Κρῆτας αἰτία τοιούτοις ὑποδήμασι χρῆσθαι ἔπεισε,
διά τε τὰ μεγέθη τῶν ὀρῶν τῶν ἐν τῇ νήσῳ καὶ τὰς τρα-
χύτητας.

ιέ.

'Οκόσοισι δ' ἂν κνήμης ὀστέα ἐξαρθρήσαντα καὶ ἕλκος ποιή-
σαντα τελείως ἐξίσχῃ τὰ παρὰ τὸν πόδα ἄρθρα, εἴτε
εἴσω ῥεύσαντα, εἴτε μέντοι καὶ ἔξω, τὰ τοιαῦτα μὴ ἐμ-
βάλλειν, ἀλλ' ἐᾶν τὸν βουλόμενον τῶν ἰητρῶν ἐμβαλεῖν.
σαφέως γὰρ εἰδέναι, ὅτι ἀποθανεῖται, ἐὰν ἐμβληθέντα
ἐμμείνῃ καὶ ἡ ζωὴ δὲ ὀλιγήμερος τούτοισι γενήσεται· ὀλί-
γοι γὰρ αὐτῶν τὰς ἑπτὰ ἡμέρας ὑπερβάλλοιεν, σπασμὸς
γὰρ ὁ κτείνων ἐστίν.

------

hujusmodi calceis pedem cum univerſa commiſſura quae
ad talos eſt contineri atque adſtringi. His autem utun-
tur apud nos venatores potiſſimum, quum feras ſectantur:
quandoquidem in aſperis atque inaequalibus locis non ſo-
lum currere, ſed ſaltare etiam coguntur. Eadem cauſa
Cretenſes ad talium calceorum uſum impulit ob vaſtos
inſulae montes atque aſperitatem.

XV.

Ubicunque cruris oſſibus luxatis accedente vulnere articuli
qui ad pedem ſunt ſive in interiorem, ſive in exterio-
rem partem penitus excedant reponendi non ſunt; ſed
ſinendum eſt ut cui placet medico, eos reponat. Scire
enim convenit, ubi repoſiti ſerventur hominem decedere
pauciſque diebus vitam trahere; nam pauci ſeptimum
diem excedunt, quum nervorum diſtenſione abſumantur.

------

[436] Ἐμβάλλειν μὲν ὀστᾶ λέγει τὰ τῆς περόνης
καὶ τὰ τῆς ὁμωνύμως παντὶ τῷ μορίῳ ὀνομαζομένης κνή-
μης. ἐξίσχει δὲ ταῦτα καὶ γυμνοῦται τοῦ χρωτὸς ἐν ἑκατέρᾳ
τῇ διαρθρώσει τῆς κνήμης, ἥν τε πρὸς τὸν πόδα καὶ τὸν
μηρὸν ποιεῖται. περὶ πρώτης οὖν διαλέγεται τῆς πρὸς τὸν
πόδα διαρθρώσεως, ἀξιῶν ὅταν ἐνταῦθα τὸ τῆς κνήμης
ὀστοῦν ἐξαρθρήσῃ, γυμνωθὲν ἀφίστασθαι τῆς ἐμβολῆς διὰ
τὸν ἐπιγιγνόμενον σπασμόν. εἴρηται δὲ ἤδη περὶ τούτου
κἀν τῷ περὶ τῶν ἀγμῶν, ὅτι συμβαίνει κατὰ τὰς τοιαύτας
διαθέσεις τὸν μέντοι διασπᾶσθαι τῶν μυῶν, τὸν δὲ συνέρ-
χεσθαι καὶ σώζειν τὴν ἕνωσιν, ἀνασπασθέντων οὖν αὐτῶν
ἐπὶ τὴν ἀρχὴν ἔλαττον γίγνεται τὸ κῶλον ὅλον ἀκολουθεῖ
τε καὶ συνανασπώμενον τοῖς μυσίν. ἐὰν δή τις κατατείνας
ἐμβάλῃ τὸ ἔξεχον ὀστοῦν, ἅμα μὲν ἡ κατάτασις αὕτη βλά-
βην οὐ σμικρὰν ἐργάσεται τοῖς μυσίν, ἅμα δὲ καὶ τὸ μῆκος
τοῦ κώλου συναποτεῖνον αὐτοὺς ὀδυνήσει σφοδρῶς καὶ κατὰ
τοῦτο μεγάλων μὲν ὄντων τῶν μυῶν ἐξ ἀνάγκης ἀκολουθή-
σει σπασμός. εἰ δὲ μικροὶ τύχοιεν ὄντες οἷοι κατὰ τοὺς

Offa κνήμης, id eſt cruris ſuram intelligit ac tibiam,
quae κνήμη Graece dicitur et cognominis eſt cum eo toto
quod inter genu et pedem eſt. Nudantur autem haec et
cute excedunt ad utramque cruris commiſſuram cum pede
ſcilicet et cum femore. Ante igitur tractat de commiſſura
cruris cum pede imperans ut ubi tibiae os luxatum nu-
detur a reponendo caveamus, propterea quod nervorum
diſtenſio ſuperveniat. Quod ubi incidat, dictum eſt in
opere de fracturis muſculos alios convelli, alios contineri
et continuatos ſervari. Ubi ergo ad ſuum initium contra-
hantur, univerſum membrum brevius redditur; ſequitur
enim quum a muſculis attrahitur. Quare ſi quis exten-
dens os exſtans reponat, muſculi et ipſa intenſione non
mediocriter laedentur et longitudine membri ſimul diſtenti
dolorem ſentient intolerabilem. Atque idcirco quum mu-
ſculi grandes ſint, nervorum diſtenſionem ſequi neceſſe
erit: nam et ubi exigui eſſent, quemadmodum in digitis,

ΠΕΡΙ ΑΡΘΡΩΝ ΥΠΟΜΝΗΜΑ Δ.   685

Ed. Chart. XII. [436.]   Ed. Baf. V. (644. 645.)

δακτύλους εἰσὶν, οὐδ' οὕτω μὲν ἀκίνδυνον ἔσται, σὺν ἀκρι-
βείᾳ δὲ πολλῇ τῆς ὅλης θεραπείας οἱ πολλοὶ τῶν τοιούτων
διασώζονται. τὸ μὲν οὖν εἰς τὴν θεραπείαν χρήσιμον εἴ-
ρηταί μοι. λογικὸν δέ τι ζήτημά ἐστι κατὰ τὸν τρόπον
τοῦτον οὐδὲν οὔτ' ὠφελοῦν οὔτε βλάπτον τὴν θεραπείαν
ἐπισκεπτομένων ἡμῶν, διὰ τί προσέθηκε τοῖς τῆς κνήμης
ὀστοῖς τὰ ἐξαρθρήσαντα· τῶν γὰρ ἐμβαινόντων ταῖς κοιλό-
τησιν οὐ περιλαμβανόντων ταῖς ἐξοχαῖς πάθος εἶναί φησι
τὸ ἐξάρθρημα. καὶ γὰρ καὶ καλεῖ αὐτὸς ἄρθρα ταῦτα, κα-
θότι δέδεικται πολλάκις ἔμπροσθεν. οὐκ οὖν δέδεικται,
φασί, τὴν κνήμην ἐξαρ- (645) θρεῖν λέγειν, ἀλλὰ τὸν ἀστρά-
γαλον. ῥητέον οὖν πρὸς τὰ τοιαῦτα ζητοῦντας ὃ καὶ ἔμ-
προσθεν ἤδη μοι λέλεκται, τοῦ σημᾶναι τὸ λεγόμενον πρᾶ-
γμα μόνον φροντίζειν τὸν Ἱπποκράτην, καθάπερ καὶ ὁ
Πλάτων ἡμᾶς τε ποιεῖν ἀξιοῖ τοῦτο καὶ πρῶτον αὐτὸς πράτ-
τει. δέδεικται δ' ἡμῖν ἑτέρωθι, ὅτι οἱ παλαιοὶ πάντες οὐκ
ἄλλον ἢ τοῦτον εἶχον τὸν σκοπόν. μόνος γὰρ φαίνεται
Πρόδικος ἐζηλωκέναι αὐτὴν ἐν τοῖς ὀνόμασι μικρολογίαν, ὡς

neque fic res periculo vacaret. Multi tamen ex his ob
fummam in curatione diligentiam fervantur. Hactenus
quod curationi utile erat. Supereft quaeftio quaedam ad
loquutionem fpectans, quae curationi non prodeft aut
officit, ut fi requirant aliqui cur Hippocrates de cruris
offibus ἐξαρθρεῖν, id eft luxari dixerit, quum id vitium
effe eorum offium affirmet quae in cavis fe infinuant, non
eorum quae proceffus accipiunt: hos enim vocat ἄρθρα,
id eft articulos, ut ante faepius oftendimus. Non debuit
igitur, inquiunt, dicere ἐξαρθρεῖν de crure, fed de talo.
Iis qui haec requirunt refpondendum eft id quod in
prioribus faepenumero diximus, Hippocratem eo tantum
intendere ut propofitam rem exprimat, quod ipfe Plato et
praecipit et primus exfequitur. Alibi autem demonftravi-
mus veteres non alio quam huc fpectaffe: folus enim Pro-
dicus ftuduiffe videtur tenui huic nominum inquifitioni,

εἰώθασι προσαγορεύειν οἱ τὰ Προδίκου ζηλώσαντες. ὅτι δὲ
οὐδὲν ἡ σαφήνεια τῆς διηγήσεως βλάπτεται, δῆλόν ἐστιν ἐξ
αὐτῆς τῆς ῥήσεως εἰπόντος τοῦ Ἱπποκράτους, οἷσι δ᾽ ἂν
κνήμης ὀστέα ἐξαρθρήσαντα τελέως ἐξίσχῃ τὰ παρὰ τὸν
πόδα ἄρθρα· καὶ γὰρ ἐὰν ὀλίγον ἄρῃς τὸ ἐξαρθρήσαντα,
δῆλόν ἐστι τὸ λεγόμενον, ὥστε τοῦτο τοὔνομα προσέθηκεν
Ἱπποκράτης, μηδὲν ὅλως τὴν τοιαύτην μικρολογίαν, ἣν οἱ
ζητοῦντες ἐπὶ τὸ πολὺ πάντες ἀδύνατοι λέγειν εἰσίν. οἱ δέ
γε δύναμιν ἔχοντες ἑρμηνευτικὴν εἰς τὴν ἐνέργειαν τῆς ἑρ-
μηνείας ἀποβλέποντες οὐδὲ παρακολουθοῦσι τοῖς κατὰ μέρος
ὀνόμασιν, ἀλλ᾽ ἐπιῤῥέουσιν αὐτοῖς χρῶνται κατὰ τὴν τῶν
Ἑλλήνων συνήθειαν. ὁ γοῦν Ἱπποκράτης ἔοικε νῦν ἐννοή-
σας, ὅτι ἐξίσχει τῆς διαρθρώσεως τὰ τῆς κνήμης ὀστᾶ δια-
πείραντα τὸ δέρμα τὴν ἑρμηνείαν οὕτως ποιήσασθαι. τὸ
γὰρ ἐξέχον καὶ προκύπτον ἐπὶ πολὺ τῆς διαρθρώσεως ἐξηρ-
θρηκέναι λέγων ἄν τις ἐναργέστερον ἑρμηνεύσειε καὶ τῇ τοῦ
πράγματος φαντασίᾳ προσάγοι τὸν ἀκούοντα.

---

quam qui Prodicum fequuntur folent exquifitam diligen-
tiam nuncupare. Hippocratem vero nihil obfcurius rem
expreffiffe, ex verbis ejus aperte confpicitur quum inquit:
ubicunque cruris offibus luxatis articulis qui ad pedem
funt penitus excedunt. Nam fi omnino dempferis verbum
luxatis, apertum eft quod proponitur. Sed Hippocrates
hoc adjecit nihil refpiciens ad tenuem hujusmodi nomi-
num inquifitionem, cui qui ftudent plerumque non funt
eloquentes. Nam qui dicendi facultatem habent ad vim
enunciationis refpicientes verba fingula non attendunt, fed
Graecorum more illis utuntur quorum copiam habent.
Quomodo videtur nunc Hippocrates loqui volens, offa
cruris a commiffura recedentia cute excedere. Si quis
enim id quod exftat et extra commiffuram valde prominet
luxatum dicat, clarius rem exponet auditoremque imagine
rei docebit.

ιστ'.

[437] *Ἀτὰρ καὶ γαγγραινοῦσθαι ἱκνέεται κνήμην καὶ τὸν πόδα· ταῦτα βεβαίως εἰδέναι χρὴ οὕτως ἐσόμενα.*

Καὶ τὸ τῆς γαγγραίνης πάθημα παραγίνεσθαί φησιν αὐτοῖς ἐμβληθέντων τῶν ἐξεχόντων ὀστῶν παρὰ τῷ μεγέθει δηλονότι τῆς φλεγμονῆς. ὅταν γοῦν ὑπὲρ τὰ πάθη τὰ φλεγμαίνοντα τό τ' ἐρυθρὸν τῆς φλεγμονῆς ἀπόλλυται, πελιδνοῖν γιγνομένων τῶν σωμάτων, ἥ τε ὀδύνη μεμειῶσθαι δοκεῖ, διότι καὶ ἡ αἴσθησις ἐναρκώθη, καὶ ὅταν γε τελέως ἀναίσθητα γένωνται τὰ οὕτως πάσχοντα σώματα, τὸ πάθος οἰκέτι γάγγραιναν, ἀλλὰ σφάκελον ὀνομάζουσι. μεταξὺ γὰρ τούτου τοῦ σφακέλου καὶ τῆς μεγάλης φλεγμονῆς ἐστιν ἡ γάγγραινα, τοσοῦτον χεῖρον τῆς τηλικαύτης φλεγμονῆς ὅσον μετριώτερον τοῦ σφακέλου. φθορὰ γὰρ οὗτός ἐστι τῆς ὅλης οὐσίας τοῦ σφακελίσαντος μέλους, ὥστε οὐδ' ἂν ἰήσαιτό τις αὐτὸν ἤδη συνιστάμενον, ἀλλ' ἔτ' ἀρχόμενον, ὅπερ οὐδὲ σφάκελός ἐστιν ὄντως, ἀλλὰ γάγγραινα μεγάλη πλησίον ἤκουσα σφα-

XVI.

Pedem infuper et crus gangraena prehendit, quae fic futura effe certum fcire convenit.

Gangraenam quoque his fupervenire ait ob inflammationis fcilicet magnitudinem, ubi excedentia offa recondita fuerint. Inflammatae ergo partes, quum rubor inflammationis recedit, lividae evadunt minuique dolor videtur, eo quod fenfus torpeat; fed ubi quae fic affectae funt ex toto fentiendi facultate carent, Graece id vitium non amplius gangraena, fed fphacelus vocatur. Inter hunc autem et magnam inflammationem media gangraena eft, quae tanto gravior ejusmodi inflammatione eft, quanto levior fphacelo: fub hoc enim natura membri univerfa corrumpitur, idemque ubi jam haeret curationem non admittit, fed folum a principio, quum nondum fphacelus eft, fed magna gangraena fphacelo vicina. Verum abuti-

κέλου. καταχρώμεθα δ' οὖν ἐνίοτε τοῖς τῶν παρακειμένων
παθῶν ὀνόμασι ἐπὶ τῶν ἀφικνουμένων μὲν εἰς αὐτὰ, μηδέπω
δὲ ἐχόντων τὴν ἐκείνων ἰδέαν τε καὶ φύσιν. οὕτως οὖν καὶ
τὴν μεγίστην φλεγμονὴν, ὅταν μήτε τὴν εὔχροιαν διασώζῃ
τὴν ἑαυτῆς μήτε τὴν ὀδύνην, ἐνίοτε γάγγραιναν ὀνομάζομεν,
μηδέπω μὲν οὖσαν ἀκριβῶς γάγγραιναν, εἰ δ' ἀμεληθείη,
μικρὸν ὕστερον ἐσομένην.

ιζ'.

Καὶ οὐκ ἄν μοι δοκέῃ οὔτ' ἐλλέβορος ὠφελήσειν αὐθήμε-
ρόν τε δοθεὶς καὶ αὖθις πινόμενος, ἄγχιστα δὲ εἴπερ
τι τοιοῦτον, οὐ μέντοι οὐδὲ τοῦτο δοκέω· ἢν δὲ μὴ ἐμ-
βληθῇ, μηδὲ ἀπ' ἀρχῆς, μηδὲ εἰσπειρηθῇ ἐμβάλλειν, πε-
ριγίνονται οἱ πλεῖστοι αὐτῶν.

Περὶ τῆς τοῦ ἐλλιβόρου χρήσεως ἐπὶ τῶν τοιούτων
παθῶν εἴρηταί μοι διὰ τῶν εἰς τὸ περὶ ἀγμῶν ὑπομνημάτων.

mur interdum vicinorum affectuum nominibus ad eos ſigni-
ficandos qui ad hos accedunt, quamquam nondum ex toto
ipſorum ſpeciem et naturam habent. Sic igitur et ingen-
tem inflammationem, quum non amplius ſuum colorem
tuetur dolorique eſt, interdum nominare gangraenam con-
ſuevimus, quae quamvis gangraena nondum penitus ſit,
futura tamen eſt paullo poſt, ſi negligatur.

XVII.

Nec mihi etiam videtur idoneum eſſe veratrum, eodem die
datum et rurſus epotum, ſed ut quodvis tale ad ido-
neum proxime accedere, cui tamen confido. Quodſi
neque ab initio reponantur, neque tentet aliquis ea re-
ponere, pleroſque ſe explicare manifeſtum eſt.

Tractavimus de uſu veratri ad ejusmodi vitia in com-
mentariis in librum de fracturis.

ιη'.

Χρὴ δὲ ἡρμόσθαι μὲν τὴν κνήμην καὶ τὸν πόδα οὕτως, ὡς αὐτὸς ἐθέλει.

Ἡρμόσθαι μὲν τὴν κνήμην καὶ τὸν πόδα τὸ ἀσφαλῶς ἐστιν ἐστηρίχθαι. τούτου δὲ στοχαζόμενόν σε κελεύει τὸ ἀνωδυνώτατον αἱρεῖσθαι σχῆμα τῷ κάμνοντι· τὸ γὰρ, ὡς αὐτὸς ἐθέλει ὁ κάμνων, τοῦτον ἔχει τὸν σκοπόν.

ιθ'.

[438] Μοῦνον δὲ μὴ ἀπαιωρευμένα, μηδὲ κεκινευμένα ἔστω.

Τὸ μὲν μὴ κεκινευμένα δυνάμει προείρητο κἂν τῷ ἡρμόσθαι· τοῦτο γάρ ἐστιν αὐτὸ τὸ ἡρμόσθαι τὸ ἐστηρίχθαι οὕτω κατὰ πᾶν μέλος τὸ κῶλον, ὡς μηδαμόθι δύνασθαι κινεῖσθαι. τὸ δὲ μὴ ἀπαιωρευμένα καλῶς προσέθηκεν. εἰρηκὼς γὰρ ὅτι περ ἂν εὐφορώτατον ᾖ τῷ κάμνοντι σχῆμα, τοῦθ' ἡμᾶς αἱρεῖσθαι, τῶν σχημάτων δ' ἕν τι τὸ κατάρ-

XVIII.

Fulcire autem crus et pedem oportet eo modo quo ipfe velit.

Fulcire crus et pedem ἡρμόσθαι dixit, hoc eſt ſtabiliter collocare. Quo ſpectans imperat, ut membrum figuremus, quemadmodum maxime cubantem juvat. Nam, quod ait, eo modo quo ipfe aeger velit, huc evadit.

XIX.

Tantum ne dependeant, neve moveantur.

Ejus quod nunc ait, neve moveantur, vim ante propoſuit, quum fulcire praecepit, quod ſignificavit verbo ἡρμόσθαι. Neque enim aliud eſt fulcire membrum, quam ab omni parte ſtabiliter collocare, ſic ut nullo pacto moveri poſſit. Recte autem adjecit ne dependeant. Praefatus enim continendum a nobis membrum, quemadmodum cubantem juvat, non ignorans contineri membrum poſſe

690 ΓΑΛΗΝΟΥ ΕΙΣ ΤΟ ΙΠΠΟΚΡΑΤΟΥΣ

Ed. Chart. XII. [438.] Ed. Baf. V. (645.)

ρόπον ἐπιστάμενος ἀξιοῖ τοῦτο φυλάττεσθαι, διότι ῥευμα-
τίζεσθαι τὰ πεπονθότα φλεγμονῆς αἴτιον γίγνεται. μεμνή-
μεθα δήπου κατὰ τὴν ἔμπροσθεν διδασκαλίαν εἰρημένου
ὑπ' αὐτοῦ κατὰ τὸ σκέλος σχήματος, ὡς ἄκρον τὸν πόδα
βραχεῖ τινι τῆς ἀκριβεστάτης εὐθύτητος ὑψηλότερον εἶναι
προσήκει. νῦν οὖν ἔοικε συγχωρεῖν τοῖς κάμνουσι χρῆσθαι
τῷ κατ' εὐθεῖαν. ὄντων γὰρ τριῶν τῶν πάντων, τοῦ τε
καταῤῥόπου τε καὶ τοῦ ἰσοῤῥόπου καὶ τρίτου ἀναῤῥόπου
συγχωρῶν ὡς ἂν ὁ κάμνων ἐθέλῃ σχηματίζεσθαι τὸ σκέλος,
ἄνευ τοῦ καταῤῥόπου προστίθησιν. ἔμπροσθεν δ' ἐκέλευε
μόνῳ χρῆσθαι τῷ ἀνθρώπῳ τῷ κατ' εὐθυωρίαν. εὔδηλον
οὖν ἐστιν, ὅτι μάλιστα φροντίζει κατὰ τὰς τοιαύτας διαθέ-
σεις ἀνωδυνίας φόβῳ σπασμοῦ. τοῦτον γὰρ ἐν τοῖς νευρώ-
δεσι μορίοις, αἱ ὀδύναι μάλιστα ἐργάζονται, ὥστ' εἴγε μήτε
ψύχοιτο τὰ οὕτω πεπονθότα μήτ' ὀδυνῷτο, σπασμὸν αὐτοῖς
ἐπιγενέσθαι ἀδύνατόν ἐστι.

---

etiam dependens, edicit ut ejusmodi habitum vitemus,
quum ad affectum locum materiam concitet, quae caufa
inflammationis eft. Meminiftis quidem ejus quod narravit
in fuperiori opere de crure figurando, ubi extenfum pe-
dem collocari voluit paullo fublimiorem quam ut exqui-
fite rectus fervaretur; nunc vero permittere aegris vide-
tur, ut ipfum rectum habeant. Nam quum tribus modis
figurari poffit, dependens, rectus ac tertio in fuperiorem
partem fpectans, permittit aegrotanti, ut quo pacto velit,
crus figuret, modo non dependeat; fed antea praeceperat ut
fublimiorem dumtaxat contineret. Perfpicuum itaque eft
Hippocratem in hujusmodi affectibus eo potiffimum incum-
bere, ut dolor vitetur veritus, ne fequatur nervorum di-
ftenfio, quam in nervofis partibus dolor maxime infert.
Quamobrem fi quae hoc modo vitiata funt, neque refri-
gerentur, neque dolore tententur, nervorum diftenfione
prehendi minime poffunt.

ΠΕΡΙ ΑΡΘΡΩΝ ΥΠΟΜΝΗΜΑ Δ. 691

Ed. Chart. XII. [438.] Ed. Baſ. V. (645.)

κ'.

Καὶ ἰητρεύειν δὲ πισσηρῇ καὶ σπλήνεσιν οἰνηροῖσιν ὀλίγοισι
μὴ ἄγαν ψυχροῖσι. ψύχος γὰρ ἐν τοῖσι τοιούτοισι σπα-
σμὸν ἐπικαλέεται.

Καὶ περὶ τῶν τοιούτων ἤδη μοι λέλεκται, θεραπευούσης
μὲν τῆς πισσηρᾶς κηρωτῆς τὰ ἕλκη, τοῦ δ' οἴνου καὶ μά-
λιστα, ὡς αὐτὸς ἐδίδαξε, μέλανός τε ὄντος καὶ αὐστηροῦ δια-
φυλάττοντος ἀφλέγμαντα τὰ πεπονθότα μέρη. περὶ δὲ τοῦ
φεύγειν χρῆναι τὸ ψύχος, ὡς σπασμῶδες, ἴσως μὲν ἐπὶ τῶν
σαρκωδῶν μερῶν ἔδει τινὸς ἐξηγήσεως, ἐπὶ δὲ τῶν νεύρων
ἄντικρυς δῆλον· ἀμφότερον γὰρ αὐτοῖς ὑπάρχει καὶ τὸ ψύ-
χεσθαι ῥᾳδίως, ἅτε φύσει ψυχροῖς οὖσι καὶ ἀναίμοις καὶ
τὸ παθοῦσιν εἰς σπασμὸν ἥκειν. οὐδὲ γὰρ οὐδ' ἄλλο τι
δύναται σπασθῆναι μέρος ἄνευ τοῦ συμπαθῆσαι τὰ νεῦρα·
καὶ μὴν δὴ καὶ ὅτι νευρώδεις τε τῶν ἄλλων μερῶν εἰσιν
αἱ διαρθρώσεις πρόδηλον. οἱ γάρ τοι μύες ἐν αὐτοῖς εἰς
τένοντα τελευτῶσιν ἀποτιθέμενοι τὰς σάρκας, ἃς ἐν τοῖς ἄλ-

XX.

Mederique cerato quod picem habeat, paucis pannis ex
vino madentibus non valde frigidis, quandoquidem fri-
gus in his nervorum diſtenſionem concitat.

De his quoque jam loquuti ſumus. Nam ceratum
quod picem habeat ulceribus accommodatur; vinum, prae-
ſertimque, ut ipſe docuit, nigrum et auſterum affectas
partes inflammari non patitur. Quod autem inquit fu-
giendum eſſe frigus quum nervorum diſtenſionem efficiat,
in carnoſis partibus forte aliqua expoſitione indiget. In
nervis evidentiſſimum eſt quibus utrumque ineſt: nam et
facile refrigerantur, ut qui natura frigidi ſint atque ex-
ſangues; et quum laeduntur, in diſtenſionem incidunt;
quum neque in alia parte diſtenſio incidere poſſit, niſi
nervi afficiantur. Commiſſuras vero inter alias partes
maxime nervoſas eſſe manifeſtum eſt, in quibus muſculi
poſita carne quam in aliis ſuis partibus habebant in chor-

Ed. Chart. XII. [438. 439.]   Ed. Baf. V. (645. 846.)

λοις ἑαυτῶν μέρεσιν εἶχον, (646) ὥστε μᾶλλον ζητητέον
ἐστὶ, διὰ τί χρῆ- [439] ται ψυχρῷ μετρίως τῷ οἴνῳ·
χρῆναι γὰρ οὐδὲ μετρίως ψυχρὸν προσφέρειν, ἀλλὰ θερμόν.
ἔστι δὲ καὶ ὁ περὶ τούτου λόγος τοιοσδε· τῶν ἡλκωμένων
μορίων ὁ μέντοι σκοπὸς τῆς ἰατρικῆς ἐστιν ἐν τῷ μὴ φλε-
γμῆναι. τοῦτο δὲ ἔσται μηδεμιᾶς ὑγρότητος ἐπιῤῥεούσης
μορίῳ τῷ πεπονθότι, οὐκ ἐπιῤῥυήσεται δὲ ψυχόντων ἡμῶν
αὐτό· τὰ γὰρ θερμαίνοντα καὶ ὑγραίνοντα εἰ τῷ σώματι
προσφέρεται, παραχρῆμα μὲν ἐρυθρότερον ἐργάζεται τοῦτο.
μικρὸν ὕστερον δὲ καὶ εἰς ὄγκον ἐξαίρει, καίτοι καὶ ἄλλην
παραπλησίαν φλεγμονὴν καὶ περὶ αὐτὸ διάθεσιν ἐργάζεται.
τὰ δὲ ψύχοντα τοὐναντίον ἅπαντα οὐ μόνον οὐδεμίαν ἐπι-
καλεῖται τοῖς ψυχομένοις μέρεσιν ἐκ τῶν ἄνωθεν ὑγρότητα
περιττὴν, ἀλλὰ καὶ τὰς περιεχομένας ἐν αὐτοῖς ἐκθλίβει τε
καὶ ὠθεῖ πρὸς τὰ πλησιάζοντα μόρια· διττὰ δ' ἐστὶ τὰ
ψύχοντα· τὰ μὲν τῇ πρὸς τὴν ἁφὴν ποιότητι προσφάτῳ,
τὰ δὲ τῇ συμφύτῳ δυνάμει, τὰ δὲ τὰ στύφοντά ἐστι ψυ-
χρὰ, καθάπερ ἐδείξαμεν ἐν τῇ περὶ τῶν ἁπλῶν φαρμάκων

das degenerant. Quare magis inquirendum eft, cur utatur
modice frigido, quum non mediocriter frigidum, fed cali-
dum adhibendum videatur, cujus ratio fic habet. In cu-
rantis partibus exulceratis propofitum eft ut ab inflam-
matione defendantur. Defendentur autem, fi nullus hu-
mor ad eas concurret, quam rem eas refrigerando con-
fequemur. Nam fi admoveantur quae calidum et humidum
corpus efficiunt, ftatim rubicundius, paullo poft tumidius
ipfum exhibebunt et in alium affectum inflammationi fimi-
lem compellent. Contraria omnia praeftant quae refrige-
rant, quum non modo nihil humoris a fuperioribus par-
tibus ad refrigeratum locum concitent, fed quod in eo
fubfiftit exprimant et ad proximas partes depellant. Eft
autem refrigerantium duplex genus, quaedam adventitia
qualitate tactu frigida fentiuntur, quaedam innatam refri-
gerandi facultatem habent. Adftringentia quidem frigida
funt, ficut in opere de fimplicium medicamentorum facul-

πραγματεία· καὶ τὸ λοιπὸν γένος τῶν ψυχόντων ἀπὸ τούτων
διώρισται, μήκωνος ὁπὸς καὶ μανδραγόρου χυλὸς καὶ κώ-
νειον, ὅσα τ᾽ ἄλλα τὴν ψῦξιν ἔχει σὺν ὑγρότητι. αὐστηρὰ
γὰρ πάντα γεώδη τὴν ψῦξιν ἔχειν ἐδείκνυτο. λέλεκται δὲ
οὐκ ὀλίγα περὶ τῆς τῶν τοιούτων φαρμάκων χρήσεως κἀν
τοῖς τῆς θεραπευτικῆς μεθόδου γράμμασιν, ὥσπερ γε κἀν
τοῖς περὶ τῶν ἑλκῶν Ἱπποκράτους ὑπομνήμασι. πρὸς δὲ τὸν
ἐνεστῶτα λόγον ἀρκεῖ γιγνώσκειν τοσοῦτον, ὡς ἡ μὲν τῶν ὑγρῶν
καὶ ψυχρῶν φαρμάκων δύναμις εἰς τὸ βάθος ὅλον ἐνδύεται
τῶν σωμάτων, οἷς ἂν πλησιάζῃ καὶ διὰ ταχέων αὐτὰ κατα-
ψύχει πλέον ἢ δεῖται ναρκοῦντα τὴν διοικοῦσαν τὰ σώματα
δύναμιν. ὅσα δὲ γεώδη τὴν ψῦξιν ἔχει, ταῦτ᾽ ἐπιτηδειό-
τατα, δι᾽ ὧν εἴρηκα πραγμάτων, ἐδείχθη πρὸς ἀπόκρισιν
ἐπιῤῥεόντων χυμῶν. κατὰ τοῦτο τοιγαροῦν αὐτὰ προσφέρο-
μεν, ἐπεὶ καὶ τὸ θερμὸν ἐπισπᾶται πρὸς ἑαυτὸ τοὺς χυ-
μούς. διὰ τοῦτο καὶ τῇ προσφάτῳ ποιότητι ψυχρὰ προσ-
φέρομεν, μὴ ὅτι θερμαινόντων αὐτά. νῦν οὖν ὁ Ἱπποκρά-

tate demonſtravimus, ubi reliquum genus refrigerantium
ab his deducitur; ad hoc ſpectat papaveris lacryma, man-
dragorae ſuccus, cicuta et cetera quae madefaciunt ſimul
et refrigerant. Namque auſtera omnia terrenam naturam
habent cum facultate refrigerandi. De uſu autem horum
medicamentorum non pauca ſcripſimus in eo volumine,
quod eſt de ratione curandi nec non in commentariis in
librum Hippocratis de ulceribus. Sed quod ad hunc lo-
cum pertinet, id noviſſe abunde eſt quod madefacientium
et refrigerantium medicamentorum vis penetrat omnino
ad altiores partes eorum corporum, quibus admovetur cito-
que ipſas ultra debitum refrigerat, torporemque affert
potentiae corpora adminiſtranti. Quae vero cum refrige-
randi vi terrenam naturam habent, ut oſtenſum eſt in
libris quos commemoravi, ad confluentes ſuccos depellen-
dos maxime aptantur, atque hac de cauſa illis utimur.
Sed quia calor ad ſe humores concitat, ideo adventitia
qualitate frigida admovemus, neque illa calefacimus. Nunc

Ed. Chart. XII. [439.]   Ed. Baf. V. (646.)

της ὅσον μὲν ἐπὶ τῇ διαθέσει τῶν ἡλκωμένων μορίων ἐχρῆτο
ἂν ,αὐτοῖς τοῖς ψυχροῖς, ὥσπερ κἀπὶ τῶν ἄλλων τραυμά-
των· ὅσον δ' ἐπὶ τῷ φοβεῖσθαι τὸν διὰ τὴν ψῦξιν εἰωθότα
γίγνεσθαι σπασμὸν, οὐ τολμᾷ τελέως ἐψυγμένου χρῆσθαι
καὶ διὰ τοῦτο προσέθηκε τῷ περὶ αὐτῶν λόγῳ τὸ μὴ ἄγαν
ψυχροῖσιν.

_____

κα΄.

Ἐπιτήδεια δὲ καὶ φύλλα τεύτλων ἢ βηχίου ἢ ἄλλου τινὸς
τῶν τοιούτων ἐν οἴνῳ μέλανι αὐστηρῷ ἡμίεφθα ἐπιτε-
θέντα ἰητρεύειν ἐπί τε τὸ ἕλκος ἐπί τε τὰ περιέχοντα.

_____

Ποία τίς ἐστι καὶ τὸ βήχιον ἐπιτηδεία πρὸς τὰ παρ-
όντα διὰ τὸ ξηραίνειν μετρίως, οὗ χρῄζειν ἐδείχθη τὰ ἕλ-
κη πάντα. περὶ δὲ τοῦ μέλανος οἴνου καὶ αὐστηροῦ λέ-
λεκταί μοι κἀν τοῖς περὶ ἀγμῶν ὑπομνήμασιν, ὅτι τὸ μὲν
ἀποκρούεσθαι τοῖς ἄλλοις οἴνοις ὁμοίως ἔχει. παχυμερέ-

vero quod fpectat ad exulceratarum partium affectum, Hip-
pocrates frigidis uteretur, quemadmodum et in aliis vul-
neribus; fed quatenus nervorum diftenfionem timet quam
afferre frigus folet, veretur ex toto frigida imponere at-
que idcirco adjecit, quum de his loquitur non valde
frigidis.

_____

XXI.

Recte etiam folia betae vel tuffilaginis vel cujuspiam al-
terius talis in vino nigro auftero femicocta, ulceri atque
adjectis partibus imponuntur.

_____

Tuffilago herba quaedam eft ɼropofito affectui faluta-
ris, quum modice ficcet id quod in omnibus ulceribns
requiri demonftravimus.   De vino autem nigro atque au-
ftero loquuti fumus in commentariis in librum de fractu-
ris.   Hoc repellendi facultatem habet fimiliter ut alia vina

στερος δὲ ὑπάρχων αὐτῶν [440] οὐ δάκνει τὰ ἡλκωμένα
μόρια καὶ κατὰ τοῦτ᾿ ἔστιν αἱρετώτερος ἐκείνων.

κβ΄.

Κηρωτῇ δὲ χλιερῇ ἐπιχρίειν αὐτὸ τὸ ἕλκος.

Οὐχ ὡς ἕλκει συμφέρουσαν ἐπιδέδεικταί μοι αἱρεῖσθαι
νῦν τὴν κηρωτὴν τὸ περὶ τῶν ἑλκῶν ἐξηγουμένῳ, φεύγων τὰ
τοιαῦτα φάρμακα κωλύοντα τὴν κόλλησιν αὐτῶν, ἀλλ᾿ ὅτι
νῦν οὐχ ἁπλῶς ὡς ἕλκος ἰᾶται τὸ ἕλκος, ὅτι μήτε κολλᾷν
αὐτῷ πρόκειται, καθάπερ ἄλλα τὰ νεότρωτα. τὸν πρῶτον
δ᾿ ἔχει σκοπὸν ἐν τῇ θεραπείᾳ μὴ σπασθῆναι τὸν ἄνθρω-
πον, δι᾿ ὧν οὐδ᾿ ἐμβάλλειν αἱρεῖται τὸ ἄρθρον, ἀλλὰ μᾶλ-
λον ἐᾶσαι χωλὸν αἰσχρῶς ἀποδειχθῆναι τὸ ἕλκος, οὔτ᾿ οὖν
ἁπλῶς προσφέρει τὰ μαλθακώδη φάρμακα· καλεῖ γὰρ οὕ-
τως αὐτὸς ἐν τῷ περὶ ἑλκῶν αὐτὰ, καίτοι παρηγορικὰ τῶν
φλεγμαινόντων ὄντα. κατ᾿ ἀρχὴν γὰρ οὕτω γεγονυίας φλε-

et quum craffiorum partium fit, quam ipfa exulceratas
partes non mordet, ea de caufa praeftantius eft.

XXII.

Tepido item ceruto ulcus inungitur.

Admovet nunc ceratum, non ut ulceri medeatur.
Oftendimus enim in expofitione libri de ulceribus, vitari
ab Hippocrate hujusmodi medicamenta quae ulcerum glu-
tinationem prohibent; fed quoniam nunc ulceri, quatenus
ulcus eft non fuccurrit, quum neque id glutinare propo-
fitum fit, ficut alia recentia vulnera. Primum autem cu-
rationis confilium eo fpectat, ne homo nervorum diftenfione
prehendatur. Quocirca neque reponendum articulum cen-
fet, fed magis permittendum, ut crus ex ulcere turpiter
claudicet. Non tamen fimpliciter adhibet lenia medica-
menta, quae vocat in libro de ulceribus μαλθακώδη,
quamvis poffint inflammatas partes lenire. Primo enim

696 ΓΑΛΗΝΟΥ ΕΙΣ ΤΟ ΙΠΠΟΚΡΑΤΟΥΣ

Ed. Chart. XII. [440.]   Ed. Baf. V. (646.)

γμωνῆς αὐτοῦ τοῦ μὴ γενέσθαι πρὸς τὴν ἀρχὴν αὐτὴν φρον
τίζει καὶ διὰ τοῦτο χρῆται τοῖς ἀποκρουστικοῖς. οὔτ᾽ αὖ
μόνοις τούτοις χρῆται, καθάπερ ἐπὶ τῶν ἄλλων διὰ τὸ
σπασμοῦ δεδιὼς, ἀλλ᾽ ἔστιν αὐτῷ μικτὸς ὁ τρόπος τῆς θε
ραπείας ἐπιπεπλεγμένων ἀλλήλοις τῶν ἐναντίων ταῖς δυνά
μεσι φαρμάκων ἐν μέτρῳ προσήκοντι. φανεῖται δέ γε καὶ
διὰ τῶν ἐφεξῆς γεγραμμένων τούτου στοχαζόμενος, οἷς ἤδη
πρόσεχε τὸν νοῦν.

κγ΄.

Ἢν δὲ ἡ ὥρη χειμερινὴ ἔῃ καὶ ἔρια ῥυπαρὰ ἐν οἴνῳ καὶ
ἐλαίῳ καταῤῥαίνοντα χλιεροῖσι ἄνωθεν ἐπιτέγγειν.

Οὔτε χλιαροῖς ἐχρῆτο τοῖς φαρμάκοις, οὔθ᾽ ὅλως ἐμί
γνυεν ἔλαιον, εἴπερ ὡς ἡλκωμένον ἁπλῶς ἐθεράπευε τὸ μό
ριον, ἀλλ᾽ ὅπερ ἔμπροσθεν ἔφην, ἐπειδὴ φοβεῖται τὸν σπα
σμὸν, ἔλαιόν τε μίγνυσι καὶ χλιαρὰ προσφέρει πάντα, μήθ᾽
ὡς πρὸς σπασμὸν ἱστάμενος μόνον· ἀποκεχώρηκε γὰρ ἂν

ęo incumbit, ut inflammatio minime oriatur, atque idcirco
repellentibus utitur; neque his rurfus per fe, quemadmodum in aliis cafibus, timet enim nervorum diftenfionem;
fed compofitam curationis rationem indicat per medicamenta contrariae facultatis jufto modo inter fe mixta, quo
maxime tendere in fequentibus videtur. Ad quae jam
animum adjungito.

XXIII.

Quodfi hibernum tempus fuerit, lana quoque fuccida madens ex vino atque oleo tepido imponenda eft; et perfufione infuper utendum.

Neque medicamenta tepida adhiberet, neque oleum
prorfus adjiceret, fi loco fubveniret quafi fimpliciter ulcerato, fed, quod fupra retuli, veretur nervorum diftenfionem;
atque ob eam rem oleum admifcet et tepida cuncta fuperimponit nec, ut qui tantum pugnet contra nervorum di

οὕτω τῆς κατὰ τὸ ἕλκος ἰάσεως· ἀλλὰ μηδὲ πρὸς ἐκεῖνο
μόνον ἀποβλέπων. ἐν γὰρ τοῖς ἐπιπεπλεγμένοις πάθεσι ἐπι-
πλέκεσθαι δεῖ καὶ τὴν θεραπείαν, διὰ τοῦτο δὲ καὶ τὰ ἔρια
προσφέρειν κελεύει ῥυπαρὰ, τουτέστιν οἰσυπηρά. καλοῦσι
γὰρ οὕτως αὐτὰ διὰ τὸν οἴσυπον, ἐπειδὴ καὶ τοῦτο τὸ φάρ-
μακον οὐχ ἁπλῆς ἐστι δυνάμεως, ὡς ἐδείκνυμεν ἐν τοῖς περὶ
φαρμάκων, ἀλλὰ μικτῆς ἐξ ἐναντίων ποιοτήτων τε καὶ δυ-
νάμεων τῆς τε σιυφούσης καὶ τῆς θερμαινούσης χλιαρῶς.
ἐπιτέγγειν δὲ, τουτέστιν ἐπιβρέχειν κελεύει τὰς τοιαύτας
διαθέσεις οὐκ ἐν χειμῶνι μόνον, ἀλλὰ καὶ τῷ θέρει δηλον-
ότι. κοινὸν γὰρ τοῦτο κατὰ πάσης τῆς θεραπείας, ἧς εἶ-
πεν, ἐπὶ τῇ τελευτῇ προσέθηκεν, οὐχ ὡς ἐν τῷ χειμῶνι μό-
νον δεομένων [441] τῶν τοιούτων διαθέσεων ὑγρότητος
διηνεκοῦς, ἀλλὰ καὶ τῷ θέρει μᾶλλον ἢ ἐκείνῳ. διότι καὶ
μᾶλλόν γ' ἐν αὐτῷ ξηραίνεται τὰ περιβαλλόμενα τοῖς οὕτως
ἔχουσιν ἔρια. καταντλεῖν μὲν οὖν ἀεὶ συνεχῶς ἅπαντα⟩τὰ
τοιαῦτα κελεύει. τὸ καταντλούμενον δ' εἶναι χρὴ τοιοῦτον,
οἷον ἐκέλευσε κατὰ τὴν πρώτην εὐθέως θεραπείαν προσφέρειν

ſtenſionem, ulceris curationem relinquit; ſed neque ad
ulcus ſpectat dumtaxat: mixti enim morbi mixta quoque
praeſidia exigunt. Quocirca praecipit ut lana ſuccida in-
ducatur, quam οἰσυπηρὰν dicunt, propterea quod oeſypum
habeat. Quandoquidem, ut in libro de ſimplicium medi-
camentorum facultate oſtendimus, hujus medicinae pro-
prietas ſimplex non eſt, ſed mixta ex contrariis qualitati-
bus ac viribus adſtringendi ſcilicet et modice calefaciendi.
Perfundi autem voluit hos affectus non hieme tantum,
ſed aeſtate etiam. Hoc ſiquidem quod in fine ſubdit com-
mune eſt totius propoſitae curationis, quoniam hujusmodi
affectus non hieme dumtaxat aſſiduam perfuſionem requi-
runt, quum aeſtate quoque magis eam poſtulent, quam
hieme, quo tunc his lana impoſita magis ſicceſcat. Impe-
rat igitur ut haec omnia aſſidue perfundantur. Id vero
quo perfundimus tale eſſe debet, quale in principio pro-
tinus orationis admoveri juſſit, nempe vinum aeſtate per

Ed. Chart. XII. [441.]   Ed. Baf. V. (646. 647.)

ἢ οἶνον μόνον, ὅταν ᾖ θέρους ἢ μετ᾽ ἐλαίου κατὰ χειμῶνα
δηλονότι καὶ μέντοι καὶ τὸ ποσὸν τῆς θερμότητος ἐκ τῆς
τοῦ περιέχοντος ἡμᾶς ἀέρος εὑρήσεις κράσεως. ἡνίκα μὲν
γὰρ ἱκανῶς ἐστι ψυχρός, αὐξήσεις τὴν θερμότητα τῶν
ἐπανιλουμένων ὑγρῶν, ἡνίκα δὲ θερμὸς, ἐκλύσεις. οὐ γὰρ
ὅλως ἧκεν ἐπὶ τὸ χρῆσθαι τῷ θερμῷ, διὰ τοῦτο καὶ τὴν
ποσότητα τῆς θερμασίας ὑπαλλάξεις συνεπιτείνων τε καὶ
συνεκλύων τῇ τοῦ περιέχοντος ἡμᾶς ἀέρος κράσει. μεμνῆ-
σθαι δ᾽ ἐπὶ τῶν τοιούτων ἁπάντων χρὴ τῶν εἰρημέ- (647)
νων ὑπ᾽ αὐτοῦ καθόλου καὶ μὴ πάντα ἐπὶ πᾶσιν ἀκούειν
ἐθέλειν. τίνα δὲ ταῦτά ἐστιν; ἃ καὶ διὰ τῶν εἰς τοὺς
ἀφορισμοὺς ὑπομνημάτων ἠξίωσα μεμνῆσθαι καὶ δι᾽ ἄλλων
πολλῶν· καὶ ἐπειδὰν ἕν τι ῥηθῇ καὶ τῶν ἄλλων ἁπάντων
ὅσα τὴν αὐτὴν ἔχει δύναμιν ἀναμιμνήσκεσθαι προσήκει καὶ
νομίζειν ἐπὶ πάντων ἀκηκοέναι τὸν λόγον ὡς ἂν καὶ πάν-
των ὄντα κοινόν. οὕτω γοῦν καὶ νῦν αὐτὸς μὲν ὥρας χει-
μερινῆς ἐμνημόνευσε, σὺ δὲ καὶ χώρας καὶ ἡλικίας καὶ ἐθῶν
τε καὶ φυσικῆς κράσεως σωμάτων ἀναμνησθήσῃ, χώρας μὲν

ſe, hieme cum oleo. Caloris autem modum conjicies ex
temperamento aëris in quo vivimus; ubi enim valde fri-
gidum fuerit, humoris qui perfunditur calorem augebis;
ubi calidum, remittes. Ad calidi enim ufum nunquam
venit, quocirca caloris modum augens atque remittens
pro ambientis coeli temperamento variabis. In quibus
omnibus meminiffe debes eorum, quae in univerfum dixit
nec omnia ubique velle percipere. At quaenam haec funt?
nimirum ea quae in commentariis in eas fententias Hip-
pocratis, quae aphorifmi infcribuntur, et in aliis compluri-
bus recenfenda duximus. Quorum ubi unum aliquid po-
fitum fuerit, omnium quae eandem vim habent meminiffe
oportet exiftimareque fermonem in omnibus accipiendum
effe, quafi omnium communis fit. Sic igitur et nunc
Hippocrates hiberni temporis meminit; tu vero regionem,
aetatem, ufum, corporis naturam revocare in memoriam
debes, nempe regionem frigidam, aetatem fenilem, ufum

ΠΕΡΙ ΑΡΘΡΩΝ ΥΠΟΜΝΗΜΑ Δ. 699

Ed. Chart. XII. [441.]   Ed. Baf. V. (647.)
ψυχρᾶς, ἡλικίας δὲ πρεσβυτικῆς, ἐθῶν δὲ τῶν καταψυχόν-
των τὸ σῶμα καὶ φυσικῆς κράσεως τῆς ψυχροτέρας. ἅπαντα
γὰρ ἐνδείκνυται ταῦτα τὴν αὐτὴν ἔνδειξιν τῇ πρὸς Ἱππο-
κράτους ὥρᾳ γεγραμμένῃ. ἀλλὰ καὶ ὥσπερ ἐν χειμῶνι πρὸς
τὸ θερμότερον ὑπαλλάττει τὴν θεραπείαν, οὕτως ἐν θέρει
κατὰ τοὐναντίον ἐπὶ τὸ ψυχρότερον ὑπαλλάξεις. ἀνάλογον
δὲ τῷ θέρει κατὰ τὰς θερμὰς ἡλικίας τε καὶ χώρας ἔθη
τε καὶ κράσεις σωμάτων. πάντων μὲν οὖν θερμαίνειν ἐν-
δεικνυμένων αὐξήσεις ἐπὶ τὸ θερμὸν ἅπασαν τὴν θεραπείαν,
ἁπάντων δὲ ψύχειν ἐπὶ τὸ ψυχρόν· εἰ δὲ τὰ μὲν ἐπὶ τὸ
θερμαίνειν γε, τὰ δὲ ἐπὶ τὸ ψύχειν προτρέπει, πρός τε τὸν
ἀριθμὸν αὐτῶν ἀποβλέπων καὶ τὴν δύναμιν, οὕτως ἂν μά-
λιστα στοχάσαι τοῦ προσήκοντος μετρίως κατὰ τὸ θερμαί-
νειν τε καὶ ψύχειν.

κδ'.

Καταδεῖν δὲ μηδὲν μηδενὶ, μηδὲ περιπλάσσειν. εὖ γὰρ εἰδέναι
χρὴ, ὅτι πλέξις καὶ ἀχθοφορίη πᾶν κακὸν τοῖσι τοιούτοι-
σίν ἐστιν.

eorum quae corpus refrigerant, corporis naturam frigidio-
rem. Siquidem haec omnia idem hortantur ac tempus,
cujus Hippocrates meminit. Sed quemadmodum hieme
curationem calidiorem adhibet, fic aeftate contra tu frigi-
diorem admovebis; et ficut in aeftivo tempore, ita in aetate,
regione, confuetudine et natura corporis calida. Quodfi
omnia calefaciendum effe denuncient, calidioribus praefi-
diis uteris; fi refrigerandum, frigidioribus; fin alia ad
calefaciendum, alia ad refrigerandum hortentur, ipforum
numerum ac vim fpectabis. Sic enim maxime convenien-
tem calefaciendi et refrigerandi modum conjicies.

XXIV.

*Neque ulla re quidpiam devincies, neque aliquid impones.
Scire enim licet hujusmodi vitiis omnibus modis alie-
num effe preffum et onus.*

700 ΓΑΛΗΝΟΤ ΕΙΣ ΤΟ ΙΠΠΟΚΡΑΤΟΥΣ

Ed. Chart. XII. [441. 442.] Ed. Baf. V. (647.)

Οὐ μόνον ἀφεῖλε τὴν διὰ τῶν ὑποδεσμίδων ἐπίθεσιν
ἐπὶ τούτων, ᾗ διὰ παντὸς ἐχρῆτο κατά τε τὰ κατάγματα
καὶ τὰς ἐξαρθρήσεις, ἀλλὰ καὶ τὰς ἔξωθεν ἐπὶ τοῖς ἐρίοις
γινομένας περιβολὰς τῶν ἐπιδέσμων· καὶ τὴν αἰτίαν εἶπεν
αὐτὸς, ὅτι πίεξις καὶ ἀχθοφορίη πᾶν κακὸν τοῖς τοιούτοις
ἐστίν. ἀρκεῖ τοιγαροῦν αὐτοῖς μόνα τὰ ἔργα μήτε πίεσιν
ἐργάσασθαι μήτ᾽ ἀχθοφορίαν δυνάμενα διὰ μαλακότητά τε
καὶ κουφότητα. ταῦτα δὲ πάλιν οὐχ ὡς ἕλκος ἰώμενος δέ-
διεν, ἀλλὰ καὶ τὸν ἐκ τῶν γεγυμνωμένων τε καὶ τεθλασμέ-
νων τενόντων καὶ νεύρων φυλαττόμενος σπασμόν.

_____

κε΄.

[442] Ἐπιτήδεια δὲ πρὸς τὰ τοιαῦτα καὶ τῶν ἐναίμων
μετεξέτερα, ὅσοισὶν αὐτῶν ξυμφέρει. ἔρια δὲ ἐπιτιθέντα
οἴνῳ ἐπιτέγγοντα πολὺν χρόνον ἐᾶν· τὰ δὲ ὀλιγημερώτατα
τῶν ἐναίμων καὶ ὅσα ῥητίνῃ προκαταλαμβάνεται, οὐχ
ὁμοίως ἐπιτήδεια ἐκείνοισίν ἐστι. χρονίη γὰρ ἡ κάθαρ-
σις τῶν ἑλκέων γίνεταί τούτων, πολὺν γὰρ χρόνον πλη-

_____

Subtrahit in hoc cafu non modo eas fafcias quae
primae injiciuntur, quos ubique ad comminuta et ad lu-
xata offa adhibuit, fed et eas quae fuper lanam volvun-
tur. Cujus rei caufam ipfe reddit quum inquit: hujusmodi
vitiis omnibus modis alienum effe preffum et onus. Suffi-
cit autem ipfis tantummodo opera et lanam imponere,
quae quum mollis fit et levis, oneri effe non poteft. Hoc
autem timet non ut qui ulceri medeatur, fed ut qui nu-
datis attritisque chordis ac nervis caveat, ne diftendantur.

_____

XXV.

_Ad haec autem pertinent nonnulla ex iis medicamentis,
quae cruentis vulneribus injiciuntur, ea fcilicet quae
idonea funt, quibus impofita lana vino perfufa longio-
rem moram trahat. Quaecunque autem ex iis medica-
mentis, quae cruentis vulneribus protinus injiciuntur, pau-
corum dierum funt vel picem accipiunt non aeque atque_

δαρὴ γίνεται, τινὰς δὲ τούτων ἀγαθὸν ἐπιλέειν. εἰδέναι
μὲν δή που σάφα χρὴ, ὅτι ἀνάγκη τὸν ἄνθρωπον χωλὸν
αἰσχρῶς γενέσθαι. ὁ γὰρ ὁ ποὺς ἐπὶ τὸ ἄνω ἀνέσπασται
τῶν τοιούτων καὶ τὰ ὀστέα τὰ διολισθήσαντα ἔξω ἐξέ-
χοντα φαίνεται. οὔτε γὰρ ψιλοῦται τῶν τοιούτων ὀστέων
οὐδὲν οἷς ἐπὶ τὸ πολὺ, εἰ μὴ κατὰ βραχύ τι, οὔτε ἀφί-
σταται, ἀλλὰ περιωτειλοῦται λεπτῇσιν ὠτειλῇσι καὶ ἀσθε-
νέσι και ταῦτα ἢν ἀτρεμίζωσι πουλὺν χρόνον· ἢν δὲ μὴ,
ἑλκύδριον ἐγκαταλειφθῆναι κίνδυνος ἀναλθές. ὅμως δὲ
περὶ οὗ λόγος οὕτω μὲν οἱ ἰητρευόμενοι σώζονται, ἐμβλη-
θέντος δὲ τοῦ ἄρθρου καὶ ἐμμείναντος ἀποθνήσκουσιν.

Ἔναιμα καλεῖ φάρμακα κἂν τούτοις τοῖς βιβλίοις καὶ
τῷ περὶ ἑλκῶν, ὅσα παραχρῆμα τοῖς τραύμασι προσαίρε-
ται. τούτων οὖν, φησὶν, ὅσα διὰ πλείονος χρόνου λυόμενα
δύναται μεταξὺ τῶν λύσεων ἐπιτέγγεσθαι, παραληπτέον ἐστὶ
μάλιστα. βούλεται γὰρ ὥσπερ τἆλλα πάντα τῆς θεραπείας

---

illa proficiunt, quandoquidem ulcerum purgatio porri-
gitur in longius tempus, diutius enim madent; horum
tamen nonnulla utiliter deligantur. Scire autem aperte
convenit neceſſe eſſe hominem turpiter claudicare, quum
verſus partem ſuperiorem pes trahatur et oſſa luxata ab
exteriori parte promineant. Fere enim nullum ex iis
oſſibus nudatur, niſi paullulum quid neque recedit, ſed
cicatrix inducitur tenuis atque infirma, eaque nonniſi
multum temporis conquieſcant; alioquin periculum eſt
ne remaneat ulcuſculum, quod curationem non admittat.
Sed quod ad propoſitum malum attinet, ſi hac ratione
curentur, ſervantur; ſi articulus reponatur maneatque,
in exitium praecipitantur.

Medicamenta, quae vulneribus ſtatim injiciuntur et
in his libris et in eo qui de ulceribus eſt, ἔναιμα ap-
pellat. Inter haec quae longiori tempore reſolvuntur et
interimi dum ſolvantur perfundi poſſunt, admoveri potiſſi-
mum debent: ſiquidem conſtituit, quemadmodum in tota

αὐτῶν πρὸς τὸ παρηγορικώτατον εἶδος ἔχειν τὴν ἀναφορὰν,
οὕτω καὶ τὸ μὴ ἐπιδεῖν τὸν κάμνοντα καὶ τὸ μὴ συνεχῶς
ἐπιλύειν. διὰ πλέονος δὲ χρόνου λύεσθαι δύναται τῶν ἐναί-
μων φαρμάκων τὰ ξηραντικώτερα, φυλαττομένων ἡμῶν ἐν
αὐτοῖς τὸ διὰ σφοδρότητα ξυντατικόν. παραδείγματος δ᾽
ἕνεκεν, ὧν ἴστε δυοῖν φαρμάκων μνημονεύσω γεγραμμένων
ἐν ἁπάσαις βίβλοις, ὅσαι συνθέσεως τῶν φαρμάκων ἔχουσι
συμμετρίας, ὁποῖαι αἱ τοῦ Ἀνδρομάχου δύο καὶ ἡ τοῦ
Ἥρα μία καὶ ἄλλων εἰσὶ πάμπολλαι, δι᾽ ἀσφάλτου μὲν ἄλλα
φάρμακα συντίθενται. καλεῖται δὲ τὸ μὲν ἕτερον αὐτῶν
Βάρβαρος, τὸ δ᾽ ἕτερον Κυζικηνὴ πλέον ἢ τὰ ἔναιμα ξη-
ραίνουσα βλάπτει μᾶλλον ἢ ὠφελεῖ, συντείνουσα τὰ μέλη
καὶ ὀδυνῶσα. τὸ δ᾽ ἕτερον φάρμακον ἐπιτήδειον, ὅταν γε
καὶ αὐτὸ συμμέτρως ᾖ κεκραμένον. ἔνια γὰρ καὶ τούτων
ἀμειρότερόν τε ξηραίνει καὶ σκληρὰ κατὰ τὴν σύστα-
σίν ἐστιν. ἀλλὰ περὶ μὲν τῆς τῶν τοιούτων φαρμάκων
διαφορᾶς, ἐν τοῖς περὶ τῆς συνθέσεως αὐτῶν ἐπὶ πλέον

relinqua curatione, eo fpectandum effe ut leniendi vim ha-
beat. Hac enim de caufa neque vinculum imponit, neque
frequenter folvit. Ex medicamentis autem quae cruentis
vulneribus protinus injiciuntur, ea longiori temporis in-
tervallo folvere licet, quae validiorem ficcandi facultatem
habent, ea tamen cautione ne ob vehementem vim con-
trahendo laedant. Duo autem medicamenta quae tota
nobis funt gratia exempli commemorabo; leguntur enim
in omnibus libris de medicamentorum compofitione, qua-
les funt duo Andromachi et unus Herae et aliorum per-
multi. Componuntur medicamenta haec ex bitumine:
alterum barbarum, Cyzicenum alterum nominatur. Hoc
quum magis ficcet quam opus fit, medicamentis quae
cruentis vulneribus injiciuntur obeft magis quam profit,
quum membra contrahat et dolorem afferat; alterum vero
medicamentum idoneum eft, fi moderata mixtura fuerit,
ex iis fiquidem nonnulla plus jufto exficcant et dura funt.
Verum de hujusmodi medicamentorum difcrimine in opere
de compofitione ipforum fufius tractavimus. Quae poft

Ed. Chart. XII. [442. 443.]   Ed. Baf. V. (647.)

λέγεται. τῶν δ᾽ ὑφ᾽ Ἱπποκράτους ἐφεξῆς εἰρημένων τὰ
πλεῖστά ἐστι σαφῆ τοῖς μεμνημένοις, ὧν ἔμπροσθεν εἶπον
ἐξηγούμενος, αὐτό τε τοῦτο τὸ περὶ ἄρθρων βιβλίον καὶ
πρὸς αὐτὸ τὸ περὶ ἀγμῶν. τὰ δὲ ὀλιγημερώτατα τῶν ἐναί-
μων καὶ ὅσα ῥητίνη προσκαταλαμβάνεται, οὐχ ὁμοίως ἐπι-
τήδεια ἐκείνοις ἐστί. χρονίη γὰρ ἡ κάθαρσις τῶν ἑλκῶν
τούτων γίνεται, πολὺν γὰρ χρόνον πλαδαρή. τίνα μὲν ὀλι-
γημερώτατα λέγει τῶν ἐναίμων, οὐ χαλεπῶς ἐξευρήσεις,
εἴ γε μέμνησαι τῶν ἐν τῇ πρὸ ταύτης ῥήσει κατὰ τὴν
ἐξήγησιν εἰρημένων, [443] δῆλον γὰρ ὅτι τὰ δι᾽ ὀλίγων
ἡμερῶν λυόμενα κέκληκεν οὕτως. δι᾽ ὀλίγων δ᾽ ἡμερῶν δεῖ-
ται λύεσθαι τῶν προειρημένων ἀσθενέστερα· συγχωρεῖ γὰρ
ἀθροίζεσθαι περὶ τοῖς ἕλκεσιν ἰχῶρα πλείονα διὰ τὸ μὴ
ξηραίνειν αὐτάρκως. ἔνιοι δ᾽ αὐτῶν τῶν παλαιῶν ῥητίνη
προσκατελάμβανον ἔξωθεν οὐκ οἶδα τίνι λογισμῷ χρώμενοι.
πολλὰ γὰρ εἰπεῖν ἐγχωρεῖ, φυλαττομένου δ᾽ Ἱπποκράτους
ἅπαντα τὰ τοιαῦτα φάρμακα περιττὸν τὸ μηκύνειν· ἐν γὰρ
ταῖς περὶ τῶν φαρμάκων πραγματείαις, ὅσα χρὴ περὶ τού-
των ἐπίστασθαι διώρισται πάντα. νυνὶ δὲ περί τε τῶν

haec ab Hippocrate fcribuntur magna ex parte plana funt,
fi quae fupra et in commentariis in librum hunc de arti-
culis et ante in eum qui de fracturis eft prodidimus, in
memoria habeantur. Quaenam ex iis medicamentis quae
cruentis vulneribus protinus injiciuntur paucorum dierum
vocet, non magno negotio invenies, fi in memoria habeas,
quae in explanatione proxime pofitae orationis tradidi-
mus. Patet enim eum fic appellare quae ex paucorum
dierum intervallo folvuntur. Ex intervallo autem pauco-
rum dierum folvere convenit quaecunque ex propofitis
infirmiora funt. Patiuntur enim in ulceribus multum
colligi faniei, eo quod non fatis exficcent. Haec a non-
nullis ex veteribus refina extrinfecus excipiebantur, quor-
fum nefcio. Multa enim dici poffunt, fed quum Hippo-
crates ab omnibus his medicamentis abftineat, longius labi
operae pretium non eft. In opere enim de medicamentis
quae de his fcire convenit omnia exfequuti fumus; nunc

προκειμένων αὐτάρκως λέλεκται καὶ τὰ τούτων ἐφεξῆς εἰρη-
μένα ἅπαντα ὑπερβήσομαι τοῖς μεμνημένοις τῶν προεξη-
γουμένων ταῦτα σαφῆ.

κστ'.

(648) Ὁ αὐτὸς δὲ λόγος οὗτος, ἢν καὶ τὰ τοῦ πήχεος
ὀστέα τὰ παρὰ τὸν καρπὸν τῆς χειρὸς ἕλκος ποιήσαντα
ἐξίσχῃ, ἤν τε εἰς τὸ εἴσω μέρος τῆς χειρὸς, ἤν τε εἰς
τὸ ἔξω. σάφα γὰρ ἐπίστασθαι χρή, ὅτε ἀποθανεῖται ἐν
ὀλίγῃσιν ἡμέρῃσι τοιούτῳ θανάτῳ, οἷωπερ πρόσθεν εἴ-
ρηται, ὅτῳ ἂν ἐμβληθέντα τὰ ὀστέα ἐμμείνῃ· οἷσι δ'
ἂν μὴ ἐμβληθῇ, μηδὲ πειρηθῇ ἐμβάλλεσθαι, οὗτοι πολὺ
πλείονες περιγίνονται. ἰητρείη δὲ τοιαύτη τοῖσι τοιού-
τοισιν ἐπιτηδείη οἵηπερ εἴρηται. τὸ δὲ σχῆμα αἰσχρὸν
τοῦ χωλώματος ἀνάγκη εἶναι καὶ τοὺς δακτύλους τῆς χει-
ρὸς ἀσθενέας καὶ ἀχρηΐους.

Ὥσπερ ὅλον τὸ μεταξὺ γόνατος καὶ ἀστραγάλου κνή-
μην ὀνομάζει συγκείμενον ἐκ δυοῖν ὀστῶν, οὕτω καὶ τὸ

autem quod attinet ad propoſita, ſatis haec ſunt. Quae
ſequuntur omnia praeteribimus, quum manifeſta ſint iis
qui eorum meminerint quae ante explanavimus.

XXVI.

Eadem ratio eſt, ſi brachii oſſa ad manum adjecto ulcere
ſive in interiorem partem, ſive in exteriorem excedant.
Certum enim ſcire convenit hominem paucis diebus in-
teriturum tali genere mortis, quale ſupra poſuimus, ſi
repoſita oſſa fuerint contineanturque; ſed ſi nemo haec
vel repoſuerit vel reponere tentarit, longe ſaepius libe-
ratur. Cui malo mederi eadem ratione expedit qua ſu-
pra diximus: depravationem vero deformem reddi ac
digitos manus infirmos atque inutiles fieri neceſſe eſt.

Quemadmodum in crure totum id quod inter talum
et genu eſt, duobus oſſibus contentum κνήμην appellant,

μεταξὺ βραχίονος καὶ καρποῦ πῆχυν, οὐδὲ τοῦθ᾽ ἓν ἁπλῶς
ὑπάρχον, ἀλλ᾽ ἐκ δυοῖν σύνθετον. ὀνομάζεται δὲ τὸ μὲν
ἕτερον αὐτῶν κερκὶς, τὸ δὲ ἕτερον ἰδίως πῆχυς, ὥσπερ γε
κἀπὶ τῆς κνήμης· τὸ δὲ κατ᾽ ἀγκῶνα, τῷ κατὰ γόνυ. χα-
λεπώτερα δὲ ἀεὶ τὰ πάθη τῶν μειζόνων ἐστὶ μορίων, ἐάν
τε καταγῇ τι τῶν ἐν αὐτοῖς, ἐάν τε ἐξαρθρήσῃ. τοῦτ᾽ οὖν
ἐάν τις ᾖ μεμνημένος ὀλίγης τῆς ἐξηγήσεως εἰς τὰ μέλλοντα
ῥηθήσεσθαι δεηθήσεται.

_____

κζ΄.

Ἢν μὲν γὰρ ἐς τὸ εἴσω μέρος ὀλισθῇ τὰ ὀστέα, κάμπτειν
οὐ δύναται τοὺς δακτύλους, ἢν δὲ ἐς τὸ ἔξω μέρος,
ἐκταννύειν οὐ δύναται.

_____

Τῷ μὲν ὀλισθῇ ῥήματι διὰ τί χρῆται, δεδήλωται κατὰ
τὸν ἔμπροσθεν λόγον, ἡνίκα τὰ τῆς κνήμης ὀσᾶ παρὰ τὸν
πόδα μεθ᾽ ἕλκους ἐξαρθρεῖν ἔφη. νυνὶ δὲ τὴν αἰτίαν εἰ-

_____

fic brachium quod inter manum et cubitum eft πῆχυν,
quod fimiliter non ex uno offe, fed ex binis conftat, quo-
rum alterum κερκὶς, id eft radius, alterum Graece πῆχυς
proprie nominatur, id eft cubitus, quod fimiliter evenit
κἀπὶ τῆς κνήμης, hoc eft in crure. Commiffura igitur quae
ad manum eft commiffurae ali refpondet, quae ad cubitum,
illi quae ad genu. Majorum tamen partium mala feu
fractae feu prolapfae fint femper graviora funt. Quam
rem fi animadvertas, exigua expofitione ad fequentia in-
digebis.

_____

XXVII.

Nam digiti ubi offa in interiorem partem luxentur, cur-
vari non poffunt; ubi in exteriorem, extendi.

Cur luxari dicat in fuperioribus oftendimus, ubi cru-
ris offa adjecto ulcere dixit ad pedem luxari; nunc red-
dere caufam volo, quamobrem quum brachium accedente

πεῖν βούλομαι, δι᾽ ἥν, ὅταν εἰς τὴν ἔξω χώραν ὁ πῆχυς
ἐκστῇ μεθ᾽ ἕλκους, οὐ δύνανται κάμπτειν. ἐν δὲ τῷ τοιούτῳ
πάθει συμβαίνει τὰ τοῦ πήχεος ὀστᾶ, κατὰ μὲν τὴν ἔνδον
χώραν ἐπικεῖσθαι τοῖς τοῦ καρποῦ διὰ τῶν εἰς αὐτὸ καθη-
κόντων ἔξωθεν τενόντων ἐς τὸν ἄνω τόπον, [444] ὡς ἐπὶ
τὸν βραχίονα. τούτου δὲ συμβαίνοντος ἀναγκαῖόν ἐστι τοὺς
δακτύλους ἀνατείνεσθαι πρὸς τὴν ἐκτὸς χώραν, ὅπερ ἐστὶν
αὐτοῖς ἐκτετάσθαι. διὰ τοῦτ᾽ οὖν οὐδὲ καμφθῆναι δύναται
τελέως, ἀντιβαινόντων τοῖς κάμπτουσιν αὐτοὺς μυσὶ τοῖς
ἔξωθεν τῶν μυῶν καὶ τῶν τενόντων. εἴρηται γὰρ πολλάκις
ὡς εἰ μὴ συνακολουθοῖεν οἱ ἀντιτεταμένοι τοῖς ἐνεργεῖν
ἐπιχειροῦσι μυσὶν, ἀδύνατόν ἐστιν αὐτοῖς συμπληρῶσαι τὴν
ἐνέργειαν. ὁ δ᾽ αὐτὸς λόγος ἐστὶ καὶ περὶ τοῦ μὴ δύνα-
σθαι τοὺς δακτύλους ἐκταννύειν, ὅταν εἰς τὴν ἔξω χώραν
ἀνάσχῃ τὰ τοῦ πήχεος ὀστᾶ. ταθέντων γὰρ σφοδρῶς τῶν
ἔνδον μυῶν καὶ τενόντων, καὶ διὰ τοῦτο ἐπακολουθεῖν τῶν
ἔξω μὴ δυναμένων, ἀπόλλυσθαι καὶ τὴν ἐκείνων ἐνέργειαν
ἀναγκαῖόν ἐστι. καὶ μέντοι καὶ ἡ τῶν ὀστῶν σύνθεσις ἱκα-

ulcere in interiorem partem prorumpit digiti curvari ne-
queant. In hoc cafu fane accidit ut brachii offa ab in-
teriori regione offibus quae in prima palmae parte funt
fuperinfidant ab exteriori fubjiciantur, quum prima pal-
mae pars tendatur a chordis quae ab exteriori parte ad
ipfam perveniunt furfumque ad humerum tendunt. Quod
quum evenit neceffe eft digitos verfus exteriorem regio-
nem trahi, quo fit ut extendantur. Idcirco neque flecti
ex toto poffunt, quum exteriores mufculi et chordae
flectentibus renitantur. Saepius enim diximus perfici
actionem non poffe, nifi oppofiti mufculi iis pareant qui
agere nituntur. Hinc etiam fit ut digiti minime exten-
dantur, quum brachii offa in exteriorem partem moven-
tur. Interiores enim mufculi et chordae vehementer in-
tenduntur, atque idcirco quum cedere exterioribus ne-
queant, neceffe eft exteriorum actio intereat. Sed et ipfo-
rum offium pofitus, quum brachium in interiorem partem

νῶς ἐμποδίζει τὴν καμπὴν, ὅταν ὁ πῆχυς ἐκ τῶν ἔνδον με-
ρῶν ἐπιβαίνῃ τῷ καρπῷ· τὴν ἔκτασιν, ὅταν ἐκ τῶν ἔξωθεν.

κη'.

Οσοισι δ' ἂν κνήμης ὀστέον ἕλκος ποιησάμενον παρὰ τὸ
γόνυ ἔξω ἐξίσχῃ, ἤν τε ἐς τὸ ἔξω μέρος, ἤν τε ἐς τὸ
εἴσω, τούτοισιν ἢν μὲν τις ἐμβάλῃ, ἔτι ἑτοιμότερος ὁ
θάνατός ἐστιν ἤπερ τοῖσιν ἑτέροισι, καίπερ κἀκείνοισιν
ἕτοιμος ἐών. ἢν δὲ μὴ ἐμβαλὼν ἰητρεύῃς, ἐλπίδες μὲν
σωτηρίης οὕτω μόνως εἰσί. κινδυνωδέστερα δὲ ταῦτα
τῶν ὀστέων γίνεται, ὅσῳ ἂν ἀνωτέρω καὶ ὅσῳ ἂν ἰσχυ-
ρότερα ἔῃ καὶ ἀπὸ ἰσχυροτέρων ὠλισθήκῃ. ἢν δὲ τὸ
ὀστέον τὸ τοῦ μηροῦ τὸ πρὸς τοῦ γόνατος ἕλκος ποιησά-
μενον ἐξολισθῇ, ἐμβληθὲν μὲν καὶ ἐμμεῖναν ἔτι βιαιότε-
ρον θᾶσσον τὸν θάνατον ποιήσει τῶν πρόσθεν εἰρημένων·
μὴ ἐμβληθὲν δὲ πολὺ ἀκινδυνωδέστερον ἢ τὰ πρόσθεν,
ὅμως δὲ μούνη ἐλπὶς αὕτη σωτηρίης.

---

elapſum primae palmae parti inſidet, prohibere flexum
poteſt, quum in exteriorem promovetur porrectionem.

XXVIII.

Ubicunque autem cruris os ad genu, cute ſive in interio-
rem ſive in exteriorem partem excedit, quibus recondi-
tur maturius intereunt quam alii, quamvis illis quoque
vitae periculum inſtet; ſed ſi curationem adhibeas repo-
nere minimum tentans, hac via tantum ſpes ſalutis ſu-
pereſt. Haec autem oſſa eo magis periculoſa ſunt quam
cetera, quo ſuperiora ſunt et robuſtiora et a robuſtiori-
bus prolabuntur. Quodſi femoris os ad genu luxetur
ubi ponatur maneatque majori vi et citius adhuc homo
abſumitur quam ſuperioribus caſibus; ſi non reponatur,
res longe periculoſior eſt quam in ſuperioribus: haec
una tamen ſalutis ſpes ſupereſt.

708　　*ΓΑΛΗΝΟΤ ΕΙΣ ΤΟ ΙΠΠΟΚΡΑΤΟΤΣ*

Ed. Chart. XII. [444.]　　　　　　　　Ed. Baf. V. (648.)

Μαρτύριον οὐ σμικρόν ἐστι καὶ τοῦτο καὶ τὸ κατὰ τὴν ἑξῆς ῥῆσιν ὑπ' αὐτοῦ γεγραμμένον, ὧν ὀλίγον ἔμπροσθεν εἶπον, ἐπὶ τῶν ἐξισχόντων ὀστῶν ἐπί τε τῆς κατὰ τὰ σφυρὰ καὶ τῆς κατὰ τὸν καρπὸν διαρθρώσεως. οὔτε γὰρ ὁ ἀστράγαλος καὶ ἡ κνήμη κατὰ τὴν πρὸς τὸν πόδα διάρθρωσιν ἐξίσχει τοῦ δέρματος, οὔθ' ὁ καρπὸς ἐν τῇ πρὸς τὸν πῆχυν, ἀλλ' ἡ κνήμη μὲν ἐπὶ τοῦ σκέλους, ὁ πῆχυς δὲ ἐπὶ τῆς χειρός. εἰκότως οὖν ἐξαρθρεῖν ταῦτα καὶ ὀλισθαίνειν εἶπεν, ὡς ἂν ἔξω τῶν διαρθρώσεων γιγνόμενα. νῦν γοῦν τὴν κνήμην ἐν τῇ πρὸς τῶν σφυρῶν διαρθρώσει φησὶν ἐξίσχειν ἐνίοτε, ποτὲ μὲν ἔξω τῆς διαρθρώσεως, ποτὲ δ' εἴσω, καίτοι κατὰ τὴν ἑξῆς ῥῆσιν οὐ τὴν κνήμην, ἀλλὰ τὸν μηρὸν ἐξίσχειν λέγων εἰκότως, ἐν μὲν τῇ κατὰ γόνυ διαρθρώσει ποτὲ μὲν ἡ κνήμη φαίνεται, ποτὲ δὲ ὁ μηρὸς ἐξίσχειν. ἐν δὲ τῇ κατὰ τὸν πόδα διὰ παντὸς ἡ κνήμη, ὥσπερ γε κἂν τῇ κατὰ τὸν καρπὸν ὁ πῆχυς. τὰ δ' ἄλλα τῆς ῥήσεως δῆλα τοῖς μεμνημένοις τῶν ἔμπροσθεν εἰρημένων.

Hoc etiam et id quod proxime fubdit non parum comprobat, quae paullo fupra indicavimus de offibus et ad talum et ad manum cute excedentibus. Neque enim talus in commiffura cruris quae ad pedem eft nudatur; neque prima palmae pars in commiffura cubiti cum manu, fed in crure offa cruris et in brachio fimiliter offa brachii. Jure igitur excedere haec et luxari dixit, ut quae extra commiffuram excedant. Nunc itaque crus interdum excidere inquit ad tali commiffuram ac modo ab exteriori parte, modo ab interiori; quamquam fubdit non crus, fed femur luxari, idque non immerito. Nam in commiffura genu modo crus, modo femur excidit, ad pedem vero crus dumtaxat, ficut ad manum brachium. Cetera quae in hac oratione funt iis patent qui in memoria teneant quae fuperius dicta funt.

κθ'.

Ὁ ωὐτὸς δὲ λόγος καὶ περὶ τῶν κατὰ τὸν ἀγκῶνα ἄρθρων
καὶ περὶ τῶν τοῦ πήχεος καὶ βραχίονος. ἃ γὰρ ἂν τού-
των ἐξαρθρήσαντα ἐξίσχῃ, ἕλκος ποιησάμενα πάντα, ἢν
ἐμβληθῇ, θάναιον φέρει, μὴ ἐμβληθέντα δὲ ἐλπίδα σω-
τηρίης. χώλωσις δὲ τοῖσι περιγενομένοισι. θανατωδέστερα
δὲ τοῖσιν ἐμβαλλομένοισίν ἐστι τὰ ἀνωτέρω [445] τῶν
ἄρθρων· ἀτὰρ καὶ τοῖσιν ἐμβαλλομένοισι κινδυνωδέστερα
αὐτὰ ταῦτα. εἰ δέ τινι τὰ ἀνωτέρω ἄρθρα (649) ἐξ-
αρθρήσαντα ἕλκος ποιήσαντα ἐξίσχοι, ταῦτα δέ τι καὶ
ἐμβαλλόμενα ταχυθαναιώτατα ἔῃ καὶ μὴ ἐμβαλλόμενα
κινδυνωδέστερα. ἰητρείη δὲ ἤδη εἴρηται, οἵη τις ἐμοὶ
δοκέει ἐπιτηδειοτάτη εἶναι· ὅσοισι δὲ ἄρθρα δακτύλων ἢ
ποδὸς ἢ χειρὸς ἐξαρθρήσαντα ἕλκος ποιήσαντα ἐξέσχε,
μὴ κατηγότος τοῦ ὀστέου, ἀλλὰ κατ' αὐτὴν τὴν ξύμφυσιν
ἀποσπασθέντος, τούτοισιν εἰ ἐμβληθέντα ἐμμένει, ἔνι
μέντοι κίνδυνος σπασμοῦ, ἢν μὴ χρηστῶς ἰητρεύωνται,
ὅμως δέ τι ἄξιον ἐμβάλλειν, προειπόντα ὅτι φυλακῆς

XXIX.

*Eadem ratio eſt articulorum qui ad cubiti commiſſuram
ſunt, nempe cubiti et humeri. Quicunque enim ex his
quum luxantur cute excedunt, ſi reſtituantur, omnes
mortiferi ſunt; ſin minus, res non omnino deſperatio-
nem habet, ſed iis qui liberantur membrum remanet
depravatum, magis autem mortiferi ſunt, ſi recondan-
tur articuli ſuperiores; ſed et iidem ſi non recondantur,
aliis ſimiliter ſunt periculoſiores. Si cui ergo ſuperio-
res articuli luxati cum ulcere cute excedant, ubi reſti-
tuantur celerrime in exitium praecipitant; ubi non re-
ſtituantur, ceteris periculoſiores ſunt. Curatio autem
quae mihi commodiſſima videtur jam expoſita eſt. At
quibus digitorum pedis vel manus articuli luxati adjecto
ulcere cute exceſſerunt, oſſe quidem non fracto, ſed ab
ipſa commiſſura recedente, ſi repoſiti maneant, nervo-
rum diſtenſionis periculum impendet, niſi recte atten-
dantur. Expedit tamen, ubi praedixeris ſumma cura*

πολλῆς καὶ μελέτης δέεται· ἐμβάλλειν μέντοι ῥήϊστον καὶ
δυνατώτατον καὶ τεχνικώτατόν ἐστι τῷ μοχλίσκῳ, ὥσπερ
καὶ πρόσθεν εἴρηται ἐν τοῖσι κατεαγνυμένοισι καὶ ἐξίσχου-
σιν ὀστέοισιν, ἔπειτα ἀτρεμέειν ὡς μάλιστα χρὴ καὶ κα-
τακεῖσθαι καὶ ὀλιγοσιτέειν. ἄμεινον δὲ καὶ φαρμακεῦσαι
ἄνω κούφῳ τινὶ φαρμάκῳ.

Εἰκότως εἶπεν ἄρθρων ἐνταῦθα κατὰ πλῆθος, ὥσπερ
ἐπὶ τῶν κατὰ τὸ γόνυ. περὶ μέντοι τοῦ περὶ τὸν καρπόν τε
καὶ τὸ σφυρὸν διερχόμενος, οὐκ εἶπεν ἄρθρα πληθυντικῶς.
ὅτι δὲ ἄρθρα πλείω κατὰ τοῦτο τὸ χωρίον εἰσὶν, ὑπὲρ οὗ
νῦν ὁ λόγος αὐτῷ πρόκειται, διὰ τοῦ τρίτου τῶν εἰς τὸ
περὶ ἀγμῶν ὑπομνημάτων ἐδήλωσε. τὸν αὐτὸν λόγον εἶναί
φησι τὸν νῦν ἐνεστῶτα τῷ προειρημένῳ περὶ τῆς κατὰ γόνυ
διαρθρώσεως· ὥσπερ γὰρ ἐκεῖ ποτὲ μὲν ἡ κνήμη, ποτὲ δὲ
ὁ μηρὸς ἐξίσχειν ἐλέχθη, κατὰ τὸν αὐτὸν τρόπον καὶ νῦν
ἐνίοτε μὲν ὁ πῆχυς, ἐνίοτε δὲ ὁ βραχίων εἰς τὴν τοιαύτην

*et diligentia opus effe eos reponere. Facillime autem
et maxime prompte magnoque cum artificio reponuntur,
fi adigatur paxillus, quemadmodum fupra diximus in
offibus fractis luxatisque: quo facto quiefcere homo de-
bet cubareque et modico cibo uti; fatiusque eft levi ali-
quo medicamento quo vomitum citet ipfum purgare.*

Merito hic articulos dixit multitudinis numero, quem-
admodum in genu; ubi vero de commiffura quae ad ta-
lum et de ea quae ad manum loquitur, non pofuit arti-
culos multitudinis numero. Propofitam vero nunc par-
tem non uno tantum articulo contineri in tertio com-
mentario in librum de fracturis oftendimus. Eandem in-
quit rationem effe hujus commiffurae et ejus quae ad
genu, de qua prius tractavit: nam quemadmodum ibi
modo tibiam, modo femur excidere dictum eft, ita nunc

ἔρχεται διάθεσιν. ἃ δ᾽ ἐφεξῆς λέγει τούτοις, ἅπαντά ἐστιν
εὔδηλα.

λ'.

Τὸ δὲ ἕλκος ἰητρεύειν ἢ ἐναίμοισι τοῖσιν ἐπιτέγκτοισιν ἢ
πολυοφθάλμοισιν ἢ οἷσιν ἐν κεφαλῇ ὀστέα κατεηγότα ἰη-
τρεύεται, κατάψυχρον δὲ κάρτα μηδὲν προσφέρειν. ἥκι-
στα μὲν οὖν τὰ πρῶτα ἄρθρα κινδυνώδεά ἐστι, τὰ δὲ ἔτι
ἄνω κινδυνωδέστερα. ἐμβάλλειν δὲ χρὴ αὐθημερὸν ἢ τῇ
ὑστεραίῃ, τριταίῳ δὲ ἢ τεταρταίῳ ἥκιστα. τεταρταῖα
γὰρ ἐόντα ἐπισημαίνει τῇσι παλιγκοτίῃσι μάλιστα. οἷσιν
ἂν οὖν μὴ αὐτίκα γένηται ἐμβάλλειν, ὑπερβαίνειν χρὴ
ταύτας τὰς εἰρημένας ἡμέρας· ὅ τι γὰρ ἂν εἴσω δέκα
ἡμερέων ἐμβάλλῃ, πᾶν καταληπτόν. ἢν δ᾽ ἄρα ἐμβεβλη-
μένῳ σπασμὸς ἐπιγένηται, ἐμβάλλειν τὸ ἄρθρον δεῖ ταχὺ
καὶ θερμῷ τέγγειν ὡς πλειστάκις.

---

modo cubitus, modo humerus in idem malum compelli-
tur. Quae fequuntur omnia plana funt.

XXX.

Auxilium autem adverfus ulcera in medicamentis eft quae
cruentis vulneribus protinus injiciuntur: in illis fcilicet
quae perfufioni accommodantur aut in buphthalmo herba
aut in iis quae fractis calvariae offibus fuccurrunt; ni-
hil autem induci debet valde frigidum. Ac primi qui-
dem articuli minime periculofi funt, fuperiores magis
periculofe laeduntur. Eodem autem die reftituendi funt
vel certe pofteriori, tertio aut quarto minime: fiquidem
quarto die malum recrudefcere maxime videmus. Ubi
ergo non protinus recondantur, his diebus fuperfeden-
dem eft; contineri enim folet, quod intra decem dies
conditur. Quodfi repofito articulo nervorum diftenfio
fupernafcatur, cito expelli debet et fubinde calido hu-
more perfundi.

Τίνα μέν ἐσιν ἔναιμα ἐπίτεγκτα πρόσθεν εἴρηται. τῆς
βοτάνης δὲ τῆς πολυοφθάλμου καλουμένης, ἥτις καὶ βοὸς
ὀφθαλμὸς ὀνομάζεται, τῷ φύλλῳ χρῆσθαι κελεύει παραπλη-
σίως, ὡς ἔμπροσθεν ἐχρῆτο τῷ τοῦ βηχίου, τὴν αὐτὴν
ἔχοντι καὶ τούτῳ δίναμιν. μέμνηται δὲ ταύτης τῆς βοτά-
νης καὶ Διοκλῆς ἐν τῷ περὶ λαχάνων. τὸ μέντοι κεφάλαιον
ὅλης τῆς θεραπείας φησὶ χρῆναι ποιεῖσθαι τοιοῦτον, οἷον
κἀπὶ τῶν τῆς κεφαλῆς καταγμάτων ἐδήλωσεν. ἐν ἐκείνῳ τῷ
[446] βιβλίῳ καὶ ἡμῖν ἐδείχθη ξηραντικώτερος ὁ τρόπος
εἶναι τῆς θεραπείας ἐκείνης, ἧς κατὰ τὸ περὶ ἑλκῶν βιβλίον
ἐποιήσατο καὶ μάλιστα τῆς κατὰ ἄρθρα.

___

λα'.

Κεκάμφθαι δὲ μᾶλλον ἢ ἐκτετάσθαι πᾶν τὸ σῶμα χρή.
προσδέχεσθαι μέντοι κατὰ τοὺς δακτύλους τὰ ἄρθρα τὰ
ἐμβαλλόμενα ἀποστατικὰ ἔσεσθαι· τὰ γὰρ πλεῖστα οὕτω
γίνεται, ἢν καὶ ὁτιοῦν φλεγμονῆς ὑπογένηται, ὡς εἰ μὴ
δι' ἀμαθίην τῶν δημοτέων ἐν αἰτίῃ ἔμελλεν ὁ ἰητρὸς ἔσε-

___

Quaenam ex medicamentis quae cruentis vulneribus
protinus injiciuntur idonea fint quae perfundantur, antea
declaravimus.   Praecipit autem ut herbae buphthalmi,
quam πολυόφθαλμον appellat, non fecus atque ante tuffi-
laginis, quae eandem vim habet, folia imponantur. Hujus
quoque herbae meminit Diocles in libro de oleribus. To-
tius autem curationis caput ait id effe debere quod in
libro de vulneribus capitis demonftravit, in quo oftenfum
a nobis eft, curationem requiri ficciorem, quam quae in
vulneribus circa articulos praefertim.

___

XXXI.

*Convenit item univerfum corpus magis curvatum effe,
quam extenfum. Exfpectandum tamen eft fore ut re-
pofiti digitorum articuli abscedant: plerumque enim ita
accidit, fi quaevis inflammatio fuperveniat. Quare nifi
vereretur medicus, ne vulgo imperitus haberetur, nihil*

ΠΕΡΙ ΑΡΘΡΩΝ ΥΠΟΜΝΗΜΑ Δ. 713

Ed. Chart. XII. [446.]   Ed. Baf. V. (649.)

σθαι, οὐδὲν ἂν πάντως οὐδ' ἐμβάλλειν ἔδει. τὰ μὲν οὖν
κατὰ τὰ ἄρθρα ὀστέα ἐξίσχοντα ἐμβαλλόμενα οὕτω κιν-
δυνώδεά ἐστιν ὡς εἴρηται.

Οὐ ταὐτόν ἐστιν ἐκτετάσθαι τε λέγειν καὶ ἐκτείνε-
σθαι, καθάπερ οὐδὲ κεκάμφθαι καὶ κάμπτεσθαι· ἐκτετά-
σθαι μὲν γάρ τις εἰπὼν τὸ κῶλον ἓν αὐτοῦ σχῆμα μόνον
δηλοῖ τὸ κατ' εὐθυωρίαν οὐκ ἔχον τε τὸ μᾶλλον καὶ τὸ
ἧττον· κεκάμφθαι δὲ εἰπὼν πάντα τὰ μετὰ τὴν ἔκτασιν σχή-
ματα σημαίνει μᾶλλον καὶ ἧττον ἀλλήλων διαφέροντα μέχρι
τῆς ἐσχάτης καμπῆς τὸ δέ γε ἐκτείνεσθαι καὶ κάμπτεσθαι
τῶν κινήσεων αὐτῶν ἐστι δηλωτικὸν ἐν τοῖς μετασχηματιζο-
μένοις κώλοις γιγνόμενον. τὸ μὲν ἐκτείνεσθαι κατὰ τοῦ
μεταξὺ τῆς τε ἐσχάτης καμπῆς καὶ τῆς ἀκριβοῦς ἐκτάσεως.
τὸ κάμπτεσθαι δ' ἔμπαλιν ἄχρι τῆς ἄκρας ἐκτάσεως, ἄχρι
τῆς τελευταίας καμπῆς. νῦν οὖν ὁ Ἱπποκράτης εἰπὼν κε-
κάμφθαι μᾶλλον ἢ ἄχρι τῆς τελευταίας καμπῆς, τὸ κατ'
εὐθυωρίαν μόνον παραιτεῖται· διὰ δὲ τοῦ κεκάμφθαι

reponere prorfus deberet. Offa igitur quae ad commif-
furas funt, fi cute excedant, ubi recondantur, ficut
oftenfum eft, periculofa funt.

Extenfum effe non idem fignificat atque extendi,
ficut neque curvari et curvatum effe. Si quis enim mem-
brum extenfum dicat, unum tantum exprimit ejus habi-
tum, rectum videlicet, qui neque plus neque minus ad-
mittit; fi curvatum omnes ejus habitus qui poft extenfio-
nem funt, notat ufque ad ultimum flexum, qui quatenus
majores minoresque funt inter fe differunt. Si quis extendi
et curvari dicat, motum qui accidit ubi mutatur habitus
membrorum fignificabit, nempe quum extendi ait, eum
qui evenit in mutatione, quae fit a fummo flexu ad fum-
mam extenfionem; quum curvari, eum qui a fumma ex-
tenfione rurfus ad fummum flexum. Nunc ergo Hippo-
crates curvatum inquit, corpus effe magis convenit quam
extenfum, verbo extenfum rectum habitum notans, quem

πάντα τὰ μεταξὺ ταύτης τε καὶ τῆς ἐσχάτης καμπῆς, ἐν
οἷς ἀεὶ τὸ προσφορώτερον αἱρεῖσθαι προσήκει, ποτὲ μὲν
ἐλάχιστον ἀποχωροῦντα τῆς ἄκρας ἐκτάσεώς πως, ἔστιν ὅτε
καὶ πλέον. ὁπόταν δὲ χρῆ τούτων ἑκάτερον πράττειν, ἐκ
τῶν προειρημένων δυνήσῃ στοχάζεσθαι.

λβ'.

Ὅσα δὲ κατὰ τὰ ἄρθρα τὰ κατὰ τοὺς δακτύλους ἀποκό-
πτεται τελείως, ταῦτα ἀσινέα τὰ πλεῖστά ἐστιν, ἢν μή
τις ἐν αὐτῇ τῇ τρώσει λειποθυμήσας βλαβείη.

Περὶ τῶν ἀποκοπτομένων ὀστῶν ἐντεῦθεν ἄρχεται δι-
δάσκειν σαφῶς ἅπαντα διεξιὼν, ὡς μὴ δεῖσθαι τῆς παρ'
ἡμῶν ἐξηγήσεως, ἀλλ' ἀρκεῖ τοσοῦτόν μοι προειπεῖν, ὡς
ἀκολουθήσεις σχεδὸν ἅπασιν οἷς λέγει, σκοπὸν ἔχων ὅνπερ
κἀπὶ (650) τῶν ἐξισχόντων ἄρθρων, ἃ καλεῖν ἔθος ἐστὶ
τοῖς νεωτέροις ἰατροῖς ἐκβυρσώματα. κατὰ γὰρ τὸ [447]

folum vitandum cenfet; fed quum ait curvatum, habitus
medios inter hunc et extremum flexum fignificat, inter
quos ille eligendus eſt qui maxime accommodatur, modo
qui parum, modo qui longius ab extremo flexu abeſt.
Quo tempore uterque accipiendus ſit, licebit et ex ſupe-
rioribus conjicere.

XXXII.

*Quaecumque circa digitorum articulos ex toto abſcindun-
tur, plerumque detrimentum non afferunt, niſi dum ſe-
cantur homo animi defectione laedatur.*

Nunc tractare incipit de oſſibus praecidendis. Aperte
autem ſic omnia narrat, ut una explanatione opus non
ſit. Illud dumtaxat me praefari abunde eſt quod fere
quaecunque ab ipſo traduntur intelliges, ſi id ſpectes
quod oſtenfum eſt in articnlis cute excedentibus, juniores
medici ἐκβυρσώματα dicunt, dimetiendum, ſcilicet eſſe

ΠΕΡΙ ΑΡΘΡΩΝ ΥΠΟΜΝΗΜΑ Δ. 715

Ed. Chart. XII. [447.] Ed. Baf, V. (650.)

μέγεθος τῶν ἄρθρων καὶ τὸ τοῦ κινδύνου μέγεθος, ὥσπερ
ἐπ᾿ ἐκείνων τοινῦν, οὕτως ἐπὶ τῶν ἀποκοπτομένων ὀστῶν
εἴωθε γίγνεσθαι. προσθήσω δὲ κἀγὼ τῶν ἀσαφές τι δο-
κούντων ἔχειν ἐξήγησιν.

λγ΄.

Καὶ ἰητρείη φαύλη ἀρκέσει τῶν τοιούτων ἑλκέων· ἀτὰρ καὶ
ὅσα μὴ κατὰ τὰ ἄρθρα, ἀλλὰ κατ᾿ ἄλλην τινὰ ἴξιν τῶν
ὀστέων ἀποκόπτεται, καὶ ταῦτα ἀσινέα ἐστὶ καὶ ἔτι εὐαλ-
θέστερα τῶν ἑτέρων, καὶ ὅσα κατὰ τοὺς δακτύλους ὀστέα
κατεαγότα ἐξίσχει μὴ κατὰ τὸ ἄρθρον, καὶ ταῦτα ἀσινέα
ἐστὶν ἐμβαλλόμενα. ἀποκόψιες δὲ τέλειαι ὀστέων καὶ
κατὰ τὰ ἄρθρα καὶ ἐν ποδὶ καὶ ἐν χειρὶ καὶ ἐν κνήμῃ
τοῖσι παρὰ τὰ σφυρὰ καὶ ἐν πήχεϊ τοῖσι κατὰ τοὺς
καρποὺς, τοῖσι πλείστοισιν ἀποκοπτομένοισιν ἀσινέα γίνε-
νεται, ὅσα ἂν μὴ αὐτίκα λειποθυμίη ἀνατρέψῃ ἢ τεταρ-
ταίοισιν ἐοῦσι πυρετὸς ξυνεχὴς ἐπιγένηται. ἀποσφακελί-
σιες μέντοι σαρκῶν καὶ ἐν τρώμασιν αἱμορρόοισι γενομένοι-

---

periculi magnitudinem pro magnitudine articulorum. Quod
ficut in illis evenit, fic et nunc in oſſibus quae praeci-
duntur evenire folet. Adjiciemus tamen eorum quae ob-
fcura videbuntur expoſitionem.

XXXIII.

*His autem ulceribus quaevis curatio idonea eſt. Sed et
quaecunque oſſa non ad articulos, verum ad aliquam
aliam regionem praeciduntur ſimiliter ſine noxa ſunt et
aliis promptius adhuc curationem recipiunt; ſimiliter
quaecunque oſſa fracta in digitis cute excedunt, non ad
articulos haec quoque innocenter reponuntur. Ex toto
autem oſſa ad articulos in manu, in pede et in crure,
nonnullis ad talum, atque in brachio, nonnullis ad pri-
mam palmae partem plerumque citra noxam praecidun-
tur, niſi protinus anima deficiat vel quarto die conti-
nens febris ſuperveniat. Caro tamen corrupta et in
vulneribus ſanguinem fundentibus et in iis quae valen-*

σιν ἢ ἀποσφίγξεσιν ἰσχυραῖς καὶ ἐν ὀστέων κατήγμασι
γενομένοισι, πιεχθεῖσι μᾶλλον τοῦ καιροῦ, καὶ ἐν ἄλλοισι
δεσμοῖσι βιαίοισι ἀποληφθέντα ἀποπίπτει πολλοῖσι, καὶ οἱ
πολλοὶ περιγίνονται τῶν τοιούτων καὶ οἶσι μηροῦ μέρος
τι ἀποπίπτει καὶ τῶν σαρκῶν καὶ τοῦ ὀστέου καὶ οἶσι
βραχίονος. ἧσσον δὲ πήχεός τε καὶ κνήμης ἀποπεσούσης
καὶ ἔτι εὐφόρως περιγίνονται. οἶσι μὲν οὖν κατεαγέντων
ὀστέων ἀποσφακελίσιες αὐτίκα ἐγένοντο καὶ μελασμοὶ, τού-
τοισι μὲν ταχεῖαι περιῤῥήξιες γίνονται τοῦ σώματος καὶ
τὰ ὑποπίπτοντα ταχέως ἀποπίπτει ἤδη τῶν ὀστέων προεν-
δεδωκότων· οἶσι δὲ ὑγιέων ἐόντων τῶν ὀστέων οἱ μελα-
σμοὶ γίνονται αἱ μὲν σάρκες ταχέως θνήσκουσι καὶ τού-
τοισι. τὰ δὲ ὀστέα βραδίως ἀφίστανται, ᾗ ἄν τὰ ὅρια
τοῦ μελασμοῦ γένηται καὶ ἡ ψίλωσις τοῦ ὀστέου.

Λέλεκται δὲ πολλάκις ἤδη φαύλην ὀνομάζειν ἰατρείαν
τὴν ἀντικειμένην τῇ ἀκριβεῖ.

---

tius adſtringuntur tum in oſſium fracturis plus juſto
compreſſis; in iis item quaecunque vinculis violenter
comprehenſa fuerint compluribus decidit, quorum pleri-
que liberantur. Liberantur et illi quibus in femore pars
aliqua carnis et oſſis decidat et quibus in humero; ſed
citius adhuc et facilius ad ſanitatem perducuntur, qui-
bus aliquid in brachio et crure decidat. Quibus vero
fractis oſſibus aliquid protinus alienatur et nigreſcit, his
cito abrumpitur; et quibus caſurum eſt, cito cadit, quum
oſſa jam ceſſerint; at quibus oſſe inviolato nigrities ac-
cidit, his celeriter caro emoritur, os vero tarde abſce-
dit et qua nigrities terminatur et qua medatum os eſt.

Curationem quamvis φαύλην dicit. Quo vocabulo jam
faepius oſtendimus Hippocratem nuncupare eam quae ex-
quiſitae contraria eſt.

λδ'.

Χρὴ δὲ ὅσα ἂν κατωτέρω τοῦ σώματος τῶν ὁρίων τοῦ με-
λασμοῦ ἔῃ, ταῦτα ὅταν ἤδη πάμπαν τεθνήκῃ καὶ ἀνάλ-
γεα ᾖ, ἀφαιρέειν κατὰ τὸ ἄρθρον προμυθεόμενον ὅκως
μὴ τετρώσῃς· ἢν γὰρ ὀδυνηθῇ ἀποταμνόμενος καὶ μήπω
κηρήσῃ τὸ σῶμα τεθνεὸς ταύτῃ ᾗ ἀποτέμνεται, κάρτα
κίνδυνος ὑπὸ τῆς ὀδύνης λειποθυμῆσαι. αἱ δὲ τοιαῦται
λειποθυμίαι πολλοὺς παραχρῆμα ἤδη ἀπώλεσαν. μηροῦ
μὲν οὖν ὀστέον ψιλωθὲν ἐκ τοιούτου τρόπου ὀγδοηκο-
σταῖον εἶδον ἀποστάν. ἡ μέντοι κνήμη τούτῳ τῷ ἀν-
θρώπῳ κατὰ τὸ γόνυ ἀφηρέθη εἰκοσταίῃ, ἐδόκεε δέ μοι
καὶ ἐγγυτέρω. οὐ γὰρ ἅμα, ἀλλ' ἐπὶ τὸ προμηθέστερον
ἔδοξέ μοί τι ποιέειν· κνήμης δὲ ὀστέα ἐκ τοιούτου με-
λασμοῦ μάλα κατὰ μέσην τὴν κνήμην ἐόντα, ἑξηκοσταῖά
μοι ἀπέπεσεν, ὅσα ἐψιλώθη αὐτῶν. διενέγκοι μὲν γὰρ
ἄν τι καὶ ἰητρείη ἰητρείης ἐς τὸ θᾶσσόν τε καὶ βραδύτε-
ρον τὰ ὀστέα ψιλούμενα ἀποπίπτειν. διενέγκοι δ' ἄν τι
καὶ πίεξις πιέξιος καὶ ἐπὶ τὸ ἰσχυρότερόν τε καὶ ἀσθε-
νέστε- [448] ρον καὶ ἐς τὸ θᾶσσόν τε καὶ βραδύτερον

XXXIV.

*Ceterum partes quae citra finem nigritiei fuerint; ubi jam
prorfus emoriantur et dolorem non fentiant, juxta ar-
ticulos excidendae funt ea animadverfione ne quid viole-
tur: nam ubi qui fecatur dolet, quum nondum qua fe-
catur emortuum corpus fuerit, maximum periculum eſt
ne fub dolore anima deficiat; ejusmodi autem animae
defectio plurimos repente jam fuſtulit. At femoris os
hoc modo nudatum vidi octogefimo die abfcedere; crus
tamen huic homini ad genu vigefimo excifum eſt. Mihi
vero proprius etiam videbatur, quum non eodem tem-
pore, fed ante providendum exiſtimarem. Cruris vero
offa quaecunque nudata fuerunt circa medium omnino
ex hujusmodi nigritie fexagefimo die deciderunt. Cu-
ratio enim a curatione diſtat quantum ad id pertinet,
ut nudata offa maturius vel ferius decidant; preffus
item a preffu diſtat, quatenus unus altero validior eſt*

ἀπομελανθέντα ἀποθανεῖν τὰ νεῦρα καὶ τὰς σάρκας καὶ τὰς
ἀρτηρίας καὶ τὰς φλέβας. ἐπεὶ ὅσα μὴ ἰσχυρῶς ἀποληφθέντα
θνήσκει, ἔνια τῶν τοιουτέων οὐκ ἀφικνέεται ἐς ὀστέων ψι-
λώματα, ἀλλ' ἐπιπολαιότερα ἐκπίπτει, ἔνια δὲ οὐδὲ ἐς νεύ-
ρων ψιλώματα ἀφικνεῖται, ἀλλ' ἐπιπολαιότερα ἐκπίπτει, διά
γ' οὖν ταύτας τὰς προφάσιας οὐκ ἔστιν ἓν ὄνομα ἀριθμοῦ
τῷ χρόνῳ θέσθαι, ἐν ὁκόσῳ ἕκαστα τούτων κρίνεται.

Προειρηκὼς ὅτι μελαινομένων καὶ φθειρομένων τῶν
περικειμένων τοῖς ὀστοῖς σαρκῶν ἀναγκαῖόν ἐστι καὶ τοῖς
γυμνωθεῖσιν αὐτῶν ὀστοῖς τῷ χρόνῳ ταὐτὸν συμβῆναι καὶ
διὰ τοῦτο κελεύσας ἀποκόπτειν αὐτὰ, νῦν συμβουλεύει τὴν
ἀφαίρεσιν ποιεῖσθαι, μὴ ψαύοντα τῶν ὑγιῶν, ὅπως μὴ διὰ
τὴν ὀδύνην ὁ κάμνων λειποθυμήσας ἰσχυρῶς δυσανακόμι-
στος γένηται. κατ' ἄρθρον δὲ μᾶλλον, εἰ οἷόν τε, ποιεῖσθαι
κελεύει τὴν ἀφαίρεσιν ἕνεκα τοῦ τάχους. ἐν μέσοις γὰρ
τοῖς κώλοις χρόνος τρίβεται τῶν ὀστέων ἐκκοπτομένων, ἐπὶ
δὲ τῶν ἄρθρων ἄνευ τοῦ ψαῦσαι τῶν ὀστῶν, ἀποκόπτεται
τὸ πεπονθὸς μέρος τοῦ κώλου.

---

*aut imbecillior ad efficiendum, ut nervi, caro, venae
citius aut tardius emoriantur: nam quae emoriuntur,
quamvis non fuerint adftricta, non omnia ex altis offium
partibus decidunt, fed quaedam ex fummis. Quocirca
tempus intra quod fingula haec folvuntur certum definire
non licet.*

Quum dixerit neceffarium effe, ubi nigrefcat et cor-
rumpatur caro quae fita eft circa offa, ut offibus tempore
idem æveniat, atque ea de caufa imperaverit ut praeci-
derentur. Nunc praecipit ut excidantur, ea cautione ne
integrae partes violentur, ne prae dolore anima admodum
deficiente homo aegerrime reficiatur. Ad articulum au-
tem, fi fieri poteft, praecidi membrum voluit ad celerita-
tem fpectans: namque ubi medium praecidatur, multum
temporis abfumitur, quum offa fecantur, fed juxta arti-
culum affecta membri pars intacto offe abfcinditur.

ΠΕΡΙ ΑΡΘΡΩΝ ΥΠΟΜΝΗΜΑ Δ. 719

Ed. Chart. XII. [448.]   Ed. Baf. V. (650. 651.)
λε'.

Προσδέχεσθαι δὲ μάλα χρὴ τοιαῦτα ἰήματα. ἐπιδέειν γὰρ
φοβερώτερά ἐστιν ἤ τινι ἰηιρεύειν καὶ ἰητρείη πραείη
ἀρκέει πᾶσι τοιούτοισι· αὐτὰ γὰρ ἑωυτὰ κρίνει μόνον·
τῆς τε διαίτης ἐπιμελέεσθαι χρὴ ὡς κατὰ δύναμιν ἀπύ-
ρετος ἔη.

_____

(651) Οὐ μόνον τῶν καμνόντων ἀεὶ φαίνεται κηδό-
μενος ὁ Ἱπποκράτης, ἀλλὰ καὶ τῶν ἰατρῶν ὡς ἀνέγκλητοι
μὲν ἀεὶ παρὰ τοῖς κάμνουσιν ὦσιν, εὐδοκιμῶσι δὲ τὰ πλεῖ-
στα. διὰ τοῦτ' οὖν ἐπισημαίνεταί τε καὶ διορίζεται τὰ
κατὰ φαντασίαν μεγάλα πάθη τῶν κατὰ δύναμιν. ἐπὶ μὲν
οὖν τῶν κατὰ δύναμιν ἰσχυρῶν, οὐ μὴν φαινομένων γε τοιού-
των, ἀποδιδράσκειν κελεύει. προΐεσθαι δὲ τὰ κατὰ φαντασίαν
μεγάλα, καθάπερ καὶ ταυτὶ τὰ νῦν περὶ ὧν ὁ λόγος. ὅταν
γὰρ ἀκριβῶς τι νεκρωθῇ μέρος, οὐκέτι συμπάθειαν ἰσχυ-
ρὰν ἄγει τὰ πλησιάζοντα. ταῦτ' οὖν ἐὰν ἀποκόψῃς, τὸν ἐν

XXXV.

*Accipiendae prorfus ejusmodi fanationes funt: magis enim
terrent, dum accipiuntur, quam dum adhibentur; atque
haec omnia lenem medicinam requirunt; ipfa enim per
ipfa folvuntur. Eft autem victus expeditiffimus ille qui
febri adverfatur.*

_____

Hippocrates confilium dirigit non folum ad aegrotan-
tes, fed etiam ad medicos, ut apud aegrotantes a culpa
femper vacui fint et laudem plerumque inveniant. Quam-
obrem mala quae gravia videntur monftrat difcernitque
ab iis quae vere talia funt. In iis enim quae vere gra-
via funt, non tamen talia fe oftendunt, monet ut medi-
cus fe fubducat, illis manum injiciat quae gravia viden-
tur, quemadmodum et haec quae nunc proponuntur. Ubi
enim pars aliqua ex toto emortua fit, non amplius gra-
viter afficit quae vicina funt. Hanc fi praecidas cavens,

Ed. Chart. XII. [448. 449.]   Ed. Baf. V. (651.)
τῇ χειρουργίᾳ τῆς λειποθυμίας φυλαξάμενος κίνδυνον οὐκέτι
οὐδὲν ἀκολουθήσει δυσχερές.

λστ'.

Καὶ ἐν σχήμασι δικαίοισιν εὐθετίζειν τὸ σῶμα. δίκαια δὲ
καὶ ταῦτα μηδὲ μετεωροποιέειν, μηδὲ ἐς τὸ κάτω ῥέπειν.
ἀλλὰ μᾶλλον ἐς τὸ ἄνω ποτὶ καὶ ἔστ' ἂν τελείως πε-
ριφράγῇ· αἱμορραγιέων γὰρ ἐν τούτῳ τῷ χρόνῳ κίνδυνος·
διὰ τοῦτο γοῦν οὐ χρὴ κατάῤῥοπα ποιέειν τὰ τραύματα,
ἀλλὰ τἀναντία.

[449]   Πολλάκις ἤδη μοι λέλεκται τὸ δίκαιον ἐπὶ τοῦ
κατὰ δύναμιν ἴσου λέγειν ὁ Ἱπποκράτης. ἔστι δὲ τοῦτο
ταὐτὸ τῷ κατὰ τὴν ἀξίαν ἑκάστου. τοιοῦτο δέ τι καὶ τὴν
δικαιοσύνην ἴσμεν οὖσαν. ὅσον μὲν οὖν ἐπὶ τοῖς μυσὶ δί-
καιον σχῆμά ἐστιν, ἐν ᾧ μηδετέρως τείνονται, μήθ' οἱ κάμ-
πτοντες μήθ' οἱ ἐκτείνοντες τὸ κῶλον· ὅσον δ' ἐπὶ τὸ κά-
ταντες ἢ ἄναντες ἀποθέσθαι τὸ μόριον, ἴσον μὲν ἄν τῳ

ne dum manus curatio adhibetur animae defectio fequa-
tur malum aliud non afferes ullum.

XXXVI.

Ad haec jufto habitu figurare corpus oportet. Juftus ha-
bitus eft ubi nihil fafpenfum eft, nihil deorfum fpectat,
fed furfum magis, praecipue donec ex toto refolutum
fuerit; periculum enim eft, ne interim fanguis erumpat.
Quamobrem vulnera inclinari in inferiorem partem non
debent, fed fuperiora haberi.

Oftendimus jam faepe juftum apud Hippocratem vo-
cari id quod potentia aequale eft. Hoc autem illud eft
quod unicuique convenit, quandoquidem et juftitiam hujus-
modi quid effe manifeftum eft. Quod quidem ad mufcu-
los attinet, ille juftus habitus eft fub quo tam qui mem-
brum flectunt, quam qui extendunt in neutram partem
trahuntur; quod vero ad collocandum membrum in infe-

Ed. Chart. XII. [449.]   Ed. Baf. V. (651.)

δόξειε τὸ μέσον ἀναῤῥόπου τε καὶ καταῤῥόπου, τουτέστι τὸ
κατ᾽ εὐθεῖαν γραμμὴν ἐκτεταμένον ἀκριβῶς εἶναι δίκαιον.
καὶ ὅταν γε μηδεὶς ᾖ κίνδυνος αἱμοῤῥαγίας, ἐὰν εὐφορώτε-
ρον ᾖ τοῦτο τῷ κάμνοντι, προαιρετέον αὐτό· καὶ λέλεκταί γε
περὶ τούτου μικρὸν ἔμπροσθεν, ἡνίκα περὶ τῶν ἐκβυρσω-
μένων ὁ λόγος ἦν. νυνὶ δ᾽ ἐπὶ τῶν ἀποκοπτομένων ὀστῶν,
ὥσπερ ἐπὶ τῇ χειρουργίᾳ κίνδυνος, ὡς ἂν ἀλγήσαντα σφο-
δρῶς τὸν κάμνοντα λειποθυμῆσαι. οὕτως μετὰ τὴν χειρουρ-
γίαν ἕτερος εἷς κίνδυνός ἐστιν ὁ τῆς αἱμοῤῥαγίας, ὅταν ἀπο-
πέσῃ τὰ σεσηπότα μόρια τοῦ σώματος εἰωθὼς γίνεσθαι.
πρόδηλον δ᾽ ὅτι τὸ κατάῤῥοπον σχῆμα πρὸς αἱμοῤῥαγίας
ἐστὶν ἑτοιμότατον καὶ ὅσον ἐπὶ τὸ φυγεῖν ἀκριβῶς τε ἅμα
καὶ ἀσφαλῶς τὸν ἐκ τῆς αἱμοῤῥαγίας κίνδυνον, ἐχρῆν ἀνάῤ-
ῥοπον ἀποσχηματίζειν τὸ ἀποκεκομμένον κῶλον, ἀλλ᾽ ἐπὶ
τοῦτ᾽ ἐπώδυνον τὸ σχῆμα, διὰ τοῦτ᾽ ἀνάῤῥοπον αὐτὸ μετρίως
σχηματίζομεν. εὔδηλον δ᾽ ὅτι καὶ κατ᾽ αὐτὴν τὴν ῥῆσιν
αὐξῆσαι βουλόμενος τὸν λόγον ἐχρήσατο τῇ ποτὶ φωνῇ, ὡς

riorem vel fuperiorem partem fpectat, juftus habitus vi-
deri poterit qui medius erit inter eum, qui deorfum fpe-
ctat, hoc eft qui ad rectam lineam prorfus extenfus eft.
Hic autem ubi nullum periculum fit ne fanguis erumpat
et facillime ab aegrotante feratur eligendus eft, de quo
etiam paullo fupra tractavimus, ubi offa cute excedentia
perfequuti fumus. At nunc in offibus abfcindendis, ficut
dum manus adhibetur, unum periculum eft, ne prae do-
lore intolerabili anima deficiat, ita poftquam adhibita eft
unum aliud circumftat, ne videlicet fanguis erumpat, id
quod evenire folet ubi putrefcentes corporis partes refol-
vuntur. Conftat autem habitum, fub quo membrum de-
pendet eruptioni fanguinis effe opportuniffimum. Quan-
tum ergo fpectat ad fanguinis eruptionis periculum peni-
tus tutoque evitandum, praecifum membrum fuperius om-
nino habendum effet; fed quia ftatus hic dolori eft, id-
circo moderate in fuperiorem partem convertitur. Mani-
feftum item eft, quum in iis verbis augere vellet quod
proponitur, adjeciffe vocabulum *praecipue*, quod ποτὶ dixit

εἰ καὶ οὕτως εἶπε, μηδὲν μετέωρον ποιεῖν μηδὲ ἐς τὸ κάτω
ῥέπον, ἀλλὰ μᾶλλον ἄνω καὶ μάλισϑ᾽ ὅταν τελέως περιῤῥαγῇ
τὰ σεσηπότα. τῶν γὰρ αἱμοῤῥαγιῶν ἐν τούτῳ τῷ χρόνῳ
κίνδυνος.

λζ΄.

Ἐπεὶ ὅταν γε ὁ χρόνος ἐγγένηται πλείων καὶ καθαρὰ τὰ ἕλ-
κεα γένηται, οὐκέτι ταῦτα τὰ σχήματα ἐπιτήδειά ἐστιν,
ἀλλ᾽ ἡ εὐθεῖα θέσις καὶ ἐνίοτε ἐπὶ τὸ κατάῤῥοπον ῥέ-
ποντα· ἀνὰ χρόνον γὰρ ἐνίοισι τούτων ἀποστάσιες ὀστέου
γίνονται καὶ ὑποδεσμίδων δέονται.

Ὥσπερ ὁπόταν τὰς αἱμοῤῥαγίας ἐφυλάττετο τὴν εὐ-
θεῖαν θέσιν τοῦ κώλου, καίτοι μέσην τε καὶ δικαίαν οὖσαν,
ἐπὶ τὸ ἀνάῤῥοπον ἦγεν εἰς τοσοῦτον ἄχρι τοῦ χωρὶς ὀδύνης
τοῦ κάμνοντος ἀνατεθῆναι τὸ κῶλον, οὕτως νῦν ἐνίοτε με-
τρίως κατάῤῥοπον ἀξιοῖ σχηματίζεσθαι τὸ κῶλον ἕνεκα τῆς
ἐκκρίσεως τῶν ἰχώρων. ὅπου γὰρ οὔθ᾽ αἱμοῤῥαγίας ἐστὶ

quaſi ita ſcripſerit: ubi nihil ſuſpenſum eſt nihil deorſum
ſpectat, ſed ſurſum magis, potiſſimum, ubi ex toto reſo-
luta fuerint, periculum eſt ne interim ſanguis erumpat.

XXXVII.

Namque ubi tempus proceſſerit et ulcera jam pura ſint,
non amplius accommodatur hujusmodi ſtatus, ſed ille
qui rectus eſt et interdum ille qui verſus inferiorem par-
tem inclinatur; tempore enim nonnullis oſſa abſcedunt
et illae faſciae neceſſariae ſunt quae primae injiciuntur.

Non ſecus atqne ubi ſanguinis eruptionem cavebat,
rectum membri ſtatum quamvis medius et juſtus eſſet,
eatenus in eum qni ſurſum ſpectaret convertebat, quate-
nus membrum ſine dolore excitabatur, nunc quoque prae-
cipit ut membrum moderate in inferiorem partem incli-
netur ut ſanies effluat; quandoquidem, ubi nullum peri-
culum eſt ne vel ſanguis erumpat vel propter conſortium

κίνδυνος οὔτε συμπαθείας οὔτε φλεγμονῆς, ἤδη ὄντα κα-
θαρὰ τὰ ἕλκη μόνης ἐπουλώσεως χρῄζει, περὶ παντός ἐστι
ποιητέον, ὡς μήτε πῦον ὑφίσταται τότε μήτε ἰχώρ τις λε-
πτὸς, ἀλλ᾿ ἀποῤῥέει πάντα. κολπωθέντος μέντοι τινὸς αὐ-
τόθι μέρους, εἴωθε γὰρ ἐνίοτε καὶ τοῦτο γίγνεσθαι, τῶν
ἰχώρων ἀναβιβρωσκόντων ἐκεῖνα τὰ μόρια, ἃ κατ᾿ ἐκεῖνον
τὸν χρόνον ἐν ᾧ διὰ τὸν φόβον τῆς [450] αἱμοῤῥαγίας
ἀνάῤῥοπον ἡγούμεθα σχῆμα, χρείας ἕξομεν ὑποδεσμίδ·ιν αἷς
προστελοῦμεν τὸν κόλπον. ἡ δ᾿ ἐπίδεσις ἐν τῷ τοιούτῳ
καιρῷ κατὰ τὸν ἐναντίον γίνεται τρόπον ἁπάσαις ταῖς ἔμ-
προσθεν εἰρημέναις. ἐπ᾿ ἐκείνων μὲν γὰρ ἐκ τῶν κάτω
μερῶν ἀρχόμενοι τελευτῶμεν ἄνω. κατὰ δὲ τὰς νῦν προ-
κειμένας διαθέσεις, ἐφ᾿ ὧν ἐκκρίνεσθαι βουλόμεθα τὸ πῦον
ἄνωθεν, ἀρχομένους ἐπὶ τὰ κάτω χρὴ νέμεσθαι παυομένους
ἀνωτέρω βραχεῖ τοῦ κατὰ τὸν κόλπον στόματος, ἵν᾿ ἐκ μὲν
τοῦ πυθμένος αὐτοῦ πᾶν ἐκθλίβηται διὰ τῆς εἰρημένης
ἐπιδέσεως, ἀνεῳγμένου δὲ τοῦ στόματος εὐθέως ἐκρέῃ.

---

aliqua pars afficiatur vel inflammatio fuperveniat atque
ulcera jam pura tantummodo ad cicatricem perducenda
funt, danda in primis opera eſt ut nec pus nec fanies
aliqua tenuis tunc fubſidat, fed omnia exitum habeant.
At ſi qua ibi pars ſinuetur, hoc enim accidit fub fanie
quae illas partes erodit, dum nos caventes ne fanguis
erumperet membrum fublime habuimus, ad fafcias ve-
niendum erit quae primae injiciendae ſint, quibus ſinus
coerceatur. Vinciendi autem ratio in eo cafu contraria
eſt illis omnibus quae fupra dictae funt, in quibus fafciae
ab inferiori parte ortae in fuperiori terminantur; fed in
propoſitis affectibus, ubi eo conſilium tendit ut pus ex-
cernatur, a fuperiori parte incipiunt et deorfum verfus
intendentes paullo fupra os ipſius ſinus finiuntur, ut quid-
quid in imo ſinu reſidet fub hac vinciendi ratione expri-
matur et ore aperto protinus evadat.

λη'.

Προσδέχεσθαι δὲ χρὴ τοὺς τοιούτους ἀνὰ χρόνον ὑπὸ δυσ-
εντερίης πιέζεσθαι· καὶ γὰρ ἐπὶ τοῖς μελαινομένοισι τοῖσι
πλείστοισι ἐπιγίνεται δυσεντερίη καὶ ἐπὶ τῇσιν αἱμοῤῥα-
γίῃσιν ἐξ ἑλκέων. ἐπιγίνεται δὲ ὡς ἐπὶ τὸ πολὺ κεκρι-
μένων ἤδη καὶ τῶν μελασμῶν καὶ τῆς αἱμοῤῥαγίης.

Τὴν τῆς δυσεντερίας προσηγορίαν ἔοικεν ὁ Ἱπποκρά-
της οὐ κατὰ τῆς τῶν ἐντέρων ἑλκώσεως ἐπιφέρειν, ὡς οἱ
πολλοὶ τῶν ἰατρῶν, ἀλλὰ κατὰ τῆς αἱματώδους ἐκκρίσεως
διὰ τῶν ἐντέρων γιγνομένης, ὥστε καὶ ὅταν ἀῤῥωστίᾳ τοῦ
ἥπατος αἱματώδη διαχωρῇται καὶ τότε ὀνομάζεσθαι δυσεν-
τερίαν τὸ πάθος, ὅπερ καὶ φαίνεται γιγνόμενόν τε καὶ λε-
γόμενον ὑπὸ τῶν ἰατρῶν. καὶ πολλοὺς ἴστε τῶν οὕτω πε-
πονθότων ἀπολλυμένους ἀγνοίᾳ τῶν θεραπευόντων. ἐπεὶ δ'
ἐνίοτε διὰ τὴν τῶν ἐξιόντων δριμύτητα συνεκκρίνηταί τις
ἅμα τοῖς διαχωρήμασι κατ᾽ ἀρχὰς, ἀμελῇ δὲ τοῦ χρόνου
προϊόντος ἤδη καὶ τῶν ἐντέρων αὐτῶν ξύσματα διὰ τοῦ

XXXVIII.

In his autem procedente tempore exfpectandae funt deje-
ctiones cruentae, quum plerisque et ex nigritie et ex
fanguine ab ulceribus fufo cruentae dejectiones fuperve-
niant. Fiunt autem plerumque, ubi nigrities et fangui-
nis eruptiones folutae funt.

Cruentam dejectionem Hippocrates δυσεντερίην voca-
vit. Quo nomine ufus videtur non ut exulcerationem
inteftinorum, quemadmodum plerique medici, fed ut cruen-
tas inteftinorum dejectiones fignificaret; ficut ubi propter
jecoris imbecillitatem cruentum defcendat, id quoque
vitium δυσεντερίη appelletur, quod a medicis ufurpari ac
dici novimus, faepiusque homines ita affectos medentium
infcitia periiffe nos non latet. Interdum enim quum pro-
pter dejectiones acres principio quidem pinguedo, proceffu
temporis quaedam ftrigmenta quae ab inteftinis deradun-

θεραπεύειν ὡς ἕλκωσιν ἐντέρων μόνην, οἱ πολλοὶ τῶν ἰατρῶν
ἀμελοῦντες τοῦ ἥπατος αἴτιοι θανάτου τοῖς κάμνουσιν ἐγέ-
νοντο. νόσημα μὲν οὖν ἐστιν ἥ τε τοῦ ἥπατος ἀῤῥωστία καὶ
ἡ τῶν ἐντέρων ἕλκωσις. κοινὸν δὲ σύμπτωμά ἐστιν ἡ διὰ
τῆς ἕδρας ἔκκρισις αἱματώδης οὐ κατὰ τὰς εἰρημένας αἰ-
τίας γιγνομένη· καὶ γὰρ διὰ πλῆθος αἵματος ἀναστομουμέ-
νων εἰς ἔντερα φλεβῶν αἱματώδη διαχωροῦσιν, ὡς εἶναι τὸ
πάθημα παραπλήσιον αἱμοῤῥοῖσι, μόνῳ διαφέρον τῷ κατὰ
μὲν τὴν ἕδραν ἐκείνας γίγνεσθαι, κατὰ δὲ τὰς τῶν ἐντέρων
ἕλικας ἀναστομοῦσθαι τὰς φλέβας ἐπὶ τούτων ἢ καὶ κατὰ
τὸ ἀπευθυσμένον μὲν αὐτό, πόῤῥω μέντοι τῆς ἕδρας ἄνω
κατὰ τὴν (652) ἀρχὴν αὐτοῦ καὶ πολλοὺς εἴδομεν τοῦτο
πάσχοντας ὧν ἀπεκόπη τι κῶλον, ἀλλὰ καὶ ὅσοι κατέλυσαν
ἀθρόως ἰσχυρὰ γυμνάσια κατὰ τὸν ἔμπροσθεν χρόνον εἰθι-
σμένα, τινὲς μὲν ἀθλήσαντες, ἔνιοι δὲ σκάπτοντες ἢ τοιοῦ-
τόν τι φιλοπόνως ἐργαζόμενοι· ἐὰν γὰρ μὴ συγκαταλύσωσι
τοῖς γυμνασίοις καὶ τὸ πλῆθος τῆς ἐδωδῆς, ἥν ὅτ᾽ ἐπόνουν
ἐποιοῦντο, τινὲς μὲν ἐν τάχει πληθωρικοῖς ἁλίσκονται νο-

tur una excernantur, plerique medici neglecto jecore
ulceri dumtaxat inteſtinorum medentur atque idcirco ae-
grotantes praecipitant. Eſt ergo morbus et jecoris im-
becillitas et ulcus inteſtinorum; cruenta vero alvus com-
muniter ſupervenit non proprie cauſis propoſitis, quum
inteſtinorum venis prae ſanguinis copia adapertis cruen-
tum dejiciatur, ſic ut ſimilis affectus ſit, atque ubi ora
venarum non in ano, ſed in inteſtinorum anfractibus aut
ad initium recti inteſtini longe ab ano aperiuntur. Per-
multos autem videmus experiri hoc malum, quibus mem-
brum exciſum ſuerit; quive repente vehementes exercita-
tiones omiſerint, quibus ante aſſueverant, quum nonnulli
certarent, alii foderent vel quid hujusmodi laborioſum
vitae genus ſequerentur: nam niſi quemadmodum exerci-
tationis, ita aliquid dempſerint cibi aut potionis abun-
dantiae, qua utebantur dum exercerentur, nonnullos ce-
leriter invadunt ea mala quae a multitudine fiunt; aliis
qui minus adverſa fortuna utuntur alvus cruenta dejicit,

σήμασιν, ἔνιοι δὲ εὐτυχέστερον πράξαντες τῷ ὑφ᾽ Ἱπποκρά-
τους εἰρημένῳ συμπτώματι δυσεντερίας· οὕτω γὰρ ὠνόμασεν,
ὡς ἔφην, τὴν διαχώρησιν τοῦ αἵματος. ἐνίους δὲ ἤδη οἶδα
τῇ διὰ ῥινῶν αἱμορραγίᾳ σωζομένους, ἄλλους δὲ ἁλισκομέ-
νους χολέρᾳ, καὶ γίνεται πᾶσιν αἷμα ἐκ περιόδου τοῦ πάμ-
παν, ἴσως ὡς ἔγγιστα τῷ χρόνῳ τὰ τοιαῦτα συμπτώματα.
κακωθέντες γὰρ ἐπὶ ταῖς ἀθρόαις κενώσεσι καὶ [451] κα-
ταψυχθέντες οὐ προσέχουσι τῇ μετὰ ταῦτα διαίτῃ. πάλιν
δ᾽ ἀφυλάκτως διαιτώμενοι πάλιν πλῆθος ἀθροίζουσιν ἴσον
τῷ πρόσθεν ἐν ἴσῳ χρόνῳ. κοινὴν οὖν αἰτίαν ἁπάντων
τῶν οὕτω πασχόντων ἐροῦμεν εἶναι πληθώραν ἐκκενουμένην
διὰ φλεβῶν ἀναστομώσεως ἢ κατὰ ῥῖνας ἢ καθ᾽ ἕδραν ἢ
κατ᾽ ἔντερα γινομένης. αὐτὴν δὲ τὴν πληθώραν ἀθροίζε-
σθαι τοῖς ἐσθίουσι μὲν, ὡς ἔμπροσθεν ᾔσθιον δαψιλῶς, μὴ
δαπανοῦσι δὲ τὸ ἐκ τῆς τροφῆς ἀθροιζόμενον αἷμα. τούτῳ
τῷ λόγῳ κοινῷ πάντων ὄντι τῶν οὕτω πασχόντων ὑποπέ-
πτωκε καὶ τὰ ὑφ᾽ Ἱπποκράτους εἰρημένα. οἷς γὰρ ἀπεκόπη
τι κῶλον ἢ πρότερον εἰς αὐτὸ παραγενομένη τροφὴ κατὰ

quam rem Hippocrates propoſuit δυσεντερίας vocabulum
uſurpans, quo, ut retuli, cruentam dejectionem ſignificat.
Quosdam ego jam vidi quos ſanguinis per nares eruptio libe-
ravit, alios quos tentavit cholera; his autem omnibus ae-
quali fere temporis circuitu ſanguis effunditur. Languen-
tes enim repente exhauſti refrigeratique in poſterum victus
ratione curioſa non utuntur, ſed rurſus inordinate vivunt,
rurſus multitudinem colligunt priori aequalem et aequali
tempore. Horum ergo affectuum communem cauſam in
multitudinem referemus, quae adapertis venis vel in na-
ribus vel in ano aut inteſtinis ejicitur. Colligitur autem
multitudo in illis qui liberaliter ut ſoliti erant cibum
ſumunt, ſed ſanguinem quem ex aſſumpto alimento con-
traxerunt minime abſumunt. Ad communem horum affe-
ctuum rationem ſpectat, quod ab Hippocrate proponitur.
Quibus enim aliquod membrum abſciſſum fuerit, alimen-
tum quod ante transferri ad ipſum ſolebat, in venis coit

τὰς φλέβας ἀθροιζομένη πλῆθος αἵματος ἐργάζεται. συμ-
βουλεύειν δὲ χρὴ τοῖς τοιούτοις ἅπασιν ἐλάττω τ᾽ ἐσθίειν
ἢ πρόσθεν, ὀλιγότροφά τε ταῦτα εἶναι καὶ συνεχῶς ὑπάγειν
γαστέρα, γυμνάζεσθαί τε καθόσον ἂν δύναιντο καὶ τρίβε-
σθαι πλείω καὶ μὴ λούεσθαι μετὰ τροφήν, ἀλλὰ πρὸ τρο-
φῆς πολλάκις. εἰ δὲ καὶ διαφορητικοῖς ὕδασιν ἔχοιεν χρῆ-
σθαι, κάλλιστα οὕτω πράττοιεν. ταῦτα μὲν οὖν εἴρηταί μοι
κατὰ τὸ πάρεργον οὐκ ὄντα πάρεργα. διὰ τί δὲ καὶ τῶν αἱ-
μοῤῥαγησάντων ἰσχυρῶς ἐνίοις ἐπιγίγνεται μετά τινα χρό-
νον ἡ τοιαύτη δυσεντερία, προσθεῖναι χρὴ τῷ λόγῳ· συμ-
βαίνει δὴ καὶ τούτοις τοιοῦτον, ἐπὶ ταῖς σφοδραῖς αἱμοῤῥα-
γίαις καταψύχεται τὸ σῶμα καὶ διὰ τοῦθ᾽ ἧττον ἢ πρόσθεν
ἐκκενοῦται διὰ τοῦ δέρματος. ὑπομένον δὲ ἐν τῷ σώματι
τὸ μὴ κενούμενον αὐξάνει τὸ πλῆθος τοῦ αἵματος, ἐφ᾽ ᾧ
κυθότι δέδεικται πρόσθεν αἵ τε χολέραι καὶ αἱ διὰ ῥινῶν
αἱμοῤῥαγίαι καὶ αἱματώδεις δυσεντερίαι γίγνονται· καὶ γὰρ
οὑτως αὐτὰς ὀνομάζω ἕνεκα σαφοῦς διδασκαλίας. ἕπονται
δ᾽, ὡς ἔφην, αἵματος πλήθει διὰ ῥώμην μᾶλλον οὐκ ἀῤῥω-

et fanguinis multitudinem producit. Hos itaque omnes
monere oportet, ut minus cibi capiant quam ante, isque
infirmior fit; fubinde alvum ducant et quantum poffunt
exerceantur, multam frictionem adhibeant, a cibo non
laventur, fed ante faepius; recte autem confulent, fi di-
gerente aqua utantur ubi ejus copia fuerit. Haec praeter
propofitam rem adjeci, quum tamen ab re non fit. Cur
autem nonnullis quibus copiofe fanguis effunditur aliquo
interpofito tempore cruenta dejectio fuperveniat, adjicere
fermoni oportet. Fit ergo in his, ut ob vehementem fan-
guinis profufionem corpus refrigeretur, atque idcirco mi-
nus quam ante per cutem exhauriatur; quod vero non
exinanitur in corpore fubfiftens, fanguinis multitudinem
auget. Quae, ut fupra oftenfum eft, efficit, ut vel cholera
fuperveniat vel fanguis per nares erumpat vel αἱματώδης
δυσεντερία fequatur ita enim appello clarioris doctrinae
gratia, hoc eft cruentum dejiciatur. Proficifcitur autem
hujusmodi dejectio ex multitudine fanguinis quem natura

στίαν ἐπὶ τὴν ἔκκρισιν αὐτοῦ τῆς φύσεως ὁρμώσης ἔμπα-
λιν ἢ ἐπὶ τῶν ἡπατικῶν ἔχει διαθέσεων. ἐν ἐκείναις γὰρ
ἀῤῥωστία τοῦ ἥπατος αἱματώδη δι᾿ ἐντέρων ὑπέρχεται. ἐὰν
μὲν ἤτοι δι᾿ αἱμοῤῥοΐδων ἢ διὰ τῶν εἰς ἔντερα καθηκουσῶν
φλεβῶν ἢ διὰ τῶν εἰς τὰς ῥῖνας ἢ φύσις ἰσχύσῃ τὸ περιτ-
τὸν ἐκκρῖναι, σὺν εὐτυχίᾳ τοῦ πληθωριῶντος ἢ κένωσις ἐγέ-
νετο· μὴ δεξαμένων δὲ τῶν ἐνταῦθα χωρίων τὸ πλῆθος,
ἀλλ᾿ ἐπὶ θώρακα καὶ πνεύμονα ῥυέντος αὐτοῦ, χαλεπὸν ἤδη
τὸ πάθημα. δυοῖν γὰρ θάτερον περιπλευμονίαις τε καὶ
πλευρίτισιν ἢ ἀναγωγαῖς αἵματος οἱ τοιοῦτοι περιπίπτουσι.

λθ'.

Καὶ ὁρμᾶται μὲν λαύρως καὶ ἰσχυρῶς, ἀτὰρ οὔτε πολυή-
μερος γίνεται οὔτε θανατώδης, οὔτε γὰρ μάλα ἀπόσιτοι
γίνονται οἱ τοιοῦτοι οὔτε ἄλλως ξυμφέρει κενεαγγέειν.

---

tentat magis ob virium robur, quam ob infirmitatem ex-
pellere. Quae res contrario modo fe habet, quam in
jecoris affectibus in quibus fanguis per inteftina ob vi-
fceris imbecillitatem defcendit. Quodfi per ora venarum
quae ad anum, inteftina aut nares pertinent, natura quod
fuperat exinaniret, bene ageretur cum eo cui hac via
multitudo detraheretur; ubi multitudo non recipitur his
locis, fed ad thoracem vel pulmonem confluit, malum
jam grave eft: alterutrum enim vel pulmonis inflamma-
tionem et lateris dolorem vel fanguinis fputum fuperve-
nire necefle eft.

XXXIX.

Magno autem impetu concitantur, fed nec diuturnae funt
nec mortiferae; nam neque homo valde propter cibi
faftidium abftinet, neque alioquin exhauriendus eft.

Οὐχ ὡς ἱστορίαν γράφων τῶν συμβαινόντων τοῖς οὕτω
κάμνουσιν, ὥσπερ ὁ Θουκυδίδης, ἡνίκα διηγεῖται τὸν λοι-
μὸν, ἀλλ᾽ ἕνεκα διορισμοῦ τῶν ἐφ᾽ ἑτέραις αἰτίαις γιγνομέ-
νων δυσεντεριῶν, ταῦτα προσέθηκεν ὁ Ἱπποκράτης, ὥστ᾽ εἰ
μὴ καὶ τῆς προκειμένης πραγματείας ἴδιός ἐστιν ὁ λόγος,
οὐδὲν χεῖρον αὐτὸν ἐξεργάσασθαι παμπόλλων ἰατρῶν ἀδυνα-
τούντων διακρῖναι τὰς διαθέσεις, ἐφ᾽ αἷς ἐκκρίσεις αἵματος
γίγνονται. νομίζουσι γοῦν ἔνιοι πάσας [452] αὐτὰς ἑλκώ-
σεσιν ἐντέρων ἕπεσθαι, μεγάλως σφαλλόμενοι. ἡ μὲν οὖν
ἀπὸ τῶν αἱμορῥοΐδων ἔκκρισις οὐδ᾽ αὐτοὺς τοὺς κάμνον-
τας λανθάνει. τῶν δ᾽ ἄνωθεν ἐπὶ τὴν ἕδραν ἀφικνουμένων
αἱματωδῶν ἔνια μὲν εὐθὺς ἐξ ἀρχῆς ἥκει, τινὰ δὲ προηγή-
σατό τι τοιοῦτον, εἰ ἐξαίφνης διαχωρήσειεν αἷμα πολὺ, γι-
γνώσκειν ἀναστόμωσιν ἀγγείου γεγονέναι τῆς φύσεως τὸ βα-
ρῦνον αὐτὴν ἀποκρινούσης. ἐκ τούτου τοῦ γένους ἐστὶ καὶ
ἡ νῦν ὑφ᾽ Ἱπποκράτους εἰρημένη δυσεντερία λάβρως ὁρμᾶ-
ται καὶ ταχέως παύεται, μετὰ τοῦ μηδ᾽ ἀνορέκτους τοὺς

Adjungit haec Hippocrates non ut hiſtoriam conſcri-
bat eorum quae ſic affectis evenerunt, quemadmodum Thu-
cydides, ubi peſtilentiam illam recenſet, ſed ut cruentas
has dejectiones diſtinguat a torminibus quae aliis de cau-
ſis accidunt. Quare haec quamvis ad propoſitum opus
proprie non pertineant, exponere tamen alienum non fue-
rit, quum medici complures morbos, ſub quibus ſanguis
dejicitur, diſcernere non poſſint: nonnulli enim exiſtimant
ubique cruentam dejectionem ex inteſtinorum ulcere pro-
venire, quos magnopere animus fallit. Sanguis itaque
quum ab ore venarum quae in ano ſunt funditur, neque
laborantes ipſos latet; ſed ubi cruenta dejectio a ſuperiori
parte ad anum feratur, quaedam protinus a principio de-
ſcendit, quaedam praecedente aliquo tali. Quodſi repente
cruor multus dejiciatur, ſcire convenit adapertum eſſe os
venae natura id quod pondere moleſtum eſt depellente,
cujus generis eſt quam nunc Hippocrates proponit, cruenta
dejectio quae magno impetu concitatur et cito quieſcit,

κάμνοντας ἰσχυρῶς γίγνεσθαι, καθάπερ ὅταν ἥπατος ἀῤῥω-
στοῦντος ἐκκρίσεις ἕπονται τοιαῦται. σπανιώτερον μὲν οὖν
ἡπατικὴ διάθεσις ἀπὸ τοιαύτης ἄρχεται κενώσεως. ὡς τὸ
πολὺ γὰρ οἷον κρεῶν πλύμα ἰχῶρες αἵματος λεπτὸν ἐκκρί-
νονται κατ᾿ ἀρχὰς αὐτοῖς. ἄρχεται μὲν οὖν ἐνίοτε καὶ σὺν
ἀθρόᾳ κενώσει τοῦ αἵματος, ὅταν ποτὲ συνέλθῃ πληθω-
ρικὴ διάθεσις ἀῤῥωστίᾳ τοῦ σπλάγχνου. μετὰ δὲ τὴν ἀρ-
χὴν ὁποτέρως ἂν γενομένη ἅμα τῷ καὶ ἀνορεκτεῖν ἐσχάτως
αὐτοὺς ἐκκρίνεται, ποτὲ μὲν αἷμα καθαρὸν οὐ πολὺ, ποτὲ δὲ
καὶ μετὰ χολῆς ξανθῆς ἅμα ταῖς τῶν ἐντέρων ἀποξυομέναις
πιμελαῖς, εἶτά που καὶ μετὰ ταῦτα καὶ οἷον τρὺξ αἵματος,
ἡνίκα δὴ κακῶς ἔχει τὸ σπλάγχνον, παχύς. ἐπὶ δὲ ταῖς
τοιαύταις ἐκκρίσεσι καὶ μάλισθ᾿ ὅταν ἔχωσί τι καὶ χολῆς
αὐτῶν τῶν ἐντέρων συνεκκρίνεται τὰ μόρια τὰ καλούμενα
ξύσματα ἐπιπολῆς αὐτῶν ἀποξυούσης τῆς δριμύτητος τῶν
ἐντέρων διαχωρουμένων· ἐπὶ μὲν οὖν τῶν τοιούτων λεπτο-
τάτης διαίτης ἐστὶ χρεία, τοῖς δὲ τὸ πλεονάζον ἐκκρίνουσιν

praeterquam quod homo ob cibi faſlidium non admodum
abſtinet, ſicut quando ob jecoris imbecillitatem alvus
cruenta eſt: quamquam raro initio quum jecur afficitur,
hujusmodi alvus ſe oſtendit. Plerumque enim a principio
tenuis ſanies cruenta dejicitur aquae ſimilis, in qua lota
caro ſit; interdum tamen incipit jecoris aſſectus cum
ſubita ſanguinis dejectione, ubi videlicet viſceris imbe-
cillitati ſanguinis multitudo acceſſerit; poſt principium
vero utrovis modo res acceſſerit et aeger maxime cibum
faſtidit et ſanguis modo purus et non multus, modo fla-
vae bili immixtus ſimul cum deraſa inteſtinorum pingue-
dine dejicitur, poſtea quae faex ſanguinis deſcendit, ubi
jecur jam peſſime habet. Sub hujusmodi ergo dejectioni-
bus, praeſertim ubi aliquid bilis admixtum fuerit, quae-
dam ipſius inteſtini partes excernuntur, quae quum dera-
dantur ξίσματα vocant. Nam quae per inteſtina deſcen-
dunt eo quod acria ſint, ſummam ipſorum partem eradunt:
in quo caſu quanta maxime poteſt abſtinentia imperanda

Ed. Chart. XII. [452.] Ed. Baf. V. (652.)

αἷμα, βέλτιόν ἐστι διδόναι τροφὴν σύμμειρον ἐρρωμένου τοῦ ἥπατος καὶ κρατεῖν αὐτῆς δυναμένου.

μ'.

Μηροῦ δὲ ὀλίσθημα κατ' ἰσχίον ὧδε χρὴ ἐμβάλλειν, ἢν ἐς τὸ εἴσω μέρος ὀλισθήκῃ.

Κατεγνώκασιν Ἱπποκράτους ἐπεμβαλεῖν τὸ κατ' ἰσχίον ἄρθρον, ὡς ἂν ἐκπίπτον αὐτίκα πρῶτος μὲν Κτησίας ὁ Κνίδιος συγγενὴς αὐτοῦ· καὶ γὰρ αὐτὸς ἦν Ἀσκληπιάδης τὸ γένος, ἐφεξῆς δὲ Κτησίου καὶ ἄλλοι τινές. διττῆς οὖν οὔσης κρίσεως ἁπάντων τῶν τοιούτων πραγμάτων τῆς μὲν ἑτέρας, ὅταν αὐτόπτης τις γένηται τοῦ ζητουμένου, τῆς δ' ἑτέρας ὅταν ἐκ τῆς φύσεως αὐτοῦ μὴ περιμένων μακρὰν πεῖραν ἐνδεικτικῶς ἀποφαίνηταί τι, καὶ ἡμεῖς ἀμφοτέρας ποιησόμεθα. τὸ μὲν οὖν τῆς φύσεως τοῦ πράγματος ἐστὶ τοιόνδε. κατὰ τὴν διάρθρωσιν ταύτην ἰσχυρότατός ἐστι σύνδεσμος,

---

eft; fed iis qui fuperantem fanguinem dejiciunt, convenienti modo cibus dari debet, quum jecur valeat et poffit ipfum conficere.

XL.

Ubi femur a coxa elabatur, fi in interiorem partem venerit, hac via reftituendum eft.

Reprehendunt Hippocratem, quod ponere tentet femur a coxa prolapfum, quum iterum protinus elabatur; primo quidem Ctefias Cnidius, ejus cognatus, nam ipfe quoque ex familia fuit Afclepiadarum, poft Ctefiam vero alii nonnulli. Sed quum haec omnia duplici via judicentur, altera quum ipfis oculis comprehenditur quod requiritur; altera quum non exfpectato longo ufu aliquid demonftramus judicio ex ipfius natura fumpto, nos quoque utraque via judicabimus. Natura igitur rei fic habet. In hac ipfa commiffura ligamentum rotundum validiffimum

στρογγύλος, ἐγκατακεκρυμμένος αὐτῇ, συνάπτων τὴν κορυφὴν τῆς κεφαλῆς τοῦ μηροῦ τῷ βαθυτάτῳ τε καὶ κοιλοτάτῳ μέρει τῆς κοτύλης, ὥστε καὶ [453] μὴ τεθέαταί τις τὸν κίνδυνον, ἀλλ᾽ ἐκ ταύτης γε τῆς διηγήσεως ἀκόλουθον αὐτό (653) νοῆσαι βραχὺν εἶναι κατὰ μῆκος αὐτόν, ὅπου ὁ μηρὸς ἐνστρέφεται ἀεί, καθάπερ ὁ Ἱπποκράτης εἶπεν·

Ἰσχίῳ ἐνστρέφεται.

μηδέποτ᾽ ἐκτὸς ὑπερβαίνων τὴν ὀφρὺν τῆς κοτύλης ἀναγκαῖον ἐλάχιστον εἶναι τῷ μήκει τὸν σύνδεσμον. οὗτος οὖν αὐτός ἐστιν ὁ κωλύων ἐκπίπτειν τὸν μηρόν, ἄχρι περ ἂν ἔχῃ κατὰ φύσιν. ἐγχωρεῖ δ᾽ αὐτὸν οὐκ ἀποῤῥαγέντα μόνον, ἀλλὰ καὶ δι᾽ ὑγρότητα πολλὴν ἀθροισθεῖσαν ἐν τῇ κοιλότητι παρὰ φύσιν ἔκτασιν τοσαύτην σχεῖν, ὡς ἐπιτρέψαι ποτὲ ἐκπεσεῖν τῆς κατὰ φύσιν ἕδρας τὸν μηρόν. εἰ μὲν οὖν ἀποῤῥαγέντος τοῦ συνδέσμου τὸν μηρὸν ἐππεσεῖν συμβαίνει, κἂν ἐμβληθῇ, παραχρῆμα εἶναι κατὰ χώραν οὐ δυνήσεται. καταντοῦς γὰρ οὔσης τῆς κοτύλης καὶ μεγάλου βάρους αὐ-

inclufum eft, quo fummum femoris caput altiffimis atque intimis cavi partibus innectitur, ita ut quis licet ligamentum ipfum non viderit, poffit ex hac narratione intelligere id breve effe: nam quum femur femper convertatur, quod Hippocrates retulit, quum ait:

In coxa convertitur:

nec unquam cavi oris excedat, neceffe eft ligamentum breviffimum effe. Hoc ipfum igitur, dum naturaliter habet, excidere femur non patitur. Poteft autem non abrumpi folum, fed et ob humoris copiam in cavo collectam praeter naturam adeo extendi, ut finat femur fua fede moveri: quod ubi accidat, quamvis ftatim pofitum fuerit, non poterit fuo loco manere. Nam quum cavum devexum fit, onus vero totius cruris quod appenditur grave levi momento rurfus fuo loco excedet, fi quis in ingreffu tentet paullo celerius moveri vel aliquid transgredi, quod

τῆς ἐκκεκραμένου τοῦ παντὸς σκέλους, ἑτοίμως αὖθις ὁ μη-
ρὸς ἐκστήσεται τῆς ἰδίας χώρας, ἥτις ἐν τῷ βαδίζειν ἐγ-
χειρῆσαι βραχὺ θᾶττον ἢ ὑπερβῆναί τι τῶν ἐν ποσὶν, ὡς
εἴ γέ τις ὀλίγην αὐτοῦ ποιοῖτο κίνησιν ἐφ᾽ ὁμαλοῦ ἐδάφους,
ἀεί ποτε δύναιτ᾽ ἂν οὕτω μόνος φυλάξαι τὴν κατὰ φύσιν θέ-
σιν· ἀλλ᾽ ἔοικεν ἀδύνατον τοῦτο. καὶ γὰρ εἰ μηδὲν ἄλλο δυνά-
μενός γε πάντως ἐπαίρειν ἀναγκασθήσεται, ὡς ἐν ταῖς εἰς
πτύελον ἐμβάσεσιν. οὕτως μὲν οὖν ἡ φύσις τοῦ πράγματος
ἡμᾶς διδάσκει, μὴ δύνασθαι μεῖναι κατὰ χώραν τὸν μηρὸν
ἐμβληθέντα τοῦ συνδέσμου διασπασθέντος· καὶ γὰρ αὖ κᾀ-
κεῖνο προσθεὶς ἄν τις ἀληθεύοι, τῇ μὲν κατὰ τὸ γόνυ διαρ-
θρώσει σύνδεσμοί τινές εἰσιν ἔξωθεν νευρώδεις, τῷ μηρῷ
δὲ μόνῳ εἷς οὗτος οὐδενὸς ἔξωθεν ἄλλου τοιούτου σφίγγον-
τος τὴν διάρθρωσιν, οὔτε τῶν μυῶν· οὐδὲ γὰρ οὐδὲ παρὰ
τούτων ὀλίγη τίς ἐστι βοήθεια πρὸς τὸ μὴ ῥᾳδίως ἐκπίπτειν
τὰ ἄρθρα καὶ μάλισθ᾽ ὅταν ὦσιν εὐτραφεῖς τε καὶ σύντο-
νοι, καθάπερ οὔτε τοῖς γυμναστικοῖς καὶ τοῖς σφοδροτάτας
ἴσχουσι κατὰ τὰ παλαίσματα πληγάς τε καὶ πτώσεις καὶ
τάσεις καὶ περιστροφὰς τῶν ἄρθρων οὐκ ἐκπίπτει τὰ κῶλα,

ob pedes fit, ita ut fi quis aequali folo paullum moveatur,
hoc modo fortaffe tueri naturalem pofitum affidue poterit;
fed videtur id fieri minime poffe; nam fi non ad alium
ufum, certe quum lavatur, cogetur homo pedem magis
attollere, ut ingredi in labrum poffit. Hoc igitur pacto
rei natura monemur, ubi ligamentum abrumpatur, femur
repofitum in fua fede contineri non poffe. Sed et illud
fere adjiceretur, quod commiffura genu ab exteriori parte
nervofis quibusdam ligamentis continetur, femur vero hoc
uno. Neque ullum aliud habet tale, quo commiffura ab
exteriori parte illigetur, fed nec mufculos etiam qui non
parum quoque conferunt ad continendos articulos ne pro-
cidant, praefertim ubi boni habitus fuerint ac validi.
Quamobrem athletis quamvis in palaeftra vehementiores
ictus patiantur, cadant, diftendantur contorqueanturque
ad articulos, nihilominus membra non luxantur, eo quod

διὰ τὸ πάντοθεν ἰσχυροῖς καὶ μεγάλοις σφίγγεσθαι μυσίν.
εἶπε δὲ καὶ αὐτὸς ὁ Ἱπποκράτης κατ᾽ ἀρχὰς τοῦδε τοῦ βι-
βλίου καὶ τοῖς βουσὶ μάλιστα ἐκπίπτειν τὸ κατ᾽ ἰσχίον ἄρ-
θρον, ὅταν ὦσι γέροντές τε καὶ λεπτοὶ διαῤῥαγέντος τοῦ
κατὰ τὸν μηρὸν συνδέσμου, μένειν οὐχ οἷόν τε τῷ ἄρθρῳ
κατὰ χώραν, κἂν ἐμβληθῇ καὶ μάλιστα ἐπὶ τῶν ἰσχνῶν.
ἐφεξῆς οὖν ἴδωμεν, εἰ δι᾽ ὑγρότητα δαψιλῆ χαλασθεὶς ὁ σύν-
δεσμος ἐπιτρέψοιεν ἐκπεσεῖν τῷ μηρῷ, κἄπειτα ἐμβληθείη,
τί συμβαίνειν εἰκός. ἐμοὶ μὲν δοκεῖ κἀνταῦθα πρόδηλον
εἶναι, μενούσης μὲν αὐτῆς τῆς ὑγρότητος αὖθις ὡς αὐτὸς
ἐκπέσῃ, ξηρανθείσης δὲ τὴν κατὰ φύσιν ἀσφάλειαν ἀπολή-
ψεσθαι. ὅτι δὲ δι᾽ ὑγρότητα συμβαίνει τὸν μηρὸν ἔξαρθρον
γίγνεσθαι καὶ παρ᾽ αὐτοῦ τοῦ Ἱπποκράτους μαθήσῃ γρά-
φοντος ἐν ἀφορισμοῖς ὧδε· ὅσοις ὑπὸ ἰσχιάδος ἐνοχλουμένοις
ἐξίσταται τὸ ἰσχίον καὶ πάλιν ἐμπίπτει, τούτοισι μύξα ἐπι-
γίγνεται. μύξης οὖν ἀθροιζομένης ἐν τῇ διαρθρώσει, τουτ-
έστιν ὑγρῷ γλίσχρῳ διαβρεχόμενος ὁ σύνδεσμος χαλᾶται.
διαφέρει δ᾽ οὐδὲν εἴτε σύνδεσμον ὀνομάζειν αὐτὸν, εἴτε νεῦ-

validis et grandioribus mufculis undique circumdentur.
Scripfit etiam Hippocrates inter initia hujus libri, bobus
potiſſimum coxae articulum luxari, ubi ſenes ſunt et gra-
ciles. Femur igitur abrupto ligamento, quo continebatur,
etiamſi in ſuam ſedem collocetur, manere non poteſt, iis
praeſertim qui graciliores fuerint. Spectemus deinceps, ſi
ligamentum humoris copia relaxatum excidere femur ſinat,
idque reponatur quid futurum eſſe credibile ſit. Mihi
quidem ut in hoc caſu res manifeſtiſſima videtur: namque
ubi idem humor maneat, ſimiliter erumpet; ſed ſi inare-
ſcat, ad naturalem firmitatem reducetur; femur vero ob
humorem excidere et ipſe Hippocrates docet, qui in ſen-
tentiis illis quae aphoriſmi inſcribuntur ſic inquit: quos-
cunque coxae dolor exercet, his ſi coxae articulus exci-
dat et rurſus recondatur muci ſuperveniunt; mucis autem
in commiſſura collectis, hoc eſt glutinoſo humore madefit
ligamentum ac relaxatur. Nihil autem intereſt, ſeu liga-

ρον συνδετικόν. ὅσοι γὰρ τῶν συνδέσμων εἰσὶ στρογγύλοι
κατὰ νεύρων ἰδέαν, ἔθος ἐστὶ τοῖς ἀνατομικοῖς νεῦρα συνδε-
τικὰ προσαγορεύειν αὐτούς· καὶ ἡμεῖς ἰασάμεθα δὶς ἤδη
τοιαύτην ἔκπτωσιν μηροῦ καὶ οὐκέτι ἐξέπεσε τοῦ λοιποῦ
χρόνου. προσήκει δὲ μέχρι πολλοῦ ξηραίνουσι φαρμάκοις
περιλαμβάνειν τὴν διάρθρωσιν ἄχρις ἂν αὐτάρκως ξηρανθῆ-
ναι τὸ συνδετικὸν νεῦρον, ὡς μηκέτι συνεπεκτείνεσθαι [454]
τῷ μηρῷ τὴν ὀφρὺν τῆς κοτύλης ὑπερβαίνοντι, κατέχειν
δὲ ἔνδον αὐτὸν ἐν τῇ κατὰ φύσιν θέσει. ὅτι δ' ἐνίοτε μέ-
νει βληθεὶς μάρτυς ἀξιοπιστότατος ὁ Ταραντῖνος Ἡρακλεί-
δης ἀνὴρ οὔθ' ἕνεκα δόγματος κατασκευῆς ψευσάμενος, ὡς ἂν
οἱ πολλοὶ τῶν δογματικῶν ἐποίησαν, οὔτ' ἀγύμναστος περὶ
τὴν τέχνην, ἀλλ' εἴπερ τις καὶ ἄλλος ἱκανῶς τρίβων τῶν
ἔργων τῆς ἰατρικῆς. ἀκούσωμεν δ' αὐτοῦ τῆς ῥήσεως, ἣν
ἔγραψεν ἐν τῷ τετάρτῳ τῶν ἐκτὸς θεραπευτικῶν, αὐτοῖς
ὀνόμασιν οὕτως ἐχούσης. ὅσοι δὲ οἴονται μὴ μένειν μηρὸν
ἐμβληθέντα διὰ τὸ μὴ διασπᾶσθαι τὸ συνέχον νεῦρον πρὸς
τὴν κοτύλην τοῦ ἰσχίου τὸν μηρόν, ἀγνοοῦσιν ἐν τῷ καθόλου

mentum feu nervus illigans vocetur: quaecunque enim
ligamenta nervorum exemplo rotunda funt, ab iis qui in
incidendis corporibus verfantur vocari folent nervi illi-
gantes. Sed et nos quoque femur hac de caufa luxatum
bis jam reftituimus, neque amplius poftea procidit. Diu
autem oportet ficcantibus medicamentis commiffuram cir-
cumdare, dum nervus illigans abunde ficcetur, ne amplius
ita extendatur ut femur oris cavi poffit excidere, fed in-
tus in naturali fitu ipfum contineat. Manere autem in-
terdum femur, ubi repofitum fuerit, idoneus teftis eft
Heraclides Tarentinus, homo qui nec ut fectam comprobet
mentitur, ficut foliti funt rationalium plerique nec medi-
cinae ufus eft expers, fed optime ut quivis alius in me-
dendo exercitatus. Audiamus ergo quae ab ipfo tradun-
tur in quarto libro de ratione curandi ea quae funt extrin-
fecus. Sic autem ad verbum habent. Errant qui cenfent
femur repofitum non manere, quod abruptus fit nervus qui
ad coxam ipfum alligabat, quum in univerfum rem ne-

τρόπῳ τὴν ἀπόφασιν ποιούμενοι. οὐ, γὰρ ἂν Ἱπποκράτης
καὶ Διοκλῆς ἀνέγραψαν ἐμβολὰς, ἔτι δὲ Φιλότιμος, Εὐή-
νωρ, Νηλεὺς, Μόλπις, Νυμφόδωρος, ἄλλοι δέ τινες. ἡμεῖς
δ' ἐπὶ δύο παιδίων ἐκρατήσαμεν τῆς προθέσεως. πολλάκις
τοί γε καὶ μᾶλλον ἐπὶ τῶν τελείων ὀλισθαίνει πάλιν τὸ ἄρ-
θρον. οὐκ ἐκ λόγου δὲ δεῖ τὸ πρᾶγμα κρίνειν, ἀλλ' ἐπειδή
ποτε καὶ μένει, διαλαμβάνειν μὴ διὰ παντὸς ἀποσπασμὸν
γίνεσθαι τοῦ νεύρου, ἀλλὰ καὶ ἀποχαλᾶσθαι καὶ συστρέφε-
σθαι πάλιν, ἐπειδὰν τοῦ ζητεῖν ἐστι χρήσιμον, ἀλλ' οὐ
παντελῶς κοινόν. ἐπὶ τῷ τέλει τῆς ῥήσεως ὁ Ταραντῖνος
τοῦτο προσέγραψε φυλάττων τὴν ἑαυτοῦ προαίρεσιν ἐμπει-
ρικὴν οὖσαν. ἔστι δ' αὐτῶν ἡ προαίρεσις ὅσα φανερῶς
ὦπται καὶ τὸ χρήσιμον ἤδη πρὸς τὴν τέχνην ἔχομεν ἐξ αὐ-
τῶν εἰπεῖν, ἄχρηστον ἐπὶ τούτων εἶναι τὴν τῆς αἰτίας ζή-
τησιν, ἰαλλὰ καὶ μετὰ τὸν Ἡρακλείδην ἄλλοι πυλλοὶ τῶν
νεωτέρων γεγράφασιν ἐμβληθέντα μηρὸν ὑπ' αὐτῶν ἄχρι
παντὸς μεμενηκέναι.

---

gent. Neque enim Hippocrates, Diocles; Philotimus, Eve-
nor, Nileus, Molpis, Nymphodorus et alii nonnulli de
reſtituendi ratione tractaſſent; ſed et nos quoque id con-
ſequuti ſumus, ut duos pueros ſanaremus quibus ſaepius
et magis quam iis qui aetate jam robuſta ſunt excidere
articulus ſolet. Rem igitur ratione judicare non oportet,
ſed quum interdum maneat exiſtimare non ſemper nervum
abrumpi, ſed relaxari et iterum contrahi: quoniam expe-
dit hoc requirere, quamquam non omnino commune eſt.
Adjecit hoc Tarentinus in fine orationis, ut quam profi-
tebatur empiricorum ſectam tueretur, quorum ea ſen-
tentia eſt, ut in iis quae ita manifeſte apparent ut inde
proferre utilitatem ad artem jam poſſimus, inutile ſit cau-
ſam quaerere. Sed et poſt Heraclidem multi alii ex ju-
nioribus reſtitutum a ſe femur perpetuo ſervatum eſſe in
ſua ſede teſtantur.

ΠΕΡΙ ΑΡΘΡΩΝ ΥΠΟΜΝΗΜΑ Δ   737

Ed. Chart. XII. [454.]   Ed. Baf. V. (653.)
μα'.

Ἀγαϑὴ μὲν ἤδε καὶ δικαίη καὶ κατὰ φύσιν ἡ ἐμβολὴ καὶ
δή τι καὶ ἀγωνιστικὸν ἔχουσα ὅστις γε τοῖσι τοιουτοισιν
ἥδεται κομψευόμενος. κρεμάσαι χρὴ τὸν ἄνϑρωπον τῶν
ποδῶν πρὸς μεσόδμην δεσμῷ δυνατῷ, μαλϑακῷ δὲ καὶ
πλάτος ἔχοντι, τοὺς δὲ πόδας ἔχειν χρὴ, ὅσον τέσσαρας
δακτύλους ἀπ' ἀλλήλων ἢ καὶ ἔλασσον· χρὴ δὲ καὶ ἐπά-
νωϑεν τῶν ἐπιγουνίδων προσπεριβεβλῆσϑαι πλατεῖ ἱμάντι
καὶ μαλϑακῷ ἀνατείνοντι ἐς τὴν μεσόδμην.

―――――

Τὸ χαριέντως τι πανουργεῖν εἰώϑασιν οἱ Ἀττικοὶ κομ-
ψεύεσϑαι λέγειν, ὅπερ καὶ νῦν σημαίνει παρὰ τῷ Ἱπποκρά-
τει τὸ κομψευόμενος. καὶ γὰρ καὶ πρόσϑεν εἶπεν ἐπὶ τῶν
τῆς κλίμακος κατακλίσεων, ὡς ἐκχαυνοῦν τὸν πολὺν ὄχλον
ἐπιτηδεύοντές τινες ἐπ' αὐτὴν ἥκουσιν, ἀλλ' ὅμως κἀκείνην
ἔγραψεν, ἐπεὶ καὶ καλῶς αὐτῇ χρωμένους ἑώρα τοὺς καϑ'
ἑαυτὸν ἰατρούς. οὕτως οὖν καὶ νῦν ὡς ἄν τις κάλλιστα διὰ
κλίμακος κατατείνας ἐμβάλλοι μηρὸν ἐβουλήϑη διδάξαι.

XLI.

*Haec quidem refiituendi ratio bona, jufia et fecundum na-
turam eft, per quam fubito fere ad finem pervenitur,
fi quis oftentationi ftudeat. Homo per pedes ab eo ligno
grandiori, quod transverfum ab uno pariete domus ad
alterum pervenit, vinculo fufpendatur firmo, molli lato-
que; pedes autem habeat quatuor digitos aut minus
etiam inter fe diftantes; vinciatur item fuper genua loro
lato ac molli, quod ad propofitum lignum adducatur.*

―――――

Qui cum oftentatione aliquid efficiunt ab Atticis κομ-
ψεύεσϑαι dicuntur, quemadmodum nunc ab Hippocrate
qui oftentationem exprimere volens ufus eft verbo κομ-
ψευόμενος. Nam et antea ubi hominem fuper fcalam re-
fupinavit, ad id praefidium eos venire dixit qui vulgo
videri volunt magnum aliquid moliri. Id tamen fcripfit,
quia viderat multos fui faeculi medicos qui eo minus recte
uterentur, ita etiam nunc oftendere voluit, qua via crure

Ed. Chart. XII. [454. 455.]   Ed. Baf. V. (653. 654.)

ἴσως δ᾽ ἄν ποτε καὶ χρησαίμεθα αὐτῇ μὴ παρόντος τοῦ
βάθρου, περὶ οὗ μετὰ ταῦτα ἐρεῖ. κελεύει τοιγαροῦν ἐπὶ
κλίμακος τὸν θεραπευόμενον δήσαντας ἱμᾶσιν κρεμάσαι τὴν
κλίμακα πρὸς μεσόδμην ἀνατείναντας. οὕτως δὲ ὀνομάζεται
τὸ μέγα ξύλον ἀπὸ τοῦ ἑτέρου [455] τοίχου πρὸς τὸν ἕτερον
διῆκον, ἔν τε τοῖς τῶν πανδοχείων οἴκοις τοῖς μεγάλοις (654)
ἐν οἷς ἱστᾶσι τὰ κτήνη καὶ κατ᾽ ἀγρὸν ὁμοίως ἐν τοῖς γεωρ-
γικοῖς οἴκοις. βούλεται δὲ τοὺς μὲν πόδας ἄνω πρὸς τὴν
μεσόδμην ἐστράφθαι, τοῦ κατατεινομένου δὲ τὴν κεφαλὴν
οὐ πολὺ τῆς γῆς ἀπέχειν, ἄλλοις τε δυνηθῆναι τὸν ἐμβάλ-
λοντα τὸ ἄρθρον ὀρθὸν παρεστῶτα ταῖς ἑαυτοῦ χερσὶ χρῆ-
σθαι πρὸς τὴν ἐμβολὴν, ὡς ἐφεξῆς διδάσκει.

μβ΄.

Τὸ δὲ σκέλος τὸ σιναρὸν τετάσθαι χρὴ, οἷς δύο δακτύλοισι
μᾶλλον τοῦ ἑτέρου. ἀπὸ δὲ τῆς γῆς τὴν κεφαλὴν ἀπεχέ-
τω, ὡς δύο πήχεας ἢ ὀλίγῳ πλέον ἢ ἔλασσον. τὰς δὲ
χεῖρας παρατεταμένας παρὰ τὰς πλευρὰς προσδεδεμένος

---

per fcalam optime extento femur reponatur, qua uti for-
taffe non erit ab re, ubi non fit fcamnum de quo poftea
tractabit.   Praecipit igitur ut fcala fuper qua homo loris
alligatus fuerit fufpendatur a ligno grandiori, quod trans-
verfum ab uno pariete domus ad alterum pertinet μεσόδ-
μην vocat.   Videre licet in magnis diverforiis, ubi jumenta
habentur et ruri fimiliter in aedibus rufticorum.   Vult
ergo pedes ad tignum furfum fpectare, caput vero deor-
fum verfus non multum recedere a terra, ita ut ille qui
articulum reponit ftans ad reponendum fuis uti manibus
poffit, quomodo in fequentibus docebit.

XLII.

Sed affectum crus duobus digitis magis quam alterum ex-
tendatur, caput vero recedat duos cubitos a terra vel
paullo plus aut minus; brachia deligata fint ad latera
molli aliqua re, quae omnia paranda funt homine re-

ἔστω μαλθακῷ τινι. πάντα δὲ ταῦτα ὑπτίῳ κατακειμένῳ
κατασκευασθήτω ὡς ὅτε ἐλάχιστον χρόνον κρεμάσηται·
ὅταν δὲ κρεμασθῇ ἄνδρα, χρὴ εὐπαίδευτον καὶ μὴ ἀσθενέα
ἐνείραντα τὸν πῆχυν μεσηγὺ τῶν μηρῶν.

Τοὺς μὲν δεσμοὺς ὅπως προσήκει περιβαλεῖν οἷς εἶπε
μέρεσι τοῦ σώματος, ἐδήλωσε σαφῶς. ἰσχυροτέρους μέντοι
κελεύει καὶ μαλθακοὺς ἀνατείνοντας εἶναι τοὺς κατὰ τὸ πε-
πονθὸς σκέλος εἰκότως. ὕλη γὰρ ἡ κατάτασις ἕνεκα τῆς
ἐκείνου θεραπείας γίγνεται κατὰ τὸν κοινὸν ἁπάντων τῶν
ἐμβαλλομένων λόγον. ἐπειδὴ γὰρ ἡ κεφαλὴ τοῦ μηροῦ τῆς
κοτύλης ἐκπεσοῦσα πρὸς τὴν ἐκτὸς χώραν ἧκεν ὑπὸ τῶν
ἐνταῦθα μυῶν ἀνασπασθεῖσα. προσήκει δήπου πρότερον εἰς
τὸ κάτω μέρος αὐτὴν ἀγαγεῖν ἅμα τῷ μηρῷ διλονύτι, κά-
πειθ᾽ οὕτως ἀπῶσαι πρὸς τὴν ἐκτὸς χώραν, εἶτα ἐπειδὰν
κατ᾽ εὐθὺ γένηται τῆς κοτύλης ἤτοι τοῖς μυσὶν ἐπιτρέψαι
μόνοις τοὐντεῦθεν ἢ καὶ συνεπωθεῖν αὐτόν. εἴρηται δὲ
ἤδη πολλάκις ὡς οἱ μύες ἅπαντες ἐπὶ τὰς ἑαυτῶν κεφαλὰς

---

*fupinato ut quam minimo tempore fufpenfus maneat.
Homine jam fufpenfo peritus aliquis et non imbecillus
trajicere manum debet inter femora ejus qui curatur.*

Partibus quas commemoravit, quomodo injicienda
vincula fint aperte expofuit. Illa igitur quibus affectum
crus appenditur robuftiora effe voluit et mollia, idque
non injuria, quum tota intenfio ad ipfius curationem ad-
hibeatur, ea ratione quae communiter requiritur in uxa-
tis omnibus reponendis. Igitur femoris caput quum cavo
excidens in interiorem partem eruperit, a mufculis qui
ibi funt attractum primo in inferiorem partem attrahen-
dum eft, una fcilicet cum femore, deinde in exteriorem
impellendum; quumque e regione fui cavi collocatum
fuerit, tunc vel folis mufculis committendum eft vel fimul
etiam adurgendum. Saepius autem diximus mufculos na-
turalem vim habere qua ad fua principia contrahuntur.

ἀνασπᾶσθαι πεφύκασι. συναναοπῶσιν οὖν δηλονότι καὶ τὸν
μηρὸν ἑαυτοῖς, ἀνασπώμενος δ' ἐμβήσεται τῇ κοτύλῃ τοῦ
ἰσχίου κατὰ τὴν κεφαλὴν αὐτοῦ.

μγ'.

Εἶτα θέσθαι τὸν πῆχυν μεσηγὺ τοῦ περιναίου καὶ τῆς κε-
φαλῆς τοῦ μηροῦ ἐξεστηκυίης, ἔπειτα συνάψαντα τὴν
ἑτέρην χεῖρα πρὸς τὴν διῃρημένην παρασιάντα ὀρθὸν
παρὰ τὸ σῶμα τοῦ κρεμαμένου ἐξαπίνης ἐκκρεμασθέντα,
μετέωρον αἰωρηθῆναι ὡς ἰσορῥοπώτατον. αὕτη δὲ ἡ
ἐμβολὴ παρέχεται πάντα ὅσα χρὴ κατὰ φύσιν. αὐτό τε
γὰρ τὸ σῶμα κρεμάμενον τῷ ἑωυτοῦ βάρει κατάτασιν
ποιέεται. ὅ τε ἐκκρεμασθεὶς ἅμα μὲν τῇ καταιάσει ἀναγ-
κάζει ὑπεραιωρεῖσθαι τὴν κεφαλὴν τοῦ μηροῦ ὑπὲρ τῆς
κοτύλης, ἅμα δὲ τῷ ὀστέῳ τοῦ πήχεος ἀπομοχλεύειν καὶ
ἀναγκάζειν εἰς τὴν ἀρχαίην φύσιν ὀλισθαίνειν. χρὴ δὲ
παγκάλως μὲν τοῖσι δεσμοῖσιν ἐσκευάσθαι, φρονέοντα δὲ
ὡς ἰσχυρότατον τὸν ἐξαιωρούμενον εἶναι. ὡς μὲν οὖν καὶ

Attrahunt igitur fimul et femur, quod attractum fuo ca-
pite in cavum coxae conjicietur.

XLIII.

Dein collocare brachium inter caput femoris luxati et
eam regionem quae inter anum et naturale media eſt;
tum trajectam manum altera prehendere et rectus affi-
ſtens repente corpori fuſpenſo appendi, ita ut fublimis
maxime aequaliter fuſpendatur. In hac reponendi ra-
tione omnia fecundum naturam funt; nam corpus ipfum
fuſpenſum fuo pondere deorfum verfus extenditur, is
qui appenditur in inferiorem partem extendit et femo-
ris caput excitari cogit e regione fui cavi fimulque
offe brachii ipfum urget truditque, fic ut in priſtinam
fedem revertatur. Neceſſe autem eſt aptiſſime vincula
injicere, ea autem adverfione, ut is qui appenditur va-
lidiſſimus fit. At, quemadmodum fupra narravimus,

πρόσθεν εἴρηται, μέγα τὸ διαφέρον ἐστὶ τῶν φυσίων τοῖ-
σιν ἀνθρώποισιν ἐς τὸ εὐέμβλητα εἶναι καὶ δυσέμβλητα
καὶ διότι μέγα διαφέρει, εἴρηται πρόσθεν ἐν τοῖς περὶ
ὤμου.

[456] Πλιχάδα μὲν ὀνομάζειν εἴωθεν ἅπαν τὸ μέ-
ταξὺ τῶν βουβώνων ἑκατέρου σκέλους. ἐν ταύτῃ δὲ τῇ
πλιχάδι τὸ μέσον προσαγορεύει περίναιον, ὅπερ ἀπὸ τῆς
ἐκφύσεως αἰδοίου καθήκει πρὸς τὴν ἕδραν. ἐν αὐτῷ δὲ καὶ
τῆς κύστεως ὁ τράχηλος τέτακται   μεταξὺ δὲ τούτου γε
κατὰ τὸ μῆκος ἐν τῇ πλιχάδι μέσῃ καὶ τῆς τοῦ μηροῦ
κεφαλῆς ἀξιοῖ θέντα τὸν πῆχυν ἐπισυζεύξαντά τε τὴν ἑτέ-
ραν χεῖρα, καθότι σαφῶς αὐτὸς ἔγραψεν ἐκκρεμασθῆναι
τὸν εἰς τὸ κάτω μέλλοντα τὴν κεφαλὴν ἐπισπάσαι τοῦ μη-
ροῦ. γενήσεται δὲ οὐ τοῦτο μόνον, ἀλλὰ καὶ μοχλεία πρὸς
τὴν εἰς τὸ ἔξω μετάστασιν τοῦ ἄρθρου, χάριν τοῦ κατ᾽ εὐ-
θὺ γενέσθαι τῆς κοτύλης τοῦ ἰσχίου τὴν κεφαλὴν τοῦ μηροῦ.

homines plurimum natura inter ſe differunt, quantum
ad articulos attinet, facile vel vix reſtituendos. Quam-
obrem plurimum differant, diximus qua de humeri capite.

Solet Hippocrates eam regionem quae eſt inter in-
guen utriusque cruris nuncupare πλιχάδα, cujus medium
περίναιον vocat, quae ab initio naturalis ad anum perti-
net qua cervix veſicae ſita eſt. Inter hanc itaque regio-
nem, quam πλιχάδα nominat, in medio ejus in longitudi-
nem et caput femoris, jubet ut qui trahit femoris caput
manum demittat cum qua alteram conjungat, ſicut ipſe
aperte declaravit, atque ita ſuſpendatur. Quo ſiet ut fe-
moris caput non ſolum trahatur, ſed in exteriorem com-
miſſurae partem impellatur, ut e regione cavi quod in
coxa eſt collocetur.

μδ'.

Ἐνίοισι γὰρ ὁ μηρὸς ἐμπίπτει ἀπ' οὐδεμιῆς παρασκευῆς,
ἀλλ' ὀλίγης μὲν κατατάσιος, ὅσον τῇσι χερσὶ κατιθῦναι,
βραχείης δὲ κιγκλίσιος.

Ὥσπερ ἐν τοῖς ἔμπροσθεν ἀρρενικῶς εἶπε κιγκλισμὸν,
οὕτω νῦν κίγκλισιν θηλυκῶς τὴν ἐπὶ βραχὺ γιγνομένην δια-
κίνησιν. αὐτὸς γὰρ τὸ διακινῆσαι ῥῆμα κατὰ τῆς βρα-
χείας κινήσεως, ἥσπερ μέμνηκε γράφων ἐμβολὴν ἐξηρθρη-
κυίας γένυος.

μέ.

Πολλοῖσι δὲ συγκάμψασι τὸ σκέλος κατὰ τὸ ἄρθρον ἐνέπε-
σεν ἤδη ἀμφίσφαλσιν ποιησάμενον· ἀλλὰ γὰρ τὰ πολὺ
πλείω οὐκ ἐνακούει τῆς τυχούσης παρασκευῆς. διὰ τοῦτο
ἐπίστασθαι μὲν χρὴ τὰ κράτιστα περὶ ἑκάστου ἐν πάσῃ
τῇ τέχνῃ, χρέεσθαι δὲ οἷσιν ἂν δόξῃ ἑκάστοτε. εἴρηνται
μὲν οὖν τρόποι κατατασίων καὶ ἐν τοῖσιν ἔμπροσθεν γε-

XLIV.

Nam femur quibusdam absque ulla praeparatione rever-
titur, fiquidem levi adhibita intenfione et exiguo motu
manibus in fuam fedem compellitur.

Ante κιγκλισμὸν mafculino genere dixit, nunc femi-
nino κίγκλισιν, quod vocabulum διακίνησιν, id eft exiguum
motum fignificat, quoniam verbum διακινῆσαι mutuatur
ad id fignificandum quod leviter dimovetur, cujus memi-
nit, quum tradidit qua ratione luxata maxilla reponeretur.

XLV.

Compluribus etiam quum crus ad commiffuram hanc fle-
cterent, circumactus jam articulus reverfus eft, fed
plerumque non paret cuivis praeparationi: quamobrem
quae ad fingula efficaciffima funt in unaquaque arte
fcire convenit et ea ubique adhibere quae accommodata
videbuntur. Supra extendendi modos diximus, ut qui-

γραμμένοισιν, ὥστε χρέεσθαι τούτων ὅστις ἂν παρα-
τύχῃ. δεῖ γὰρ ἀντικατατετάσθαι ἰσχυρῶς ἐπὶ θάτερα μὲν
τοῦ σκέλεος, ἐπὶ θάτερα δὲ τοῦ σώματος. ἢν γὰρ εὖ
κατατανθῇ, ὑπεραιωρηθήσεται ἡ κεφαλὴ τοῦ μηροῦ ὑπὲρ
τῆς ἀρχαίης ἕδρης· καὶ ἢν μὲν ὑπεραιωρηθῇ οὕτως, οὐδὲ
κωλῦσαι ἔτι ῥηΐδιον ἵζεσθαι αὐτὴν ἐς τὴν ἑωυτῆς ἕδρην,
ὥστε ἤδη πᾶσα ἀρκέει μόχλευσίς τε καὶ κατόρθωσις.
ἀλλὰ γὰρ ἐλλείπουσιν ἐν τῇ κατατάσει, διὰ τοῦτο ὄχλον
(655) πλείω παρέχει ἡ ἐμβολή.

Ἐν τῷ κάμπτειν τὸ σκέλος κατὰ βουβῶνα μετέωρος
ὅλος ὁ μηρὸς γίνεται. κατὰ τὴν τοιαύτην γοῦν ἐνέργειαν ἡ
ἐκπεπτωκυῖα κεφαλὴ τοῦ μηροῦ διακινηθεῖσα τὰ κατὰ πε-
ρίσφαλσιν εἴωθεν ἐκπίπτειν ἔστιν ὅτε. τὸ δὲ κατὰ περί-
σφαλσιν ἔστιν ὅτε ποῖόν τι δηλοῖ καὶ ἐπὶ τοῦ κατ' ὤμου
ἄρθρου καὶ τὸ κατ' ἰσχίον ἐκπιπτόντων τε καὶ ἐκβαλλομέ-
νων γίνεται, διὰ τῶν ἔμπροσθεν αὐτὸς ἐδίδαξεν ἡνίκα διδά-
σκει ἐπὶ τούτων τῶν διαρθρώσεων μὴ δύνασθαι γενέσθαι

libet eo utatur cujus copia fit. Oportet enim praeftan-
ter ab una parte crus extendere, ab altera corpus;
nam fi bene extendamus, femoris caput e regione fui
cavi excitabitur, quod ubi fic excitatum fuerit, non
facile prohiberi poterit, quominus in fuam fedem re-
vertatur, ita ut jam quovis modo impellere ac dirigere
abunde fit. Sed minus extendunt quam par fit, idcirco
majori negotio reponunt.

Ubi crus ad inguen curvatur, femur univerfum fuf-
penditur. In qua actione prolapfum femoris caput dimo-
vetur, circumactumque reftitui nonnunquam folet. Quid
fit circumagere, quod accidit ubi prolapfus articulus vel
qui in latum fcapularum os inferitur vel qui in coxam
reftituitur, ipfe in fuperioribus declaravit ubi docuit, non
poffe articulum in his commiffuris fuo loco paullulum

παράρθρημα, [457] καθάπερ ἐπ᾽ ἀγκῶνος καὶ καρποῦ καὶ
γόνατος καὶ σφυροῦ· διὰ γὰρ τὰς σφαιροειδεῖς μὲν εἶναι
τὰς κεφαλὰς τῶν μηρῶν ὀστῶν, κυκλοτερῆ δὲ τὴν ὀφρὺν
τῶν πρὸς αὐτὰς διαρθρουμένων κοιλοτήτων, οὐκ ἐνδέχεται
μέρος μέν τι τῶν κεφαλῶν ἐν ταῖς κοιλότησιν εἶναι· μέρος
δὲ οὐκ εἶναι, καθάπερ οὐδ᾽ ἐπὶ τῆς ὀφρύος ὀχεῖσθαι τῆς
κοτύλης. ἀλλ᾽ εὐθέως ἀποκυλιομένας αὐτὰς ἢ εἴσω χωρεῖν ἢ
ἔξω τῆς διαρθρώσεως. ἐπεὶ τοίνυν ἐλαχίστη ῥοπὴ τὴν ἐφ᾽
ἑκάτερα φορὰν τῆς κεφαλῆς οἰακίζει περίσφαλσιν ὠνόμασε
τὸ γιγνόμενον.

_____

μστ΄.

Χρὴ οὖν οὐ μόνον παρὰ τὸν πόδα τὰ δεσμὰ ἐξηρτῆσθαι,
ἀλλὰ καὶ ἄνωθεν τοῦ γούνατος, ὅπως μὴ κατὰ τὸ τοῦ
γούνατος ἄρθρον ἐν τῇ τανύσει ἡ ἐπίδεσις ἔῃ μᾶλλον ἢ
κατὰ τὸ τοῦ ἰσχίου ἄρθρον. οὕτω μὲν οὖν χρὴ τὴν κα-
τάτασιν τὴν πρὸς τὸ τοῦ ποδὸς μέρος ἐσκευάσθαι· ἀτὰρ
καὶ τὴν ἐπὶ θάτερα κατάτασιν μὴ μόνον ἐκ τῆς περὶ τὸ
στῆθος καὶ τὰς μασχάλας περιβολῆς ἀντιτείνεσθαι, ἀλλὰ

excedere, ut ad cubitum, ad manum, ad genu, ad talos.
Nam qunm et femoris caput rotundum fit et orae cavi,
in quo recipitur in orbem, nullo pacto fieri poteft ut
caput partim in cavo fit, partim extra vel orae cavi hae-
reat, quoniam ubi primum volvetur vel intro revertetur
vel excidet. Igitur quia parvo momento in utramvis
partem caput compellitur, hoc quod fit circumagendo fieri
afferit.

_____

XLVI.

*Non folum autem pedibus injicienda vincula funt, fed
etiam fupra genu, ne hoc magis quam coxae articulus
vinculo intendatur: fic itaque extendere a pedibus con-
venit. Verum ubi altera parte vis adhibetur, non fo-
lum circa pectus et alam injecto laqueo in contrariam
partem attrahere debemus, fed lorum longum, duplex,*

ΠΕΡΙ ΑΡΘΡΩΝ ΥΠΟΜΝΗΜΑ Δ. 745

Ed. Chart. XII. [457.]　　　　　　Ed. Baf. V. (655.)

καὶ ἱμάντι μακρῷ, διπτύχῳ, ἰσχυρῷ, προσηνεῖ, παρὰ τὸν
περίναιον βεβλημένῳ παρατεταμένῳ ἐπὶ μὲν τὰ ὄπισθεν
παρὰ τὴν ῥάχιν, ἐπὶ δὲ τὰ ἔμπροσθεν παρὰ τὴν κληῖδα
προσηρτημένῳ τὴν ἀρχὴν τὴν ἀντικατατείνουσαν οὕτω
διαναγκάζεσθαι, τοῖσι μὲν ἔνθα διατεινομένοισι, τοῖσι δὲ
ἔνθα. ὅκως δὲ ὁ ἱμὰς ὁ παρὰ τὸν περίναιον μὴ ἐπὶ τῇ
κεφαλῇ τοῦ μηροῦ παρατεταμένος ἔσται, ἀλλὰ μεσηγὺ τῆς
κεφαλῆς ἐπὶ τοῦ περιναίου. ἐν δὲ τῇ κατατάσει κατὰ
μὲν τὴν κεφαλὴν τοῦ μηροῦ ἐρείσας τὴν πυγμὴν ἐς τὸ
ἔξω ὠθείτω. ἢν δὲ μετεωρίζηται ἑλκόμενος, διέρσας τὴν
χεῖρα καὶ ἐπισυνάξας τῇ ἑτέρῃ χειρὶ ἅμα μὲν συγκατα-
τεινέτω, ἅμα δὲ ἐς τὸ ἔξω συναναγκαζέτω· ἄλλος δέ τις
τὸ παρὰ τὸ γόνυ τοῦ μηροῦ ἡσύχως ἐς τὸ εἴσω μέρος
κατορθούτω.

Ἐκ τῶν ποδῶν κρεμαμένου τοῦ ἀνθρώπου καὶ τὴν κε-
φαλὴν ἔχοντος κάτω, πᾶσι τοῖς ἄρθροις διατείνεσθαι συμ-
βαίνει, βουλόμεθα δὲ ἡμεῖς ἓν μόνον ἄρθρον τὸ κατὰ τοὺς

---

*validum, molle, inter anum et naturale demittere a
pofteriori parte ad fpinam, a priori juxta jugulum
adducere et religare; atque ita in diverfa contendere,
aliis ab una parte, aliis ab altera ducentibus. Ani-
madvertendum autem ne lorum quod inter anum et
naturale demittitur fuper femoris caput extendatur, fed
inter femoris caput et eam regionem, quae inter anum
et naturale media eft. Dum intenfio adhibetur femoris
caput in exteriorem partem propellendum pugno ipfi
inhaerente, ubi qui extendit fufpenditur, una manu
trajecta et alteri juncta fimul et extendere debet et in
exteriorem partem urgere, fed alius ad genu femur in
interiorem partem leviter dirigat.*

Ubi homo per pedes appendatur capite deorfum fpe-
ctante, omnes articuli extenduntur. At propofitum eft,
eum folum extendere qui ad inguen eft. Jure igitur fu-

βουβῶνας τοῦτο πάσχειν. εἰκότως οὖν τοῦ γόνατος ἐπι-
βάλλειν κελεύει δεσμὰ τῶν μηρῶν τὴν τάσιν ἄνω ποιού-
μενα· μόνοις γὰρ τοῖς κατὰ τὴν κνήμην, ἐὰν ἐπιτρέψωμεν
ἀνέλκειν τὸ σκέλος οὐδὲν ἧττον, ἀλλὰ καὶ μᾶλλον τῆς κατ᾽
ἰσχίον διαρθρώσεως ἔκτασιν εἶναι συμβήσεται τὴν κατὰ
γόνυ τοῖς τείνουσι δεσμοῖς οὖσαν ἐγγυτέρω.

μζ'.

Εἴρηται δὲ καὶ πρόσθεν ὅτι ἐπάξιον ὅστις ἐν πόλει πολυ-
ανθρώπῳ ἰητρεύει ξύλον κεκτῆσθαι τετράγωνον, ὡς ἑξά-
πηχυ ἢ ὀλίγῳ μεῖζον, εὖρος δὲ ὡς δίπηχυ, πάχος δὲ ἀρ-
κέει σπιθαμιαῖον.

Ἐν τῷ περὶ ἀγμῶν εἰρήκει περὶ τοῦδε τοῦ μηχανήμα-
τος, ὥστε κἀντεῦθεν ἐφέλκονται μαρτύριον ὧν λέγουσιν
ἔνιοι περὶ τοῦ γεγράφθαι μὲν ὑφ᾽ Ἱπποκράτους ἓν βιβλίον
ἐξ ἀρχῆς ἐπιγεγραμμένον κατ᾽ ἰητρεῖον, ὕστερον δὲ εἰς δύο
τμηθῆναι διὰ τὸ μέγεθος ἐπιγραφῆναί τε ἕτερον μὲν πρό-

per genu vinculum injicit quod femur furfum extendat.
Nam fi permittamus attrahi crus folum a vinculis quae
infra genu funt, fiet ut genu non minus, imo magis
quam coxae articulus extendatur, quum propius fit vin-
culis fub fe extendentibus.

XLVII.

*Supra etiam diximus expeditiffimum effe iis qui in fre-
quenti civitate medentur, lignum habere quadratum fex
cubitorum aut paullo longius, latum cubitos duos, cujus
craffitudo, fi dodrantem impleat, abunde eft.*

In opere de fracturis hujus machinamenti meminit,
ita ut huic quoque teftimonio innitantur, qui ajunt com-
pofitum fuiffe principio ab Hippocrate librum unum in-
fcriptumque de officina medici, deinde in duos divifum
ob magnitudinem ejusque priorem partem infcriptam de

τερον αυτού μέρος περί αγμών, το δε δεύτερον περί άρ-
θρων. οποίον δε τι [458] βούλεται το μηχάνημα τούτ'
είναι δηλόν έστι τοίς τεθεαμένοις το καλούμενον Ἱπποκρά-
τειον βάθρον· ούτω γάρ εκ πολλού σύνηθες ονομάζειν αυτό
τοίς ιατροίς έστιν. έχουσι δε και μιμήματα ταυτού μικρά
οι πολλοί και χρώνται τω πλείω πάνυ πολύ και μόνον έστιν
αύταρκες είς εμβολάς άρθρων. εί δ' άρα τις θέλει και άλ-
λοις χρήσθαι, προς μεν τας οδοιπορίας το πολύσπαστον κα-
λούμενον επιτήδειον, Αρχιμήδους δ' αυτό φασιν εύρημα
είναι, προς δε τας εν πόλει χρείας στάσιμον μεν άξιον λό-
γου το του τέκτονος καλούμενόν έστιν ή το του Ανδρέου,
εφεδράνον δε τουτί το Ιπποκράτους βάθρον, ο τινες των
νεωτέρων ιατρών, επειδή εσκευάκασι ποικιλώτερον, ώσπερ
και την μηχανικήν άμβην. εφεξής ούν αυτώ γράφοντι την
κατασκευήν του οργάνου προσέχετε τον νούν εφαρμόζοντες
ά λέγει τοίς τεθεαμένοις, εφ' ο τεθέασθε βάθρον. μόνη
γάρ δείξις σαφηνίζει τα τοιαύτα, καθάπερ είρηται και πρό-

fracturis, alteram vero de articulis. Quale autem ſtrui
velit machinamentum hoc, manifeſtum eſt iis qui id vi-
derint quod ſcamnum Hippocratis nuncupatur: ſic enim
ex multo jam tempore a medicis appellari conſuevit. Ple-
rique autem formulas parvas habent ad ejus exemplum
fabricatas. Saepiſſime vero adhibetur articulisque reſti-
tuendis per ſe abunde eſt. Si quis autem velit aliis quo-
que uti, eſt πολύσπαστον ita appellatum, quod multis or-
biculorum circuitibus facilitatem praeſtet, quod iterum fa-
cientibus maxime idoneum eſt. Refertur autem ad Archi-
medem auctorem. In urbibus vero non alienum eſt Fa-
bri vel Andreae organum, ubi erecto opus eſt; ubi plano,
ſcamnum hoc Hippocratis praecipue aptatur, quod a non-
nullis ex recentioribus medicis varie jam ſtruitur, ſicut
machinatio ſpathae quae in ſummo capitulum habet ro-
tundum ac leniter cavum. Deinceps igitur ad organi
ſtructuram quae ab ipſo traditur animum advertite, ea
quae Hippocrates ſcribit iis quae in ſcamno inſpexiſtis
accommodantes: haec enim ſicut antea quoque dictum eſt

748　　　ΓΑΛΗΝΟΥ ΕΙΣ ΤΟ ΙΠΠΟΚΡΑΤΟΥΣ

Ed. Chart. XII. [458.]　　　　　Ed. Baf. V. (655.)

σθεν. ἐπὶ μὲν οὖν τῶν ἀναγιγνωσκόντων παρ᾽ ἐμοὶ τὸ βι-
βλίον ἑτοίμως ποιοῦμαι παρακειμένου τοῦ ὀργάνου πολλά-
κις μὲν αὐτοῦ τοῦ μεγάλου, πολλάκις δὲ καὶ τῶν μιμημά-
των αὐτοῦ τινος ἃ διὰ ταύτην μόνην τὴν χρείαν κατασκευά-
ζομεν, ἵνα ἔχωμεν δεικνύναι τοῖς ἀναγιγνώσκουσιν. οὐ γὰρ
δὴ δι᾽ αὐτῶν ἐστιν ἐμβαλεῖν ἄρθρον, ἀλλὰ νῦν γε τοῦτο μὲν
ἀδύνατόν ἐστι πρᾶξαι. τὸ δ᾽ ἐξηγήσασθαί τι τῶν κατὰ
τὴν λέξιν ἀσαφῶν δυνατόν, ὅπερ ἔν τε τοῖς ἔμπροσθεν
ἐποίησα, καὶ νῦν ἐν τοῖς ἐφεξῆς πράξω.

μή.

Ἔπειτα κατὰ μῆκος μὲν ἔνθεν καὶ ἔνθεν τομὴν ἔχειν χρὴ
ὡς μὴ ὑψηλοτέρη τοῦ καιροῦ ἡ μηχάνησις εἴη.

Τὸ μὲν ἔνθεν καὶ ἔνθεν ἐξ ἀριστερῶν καὶ ἐκ δεξιῶν
λέγει. δῆλον δὲ ἐκ τοῦ προσθεῖναι κατὰ μῆκος, ἀλλὰ καὶ
τὸ παραμήκεα ταὐτόν ἐστι. τὴν γὰρ ἄνωθεν τῆς κεφαλῆς
καὶ κάτωθεν τῶν ποδῶν τομὴν ἐγκαρσίαν ἂν εἰρήκει μᾶλ-

fola monſtratione aperiuntur. Equidem iis qui apud me
librum legunt rem facile demonſtro, organo juxta collo-
cato faepe ipſo magno, faepe parvo aliquo ad magni
exemplum fabricato, cujusmodi ad hunc tantum uſum
paramus, ut oſtendere legentibus poſſimus, quum per ta-
les formulas nequeant articuli in ſuam ſedem urgeri. Nunc
autem monſtrari haec minime poſſunt, fed exponere licet,
ſi quid ex verbis Hippocratis obſcurum ſit, quod et in
ſuperioribus feci et nunc etiam faciam.

XLVIII.

*Excavetur praeterea hinc in longitudinem, ne machina-
mentum juſto ſublimius ſit.*

Hinc atque hinc dixit ἔθεν καὶ ἔνθεν, quod accipit
pro a dextra parte et ſiniſtra. Id vel eo patet quod ad-
jicit, in longitudinem, quod idem ſignificat atque longum.
Nam ſi excavari voluiſſet ſupra a capite vel infra a pedi-

Ed. Chart. XII. [458. 459.]   Ed. Baf. V. (655. 656.)

λον οὐ παραμήκη. ὃ δὲ σύμπασα φράσις ἑρμηνεύει τοιόνδ'
ἐστίν· οὐδὲν γὰρ χεῖρον αὐτὴν παραφράσαι σαφηνείας ἕνε-
κεν. ἔπειτα (656) κατὰ μῆκος μὲν ἔνθεν καὶ ἔνθεν ἐντο-
μὴν εἶναι χρὴ παραμήκη τοῦ ξύλου βάθος ἔχουσαν σύμμε-
τρον, ὡς πρὸς μοχλείαν, ὅπως μὴ ὑψηλοτέρα τοῦ προσήκον-
τος ἡ μηχάνησις εἴη. τὸ γὰρ τοῦ καιροῦ λέγουσιν οἱ Ἕλ-
ληνες ἐνίοτε καὶ τοῦ προσήκοντος, ὅπερ καὶ δέον ὀνομάζουσιν.
ἔστω τοιγαροῦν ἡ τομὴ τηλικαύτη τοῦ βάθρου, ὡς ἐν αὐτῇ
στηρίζεσθαι μοχλὸν ἁρμόττοντα τῇ μελλούσῃ γενήσεσθαι
μοχλείᾳ.

_____

μθ'.

Ἔπειτα φλιὰς βραχείας, ἰσχυρὰς, ἐνηρμοσμένας, ὀνίσκους
ἔχειν ἑκατέρωθεν.

_____

[459] Ὀνίσκους μὲν τοὺς ἄξονας ὀνομάζει, φλιὰς
δὲ τὰ διαλαμβάνοντα τοὺς ἄξονας στηρίγματα. ταῦτα δὲ

bus, transverſum potius dixiſſet, non in longitudinem.
Mens autem totius orationis hujusmodi eſt, quam non
abs re eſt perſpicuitatis cauſa, non longe a verbis rece-
dentem exponere. Excavetur praeterea hinc atque hinc
in longitudinem ligni, idque cavum eam altitudinem ha-
beat quae ad impellendum accommodatur, ne machinatio
juſto ſublimior ſit. Verbum _juſto_ ipſe ſcribit τοῦ καιροῦ:
Graeci enim ita dicunt et interdum etiam τοῦ προσήκοντος,
quod debito ſignificat. Ergo altitudo cavi tanta eſſe debet,
ut vectis qui ad impellendum aptatur illis inhaerere at-
que objici poſſit.

_____

XLIX.

_Poſtes item ab utraque parte adjiciantur, breves, robuſti,
qui axes contineant._

Nominat axes ὀνίσκους, poſtes vero, quae ſunt ligna
quibus axis ſuſtinetur φλιάς. Haec magno ligno adjici vo-

Ed. Chart. XII. [459.]   Ed. Baf. V. (656.)

βούλεται κατὰ τὸ μέγα ξύλον ἑκατέρωθεν ἐνηρμόσθαι, τὸ μὲν
γὰρ ἐκ τῶν ἄνωθεν μερῶν τοῦ βάθρου, τὸ δὲ ἐκ τῶν κάτω.
πρὸς γὰρ τοὺς ἄξονας τούτους τὰ πέρατα τῶν περιβαλλο-
μένων τῷ κάμνοντι βρόχων ἐνανάπτει κατὰ τὸν καιρὸν τῆς
ἀντιτάσεως.

ν΄.

Ἔπειτα ἀρκέει μὲν ἐν τῷ ἡμίσει τοῦ ξύλου, οὐδὲν δὲ κω-
λύει καὶ διὰ παντὸς ἐντετμῆσθαι ὡς καπέτους μακρὰς
πέντε ἢ ἓξ διαλειπούσας ἀπ᾿ ἀλλήλων τέσσαρας δακτύ-
λους. αὐτὰς δὲ ἀρκέει εὖρος τριδακτύλους εἶναι καὶ βά-
θος οὕτως.

Καπέτους μὲν οὐκ ὀλίγοι τῶν παλαιῶν εἰρήκασι τὰς
τάφρους. ὁ δὲ Ἱπποκράτης νῦν ἐκ μεταφορᾶς κέχρηται τῇ
προσηγορίᾳ τὰς ἐκτετμημένας τῷ βάθρῳ κοιλότητας ἑρμη-
νεῦσαι βουλόμενος, ἕνεκα τοῦ στηρίζεσθαι κατ᾿ αὐτὰς τοὺς
μοχλούς, ἅς τινας κοιλότητας ἀξιοῖ μάλιστα μὲν ἐν τῷ ἡμί-
σει τοῦ ξύλου, τουτέστι τῷ κάτω διαγλύψαι. κωλύειν δὲ

luit ab utraque parte, a fuperiori fcilicet et inferiori.
Eligantur autem ad axes extrema loqueorum, qui quo
tempore convenit in diverfa diducere laboranti injiciuntur.

L.

Satis autem eſt in dimidio ligno, nihil etiam prohibet in
toto parvas quaſi foſſas quinque aut ſex excavare quae
palmam inter ſe diſtent et trium digitorum latitudinem
atque altitudinem aequent.

Foſſas dixit καπέτους, quod verbum non pauci ex
veteribus Graecis in eandem fignificationem acceperunt.
Id mutuatur nunc Hippocrates translatione uſus ad ea
cava fignificanda quae in ſcamno ea de cauſa fiunt, ut
illis objici vectes poſſint. Quae cava praecipit ut in altera
ligni parte magis, hoc eſt in inferiori exſculpantur; nihil

οὐδὲν ἐκ περιουσίας φησὶν, εἰ καὶ κατὰ τὸ ἄνω μέρος εἶεν·
οὐ μόνον γὰρ τὸ κατ᾽ ἰσχίον ἄρθρον ἐμβάλλουσιν ἡμῖν ἐστι
χρήσιμον τὸ νῦν ἑρμηνευόμενον ὄργανον, ἀλλὰ καὶ τὰ κατὰ
τοὺς σφονδύλους πάντα καὶ τὸν ὦμον. εἶναι δὲ χρὴ πλείους
ταύτας, ἐπειδὴ καὶ ταῖς ἡλικίαις καὶ τοῖς μεγέθεσιν, ὅλῃ
τῇ σχέσει τοῦ σώματος ἀλλήλων διαφέρουσιν οἱ θεραπευό-
μενοι. τὸ μέγεθος δ᾽ αὐτῶν ὁπηλίκον εἶναι κελεύει καὶ τὴν
διάστασιν, ἣν ἀλλήλων ἀπέχουσιν, αὐτὸς ἔγραψε σαφῶς.

να´.

Ἔχειν δὲ κατὰ μέσον τὸ ξύλον καὶ καταγλυφὴν χρὴ βαθυ-
τέρην ἐπὶ τετράγωνον ὡς τριῶν δακτύλων καὶ ἐς μὲν τὴν
καταγλυφὴν ταύτην, ὅταν δοκέῃ προσδεῖν ξύλον, ἐμπηγνύ-
ναι ἐναρμόζον τῇ καταγλυφῇ, τὸ δὲ ἄνω στρογγύλον, ἐμ-
πηγνύναι δὲ ἐπὴν ποτὲ δοκέει ξυμφέρειν, μεσηγὺ τοῦ πε-
ρινιαίου καὶ τῆς κεφαλῆς τοῦ μηροῦ. τοῦτο τὸ ξύλον
ἑστεὸς κωλύει τὴν ἐπίδεσιν ἐπιδιδόναι τὸ σῶμα τοῖσι

---

etiam inquit, prohibet quin in fuperiore quoque parte fint,
quamquam non necefſe eſt: hoc fiquidem machinamentum
quod nunc exponimus non folum ad coxae articulum per-
tinet, ſed et ad vertebras quocunque modo luxatas et ad
humeri caput reponendum. Complura autem fint cava
haec oportet, quandoquidem qui curantur aetate, magni-
tudine et univerfo corporis habitu inter fe differunt;
quam magna efſe debeant et quantum inter fe diftare,
ipfe evidenter expofuit.

LI.

*Medium infuper lignum alte in quadratam figuram trium
digitorum excavetnr, in quod cavum ubi opus efſe vi-
deatur defigatur lignum, quod cavo conveniat et fupe-
rius teres fit. Figatur autem quum ad rem pertinere
videbitur medium inter femoris caput et eam regionem
quae inter anum et naturale media eſt; quod lignum
exſtans corpus fequi non permittit, quum a pedibus*

πρὸς ποδῶν ἕλκουσιν. ἐνίοτε γὰρ ἀρκέει αὐτὸ τὸ ξύλον
τοῦτο ἀντὶ τῆς ἄνωθεν ἀντικαιατάσιος, ἐνίοτε δὲ καὶ κα-
τατεινομένου τοῦ σκέλεος ἔνθεν καὶ ἔνθεν αὐτὸ τὸ ξύλον
τοῦτο χαλαρὸν ἐγκείμενον ἢ τῇ ἢ τῇ ἐκμοχλεύειν ἐπιτή-
δειον ἂν εἴη τὴν κεφαλὴν τοῦ μηροῦ ἐς τὸ ἔξω μέρος.
διὰ τοῦτο γὰρ καὶ αἱ κάπετοι ἐντέτμηνται, ὡς καθ' ὁκοίην
ἂν αὐτέων ἁρμόσῃ ἐμβαλλόμενος ξύλινος μοχλὸς μοχλεύοι
ἢ παρὰ τὰς κεφαλὰς τῶν ἄρθρων ἢ κατὰ τὰς κεφαλὰς
τελέως ἐρειδόμενος ἅμα τῇ κατατάσει, ἤν τε ἐς τὸ ἔξω
μέρος συμφέρῃ ἐκμοχλεύεσθαι, ἤν τε ἐς τὸ εἴσω.

[460] Ἐντετμῆσθαι βούλεταί τινα τοῦ βάθρου κοι-
λότητα πρὸς ὑποδοχὴν ἐπιτηδείαν τοῦ μέλλοντος ἵστασθαι
κατ' αὐτὸ ξύλον μεταξὺ τοῦ περιναίου καὶ τῆς ἐκπεπτωκυίας
κεφαλῆς τοῦ μηροῦ. σαφῶς δὲ αὐτὸς ἐδήλωσε, τίνος ἕνεκα
ἵστησιν ἐν τῷ κατατείνειν τὸ ξύλον τοῦτο, καθάπερ καὶ
τἆλλα πάντα τὰ ἐφεξῆς ἃ λέγει. διὰ δὲ τοὺς νωθροτέρους

trahitur: interdum enim hoc fufficit absque intenfione,
quae ut membrum in diverfa diducatur a fuperiori quo-
que parte adhibetur.　Interdum autem ubi crus ab
utraque parte extendatur, lignum hoc verfus hanc vel
illam partem laxum demittitur, ut femoris caput in
exteriorem partem impellat.　Hac enim de caufa et
cava exfculpta funt, ut cuneus vel vectis ligneus, in
quod expeditius fit demiffus aut juxta articulorum ca-
pita aut ipfis prorfus inhaerens eodem momento impel-
lat, quo intenfio adhibetur, feu in exteriorem partem
feu in interiorem impellere opus fit.

Excidi voluit in fcamno quoddam cavum quo recipi
id lignum poffit, quod erectum collocandum eft inter
prolapfi femoris caput et eam regionem quae eft inter
anum et naturale. Cur autem lignum hoc dum extendi-
mus adhibendum fit, ficut cetera omnia quae deinceps
fubdit ipfe aperte indicavit; ob eos tamen qui hebetioris

Ed. Chart. XII. [460.]   Ed. Baf. V. (656.)

τὴν διάνοιαν οὐκ ὀκνήσω παράφρασιν τὴν αὐτὴν εἰπεῖν. τὸ
τοίνυν ξύλον τοῦτο μεταξὺ τοῦ περιναίου καὶ τῆς ἐκπεπτω-
κυίας τοῦ μηροῦ κεφαλῆς ὀρθὸν ἱστάμενον ἀντιστήριγμα γί-
νεται τῇ κάτω τάσει. λέλεκται γὰρ ἤδη πολλάκις ἔμπρο-
σθεν, εἰ μή τις ἀντιτείνει πρὸς τὴν ἐναντίαν χώραν τοῦ
κατατεινομένου κώλου, συνακολουθῶν ὁ κάμνων ἐκλύσει τὴν
τάσιν. ἐργάζεται μὲν τοῦτο καὶ ἡ διὰ τῶν ἄνω βροχῶν
ἀντίτασις, ἀσφαλείας δὲ ἕνεκα καὶ τούτῳ τῷ ξύλῳ χρῆται
καὶ μέντοι καὶ μοχλεύει ποτ' αὐτὸ ποιήσας τηνικαῦτα χα-
λαρόν.

_____

νβ'.

Καὶ ἤν τε στρογγύλον τὸν μοχλὸν ξυμφέρῃ εἶναι, ἤν τε
πλάτος ἔχοντα, ἄλλος γὰρ ἄλλῳ τῶν ἄρθρων ἁρμόζει.
εὔχρηστος δέ ἐστιν ἐπὶ πάντων τῶν ἄρθρων ἐμβολῆς τῶν
κατὰ τὰ σκέλεα αὕτη ἡ μόχλευσις σὺν κατασείσει, περὶ
οὗ νῦν ὁ λόγος ἐστί· στρογγύλος ἁρμόζει ὁ μοχλὸς εἶναι
ἀπὸ τουτέων τῶν μηχανέων καὶ ἀναγκαῖον οὐδὲν ἄρθρον

_____

funt ingenii verba haec aperire aliquantulum non grava-
bor. Hoc igitur lignum quod erectum collocatur inter
caput femoris prolapfi et eam regionem quae media eft
inter anum et naturale renixus caufa objicitur, quum ab
inferiori parte crus extenditur. Saepius enim oftendimus,
ubi membrum extenditur, nifi a contraria parte tendatur,
fequente aegro intenfionem refolvi. Tenditur autem et per
laqueos fuperioribus partibus injectos, fed firmitatis caufa
lignum hoc adhibet, quo nonnunquam minus firmiter
haerente ad impellendum utitur.

_____

LII.

*Ac feu teres vectis effe debeat, feu latus; alius enim alii
articulo convenit hujusmodi impulfus, fi intenfio quoque
accedat, ad omnes crurum articulos reponendos effica-
ciffimus eft; propofito autem articulo vectis teres accom-
modatur. Quodfi per hoc machinamentum vis adhibea-*

μοὶ δοκέει υἱόν τε εἶναι, ἀπορηθῆναι τοῦ ἐμπεσεῖν. εὕ-
ροι δ' ἄν τις καὶ ἄλλους τρόπους τούτου τοῦ ἄρθρου ἐμ-
βολῆς.

_____

Αὐτὸς ἐφεξῆς ἐρεῖ στρογγύλῳ μὲν χρῆσθαι μοχλῷ
μοχλεύοντας ἔξω τὸν μηρὸν, ὅπερ αὐτῷ νῦν πρόκειται τὴν
ἔσωθεν μετάστασιν ἐμβάλλοντι κεφαλήν. ἐπὶ δὲ τῆς ἔξωθεν
μεθεστηκυίας τῷ πλατεῖ χρῆται μοχλῷ· νῦν μὲν γὰρ βούλε-
ται πορευθῆναι μεταξὺ τοῦ περιναίου καὶ τῆς ἐκπεπτωκυίας
κεφαλῆς αὐτὸν ἄνωθέν πως μᾶλλον πειρωμένης τῆς κεφα-
λῆς τιθέναι· κατὰ δὲ τὴν ἔξω μετάστασιν εὐρυχωρίας οὔσης
ἱκανῆς ἀσφαλεστέραν ἕξει περίβασιν ὁ πλατὺς μοχλός, ὡς
καὶ μετ' ὀλίγον αὖθις εἰρήσεται κατὰ τὸν ἴδιον αὐτοῦ λόγον.

_____

νγ'.

Εἰ γὰρ τὸ ξύλον τοῦτο τὸ μέγα ἔχει κατὰ μέσον καὶ ἐκ
πλαγίων φλιὰς δύο ποδιαίας, ὕψος δὲ ὅκως δοκέει ξυμ-

tur, fieri non poſſe exiſtimo, ut aliquis ſit articulus qui
non reponatur.　Reperiet quis et alios reponendi hujus
articuli modos.

　　Ipſe deinceps oſtendet tereti vecte tunc utendum eſſe
quum femur in interiorem partem impellitur, quod nunc
inſtituit quum femoris caput in interiorem partem pro-
lapſum reponat: nam ſi in exteriorem luxatum ſit, latum
rectem admoveri jubet.　Nunc quidem praecipit ut me-
dium inter caput femoris prolapſi et eam regionem quae
eſt inter anum et naturale inferamus, conemurque ſubli-
mius paullo quam femoris caput demittere; ſed quum in
exteriorem regionem articulus veniet, ubi ſatis ſpatii eſt,
latus vectis firmius objicietur, quod ipſe paullo infra oſten-
det ubi aget de ipſo ſeparatim.

_____

LIII.

Nam ſi magnum hoc lignum medium duos poſtes habeat
pedales, ejus altitudinis quae idonea videatur, ab utro-

Ed. Chart. XII. [406. 461.] Ed. Baf. V. (656. 657.)

φέρειν τὴν μὲν ἔνθεν, τὴν δὲ ἔνθεν, ἔπειτα ξύλον πλάγιον
ἐνείη ἐν τῇσι φλιῇσιν ὡς κλιμακτὴρ, ἔπειτα διέρσαι τὸ
ὑγιὲς σκέλος μεσηγὺ τῶν φλιέων, (657) τὸ δὲ σιναρὸν
ἄνωθεν τοῦ κλιμακτῆρος ἔχοι ἐναρμόσον. ἀτὰρ τι πρὸς
τὸ ὕψος καὶ πρὸς τὸ ἄρθρον ἢ ἐκπέπτωκε, ῥηΐδιον χρὴ
ἁρμόζειν. τὸν γὰρ κλιμακτῆρα ὑψηλότερον χρὴ ποιέειν
τοῦ μετρίου καὶ ἱμάτιον πολύπτυχον, ὡς ἂν ἁρμόσῃ ὑπο-
τείνειν ὑπὸ τὸ σῶμα.

_____

[461] Ὅτι μὴ μόνα τὰ τῶν ἀξόνων στηρίγματα φλιὰς
ὀνομάζει, δῆλον ἐκ τῆσδε τῆς ῥήσεως ἐποίησε. τῇ γὰρ κατὰ
τὸ μῆκος ὅλου τοῦ βάθρου μέσῃ χώρᾳ τέταταί τι ξύλον
ἐγκάρσιον, οἷον κλιμακτῆρα διατείνας ἀπὸ δεξιῶν ἐπὶ ἀρι-
στερὰ διῆκον, ὑπὲρ αὐτὸ κατατείνειν τὸ ἔξαρθρον σκέλος
οὐχ ἁπλῶς, ἀλλὰ μετὰ τοῦ ξύλου αὐτῷ προσῆχθαι κατὰ
μῆκος ἄνωθεν κάτω διῆκον, ὥστε μετ᾽ ἐκείνου τοῦ ξύλου τὸ
σκέλος ὑπὲρ τὸν κλιμακτῆρα καταναγκάζεσθαι. πρόδηλον δ᾽
ὅτι τὸ ὑγιὲς σκέλος ὑποκάτω τοῦ κλιμακτῆρος ἔχειν προσή-

_____

que latere unum; tum fuper hos duos poftes transverfum
lignum in fpeciem gradus ftatuatur; deinde integrum
crus inter poftes trajiciatur quod laefum eft, fuper gra-
dum commode collocatur fuperque aptatur qua articulus
exceffit. Gradum vero jufto fublimiorem ftabilire opor-
tet et multiplicem veftem, prouli convenire videbitur
corpori fubjicere.

_____

Poftes nominari ab Hippocrate non ea ligna tantum,
quibus axis fuftinetur, aperte ex hac oratione colligitur.
In media enim regione longitudinis totius fcamni fitum
eft lignum transverfum quafi gradus, quod a dextra parte
ad finiftram pertinet, fuper quod crus quod luxatum eft
extenditur non fimpliciter, fed cum altero ligno alligato
quod in longitudinem a fuperiori parte cruris ad inferio-
rem porrigitur, ita ut fuper gradum cum eo ligno coga-
tur. Conftat autem integrum hominis crus fuper gradum

Ed. Chart. XII. [461.]　　　　　　　Ed. Baf. V. (657.)

κει τὸν θεραπευόμενον ἐν τῇ μεταξὺ χώρᾳ τῶν φλιῶν· οὕτως
γὰρ ὠνόμασε τὰ στηρίγματα τοῦ κλιμακτῆρος ἐν ἑκατέρω-
θεν ἐναρμόσας αὐτῷ τῷ βάθρῳ. δῆλον οὖν ὡς κατὰ με-
ταφορὰν ἀπὸ τῶν κατὰ τὰς θύρας φλιῶν ὠνόμασε καὶ τὰς
κατὰ τὸ βάθρον ὡσαύτως.

νδ'.

Ἔπειτα χρὴ ξύλον ἔχοντα πλάτος μέτριον καὶ μῆκος ἄχρι
τοῦ σφυροῦ ὑποτεταμένον ὑπὸ τὸ σκέλος εἶναι ἱκνεόμενον
ἐπέκεινα τῆς κεφαλῆς τοῦ μηροῦ ὡς οἷόν τε. προσκατα-
διδέσθαι δὲ χρὴ πρὸς τὸ σκέλος ὁκοσαχῶς ἦν μετρίως ἔχῃ.

Ὅτι τὸ ξύλον προσκαταδεῖ τὸ σκέλος ὅλον, εἴρηταί μοι
καὶ πρόσθεν, ἀλλὰ νῦν γε τοῦ ξύλου τὴν ἄνωθεν ἀρχὴν
ὑψηλοτέραν ἀξιοῖ ποιεῖσθαι τῆς κεφαλῆς τοῦ μηροῦ προσ-
θεὶς τῷ λόγῳ, τὸ οἷόν τε. πάνυ γάρ ἐστι χαλεπὸν ὃ λέγει
ποιῆσαι, πλὴν εἰ τὸ μὲν εἰς τὸν βουβῶνα τοῦ μακροῦ ξύλου
στηριζόμενον εἰργάσαιτό τις ταπεινότερον, ὑψηλότερον δὲ τὸ

---

habendum effe inter φλιάς: fic enim vocavit poftes, ligna
intelligens, quae gradum fuftinent, quorum utrimque unum
ftruit in ipfo fcamno. Hippocratem vero ufum transla-
tione a portarum poftibus ita nominare ligna quae in
fcamno funt, perfpicuum eft.

LIV.

*Poft haec lignum quod convenientem latitudinem habeat
et longitudine ufque ad talum perveniat, cruri fubjicien-
dum, fic ut ultra caput femoris quantum poteft feratur,
crurique alligandum, quot locis opus effe videbitur.*

Lignum alligandum effe ad totum crus, fupra etiam
oftendimus, fed nunc fuperiorem ligni extremitatem, fu-
periorem capite femoris collocandam exiftimat adjiciens
orationi, quàntum poteft. Siquidem quod nunc fieri jubet
difficillimum eft, nifi ea pars longi hujus ligni quae in-
guini haeret humilior ftruatur; quae fpectat in exteriorem

Ed. Chart. XII. [461.]   Ed. Baf. V. (657.)

ἔξω πέρας ὁμαλόν τε καὶ ἰσόϋψον ἂν εἴη πάνυ χαλεπόν ἐστιν,
ἅμα μὲν στηρίζειν αὐτοῦ τὴν ἀρχὴν ἐν τῷ βουβῶνι, ἅμα δὲ
ὑπερέχουσαν ποιεῖν τῆς κεφαλῆς τοῦ μηροῦ κατὰ τὴν νῦν
προκειμένην ἔκπτωσιν ὑψηλοτέραν οὖσαν τοῦ βουβῶνος.

νέ.

Κἄπειτα κατατεινομένου τοῦ σκέλεος εἴτε ξύλῳ ὑπεροειδεῖ,
εἴτε τουτέων τινὶ τῶν κατατασίων, ὁμοῦ χρὴ καταναγκά-
ζεσθαι τὸ σκέλος περὶ τὸν κλιμακτῆρα ἐς τὸ κάτω μέρος
ξὺν τῷ ξύλῳ τῷ προσδεδεμένῳ. τὸν δέ τινα κατέχειν τὸν
ἄνθρωπον ἀνωτέρω τοῦ ἄρθρου κατὰ τὸ ἰσχίον· καὶ γὰρ
οὕτως ἅμα μὲν ἡ κατάτασις ὑπεξαίροιτο τὴν κεφαλὴν
τοῦ μηροῦ ὑπὲρ τῆς κοτύλης, ἅμα δὲ ἡ μόχλευσις ἀπωθέοι
τὴν κεφαλὴν τοῦ μηροῦ εἰς τὴν ἀρχαίην φύσιν. αὗται πᾶσαι
αἱ εἰρημέναι ἀνάγκαι ἰσχυραὶ καὶ πᾶσαι κρείσσους τῆς ξυμ-
φορῆς, ἤν τις ὀρθῶς καὶ καλῶς σκευάζοι. ὥσπερ δὲ καὶ
πρόσθεν εἴρηται, πουλύ τι ἀπὸ ἀσθενεστέρων κατατασίων
καὶ φαυλοτέρης κατασκευῆς τοῖσι πλείοσιν ἐμπίπτει.

partem, fublimior: nam fi aequale fit paremque altitudi-
nem habeat, difficile admodum fuerit ipfius fummitatem
fimul in inguine ftabilire et fuperiorem femoris capite
demittere.

LV.

Quo facto dum crus intenditur vel per lignum quale pi-
ftillum eft vel per aliud ex iis quae idonea ad exten-
dendum funt fimul oportet crus cum alligato ligno fu-
per gradum deorfum compellere et ad coxam ab aliquo
homine contineri.   Hac enim via femoris caput inten-
fionis vi e regione fui cavi fuperius collocabitur et fimul
ob impulfum in fuam fedem trudetur.   Quae cogendi
rationes validae funt; et fi recte admoveantur, vitium
fuperant; fed quemadmodum ante dictum eft, articulus
hic imbecilliori et plerumque quavis praeparatione in
fuum locum revertitur.

Ed. Chart. XII. [462.]   Ed. Baf. V. (657.)

[462] Ἀνατεθέντος τοῦ μηροῦ περὶ τὸν κλιμακτῆρα
ταπεινότερον γίγνεται τὸ ἐκπεπτωκὸς ἄρθρον. ἐπιτήδειον
δὲ τοῦτο πρὸς τὴν ἐμβολήν ἐστιν, ἐπειδὴ ταπεινότερος νῦν
ἡ ὀφρὺς τῆς κοτύλης γέγονε τῆς κεφαλῆς τοῦ μηροῦ· καὶ
νῦν εἰ χωρὶς μὲν τῆς κοτύλης τὴν ὀφρὺν ὑπερβῆναι τὸ ἐκ-
πεπτωκὸς ἄρθρον οὐχ οἷόν τέ ἐστιν αὐτὸ πάλιν ἐμπεσεῖν,
ἀπεχώρισε δὲ ἀνωτέρω τῆς ὀφρύος, ἄριστον ἂν εἴη ταπει-
νὸν αὐτὸ ποιήσαντα κατατείνειν. ἐξαρτῆσαι δὲ δηλονότι
δεῖ τοὺς κατατείνοντας αὐτῷ βρόχους ἤτοι ξύλου τινὸς ὑπερ-
οειδοῦς ἀντιστηριζομένου τῷ κάτω πέρατι πρὸς ἑδραῖόν τι
κατὰ τοὔδαφος κείμενον· εἰ δὲ μὴ διὰ τοῦ τοιούτου ξύλου
βούλοιο τὴν κατανάγκασιν ποιεῖσθαι, τῷ πρὸς τῶν ποδῶν
ἄξονι τοῦ βάθρου περιβαλεῖν τὰ πέρατα τῶν κατατεινόντων
ἱμαντίων. τοῦτο γὰρ ἐδήλωσεν ἐν τῷ φάναι εἴτε τούτων
τινί, εἴτε τῶν καταπασίων, λέγων τούτων δηλονότι τῶν προει-
ρημένων πρὸς διαστολὴν τοῦ ὑπεροειδοῦς ξύλου.   τὰ δ᾽
ἐφεξῆς τῆς ῥήσεως τῆσδε δῆλα.

Femore fuper gradum extento prolapfus articulus
humilior redditur. Quae res ad reftituendum aptiffima
eft; nam fic ora cavi humilior femoris capite continetur.
Sed quum elapfus articulus, nifi cavi ora fuperior fit,
reponi nequeat; ubi fublimior fuerit, optimum erit humi-
liorem collocare atque ita extendere. Ceterum laquei
quibus crus extenditur religandi funt vel ad lignum quale
piftillum eft, cujus ima pars firmiter in pavimento oppo-
fitae morae objiciatur, vel fi hujusmodi ligno uti ad in-
tendendum nolis, lori capita ad axem qui in fcamno a
pedibus eft vincienda. Id enim fibi voluit quum ait: vel
per aliud ex iis quae ad extendendum funt, ex iis intel-
ligens quae propofita funt diverfa a ligno, quale piftillum
eft. Quae fubjicit in hac oratione manifefta funt.

ΠΕΡΙ ΑΡΘΡΩΝ ΥΠΟΜΝΗΜΑ Δ. 759

Ed. Chart. XII. [462.]   Ed. Baf. V. (657.)

νστ'.

Ἢν δὲ ἐς τὸ ἔξω ἡ κεφαλὴ τοῦ μηροῦ ὀλισθῇ, τὰς μὲν κατατάσιας ἔνθα καὶ ἔνθα χρὴ ποιέεσθαι, ὥσπερ εἴρηται τοιουτοτρόπως. τὴν δὲ μόχλευσιν πλάτος ἔχοντι μοχλῷ μοχλεύειν χρὴ ἅμα τῇ κατατάσει ἐκ τοῦ ἔξω μέρους ἐς τὸ εἴσω ἀναγκάζοντα, κατά τε αὐτὸν ἤδη τὸν γλουτὸν τιθέμενον τὸν μοχλὸν καὶ ὀλίγῳ ἀνωτέρω. ἐπὶ δὲ τὸ ὑγιὲς ἰσχίον κατὰ τὸν γλουιὸν ἀντιστηριζέτω τις τῇσι χερσὶν, ὡς μὴ ὑπείκῃ τὸ σῶμα ἢ ἑτέρῳ τινὶ τοιούτῳ μοχλῷ ὑπερβάλλων καὶ ἐρείσας ἐκ τῶν καπέτων τὴν ἁρμόζουσαν ἀντικατασχέτω. τοῦ δὲ μηροῦ τοῦ ἐξηρθρηκότος τὸ παρὰ τὸ γόνυ εἴσωθεν ἔξω παραγέτω ἡσύχως. ἡ δὲ κρέμασις οὐχ ἁρμόσει τούτῳ τῷ τρόπῳ τῆς ὀλισθήσιος τοῦ ἄρθρου· ὁ γὰρ πῆχυς τοῦ ἐκκρεμαμένου ἀπωθέοι ἂν τὴν κεφαλὴν τοῦ μηροῦ ἀπὸ τῆς κοτύλης. τὴν μέντοι ξὺν τῷ ὑποκειμένῳ ξύλῳ μόχλευσιν μηχανήσαιτ᾽ ἄν τις, ὥστε ἁρμόζειν καὶ τούτῳ τῷ τρόπῳ τοῦ ὀλισθήματος ἔξωθεν προσαριέον. ἀλλὰ τί καὶ δεῖ πλείω λέγειν; ἢν γὰρ ὀρ-

LVI.

At ubi in exteriorem partem femoris caput exciderit ab utraque parte, quomodo ante diximus, extendendum est, sed impellendum per latum vectem, simulque dum intensio adhibetur ab exteriori parte in interiorem urgendum, vecte ad clunem ac paullo supra accommodato et ne corpus cedat, aliquo integram partis clunem repellente vel manibus vel alio hujusmodi vecte superimposito, qui cavo illi quod magis in rem erit objiciatur; femoris item luxati, quod ad genu est ab interiori parte leviter in exteriorem cogendum. Suspendere tamen ubi articulus in hanc partem erumpat, alienum est, quandoquidem cubitus illius qui appenditur articulum a suo cavo reducevet. Impulsus autem per subjectum lignum videbitur alicui ad hoc genus luxati pertinere, in quo casu ab exteriori parte accommodandum est. Quid plura?

θῶς μὲν καὶ εὖ κατατείνηται, ὀρθῶς δὲ μοχλεύηται, τί
οὐκ ἂν ἐμπέσοι ἄρθρον οὕτως ἐκπεπτωκός;

(658) Ἐὰν κατατείνῃ τις ἰσχυρῶς τὸ σκέλος οὐδὲ
τῆς διὰ τοῦ ξύλου μοχλείας ἐστὶ χρεία. καὶ γὰρ αἱ χεῖρες
ἡμῶν ἱκαναὶ περιλαβοῦσαι κατὰ τὸν γλουτὸν ἔξωθεν ὅλον
τὸ πέρας τοῦ μηροῦ πρὸς τὴν ἔσω χώραν ἀπῶσαι, μέχρις
ἂν κατ' εὐθὺ γένηται τῆς κοτύλης. εὔδηλον δὲ ὅτι στρογ-
γύλος μοχλὸς ἀνεπιτήδειός ἐστιν εἰς τὴν τοιαύτην μοχλείαν,
ὅπου γε καὶ ὁ πλατὺς ἐνδεής ἐστιν, εἰ μὴ τοιοῦτος εἴη καθ'
ἃ περιλαμβάνει τὸν γλουτὸν, ὁποίαν ἐκέλευσε ποιεῖν ἡμᾶς
τὴν καλουμένην ἄμβην. αὐτὸς γοῦν εἴρηκε κατὰ λέξιν, ὡς
κατ' αὐτόν γε τὸν γλουτὸν τιθέμενον τὸν μοχλὸν καὶ ὀλίγον
ἀνωτέρω, οὕτως ἐπιχειρεῖν χρὴ τῇ μοχλείᾳ. τοῦτο δὲ τὸ
ὀλίγον ἀνωτέρω σιμοτέρου δεῖται τοῦ περιλαμβάνοντος οὐκ
εὐθέως ἀκριβῶς. τὰ δ' ἐφεξῆς πάντα δῆλα καὶ τῆσδε τῆς
ῥήσεως.

---

*fi commode recteque extendamus, recte item impellamus,
quis articulus ita luxatus non revertetur?*

Si crus valenter extendatur, non neceffe erit per
lignum impellere; manibus enim prehendentes femoris
caput totum juxta clunem cogere ab exteriori parte in
interiorem poterimus, donec e regione fui cavi collocetur.
Patet autem teretem vectem ad hujusmodi impulfum in-
utilem effe, quum et latus etiam non fufficiat, nifi qua
clunem attingit, talis ftruatur quale ftrui voluit capitulum
rotundum ac leniter cavum fuper eam fpatham, quae ad
reponendum humeri caput aptatur *ἄμβη* dicitur. Ipfe au-
tem ad verbum fcripfit urgendum vecte ad clunem ac
paullo fupra accommodato, refimum autem hunc effe
neceffe eft qua clunem complectitur, non ex toto rectum.
Quae fequuntur in hac oratione omnia clara funt.

ΠΕΡΙ ΑΡΘΡΩΝ ΥΠΟΜΝΗΜΑ Δ.   761

Ed. Chart. XII. [463.]   Ed. Baf. V. (658.)

νζ.

[463] *Ἦν δὲ ἐς τοὔπισθεν μέρος ἐκπεπτώκῃ ὁ μηρὸς, τὰς μὲν κατατάσιας καὶ ἀντιτάσιας, οὕτω δεῖ ποιέεσθαι καθάπερ εἴρηται. ἐπιστορέσαντα δὲ ἐπὶ τὸ ξύλον ἱμάτιον πολύπτυχον, ὡς μαλακώτατον ἔῃ, πρηνέα κατακλίναντα τὸν ἄνθρωπον οὕτω κατατείνειν, ἅμα δὲ τῇ κατατάσει χρὴ τῇ σανίδι καταναγκάζειν τὸν αὐτὸν τρόπον, ὡς τὰ ὑβώματα κατʼ ἴξιν τοῦ πυγαίου ποιησάμενον τὴν σανίδα καὶ μᾶλλον ἐς τὸ κάτω μέρος ἢ ἐς τὸ ἄνω τῶν ἰσχίων· καὶ ἡ ἐντομὴ ἐν τῷ τοίχῳ τῇ σανίδι μὴ εὐθεῖα ἔστω, ἀλλʼ ὀλίγον καταφερὴς πρὸς τὸ τῶν ποδῶν μέρος· αὕτη ἡ ἐμβολὴ κατὰ φύσιν μάλιστα τῷ τρόπῳ τούτῳ τοῦ ὀλισθήματός ἐστι καὶ ἅμα ἰσχυροτάτη. ἀρκέσειε δʼ ἂν ἴσως ἀντὶ τῆς σανίδος καὶ ἐφεζόμενόν τινα ἢ τῇσι χερσὶν ἐρεισάμενον ἢ ἐπιβάντα ἐξαπίνης ὁμοίως ἐπαιωρηθῆναι ἅμα τῇ κατατάσει. ἄλλη δὲ οὐδεμίη ἐμβολὴ τῶν προειρημένων κατὰ φύσιν ἐστὶ τῷ τρόπῳ τούτῳ τοῦ ὀλισθήματος.*

LVII.

At fi in pofteriorem partem femur exciderit, extendere oportet et in diverfa diducere eo modo quo diximus, imponereque fuper lignum veftem multiplicem, ut molle admodum fit et homine prono extendere. Eodem autem momento quo extenditur per afferem cogendum, non fecus atque ubi fpina gibba eft, ita ut affer eʼregione clunis feu fupra feu infra coxam magis collocetur. Cavum in pariete e regione afferis non fit, fed magis deorfum fpectet ad pedes. Haec reponendi ratio articulo in pofteriorem partem luxato maxime fecundum naturam eft, ac fimul etiam valentiffima. Satis fortaffe fuerit aliquem pro affere infidere vel manibus urgere, pedibus repente confiftere attollique, quo tempore intenfio adhibetur. Nulla autem alia reftituendi ratio femori ita luxato fecundum naturam eft.

Καὶ τὰ περὶ τοῦ τρόπου τούτου τῆς ἐκπτώσεως εἰρη-
μένα πάντ᾽ ἐστὶ σαφῆ τοῖς μεμνημένοις τῶν προειρημένων.
ἀξιοῖ γὰρ οὐχ ὡς τοὺς προτέρους, οὕτω καὶ τοῦτον ὕπτιον
κατακλίνειν, ἀλλ᾽ ἐπὶ τὴν γαστέρα· τοῦτο γὰρ δηλονότι τὸ
πρηνές ἐστι σχῆμα. κατατείναντα δὲ ἰσχυρῶς ἐκ τῶν ὀπίσω
μερῶν εἰς τὸ πρόσω χρὴ τὸ ἄρθρον ὠθεῖν. ἐν δὲ τῇ νῦν
κατακλίσει τὸ μὲν ὀπίσω μέρος ἄνωθεν γίνεται, τὸ πρόσω
δὲ ὑποκάτω τούτου. διὸ προσήκει τὸν ἐμβάλλοντα κατα-
ναγκάζειν εἰς τὸ κάτωι τὴν κεφαλὴν τοῦ μηροῦ καὶ τοῦθ᾽
ἱκανώτατον μὲν ἡ διὰ τῆς σανίδος σήπωσις ἐργάζεται. δύ-
ναιτο δ᾽ ἄν τις αὐτὸ καλῶς πρᾶξαι κατ᾽ αὐτὴν τὴν ἐξοχὴν
ἐπικαθίσας μετὰ τοῦ προσεμβληθῆναι βιαίως· ἀλλ᾽ ἐὰν
τὸ τῆς ἰδίας πυγῆς ἐξέχον, ἐρείσει κατὰ τῆς ἐξηρθρηκυίας
κεφαλῆς, οὐδὲν ὀνήσει τὸν κάμνοντα. δεῖται τοίνυν τοῦτο
τὸ ἔργον ἀνδρὸς ἐπιμελοῦς τε καὶ συνετοῦ.

νη´.

Ἢν δὲ ἐς τὸ ἔμπροσθεν ὀλισθῇ, τῶν μὲν καταπασίων ὁ αὐ-
τὸς τρόπος ποιητέος. ἄνδρα δὲ χρὴ ὡς ἰσχυρότατον ἀπὸ

Haec etiam quae de femore fic luxato tradit, iis qui
eorum quae propofita funt meminerint in aperto omnia funt.
Edicit enim ne hos ut priores refupinemus, fed in ven-
trem convertamus: hic fiquidem eft habitus pronus. Va-
lenti ergo intenfione adhibita a pofteriori parte in prio-
rem compellere articulum oportet. Nam quum homo ita
jacet, ut praecepit, pofterior pars fublimior collocatur,
prior fubjicitur. Quocirca necéffe eft ut qui reftituit fe-
moris caput deorfum compellat, quod commodiffime prae-
ftat impulfus qui per afferem adhibetur. Idem efficeret,
qui qua prominet femoris caput infidens magna vi coge-
ret, fed nifi clunis eminentia luxato capiti haereat, nihil
hominem juvabit. Haec igitur curatio virum fummae di-
ligentiae ac prudentiae poftulat.

LVIII.

Si in priorem partem venerit, idem convenit extendendi
modus, fed aliquis manu admodum ftrenua et maxime

ΠΕΡΙ ΑΡΘΡΩΝ ΥΠΟΜΝΗΜΑ Δ. 763

Ed. Chart. XII. [463. 464.]   Ed. Baf. V. (658.)

χειρῶν καὶ ὡς εὐπαιδευτότατον ἐρείσαντα τὸ θέναρ τῆς
χειρὸς ἑτέρης παρὰ τὸν βουβῶνα καὶ τῇ ἑτέρῃ χειρὶ τὴν
ἑωυτοῦ χεῖρα προσκαταλαβόντα, ἅμα μὲν ἐς τὸ κάτω
ὠθέειν τὸ ὀλίσθημα, ἅμα δὲ ἐς τὸ ἔμπροσθεν τοῦ γού-
νατος μέρος. οὗτος γὰρ ὁ τρόπος τῆς ἐμβολῆς μάλιστα
κατὰ φύσιν τούτῳ τῷ ὀλισθήματί ἐστιν· ἀτὰρ καὶ ὁ
κρεμασμὸς ἐγγύς τι τοῦ κατὰ φύσιν. δεῖ μέντοι τὸν ἐκ-
κρεμάμενον ἔμπειρον εἶναι, ὡς μὴ ἐκμοχλεύοι τῷ πήχεϊ
τὸ ἄρθρον, ἀλλὰ περὶ μέσον τὸν περίναιον καὶ κατὰ τὸ
ἱερὸν ὀστέον τὴν ἐκκρέμασιν ποιέεται.

Ἐπὶ τὴν τετάρτην διαφορὰν τῆς ἐκπτώσεως τοῦ κατ᾽
ἰσχίον ἄρθρου μεταβὰς, σαφέστατα πάντα τὰ περὶ αὐτοῦ
εἶπε καὶ μάλιστα τῶν μεμνημένων τῶν ἔμπροσθεν ὥστε οὐ-
δὲν ἡμᾶς τῶν ἐνταῦθα δεῖ παραφλυαρεῖν.

νθʹ.

[464] Εὐδοκιμέει δὲ καὶ ὁ πειραθεὶς ἀσκῷ τοῦτο τὸ ἄρ-
θρον ἐμβαλέσθαι. καὶ ἤδη μέν τινας εἶδον, οἵτινες ὑπὸ

*peritus fublimiori unius palmae parte inguen adurgeat
eandemque manum altera comprehendat, fimulque quod
excej̈it in inferiorem partem trudat et verfus priorem
genu fubigat. Hic extendendi modus, ubi femur fic
luxatur maxime naturae convenit, fed et ille qui homi-
nem fufpendit prope etiam naturae aptatur, in quo ne-
cej̈e eft ut is qui appenditur non ignarus fit, ne bra-
chio articulum impellat, fed inter partes naturales et
anum juxta os quod facrum dicitur appendatur.*

Ad quartum genus luxati femoris aggreffus eft; de
quo evidentiffime omnia prodidit iis praefertim, qui in
memoria habeant, quae antea dicta funt. Quare nihil eft,
quod nugas hic agamus.

LIX.

*Invenias etiam laudem, fi fine utre articulum hunc refti-
tuas; fed quosdam novi qui eum prae infcitia et ubi in*

φαυλότητος καὶ τὰ ἔξω ἐγκεκλιμένα καὶ τὰ ὄπισθεν ἀσκῷ
ἐπειρῶντο ἐμβαλεῖν, οὐ γινώσκοντες ὅτι ἐξέβαλλον αὐτὸ μᾶλ-
λον ἢ ἐνέβαλλον. ὁ μέντοι πρῶτος ἐπινοήσας δῆλον ὅτι πρὸς
τὰ εἴσω ὠλισθηκότα ἀσκῷ ἐμβάλλειν ἐπειρήσατο. ἐπίστα-
σθαι μὲν οὖν χρὴ, ὅτι ἕτερα πολλὰ ἀσκοῦ κρείσσω ἐστί.
χρὴ δὲ τὸν μὲν ἀσκὸν κατατιθέναι ἐς τοὺς μηροὺς ἀφύ-
σητον ἐόντα, ὡς ἂν δύναιτο ἀνωτάτω πρὸς τὸν περίναιον
ἀνάγοντα. ἀπὸ δὲ τῶν ἐπιγουνίδων ἀρξάμενον ταινίῃ
πρὸς ἀλλήλους τοὺς μηροὺς καταδῆσαι, ἄχρι τοῦ ἡμίσεος
τῶν μηρῶν, ἔπειτα ἐς ἕνα τῶν πολλῶν τὸν λελυμένον ἐν-
θέντα αὐλὸν ἐκ χαλκείου φυσᾶν καὶ ἐσαναγκάζειν ἐς τὸν
ἀσκὸν, τὸν δὲ ἄνθρωπον πλάγιον κατακέεσθαι τὸ σιναρὸν
σκέλος ἐπιπολῆς ἔχοντα. ἡ μὲν οὖν παρασκευὴ αὕτη ἐστί·
σκευάζονται δὲ κάκιον οἱ πλεῖστοι ἢ ὡς ἐγὼ εἴρηκα· οὐ
γὰρ καταδέουσι τοὺς μηροὺς ἐπὶ συχνὸν, ἀλλὰ μοῦνον τὰ
γούνατα καὶ οὐ προσκατατείνουσι. χρὴ δὲ καὶ προσκα-
(659) τατείνειν, ὅμως δὲ ἤδη τινὲς ἐνέβαλον, ῥηϊδίου

exteriorem et ubi in poſteriorem partem erumperet re-
ponere per utrem tentarent, neque intelligerent hac via
expelli magis quam in ſuam ſedem reſtitui. Primum
vero autorem conſtat utrem adhibuiſſe ubi articulus in
interiorem partem elaberetur; ſcire tamen licet alia
multa ex uſu magis eſſe, quam utrem. Datur ergo
inter femora uter non inflatus, ſic ut quantum maxime
poteſt ſublimis inter anum et naturale collocetur; tum
femora inter ſe vinciuntur habena quae a patella or-
diatur et uſque ad dimidiam femorum partem intendat;
poſt haec inflatur uter diſtenditurque demiſſa aenea
fiſtula in unum ex pedibus qui ſolutus ſit et aeger in
latus cubat vitiato crure ſurſum ſpectante. Praepara-
tio igitur hujusmodi eſt, ſed plerique hanc adhibent
deteriorem, quam ego dixerim, quum non alligent bo-
nam femoris partem, ut propoſui, ſed genua dumtaxat;
adde quod intenſionem quae maxime neceſſaria eſt omit-
tunt. Nonnulli tamen luxatum jam reſtituerunt, ut qui

πράγματος ἐπιτυχόντες. εὐφόρως δὲ οὐ πάνυ ἔχει δια-
ναγκάζεσθαι οὕτως. ὅ τε γὰρ ἀσκὸς ἐμφυσώμενος οὐ τὰ
ὀγκηρότατα αὐτοῦ ἔχει πρὸς τῷ ἄρθρῳ τῆς κεφαλῆς, ἣν δεῖ
μάλιστα ἐκμοχλεύσασθαι, ἀλλὰ κατὰ τὸν ἑωυτὸν, αὐτὸς μέσος
καὶ τῶν μιρῶν ἴσως ἢ κατὰ τὸ μέσον ἢ ἔτι κατωτέρω. οἵ τε
αὖ μηροὶ γαυσοὶ πεφύκασιν· ἄνωθεν γὰρ σαρκώδεές τε καὶ
ξύμμηροι, ἐς δὲ τὸ κάτω ὑπόξηροι, ὥστε καὶ ἡ τῶν μη-
ρῶν φύσις ἐπαναγκάζει τὸν ἀσκὸν ἀπὸ τοῦ ἐπικαιροτάτου
χωρίου· εἴτε οὖν τις μικρὸν ἐνθήσει τὸν ἀσκὸν, μικρὴ ἡ
ἰσχὺς ἐοῦσα ἀδύνατόν ἐστιν ἀναγκάζειν τὸ ἄρθρον. εἰ
δὲ δεῖ ἀσκῷ χρέεσθαι ἐπὶ πολὺ οἱ μηροὶ ξυνδετέοι πρὸς
ἀλλήλους καὶ ἅμα τῇ κατατάσει τοῦ σώματος ὁ ἀσκὸς
φυσητέος. τὰ δὲ σκέλεα ἀμφότερα ὁμοῦ καταδεῖν ἐν τούτῳ
τῷ τρόπῳ τῆς ἐμβολῆς ἐπὶ τὴν τελευτήν.

Καὶ τὸν διὰ τοῦ ἀσκοῦ τρόπον τῆς ἐμβολῆς οὐκ ἐπαινῶν,
ὅμως ὡς ἄν τις ἄριστα καὶ τούτῳ χρήσαιτο διδάσκει, σαφῶς
ἅπαντα διερχόμενος.

___

rem facilem nacti fuerint. Sed hujusmodi impulfus non
magnopere tolerabilis eft: fiquidem inflatus uter qua
maxime tumet eam regionem non attingit, in qua pro-
lapfum femoris caput jacet, qua potiffimum impellendum
eft; fed infra illud, ut qui in medio femorum vel in-
terius etiam contineatur; ad haec femora naturaliter
funt curva, a fuperiori enim parte carnofa funt et prope
inter fe junguntur, ab inferiori tenuantur. Quare et
femorum natura utrem expellit ab ea parte, quae prae-
cipue admovendus effet, ita ut fi parvus uter inferatur,
quum vim exiguam habeat, nullo modo urgere articu-
lum poffit. Oportet ergo fi utendum utre fit, femora
ad magnam partem inter fe devincire et utrem inflare
eodem momento quo corpus extenditur cruraque extrema
parte inter fe colligare, ubi hac ratione articulus reponitur.

___

Docet qua ratione quis utatur modo reftituendi per
utrem, quamvis eum non probet. Cuncta autem plane
explicat.

___

ξ.

Χρὴ δὲ περὶ πλείστου μὲν ποιέεσθαι ἐν πάσῃ τῇ τέχνῃ,
ὅκως ὑγιὲς μὲν ποιήσῃς τὸ νοσέον. εἰ δὲ πολλοῖσι τρό-
ποισιν οἷόν τε εἴη ὑγιέας ποιέειν τὸν ἀοχλότατον χρὴ
αἱρέεσθαι· καὶ γὰρ ἀνδραγαθικώτερον τοῦτο καὶ τεχνι-
κώτερον, ὅστις μὴ ἐπιθυμέει δημοειδέος κιβδηλίης, περὶ
οὗ νῦν ὁ λόγος ἐστί. τοιοίδε τ᾿ ἄν τινες κατοικίδιοι κα-
ταιάσιες εἶεν τοῦ σώματος, ὥστε ἐκ τῶν παρεόντων τὸ
εὔπορον εὑρίσκειν.

[465] Οὗτος ὕστατος αὐτῷ λόγος ἐστὶ παρακελευο-
μένῳ τὴν εὐπορίαν ἀσκεῖν τῶν ἐπιτηδείων πρὸς τὴν θερα-
πείαν, ὥστε κἂν μήτε τὸ βάθρον παρῇ, μήτε ἄλλο τι τῶν
προειρημένων ἐπινοεῖν αὐτὸν ὅμοιόν τι, περὶ ὧν ἐφεξῆς σα-
φέστατα διῆλθεν, ὡς μηδὲν αὐτῶν δεῖσθαι μηδὲ βραχυτάτης
ἐξηγήσεως. ἅπαντα γάρ ἐστι σαφέστατα τοῖς γε μεμνημένοις

LX.

*In tota arte medicinali id in primis dare operam oportet,
ut quod male habet ad fanitatem perducatur. Quod
ubi contingere poffit pluribus modis, ille eligendus eft
qui omnium minimo negotio comparatur: hoc fiquidem
magis officium eft probi viri et plus habet artificii, nifi
quis in popularem auram incumbat. Sed quod ad hunc
locum attinet quidam modi extendendi corporis per ea
quae domi habentur parari poffunt, fic ut ex iis quae
praefentia funt invenire liceat, per quae prompte cura-
tio adhibeatur.*

Oratio haec poftrema eft, in qua jubet ut in iis
exerceamur, quae prompte ad curationem accommodantur,
ita ut quamvis fcamni copia fit, neque alterius ex iis,
quae propofita funt excogitare per te aliquid fimile poffis.
Sed de his evidentiffime in fequentibus tractavit, ut ne-
que breviffima expofitione opus fit. Omnia enim perfpi-

τῶν προειρημένων, ὃ δέ μοι δοκεῖ ἀσαφέστερον εἶναι τοῦτο
προσγράψω.

_____

ξα΄.

Τοῦτο μὲν ἦν τὰ δεσμὰ τὰ ἱμάντινα μὴ παρείη τὰ μαλθακὰ
καὶ προσηνέα, ἀλλ᾿ ἢ σιδήρεα ἢ ὅπλα ἢ σχοινία ται-
νίῃσι χρὴ ἢ ἐῤῥήγμασι τρυχίων ἐρινεῶν περιελίσσειν ταύτῃ
μάλιστα, εἰ μέλλοι τὰ δεσμὰ καθέξειν καὶ ἔτι ἐπὶ πλέον
ἔπειτα οὕτω δεῖν τοῖσι δεσμοῖσι.

_____

Τὰ κατὰ τὴν ναῦν σχοινία καλοῦσιν ὅπλα, δηλοῖ δὲ τοῦτο
καὶ ὁ ποιητὴς εἰπών·

Κεῖτο δ᾿ ὑπ᾿ αἰθούσῃ ὅπλον νεὸς ἀμφιελίσσης.

Δῆλον οὖν ὅτι νῦν ὁ Ἱπποκράτης εἴρηκεν ὅπλα μὲν ἰδίως
τὰ ἐν τῇ νηῒ σχοινία. τὰ δὲ ἔξω τῆς νηὸς ἐν ταῖς πόλεσι
καὶ κατ᾿ ἀγρὸν διὰ τῆς κοινῆς προσηγορίας ἐδήλωσε τῆς
σχοινία.

cua funt iis qui meminerint quae propofita funt; explicabo
tamen fi quid mihi obfcurius effe videatur.

_____

LXI.

Quodfi vincula ex loris non fint mollibus et quae facile
tractentur, fed tantum vel catenae vel rudentes vel fu-
nes, necee eft ante fafciis vel panniculis a lana eam
partem involvere, qua potiffimum injici vinculum debet
et ulteriorem quoque poftea devincire.

Navium rudentes Graeci vocant ὅπλα, quod poeta in-
dicat eo carmine:

Κεῖτο δ᾿ ὑπ᾿ αἰθούσῃ ὅπλον νεὸς ἀμφιελίσσης.

Conftat etiam Hippocratem, quum rudentes ὅπλα dixit,
eos funes intellexiffe, qui in navibus habentur; nam eos
qui in urbibus et qui in agro, communi finium vocabulo
appellavit σχοινία.

_____

ΓΑΛΗΝΟΥ ΠΕΡΙ ΤΩΝ ΕΠΙΔΕΣΜΩΝ ΒΙΒΛΙΟΝ.

Ed. Chart. XII. [469. 470.]

[469] Κεφ. α΄. Οὐκ ἀσκόπως μοὶ δοκεῖ ὁ παλαιὸς Ἱπποκράτης ἐπιβλέψας τὰς ἄλλας τέχνας ἀρχόμενος τῆς ἐν τῷ πράττειν καθαριότητος ἐκπεφωνηκέναι. ἐμοὶ δὲ ἀνδάνει μὲν πάσῃ τῇ τέχνῃ προσέχειν τὸν νόον· καὶ γὰρ ὁκόσα ἔργα καλῶς ἢ ὀρθῶς διοικεῖ, καλῶς ἕκαστα χρὴ ποιεῖν καὶ [470] ὀρθῶς καὶ ὅσα καθαριότητος καὶ καθαρίως καὶ ὁκόσα ταχέως ἔργα, ταχέως. καὶ ὁκόσα ἀνωδύνως δεῖ διαχειρίζεσθαι ἀνωδυνώτατα ποιέειν. καὶ ἄλλα πάντα τοιοῦτον τρόπον διαφερόντως

GALENI DE FASCIIS LIBER.

Cap. I. Non inconfulto mihi videtur prifcus Hippocrates aliis artibus infpectis ab agendi munditie ducto exordio pronunciaffe. Nobis fane placet omnino omni arti mentem incumbere. Etenim quaecunque opera decore ac recte miniftrant, decore fingula recteque efficienda funt et quae cum munditie etiam munde et quae cum celeritate celeriter et quae citra dolorem manu facienda funt perquam jucunde et cetera eodem modo omnia quae pro-

Ed. Chart. XII. [470.]

τῶν πέλας ἐπὶ τὸ βέλτιον χρὴ ποιέειν. καὶ γὰρ, ὡς ἔοικεν
ἔν τισιν ἔργοις, οὐκ ἄλλῳ τινὶ τῶν ἀπείρων διαφέρουσιν οἱ
ἔμπειροι τεχνῖται τῶν ἀτέχνων ἢ τάχει καὶ εὐρυθμίᾳ· διὸ πολ-
λάκις προσήκει παντὸς ἄλλου τεχνίτου τὸν ἰατρὸν ἐν πᾶσιν
ἐστοχάσθαι τοῦ καλῶς πράττειν τι, καθ' ὃ καὶ τὴν ὕλην ἔχει
διάφορον· καὶ γὰρ τέμνοντα καὶ καίοντα καὶ δὴ καὶ ἐπιδέοντα
καὶ εἴ τι ἄλλο χειρουργοῦντα μετὰ τοῦ συμφερόντως πράττειν
καὶ τοῦ καθαρίως καὶ εὐρύθμως πεφροντικέναι δεῖ, ὡς καὶ αὐ-
τὸς πάλιν πού φησιν· ἐπιδέσιος δὲ δύο εἴδεα ἐργαζόμενόν τε
καὶ εἰργασμένον. ἐργαζόμενον μὲν ταχέως, ἀπόνως, εὐπό-
ρως, εὐρύθμως, ταχέως μὲν ἀνύειν τὰ ἔργα, ἀπόνως δὲ
ῥηϊδίως δρῆν, εὐπόρως δὲ εἰς πάντα ἑτοίμως· εὐρύθμως δὲ
ὁρῆσθαι ἡδέως. ἀπαιτεῖ μὲν γὰρ γενόμενα πάθη περὶ τισι
τοῦ σώματος μέρεσι τὴν ἁρμόζουσαν ἐπίδεσιν· ἀπαιτοῦσι
δ' οἱ ἄνθρωποι καὶ κατ' ἰδέαν πολλάκις τὸ κατὰ τὰς ἐπι-
δέσεις εὔρυθμον, ὡς ἐπί τι μοναχῶν καὶ τῶν ἄλλων εἰς
δῆμον παρασκευαζομένων ἁπάντων χάριν, ἀναγκαῖον εἰδέναι

ximis artis profefforibus multo praeclarius agenda funt.
Etenim, ut nonnullis in operibus videre licet ufu periti
non alia re imperitis et artifices artium expertibus, quam
celeritate et concinnitate praeflant. Quapropter faepenu-
mero prae alio quocunque artifice decet medicum in om-
nibus animo contendere, quo probe fuo fungatur munere,
quod praecellentem materiam fortiatur. Etenim five fe-
cet, five urat, five etiam deliget, feu quid aliud manu
moliatur, non modo cum utilitate agere, fed munditiei
et concinnitati ftudeat oportet, quemadmodum et ipfe
rurfum alibi pronuntiat. Deligationis duae funt fpecies
et quae fit et quae facta eft. Quae fit, celeriter, citra
dolorem, prompte, concinne efficienda eft; celeriter qui-
dem ut abfolvatur operatio, citra vero dolorem ut facile
elaboretur, prompte autem ut ad omnia praefto fit, con-
cinne denique ut adfpectum oblectet. Etenim affectus
quidem nonnullis corporis partibus aborti congruentem
deligationem poftulant. Poftulant vero homines per fe
multoties deligationum concinnitatem. Quare tum folita-

τὰς παντὶ μέρει τοῦ σώματος ἁρμοζούσας ἐπιδέσεις ἁπλᾶς
τε καὶ ποικίλας, ἐπιστάμενον ὥς τισι τῶν μερῶν ἁρμόζου-
σιν ἑκάτεραι, τισὶ δὲ ἡ ἑτέρα, λέγω δὲ ἡ ποικίλη εἰ καὶ τισιν
ἄλλως δοκεῖ, ἄξιον δὲ τὴν στάσιν διευκρινῆσαι πρῶτον.
ἀχρηστίαν ἔνιοι τῶν ποικίλων κατεγνώκασιν ἐπιδέσεων φά-
σκοντες βλαβερὰν ταύτας παρέχειν τὴν χρῆσιν, ἀποδείξει μὲν
οὐδεμιᾷ γενναίᾳ χρώμενοι, παλαιῶν δὲ ἀνδρῶν μαρτυρίαις.
καὶ πρῶτόν γε τὸν Ἱπποκράτην εἰσάγοντες λέγοντα· ἀτὰρ καὶ
ἄλλα πολλὰ λωβίωνται οἱ χαίροντες ταῖς καλαῖς ἐπιδέσεσι,
τοῦτ᾽ ἔστι ταῖς ποικίλαις· καὶ Μαντίαν τε ἱστοροῦντες ὑπὸ
φαρμακοπώλου ἐπιδεδεμένον τινὰ ποικίλῃ ἐπιδέσει τὴν κε-
φαλὴν καὶ τὸ πρόσωπον διὰ τῆς ἐπιδέσεως οἱ ὀφθαλμοὶ
προσέπεσαν. δοκεῖ δὲ αὐτοῖς καὶ κατὰ λόγον τοῦτο γεγονέ-
ναι, διότι ἀνώμαλος ἡ τῶν ἐπιδέσμων γίνεται πρόσπτωσις
διὰ τὴν ποικιλίαν δυναμένη εἰς φλεγμονὰς καὶ ἀποστάσεις
ἄγειν τὰ σώματα· οὐκοῦν ἄξιον ἐγνωκέναι, διότι γένοιτ᾽ ἂν
ταῦτα ἃ λέγουσιν οὐχ ὑπὸ ποικιλίας τῶν ἐπιδέσμων, ὑπὸ δὲ

riorum, tum aliorum omnium fefe foro parantium gratia,
idoneas fingulis corporis partibus deligationes tum fimpli-
ces, tum multiplices fcire necelfe eft. Nec ignorandum
nonnullis quidem partibus utrasque, quibusdam vero
alteram, multiplicem dico, convenire, etiamfi quibusdam
fecus videatur. Sed confentaneum eft hanc controverfiam
primum diluere. Nonnulli multiplicium deligationum in-
utilitatem damnant noxium ipfas ufum praeftare profiten-
tes, ftabili quidem demonftratione nulla, fed prifcorum
virorum teftimoniis ipfi nituntur; atque in primis Hippo-
cratem introducunt haec pronunciantem: quamobrem et
alia multa mutilant ac laedunt qui decoris, hoc eft mul-
tiplicibus deligationibus delectantur. Deinde Mantiam
qui narrat, quendam virum cui pharmacopola caput et
faciem multiplici deligatione deligaverat, qua deligatione
oculi prociderunt; idque ipfis merito contigiffe videtur,
propterea quod inaequalis fit fafciarum occurfus, qui mul-
tiplicitate corporis partes in phlegmonas et abfceffus pot-
eft adducere. Rationi confentaneum eft eos noffe quae

Ed. Chart. XII. [470. 471.]

ἀφυΐας τῶν χρωμένων σφιγγόντων τὴν ἐπίδεσιν. χρὴ γὰρ
ἐπιδεῖν, ὥς φησιν Ἱπποκράτης· ἐν δὲ τουτέοισι μάλιστα
ἐπιδέσιος, πίεξις μὲν ὥστε τὰ ἐπικείμενα μὴ ἀφεστάναι, μη-
δὲ ἐρηρεῖσθαι κάρτα, ἀλλ᾽ ἡρμόσθαι μὲν, προσηναγκάσθαι
δὲ μή. ἔδει δὲ αὐτοὺς τὸν Ἱπποκράτην ἐπαγομένους μάρτυρα
προσαποδοῦναι τὸ λοιπόν. οὐ γὰρ ἁπλῶς ἐξενήνεκται, ἀτὰρ
καὶ ἄλλα πολλὰ λωβέονται χαίροντες ταῖς καλαῖς ἐπιδέσεσιν,
ἀλλὰ μετὰ τοῦ προσκεῖσθαι τὸ ἄνευ νόου. σκοπείσθωσαν
δὲ καὶ ἐκ τῶν νῦν λεγομένων ὡς Ἱπποκράτης οὐκ ἐκβάλλει
τὰς ποικίλας ἐπιδέσεις. αὐτὸς γοῦν ἐν τῷ κατ᾽ ἰητρεῖον
βιβλίῳ περὶ ἐπιδέσεως διαλεγόμενος καὶ εἰπὼν τίς ἂν εἴη
ἀρετὴ ἐν τῷ ἐπιδέειν. ἑξῆς καί τις ἐν τῷ ἐπιδεδειχέναι
οὕτω λέγει ἀγαθῶς καλῶς· τὸ μὲν ἀγαθῶς ἐπὶ τοῦ συμ-
φέροντος τιθείς, τὸ δὲ κα- [471] λῶς ἐπὶ τοῦ εὐπρεπῶς,
εἶτα εἰς ἀνάπλωσιν τοῦ καλῶς ἐπιφέρει, καλῶς μὲν ἁπλῶς
εὐκρινέως. τὸ ἁπλῶς τιθεὶς οὐκ ἐπὶ παντός, ἀλλ᾽ ἐν ὑπο-

proferunt, haec non a fasciarum multiplicitate, sed ab his
utentium et deligationem constringentium ineptia conti-
gisse. Oportebat namque deligare, quemadmodum pronun-
ciat Hippocrates. In his autem deligationis sunt com-
pressio quidem, quo incumbentia neque abscedant, neque
admodum obnitantur, sed fulciantur quidem, non tamen
cogantur. Ipsas autem decebat testem Hippocratem addu-
centes sententiae residuum addere. Non enim simpliciter
ipsam extulit, sed et alia multa oblaedunt qui decoris
deligationibus delectantur; sed hoc apposito *citra men-
tem*. At ex iis nunc a me docendis perpendant multi-
plices deligationes ab Hippocrate non ablegari[i]; nam ipse
libro de medici officina, de fasciatione differens, quum
quae virtus insit deligationi quae fit, ac deinceps deliga-
tioni quae jam facta est pronunciavit, sic eloquitur, recte
ac decore. Illud quidem recte quod conferat posuit, hoc
vero decore quod eleganter exstructa sit deligatio. Postea
vero ad dictionis decore explicationem affert *decore* qui-
dem, simpliciter distincte. Simpliciter, non pro tota

δείγματος μοίρᾳ, οἷον ἡ ἁπλῶς ἐπίδεσις εὐκρινὴς ἔστω. σα-
φὲς δὲ τοῦτο ποιεῖ ἐπιφέρων· ἢ ὅμοια καὶ ἴσα ἴσως καὶ
ὁμοίως ἢ ἄνισα καὶ ἀνόμοια ἀνίσως καὶ ἀνομοίως. τὰ δὲ
εἴδεα ἁπλοῦς, εὔκυκλος, σκέπαρνος, σιμὸς, ὀφθαλμὸς καὶ
ῥόμβος καὶ ἡμίτομον. ἁρμόζον τὸ εἶδος τῷ εἴδει καὶ τῷ
πάθει τῶν ἐπιδεομένων· εἰ γάρ τις ἁπλοῦς ἐστιν, οὗτος τῷ
ὄντι εὔκυκλος ὀφείλει εἶναι· εἰ δέ τις σκέπαρνος, οὗτος σι-
μός. οὕτω γὰρ ἔσται ὁ πάντη ἴσως ὅμοιος ἑαυτῷ, ὁ δὲ
ἄνισος ἀνόμοιος, ἆρά γε πείθονται ἤδη Ἱπποκράτει ἐκκλίνειν
τὰς ποικίλας ἐπιδέσεις· ὁμολογοῦντες τὸν σκέπαρνον καὶ
τὸν ὀφθαλμὸν καὶ τὸν ῥόμβον καὶ τὸν ἡμίτομον ποικίλας
εἶναι τὰς ἐπιδέσεις; ἢ ἔτι ὑπομιμνήσκομεν αὐτοὺς τὸν περὶ
κλειδὸς κατάξιος λόγον ἐν τῷ περὶ ἄρθρων. ὡς Ἱπποκρά-
της γερανίδι ποικίλῃ οὔσῃ ἐπιδέσει κέχρηται· ἴστωσαν δὲ
ὅτι ἐπὶ μερῶν τινῶν ὡς ἐπὶ μηροῦ προαρθρημβολημένου
βραχίονός τι καὶ ἀγκῶνος καὶ ἄλλων πλειόνων οὐκ ἔστιν

fignificatione, fed pro fignificationis parte pofuit, ut fim-
plex deligatio diftincta fit. Id autem dilucidum efficit
his additis aut fimilibus et aequalibus, aequaliter et fimi-
liter; aut inaequalibus et diffimilibus, inaequaliter et
diffimiliter. Species autem fimplex orbicularis, afcia,
fima, oculus, rhombus, femifectum. Congruat fpecies
fpeciei et membrorum devinciendorum affectioni. Si qua
namque fimplex fit deligatio, haec revera orbicularis de-
bet effe; fi qua vero afcia fit, haec fima exiftit. Sic
enim quae prorfus aequalis eft fibi ipfi erit fimilis, quae
vero inaequalis diffimilis. Utrum fibi perfuadent jam Hip-
pocratem multiplices deligationes averfari et ejicere con-
jicientes, afciam et oculum et rhombum et femifectum
multiplices effe deligationes? An praeterea ipfis comme-
moremus hiftoriam de claviculae fractura in libro de ar-
ticulis fcriptam, qua patet Hippocratem gruc varia deli-
gatione ufum fuiffe? Sciant autem quod quibusdam in
partibus, ut in femore priftinum in articulum repofito et
brachio et cubito et ceteris pluribus, non alia quam mul-

ἄλλη χρῆσθαι ἐπιδέσει ἢ ποικίλη, ἀλλὰ πρὸς μὲν τούτων
ἱκανὰ τὰ εἰρημένα.

Κεφ. β'. Ἐπανάγωμεν δὲ τὸν λόγον ἐπὶ τὴν τῶν
ἐπιδέσμων τε καὶ ἐπιδέσεως τεχνολογίαν· καὶ δὴ ἐν τρόποις
ἴδωμεν τίνι διαφέρουσιν ἀλλήλοιν οἱ ἐπίδεσμοι, ὕλη, σχέσει,
μήκει, πλάτει. κατασκευῇ· ὕλη μὲν ἐπεὶ οἱ μὲν αὐτῶν εἰσιν
ἐρεοῖ, οἱ δὲ λινοῖ, οἱ δὲ δερμάτινοι, τῆς χρήσεως αὐτῶν οὐ
μιᾶς οὐδὲ τῆς ὁμοίας οὔσης, ἀλλὰ διαφόρου. πειρώμεθα
γὰρ ἁρμοζόνιως τῷ πάθει τὴν ἐκλογὴν ἐν τῇ χρήσει ποιεῖ-
σθαι· ὅσα γοῦν σφίγξεως, δεῖται λινοῖς ἐπ' αὐτῶν χρώμεθα,
ὅσα δὲ οὐ σφίγξεως διὰ τὸ ἐναντιοῦσθαί τισι φλεγμοναῖς,
συνεχείας δὲ δεῖται μόνης ἢ σκέπης ἐρεοῖς. δερματίνοις δὲ,
ὡς Ἱπποκράτης ἐπὶ ῥινὸς καὶ γέννος καταγείσης ἐχρήσατο
κατακολλῶντες τὸ ἄκρον τῷ δεομένῳ τῆς ἐπιδέσεως, σχέσει
δὲ ἐπεὶ οἱ μέν εἰσιν εἰλητοὶ, οἱ δὲ σχιστοὶ, ἄλλοι δὲ σύρ-
ῥαπτοι. εἰλητοὶ μὲν οὖν εἰσιν οἱ ἐκ ταινίας ἐπὶ μῆκους
ἀσυμβλήτιου γεγονότος οἷοί εἰσιν οἱ κατὰ τὰ κατάγματα τῶν

tiplici deligatione uti non detur. Verum hactenus dicta
fufficiant.

Cap. II. Ad artificem vero tum fasciarum, tum
deligationis doctrinam orationem reducamus; certoque
fciamus in primis qua in re difcrepent fasciae inter fe
materia, figura, longitudine, latitudine et ftructura. Ma-
teria, quoniam ipfarum nonnullae funt laneae, quaedam
lineae, aliae membraneae, quum ipfarum ufus non unus
neque fimilis, fed diverfus exiftat. Propterea conemur
in operum functione congruenter affectui delectum facere.
Quae itaque adftrictione opus habent, lineas in ipfis ufur-
pemus; quae vero adftrictionem non defiderant, quod haec
quibusdam inflammationibus adverfetur et continentiam
folam nixumve aut tegumentum poftulent, in his laneas.
Membraneis denique utemur, quemadmodum in nafi et
maxillae fractura agglutinato parti devinciendae fasciae
extremo ufus eft Hippocrates. Figura, quo hae convolu-
tae, illae fciffae, aliae confutae fint: convolutae funt
quae ex habena in infignem longitudinem factae funt,

Ed. Chart. XII. [471. 472.]

κώλων παραλαμβανόμενοι. σχιστοὶ δὲ οἱ ἐκ ῥάκους ἑνὸς
κατὰ τὰ πέρατα ἢ καὶ ἄλλο τι μέρος ἐπεῤῥωγότος, οἷοί εἰ-
σιν οἱ ἐπὶ κεφαλῆς ἀνατετριμμένης παραλαμβανόμενοι, καρ-
κίνοι δὲ καλούμενοι, τετρασκελεῖς ἢ ἑξασκελεῖς ἢ ὀκτασκε-
λεῖς. σύῤῥαπτοι δὲ οἱ ἐκ τελαμώνων πλειόνων συντιθέμενοι
ἀνομοιοσχημόνα τὴν ἐπιβολὴν ἔχοντες οἷοί εἰσιν οἱ καλού-
μενοι ἀνακαπρίδες ἢ ἀναζῶστραι ἢ μασόδεσμοι ἢ ἐπὶ μα-
στῶν καὶ τὸν περὶ ἕδραν τόπον ἁρμόζοντες· μήκει δ᾽ ἐπεὶ
οἱ μέν εἰσιν ἐπιμηκέστεροι, οἱ δὲ βραχύτεροι. ὁμοίως δὲ
καὶ ἐπὶ πλάτους ἔχει τοῖς ἐπιδεομένοις μέρεσι προσαρμοζο-
μένου καὶ τοῦ μήκους καὶ τοῦ πλάτους ἀναλόγως. κατα-
σκευῇ δὲ διαφέρουσιν ἀλλήλων, ἐπεὶ οἱ μὲν ὑφαντοὶ, οἱ δὲ
πλωτοὶ, οἱ δὲ [472] πλεκτοί εἰσι. καὶ τῶν ὑφαντῶν οἱ
μὲν εἰς τοῦτο γεγόνασιν, οἱ δὲ πρὸς ἄλλην χρείαν γεγονό-
των ὑφασμάτων, σχιζομένων δὲ γίνονται. οἷς ἐπὶ τῶν τραυ-
μάτων ὡς ἐπὶ πᾶν χρώμεθα, τοῖς δὲ εἰς τοῦτο ὑφισμένοις
ὡς ἐπὶ τῶν κυνηγῶν φυλακῆς τῶν σκελῶν χάριν ἐπιδεομέ-

quales exiſtunt quae in membrorum fracturis uſurpantur.
Sciſſae quae uno conſtant linteo, extremis aut aliis etiam
quibusdam partibus diſciſſae, quales capiti perforato ad-
moventur, quae cancri vocantur, quadricrures, ſex crures
aut octicrures. Conſutae, quae ex pluribus habenis com-
poſitae ſolis figuris diſſimilibus propugnaculum habent,
quales ſunt ſuſpendentes, accingentes aut mammiſaſciae
aut quae mammis et loco ſedem ambienti congruunt.
Longitudine, quod aliae ſint oblongiores, aliae breviores.
Latitudine, quod aliae ſint anguſtiores, aliae latiores. At
ut faſciarum longitudo, ſic et latitudo partibus devincien-
dis pro longitudinis et latitudinis proportione apparanda
eſt. Structura denique inter ſe faſciae differunt, quod
aliae textae ſint, aliae coactae, aliae nexae. Textarum
nonnullae ad hoc opus conſtructae ſunt, nonnullae vero
ex tela parantur quae ad alium uſum contexta ſcinditur.
Haſce in vulneribus devinciendis plerumque uſurpamus,
illis ad hoc contextis venatores ad crurum devinciendo-

Ed. Chart. XII. [472.]

νοις καὶ τοῖς κυρποδέσμοις καλουμένοις. τοῖς δὲ πλεκτοῖς
ὡς ἐφ᾽ ἡνιοχῶν συνοχῆς τῶν πλευρῶν ἕνεκεν.

Κεφ. γ΄. Ἔστω δὲ κοινὸν μὲν ἐπὶ πάντων παραγγελ-
μάτων ἐπιδεομένων τὸ εὐπόριστον εἶναι καὶ τοῖς παροῦσιν
ὡς ἀρίστοις δύνασθαι χρῆσθαι. ἐκλογῆς δέ τινος οὔσης τὸ
αἱρεῖσθαι τοὺς ἐπιδέσμους, ὡς εἶπεν ὁ Ἱπποκράτης· φησὶ γὰρ
ἔστω ἐπιδέσματα καλὰ, καθαρὰ, λεπτὰ, κοῦφα, μαλακὰ,
ὑγιέα, ὥστε τάνυσιν φέρειν καὶ ὀλίγῳ κρέσσω μὴ ἔχοντα
ξυῤῥαφὰς, μηδὲ ἐξασίας· καθαρὰ μὲν γὰρ εἶναι δεῖ, διότι
ἀπρεπὲς τὸ ῥυπαρὸν καὶ μηδὲ ἐπιδεχόμενον τὰ ἐπιβρέγματα
καὶ παρέχοντά τινα βλάβην ἐν τῇ πρὸς τὰ ἐπιβρέγματα
μίξει. ἔστω δὲ καὶ ἴδιον χρῶμα ὡς μὴ ἀπὸ πορφύρας ἢ
τινος ἄλλου βάμματος τὸ αὐτὸ γένηται ἢ καὶ φαντασίαν
ἡμῖν προβάλλῃ αἵματος ῥέοντος ἢ τοῦ χρύμαιος ὁμοιότητα,
λεπτὰ δὲ ὡς μὴ ὄγκον πλείονα ταῖς ἐπινεμήσεσι παρέχῃ.
μαλακὰ δὲ ὡς μὴ θλίβῃ διὰ τὴν σκληρότητα, κοῦφα δὲ εἰς
τὸ μὴ ἐκ τοῦ προσόντος αὐτοῖς βάρους φορτικὴν τὴν ἐπί-

rum tutelam, ut et vocatis manicis utuntur. Coactas
autem ut et aurigae ad laterum continentiam ufurpamus.

Cap. III. Ex omnibus praeceptis illud fit publicum.
Devincientibus medicis fafciarum copiam fuppetendam effe,
quo proftantibus quam plurimis uti queant. Quum autem
delectus quidam adeft, fafciae eligendae funt, quemadmo-
dum praecipit Hippocrates; fic enim pronunciat: funto
fafciae decorae, mundae, tenues, leves, molles, integrae,
tenfionem ferentes; paullo valentiores, neque futuras,
neque exftantias habentes. Enimvero mundas effe fafcias
oportet, quod fordidae foedae fint, perfufiones non ad-
mittant et aliquam in perfufionum cinno laefionem inve-
hant. Sed proprius fit color, ne a purpura aut alia qua-
dam tinctura idem noxae oboriatur, neve etiam nobis
fluentis fanguinis imaginatio promoveatur aut coloris fimi-
litudo. Tenues, ne majorem diftributionibus molem con-
ftituant. Molles, ne ob duritiem contufo concitetur. Leves
ad hoc, ne ob incumbens ipfis grave pondus onerofa deli-

δεσιν γίγνεσθαι. μὴ ἐχέτω δὲ μηδὲ ξυῤῥαφὰς ἀνωμάλως,
διὰ τοῦτο ποιήσοντα τὴν θλίψιν, ἀλλὰ μηδὲ ἔξαστίαν ὅ
ἐστι, μήτε πάρωον, μήτε παρασιφοφὴν, μήτε ὥσπερ ἴνας
ἐξεχούσας· τὸ μὲν γὰρ ἀνώμαλον τὴν ἐπίδεσιν ποιεῖ. τὰ
δὲ ἐξέχοντα τὴν ἐπινέμησιν οὐκ ἐᾷ γίνεσθαι ῥᾳδίως, σχί-
ζοντα δὲ τοὺς ἐπιδέσμους οὐ κατὰ τὸ ἐπικάρσιον τμῆμα τῇ
ὤᾳ δεῖ σχίζειν, ἀλλὰ κατ᾽ εὐθὺ ὥσπερ ἐξυφαίνεται ὡς τῷ
στήμονι ἀνευθύνεσθαι στοχαζόμενον· ἐπὶ τούτῳ γὰρ εὔ-
σχιστα τὰ ῥάκη, ἐπὶ δὲ τὴν κρόκην τὸ ἀνάπαλιν, ἄλλως τε
καὶ κατὰ τὴν πρὸς τὸν στήμονα ἀκολουθίαν σχιζόμενα εὐ-
τονώτερα πρὸς τὴν θέσιν τῶν ἐπιδεομένων ἐστί.

Κεφ. δ'. Τῶν δὲ ἐπιδέσεων αἱ μὲν, ὡς ἔμπροσθεν
εἶπον, εἰσὶν ἁπλαῖ, αἱ δὲ ποικίλαι· καὶ τούτων αἱ μὲν ἀπὸ
τῶν ἐπιδεομένων μερῶν ἔτυχον τῆς προσηγορίας, αἱ δὲ ἀπὸ
τοῦ συμβεβηκότος, ἄλλαι δὲ κατὰ μεταφορὰν τῆς πρὸς τὰ
ζῶα [473] ἐμφερείας. ἀπὸ μὲν οὖν τόπων ἐπιδεομένων
ὀφθαλμὸς, ῥὶς, βουβωνίσκος καὶ αἱ ταύταις παραπλήσιαι·

gatio contingat. Neque vero faſciae ſuturas ſortiantur
inaequales, ea re contuſionem allaturae; imo neque ex-
ſtantias, hoc eſt neque fimbrias, neque inſtitas aut ora-
rum obverſiones fibrarum modo eminentes. Quae namque
exſtant inaequalem deligationem reddunt, quae vero emi-
nent diſtributionem fieri facile non ferunt. At ſcindenti
faſcias non transverſaria villo, ſed directe ſectione, prout
tela contexitur, ſcindendum eſt, ut ſtamine dirigatur colli-
manti. Hoc enim modo lintea facile ſcinduntur, ſecus
autem ad tramam. Praeterea et quae ducta ad ſtamen
ſerie ſcinduntur, ad partium devinciendarum poſituram
continendam robuſtiora ſunt.

Cap. IV. At vero deligationum, ut antea protuli-
mus, quaedam ſunt ſimplices, quaedam vero multiplices.
Harum etiamnum aliae a partibus devinciendis, aliae ab
eventis, aliae per effigiei ad animalia translationem appel-
lationem ſortitae ſunt. A partibus itaque devinciendis
oculus, naſus, inguen atque his conſimiles. Ab animali-

Ed. Chart. XII. [473]

ἀπὸ δὲ ζώων καρκίνος, ἱέραξ, κριὸς, λαγωὸς, χελώνη· ἀπὸ
δὲ τῶν συμβεβηκότων ὡς χάραξ ἥ τε ἐζευγμένη καὶ ἀπεζευ-
γμένη, σκεπασιραὶ, σειραὶ καὶ αἱ ταύταις ὅμοιαι. τῶν δὲ
ἐπιδέσεων τούτων αἱ μὲν αὐτὸ τοῦτο ἐπιδέσεις εἰσὶν, ὡς
θόλος, βασιλικὸς, σκάφιον, διάκρισις. αἱ δὲ εἰσιν ἐπιδέ-
σεις ἅμα καὶ βρόχοι ὡς λαγωὸς μετ' ὤτων καὶ βουκολίσκος
καὶ οἱ τούτοις ὅμοιοι· ἔτι τῶν ἐπιδέσεων αἱ μὲν ἀπὸ μιᾶς
ἀρχῆς ἐπιδέονται, αἱ δὲ ἀπὸ δυοῖν, αἱ δὲ ἀπὸ μιᾶς καὶ
δυοῖν ἀρχῶν· ἔτι τῶν ἐπιδέσεων αἱ μὲν μερῶν τινῶν εἰσιν
ἴδιαι ἐπ' ἄλλων μὴ ἁρμόζουσαι, αἱ δὲ κοιναὶ καὶ πρὸς ἄλλα
μέρη· ἔτι τῶν ἐπιδέσμων οἱ μὲν προσθοφανεῖς εἰσι μόνα
τὰ ἐμπρόσθια τοῦ ἀνθρώπου ἐπιδεδεμένα δεικνύοντες, οἱ
δὲ ὀπισθοφανεῖς, ἄλλοι ὁμοιοφανεῖς ἐπίσης καὶ τὰ ἐμπρό-
σθια καὶ τὰ ὀπίσθια δεικνύοντες καὶ ταῦτα ὅτι μὲν ὁμο-
γενῆ, ὅτι δὲ ἑτεροφανῆ· σαφῆ δ' ἔσται ταῦτα ἐν τῷ τὰς
κατὰ μέρος ἐπιδέσεις δεικνύεσθαι.

bus cancer, accipiter, aries, lepus, teſtudo. Ab eventis,
ut vallum tum conjunctum, tum disjunctum, opercula,
habenae atque his ſimiles. At hujusmodi deligationum
quaedam hoc ipſo deligationes ſunt, ut tholus, baſilicus,
ſcaphula, diſcrimen; quaedam vero deligationes ſunt et
laquei, ut lepus auritus, paſtoralis et his ſimiles. Prae-
terea deligationum nonnullae ab uno capite, nonnullae a
duobus, quaedam ab uno et duobus capitibus devincientes
ordiuntur. Deligationum etiamnum aliae quibusdam par-
tibus propriae ceteris minime congruunt, aliae et aliis
partibus ſunt communes. Rurſus faſciarum aliae ſunt
anterius prominentes, quae ſolas anteriores hominis par-
tes devinctas demonſtrant, aliae poſterius conſpicuae,
quae deligatas partes poſticas ſubjiciunt oculis; aliae ple-
raeque apparentes, quae tum anteriora, tum poſteriora
aequaliter devinci produnt. Et haec interdum genere
ſimilia, interdum facie diſſimilia conſpiciuntur, quae in
particularium deligationum demonſtratione dilucide de-
clarabuntur.

Κεφ. ε'. Ἄξιον ἐπισκέψασθαι πρότερον ὡς ἔτυχε τὴν
πρώτην τῶν ἐπιδέσμων καταβολὴν ποιεῖσθαι χρὴ καὶ περὶ
τούτου ζητητέον ἐστίν· οἱ μὲν γὰρ πρὸ ἡμῶν πάντες τό-
πους τινὰς ἀφώρισαν τοῦ σώματος, ἐφ' ὧν δεῖ τὴν θέσιν
τῶν ἀρχῶν ποιεῖσθαι, οἷον ἐπὶ κεφαλῆς ἐπιδεομένης. δι' ὃ
δή ποτ' οὖν τὴν ἀρχὴν κατ' ἰνίου τάσσουσι κἀκεῖθεν τὰς
ἐπινεμήσεις ἄγοντες συντελοῦσι τὰς ἐπιδέσεις οὐδέν τι ἐστο-
χασμένοι τοῦ πάθους δι' ὃ ἐπιδέουσι εἴτε ἁρμοζόντως αὐτὸ
τοῦτο πράττουσιν, εἴτε καὶ μή· καὶ ἐπὶ τῶν ἄλλων δὲ με-
ρῶν ἀφωρίσαντό πως ἢ ὑπὸ ἀμαθίας ἢ ἀγνοίας, ὡς εἰκὸς
τοῦτο πράττοντες. δεῖ γὰρ τὸν ὀρθῶς ἐπιδέοντα πειρᾶσθαι
μὴ μόνον, ὥς φησιν Ἱπποκράτης, ἁρμόζον τὸ εἶδος τῷ εἴδει
ποιεῖν, ἀλλὰ καὶ τῷ πάθει τοῦ ἐπιδεομένου. διὸ καὶ ἡμεῖς
οὐχ ὅπη ἔτυχεν, ἀλλ' ὅπη δεῖ τάσσομεν τὰς ἀρχὰς καὶ τὰ
πέρατα δὲ τῶν ἐπιδέσεων τιθέναι δεῖ, ὥς φησιν ὁ παλαιός.
τὰ δὲ κινούμενα οἷον ἄρθρα, ὅπη μὲν ξυγκάμπτεται ὡς ἥκι-
στα καὶ εὐσταλέστατα περιβάλλειν, οἷον ἰγνύην, ὅπη δὲ

Cap. V. Rationi confentaneum eft prius infpicere,
an ut fors tulerit prima fafciarum injectio efficienda fit
et ea de re perquirendum eft. Qui namque nos praecef-
ferunt omnes quosdam corporis locos definierunt, in qui-
bus capitum fafciae pofitura ftabilienda eft. Exempli gra-
tia in capite cui quamcunque ob caufam deligatio debetur
fafciae caput fupra occipitium collocant, ac inde diftri-
butionem ducentes deligationem conficiunt, fpectato ne-
quaquam affectu ob quem fafciam admovent, an congruen-
ter, nec ne, ipfam operationem moliantur. In ceteris quo-
que partibus aut imperitia aut ignoratione ut creditur hoc
opus obeuntes fedes quodammodo circumfcripferunt. Opor-
tet enim recte devincientem operam dare, quo non folum
Hippocratis edicto fpeciei fpeciem, verum etiam partis
devinciendae morbo congruentem deligationem moliatur.
Nos itaque non quo fors tulerit, fed ubi deceat fafciarum
capita collocamus; extrema vero prout fenex imperat im-
ponenda funt. Quae moventur ut articuli, qua inflectun-

Ed. Chart. XII. [473. 474.]

περιτείνεται ἁπλᾶ τε καὶ πλατέα, οἷον ἡ μύλη. προσπερι-
βάλλειν δὲ καταλήψιος μὲν τῶν περὶ ταῦτα εἵνεκα. ἀναλή-
ψιος δὲ τοῦ ξύμπαντος ἐπιδέσμου ἐν τοῖσιν ἀτρεμέουσι καὶ
λαπαρωτέροισι τοῦ σώματος, οἷον τὸ ἄνω καὶ τὸ κάτω τοῦ
γόνατος. ὁμολογέει δὲ ὤμου μὲν ἡ περὶ τὴν ἑτέραν μασχά-
λην περιβολὴ, βουβῶνος δὲ ἡ περὶ τὸν ἕτερον κενεῶνα καὶ
κνήμης ἡ ὑπὲρ τὴν γαστροκνημίην. ὁκόσοισι μὲν ἄνω ἡ
φυγὴ κάτωθεν ἡ ἀντίληψις, οἷσι δὲ κάτω τὸ ἐναντίον, οἷσι
δὲ μή ἐστιν, οἷον τ᾽ κεφαλὴ, τουτέων ἐν τῷ ὁμαλωτάτῳ τὰς
καταλήψιας ποιέεσθαι [474] καὶ ἥκιστα λοξῷ τῷ ἐπιδέσμῳ
χρέεσθαι, ὡς τὸ μονιμώτατον ὕστατον περιβληθὲν τὰ πλα-
νωδέστατα κατέχειν ἐπιδεῖν εὖ προσήκει στοχαζόμενον καὶ
τῶν κατὰ τὴν ἐνέργειαν ἀριθμῶν. δύο γὰρ ὄντων ἐνερ-
γειῶν εἰδέων, ὥς φησιν Ἱπποκράτης· μιᾶς μὲν καθ᾽ ἣν
συντελοῦμεν, ἑτέρας δὲ καθ᾽ ἣν συντελεύσαμεν, ἐν ἀμφοτέροις
φροντίδα πεποιῆσθαι δεῖ τοῦ ἐν μὲν τῷ ἐπιδεῖν ἐργάζεσθαι

tur quam minimis ac maxime contractis fasciis, veluti
poples; qua vero extenduntur, tum fimplicibus et expaffis,
tum latis, veluti rotula, obvolvenda funt. Obvolvere in-
fuper oportet ˙comprehenfionis rerum his incumbentium
gratia fufpenfionis quoque univerfae fafciae in conquie-
fcentibus ac fubfidentioribus corporis partibus, qualis re-
gio tum fupra, tum infra genu pofita eft. At idonea eft
capitis quidem humeri ad alteram axillam, inguinis vero
ad alterum ilium et tibiae fupra furam fafciae circum-
ductio. Quibuscunque furfum quidem fafciae fuga fit,
inferne fit fufpenfio; quibus deorfum, verfa vice. At
quibus non datur ut in capite, in his quam maxime
aequali parte comprehenfiones faciendae funt, minimeque
obliqua fafcia utendum, quo ftabiliffime poftremo obvoluta
erroneos circuitus contineat. Eum quoque appofite deli-
gare decet qui ad operationum numeros refpicit. Quum
enim operationum duae fint fpecies, ut pronunciat Hip-
pocrates: una quidem qua deligationem perficimus, altera
vero qua perfecimus. In utraque cura fufpicienda eft, ut
in deligatione obeunda cito, citra dolorem, prompte et

Ed. Chart. XII. [474.]

ταχέως, ἀπόνως, εὐπόρως, εὐρύθμως. ταχέως μὲν σκοπὸν
ἔχοντα ἀνύειν τὰ ἔργα, ἀπόνως δὲ ῥηϊδίως δρῆν, εὐπόρως
δὲ ἐς πᾶν ἑτοίμως, εὐρύθμως δὲ δρῆσθαι ἡδέως. ἐπιδεδε-
κότα δὲ ἔχειν πάσας τὰς ἔμπροσθεν εἰρημένας ἀρετὰς ἀγα-
θῶς καὶ καλῶς καὶ τὰ λοιπά.

Κεφ. στ'. Περὶ δὲ εὐχρησίας τῶν ἐπιδεομένων τάδε
χρὴ εἰδέναι· ὡς τῶν ἐπιδέσεων αἱ μὲν ἰωμένοις τισὶν ὑπη-
ρετοῦσι συνοχῆς χάριν παραλαμβανόμεναι, αἱ δὲ οὐκ εἰς
τοῦτο, εἰς δὲ τὸ αὐτουργῆσαι παραλαμβάνονται, αὗται τὴν
ἴασιν πεπιστευμέναι, ἐφ' ὧν μάλιστα ἠκριβωκέναι δεῖ, ὅπη
ποτὲ τακτέον τὴν ἀρχὴν καὶ ὅθεν τὰς ἐπινεμήσεις ποιητέον,
καί που τελευτητέον· ὧν ἕκαστα διὰ γραφῆς μὲν τἀκριβὲς
παραδοῦναι οὐχ οἷόν τε. ἀφορμὰς δὲ παρασχεῖν, δι' ὧν εἰ
ἐπιλόγιστος ἐν τοῖς ἐπὶ μέρους ἔσται ὁ ἰατρὸς ἐπιστάμενος
φύσιν τε ἑκάστου τῶν μερῶν ὡς ἔχει εὐφόρως πρός τε ἐπί
δεσιν καὶ ἀνάληψιν καὶ θέσιν. ἐπιστάμενος δὲ καὶ τι δύνα-
ται ἐπίδεσις δύναται τοίνυν ἐπίδεσις τὰ μὲν ἀφεστῶτα

concinne operemur. Cito quidem habita operum peragen-
dorum ratione, citra dolorem quo ipfa facile praeſlemus,
prompte in omnibus parate, concinne ut adſpectum ob-
lectent. Quae vero deligationem peregerunt, omnes ſu-
periores virtutes enarratas ſortiuntur, recte, decore et
ceteras.

Cap. VI. De faſciarum devincientium uſu haec noſſe
oportet. Deligationum alias quibusdam topicis medenti-
bus ſubſervire continendi gratia ſuſceptas; alias non ad
hoc, ſed ad operationem per ſe obeundam uſurpatas, in
quibus accuratiſſime didiciſſe oportet, ubi partium faſcia-
tionis exordium ſtatuendum ſit, qua diſtributiones ducen-
dae et quo ſinis ſerendus. Quae ſingula deſcriptione qui-
dem plane tradi nequeunt, ſubſidia tamen praeſtare poſ-
ſunt, quibus qui medicus in particularibus verſatus erit,
facile ratiocinatione colliget, ſe tum ſingularum partium
naturam prout deligationi, ſuſpenſioni et poſiturae feren-
dae ſit idonea, tum etiam quid valeat deligatio noſſe. At

Ed. Chart. XII. [474.]

προστεῖλαι, τὰ δὲ ἐκτετραμμένα συστεῖλαι, τὰ δὲ διεστραμ-
μένα διορθῶσαι καὶ τὰ ἐναντία πάντων χρῆσθαι, ἐπιδεῖν
δὲ μὲν ἀφεστῶτα, ὥστε τὰ μετέωρα. δεῖ δὲ τῆς ἕδρας
ψαύειν, τοῦτ᾽ ἔστι τῶν ἑδραίων ἀφ᾽ ὧν ἀπέστη καὶ εἰ με-
τεωρισθῇ· μὴ πιέζειν δὲ καὶ μὴ ἦρχθαι μὲν ἐκ τοῦ ὑγιέος,
τελευτῆσαι δ᾽ εἰς τὸ ἕλκος ὡς τὸ μὲν ὑπιὸν ἐξάγηται, ὅπερ
ἐστὶν ἐκθλίβηται, ἕτερον δὲ μὴ ἐπισυλλέγηται· ἐφ᾽ ὧν δ᾽
ἂν ἀποστήσασθαι βουληθῶμεν πάντα τἀναντία χρὴ ποιεῖν
τοῖς συναγομένοις, ἐφ᾽ ὧν δὲ ἐκπεπετασμένα ὅπερ ἐστὶν ἐκ-
τετραμμένα, ἐκ πολλοῦ δὲ βουλόμεθα συναγαγεῖν τὰ μὲν
ἄλλα τὰ αὐτὰ ποιητέον. ἐκ πολλοῦ δέ τινος τὴν συναγω-
γὴν καὶ ἐκ προσαγωγῆς τὴν πίεσιν ποιεῖσθαι τὸ πρῶτον
ἥκιστα, ἑξῆς ἔτι μᾶλλον ὅρον τοῦ μᾶλλον τοῦ συμψαύειν
καὶ ἡρμόσθαι, μὴ ἐρηρεῖσθαι δέ. ὑφ᾽ ὧν δὲ δεῖ συνηγμένα
διαστῆσαι ἐν φλεγμονῇ ἐληνέειν, ἄνευ δὲ φλεγμονῆς παρα-
σκευῇ μὲν τῇ αὐτῇ, ἐπιδέσει δὲ ἐναντίῃ διεστραμμένα διορ-

potest deligatio eas quae abfcefferunt partes conjungere,
everfas coërcere, diftortas dirigere atque omnibus contra-
ria praeftare. At eas quae abfcefferunt partes ita devin-
cire oportet, ut fublimia fedem, hoc eft ftabilem unde
abfcefferunt locum contingant, etfi multum fublata funt,
non tamen premant. A fana vero ac integra parte deli-
gatio ordienda eft et ad ulcus finienda, ut quod fubeft
educatur, hoc eft excludatur, neque alterum colligatur.
Quibus autem in partibus abfceffus et materiam colligi
voluerimus, his in unum cogendis omnia contraria effi-
cienda funt. Quibus autem extenfas, quod eft everfas
partes e longinquo in unum adducere volumus, cetera
eodem modo facienda. E longinquo vero quodam coactio
et ex acceffu compreffio primum minima, deinde major fa-
cienda. Majoris terminus fit partium contactus et peracta
conjunctio, non tamen fulcimentum. Quibus autem con-
juncta diducenda funt, in inflammatione fuperfedenda eft
deligatio citra inflammationem eodem apparatu, fed con-
traria deligatione utendum; diftorta dirigenda funt et ejus-

θῶσαι τὰ μὲν ἄλλα ταῦτα. δεῖ δὲ τὰ μὲν ἀπεληλυθότα
ἐπάγειν, τὰ δὲ ἐναντία ἐναντίως· ἅπαντα δὲ ταῦτα ὥσπερ
νόμους ἐπιστάμενόν τε καὶ διαφυλάττοντα ἑκάστῳ πάθει τὸ
κατάλληλον αὐτῶν αἱρεῖσθαι, μὴ προσέχοντα εἰς τόπους τι-
νάς. ἡμεῖς ἀφορίζομεν τὰ νῦν ἐπιδέοντες, ἀφ᾽ ὧν δεῖ τῆς
ἐπινεμήσεως ἄρχεσθαι· διὰ γραφῆς γὰρ καθ᾽ ἓν ἐξηργασμέ-
νον [475] οὐ ῥᾳδίως ἦν εἰπεῖν· εὐδήλου δὲ διδασκαλίας
χάριν ἡμεῖς ἐν τῇ παραδόσει τῶν ἐπιδέσμων τόπους ἀφο-
ρίζομεν, ἀφ᾽ ὧν ἄρχεσθαι δεῖ, αὐτῶν δ᾽ ἐπὶ τῶν ἔργων τὸ
κατάλληλον αἱρεῖσθαι προσήκει.

Κεφ. ζ'. Σύμμετρον ῥάκος λαβόντες ἐπισχίζομεν εἰς
σκέλη ἓξ τὸ μέσον συνεχὲς ἐῶντες, ὃ καὶ ἐπιβάλλομεν τῇ
κορυφῇ, τῶν δὲ σκελῶν καὶ τῶν παρειμένων λαβόμενοι τῶν
μέσων ἐπιῤῥήγνυμεν τὸ κατὰ τὴν ἕξιν τῶν ὤτων μέρος ὑπό
τε τῷ ἀνθερεῶνι προσθέντες τὰς ἀρχὰς ἀμματίζομεν. ἑτέ-
ρου δὲ στενοῦ τελαμῶνος τὸ μέσον τῷ ἰνίῳ προσθέντες
καὶ τὰ ἄκρα παράγοντες τοῦ μετώπου ἐκ πλαγίων τῆς κε-

modi cetera. Quae recefferunt adducenda funt, contraria
vero contra. Haec omnia medicum tanquam legum tum
peritum, tum affertorem decet pro fingulis affectibus ido-
neam ipfis deligationem eligere, minimeque ad certos lo-
cos confilium dirigere. Nos autem nunc partium deliga-
tionem obeuntes, a quibus fafciae diftributio ordienda fit
definimus. Quod enim in unaquaque operatione factum
eft, id defcriptione prodere facile non fuit. Nos tamen
dilucidae doctrinae gratia in fafciarum tractatu locos fta-
tuemus, a quibus deligationem ordiri deceat et quod ipfis
operationibus obeundis confentaneum eft eligi conveniat.

Cap. VII. Commenfum linteum acceptum in crura
fex profcindimus, medium integrum ac continuum finen-
tes, quod vertici injicimus. Atque e cruribus demiffis
media affumimus, partem ad aurium aequabilitatem findi-
mus et mento appofita capita nectimus. Alterius vero
angufiae fafciolae medium occipiti admoventes et ad fron-
tis fumma adducentes a capitis lateribus nodo vincimus.

Ed. Chart. XII. [475.]

φαλῆς ἀμματίζομεν· οὕτω τε τὰς λειπομένας τέσσαρας ἀρχὰς
ἄγοντες ἐφάπτομεν τὰς μὲν ὀπισθίους πλησίον τοῦ κατὰ
τὸν στενὸν τελαμῶνα ἅμματος, τὰς δὲ ἐμπροσθίους παρὰ
τὸ ἰνίον. δυνατὸν δὲ καὶ χωρὶς ἀμμάτων τὰς μὲν ὑποβάλ-
λειν, τὰς δὲ ἐμβάλλειν τὴν ὑστάτην ἀγκτηρίζοντα.

Κεφ. η'. Διαιροῦμεν τὸ ῥάκος εἰς σκέλη τέσσαρα τὸ
μέσον συνεχὲς ἐῶντες, ὃ καὶ ἐπιβάλλομεν τῷ μετώπῳ, τὰς
ἀρχὰς δὲ τὰς ἐμπροσθίους ἀπάγομεν ἐπὶ ἰνίον κατὰ τῶν
ὀπισθίων ἀρχῶν κατὰ τῶν παρειμένων κἀκεῖ ἀμματίζομεν,
ἐπὶ τὰς ἑτέρας δύο ἀρχὰς ἀνακλάσαντες ἄγομεν ἐπὶ κορυ-
φήν, ὑπ' αὐτὴν δὲ ἀμματίζομεν. δυνατὸν δὲ τὰς ἐπὶ κορυ-
φῆς ἀγομένας ὑπὸ τὸ γένειον ἀγαγόντας ἀμματίζειν, τούτῳ
καὶ ἐπὶ ἰνίῳ χρώμεθα τὰς ἀρχὰς ἐκ πλαγίων τῆς κεφαλῆς
ἀμματίζοντες.

Κεφ. θ'. Διελόντες τὸ ῥάκος εἰς σκέλη ὀκτὼ τοῦ μέ-
σου ἀσχίστου καταλειπομένου μεγέθει ὡς ὅλην τὴν κεφαλὴν
σκεπάσαι ἐπιβάλλοντες ὕλη τῇ κεφαλῇ καὶ τῶν σκελῶν πα-
ρειμένων δύο ἄγομεν ἐπὶ τὸν ἀνθερεῶνα διελύντες αὐτῶν

Sicque reliqua quatuor capita ducentes pofteriora quidem
prope anguftae fafciolae nodum, anteriora vero fupra oc-
ciput colligamus. Poffumus etiam abfque nodis, aliis
quidem fuppofitis, aliis vero incumbentibus poftremo fibu-
las imponere.

Cap. VIII. Linteum in quatuor crura dividimus
medio continuo relicto, quod etiam fronti apponimus.
Capita vero anteriora pofterioribus capitibus demiffis ad
occiput deducimus, ibique nodo ligamus, deinde alia duo
capita furfum converfa ad verticem ducimus, ad quem
ligamus. At quae ad verticem feruntur, ea fub mentum
adducta connectere poffumus. Hoc fchifto ad occiput quo-
que utimur capitibus a capitis lateribus nexu revictis.

Cap. IX. Linteum octo in crura divifum medio
minime fciffo relicto, quo caput univerfum tegat ampli-
tudine toti capiti obvolventes, tum e cruribus demiffis
ad mentum duo adducimus eorumque fciffa fecundum au-

τὴν κατὰ τὰ ὦτα συνέχειαν κἀκεῖ ἀμματίζομεν. λοιπῶν δὲ
ὄντων τεσσάρων ὄπισθεν, δύο δ᾽ ἔμπροσθεν τὰ ὕστατα τῶν
ὄπισθεν ὑπὲρ τὰ ἄλλα ἀνάγομεν ἐπὶ τὸ μέτωπον, καὶ τὸ
μὲν ἐπὶ πέρας ὑποστέλλομεν, τὸ δὲ δὴ ἕτερον ἐπιβάλλομεν
εἰς κατάληψιν τοῦ ὑποκειμένου· ἔπειτα οὕτω τὰ ἐμπρόσθια
σκέλη ἄγομεν ἐπὶ τὸ ἰνίον. ὁμοίως τὰς δὲ πρώτας ἀρχὰς
ταῦτα καταλαβόμενοι τούτων τε τὴν ἑτέραν ὑποστέλλοντες
εἰς ἑτέραν καὶ τὰς ἄλλας δὲ δύο τὰς ὀπισθίας ἄγομεν ἐπὶ
τὸ μέτωπον· ἢν μὲν ὑποστέλλοντες, ἢν δὲ ἐπάγοντες, ἢν
δὲ τελευταίαν οὖσαν καὶ τὰ πλάγια τῆς κεφαλῆς ἀγκτηρι-
ζόμενοι· τῷ χωρὶς ἀμμάτων τὴν κεφαλὴν ἐπιδεομένῳ σχιστῷ
φυλασσόμενοι τὴν ἐκ τῶν ἀμμάτων θλίψιν.

[476] Κεφ. ί. Ἡ μεσότης τῆς καθ᾽ ὅλης κεφαλῆς
τῶν ἀρχῶν· αἱ μὲν τέσσαρες κατὰ μετώπου ὑπ᾽ εὐθείας
κρεμάσθωσαν, αἱ δὲ ἄλλαι τέσσαρες κατὰ ἰνίου. τῶν δὲ
κατὰ μετώπου δύο αἱ ἔξωθεν σχισθεῖσαι ἐπὶ ἰνίον ἀπαγέ-
σθωσαν, κἀκεῖ ἀμματιζέσθωσαν καὶ ἀπὸ ἰνίου δὲ αὗται ταῖς
κατὰ τοῦ μετώπου ἀγέσθωσαν καὶ παρὰ μέρος ἀμματιζέ-

res continuitate, illic nexu ligamus. Quum autem reliqua
crura poſteriora quatuor ſint, duo anteriora, poſteriorum
ultima ſuper alia frontem verſus adducimus: alterum qui-
dem ad extremum ſubjicimus, alterum vero ad ſubjecti
comprehenſionem injicimus. Jam vero eodem modo an-
teriora crura ad occiput ducimus. Simili quoque ratione
prima capita eodem in loco deligamus eorumque alterum
ad alterum contrahimus; alia vero duo poſteriora ad fron-
tem adducimus, hoc quidem ſubjicimus, illud vero attol-
limus; iſtud denique poſtremum ad capitis latera fibula
deligamus. Hoc ſchiſto citra nodos caput devinciente,
eam quae nodis fit adſtrictionem vitamus.

Cap. X. Meditullium faſciae univerſum caput ope-
riat interpoſitum capitibus, quorum quatuor quidem a
fronte recta propendeant; alia vero quatuor ab occipite.
Quae a fronte propendent, ecrum duo interiora ſciſſa ad
occiput deferantur illicque nectantur. Quae vero ab occi-
pite cum pendulis ad frontem adducantur, ac prope par-

Ed. Chart. XII. [476.]

σθωσαν· εἶτα ἑξῆς αἱ λοιπαὶ δύο κατὰ τοῦ μετώπου σχι-
σθεῖσαι ἐπὶ ἰνίον ἀγέσθωσαν, αἱ δὲ ἀπὸ ἰνίου ἐπὶ μετώπου.
Κεφ. ια'. Ἁρμόζει μὲν ἐφ' ὧν ὅλην κεφαλὴν σκεπά-
σαι θέλομεν παρασκεπάστρα ἐκλήθη. ὁ δὲ κάτοχός ἐστι
ταινία ὑπερμήκης ὑπὲρ τὴν σκεπάστραν κατὰ μῆκος κύκλῳ
τῷ προσώπῳ καὶ τῇ κεφαλῇ περιτιθεμένη εἰς τὴν κατάλη-
ψιν τῆς σκεπάστρας, ὁ δὲ καθολκεὺς ἐκ ταινίας γίνεται
ἐπιμήκους. παραλαμβάνεται δὲ χάριν τοῦ καθιλκεῖν τὸν
ἐπίδεσμον εἰς τὸ μὴ ἀπολισθαίνειν, ἐπιτελεῖται δ' οὕτω.
ῥάκος λαμβανέσθω πλάτει μὲν τηλικοῦτον, ὥστε σκέπειν
ὅλην τὴν κεφαλὴν, μήκει δὲ ὡς πλεῖστον ἢ διπλοῦν δύνα-
σθαι τοῦτο ποιῆσαι. τούτου ἡ μὲν ἑτέρα ἀρχὴ κατ' ἰνίου
τασσέσθω, ἡ δὲ ἑτέρα κατὰ προσώπου παρείσθω, στενοῦ τε
δὲ τελαμῶνος ἡ μεσότης ὑπὸ τὸ γένειον τασσέσθω, αἱ δὲ
ἀρχαὶ κατὰ παρειῶν καὶ κατὰ βρέγματος ἀγέσθωσαν ὅπου
κεχιέσθαι ἐπὶ γόνει ἐπαγέσθωσαν. ἑτέρου δὲ στενοῦ τελα-
μῶνος ἡ μεσότης κατὰ μετώπου, αἱ δὲ ἀρχαὶ κυκλοτερῶς

tem nectantur. Eadem ſerie reliqua duo ſciſſa a fronte
pendula ad occiput, quae denique ab occipite ad frontem
deducantur.

Cap. XI. Quae faſcia congruit quibus univerſum
caput tegere volumus paraſcepaſtra vocata eſt, catochos
vero praelonga faſcia eſt, quae ſupra ſcepaſtram ſecundum
longitudinem in orbem fronti et capiti ad ſcepaſtrae com-
prehenſionem obvolvitur. Catholceus vero ex faſcia ſit
oblonga. Suſcipitur autem faſciae deorſum contrahendae
gratia, ne elabatur; ita vero perficitur. Linteum ſuma-
tur, latitudine tam amplum ut univerſum tegat caput,
longitudine vero duplo ampliſſimum, ut id efficere queat.
Hujus faſciae caput quidem alterum ſuper occipitium lo-
cetur, alterum vero a facie demittatur, tum anguſtae fa-
ſciae medium ſub mentum injiciatur; capita vero per ge-
nas ac per ſinciput ducantur. Quae ubi chiaſmum ſece-
rint, ad mentum adducantur. Alterius autem anguſtae
faſciae medium prope ſrontem, ſed capita in orbem ad

Ed. Chart. XII. [476. 477.]

ἐπὶ ἰνίον, ἐνταῦθά τε πρὸς ἑαυτὰς καὶ πρὸς τὰς τοῦ κα-
θολκέως ἀρχὰς ἀμματιζέσθωσαν. τὸ δὲ κατὰ προσώπου
παρειμένον εἰς δύο σκέλη ἐπ᾽ εὐθείας διαιρείσθω μέχρι με-
σοφρύου καὶ ἰσχιασθέντα κατὰ μετώπου κυκλοτερῶς ἐπὶ
ἰνίον ἀπαγέσθω κἀκεῖ ἀμματιζέσθω. δυνατὸν δὲ καὶ τὸν
κατοχὸν καὶ τὸν κάθολκον ἐξ ἑνὸς ποιῆσαι ταινιδίου ἐπιμη-
κεστέρου τὸν τρόπον τοῦτον. μεσότης κατὰ βρέγματος, αἱ δ᾽
ἀρχαὶ ἐπ᾽ εὐθείας κατὰ παρειῶν ὑπὸ γένειον· εἶτα ὑπὸ λο-
βοῖς ὤτων ἐπὶ ἰνίον. κἀκεῖ χιαζέσθωσαν ἀπὸ ἰνίου ἐπὶ
μέτωπον, τὸ δὲ ἄμμα ἐκ πλαγίων τῆς κεφαλῆς. ἁπλοῖ ἐπί-
δεσμοι.

Κεφ. ιβ'. Οὕτως λοιπὸν δ᾽ ἂν εἴη καὶ περὶ τῶν ποι-
κίλων εἰπεῖν, πρότερον ἐμφανίσαντα ὡς τῶν ἐπινεμήσεων ἡ
μὲν τίς λέγεται εὐθεῖα, ἡ δὲ πλαγία, ἡ δὲ λοξή, ὡς τὰ
ὀνόματα σημαίνει· ἄλλη δὲ στεφανιαία, ἡ δὲ μετωπιαία, ἡ
δὲ παρείας, ἡ δὲ γενειάς, ἡ δὲ εὔκυκλος, ἡ δὲ κυκλικὴ
ἐπίδεσις, ἄλλη δὲ σκέπαρνος. στεφανιαία μὲν οὖν ἐστιν ἡ
κατὰ τοῦ βρέγμα- [477] τος ἀγομένη ὁμοίως τοῖς στέφεσι,

occiput volvantur illicque inter fe et cum catholceos ca-
pitibus annectantur. A facie vero pendulum in duo crura
adufque intercifium directe dividatur, quae decuffata a
fronte in orbem ad occiput ferantur illicque nectantur.
Poffunt autem et catochos et catholceus ex una fafciola
oblongiori hoc modo conftitui. Medio fincipiti admoto
capita recta per malas fub mentum, deinde fub aurium
fibras ad occiput ferantur, illicque ab occipite ad frontem
decuffentur atque a capitis latere nodo nectentur. Ha-
ctenus fimplices fafciae.

Cap. XII. Reliquum autem fuerit de variis quoque
five multiplicibus fafciis differere, fi prius diftributionum
aliam rectam, aliam transverfam et aliam obliquam nomi-
nari declaraverimus, quales ipfa nomina fignificat; alia
coronaria, alia frontalis, alia maxillaris, alia mentina,
alia rotunda, alia circularis deligatio, alia denique afcia.
Coronaria quidem eft quae coronarum inftar fuper finci-

Ed. Chart. XII. [477.]

μετωπιαία δὲ ἡ ἐπὶ τοῦ μετώπου κατακυκλουμένη, γενειὰς
δὲ ἡ κατὰ γενείου. ὁμοίως δὲ καὶ παρειὰς ἀπὸ τοῦ μέρους,
σκέπαρνος δὲ ἥτις καθ᾽ ἓν μέρος κοίλη ἐστὶν ὑπό τι μο-
νοειδὲς οὖσα. κατὰ δὲ τὸ ἕτερον περίκυρτος. τῶν οὖν κα-
ταβαλῶν ταῦτα τὰ ὀνόματα.

Κεφ. ιγ´. Αὕτη ἡ ἐπίδεσις ἁρμόζει κατὰ μέν τινας
ἐπὶ τῶν κατὰ τὰς ῥοφὰς διαστάσεων, κατὰ δέ τινας ἐφ᾽ ὧν
τραύματος ὄντος τὰ παρακείμενα ἀφέστηκεν εἰς τὴν ἐκεί-
νων μὲν κόλλησιν, τῶν δὲ ὑγρῶν διὰ τὸ ἐστεγνῶσθαι τὸ
ἕλκος ἔκκρισιν. συντελεῖται δὲ οὕτως· ἡ τοῦ τελαμῶνος
ἀρχὴ διάκειται ἐκ πλαγίων τῆς κεφαλῆς, εἶτα ἄγεται λοξὴ
ἐπὶ κορυφὴν καὶ τὸν ἕνα κρόταφον. ἐκεῖθεν δὲ παρειὰς
συντελεῖται· καὶ ἑτέρα παρειὰς λοξῇ τῇ πρώτῃ ἀντικειμένη
ὡς χίασμα γίγνεσθαι ἐπὶ ἰνίον, ἀπὸ ἰνίου λοξὴ, διεστῶσα
τῶν πρώτων· εἶτα παρειάδες δύο καὶ πάλιν λοξὴ, ἵνα γέ-
νηται ῥόμβος ἐν μέσῳ, ποιοῦνται, εἶτα μετωπιαῖαι ἐπινομαὶ
κατὰ τῶν αὐτῶν πρὸς τὴν τῶν γυμνῶν σκέπην.

put defertur. Frontalis vero quae frontem circumcludit.
Mentina quae fuper mentum injicitur. Atque fimiliter
maxillaris a parte gena cui imponitur nominata. Afcia
demum quae una quidem parte concava ut luna falcata,
altera vero convexa exiftit. Haec funt itaque circuituum
fafciarumve diftrubuendarum vocabula.

Cap. XIII. Haec deligatio nonnullorum quidem ju-
dicio futurarum diductionibus congruit; quorundam vero
fententia quibus vulnere accepto accumbentes partes ab-
fcefferunt ad ipfarum conglutinationem et ad humorum
quod ulcus comprimatur excretionem. Sic autem confi-
citur. Fafciae caput a capitis latere conftituitur, deinde
fafcia obliqua ad verticem ac temporum alterum ducitur.
Inde vero genia conftruitur, obliqua altera genia primae
oppofita eft, ut decuffis ad occiput fiat. Ab occipite ob-
liqua a primis circuitibus diftans, deinde pareiades rur-
fumque obliqua, quo ftruatur rhombus in medio forman-
tur. Poftea frontales circuitus prope ipfa ad nudarum
partium operimentum ac tutelam injiciuntur.

Κεφ. ιδ'. Ἁρμόζει μὲν καὶ ἐφ' ὧν ὁ θόλος. συντε-
λεῖται δὲ οὕτως· ἡ τοῦ τελαμῶνος ἀρχὴ τάσσεται ὑπὸ ἰνίον,
εἶτα ἄγεται τὸ σπείραμα ὑπὸ λοβὸν ὠτός, εἶτ' ἐπὶ βρέγμα
λοξὴ καὶ ἐπὶ ἰνίον. ἀπὸ ἰνίου λοξὴ ἐπὶ βρέγμα ἀντικειμένη
τῇ πρώτῃ, εἶθ' ὑπὸ λοβὸν ὠτός, εἶτ' ἐπ' ἰνίον ἐκεῖθέν τε
μετωπιαία συντελεῖται· ὥστε τὸ μέσον ἡμιῤῥομβιαῖον εἶναι.
τὸ δὲ πέρας καὶ ἐν ταύτῃ καὶ ἐν ἁπάσαις ταῖς ἐπιδέσεσι
κατὰ τὰ πλάγια τῆς κεφαλῆς ἀγκτῆρσι συνέχεσθαι ὀφείλει.
ἔνεστι δὲ ἀπὸ τῆς πρώτης τὰς ἐπινεμήσεις μὴ κάτωθεν ἄνω,
ἄλλα τοὐναντίον ποιεῖσθαι ἄνπερ ἁρμόζει.

Κεφ. ιε'. Ἁρμόζει μὲν ἐφ' ὧν κορυφὴν καὶ βρέγμα
συνεπιδῆσαι θέλομεν. συντελεῖται δ' οὕτω· τάξαντες κατ'
ἰνίου ἄγομεν τὸ σπείραμα εὐθυτενεῖ κατὰ κορυφῆς ἐπὶ τὸ
μέτωπον, ἐνταῦθά τε παριστάντες τῷ λιχανῷ τῆς ἀριστερᾶς
χειρὸς ἡμῶν δακτύλῳ. ἀπάγομεν πάλιν ἐπὶ ἰνίον τῷ πρώτῳ
παράλληλον ἀπὸ ἰνίου τε τρίτῳ ἐπὶ μέτωπον ἄγομεν παράλ-
ληλον. ὅτε καὶ παρειλήσαντες τὴν ταινίαν τὴν ὑπὸ δακτύ-
λου διακραιουμένην μετωπιαίαν συντελοῦμεν.

Cap. XIV. Semirhombus quibus et tholus idoneus
eſt. Ita vero conficitur. Caput faſciae ſub occiput inji-
citur. Deinde ſpina ſubter auris fibram, mox ad ſinciput
obliqua et ad occiput ducitur. Ab occipite obliqua ad
ſinciput primae oppoſita mox in oris fibram, tum ad oc-
ciput, indeque ſrontalis conficitur quo medium ſemir-
hombus ſit. Extremum vero tum in hac, tum in ceteris
deligationibus ad capitis latera fibulis contineri debet.
Licet autem a prima diſtributiones non inferne ſurſum,
ſed contrario modo efficere.

Cap. XV. Quadrat quidem quibus verticem et ſin-
ciput ſimul devincire volumus. Sic autem conſtruitur.
Impoſita ſuper occiput faſcia ſpiram recta per verticem
ad frontem ducimus, illique ſiniſtrae manus noſtro indice
digito ſiſtimus, rurſum ad occiput ſpiram primae paralel-
lam reducimus et ab occipite tertiam ad ſrontem paralel-
lam deducimus, quo tempore faſciam obvolutam quae a
digito retinetur frontalem conſicimus.

Ed. Chart. XII. [478.]

[478] *Κεφ. ιστ'.* Εὐθετεῖ μὲν ἐφ' ὧν καὶ ὁ θόλος. ἔχει δέ τινα μετὰ τῆς εὐχρηστίας καὶ εὐμορφίαν. ἐπὶ συντελουμένῳ τῷ θόλῳ στενοῦ τελαμῶνος τὴν ἀρχὴν καὶ τάξαι δεῖ ὑπὸ ταῖς ἐπινεμήσεσι ταῖς κατ' ἰνίου, ἐκεῖθέν τε λοξὴν ἄγειν κορυφὴν ἐπὶ βρέγμα. μέτωπον ὑπειλήσεται τοῖς κατὰ μέτωπον τῆς πρώτης ταινίας ἀγκύλην, εἶτα ἄγειν λοξὴν ἐπὶ βρέγμα, κορυφὴν, ἰνίον. ἀπὸ ἰνίου ἐπὶ λοβὸν ὠτὸς δεξιοῦ καὶ ἐπὶ βρέγμα καὶ ἐπὶ τὸν ἀριστερὸν τοῦ ὠτὸς λοβὸν καὶ ἐπὶ ἰνίον. ταύτῃ τῇ ἐπιδέσει εἰς ἀσφάλειαν μετωπιαίαν ἡμεῖς προσαποδίδομεν.

Κεφ. ιζ'. Ἐπὶ συντετελεσμένῳ τῷ θόλῳ δακτυλιαίου τελαμῶνος ἢ ἔτι στενοτέρου τὴν ἀρχὴν τάξαντες ἐπὶ ἰνίον ἄγομεν τὸ σπείραμα εὐθυτενεῖ ἐπὶ κορυφὴν καὶ βρέγμα μέσον καὶ μέτωπον πτύξαντές τε κατὰ μετώπου ἀνάγομεν πάλιν κατὰ τῆς αὐτῆς ἐπὶ ἰνίον. ἀπὸ ἰνίου παραλλάξαντες ἐπὶ τὸ δεξιὸν μέρος τε κεφαλῆς ἄγομεν παρὰ κορυφὴν ἐπὶ βρέγμα καὶ ἀριστερὸν κρόταφον, διπλώσαντές τε τὴν ταινίαν ἐπὶ τοῦ κροτάφου ἄγομεν τὸ σπείραμα κατὰ τῆς

Cap. XVI. Congruit quibus et camera. Verum quandam cum decenti ufu praecellentem habet formam. Supra conftructam cameram anguftae fafciae caput fub occipitis circuitibus collocandum eft, indeque obliquum per verticem ad finciput ducendum. Frons circuitibus primae fafciae fibula ad frontem pofitis involvetur, deinde obliqua fpira ad finciput, verticem et occiput ferenda Ab occipite ad auris dextrae fibram et finciput et ad finiftram auris fibram et occiput deducenda. Nos autem huic deligationi frontalem fafciam ad fecuritatem adjicimus.

Cap. XVII. Conftructa camera, digitalis fafciolae aut etiamnum anguftioris capite ad occiput locato circumvolutionem directo ad verticem medium finciput et frontem ducimus, quam complicatam fupra frontem, rurfum fuper eandem ad occiput reducimus. Atque ab occipite ad dextram capitis partem reflectentes fupra verticem in finciput et finiftra tempora ducimus. Duplicata etiam fafcia in finiftris temporibus fpiram fuperinjectam obli-

Ed. Chart. XII. [478.]

προσεμβεβλημένης λοξῆς ἐπὶ τὸ δεξιὸν μέρος τῆς κεφαλῆς·
ἐντεῦθεν δὲ ὁμοίως ἀνακλάσαντες πάλιν ἄγομεν ἐπὶ τὸν κρό-
ταφον καὶ τοῦτο τρὶς ποιοῖμεν, ἵνα κατὰ τοῦ κροτάφου καθ᾿
ὑπέρβασιν ἀνακεκλασμένα ἀγκύλια τρία ὄντα κικίνων ἰδέαν
παρασχῇ. μετὰ δὲ τὸ ἐκ τρίτου ἔλθῃ ἐπὶ τὸ δεξιὸν μέρος
τοῦ ἰνίου, παραλλάξαι δὲ ἐπὶ ἀριστερὸν, ἵνα καὶ κατὰ τοῦ
ἑτέρου κροτάφου τὸ αὐτὸ γένηται, ἐπὶ πᾶσι δὲ μετωπιαίαν
συντελοῖμεν εἰς συνοχὴν τῶν ἐπινεμήσεων.

Κεφ. ιη΄. Ἁρμόζει μὲν ἐφ᾿ ὧν καὶ ὁ θόλος Γλαυ-
κίου. συντελεῖται δὲ οὕτως· μέτριόν τι τῆς ταινίας μέρος
ἐάσας κατὰ τοῦ προσώπου ἀγαγὼν τὸ σπείραμα ἐπὶ βρέγμα,
ἐπὶ κορυφὴν, ἰνίον ἐκεῖ τε ὑπηρέτῃ κελεύσας διακρατῆσαι
παραλλάξας τὸ σπείραμα μετωπιαίαν ἀποδώσῃ, ἔπειτα οὕτω
τὴν κατὰ προσώπου παρειμένην ἀρχὴν κατὰ τῆς πρώτης
ἐπαγαγὼν ἐπὶ βρέγμα κορυφὴν, ἰνίον καταλαβοῦ κατ᾿ ἰνίου.

Κεφ. ιθ΄. Ἁρμόζει μὲν ἐπὶ πάντων τῶν διὰ ῥευμα-
τισμὸν ὀμμάτων χρόνιον περισκυθισμένων πρὸς τὴν συνα-
γωγὴν τῶν διῃρημένων καὶ ἄλλως ἔκ τινος αἰτίας ὑπὲρ τὸ

quam in dextram capitis partem ducimus. Indeque fimi-
liter reflexam rurfum ad tempora ducimus, idque ter
operamur, ut fuper temporum alterum progreffu reflexa
ancylia tria concinnorum ideam prae fe ferant. Quum
autem fpira tertio ad dextras occipitis partes appulerit,
ad finiftram convertenda eft, quo fuper temporum alte-
rum idem fiat. Poftremo ad omnes circuitus continendos
frontalem deligationem conftruimus.

Cap. XVIII. Congruit quibus et Glaucii camera.
Ita vero conftruitur. Parte quadam mediocri fafciae in
faciem demiffa fpiram ad finciput, verticem et occiput
ducito ibique cum miniftro ipfam continere imperaveris,
converfa fpira frontalem deligationem exprimes. Poftea
fic a facie demiffum caput per primam injectam per fin-
ciput ad verticem ac occiput reducito et ad occiput deligato.

Cap. XIX. Haec fafciatio omnibus oculis diuturno
rheumatifmo exulceratis, diductis partibus coalefcendis et
alias ob aliquam caufam fupra frontem vulnus fubeunti-

μέτωπον ἐχόντων τραῦμα. [479] ἐπιτελεῖται δὲ οὕτως·
τὴν ἀρχὴν τοῦ ἐπιδέσμου τάξαντες κατ᾽ ἰνίου ἄγομεν τὸ
λοιπὸν ὑπὸ λοβὸν ὠτὸς ἤτοι δεξιοῦ ἢ τοῦ ἑτέρου, ἐφ᾽ ὧν
ἂν συμφέρειν κρίνωμεν πρῶτον ἐπινέμεσθαι. ἀπὸ δὲ τοῦ
ὠτὸς ἐπὶ τὸν παρακείμενον κρόταφον πλαγίως ἐπὶ βρέγμα,
εἶτα ἐπὶ τὸν ἕτερον κρόταφον ὑπὸ λοβὸν ὠτὸς, εἶτ᾽ ἐπὶ
ἰνίον· ἀπὸ ἰνίου, θλίψαντες τὴν προσεμβεβλημένην ἀρχὴν,
τὴν ἐπινέμησιν ποιούμεθα ἐπὶ οὓς ἐπὶ μέτωπον, ὡς εἶναι
κάτω πρῶτον τὴν τῆς πρώτης κατὰ τοῦ βρέγματος ἐπινέ-
μησιν ἀμφοτέραν εἰς τὸ ἔνδον ἐναντίως ἀλλήλαις σεσημειω-
μένων, αἱ δὲ ἐπινομαὶ κατὰ τῶν αὐτῶν. ἐπιτελεῖται δὲ
καὶ ἄλλος ἐκ δυοῖν στεφανιαίων, ἧς μὲν ὑπὸ τὴν διαίρεσιν
νεμομένης, ἧς δὲ ὑπὲρ αὐτὴν σεσημειωμένης ἑκατέρας πρὸς
τὸ ἔνδον. αἱ δὲ ἐπινομαὶ τῆς μὲν κάτω πρὸς τὸ ἄνω, τῆς
δὲ ἄνω πρὸς τὴν κάτω.

Κεφ. κ´. Εὐθετεῖ μὲν ἐφ᾽ ὧν βρέγμα καὶ τὰ παρα-
κείμενα τούτῳ συνεπιδῆσαι θέλομεν, ἐπιτελεῖται δὲ οὕτως
ἐπὶ τῷ καλουμένῳ ἡμιῤῥόμβῳ γεγονότι χωρὶς τῆς μετωπιαίας

bus idonea eſt. Sic autem ſuſcipitur. Poſito faſciae ad
occiput capite reſiduum ad auris vel dextrae vel ſiniſtrae
fibram ducimus, cui regioni primum diſtribui circuitum
judicemus. Ab aure vero ad propinqua tempora oblique
ad ſinciput, deinde ad occiput, poſtea ad alia tempora
ſub auris fibram, poſtremo ad occiput ſpiram ducimus.
Ab occipitio adſtricto faſciae ſuperinjecto capite circuitum
ſupra aurem ad frontem ſtruimus, quo prior primi cir-
cuitus a ſincipite procedentis inferior ſit ambitus, utris-
que intro ſibi mutuo oppoſitis repandis prope ipſas cir-
cumvolutiones. Efficitur vero etiam alter ex duabus co-
ronariis, altera quidem ſub circuitum, altera vero ſuper
ipſum diſtribuendis, utrisque introrſum repandis evaden-
tibus. Hi circuitus ita procedunt, uno quidem inferne
ſurſum, altero vero ſuperne deorſum ducto.

Cap. XX. Concinna quidem eſt deligatio, quibus
ſinciput et huic proximas partes ſimul devincire volumus.
Sic autem perficitur. Structa quae ſemirhombus vocatur

Ed. Chart. XII. [479.]

ἀπὸ τοῦ ἰνίου ἄγομεν τὴν ἐπινομὴν παρὰ κορυφὴν λοξῶς
ἐπὶ μέτωπον. κλάσαντες τὴν ταινίαν κατὰ τοῦ μετώπου
μηνοειδῶς, ὥστε τὸ μὲν σιμὸν αὐτῆς νεύειν ἄνω, τὸ δὲ
κυρτὸν ἐπὶ μεσόφρυον βλέπειν ἐπὶ τὰ ἀντικείμενα τῆς κο-
ρυφῆς καὶ ἐπὶ ἰνίον ἄγομεν καὶ οὕτω τὴν μετωπιαίαν προσ-
δίδομεν. αὕτη ἡ ἐπίδεσις μετὰ τῆς εὐχρηστίας ἧς παρέχει
ὁ λαγωός ἐστί πως εὐπρεπεστέρα.

Κεφ. κα'. Ἁρμόζει μὲν ἐφ' ὧν καὶ ἡ σπεγκρανίς.
ἐστὶ δὲ πολὺ ἀσφαλεστέρα· μετὰ γὰρ τὴν σπεγκρανίδα ὁ
λαγωὸς χωρὶς ὤτων ἐπιπλέκεται, ἵνα μὴ πολυλογῶμεν.

Κεφ. κβ'. Ἁρμόζει μὲν ἐφ' ὧν καὶ ἡ ἀδέσποτος Θαΐς,
λέγω δὲ ἐπὶ βρέγματος καὶ τῶν πλησίον τόπων. συντελεῖ-
ται δὲ οὕτω· σύμμετρον μέρος ἐάσας τῆς ταινίας κατὰ
προσώπου παρειμένον ἕλκε τὸ σπείραμα κατὰ βρέγματος
ἐπ' εὐθείας ὡς ἐπὶ ἰνίον, ἐκεῖθεν δὲ παραλλάξας ἄγε ὑπὸ
λοβὸν ὠτός. ἐπὶ βρέγμα καὶ λοξῶς ἐπὶ ἰνίον, ἀπὸ ἰνίου
λοξῶς ἐπὶ τὰ ἀντικείμενα μέρη καὶ ἐπὶ βρέγμα κρόταφον

deligatione citra frontalem falciam ab occipite praeter
verticem oblique ad frontem circuitum ducimus, curvata
prope frontem lunae falcatae modo falcia ut concava pars
ipſius furſum procumbat; connexa vero intercilium ſpe-
ctans ad oppoſitas verticis partes et ad occiput ſpiram
ducimus, ſicque frontalem faſciam adjicimus. Haec deli-
gatio praeter eam quam lepus exhibet utilitatem quodam-
modo praeclarior eſt.

Cap. XXI. Idonea eſt et quibus calvariae deligatio,
ſed multo ſecurior. Peracta igitur calvariae deligatione
lepus ſine auribus ſuperinjicitur implicaturque, ne copioſe
loquar.

Cap. XXII. Haec deligatio quibus et ſine autore
Thais idonea eſt. Dico vero ſincipiti ac vicinis ejus lo-
cis. Sic autem conficitur. Commenſam faſciae partem
ſuper faciem demiſſam ſinito ſpiramque a ſincipite directo
quaſi ad occiput trahito; inde vero deflectentem ſub au-
ris fibram in ſinciput et oblique ad occiput ducito. Ab
occipite oblique ad oppoſitas partes et ad ſinciput ac

Ed. Chart. XII. [479. 480.]

ὑπὸ λοβὸν ὠτός, εἶτ᾽ ἐπ᾽ ἰνίον· ἔπειτα τὴν κατὰ προσώπου
παρειμένην ἀρχὴν ἀναγαγών. πτύσσε κατὰ μετώπου τρὶς
καθ᾽ ὑπέρβασιν, ὥστε βαθμηδὸν ἀλλήλαις ἐπικεῖσθαι καὶ
οὕτως ἐπ᾽ αὐτῶν κατ᾽ αὐτὴν ἔπαγε τὴν μετωπιαίαν.

[480] Κεφ. κγ´. Ἁρμόζει μὲν ἐφ᾽ ὧν καθ᾽ ἓν μέ-
ρος ἐπιδῆσαι θέλομεν γένυν ἤτοι τραύματος χάριν ἢ ἐξαρ-
θρήματος ἢ τοῦ κυνικοῦ καλουμένου σπασμοῦ ἤ τινος ἄλλου.
ἀρχὴ κατ᾽ ἰνίου λοξὴ ἐπὶ κορυφὴν καὶ βρέγμα κρόταφον
παρειαῖς· εἶθ᾽ ὑπὸ γένειον καὶ λοβὸν ὠτὸς ἀντικειμένου
ἐπὶ ἰνίον, ἀπὸ ἰνίου ἐπὶ γένειον λοβοὺς ὤτων, μετὰ δὲ τὴν
γενειάδα ἐπὶ ἰνίον, αἱ δὲ ἐπινομαὶ κατὰ τῶν αὐτῶν. οὕ-
τως ἄνπερ ἄνωθεν κάτω συμφέρῃ ἐπιδεῖν, συντελεῖται δὲ
αὕτη καὶ κάτωθεν ἄνω οὕτως· ἀρχὴ ἐπὶ ἰνίον τὸ σπείραμα
ὑπὸ λοβὸν ὠτὸς ὑπὸ γένειον· εἶτα παρειάς, εἶτα λοξὴ ἐπὶ
βρέγμα ἰνίον, εἶτα γενειὰς καὶ μετωπιαία.

tempora ſub auris ſibram, deinde ad occiput. Poſtea de-
miſſum ſuper faciem faſciae caput reducendo ſuper fron-
tem ter in adſcenſu replicato, quo gradatim ſibi mutuo
incumbant, ſicque poſtea in ipſam frontalem faſciam
invehito.

Cap. XXIII. Haec deligatio iis congruit, quibus
unica parte ob vulnus aut luxationem aut cynicum voca-
tum ſpaſmum aut aliam quandam ob cauſam maxillam
devincire volumus. Faſciae caput orſum ſit ab occipite
obliquum ad verticem, ſinciput ac temporum alterum ma-
xillaris feretur; deinde ſub mentum et auris oppoſitae
ſibram ad occiput. Ab occipite ad mentum et aurium
ſibras, atque poſt mentinam in occiput. Hi in iis ſunt
ita circuitus, ſi ſuperne deorſum devincire conferat. Ipſe
vero deligatio perficitur etiam inferne ſurſum hoc modo.
Caput faſciae ordiatur ab occipitio, ſpira ſub auris ſibram,
ſub mentum ducatur; deinde maxillaris, poſtea obliqua
ad ſinciput et occiput, mox mentina et frontalis.

Κεφ. κδ'. Ἁρμόζουσα εὑρίσκεται αὕτη ἐφ' ὧν κατ' ἀμφότερα τὰ μέρη τῆς γέννος ἢ ἐξαρθρήματα ἤ τι ἄλλο μέρος τῆς ἐπὶ τῆς μονομεροῦς εἰρημένον ἐστίν. ἀρχὴ κατ' ἰνίου λοξὴ ἐπὶ κορυφὴν, βρέγμα καὶ παρειὰς ὑπὸ γένειον, εἷτα ἐναντία κειμένη γνάθων παρειὰς καὶ ἐπὶ βρέγμα κατὰ τῆς προσεμβεβλημένης ἕως χίασμα γίγνεσθαι· εἷτα ἐπὶ ἰνίον καὶ ὑπὸ λοβὸν ὠτὸς, γένειον ἐπὶ ἰνίον καὶ μετωπιαία.

Κεφ. κε'. Ἀρχὴ ὑπὸ ἰνίῳ ὠτὸς καὶ ὑπὸ γενειάδα, εἷτα παρειὰς καὶ λοξὴ παρὰ κορυφὴν ἐπὶ ἰνίον ὑπὸ λοβὸν ὠτὸς ἀντικειμένου ὑπὸ γένειον, ἔπειτα παρειὰς, ἔπειτα λοξὴ κατὰ βρέγματος ἐπὶ ἰνίον, εἷτα μετωπιαία.

Κεφ. κσι'. Ἡ μεσότης τῷ ἰνίῳ ἐντιθέσθω τὰ εἰλήματα, ἀπὸ κορυφῆς δὲ λοξῶς ἐπὶ βρέγμα, ἵνα κατ' αὐτοὺς χίασμα γένηται, εἷτ' ἐπὶ παρειὰς ὑπὸ γένειον ὑπὸ λοβοὺς ὤτων ἐπὶ ἰνίον, ἀπὸ ἰνίου κυκλοτερῶς ἐπὶ μέτωπον καὶ ἰνίον·

Cap. XXIV. Idoneum id comperitur quibus utrarumque maxillae partium aut luxationes obtigerint aut quidam alius affectus qui in unimembri capiſtro numeratus eſt. Caput faſciae ad occiput obliqua ſpira per verticem ad ſinciput et genas ſub mentum ſeratur. Deinde contraria maxillis incumbens pareias etiam ad ſinciput ſuper prius injectam, quoad decuſſis fiat; poſtea ad occiput et ſub auris fibram et mentum, ad occiput denique frontalis circuitus ducatur.

Cap. XXV. Primum caput ſub auris inio orditur et ad genialem. Deinde pareias et obliqua a vertice ad occiput ſub auris oppoſitae fibram et ſub mentum. Poſtea pareias ſtruatur; mox obliqua a ſincipite ad occiput, poſtremo frontalis faſcia.

Cap. XXVI. Faſciae medium occipiti imponatur. A vertice vero oblique ad ſinciput circumvolutiones, quo bis chiaſmus fiat. Deinde per malas ſub mentum ad aurium fibras ad occiput, ab occipite in orbem ad frontem et

Ed. Chart. XII. [480. 481.]

εἶτα γενειάδα καὶ μετωπιαίαν, αἱ δ' ἐπινομαὶ κατὰ τῶν
αὐτῶν.

Κεφ. κζ'. Ἡ μεσότης κατὰ μετώπου τὰ σπειράματα
ἐπὶ ἰνίον καὶ κατ' αὐτοὺς χίασμα· εἶτα ὑπὸ λοβοὺς [481]
ὤτων ὑπ' ἀνθερεῶνα, εἶτα παρειαὶ καὶ ἐπὶ βρέγμα, λοξαὶ
ἐπὶ ἰνίον, εἶτα γενειὰς καὶ μετωπιαίας.

Κεφ. κή. Μεσότης κατ' ἰνίου. αἱ ἀρχαὶ ὑπὸ λοβοὺς
ὤτων, ὑπὸ γένειον, ἔπειτα παρειὰς καὶ τὰ λοιπὰ ὁμοίως τῇ
πρὸς ταύτης.

Κεφ. κθ'. Ἀρχὴ κατ' ἰνίου τὸ σπείραμα ὑπὸ λοβὸν
ὠτὸς ἐπὶ κρόταφον. ἐπίβρεγμα λοξῶς ἐπὶ ἰνίον καὶ μετω-
πιαίαν, αἱ δ' ἐπινομαὶ κατὰ τῶν αὐτῶν ἐπὶ πλέον. ἐπι-
δέυιτο οὕτω κάτωθεν ἄνω ἢ ἄνωθεν. συμφέρει οὕτως ἐπι-
δεόμενα ἀρχὴ κατ' ἰνίου λοξὴ ἐπὶ κορυφὴν βρέγμα καὶ κρό-
ταφον, ὑπὸ λοβὸν ὠτὸς ἐπὶ ἰνίον καὶ μετωπιαίᾳ.

Κεφ. λ'. Ἀρχὴ κατ' ἰνίου. τὸ σπείραμα ὑπὸ λοβὸν
ὠτὸς ἐπὶ κρόταφον καὶ βρέγμα, λοξῶς ἐπὶ ἰνίον καὶ μετω-

occiput; poftea tum maxillarem, tum frontalem fafciam
ftruito et fuper ipfas circuitus.

Cap. XXVII. Medium fuper frontem, fpirae ad oc-
ciput et his chiafmus. Deinde infra aurium fibras fub
mentum. Poftea fafciae maxillares etiam ad finciput, ob-
obliquae ad occiput. Poftremo tum maxillaris, tum fron-
talis ftruatur.

Cap. XXVIII. Medium fupra occiput. Capita fub
aurium fibras ad mentum, deinde maxillaris et reliqua
praecedenti confimiliter ftruantur.

Cap. XXIX. Caput fafciae fuper occiput injiciatur.
Spira fub auris fibram ad tempora ac finciput ducatur,
oblique ad occiput et frontalem. Circuitus autem fuper
has partes, plures. Sic deligatio ftruenda eft inferne
furfum vel fuperne deorfum. Ita deligationes conferunt
ab occipite obliqua ad verticem, finciput atque tempora
fub auris fibram ad occiput, fiatque frontalis.

Cap. XXX. Caput fafciae ab occipitio ordiatur.
Spira fub auris fibram ad tempora et finciput, oblique

Ed. Chart. XII. [481. 482.]

πιαία πρὸς τὸν ἔξω κανθὸν καὶ ἐπὶ βρέγμα. λοξὴ ἐπὶ ἰνίον,
ἀπὸ ἰνίου λοξὴ ἐπὶ βρέγμα ἀντικειμένη τῇ πρὸ αὐτῆς χιά-
ζουσα τὸ βρέγμα, εἶθ' ὑπὸ λοβὸν ὠτὸς ἐπὶ ἰνίον καὶ με-
τωπιαία.

Κεφ. λα'. 'Η μεσότης καθ' ἰνίον. αἱ ἀρχαὶ ἐπὶ κο-
ρυφὴν βρέγμα χίασμα ποιοῦσαι κατ' αὐτοῦ, εἶθ' ὑπὸ λοβοὺς
ὤτων ἐπὶ ἰνίον, εἶτα μετωπιαία.

Κεφ. λβ'. 'Η μεσότης κατ' ἰνίου. αἱ ἀρχαὶ ὑπὸ λο-
βοὺς ὤτων ἐπὶ τοὺς ἔξωθεν κανθούς· εἶτ' ἐπὶ βρέγμα καὶ
ἰνίον, εἶτα μετωπιαία· τινὲς καὶ γενειάδα προστιθέασι.

[482] Κεφ. λγ'. Τὴν εὐθεῖαν διμερῆ φορβέαν ἐπι-
δήσαντες χωρὶς τῆς γενειάδος ἐπὶ τέλει ἐπὶ τὸ ὕψωμα τῆς
ῥινὸς ἀπάγομεν, εἶτ' ἐπὶ ἰνίον καὶ στεφανιαίαν προσαποδί-
δομεν.

Κεφ. λδ'. 'Ομοίως τῷ ἀνεζευγμένῳ ἐπιδεδεμένῳ καὶ
τὴν γενειάδα προσαποδίδομεν.

ad occiput et frontalis ad externum oculi canthum atque
ad finciput. Obliqua ad occiput; ab occipite obliqua ad
finciput ducatur, quae praecedenti oppofita finciput de-
cuffat; deinde fub auris fibram ad occiput feratur, fron-
talisque opus perficiat.

Cap. XXXI. Medium fuper occiput injiciatur, capita
per verticem ad finciput ducta chiafmum in eo faciunt;
deinde fub aurium fibras ad occiput, poftea frontalis ad-
moveatur.

Cap. XXXII. Medium fupra occiput ftruatur, capita
fub aurium fibras ad externos oculorum angulos ducan-
tur; deinde ad finciput et occiput, poftea frontalis pofita
fit fafcia, quidam quoque mentinam admovent.

Cap. XXXIII. Rectum bimembre capiftrum devin-
ctum citra mentinam in fine ad nafi fummitatem reduci-
mus, deinde ad occiput coronariamque adjicimus.

Cap. XXXIV. Simili modo conjugatae fafciationi
factae mentinam addimus.

Κεφ. λέ. Αὕτη ἁρμόζει ἐπὶ τῶν κατὰ πολλὰ μέρη
τῆς κεφαλῆς καὶ τῶν παρειῶν ἐχόντων τραῦμα. τῇ λοξῇ
διμερεῖ φορβέαν συνεπίδησον καὶ μετὰ ταῦτα καὶ Γλαυκίου
σκάφιον, εἶτα οὕτω τὰς διμερεῖς φορβέας. ἔνιοι θεατρικώ-
τερον βουλόμενοι κέφαλον ἑτοιμάσαντες ἐπιῤῥάπτουσιν. ἡ
αὐτὴ γίνεται ἄλλως καὶ ἄνευ τῆς λοξῆς φορβέας καὶ τῶν
γενειάδων.

Κεφ. λστ΄. Σύμμετρον μέρος τῆς ταινίας ἐάσας κατὰ
προσώπου κρέμασθαι, ἕλκε τὸ σπείραμα ἐπ᾽ εὐθείας ἐπὶ
ἰνίον κἀκεῖθεν ἐπίδει τὴν εὐθεῖαν φορβέαν μέχρι τοῦ σκε-
πούσης ὅλης παρειὰς καὶ τῆς κεφαλῆς καὶ ἐπὶ τέλει τὴν
κατὰ προσώπου παρειμένην ἀρχὴν ἀνακλάσας εὐθυτενῶς
ἐπὶ κορυφὴν ἄπαγε ἐπὶ ἰνίον καὶ καταλαβοῦ ὁμοίως, ἐὰν
θέλῃς ἐπιθεὶς τὸν λοβόν.

Κεφ. λζ΄. Τὸ ἡμιῤῥόμβιον προσλαβὸν τὰ καλούμενα
ὦτα οὕτως ὀνομάζεται. ἐπιδεῖται δ᾽ ἤτοι εὐπρεπείας χάριν
ἐν μονομαχίαις ἢ χάριν τοῦ κράτημα γίγνεσθαι τῆς κεφα-
λῆς ἐπὶ προσώπου τινὸς συμπτώματος μεθοδευομένου· ἀλλ᾽

Cap. XXXV. Haec iis congruit qui in multis capi-
tis ac genarum partibus vulnus habent. Obliqua fascia
bimembre capistrum convincito; postea quoque Glaucii
scopham, ac deinceps ita bimembra capistra repetes.
Nonnulli hanc deligationem spectaculo celebriorem desi-
derantes cephalum comparatum assuunt. Haec alio modo
tum citra capistrum, tum citra mentinas conficitur.

Cap. XXXVI. Quum commoderatam fasciae partem
in faciem pendere siveris, e directo ad occiput spiram
diducito; indeque rectum capistrum devinciendo confice,
quoad universam genam caputque contexeris. Atque tan-
dem demissum super faciem caput recta per verticem re-
flectendo ad occiput reducito, eodemque modo si velis
fibrae admotum deligato.

Cap. XXXII. Semirhombus vocatus aures adeptus
ita nominatur. Deligatur autem aut decoris gratia in
gladiatoriis duellis aut ut caput in alicujus faciei sympto-
matis curatione contineatur. At si decoris gratia deligatio

Ed. Chart. XII. [482. 483.]

εἰ μὲν εὐπρεπείας ἕνεκα ἐπιδέοιτο βραχέα εἶναι δεῖ ταῦτα
καὶ ἐν μέσῳ τῷ μετώπῳ τετάχθαι. οὕτω γὰρ ἂν τὴν ἐμ-
φέρειαν πρὸς τὸ ζῶον ἀποσώζοι· εἰ δὲ κρατήματος μεγάλα,
ἵνα τις λαβόμενος τῶν δακτύλων ἀγκύλων κρατεῖν δύναται
καὶ ἐν μέσῳ.

Κεφ. λη'. Ἐπιτελεῖται δ' οὕτως· ὁ βρόχος ὁ καλού-
μενος βουκολικὸς ἢ δι' ἀγκυλωμάτων, συντόμῳ ἐν τῷ περὶ
βρόχων ἐκδεδώκαμεν πολλάκις, ἐξ ἑνὸς μέρους τοῦ ἐπιδέ-
σμου ἐπὶ μετώπου τάσσεται καὶ ἐπ' αὐτῷ ἐπιτελεῖται τὸ
ἡμιρρόμβιον ἢ πλινθίον καλούμενον.

[483] Κεφ. λθ'. Ἀρχὴ κατ' ἰνίου. τὸ σπείραμα
ἐπὶ κορυφὴν, ἐπὶ βρέγμα μεσόφρυον ὀφθαλμὸν, ὥστε κα-
λύψαι, εἶθ' ὑπὸ λοβὸν ὠτὸς καὶ ἐπὶ ἰνίον, εἶτα μετωπιαία.

Κεφ. μ'. Ἀρχὴ κατ' ἰνίου. τὸ σπείραμά γ' ἐπὶ κο-
ρυφὴν, βρέγμα, μεσόφρυον ἐπὶ ὀφθαλμὸν, εἶτα οἶμαι παρέλ-
κειν ὑπὸ λοβὸν ὠτὸς ἐπὶ ὀφθαλμὸν, ἐπὶ βρέγμα, ἐπὶ ἰνίον,
εἶτα μετωπιαία.

fiat, hae breves fint aures oportet et ut in media fronte
ejiciendae: fic enim animalis effigiem fervant; fi vero
capitis continendi gratia magnae, quo quis curvos digitos
fortitus, etiam in medio continere queat.

Cap. XXXVIII. Ita vero perficitur. Qui laqueus
paftoralis aut perfinus, concife libro de laqueis plerumque
tradidimus, ex una fafciae parte in fronte locatur atque
fuper hunc perficitur femirhombus aut qui lacerculus vo-
citatur.

Cap. XXXIX. Ab occipite exordium. Spira per
verticem ad finciput et intercilium ducatur oculum con-
tectura; deinde fub auris fibram ad oculum etiam ad oc-
ciput, poftremo ad frontem.

Cap. XL. Exordium ab occipitio. Circumvolutio
per verticem, finciput, intercilium ad oculum feratur;
deinde fub auris fibram ad oculum, ad finciput, ad occi-
put; poftremo frontalis fit deligatio.

Κεφ. μα΄. Ἀρχὴ κατ᾽ ἰνίου. τὸ εἴλημα κατὰ κορυφὴν, βρέγμα, μεσόφρυον ἐπὶ ὀφθαλμόν· εἶθ᾽ ὑπὸ λοβὸν ὠτὸς ἀντικειμένου ἐπ᾽ ὀφθαλμὸν τὸν ἕτερον, μεσόφρυον, βρέγμα καὶ ἐπὶ ἰνίον, εἶτα μετωπιαῖα. δυνατὸν δὲ καὶ ἀναιρέψαντα τὸν πρῶτον ἐπιδεόμενον κάτωθεν ἄνω ἐπιδῆσαι, ἄν περ τοῦτο συμφέρῃ.

Κεφ. μβ΄. Μεσότης κατ᾽ ἰνίου. ἀρχαὶ ἐπὶ κορυφὴν, ἐπὶ βρέγμα μεσόφρυον καὶ κατ᾽ αὐτὸ τοῦτο χιάζεσθαι· εἶτα ἐπὶ ὀφθαλμοὺς καὶ ὑπὸ λοβοὺς τῶν ὤτων, ἐπὶ ἰνίον καὶ μετωπιαῖα.

Κεφ. μγ΄· Μεσότης κατὰ μετώπου. αἱ ἀρχαὶ ἐπὶ ἰνίον, ἀπὸ ἰνίου χιασθεῖσαι καὶ ὁμοίως τῇ πρὸ ταύτης ἐπιδέσει.

Κεφ. μδ΄. Ἀρχὴ κατ᾽ ἰνίου. τὸ σπείραμα ἐπὶ κορυφὴν, βρέγμα, ὀφθαλμὸν ἐπ᾽ εὐθείας ἐπὶ χαλινὸν ὑπὸ γένειον καὶ λοβὸν ὠτὸς, ἐπὶ ἰνίον καὶ μετωπιαῖα.

Cap. XLI. Caput fafciae fuper occiput injiciatur. Circumvolutio per verticem, finciput fuperciliorum inftititium ad oculum; deinde fub auris oppofitae fibram ad oculum alterum, fuperciliorum interftitium, finciput et ad occiput, mox ad frontem. Deliganti licet quoque primo inverfo deligationis ordine inferne furfum deligationem ducere, fi id conferat.

Cap. XLII. Medium ad occiput injiciatur. Capita ad verticem, ad finciput, glabellam, hoc etiam ipfo modo chiafmum efficiunt; deinde ad oculos et ad aurium fibras, ad occiput et ad frontem abit evolutio.

Cap. XLIII. Medium fafciae fuper frontem injiciatur, ad occipitium capita; ab occipite chiafmus fiat, ac praecedenti hanc fimilem deligationem effice.

Cap. XLIV. Medium fafciae fuper occiput, fpira ad verticem, finciput et oculum e directo evolvatur, per triangulum fub mentum, auris fibram ad occiput et frontem.

Ed. Chart. XII. [484.]

[484] *Κεφ. με'. Πρὸ τῆς μετωπιαίας. ἀπὸ ἰνίου*
ἐπὶ ἕτερον ὀφθαλμὸν ἀντικείμενον ἕτερον ἐπάγεται καὶ κατ᾽
εὐθείας ἐπὶ χαλινὸν ὑπὸ γένειον ἐπὶ τὸν ἕτερον ὀφθαλμὸν
καὶ ἐπ᾽ ἀντικείμενον λοβὸν ἐπὶ ἰνίον καὶ μετωπιαία.

Κεφ. μστ'. Ἀρχὴ ὑπὸ ἰνίῳ. τὸ εἴλημα ὑπὸ λοβὸν
ὠτὸς, εἶθ᾽ ὑπὸ γένειον ἐπὶ χαλινὸν ὀφθαλμὸν ἐπὶ βρέγμα
καὶ ἐπὶ ἰνίον, εἶθ᾽ ὑπὸ λοβὸν καὶ ὑπὸ γένειον ἀντικείμενον
χαλινὸν, ὀφθαλμὸν μεσόφρυον καὶ αὐτοῦ χίασμα, εἶτα ὑπὸ
βρέγμα καὶ ἰνίον, εἶτα μετωπιαία.

Κεφ. μζ'. Ὁμοίως τῷ λοξῷ τῆς τιθεμένης μεσότητος
κατ᾽ ἰνίου καὶ ἢ ἄνωθεν ἢ κάτωθεν ἀγομένων τῶν ἀρχῶν,
τίθεται δὲ ὑπὸ γένειον μεσότης.

Κεφ. μή'. Πλάτος ἕκαστος τελαμὼν ὅσῳ σκεπάσαι
τὴν ῥῖνα, μήκει δὲ ὡς διπλοῦν ἀπὸ ῥινὸς ἐπ᾽ εὐθείας ἐπὶ
ἰνίον δύνασθαι χωρίσαι. τὴν ἀρχὴν τάττομεν κατ᾽ ἰνίου,
τὸ δὲ λοιπὸν ἄγομεν εὐθείας ἐπὶ κορυφὴν βρέγματος ῥινὸς

Cap. XLV. Prae frontali ab occipitio ad alterum
oculum oppositum ducatur fascia directeque ad labiorum
oras sub mentum in alterum oculum et per oppositam
auris fibram ad occipitium, ac tum frontalis fiat.

Cap. XLVI. Caput sub occipitio locetur, circum-
volutio sub auris fibram, mox sub mentum in labiorum
oram, oculum ac sinciput et ad occiput; deinde sub auris
fibram et sub mentum et oppositum oris angulum, oculum
et superciliorum interstitium ibique chiasmus; postea sub
sinciput et occiput, postremo frontalis condatur.

Cap. XLVII. Quum fasciae medium oculo obliquo
consimili modo super occiput positum fuerit et aut sursum
aut deorsum ductis capitibus sub mentum fasciae medium
ponitur.

Cap. XLVIII. Tantam latitudinem quaeque scissa
fasciola fortiatur, quanta nasum queat tegere; longitudine
vero tanta sit, ut duplicata a naso recta ad occiput pro-
cedere possit. Caput fasciae super occiput collocamus,
residuum vero e directo ad verticem sincipitis et nasi

ὕψωμα. τὸ δὲ λοιπὸν παρειμένον κατὰ τοῦ προσώπου, ὃ
καὶ σχίζομεν ἐπ᾽ εὐθείας εἰς σκέλη δύο ἄχρι τοῦ ἄνω χεί-
λους ἔπειθ᾽ οὕτως ἄλλου στενοῦ τελαμῶνος, ἐπιμηκεστέρου
δὲ, τὴν μεσότητα τίθεμεν ὑπὸ σφαιρίῳ τῆς ῥινὸς καὶ ἐπὶ
τῶν παρειμένων τοῦ προσώπου σκελῶν. ἄγομέν τε τὰς ἀρ-
χὰς ὑπὸ λοβοὺς ὤτων ὑπ᾽ ἰνίον κατὰ τῆς προεμβεβλημένης
χίασμα ποιοῦντες· δόντες τε ὑπηρέτῃ ἑξῆς κατὰ τοῦ προσώ
που σκέλη ἄγομεν, ἀνακλάσαντες παρ᾽ ἑκάτερον μέρος τῆς
ῥινὸς ἐπὶ μεσόφρυον κατ᾽ αὐτοῦ χίασμα γίγνεσθαι καὶ τὰς
ἀρχὰς λοξῶς ἐπὶ κορυφῆς ἐπὶ ἰνίον ἀφάψαντές τε πρὸς τὸ
αὐτὸ πέρας ἐπάγομεν τὰς διακρατουμένας ὑπὸ τοῦ ὑπηρέτου·
ἀρχὰς μετωπιαίας συντελοῦμεν, οὐ τὰ πέρατα πρὸς ἄλληλα
ἅμματι ἢ ὡς ἀγκίῃρι ἐκ πλαγίων τῆς κεφαλῆς ἀναλαμβανο-
μένων.

Κεφ. μθ'. Σχίζομεν τὸ ῥάκος σκέλη τέσσαρα τὸ μέ-
σον συνεχὲς ἐῶντες ὃ καὶ ὑπὸ τὸ σφαίριον τάξαντες τὰς
ὑπερκειμένας κάτω παρίεμεν, τὰς δὲ ὑποκειμένας πρώτην
ἄγομεν [485] ἐπὶ τὰ μῆλα καὶ τοὺς ἔξω κανθοὺς ἐπὶ βρέ-

fummitatem ducimus. Reliquum autem demiſſum in fa-
ciem quod etiam recta linea in duo crura ſcindimus ad-
uſque ſuperius labrum, deinde alterius anguſtae faſciolae
ob longioris meditullium ſub naſi orbiculo et in demiſſis
in faciem cruribus ponimus. Atque capita ſub aurium
fibras, ſub occiput, ſuper faciem prius injectam chiaſmo
figurato ducimus. Quibus autem miniſtro commiſſis ordine
ſuper faciem crura ducimus, his ab utraque naſi parte ad
glabellam reflexis ſuper ipſum decuſſis fiet et oblique ca-
pitibus ſupra verticem occiput verſus, ad ipſum etiam
extremum alligatis capita a miniſtro contenta reducimus,
quibus frontales faſcias conficimus, ut extrema inter ſe
nodo aut fibula e capitis latere revocentur.

Cap. XLIX. Linteum in crura quatuor ſcindimus
medium continuum finentes, quo ſub orbiculo collocato
ſuperpoſita capita deorſum demittimus, ſuppoſita vero pri-
mumque ad genas et externos ad ſinciput oculorum an-

Ed. Chart. XII. [485.]

γμα, καὶ χιάσαντες συνέχειν ὑπηρέτῃ κελεύομεν. τὰς δ᾿
ἄλλας δύο ἀρχὰς ὑπὸ λοβοὺς ἐπὶ ἰνίον χιάσαντες ἐγκυκλίους
ἐπὶ μέτωπον καὶ ἐπὶ μέρος τῆς κεφαλῆς ἀναλαμβανόμενοι
καὶ τὰς διακρατουμένας ἐπὶ ἰνίον ἄγοντες καταλαμβάνομεν.

Κεφ. ν΄. Μία ἡ μεσότης ὑπὸ σφαίριον. αἱ δ᾿ ἀρχαὶ
ἐπὶ τοὺς ἔξω κανθοὺς ἐπὶ βρέγμα καὶ χιασθεῖσαι διακρα-
τείσθωσαν, ἄλλη δὲ μεσότης ὑπὸ τὸ σφαίριον τῆς ῥινός. αἱ
δ᾿ ἀρχαὶ καὶ ὑπὸ λοβοὺς καὶ ἐπὶ ἰνίον ἀμματίζονται, τρίτη
μεσότης κατὰ μετώπου, αἱ δ᾿ ἀρχαὶ ἐγκύκλιοι πρὸς κεφα-
λὴν καὶ τὸ ἅμμα παρὰ μέρος τῆς κεφαλῆς.

Κεφ. να΄. Μία μεσότης ὑπὸ σφαιρίῳ, αἱ δ᾿ ἀρχαὶ
ἐπὶ τοὺς ἔξω κανθοὺς ἐπὶ βρέγμα καὶ χιασθεῖσαι ὁμοίως
διακρατείσθωσαν, ἑτέρα ἡ μεσότης ὑπὲρ τὸ σφαίριον, αἱ δ᾿
ἀρχαὶ ὑπὸ λοβοὺς, ἐπὶ ἰνίον ἀπὸ ἰνίον χιασθεῖσαι περὶ κε-
φαλὴν, ἐγκύκλιοι ἐπὶ μέτωπον, τὸ δὲ ἅμμα ἐκ πλαγίων τῆς
κεφαλῆς.

gulos ducimus, decuſſique formata miniſtro continere im-
peramus. Alia vero duo capita ſub fibras ad occiput; ab
occipite in orbem chiaſmo delineato ad frontem et capitis
partem revocamus et quae continebantur ea ad occiput
ducta deligamus.

Cap. L. Unum faſciolae medium ſub orbiculo poſi-
tum ſit, capita vero ad externos oculi angulos ac ſinciput
et decuſſata retineantur; alterum medium ſub naſi orbi-
culo; cetera vero capita et ſub fibras aurium et ad occi-
put connectuntur, tertium medium ſuper frontem, capita
vero in orbem ad caput ducantur et ſuper capitis partem
nodus fiat.

Cap. LI. Medium ſub naſi orbiculo, capita per ex-
ternos oculorum angulos ad ſinciput ſimiliter decuſſata
contineantur; alterum medium ſuper naſi orbiculum, capita
ſub aurium fibras ad occiput. Ab occipite circa caput
decuſſatio fiat, ac in orbem ducta ad frontem ferantur;
nodus a capitis lateribus fundam finiat.

Ed. Chart. XII. [485.]

Κεφ. νβ'. Τῆς ἑτέρας ἐπ' εὐθείας τῇ ῥινὶ ἐπικειμένης τὸ μὲν ἥμισυ κατὰ τοῦ προκειμένου μετώπου παρειμένον ἐῶμεν. τὸ δὲ ἥμισυ κατὰ τοῦ προσώπου παρειμένον ἐπ' εὐθείας κατὰ κορυφὴν ἐπὶ ἰνίον ἀπάγομεν. τῆς δ' ἑτέρας τὴν μεσότητα ὑπὸ σφαιρίῳ τάξαντες τὰς ἀρχὰς ὑπὸ λόβους ὤτων καὶ ἐπὶ ἰνίον ἄγομεν. χιάσαντες κατ' ἰνίου οὕτω τὴν κατὰ τοῦ προσώπου παρειμένην ἀνακλάσαντες κατὰ τῆς προεμβεβλημένης ἐπὶ κορυφὴν καὶ ἰνίον εὐθείας ἀπάγομεν. διὰ δὲ τῶν κεχιασμένων κατ' ἰνίου καταλαμβανόμενοι τὰς ἀρχὰς μετώπιον συντελοῦμεν.

Κεφ. νγ'. Ἑνὸς ἡ μεσότης ὑπὸ σφαιρίῳ. αἱ δ' ἀρχαὶ ἐκ πλαγίων τῆς ῥινὸς ἐπὶ μεσόφρυον, ὅπου καὶ χιασθεῖσαι ἀπαγέσθωσαν ἐπ' εὐθείας παρὰ κορυφὴν ἐπὶ ἰνίον κἀκεῖ διακρατείσθωσαν. δευτέρου μεσότης τὸ ὑπὲρ τὸ σφαίριον τῆς ῥινὸς, αἱ δ' ἀρχαὶ ὑπὸ λοβοὺς ὤτων ἐπὶ ἰνίον, κἀκεῖ ἀμματιζέσθωσαν πρὸς ἀλλήλας τε καὶ πρὸς τὰς διακρατουμένας· τρίτου ἡ μεσότης κατὰ μετώπου, αἱ δ' ἀρχαὶ ἐγκύκλιοι περὶ κεφαλὴν, τὸ δὲ ἄμμα παρὰ μέρος τῆς κεφαλῆς.

Cap. LII. Altera fasciola recta naso incumbente ejus medium a projecta fronte demiſſum ſinimus; alterum vero medium a facie pendulum recta linea per verticem ad occiput adducimus. Alterius autem fasciolae medio ſub naſi orbiculum injecto capita ſub aurium fibras etiam ad occiput ducimus. His in occipite decuſſatis caput a facie demiſſum ſupra prius injectam faſciam recta ad verticem et occiput adducimus; atque per crura ſuper occiput decuſſata capita comprehendentes frontalem conſtruimus.

Cap. LIII. Medium unius fasciae ſub naſi orbiculo ſedeat; capita vero a naſi lateribus ad glabellam ferantur, ubi et decuſſata recta prope verticem ad occiput ducantur, ibique contineantur. Secundae meditullium ſuper naſi orbiculum, capita vero ſub aurium fibras ad occiput vehantur, illicque tum inter ſe tum cum iis quae retinentur nodo devinciantur. Tertiae medium ſuper frontem, capita vero in orbem circum caput, nodus autem ad capitis partem deligationem perficiat.

Ed. Chart. XII. [486.]

[486] *Κεφ. νδ'.* Τῆς πρώτης ὁμοίως ταινίας δια
τιθεμένης καὶ τῆς δευτέρας πάλιν ὁμοίως ἐπὶ ἰνίον ἀγάγῃ
τῆς δευτέρας τὰς ἀρχάς, χιάσαι δὲ καὶ αὐτῶν μετωπιαίων
συντελέσαι, τῶν τοῦ πρώτου τελαμῶνος ἀρχῶν ἤτοι κατει
λημμένων ὑπ᾽ αὐτῶν ἢ καὶ αὐτῶν χιαζομένων κατ᾽ ἰνίον·
ἔπειτα ἀγομένων ὑπ᾽ ἀνθερεῶνα κἀκεῖ ἀμματίζομεν.

Κεφ. νε'. Σύμμετρον μέρος ἐπὶ τοῦ ἐπιδέσμου κατὰ
τοῦ προσώπου ἐάσαντες κρεμάσαι τοσοῦτον ὅσον ἱκανὸν ἔσται
ἐπὶ ἰνίον ἐθελεῖν· εἶτα ἄγομεν τὸ σπείραμα ἐπ᾽ εὐθείας
κατὰ ῥινὸς, μεσοφρύου, βρέγματος, κορυφῆς ἐπὶ ἰνίον, ἀπὸ
ἰνίου κλάσαντες ἐπὶ λοβὸν ὠτὸς ἀντικείμενον· ἐπὶ ἰνίον δια
κρατοῦντες τὸ σπείραμα τὴν κατὰ τοῦ προσώπου παρειμέ
νην ἀρχὴν ἀνακλάσαντες, ἐπ᾽ εὐθείας ἄγομεν κατὰ τῆς
πρώτης κορυφῆς καὶ ἰνίου, καταλαμβανόμενοί τε ἄγομεν τὸ
σπείραμα κυκλοτερῶς ἐπὶ μέτωπον εἶτα ἐπ᾽ ἰνίον καὶ παρὰ
μέρος τῆς κεφαλῆς τὸ σπείραμα καταλαμβανόμεθα.

Κεφ. νστ'. Ἀρχὴ κατ᾽ ἰνίου. τὸ σπείραμα λοξῶς
ἐπὶ κορυφὴν καὶ βρέγμα, μικρὸν κανθὸν ἐπὶ μῆλα· εἶθ᾽

Cap. LIV. Primae eodem modo faſciae admotae,
fecundae quoque rurſus ſimiliter ad occipitium deductae
fecunda capita decuſſentur et per ipſa frontales conficiantur, primae faſciae capitibus aut ſub ipſis retentis aut
etiam his ad occiput decuſſatis; poſtea ſub mentum adducimus illicque connectimus.

Cap. LV. Commoderatam faſciae partem tantum a
facie pendere ſinimus, quanta ut ad occiput perveniat
deſiderabitur. Tum recta ſpiram per naſum, glabellam,
ſinciput, verticem ad occiput ducimus, ab occipite deflectentes ad auris fibram oppoſitam. Retenta ad occiput
ſpira demiſſum a facie caput reflectentes recta ſuper primam verticis et occipitis faſciam ducimus, deprehenſamque
ſpiram in orbem ad frontem vehimus; poſtea ad occipitium et a capitis latere ſpiram retinemus.

Cap. LVI. Capita in occipitio exordiantur, ſpira
oblique ad verticem, ſinciput, parvum oculi angulum ad

Ed. Chart. XII. [486. 487.]

ὑπὸ σφαίριον ῥινὸς καὶ ἐπὶ τὸ ἀντικείμενον μῆλον παρὰ
τὸν ἔξω κανθὸν ἐπὶ βρέγμα, ἐπὶ κορυφὴν ἀντικειμένη τῇ
πρώτῃ ἐπὶ ἰνίον· ἀπὸ ἰνίου ἐπὶ λοβὸν ὠτὸς ἀντικειμένου
καὶ ἐπὶ ἰνίον ἀπὸ ἰνίου μετωπιαία.

Κεφ. νζ'. Ἀρχὴ κατ' ἰνίου. τὸ σπείραμα λοξῶς παρὰ
κορυφὴν ἐπὶ κρόταφον καὶ τὸν ἔξω κανθὸν ὑπὸ σφαίριον
ῥινὸς καὶ ὑπὸ λοβὸν ὠτός εἶτα ἐπὶ ἰνίον ἀπὸ ἰνίου κλά-
σαντες τὴν ἀρχὴν ἄγομεν ἀντικειμένην τῇ πρώτῃ λοξὴν ἐπὶ
κρόταφον ὑπὸ σφαίριον ῥινὸς καὶ ὑπὸ λοβὸν ὠτὸς ἀντικει-
μένου ἐπὶ ἰνίον· ἀπὸ ἰνίου ἐπὶ λοβὸν ὠτὸς ἐπισφαίριον
ῥινὸς καὶ ὑπὸ λοβὸν ὠτὸς, εἶτ' ἐπὶ ἰνίον, ἀπὸ ἰνίου μετω-
πιαίαν προσαποδίδομεν.

Κεφ. νή Ἀρχὴ κατ' ἰνίου. τὸ σπείραμα λοξῶς ἐπὶ
κορυφήν, βρέγμα, μεσόφρυον, εἶτ' ἐκ πλαγίων τῆς ῥινὸς
[487] παρὰ μέγαν κανθὸν ἐπ' εὐθείας ἐπὶ παρακείμενον
πτερύγιον ῥινὸς ἐπὶ χαλινόν, εἶθ' ὑπ' ἀνθερεῶνα καὶ ὑπὸ
λοβὸν ὠτὸς ἐπὶ ἰνίον, ἀπὸ ἰνίου λοξὴ παρὰ κορυφὴν καὶ

genam; deinde fub nafi orbiculum et ad oppofitam genam
juxta externum canthum ad finciput, ad verticem primo
circuitui oppofita ad occiput ducatur. Ab occipite ad
auris oppofitae fibram et ad occiput, ab occipite denique
ad frontem fiat deligatio.

Cap. LVII. Caput fafciae fuper occiput injiciatur,
fpira oblique per verticem ad temporum alterum et ex-
ternum canthum fuo nafi orbiculum et fub auris fibram
feratur; deinde ad occiput, ab occipite reflexo capite op-
pofitam primae obliquam ad temporum alterum fub nafi
orbiculum et fub auris oppofitae fibram ad occiput duci-
mus; ab occipite ad auris fibram, ad nafi orbiculum et
fub auris fibram, poftea ad occiput, ab occipite frontalem
adjicimus.

Cap. LVIII. Caput fafciae ab occipitio orditur, fpi-
ram oblique ad verticem, finciput et glabellam ducimus;
deinde a nafi lateribus juxta magnum canthum recta linea
ad accubantem nafi pinnulam ad auris angulum; deinde
fub mentum et fub auris fibram ad occiput; ab occipite

Ed. Chart. XII. [487.]

ἐπὶ βρέγμα, ἀντικειμένη τῇ πρώτῃ ἐπὶ μεσόφρυον, ὡς κατ'
αὐτοῦ χίασμα γίνεσθαι, καὶ ἐκ πλαγίων τῆς ῥινὸς ἀντικει-
μένη τῇ πρώτῃ ἐπὶ χαλινόν· εἶθ' ὑπ' ἀνθερεῶνα καὶ ὑπὸ
λοβὸν ὠτὸς ἀντικειμένου, εἶτ' ἐπὶ ἰνίον, ἀπὸ ἰνίου μετω-
πιαία καὶ ὑπὸ τὸ ὕψωμα τῆς ῥινός· εἶθ' ὑπὸ λοβὸν ὠτὸς
ἀντικειμένου καὶ ἐπὶ ἰνίον. ταύτῃ τῇ ἐπιδέσει ἔνιοι καὶ
γενειάδα προστιθέασιν, ἁρμόζει δὲ ἐφ' ὧν μεσόφρυον καὶ τὸ
τῆς ῥινὸς ὕψωμα συνεπιδῆσαι θέλομεν.

Κεφ. νθ'. Ἀρχὴ κατ' ἰνίον. τὸ σπείραμα λοξῶς
παρὰ κορυφὴν, βρέγμα, ἐπὶ μεσόφρυον, παρὰ μέγαν κανθὸν,
ἐπὶ μῆλον, ὑπὸ λοβὸν ὠτός· ἐπὶ ἰνίον ἀντικειμένη τῇ πρώτῃ,
ὡς χίασμα κατὰ μεσόφρυον γίνεσθαι, καὶ λοξῇ παρὰ βρέ-
γμα καὶ κορυφὴν ἐπὶ ἰνίον, ἀπὸ ἰνίου ἐπὶ λοβὸν ὠτός· ὑπὸ
τὸ ὕψωμα τῆς ῥινὸς καὶ ἐπὶ τὸν ἀντικείμενον λοβὸν ὠτός,
εἶτ' ἐπὶ ἰνίον, ἀπὸ ἰνίου μετωπιαία. ταύτῃ τῇ ἐπιδέσει ἔνιοι
δι' εὐπρέπειαν καὶ στεφανιαίαν προστιθέασιν, αὕτη καὶ ἀπὸ

obliqua per verticem et ad finciput. Oppofita primae ad
glabellam, quo fuper ipfam chiafmus fiat et a nafi late-
ribus primae oppofita ad auris angulum; poftea fub men-
tum et auris oppofitae fibram, mox ad occiput. Ab oc-
cipite frontalis fiat et fub nafi eminentiam; poftea fub
auris oppofitae fibram etiam ad occiput. Huic deligationi
nonnulli mentinam adjiciunt; ad haec deligatio convenit
quibus glabellam et nafi eminentiam convincire volumus.

Cap. LIX. Occipiti fafciae caput affideat, circum-
volutio oblique per verticem, finciput ad glabellam, per
magnum canthum ad genam fub auris fibram verfus occi-
put primo circuitui oppofita, quo circa glabellam decuffis
ftruatur et obliqua per finciput et verticem ad occipitium
volvatur; ab occipitio ad auris fibram fub naris eminen-
tiam et ad oppofitam auris fibram, poftea ad occiput. Ab
occipite ad frontem frontalis ftruatur. Huic autem non-
nulli ornatus gratia etiam coronariam deligationem adji-

δύο ἀρχῶν ἐπιδεῖσθαι δύναται, ἂν ἀπαιτῇ χρεία. ἁρμόζει
δὲ ἐφ' ὧν καὶ ἡ πρὸ ταύτης.

Κεφ. ξ'. Ἀρχὴ κατ' ἰνίον. τὸ σπείραμα ἐπ' εὐθείας
κατὰ κορυφὴν ἐπὶ μεσόφρυον παρὰ μέγαν κανθὸν ἐκ πλα-
γίων τῆς ῥινὸς ἐπ' αὐτὸ τὸ σφαίριον ῥινὸς καὶ παρὰ τὸν
τοῦ ἑτέρου μεγάλου κανθοῦ ἐπὶ μεσόφρυον ὡς χίασμα κατὰ
μεσοφρύου γίνεσθαι ἐπ' εὐθείας παρακειμένη τῇ πρώτῃ ἐπὶ
κορυφὴν καὶ ἰνίον· ἀπὸ ἰνίου κλάσαντες ἄγομεν τὸ σπεί-
ραμα ἐπὶ λοβὸν ὠτὸς, ἐπὶ σφαίριον ῥινὸς καὶ ἀντικείμενον
λοβὸν ὠτὸς ἐπὶ ἰνίον, ἀπὸ ἰνίου μετωπιαίαν. ἔξεστι δὲ καὶ
στεφανιαίαν προστιθέναι· ταύτῃ τῇ ἐπιδέσει ἔνιοι δι' εὐ-
πρέπειαν προστιθέασι τὸ καλούμενον ἡμιῤῥόμβιον οὗ τὴν
συντέλειαν παραδεδώκαμεν.

Κεφ. ξα'. Ἀρχὴ κατ' ἰνίον. τὸ σπείραμα ἐπ' εὐ-
θείας ἐπὶ κορυφὴν, βρέγμα, μεσόφρυον, κανθὸν μέγαν ἐκ
πλαγίων τῆς ῥινὸς ὑπὸ σφαίριον, εἶθ' ὑπὸ λοβὸν ὠτὸς ἀν-

ciunt. Ipfa quoque a duobus capitibus devinciri poteft,
fi ufus poftulet. Quadrat quibus et praecedens.

Cap. LX. Caput fafciae fuper occiput injiciatur,
fpira recta per verticem ad glabellam fupra magnum can-
thum a naſi lateribus ad ipfum naſi orbiculum evolvatur
et prope alterum magnum canthum ad glabellam, ut chiaſ-
mus fuper glabella adſtruatur, faſcia primae obvolutioni
incumbens ad verticem et occiput feratur; ab occipite
deflectentes fpiram ad auris fibram, ad naſi orbiculum et
oppoſitam auris fibram ad occiput. Ab occipite ad fron-
tem fiat frontalis. Licet vero etiam coronariam adjicere.
Hac deligatione nonnulli concinnitatis gratia vocatum fe-
mirhombum addiderunt, cujus ſtructuram tradidimus.

Cap. LXI. Caput fafciae ab occipite ordiatur, fpira
recta ad verticem, finciput, glabellam, magnum canthum
a naſi lateribus fub orbiculum evolvatur; deinde fub au-
ris oppoſitae fibram et fuper naſi orbiculum, poftea fic

Ed. Chart. XII. [487. 488.]

τικειμένου καὶ ὑπὲρ τὸ σφαίριον ῥινὸς, εἶθ᾽ οὕτως ὑπὸ λο-
βὸν ὠτὸς, ἐπὶ ἰνίον, ἀπὸ ἰνίου μετωπιαία.

[488] Κεφ. ξβʹ. Ἁρμόζει μὲν ἐφ᾽ ὧν ἡ πρὸ ταύ-
της ἐπίδεσις. ἐπιτελεῖται δὲ οὕτω· δέρματος φοινικίνου τὴν
ἀρχὴν ἐπιμηκεστέρου, κόλλῃ ἢ κόμμι χρίσαντες κατακολλῶ-
μεν τῇ ῥινὶ κατ᾽ ἐκεῖνα καθ᾽ ἃ διέστραπται, τὴν δὲ ἑτέραν
ἀρχὴν ἀπάγομεν ὑπὸ λοβὸν ὠτὸς ἐπὶ ἰνίου, ἀπὸ ἰνίου ἐπὶ
μέτωπον ὅτε καὶ κατὰ μετώπου κολλῶμεν ὁμοίως.

Κεφ. ξγʹ. Μεσότης κατὰ τοῦ ὠτός. τῶν δὲ ὑπὸ τὸ
οὖς ἀρχῶν χιασθεισῶν, ἡ μὲν ἐπὶ μέτωπον, ἡ δὲ ἐπὶ κο-
ρυφὴν, ἐπὶ ἰνίον· ἀπὸ ἰνίου ἡ μὲν ἀπὸ μετώπου κατὰ τοῦ
χιάσματος ἀγέσθω, ἡ δὲ παρὰ κορυφὴν ἐπὶ μέτωπον καὶ
παρὰ μέρος ἀμματιζέσθωσαν· καὶ τῶν ὑποκειμένων ἀρχῶν
χιασθεισῶν, ἡ μὲν ὑπὸ γένειον, ἡ δὲ ὄπισθεν ἰνίον κἀκεῖ
ἀμματιζέσθωσαν.

Κεφ. ξδʹ. Ἀρχὴ ἡ τοῦ ἐπιδέσμου ταττέσθω πλησίον
ἰνίου, ὄπισθεν τοῦ πεπονθότος ὠτός· ἡ δὲ ἐπινομὴ καὶ᾽

fub auris fibram ad occiput feratur, ab occipite ad fron-
tem frontalis ftruatur.

Cap. LXII. Congruit quibus praecedens deligatio.
Sic autem conftruitur. Membranulae Phoeniciae oblon-
gioris caput unum glutine aut gummi illitum nafo agglu-
tinamus, qua parte cui obvertitur. Alterum vero caput
fub auris fibram ad occiput adducimus. Ab occipite ad
frontem, quod etiam fuper frontem fimiliter agglutinamus.

Cap. LXIII. Medium fuper aurem injiciatur, capi-
tum vero fub aure decuffatorum alterum quidem per fron-
tem, alterum vero per verticem ad occiput evolvatur; ab
occipite quod a fronte ducitur fuper decuffim, quod vero
per verticem ad frontem ducatur et prope partem nexu
vinciatur. Subjacentium vero capitum decuffatorum alte-
rum quidem fub mentum, alterum vero retrorfum ad oc-
ciput ibique connectantur.

Cap. LXIV. Caput fafciae prope occiput pone affe-
tam aurem impofitum ordiatur, fpira vero fuper ipfum

Ed. Chart. XII. [488. 489.]

αὐτοῦ γιγνέσθω· ὡς εἰ ἐκ μέρους σκεπασθείη τὸ οὖς καὶ
ἀναγέσθω τὸ σπείραμα ἐπὶ βρέγμα πλησίον μετώπου καὶ
κατὰ τὰ ἐμπρόσθια πλησίον τοῦ ἀντικειμένου ὠτός· εἶθ᾽
ὑπὸ γένειον καὶ κατὰ τοῦ ὠτὸς ἐπὶ βρέγμα καὶ τὰ ὀπίσθια
ἀντικειμένου ὠτὸς καὶ ὑπὸ γένειον καὶ λοβὸν ὠτὸς ἐπὶ ἰνίον
καὶ ἀπὸ ἰνίου ἐπὶ μέτωπον καὶ ἐπὶ ἰνίον.

Κεφ. ξέ. Ἀρχὴ ἐπὶ ἰνίω, τὸ εἴλημα ὑπὸ λοβὸν ὠτὸς
ἀπαθοῦς ἐπὶ βρέγμα καὶ τὰ ἐμπρόσθια τοῦ πεπονθότος
ὠτὸς καὶ ὑπὸ γένειον ἀπὸ γενείου ὑπὸ λοβὸν ὠτὸς καὶ ἐπὶ
ἰνίον, ἀπὸ ἰνίου λοξὸν κατὰ τοῦ ὠτὸς, εἶτα μετωπιαία.

Κεφ. ξστ᾽. Ἡ μεσότης κατὰ τοῦ ἐπιδεσμένου τῆς ἐπι-
δέσεως τῶν ἀρχῶν, ὧν μὲν κατὰ τοῦ τραχήλου κάτω παρει-
μένων, ὧν δὲ ἄνω οἷς ἐπὶ κεφαλήν· τούτων αἱ μὲν ἐμπρό-
σθιοι βρέγμα ἁμματιζέσθωσαν. αἱ δὲ μέσαι ἐπὶ κορυφὴν,
πρός τε αὐτὰς καὶ πρὸς τὰς κατὰ τοῦ βρέγματος, αἱ δ᾽
ὀπίσθιοι ἐπὶ ἰνίον [489] ἀπαχθεῖσαι χιαζέσθωσαν καὶ κα-

evolvatur, ut fi ex parte operta fit auris etiam fpira ad
verticem prope frontem et per anteriora prope aurem
oppofitam deducatur; deinde fub mentum et fuper aurem
ad finciput et pofteriorem auris oppofitae partem et fub
mentum fubque auris fibram ad occiput et ab occipite ad
frontem et ad occiput.

Cap. LXV. Caput fafciae in occiput injiciatur, cir-
cumvolutio fub auris non affectae fibram ad finciput et
anteriores auris affectae partes et fub mentum volvitur;
a mento fub auris fibram et ad occiput, ab occipite ob-
lique fuper aurem, poftea fiat frontalis.

Cap. LXVI. Medium fafciae capitibus interjectum
fuper locum vinciendum injiciatur. Ex capitibus aliis a
cervice deorfum demiffis, aliis vero furfum, ut ad caput
pendulis anteriora ad finciput nodo ligantur. Media in
vertice tum inter fe, tum etiam cum anterioribus fincipiti
fuperpofitis connectuntur; pofteriora denique ad occiput

Ed. Chart. XII. [489.]

τὰ κύκλον περὶ κεφαλὴν καὶ μέτωπον ταχθεῖσαι παρὰ μέ-
ρος τῆς κεφαλῆς ἀμματιζέσθωσαν.

Κεφ. ξζ'. Ἑνὸς ἡ μεσότης κατὰ βρέγματος. αἱ δ'
ἀρχαὶ κατὰ παρειῶν ὑπὸ γένειον, ἀπὸ γενείου κατὰ παρειῶν
ταῖς πρώταις παράλληλοι ἐπὶ βρέγμα, κἀκεῖ ἀμματιζέσθω.
εἰ δὲ τοὺς ὀφθαλμοὺς ἐθέλομεν ἐπιδῆσαι μὴ περὶ τὰς πρώ-
τας, κατὰ δὲ τῶν ὀφθαλμῶν ἀγέσθωσαν, εἶτ' ἐπὶ βρέγμα
καὶ χιασθεῖσαι ἐπὶ ἰνίον ἀγέσθωσαν. δευτέρου δὲ τελαμῶ-
νος ἡ μεσότης κατὰ τοῦ βρέγματος, αἱ δ' ἀρχαὶ παρὰ τοὺς
ἔξω κανθοὺς ἐπὶ γένειον κἀκεῖ ἀμματιζέσθωσαν. τρίτου δὲ
ἡ μεσότης κατὰ τοῦ ὑψώματος τῆς ῥινός. αἱ δ' ἀρχαὶ ὑπὸ
λοβοὺς ἐπὶ ἰνίον καὶ χιασθεῖσαι ἐγκύκλιοι ἐπὶ μέτωπον, τὸ
δὲ ἄμμα παρὰ μέρος τῆς κεφαλῆς.

Κεφ. ξη'. Ἀρχὴ κατ' ἰνίου ἐπ' εὐθείας ἐπὶ μέτωπον
καὶ μεσόφρυον· εἶτ' ἐπὶ ἰνίον, ἀπὸ ἰνίου μετωπιαία. γίνε-
ται δὲ καὶ ἀπὸ δύο ἀρχῶν.

Κεφ. ξθ'. Τὸ μέσον ὃ καὶ συνεχές ἐστι προστίθεμεν
τῷ κάτω χείλει. τῶν δ' ἀρχῶν τὰς ὑπερκειμένας ἄγομεν

adducta decuſſentur ac in orbem circa caput et frontem
poſita a capitis latere nodo devinciantur.

Cap. LXVII. Medium unius faſciae ſuper ſinciput
injiciatur, capita vero per genas ſub mentum, a mento
per genas primis paralella ad ſinciput illicque nectantur.
Si vero oculos devincire quoque voluerimus, non per
prima, ſed ſuper oculos ducantur; deinde ad ſinciput
etiam decuſſata ad occiput adducantur. Alterius faſciae
medium ſuper occiput ordiatur, capita vero per externos
oculorum angulos ad mentum, illicque nodo ligentur.
Tertiae medium ſuper naſi eminentiam, capita vero ſub
auris fibram ad occipitium et decuſſata in orbem ad fron-
tem volvantur, nodoque a capitis latere vinciantur.

Cap. LXVIII. Caput ſuper occipitium injiciatur et
ſpira ad frontem recta et glabellam ducatur; deinde ad
occiput, ab occipite frontalis ex binis capitibus ſtruatur.

Cap. LXIX. Medium faſciae integrum inferiori la-
bis apponimus; ſuperiora vero capita ad mentum ducimus.

Ed. Chart. XII. [489. 490.]

ἐπὶ γένειον, ἀπὸ γενείου ἐπὶ ἰνίον, ἀπὸ ἰνίου καὶ χιάσαντες
παρὰ κορυφὴν καὶ βρέγμα κελεύσαντές τε διακρατεῖσθαι
αὐτὰς τὰς λοιπὰς αὐτόθι δύο ἀρχὰς λοβοὺς ἐπὶ γένειον
ἄγομεν καὶ χιάσαντες ἐπὶ μέτωπον ἅς καὶ ἀσφαλιζόμεθα
σὺν καὶ ταῖς διακρατουμέναις.

Κεφ. ο'. Μεσότης κατ' αὐτοῦ. αἱ δ' ὑποκείμεναι ἀρ-
χαὶ παρὰ τοὺς ἔξω κανθοὺς ἐπὶ βρέγμα χιασθεῖσαι ἐπὶ
ἰνίον ἀπαγέσθωσαν. αἱ δ' ἄλλαι ἀρχαὶ ὑπὸ λοβοὺς ὤτων
ἐπὶ ἰνίον καὶ χιασθεῖσαι ἐπὶ μέτωπον καὶ πρὸς ἀλλήλας
καταλαμβανέσθωσαν.

Κεφ. οα'. Ἡ ἀρχὴ κατ' ἰνίου. τὸ σπείραμα ὑπὸ
λοβὸν ὠτὸς ἐπὶ τὸ κάτω χεῖλος καὶ ὑπὸ λοβὸν ἐπὶ ἰνίον.

[490] Κεφ. οβ'. Ἡ μεσότης κατὰ τοῦ χείλους, αἱ
δ' ἀρχαὶ ὑπὸ λοβοὺς ἐπὶ ἰνίον τε καὶ μετωπιαῖα.

Κεφ. ογ'. Ἀρχὴ κατ' ἰνίου. τὸ σπείραμα κατὰ λο-
βὸν ὠτὸς ἐπὶ χεῖλος καὶ λοβὸν ἀντικείμενον ἐπὶ ἰνίον·
ἀπὸ ἰνίου παρὰ κορυφὴν καὶ λοξὴν ἐπὶ βρέγμα, κρόταφον,
ἔπειτα παρειὰς ὑπὸ γένειον καὶ ἀντικειμένη παρειὰς ἐπὶ βρέγμα,

A mento ad occiput, ab occipite decuſſata ſuper glabel-
lam et ſinciput; quumque ipſa contineri juſſeris, reliqua
illic duo capita ſub auris fibras ad mentum et decuſſata
ad frontem ducimus, quae et cum iis quae continebantur
tuto adſtruimus.

Cap. LXX. Medium faſciae ſupra ipſum labrum
injiciatur, inferiora capita ſuper externos oculorum an-
gulos ad ſinciput, decuſſata ad occiput adducantur. Alia
vero capita ſub aurium fibras ad occiput et decuſſata ad
frontem et inter ſe vincta retineantur.

Cap. LXXI. Caput ſupra occiput, ſpira ſub auris
fibram ad inferius labrum et ſub auris fibram ad occiput.

Cap. LXXII. Medium ſuper labrum, capita vero
ſub aurium fibras et ad occiput et ad frontem ducantur.

Cap. LXXIII. Caput ad occiput, ſpira per auris
fibram ad labium et oppoſitam auris fibram ac occiput;
ab occipite per verticem et obliquam ad ſinciput et tem-
porum alterum; poſtea maxillaris ſub mentum et oppoſita

ἵνα κατ᾿ αὐτοῦ χίασμα γένηται, εἶτ᾿ ἐπὶ ἰνίον καὶ μετω-
πιαία.

Κεφ. οδ΄. Ἀρχὴ κατ᾿ ἰνίου, τὸ σπείραμα λοξῶς ἐπὶ
βρέγμα παρὰ τὸν ἔξω κανθὸν ἐπὶ τὸ ἄνω χεῖλος, εἶτ᾿ ἐπὶ
κρόταφον ἀντικείμενον καὶ τὸν ἔξω κανθὸν ἐπὶ βρέγμα ἀν-
τικειμένη τῇ πρὸ ταύτης χίασμα ποιοῦσα καὶ βρέγματος,
εἶτ᾿ ἐπὶ ἰνίον καὶ μετωπιαία.

Κεφ. οε΄. Ἡ μεσότης κατὰ τοῦ ἄνω χείλους· αἱ ἀρ-
χαὶ παρὰ κροτάφους καὶ τοὺς παρακειμένους κανθοὺς ἐπὶ
βρέγμα καὶ κατ᾿ αὐτοῦ χίασμα ἐπὶ ἰνίον, ἀπὸ ἰνίου καὶ με-
τωπιαία καὶ ἐπὶ ἰνίον.

Κεφ. οστ΄. Ἡ μεσότης κατ᾿ ἰνίον. αἱ δὲ ὑποκείμε-
ναι ἀρχαὶ ἐπὶ παρειὰς παρὰ τοὺς ἔξω κανθοὺς ἐπὶ βρέγμα
κἀκεῖ ἀμμιατίζονται, αἱ δ᾿ ἄλλαι ὑπὸ λοβοὺς ἐπὶ ἰνίον, ἀπὸ
ἰνίου χιασθεῖσαι. εἰ μὲν βραχύτεραι εἶεν ἐπὶ ἰνίον πρὸς
τὰς πρώτας ἐφάπτονται, εἰ δὲ ἐπιμηκέστεραι εἶεν καὶ τὰ
μετώπια προσαποδίδοται. ἀπηρτηκότες ἐπὶ κεφαλῆς καὶ

maxillaris ad finciput, ut fuper ipfum decuffis ftruatur;
mox ad occiput, ac poftremo ad frontem.

Cap. LXXIV. Caput fafciae fuper occiput, fpira
oblique ad finciput fuper externum oculi angulum, ad
fuperius labrum; deinde ad oppofita tempora et externum
canthum ad finciput oppofita praecedenti chiafmum effi-
ciens ad verticem, deinde ad occiput et circa frontem.

Cap. LXXV. Medium fafciae fuper fuperius labrum,
capita per tempora et adjacentes oculorum angulos ad
finciput et fupra ipfum chiafmo conftructo ad occiput fe-
rantur; ab occipite etiam frontalis ducatur et ad occi-
put redeat.

Cap. LXXVI. Media fafcia fuper occiput injiciatur;
fubjecta vero capita ad genas per externos oculorum an-
gulos ad finciput ferantur illicque nexu vinciantur. Re-
liqua vero fub aurium fibras ad occiput ducuntur, ab
occipite decuffata funt. Quod fi breviora fuerint, ad
occiput primis illigantur; fic vero longiora fuerint, etiam
ad frontem ducta frontalem adjiciunt. Appenfis capiti et

Ed. Chart. XII. [490. 491.]

προσώπου τὰς ἁρμοζούσας ἐπιδέσεις ἁπλᾶς καὶ ποικίλας ἐπὶ
τὰς ἑξῆς μεταβαίνωμεν.

[491] Κεφ. οζ'. Εἴρηται μὲν ἀπὸ τῆς πρὸς τοὺς
στάχυας ἐμφερείας ἐκ τῆς τῶν ἐπινεμήσεων γινομένης. εὐ-
χρηστεῖ τε ἐπί τε κλειδὸς καταγείσης καὶ ἐπὶ βραχίονος
ἐξαρθρήσαντος. ἐπιτελεῖται δὲ τὸν τρόπον τοῦτον· ἔριον
μαλακὸν συνελίξαντες τίθεμεν ἐπὶ τῆς μασχάλης τοῦ μέλ-
λοντος ἐπιδεῖσθαι μέρους, ἀναπλήρωμα τοῦ κοίλου ποιοῦν-
τες, ἔπειτα εἰλητοῦ ἐπιδέσμου πλάτος καὶ μῆκος ἀνάλογον
τῷ ἐπιδεσμένῳ τὴν ἀρχὴν τάξαντες κατὰ τῆς ἀπαθοῦς μα-
σχάλης τὸ εἴλημα ἄγομεν λοξῶς κατὰ νώτου· ἔπειτα δὲ παρ'
ἀκρώμιον ὑπὸ μασχάλην πεπονθότος βραχίονος, εἶτ' ἐπ'
ἀκρώμιον ὡς χίασμα κατ' αὐτοῦ γίνεσθαι· εἶτα λοξὴ κατὰ
στέρνου ὑπὸ μασχάλην ἀπαθῆ, ἀπὸ μασχάλης λοξὴ κατὰ
νώτου ἐπὶ κλεῖδα, ὡς μέρη τινὰ τῆς δευτέρας ἐπινεμήσεως
ἐπιπίπτει μέρεσι τῆς προεμβεβλημένης ἀπὸ κλειδὸς ὑπὸ μα-
σχάλην καὶ ἐπὶ κλεῖδα, ὡς χίασμα δεύτερον γίγνεσθαι, εἶτα
τὴν μασχάλην ἀπαθῆ, αἱ δ' ἐπινομαὶ κατὰ τῶν αὐτῶν.

faciei idoneis tum fimplicibus tum multiplicibus deligatio-
nibus ad ceteras fequentes digrediamur. Cap. LXXVII. Haec deligatio dicta quidem eft ab
ea quae ad fpicas accedit, fimilitudine ex fuis circuiti-
bus prodeunte; confert tum claviculae fractae, tum bra-
chio luxato. Hoc autem modo perficitur. Molli lâna
convoluta ipfam axillae partis devinciendae imponimus ad
cavitatem ejus implendam. Deinde obvolutae fafciae tum
latitudine tum longitudine corpori devinciendo analogae
caput collocantes fuper illaefam axillam oblique per dor-
fum fpiram ducimus; poftea vero per humeri caput fub
affecti brachii axillam, mox ad humeri caput, ita ut fu-
per ipfum decuffis ftruatur; mox obliqua per pectus fub
alam illaefam procedit. Ab ala per dorfum obliqua ad
claviculam fertur, ita ut partes quaedam circuitus parti-
bus obvoluti fuperponantur, a clavicula fub axillam et
ad claviculam, quo chiafmus fecundus figuretur. Denique
ad illaefam axillam circuitus etiam eadem ratione procedunt.

Κεφ. οη'. Ἐπὶ συντετελεσμένῳ τῷ ἀστάχυϊ ἑτέρου
τελαμῶνος ἡ μεσότης μὲν ὑπὸ πῆχυν ἐγγώνιον ἐσχηματισμέ-
νον. αἱ δ᾽ ἀρχαὶ ἐπ᾽ εὐθείας ἐπ᾽ ἀκρώμιον, κἀκεῖ χιασθεῖ-
σαι λοξῶς ἐπὶ μασχάλην ἀπαθῆ, εἶτ᾽ ἐγκύκλιαι περὶ πλευ-
ρὰς καὶ βραχίονα πεπονθότα μέχρι τοῦ ὅλου σκεπάσωσι, τὰ
δὲ πέρατα ἐπὶ μασχάλην ἀπαθῆ.

Κεφ. οθ'. Ἡ μεσότης ὑπὸ μασχάλην βραχίονος πε-
πονθότος αἱ ἀρχαὶ ἐπ᾽ ἀκρώμιον χιασθεῖσαι ἀπαγέσθωσαν
λοξῶς ἡ μὲν κατὰ νῶτον, ἡ δὲ κατὰ στέρνον ὑπὸ μασχάλην
ἀπαθῆ, αἱ δὲ ἐπινομαὶ ὁμοίως.

Κεφ. π'. Ἁρμόζει μὲν ἐφ᾽ ὧν καὶ ὁ στάχυς. ἐπι-
τελεῖται δὲ οὕτως· μετὰ τὸ ἐπιδῆσαι τὸν στάχυν, μίαν δεῖ
ἐγκύκλιον ἐπὶ βραχίονι περιειλῆσαι ἀπὸ βραχίονος· ἀποδόντα
τὸ εἴλημα ἀπάγειν λοξῶς ἐπὶ μασχάλην ἀπαθῆ κἀκεῖ ἀσφα-
λίσασθαι.

Κεφ. πα'. Ἁρμόζει καὶ ἐφ᾽ ὧν ἡ γερανίς. ἐπιτελεῖ-
ται δὲ οὕτως· προεπιδήσαντες τὸν στάχυν, μίαν ἀπὸ ἀκρω-
μίου ἐπι- [492] νέμησιν ἄγομεν ἐπ᾽ εὐθείας ἐπὶ πῆχυν

Cap. LXXVIII. In adſtructa ſpica alterius faſciae
medium quidem ſub cubitum angulorum delineatum du-
catur; capita vero recta ad humeri caput illicque decuſſa
oblique ad illaeſam axillam, deinde in orbem ducta per
latera et brachium affectum, quoad totum texerint feran-
tur, faſciae denique extrema ad integram alam.

Cap. LXXIX. Medium faſciae ſub affecti brachii
alam, capita ad humeri caput decuſſata adducantur; hinc
oblique aliud quidem per dorſum, aliud vero per ſternum
ſub illaeſam axillam. Simili quoque modo volvuntur
circuitus.

Cap. LXXX. Convenit quibus et ſpica. Ita vero
conſtruitur. A ſpica deligata una faſcia in orbem ducta
brachio obvolvenda eſt; data vero ſpira ad alam illaeſam
oblique adducenda eſt illicque tuto finienda.

Cap. LXXXI. Quadrat quibus et crus. Sic autem
conſtruitur. Spica prius deligata unum ab humeri capite
circuitum recta ad cubitum angulatum figuratum ducimus;

Ed. Chart. XII. [492.]

ἐγγωνίως ἐσχηματισμένον, κἀκεῖθεν ἐπ᾽ εὐθείας πάλιν ἐπ᾽
ἀκρώμιον, ἀπὸ ἀκρωμίου λοξῶς ἐπὶ μασχάλην ἀπαθῆ· εἶτα
ἐγκύκλιον περὶ βραχίονα καὶ πλευρὰς ἐπὶ μασχάλης, κἀκεῖ
τὸ πέρας ἀσφαλιζόμεθα.

Κεφ. πβ′. Ἡ μεσότης κατὰ τοῦ πεπονθότος ὤμου,
αἱ δ᾽ ἀρχαὶ ἐπ᾽ εὐθείας ἐπὶ πῆχυν πλησίον ἀγκῶνος ὄρ-
θιοι· πάλιν παράλληλοι ταῖς πρώταις κατὰ ἀκρώμιον, ἀπὸ
ἀκρωμίου ὑπὸ μασχάλην ἀπαθῆ, εἶτα ἐγκύκλια.

Κεφ. πγ′. Ἡ μεσότης ὑπὸ ἀπαθῆ μασχάλην. αἱ δ᾽
ἀρχαὶ ἐγκύκλιοι περὶ πλευρὰς καὶ βραχίονος ἐπεγκύκλιοι
πάλιν ἐπὶ μασχάλην ἀπαθῆ· ἀπὸ μασχάλης λοξαὶ ἐπὶ ἀκρώ-
μιον πεπονθός· ἀπὸ ἀκρωμίου ὄρθιοι παρὰ βραχίονα ἐπ᾽
ἀγκῶνα καὶ πάλιν ἀπ᾽ ἀγκῶνος ἐπ᾽ ἀκρώμιον, ἀπὸ ἀκρωμίου
ἐπὶ μασχάλην ἀπαθῆ, εἶτ᾽ ἐγκύκλιοι περὶ βραχίονα.

Κεφ. πδ′. Ἁρμόζει ἐπὶ τῶν κατ᾽ ἀμφοτέρους ὤμους
ἐχόντων σίνος. ἐπιτελεῖται δ᾽ οὕτως· ἐπὶ συντετελεσμένῳ
τῷ ἁπλῷ στάχυϊ μετὰ τὸ ἐπὶ μασχάλην καταντῆσαι τοῦ

ac poftea recta rurfum ad humeri caput, ab humeri capite
oblique ad alam illaefam, mox in orbem per brachium
et axillam volvimus illicque modo adſtruimus.

Cap. LXXXII. Medium fafciae fuper axillam affe-
ctam injiciatur, capita vero recta ad cubitum flexui vici-
num directa; rurfum primis paralella fuper humeri caput,
ab humeri capite fub illaefam axillam, deinde in orbem
ducantur.

Cap. LXXXIII. Medium fuper integram axillam in-
jiciatur, capita vero in orbem ad latera et brachium fe-
rantur; ac rurfum in orbem recurrentes ad alam illaefam;
ab ala obliqua ad affectum humeri caput, ab humeri ca-
pite arrecti a brachio ad cubiti flexum, rurfusque a cu-
biti flexu ad humeri caput, ab humeri capite ad alam
illaefam, poftremo in orbem circa brachium.

Cap. LXXXIV. Congruit utriusque humeri laefio-
nem ferentibus. Ita vero conficitur. Quum fimplex fpica
conſtructa fuerit, tum poftea fafcia in axillam brachii

Ed. Chart. XII. [492.]

ἐπιδεδεμένου βραχίονος ἑξῆς αὐτὴν λοξὴν ἄγομεν ἐφ᾽ ἑτέρου
βραχίονος καὶ ἀκρώμιον, ὡς κατ᾽ αὐτοῦ χίασμα γενέσθαι·
εἶτα μασχάλην ἀντικειμένην, αἱ δ᾽ ἐπινομαὶ κατὰ τῶν αὐτῶν.
Κεφ. πέ. Ὠνόμασται μὲν ἁπλῶς οὕτως ἀπὸ τοῦ ἐμ-
φερὴς εἶναι τοῖς παρὰ Ῥωμαίοις θώραξιν, οὓς καταφράκτας
καλοῦσιν. εὐθετεῖ δὲ ἐφ᾽ ὧν ἐπιδῆσαι θέλομεν τὰ περὶ τὰς
κλεῖδας μέρη καὶ ὠμοπλάτην ἢ στέρνον ἢ μετάφρενον ἢ
πλευράς. ἔστι δὲ ἡ ἐπίδεσις κατά τι ὁμοία τῷ διπλῷ στά-
χυϊ. ἐπιτελεῖται δ᾽ οὕτως· ἀρχὴ ὑπὸ μασχάλην τὸ εἴλημα
λοξῶς ἔμπροσθεν κατὰ στέρνου πλησίον τῆς τῶν κλειδῶν
πρὸς τὸ ξιφοειδὲς συμβολῆς καὶ παρὰ τράχηλον ἐπ᾽ ὠμο-
πλάτην ἀντικειμένου βραχίονος, εἶτα ὑπὸ τὴν παρακειμένην
μασχάλην, ἀπὸ μασχάλης ἐπὶ τράχηλον κατὰ τῆς πρώτης,
ὡς χίασμα πλησίον τραχήλου γίγνεσθαι καὶ λοξὴ κατὰ ἀν-
τικειμένης ὠμοπλάτης· εἶθ᾽ ὑπὸ μασχάλην, ἀπὸ μασχάλης
παρὰ τράχηλον ἐπὶ τὸν τοῦ αὐχένος σφόνδυλον, ὡς κατ᾽
αὐτοῦ χίασμα γενέσθαι, εἶθ᾽ ὑπὸ μασχάλην καὶ λοξὴ πλη-

deligati demittenda, quam deinceps obliquam in alterum
brachium et humeri caput ducimus, ita ut fupra ipfam
chiafmus fiat, deinde ad oppofitam alam atque ipfis cir-
cuitus admoventur. Cap. LXXXV. Ita quidem fimpliciter nominata eft,
quod Romanorum thoracibus fit fimilis, quos cataphractos
vocitant. Iis autem congruit, in quibus clavicularum
regiones et fcapulas aut fternum aut metaphrenum aut
coftas deligare volumus. Ad haec deligatio partim eft
duplici fpicae fimilis. Sic autem conftruitur. Caput fub
alam, circumvolutio oblique antrorfum per fternum prope
clavicularum cum offe pectoris connexionem ducitur et
per cervicem ad brachii oppofiti fcapulam, moxque fub
adjacentem alam. Ab ala ad cervicem fuper prius inje-
ctam fafciam, ita ut chiafmus prope cervicem ftruatur et
obliqua fuper oppofitam fcapulam, deinde fub alam; ab
ala per cervicem ad colli vertebram, quo fuper ipfam
decuffatio facta fit. Deinde fub alam prope clavicularum

Ed. Chart. XII. [492. 493.]

σίον κλειδῶν συμβολῆς· ὡς καὶ ἐνταῦθα χίασμα γίγνεσθαι
καὶ παρὰ τράχηλον [493] ἐπ᾽ ὠμοπλάτην καὶ ἐπὶ μασχά-
λην, ἵνα τέσσαρα γένηται χιάσματα, ἓν μὲν ἐκ τῶν ἔμπρο-
σθεν, ἓν δὲ ἐκ τῶν ὄπισθεν, δύο δὲ κατὰ τῶν κλειδῶν. αἱ
δὲ ἐπινομαὶ κατὰ τῶν αὐτῶν εἰς ἐγκυκλίους περὶ στῆθος
καὶ πλευρὰς, ὡς τὴν ὅλην ἐπίδεσιν θώρακι γίνεσθαι ὁμοίαν.
Κεφ. πστ΄. Ἡ μεσότης ὑπὸ μασχάλην. αἱ ἀρχαὶ
κατὰ κλειδὸς παρακειμένης χιαζέσθωσαν πλησίον τραχήλου·
εἶτα λοξαὶ ὑπ᾽ ἀντικειμένην μασχάλην, ἀπὸ μασχάλης ἐπὶ
παρακειμένην κλεῖδα καὶ κατ᾽ αὐτῆς χίασμα πλησίον τρα-
χήλου καὶ λοξαὶ ἐπ᾽ ἀντικειμένην μασχάλην, εἶτ᾽ ἐγκύκλιοι
περὶ θώρακα.
Κεφ. πζ΄. Εὐθετεῖ αὕτη ἡ ἐπίδεσις ἐφ᾽ ὧν στέρνον
ἢ μετάφρενον ἢ πλευρὰς ἢ θώρακα ἐπιδῆσαι θέλομεν, δύο
δὲ τελαμώνων μεσοίητι σύμμετρον κατὰ τῶν ὤμων θέντες
τὰς ἀρχὰς ἐπ᾽ εὐθείας κάτω παρίεμεν. ἔπειτα εἰλητῷ ἐπι-
δέσμῳ κατὰ κύκλον ἐπιδήσαντες τό τε ὅλον σιῆθος καὶ τὰς
πλευρὰς ὥστε σκεπάσαι καταλαμβανόμενοι τὸ πέρας τὰς

commiffuram, ut et hic chiafmus figuretur, et per cervi-
cem ad fcapulam et ad alam, ut quadruplex chiafmus
confpiciatur. Unus quidem ex anterioribus, alter vero
ex pofterioribus, duo denique prope claviculas. Circuitus
autem iisdem modis in orbes circa pectus et coftas ita
feruntur, ut univerfa deligatio thoraci prodeat fimilis.

Cap. LXXXVI. Medium fub axillam injiciatur. Ca-
pita fuper claviculam adjacentem prope cervicem decuffa-
tur; deinde obliqua fub alam oppofitam, ab ala ad oppo-
fitam claviculam et fuper ipfam decuffis prope cervicem
ftruatur et obliqua ad alam adjacentem, deinde circum
thoracem in orbem ducantur.

Cap. LXXXVII. Haec ipfis congruit deligatio, qui-
bus pectus aut metaphrenum aut latera aut thoracem de-
vincire volumus. Duarum autem fafciolarum medio com-
menfae longitudinis fuper humeris pofito capita recta deor-
fum demittimus; deinde convoluta fafcia anibitu tum
totum pectus, tum latera deligamus, quo aperta fafciam

παρειμένας κάτω ἀρχὰς ὄπισθέν τε καὶ ἔμπροσθεν ταῖς
ἐγκυκλίοις προσαπτόμενοι, κἂν ἐπιμηκέστεραι ὦσιν ἀνακλά-
τες ἐπ' ἀκρώμιον προσασφαλιζόμεθα.

Κεφ. πη'. Οἱ προλεχθέντες τελαμῶνες οὐκ ἐπ' εὐ-
θείας κρέμανται, ἀλλὰ λοξοὶ ὥστε κατ' ἰνίου καὶ τοῦ μετα-
φρένου χίασμα γίγνεσθαι· τά τε λοιπὰ ὅμοια τῷ ὀρθίῳ
συντελεῖται.

Κεφ. πθ'. Ἁρμόζει μὲν ἐφ' ὧν καὶ ὁ μασχαλιστήρ.
ἐπιτελεῖται δὲ οὕτως· ἐπικλείσαντες τὸν ἀπὸ δύο ἀρχῶν κα-
ταφράκτην, μετὰ πολλὰς ἐγκυκλίους περιβάλλειν ἐπινεμήσεις
τῷ θώρακι, ὥστε σκεπάσαι μέχρις ὀμφαλοῦ, τότε τὰς ἀρ-
χὰς πρὸς ἀλλήλας ἀμματίζομεν τὸν λύκον ποιοῦντες βρόχον,
ἀπάγοντές τε τὰ λειπόμενα τῶν ἀρχῶν ἐπὶ δεξιὰν καὶ ἀρι-
στερὰν λαγόνα ὑποβύομεν ταῖς ἐγκυκλίοις ἐπινεμήσεσι τὰ
πέρατα ἐῶντες κρεμάσθαι ὡσανεὶ τετραδακτυλιαῖα τὸ μῆ-
κος ὄντα, ἵνα αὐτῶν ἡ ὄψις ὡσανεὶ θώρακος κροσσοὶ γί-
νωνται.

extremam continentes demiſſa deorſum capita tum re-
trorſum, tum antrorſum faſciae circuitus aſſuimus, atque
ſi oblongiora ſint, ad humeri caput converſa adſtruimus.

Cap. LXXXVIII.   Praedictae faſciolae non rectae,
ſed obliquae pendeant, ut in pectore et metaphreno de-
cuſſis appareat.   Cetera vero rectae deligationi ſimilia per-
ficiuntur.

Cap. LXXXIX.   His quidem congruit, quibus et
axillaris. Sic autem conſtruitur. Celebrata a duobus ca-
pitibus cataphracta poſt multos circuitus faſciae diſtribu-
tiones thoraci involvendae ſunt, ut ad umbilicum uſque
epigaſtrium operiant, ſicque capita inter ſe nexu ligamus
ut lupum laqueum conſtruamus. Atque capitum reſidua
ad ile dextrum et ſiniſtrum adducta in orbem circuitibus
includimus, extrema pendere ſinentes, ac ſi quatuor digi-
torum longitudinem ſortiantur, quo ipſorum forma tan-
quam thoracis fimbrias repraeſentet.

Ed. Chart. XII. [494.]

[494] Κεφ. Ϟ'. Ἀρχὴ κατὰ λαγόνος δεξιᾶς. τὸ
δὲ ἅρμα λοξῶς ἐπὶ πλευρὰς, στέρνον, ὦμον· εἶθ᾽ ὑπὸ ὦμον,
ἵνα κατ᾽ αὐιοῦ χίασμα γένηται, εἶτα λοξὴ κατὰ μεταφρένου
ἐπὶ λαγόνα κατὰ τῆς προεμβεβλημένης ἀρχῆς, εἶτ᾽ ἐγκύκλιοι
περὶ γαστέρα ἐπὶ λαγόνα ἀριστερὰν, κἀκεῖθεν λοξὴ κατὰ
μεταφρένου ὡς χίασμα κατ᾽ αὐτοῦ γίγνεσθαι καὶ ἐπ᾽ ὦμον
δεξιὸν, εἶθ᾽ ὑπὸ μασχάλην καὶ ἐπ᾽ ὦμον, ἵνα κατ᾽ αὐτοῦ
χίασμα γένηται καὶ λοξὴ κατὰ στέρνον καὶ πλευρὰς ἐπὶ λα-
γόνα ἀριστερὰν, εἶτ᾽ ἐγκύκλιος, αἱ δὲ ἐπινομαὶ κατὰ τῶν
αὐτῶν εἰς τὸ σκεπάσαι πάντα τὰ δεόμενα τῆς ἐπιδέσεως.

Κεφ. Ϟα'. Προσεπιδήσαντες τῷ χιαστῷ θώρακι ἑξῆς
διὰ στενοῦ τελαμῶνος μίαν ἢ καὶ δευτέραν ἐγκύκλιον πε-
ριειλεῖτε κατὰ στέρνου καὶ μεταφρένου καὶ τὸ πέρας ἀγκτῆρι
καταλαβοῦ.

Κεφ. Ϟβ'. Ἁρμόζει μὲν ἐφ᾽ ὧν καὶ ὁ καταφράκτης.
ἐπιτελεῖται δὲ οὕτως· ἀρχὴ κατὰ μεταφρένου τὸ σπείραμα
λοξῶς ἐπ᾽ ὠμαπλάτην ἀκρώμιον, ὑπὸ μασχάλην, εἶτ᾽ ἐπ᾽

Cap. XC. Caput fuper ile dextrum injiciatur, fpira
vero oblique per latus et fternum ad humerum five fub
axillam, five fub humerum, ut in eo decuffatio fit. Mox
obliqua per dorfum ad ilia fuper caput prius injectum,
deinde circuitus circa ventrem ad ile finiftrum, illincque
obliqua fuper dorfum, ut in eo decuffis ftruatur et ad
humerum dextrum, deinde fub alam et ad humerum, ut
fuper eo decuffis fiat et obliqua per fternum et coftas ad
ile dextrum, mox in orbem. Circuitus vero per ipfas
partes ducantur, ut ea quae deligatione devincienda funt
contegantur omnia.

Cap. XCI. Decuffato thorace deligatione dicta ac
ftructa deinceps angufta fafciola unum aut alterum circui-
tum per fternum et dorfum obvolve et fpirae extremum
fibula retire.

Cap. XCII. Congruit quidem quibus et cataphracta.
Sic autem ftruitur. A dorfo caput orditur, fpira oblique
per fcapulam ad humeri caput fub axillam; deinde ad

ἀκρώμιον ὡς χίασμα κατ᾿ αὐτοῦ γίγνεσθαι καὶ λοξὴ κατὰ
μαστοὺς ἐπ᾿ ὀμφαλὸν, ἀπ᾿ ὀμφαλοῦ κλάσαντες ἄγομεν ἐπὶ
μαστὸν ἀντικείμενον λοξὴν ἐπ᾿ ἀκρώμιον ὡς χίασμα κατ᾿
αὐτοῦ γίγνεσθαι, εἶτ᾿ ἐπὶ μετάφρενον, εἶτ᾿ ἐν ἐπικυκλίοις
περὶ τὰς πλευρὰς, αἱ δ᾿ ἐπινομαὶ κατὰ τῶν αὐτῶν.

Κεφ. ϟγ'. Ἁρμόζει μὲν ἐφ᾿ ὧν μετάφρενον ἐπιδῆσαι
θέλομεν. ἐπιτελεῖται δὲ οὕτως· ἀρχὴ κατὰ λαγόνος ὡς ἀρι-
στερᾶς τὸ εἴλημα κατὰ μεταφρένου ἐπὶ δεξιὸν ὦμον καὶ ἐπὶ
μασχάλην, ἀπὸ μασχάλης ἐπ᾿ ὠμοπλάτην ἀριστεράν· εἶθ᾿
ὑπὸ μασχάλην καὶ ἐπ᾿ ὦμον, ἀπ᾿ ὤμου λοξὴ κατὰ μεταφρέ-
νου ἀντικειμένη τῇ πρώτῃ· εἶτ᾿ ἐγκύκλιος περὶ τὰς λαγόνας
μιᾷ καὶ δευτέρᾳ καὶ τὸ πέρας προσλαμβάνει ἢ αὐτὴ, ἢ καὶ
ἐμπροσθοφανὴς εἶναι δύναται καὶ ἄν τις τὰς αὐτὰς ἐπινε-
μήσεις μὴ ὄπισθεν, ἀλλ᾿ ἔμπροσθεν τάξῃ.

[495] Κεφ ϟδ'. Ἁρμόζει μὲν ἐφ᾿ ὧν καὶ ἡ πρὸ
αὐτῆς. τελαμῶνα οὖν λαβόντες σύμμετρον μήκει καὶ πλά-
τει κατὰ τὴν μεσότητα σχίζομεν, ὥστε τὴν κεφαλὴν διελ-
θεῖν. τὰ δὲ πέρατα παρίεμεν, ὁ μὲν κατὰ νώτου, ὁ δὲ κατ᾿

humeri caput, ut decuſſis ſuper ipſum ſtruatur et obliqua
per mammam ad umbilicum. Ab umbilico reflectentes ad
oppoſitam mammam ducimus, obliquam ad humeri caput,
ut decuſſis ſupra ipſum fiat; deinde ad dorſum, mox in
orbem circa latera, denique his circuitus accubent.

Cap. XCIII. Congruit quidem quibus dorſum devin-
cire volumus. Sic autem conſtruitur. Caput ab ilibus
ordiatur ut ſiniſtris, circumvolutio per dorſum ad dextrum
humerum et ad alam; deinde ſub alam et ad humerum,
ab humero obliqua per dorſum primae oppoſita; poſtea
in orbem circa ilia ſemel et bis et extremum ipſa con-
tineat. Atque haec ſtella retrorſum ſpectabilis eſſe poteſt,
ſi quis ipſos circuitus non retrorſum, ſed antrorſum lo-
caverit.

Cap. XCIV. Iis quadrat quibus et praecedens.
Sumptam igitur faſciam longitudine et latitudine con-
gruentem in medio ſcindimus ut caput permeet; extrema
vero demittimus pendula, alterum quidem a dorſo, alterum

Ed. Chart. XII. [495.]

ἐπιγαστρίου ἐπιπλέκομέν τε τὸν χιαστὸν καλούμενον θώρακα,
τὰ δὲ πέρατα αὐτῆς προϋποτεθέντος τελαμῶνος ἐπισχίσαν-
τες εἰς τέλος κάτω κρεμᾶσθαι ἐῶμεν.

Κεφ. Ϟε'. Ἁρμόζει μὲν ἐφ' ὧν τὸ ἕτερον μέρος τοῦ
τραχήλου ἐπιδῆσαι θέλομεν. ἀρχὴ κατὰ μέσον τοῦ πλευ-
ροῦ τὸ εἴλημα λοξῶς κατὰ μεταφρένου ἐπὶ τράχηλον καὶ
στέρνον· εἶτ' ἐπὶ πλευρὰν κατὰ τῆς προεμβεβλημένης ἀρχῆς
καὶ περὶ θώρακα ἐγκύκλιος.

Κεφ. Ϟστ'. Ἡ ἀρχὴ ὑπὸ μασχάλην. τὸ εἴλημα λο-
ξῶς κατὰ μεταφρένου ἐπὶ τράχηλον καὶ ἐπὶ στέρνον, μα-
σχάλην καὶ ἐπὶ ἀντικειμένην μασχάλην καὶ λοξὴ ἐπὶ στέρ-
νον καὶ τράχηλον, ὡς χίασμα κατ' αὐτοῦ γενέσθαι καὶ λοξὴ
κατὰ μεταφρένου ὑπὸ μασχάλην ἐγκύκλιος. αἱ δ' ἐπινομαὶ
κατὰ τῶν αὐτῶν.

Κεφ. Ϟζ'. Δύο τελαμῶνες πλάτει διδακτυλιαίων μή-
κει σύμμετροι τὰς μεσότητας κατὰ τῶν ὤμων θέντες, ἀρχὰς
μὲν ἐπ' ὀμφαλὸν, ἃς δὲ κατὰ νώτου χιάσαντες πρὸς αὐτὰς

vero ab epigaſtrio, atque decuſſatum thoracem appellatum
implicamus. Sciſſa vero ipſius prius ſuppoſitae faſciae ex-
trema deorſum ad finem pendere ſinimus.

Cap. XCV. Idonea quidem eſt deligatio, quibus
alteram cervicis partem devincire volumus. Caput per
lateris medium orditur, circumvolutio oblique a dorſo ad
cervicem ac ſternum; deinde ad latus ſuper caput primo
injectum, poſtea per thoracem in orbem.

Cap. XCVI. Caput ſub alam injiciatur, ſpira obli-
que per dorſum ad cervicem, inde ad pectus et alam, ad
oppoſitam alam et obliqua ad pectus et cervicem ut ſuper
ipſa decuſſis ſtruatur et obliqua per dorſum ad alam in
orbem feratur. Hisque modis eant circuitus.

Cap. XCVII. Dentur duae faſciae duorum digitorum
latitudine et longitudine commoderatae, quarum meditul-
liis ſuper humeros injectis capita quidem ad umbilicum,

Ed. Chart. XII. [495. 496.]

ἀγκτηρίζομεν, εἶτ᾽ ἐπιπλέκομεν τὴν καλουμένην καλαθοειδῆ
γερανίδα.

Κεφ. ℲΗ´. Εὐθετεῖ μὲν ἐφ᾽ ὧν καὶ ἡ πρὸ ταύτης.
συντελεῖται δὲ ἔκ τε τοῦ διπλοῦ τραχηλιστῆρος καὶ τῆς κα-
λαθοειδοῦς γερανίδος προσεπιτελουμένης.

Κεφ. ℲΘ´. Ἀρχὴ κατὰ λαγόνα. ἡ δὲ ἐπινομὴ λοξῶς
κατὰ κλειδὸς ἐπ᾽ ὠμοπλάτην, εἶθ᾽ ὑπὸ μασχάλην καὶ ἐπὶ
κλεῖδα, ἵνα χίασμα ὑπὲρ τὸ ἀκρώμιον γένηται· εἶτ᾽ ἐγκάρ-
σιος ἐπ᾽ αὐχένα καὶ ἐπ᾽ ἀντικειμένην κλεῖδα ὑπὸ μασχάλην
καὶ ἐπὶ [496] κλεῖδα, ἵνα χίασμα καὶ ἐνταῦθα γένηται καὶ
λοξὴ παρὰ μαστὸν ἐπὶ λαγόνα ἀντικείμενον, ὥστε καὶ κατὰ
στέρνου χίασμα γίγνεσθαι, εἶτ᾽ ἐγκύκλιοι περὶ λαγόνας· εἶτα
περὶ μετάφρενον λοξὴ καὶ ἐπὶ ἀκρώμιον, μασχάλην, εἶτ᾽ ἐπ᾽
ἀκρώμιον· εἶτ᾽ ἐγκάρσιος ἐκ τῶν ἔμπροσθεν κατὰ τὴν ἐμ-
βολὴν τῶν κλειδῶν καὶ ἐπ᾽ ἀκρώμιον καὶ λοξὴ κατὰ μετα-
φρένου ἐπὶ λαγόνα· εἶτ᾽ ἐγκύκλιος ἐπιπλέκεται αὐτῇ, ἤτοι
διπλῆ γερανὶς ἢ χιαστὸς τραχηλιστὴρ ἢ ἡ᾽διπλοῦς λεγόμενος.

quae fupra dorfum decuſſata inter fe fibula jungimus.
Deinde quafilliformem gruem vocatam obvolvimus.

Cap. XCVIII. Confert fane quibus et praecedens.
Conftruitur autem tum ex duplici trachelistro, tum ex
quafilliformi geranide conftitutis.

Cap. XCIX. Caput ad ilia. Diftributio oblique ad
claviculam, ad fcapulam; deinde fub axillam et ad clavi-
culam, ut decuffis fupra humeri caput ftruatur; mox
transverfa ad collum et oppofitam claviculam fub alam et
ad claviculam, ut decuffis etiam illic fiat et obliqua per
mammam ad ilia oppofita, ut decuffis quoque fuper pectus
figuretur; poftea in orbem circa ilia feratur, mox circa
dorfum obliqua et per humeri caput ad alam, ac rurfus
ad humeri caput; inde transverfa ex anterioribus per cla-
vicularum commiffuram etiam ad humeri caput, atque
obliquo a dorfo ad iliá, poftremo in orbem ipfi implica-
tur crus duplex vel decuffatus trachelifter vel etiam du-
plex dicta deligatio.

Ed. Chart. XII. [496.]

Κεφ. ρ΄. Ἁρμόζει μὲν ἐφ᾽ ὧν καὶ τὸ ὑπὸ στέρνον καὶ νῶτον ἐπιδῆσαι θέλομεν. ἐπιτελεῖται δὲ ἔκ τε τῆς ἀκίδος καὶ τοῦ ἀστέρος τῶν περάτων ἃ δὴ ἐπὶ τῆς ἀκίδος πρὸς ἄλληλα ἠγκτηρίζετο κατὰ τὰς λαγόνας παρηγμένων κἀκεῖ καὶ ἀποκρεμαμένων.

Κεφ. ρα΄. Προκαταλαβόμενος κατὰ τῶν ὤμων τοὺς τελαμῶνας οὓς ὑπὸ τῆς ἀκίδος ὑπεδείξαμεν, προσαπόδος κατὰ δύο ἤδη τραχηλιστὴρ ὅς ἐστι διπλοῖς, εἶτα τὴν καλαθοειδῆ γερανῖδα.

Κεφ. ρβ΄. Θεατρικὴ μὲν ἡ ἐπίδεσις ἐπειδὴ συντελεσθεῖσα ἐμφερὴς γίγνεται ταῖς ὀρθαῖς γωνίαις τῶν βωμίσκων προεπιδεδεμένῳ τῷ καλαθοειδεῖ τραχηλιστῆρι τῇ ὁμοιοσχήμονι γερανίδι προσαποδιδομένην τὴν Σωστράτου στηθοδεσμίδα τὴν ὀρθίαν μετὰ τῶν ἀναληπτρίδων.

Κεφ. ργ΄. Καὶ αὐτὴ Θεατρικὴ ἁρμόζει μὲν ἐπὶ τῶν αὐτῶν προσεπιδήσαντες καὶ πάλιν τὴν Σωστράτου ὀρθίαν τὴν στηθοδεσμίδα, ἥν τινες τέτρατον καλοῦσι.

Cap. C. Congruit quibus tum fub pectus, tum dorfum devincire volumus. Haec autem deligatio ex cufpide et ftella conftruitur, extremis, quae fane in cufpide inter fe per fibulam jungebantur, ad ilia adductis illicque fufpenfis.

Cap. CI. Praefumptis ad humerorum capita fafciolis quas in cufpide explicavimus, adjice duas fpecies trachelifterem qui duplex eft, deinde gruen quafilliformem.

Cap. CII. Quum theatralis deligatio conftructa eft rectis arae parvae angulis fimilis evadat. Primum deligato trachelifere quafilliformi grui confimili pectoralem Softrati deligationem rectam cum fufpendentibus fafciolis adjicimus.

Cap. CIII. Ipfa etiam theatralis iisdem congruit deligatio; recta iterum Softrati deligatione facta pectoralem deligationem, quam quidem quadrigam vocant, conftruimus.

Κεφ. ρδ΄. Δύο τελαμῶνας κατὰ τῶν νώτων θέντες
ὡς ἐπὶ τῆς ὀρθίας στηθοδεσμίδος ἐπιπλέκομεν τὸν ἁπλοῦν
ῥόμβον.

Κεφ. ρε΄. Ἀρχὴ κατὰ πλευρᾶς. τὸ εἴλημα λοξῶς κατὰ
στέρνον ἐπὶ ἀκρώμιον, εἶτ᾽ ἐγκάρσιον ἐπ᾽ αὐχένος κατ᾽ ἀκρώ-
[497] μιον ἀντικείμενον καὶ ὑπὸ μασχάλην ἐκ τῶν ἔμπρο-
σθεν εἰς τὰ ὀπίσω καὶ ἐπὶ τὸ αὐτὸ ἀκρώμιον καὶ λοξὴ ἐπὶ
στέρνον, εἶτ᾽ ἐγκύκλιος κατὰ λαγόνος. ἡ αὐτὴ ὀπισθοφανὴς
γίνεται ἐναλλασσόντων ἡμῶν, τὰς μὲν ἔμπροσθίους ἐπινε-
μήσεις ποιούντων ὀπίσω, τὰς δὲ ὀπισθίους ἔμπροσθεν.

Κεφ. ρστ΄. Ἁρμόζει μὲν ἐφ᾽ ὧν πλευραὶ ἐπιδοῦνται.
συντελεῖται δὲ οὕτως· ἡ μεσότης τοῦ ἐπιδέσμου κατ᾽ αὐχέ-
νας, αἱ δ᾽ ἀρχαὶ λοξαὶ κατὰ στέρνον εἰς αὐτὰς ἀγκυλωθεῖ-
σαι ὑπὸ μασχάλας ἐπὶ μετάφρενον, κἀκεῖ πάλιν ἀγκυλωθεῖ-
σαι ἀπαγέσθωσαν, οὕτω τε μέχρι τοῦ ὅλον τὸν θώρακα
ἐπιδεθῆναι, ὅτε μὲν ὀπίσω, ὅτε δὲ ἔμπροσθεν ἀγκυλούσθω-
σαν. τὰ δὲ πέρατα πρὸς ἄλληλα ἀμματιζέσθωσαν. ταύτῃ τῇ

Cap. CIV. Duabus fasciolis dorso superpositis, quem-
admodum recta Sostrati deligatione simplicem rhombum
obvolvimus.

Cap. CV. Caput fasciae a latere ordiatur, spira ob-
lique per sternum ad humeri caput sub alam volvatur;
deinde transversa ad humeri caput, mox transversa per
collum in oppositum humeri caput et sub axillam a parte
anteriori in posteriorem et ad ipsum humeri caput et ob-
liqua ad sternum, postea in orbem ad ilia. Eadem de-
ligatio retrorsum spectabilis redditur nobis immutantibus,
anteriores quidem circuitus posteriores, posteriores vero
anteriores facientibus.

Cap CVI. Congruit quibus costae deligandae sunt.
Sic autem construitur. Medium fasciae in collum injici-
tur; capita vero obliqua per sternum sibi ipsis implicita
sub alas ad dorsum illicque rursum implicita adducantur.
Sicque quoad totum thoracem deligaverint, modo retror-
sum, modo antrorsum injiciantur. Fasciae vero extrema

Ed. Chart. XII. [497.]

ἐπιδέσει ἁρματηλάται χρῶνται συνοχῆς χάριν τῶν πλευρῶν.
ἀπηρτικότες καὶ τὰς περὶ τὸν θώρακα ἐπιδέσεις καὶ τὰς
ἑξῆς λέγωμεν.

Κεφ. ρζ'. Ἁρμόζει μὲν ἐπὶ βουβῶνος. ἐπιτελεῖται δὲ
οὕτως· ἀρχὴ κατὰ λαγόνος, ἡ ἀντικειμένη δὲ ἐπινέμησις λοξὴ
κατὰ πυγῆς πλησίον τοῦ πεπονθότος βουβῶνος, εἶτ' ἐπὶ πε-
ρίναιον κάτωθεν ἄνω καὶ λοξὴ ἐπὶ βουβῶνα, εἶτ' ἐγκύκλιος
κατὰ ἰσχίον καὶ κατὰ λαγόνα κατὰ τῆς προεμβεβλημένης
ἀρχῆς, αἱ δ' ἐπινομαὶ κάτωθεν ἄνω αὐτῶν.

Κεφ. ρή'. Ἀρχὴ κατ' ἐπιγαστρίου τὸ εἴλημα λοξῶς
ἐπὶ κοτύλην παρὰ περίναιον ἐπὶ βουβῶνα κάτωθεν ἄνω κατὰ
τῆς προεμβεβλημένης ἐπὶ ἰσχίον καὶ βουβῶνα παρὰ περί-
ναιον καὶ κοτύλην κάτωθεν ἄνω καὶ ἐπὶ ἦτρον, αἱ δ' ἐπι-
νομαὶ κατὰ τῶν αὐτῶν ὡς ἀμφότεροι οἱ βουβῶνες σκεπα-
σθῶσιν.

Κεφ. ρθ'. Ἡ μεσότης κατὰ τοῦ βουβῶνος. αἱ δ' ἀρχαὶ
ἐπὶ κοτύλην κἀκεῖ χιαυθεῖσαι· ἡ μὲν ἐπὶ βουβῶνος, ἡ δὲ ἔξω-

inter fe nexu ligentur. Hacce deligatione aurigae utun-
tur coftarum continendarum gratia. Expofitis quae tho-
raci obvolvuntur deligationibus ceteras deinceps recitemus.
Cap. CVII. Idonea quidem eft inguini devinciendo.
Ita vero conftruitur. Caput fafciae ab ilibus ordiatur;
oppofita vero diftributio obliqua per clunem inguinis affe-
cti vicinum, deinde ad perinaeum inferne furfum et ob-
liqua ad inguen; poftea in orbem per ifchium et per ilia
fuper caput injectum, circuitus denique inferne furfum
obvolvuntur.
Cap. CVIII. Caput fuper epigaftrium injiciatur,
obvolutio oblique per coxam fuper perinaeum ad inguen
infernum ducatur juxta caput primo injectum ad ifchium
et inguen per perinaeum et femoris acetabulum inferne
furfum et ad imum ventrem. Circuitus vero his diftri-
buuntur, ut utrumque inguen obtegatur.
Cap. CIX. Medium fafciae ab inguine ducit exor-
dium, capita vero ad femoris acetabulum feruntur illicque
decuffata alterum quidem ad inguen, alterum vero extra;

Ed. Chart. XII. [497. 498.]

θεν. εἶτα ἐπὶ τῷ αὐτῷ ἀναγέσθωσαν, αἱ δ' ἐπινομαὶ κατὰ τῶν αὐτῶν.

[498] *ρι'. Τῆς βραχυτέρας ἀρχῆς ὡς ἂν ἢ δύο ἢ τρεῖς τόποι παριένται κατὰ βουβῶνος. τὸ δὲ εἴλημα ἄγεται κατὰ λαγόνος ἐπὶ ἰσχίον καὶ ἐπιγάστριον, εἶτ' ἐπὶ κοτύλην λοξῶς καὶ βουβῶνα κάτωθεν ἄνω καὶ ἐπὶ λαγόνα καὶ ἰσχίον καὶ ἀντικειμένην λαγόνα καὶ ἐπιγάστριον, ὅτε ἡ παρειμένη ἀρχὴ ἀνακλᾶται ἐπὶ βουβῶνα, ἵνα κατ' αὐτοῦ πτύγμα γένηται ἢ καταλαμβάνηται τῷ εἰλήματι· εἶτ' ἐπιτελεῖται πάλιν βουβῶνι, εἶτ' ἐπὶ ἰσχίον καὶ ἐπιγάστριον καὶ πάλιν ἡ πρώτη ἀρχὴ πτύσσεται ἄνωθεν κάτω καὶ τῷ εἰλήματι καταλαμβάνεται καὶ οὕτως ἐπιδεῖται ἄχρις ἂν συντελεσθῇ ἀεὶ τοῦ μὲν πτυσσομένου, τοῦ δὲ ἐπειλουμένου, τὸ δὲ πέρας ἀγκτηρίζεται.*

Κεφ. ριά'. Ταινίας ἡ μεσότης κατ' ὀσφύος. αἱ δ' ἀρχαὶ κατὰ βουβῶνα ὡς ἐπὶ τοῦ ἁπλοῦ παριέντες ἑτέρου ἐπιδέσμου. ἀρχαὶ κατ' ἐπιγαστρίου καὶ συντελεῖται διπλοῦς

deinde in unum adducantur, eadem ratione procedant circuitus.

Cap. CX. Brevioris capitis fere duae tresve partes fuper inguen demittuntur; fpira vero per ilia ad ifchium et epigaftrium ducitur; deinde oblique ad femoris acetabulum et inguen inferne furfum et ad ilia et ifchium et oppofita ilia et epigaftrium. Quamobrem demiſſum caput ad inguen reflectitur, ut fuper eo finus fiat, qui altera circumvolutione comprehendatur. Deinde etiamnum inguini immittitur, poftea per ifchium et epigaftrium, ac deinde primum fuperne deorfum obvolutae fafciae in finus contrahitur et circumvolutione comprehenditur et ita deligatur continuo quoad deligatio peracta fuerit, altera quidem implicata, altera vero fuper obvoluta; extremum denique fibula nectitur.

Cap. CXI. Medium fafciolae fuper lumbos injiciatur, capita vero per inguen, quemadmodum in fimplici altera deligatione remifimus. Capita vero fuper epigaftrium et

Ed. Chart. XII. [498. 499.]

βουβωνίσκος τῶν κάτω παρειμένων ταινιδίων πτυσσομένων ὡς ἐπὶ τοῦ διπλοῦ εἴρηται.

Κεφ. ριβ'. Ταινιδίου μεσότης κατ' ὀσφύος, αἱ δ' ἀρχαὶ κατ' ἐπιγαστρίου ἀμματίζονται, εἶτ' ἐπιδέσμου εἰλητοῦ ἡ ἀρχὴ ὑπὸ τὴν ζώνην τὸ εἴλημα ὑπὸ καυλὸν, εἶτ' ἐπὶ τὴν ζώνην ἄνωθεν κάτω· εἶθ' ὑπὸ καυλὸν καὶ περὶ τὴν ζώνην, εἶτ' ἐπιτελεῖ ὑπὸ τοὺς διδύμους καὶ ὑπὸ τὴν ζώνην.

Κεφ. ριγ'. Μετὰ τὸ περιθεῖναι τὴν ταινίαν ἡ ἀρχὴ τοῦ ἐπιδέσμου ἐπὶ καυλὸν καὶ νομαὶ ἐγκύκλιοι περὶ αὐτὸν ἕως σκεπασθῇ· εἶτα περὶ τὴν ζώνην, εἶτα ὑπὸ καυλὸν καὶ περὶ τὴν ζώνην, εἶθ' ὑπὸ διδίμους καὶ ἐπὶ ζώνην.

[499] Κεφ. ριδ'. Σύμμετρον ῥάκος λαβόντες σχίζομεν εἰς σκέλη τέσσαρα τὸ μέσον συνεχὲς ἐῶντες καὶ ὑποβάλλομεν τῷ καυλῷ, τὰς δὲ ἀρχὰς ἀνάγοντες τὰς περὶ τὸ ἕτερον μέρος πλησίον καυλοῦ ἐπισχίζομεν, διὰ δὲ αὐτοῦ διεκβάλλομεν τὰς ἑτέρας ἐπὶ τὴν ζώνην.

conftruitur duplex inguinaria deligatio demiſſis deorſum faſciis, quas ut in duplici dictum eſt duplicamus.

Cap. CXII. Medium faſciae lumbis injiciatur, capita ſuper epigaſtrium nexu ligentur; deinde faſciae obvolutae caput ſub zonam, ſpira ſub caulem; deinde ad zonam ſuperne deorſum, poſtea ſub caulem et ad zonam; poſtremo ſub teſticulos et ſub zonam deligationem abſolvit.

Cap. CXIII. Circumvoluta zona faſciae caput ad caulem injiciatur, in circuitus in orbem circa ipſum quoad obtexerit; deinde ad zonam ferantur, mox ſub caulem et ad zonam; poſtremo ſub teſticulos et ad zonam.

Cap. CXIV. Linteum conſentaneum ſumptum in quatuor crura ſcindimus, medium integrum ſinentes cauli ſubjicimus; capita vero ad alteram partem ducentes prope caulem ſcindimus. Per hanc autem partem alias ad zonam ductas trajicimus et trajectas nodo alligamus.

EK ΤΩΝ ΓΑΛΗΝΟΥ ΥΠΟΜΝΗΜΑ-
ΤΩΝ ΠΕΡΙ ΕΠΙΔΕΣΜΩΝ
ΒΙΒΛΙΟΝ.

Ed. Chart. XII. [500. 501.]

[500] Σκοποὶ πάσης ἐπιδέσεώς εἰσι πρῶτοι καὶ μέγιστοι
τῆς γε δι᾽ ἑαυτὴν παραλαμβανομένης οὐχ ὑπηρεσίας ἕνεκα
τῶν ἐπικειμένων τῷ πάσχοντι μορίῳ, τό τε κατέχειν ἀκίνη-
τον, ὡς διεπλάσθη τὸ πεπονθὸς ἀφλέγ- [501] μαντόν τε
φυλάττειν. ἐπεὶ δ᾽ οὐ δίναται ταῦτα ποιεῖν ἡ ἐπίδεσις
ἄνευ τοῦ διεμμένειν αὐτὴν καὶ μὴ μετακινεῖσθαι πρὸς τὰ
κάτω τοῦ σώματος ἢ ἄνω· διὰ τοῦτο τοῖς ἀπαθέσι μορίοις

EX GALENI COMMENTARIIS DE
FASCIIS LIBELLUS.

Scopi omnis faſciationis primi ſunt ac maximi, tum ut
ipſa per ſe partes devinciendas amplectatur, tum admini-
ſtrationis rerum affectae parti incumbentium gratia, tum
ut partem affectam in propria figura immoratam contineat
et inflammationis expertem tueatur. Quia vero haec effi-
cere non poteſt faſciatio, niſi ipſa permaneat neque ad
inferas aut ſuperas corporis partes dimoveatur, propterea

Ed. Chart. XII. [501.]

ἀναγκαζόμεθα προσπεριβάλλειν τοὺς ἐπιδέσμους, ὅπως ἔνθα
μὲν εἰκὸς ἀναδραμεῖν ἐστιν ὅλην τὴν ἐπίδεσιν, ἀντίληψις
αὐτῆς γίγνοιτο ἐπὶ τῶν ταπεινοτέρων, ἔνθα δὲ καταδραμεῖν
ἐπὶ τῶν ὑψηλοτέρων, ἐπ᾽ ἐνίων δὲ μορίων ἡ διὰ τῶν ἀντι-
κειμένων ἀντίληψις ὠφελιμωτέρα, καθάπερ ἐπ᾽ ὤμου καὶ
βουβῶνος, ἀκριβῶς δ᾽ εἰπεῖν ἐπ᾽ ὤμου μὲν οὐ περὶ τὸν
ἕτερον ὦμον, ἀλλὰ τὴν μασχάλην, ἐπὶ βουβῶνος δὲ κατὰ
τὸν κενεῶνα περιβάλλεσθαι δεῖ τὸν ἐπίδεσμον. οὔτε γὰρ ὁ
ὦμος, οὔθ᾽ ὁ γλουτὸς ἀσφαλῶς φυλάττειν δύναται τὰς πε-
ριβολὰς, ἀλλ᾽ ἡ μασχάλη καὶ ὁ κενεών. ὡσαύτως δὲ καὶ
τῆς κνήμης εὐαπόρρυτον ἐχούσης τὴν ἐπίδεσιν διὰ τὴν κυρ-
τότητα τῆς γαστροκνημίας ἡ ἄνω περιβολὴ χρησίμη κατ᾽
ἐκείνας δηλονότι τὰς ἐπιδέσεις καθ᾽ ἃς ἀναγκαῖόν ἐστι τὸ
κυρτὸν τῆς γαστροκνημίας περιλαμβάνειν. ἐπεί τοι τὰ κατὰ
τὰ σφυρὰ χωρία τὸ μόνιμον τῆς ἐπιδέσεως ἐξ ἑαυτῶν ἔχει
μεταξὺ δυοῖν ἐξοχῶν κείμενα. οἷς δὲ μορίοις οὐκ ἔστιν οὔτε
παρακείμενόν τι τοιοῦτον ἕτερον μόριον οἷον ἐπὶ κνήμης οὔτ᾽

partibus illaefis fafcias circumjicere cogimur, quo huc qui-
dem prout decet univerfa excurrat deligatio, ejus compre-
henfio ad humiliores fiat partes; illuc vero ad altiores de-
currat. In nonnullis autem partibus quae per oppofitas
fit comprehenfio utilior, quemadmodum in humero ac in-
guine. Abfolute vero dicendum eft, in humero quidem
non ad alterum humerum, fed axillam; in inguine vero
circa ilia fafciam volvendam effe. Neque enim humerus,
neque clunis fafciarum fpiras tuto fervare queunt, fed
axilla et ilia. Eodem vero modo et tibiae volubilem fa-
fciam continentis ob furae devexitatem fafciae fpira fupe-
rior ufum habet, in illis nimirum deligationibus quibus
devexam furae partem continere neceffe eft. Quandoqui-
dem malleorum regiones inter duas eminentias dejectae
per fe ftabilem deligationis remoram prae fe ferunt. Qui-
bus autem non eft partibus neque appofita quaedam pars
altera talis ut in tibia exiftit, neque ut in humero ac in-
guine oppofita, in his talem efficere deligationem oportet,

ἀντικείμενον ὡς ἐπ᾽ ὤμου καὶ βουβῶνος, ἐπὶ τούτων τοιαύτην χρὴ ποιεῖσθαι τὴν ἐπίδεσιν ὡς ἐν τῷ ὁμαλωτάτῳ τὰς καταλήψεις γίγνεσθαι, καθάπερ κἀπὶ τῆς κεφαλῆς. εἰ δ᾽ οὐ δέχεται τὴν κεφαλὴν οὕτω καθάπερ τὰ κῶλα περιλαβεῖν ἐν κύκλῳ· κωλύει γὰρ ὁ τράχηλος συμφυὴς ὢν αὐτῇ, διὰ τοῦτ᾽ ἐπ᾽ αὐτῆς ἐάν τε κατὰ τὸ δεξιὸν μέρος, ἐάν τε κατὰ τὸ ἀριστερὸν ᾖ τὸ τῆς ἐπιδέσεως δεόμενον πάθος τὴν κατ᾽ ἰθυωρίαν ἐπίδεσιν αἱρούμεθα διὰ μὲν τῆς κορυφῆς ἀγομένου τοῦ ἐπιδέσμου, καταγομένου δ᾽ ἐντεῦθεν ἐπ᾽ ἄκραν τὴν κάτω γένυν· εἶτα ἀναγομένου πάλιν ἐπὶ τὸ πεπονθός, εἶτ᾽ αὖθις ὁμοίως εἴτε δὶς εἴτε τρὶς αὔταρκες εἶναι νομίζομεν, ἑλιττομένου μέχρι τῆς τελευτῆς, αὐτὴ δὲ πάντως κατὰ τῆς κορυφῆς γιγνέσθω, μονιμώτατον γὰρ τὸ χωρίον τοῦτο. λοιπῶν δὲ ὄντων τῆς κεφαλῆς ἑτέρων μερῶν ἐναντίων ἀλλήλοις, ὧν τὸ μὲν ὀπίσω τε καὶ κατ᾽ ἰνίον ἐστὶ, τὸ δὲ πρόσω τε καὶ κατὰ τὸ μέτωπον ἀπὸ δυοῖν ἀρχῶν ἐπιδεῖν χρή. ἔστι δὲ ἀπὸ δυοῖν ἀρχῶν ἐπίδεσις, ὅταν τὸ μέσον

ut in maxime aequabili loco, quemadmodum in capite comprehenfiones. Quod fi non detur ita caput ut membra ambitu comprehendere: prohibet enim cervix ipfi cognata, propterea in ipfo capite five ad dextram five ad finiftram partem fit is qui fafciationem affectus defiderat, fecundum rectitudinem deligationem decernimus ducta quidem per verticem fafcia indeque ad fummam imamque maxillam deducta; deinde rurfum ad affectam partem furfum evecta, poftea fimiliter bis terve iterata et prout fatis effe exiftimaverimus adufque fui extremum evoluta, ipfa vero fupra verticem omnino fit extremitas. Haec enim regio firmiffima eft fafciationis remora. Quum autem fuperfint aliae capitis regiones inter fe contrariae, quarum una quidem et pofterior eft et ad occiput fertur, altera vero et anterior et ad frontem porrigitur, a duobus capitibus deligatio molienda eft. Eft autem a duobus capitibus deligatio, quum toto fafciae medio fuper affectam partem

Ed. Chart. XII. [501· 502.]

ὅλον τοῦ ἐπιδέσμου κατὰ τοῦ πεπονθότος ἐρείσαντες ἰσορ-
ρόπως ἐκάτερον αὐτῶν τῶν μερῶν ἐπὶ τὸν ἀντικείμενον ἄγο-
μεν τόπον. ὅσαι δὲ τελευταὶ τῶν οὕτως ἐπιδουμένων ἐπὶ τὸ
μέτωπον ἄγονται, μονιμώτεραι· τοῦτο γὰρ τὸ χωρίον τοῦ
ἰνίου μονιμώτερον, πεπονθότων ὁμοίως τῶν ἀντικειμένων
μερῶν, ὡς ἐπειδὰν τὰ καλούμενα καυληδὸν γένηται τὰ κα-
τάγματα, τὴν ἐπίδεσιν ἀπὸ δυοῖν ἀρχῶν ποιήσῃ, καθάπερ
ἐπὶ τῶν σκεπαρνηδὸν περιβαλλομένων σπληνῶν. ἐὰν δὲ
ἀπὸ μιᾶς ἀρχῆς ἐπιδέῃς τὰ τοιαῦτα, κατὰ τὴν ὁμοιότητα
τῆς ἀπὸ δυοῖν ἀρχῶν ἐπιδέσεως ἑλίττων τὸν ἐπίδεσμον, οὕ-
τως ἄξεις ἐπὶ τὸ μόνιμον χωρίον, ὡς ἐνταῦθα τελευτῆσαι·
ἥκιστα δὲ λοξῷ τῷ ἐπιδέσμῳ δεῖ χρῆσθαι, διότι τὸ χρη-
σιμώτατον τῆς ἐπιδέσεώς ἐστι, τὴν τελευτὴν αὐτῆς ἀπαρ-
έγκλιτον φυλάττειν, εὐθύτατα περατουμένην· ἤτοι γὰρ ἐπὶ
τὸ μέτωπον ἢ τὸ μέσον ὅλης τῆς κεφαλῆς ἔνθα τὸ καλού-
μενον βρέγμα. τῆς μὲν γὰρ κατ᾽ ἐπανθερεῶνα καταγομέ-
νης τῆς ἐπι- [502] δέσεως ἡ τελευτή, προσηκόντως ἂν
ἐπὶ τὸ μέσον ἀνάγοιτο τῆς κεφαλῆς ἀπαρεγκλίτως ἀνατεινο-

admoto utrumque ipforum fegmentorum ad oppofitum lo-
cum aequabiliter adducimus; quae vero fegmentorum ita
deligantium extrema ad frontem adducuntur, ftabiliora
manent. Haec enim occipitis regio folidior eft remora.
Affectis autem eodem modo partibus, ut quum quae cauli-
formes fracturae productae funt a duobus capitibus deli-
gationem efficies, quemadmodum in fpleniis afciatim con-
volutis. Si vero ab unico fafciae capite laefas ejusmodi
partes deligaveris ad bicipitis fafciationis fimilitudinem
fafciam volvendo ad ftatum locum adduces, ut illic defi-
nat; minime vero obliqua fafcia utendum eft, quia maxi-
mus deligationis ufus eft, ejus extremum prorfus indecli-
natum perquam recta terminatum tueri aut ad frontem
aut ad totius capitis medium qua parte finciput appella-
tur. Enimvero deligationis quae ad mentum devolvitur
extremum, decenter ad capitis medium citra proclinationem
furfum porrigendum ducatur. Deligationis vero quae cir-

μένη. τῆς δὲ κυκλοτερῶς περιβαλλομένης ἐπὶ τὸ μέτωπον,
ὁμοίως καὶ αὐτὴ κατὰ μηδὲν ἐγκεκλιμένη. περιαγομένη γὰρ
οὕτως ἑλιχθήσεται καὶ τοῖς ὀπίσω μέρεσι περὶ τὸ καλούμε-
νον ἰνίον ὁ μεταξὺ τοῦ τραχήλου καὶ ὀπίσω τῆς κυρτότη-
τός ἐστι τοῦ κρανίου. διὰ τοῦτο δέ φησιν Ἱπποκράτης
τὴν ἐσχάτην περιβολὴν τῶν ἐπιδέσμων ἥκιστα λοξὴν εἶναι
προσήκει, ὅτι τὰς πρὸ αὐτῆς ἤδη πολλάκις ἐξ ἀνάγκης γι-
γνομένας λοξὰς, ἕνεκα τοῦ περιλαμβάνεσθαι τὸ πεπονθὸς
ἄλλοτε κατ᾽ ἄλλο μέρος ὑπάρχον. ἀλλὰ τάς γε διὰ τὸ πά-
θος λοξὰς γεγονυίας περιβολὰς ἡ ὑστάτη κατέχει μηδαμόθι
λοξουμένη. δῆλον οὖν ὅτι τῇ αὐτῇ ἀφελείᾳ κἀκεῖναι συν-
διαμένουσιν ἀμετακίνητοι· ὡς οἷν ἐπὶ τῆς κεφαλῆς, οὕτω
κἀπὶ τῆς ἄνω τοῦ γόνατος ἢ κάτω γιγνομένης ἐσχάτης πε-
ριβολῆς ἀκριβῶς φυλάττεσθαι χρὴ τὸ ἀπαρέγκλιτον. ἐπὶ
μὲν τῶν κατὰ βουβῶνα καὶ ὦμον ἐπιδέσεων, ἐν αἷς ἀναγ-
καζόμεθα κατὰ τῶν ἀντικειμένων τι μυρίων συγκαταλαμβά-
νειν αἱ ἐσχάται περιβολαὶ κυκλοτερεῖς ἀπαρέγκλιτοι γίγνε-
σθαι δέονται. κατὰ τοὺς κενεῶνας μὲν ἀμφοτέρους, ἔνθα

cinato ad frontem circumjicitur extremum peraeque ac
illud nullo modo pendulum fit. Sic enim circumducta
volvetur per pofticas partes verfus occiput vocatum, quod
cervicem et pofticam cranii curvitatem iuterjacet. Pro-
pterea vero, inquit Hippocrates, ultimam fafciarum fpiram
minime obliquam effe convenit, quod jam ante ipfam ne-
ceffario multoties accidat obliquas fieri fpiras, ut pars
affecta interdum ab altera fuperiori parte contineatur.
Verum hafce circumvolutiones ob affectum obliquas factas
ultima remoratur nequaquam obliquata. Patet igitur illas
ipfa fecuritate fimul immutabiles permanere. Quare ut
in capite, fic et fupra aut infra genu quum ultima fit
circumvolutio, ipfa indeclinabilis accurate fervanda eft.
In inguinis quidem et humeri deligationibus quibus per
oppofitas defenfiones fimul deligare cogimur, ultimae fpi-
rae circulares indeclinabiles fieri debent. Per ilia quidem
utraque ubi inguen devincire propofuimus; poftremum

Ed. Chart. XII. [502.]

τὸν βουβῶνα δεσμεῖν προαιρούμεθα, κατὰ δὲ τὸ στέρνον ἐφ᾽
ὧν τὸν ὦμον. ἀνάλογον δὲ τούτοις ἤ τε τῆς κατὰ τὸν καρ-
πὸν καὶ τῆς κατὰ τὸν ἀστράγαλον διαρθρώσεως. τῇ μύλῃ
δὲ τῇ καλουμένῃ πρός τινων ἐπιγουνατίδι πλατὺν χρὴ περι-
τετάσθαι τὸν ἐπίδεσμον, ὡς ὅλην αὐτὴν περιλαμβάνειν. ὁ
γὰρ μὴ περικείμενος οὕτως ἢ πρὸς τὴν ἄνω χώραν ἐνεχθή-
σεται ῥᾳδίως ἢ πρὸς τὴν κάτω περισφαλλόμενος ἐφ᾽ ἑκάτερα
διὰ τὴν κυρτότητα τῆς μύλης, τῇ δ᾽ ἰγνύῃ συνεσταλμένον
τὸν ἐπίδεσμον χρὴ περιβάλλειν, οὔτε γὰρ ὑποδέξασθαι δύ-
ναται τὸν εἰς πλάτος ἐκτεταμένον, οὔτε φυλάξαι. οἶδα δέ
τινα πάθη μὴ φέροντα τὴν ἐπίδεσιν· ταῦτα δ᾽ ἐστὶν ἐφ᾽
ὧν εἰ καὶ βραχὺ κινηθῇ τὸ πεπονθὸς μόριον, ὀδύνη μεγί-
στη γίνεται καθάπερ ἐκ καταπτώσεως. οὐ πρὸ πολλοῦ τις
οὕτως ἔπεσε κατὰ τὴν ῥάχιν, ὡς μηδὲ βραχύτατον εἰ κινη-
θείη δύνασθαι φέρειν τὸ μέγεθος τῆς ὀδύνης· ἠναγκάσθη-
μεν οὖν αὐτοῦ τὸν χιτωνίσκον ἀφελεῖν οὐκ ἀποδύσαντες, ἀλλὰ
διαῤῥήξαντες μὲν πρῶτον ἀπάσας τὰς ῥαφὰς, μετὰ δὲ ταῦτα
παμπόλλοις τοῖς διακρατοῦσιν ὅλον τὸ σῶμα, χρησάμενοι

vero ubi humerum. His autem refpondet tum quae in
carpo, tum quae in aftragalo propter articulationem fit
deligatio. Verum rotulae a quibusdam patellae appellatae
latum vinculum obtendi oportet, quo ipfam univerfam
complectatur. Quod enim ita non circumjacet, ut ad fu-
periorem aut inferiorem partem facile deducatur, ob ro-
tulae devexitatem utroque oberrans, fed popliti contra-
ctum vinculum admovendum eft; neque enim illud reci-
pere poteft in latitudinem extenfum nec confervare. Ego
vero novi quosdam affectus deligationem minime ferentes.
Hi vero funt in quibus etiamfi paullulum pars affecta
fefe moverit dolor maximus, quemadmodum ex prolapfione
concitatur. Non dudum quidam in fpinam ita procidit,
ut minimum fi moveretur doloris magnitudinem ferre
poffet. Quocirca ipfius indufium fubducere coacti fumus,
quod quidem non exuimus; fed primum omnes futuras
per medium rupimus; poftea vero multis totum corpus

πρὸς τὸ μετεωρίσαι τὸν ἄνθρωπον ἰσορρόπως. ἠτοιμάσθω
δ᾽ ἡμῖν ἐπὶ βάθρου πλατέος ἐκτεταμένον ῥάκος ἐπιβεβλημέ-
νην ἔχον ἐρίου πλάκα. ταῦτα μὲν οὖν ἐκελεύσαμεν, ἐπειδὰν
ὁ κάμνων ὑπὸ τῶν διακρατούντων ἀπὸ τῆς στρωμνῆς ὑψωθῇ.
διὰ ταχέων ἐπιβάλλειν μὲν ἐκείνη κατὰ πλάτος, ὑποβάλλειν
δὲ τῇ ῥάχει τοῦ μετεωρισθέντος, αὐτοὶ δὲ ἑτέραν ἐρίου
πλάκα διαβεβρεγμένην ἔχοντες ἐλαίῳ θερμῷ μετὰ τὴν ἀφαί-
ρεσιν τοῦ χιτωνίσκου ταχέως περιβάλλοντες τῇ ῥάχει κατε-
κλίναμεν ὑποκειμένης πλακὸς ἅμα τῷ ῥάχει· καὶ οὕτω
πρῶτα μὲν ἀνηγάγομεν ἐπὶ τὰ πρόσω τοῦ σώματος τὰ πέ-
ρατα τῆς διαβρόχου πλακὸς ἓν ἑκατέρωθεν. ἐπ᾽ αὐτῇ τὰ
τῆς ξηρᾶς καὶ μετ᾽ ἐκεῖνα τὰ τοῦ ῥάκους, ἃ καὶ πρὸς ἄλ-
ληλα διὰ ῥαχῶν ἑνώσαμεν. ὡσαύτως δὲ κἀπὶ τῶν κατ᾽ ἰσχίον
μερῶν ἐπράξαμέν ποτε καὶ τῶν κατὰ μηρὸν ἐπ᾽ ἄλλου καὶ
κατὰ βραχίονά γέ ποτε καὶ τοῦ τραχήλου τὴν ὀπίσω χώ-
ραν, μετὰ δὲ τὴν ἐπίδεσιν ὑποκειμένοις αὐτοῦ [503] μέ-
ρεσιν, ἐφ᾽ ὧν μὲν ἐπιδέσεως οὐ δεόμεθα τῶν ἀντικειμένων
μορίων, ὡς ἐπὶ πήχεως καὶ μηροῦ καὶ κνήμης· ἐπὶ τούτων

fuffulcientibus ad hominem aequabiliter attollendi uſi ſu-
mus. Comparatum vero nobis erat in ſcamno patulo
porrectum linteolum proſtratam continens lanae tabulam.
Haec itaque imperavimus, quum aegrotus ſuffulcientium
manu e ſtrato erectus eſt, celeriter illi quidem ſecundum
latitudinem incumbere, ſpinae vero in altum ſublati ſub-
ſternere, ipſi vero aliam lanae tabulam oleo calido in-
ebriatam habentes poſt induſii detractionem quam primum
ſpinae circumjacentes decumbere fecimus, ſuppoſita ſimul
cum panniculo tabula, ſicque primum quidem ad anterio-
res corporis partes tabulae madentis extrema utrimque
unum adduximus, deinde ſupra ipſam ſiccae tabulae ex-
trema; poſt illa etiam linteoli extrema quae inter ſe ſu-
turis non conjunximus. Atque eodem modo in iſchii at-
que femoris partibus interdum fecimus. Alteri etiam in-
terdum et in brachio et poſtica cervicis regione. At poſt
deligationem ſubjectis ejus partibus, in quibus deligatione
opus erat nobis admovimus. Quum oppoſitae ſint partes,

ἀναγκαῖόν ἐστιν, ἤτοι γε ἀπὸ τῶν ἀριστερῶν μερῶν ἐπὶ τὰ
δεξιὰ διείρειν τὴν βελόνην ἢ ἀνάπαλιν. ἑκατέρως δὲ πει-
ρᾶσθαι τὴν φορὰν αὐτῆς ἐκκλίνοντα πρὸς τὸ ἄνω συῤῥά-
πτειν οὕτω τὸ πέρας τῆς ὀθόνης ταῖς ὑποβεβλημέναις περι-
βολαῖς. ἐφ᾽ ὧν δ᾽ ἐστὶ χρεία καὶ τῶν ἀντικειμένων μορίων,
ὡς ἐπ᾽ ὤμου καὶ ἰσχίου πειρᾶσθαι τὴν τελευτὴν τοῦ ἐπι-
δέσμου ποιεῖσθαι κατὰ τὴν ἄνω φοράν· εἶτ᾽ ἐνταῦθα τὴν
βελόνην διείροντα κάτωθεν ἄνω τὴν συῤῥαφὴν οὕτω ποιεῖ-
σθαι μὴ κατασπῶντα τὸ ὑψηλὸν μέρος τῆς ἐπιδέσεως, ἀλλ᾽
ἀνασπῶντα τὸ ταπεινόν. ἐγχωρεῖ μὲν γὰρ ἑκάτερον ποιεῖν
ἐν τῇ συῤῥαφῇ τῶν ὀθονίων, ἀλλὰ μετὰ τὸ διεκβάλλειν τὸ
ῥάμμα κατὰ τῆς βελόνης ἀνατείνειν χρὴ τὸ κάτωθεν αὐτοῦ
μέρος πρὸς τὸ ἄνω καὶ μὴ κατατείνειν τὸ ἄνωθεν εἰς τὸ κάτω,
σκοπὸν ἔχοντα διὰ τῶν ἄνω μερῶν τῆς ἐπιδέσεως ἀνέλκεσθαι τὰ
κάτω. ὡς γὰρ σχῆμα ταὐτὸν φυλάττεσθαι δεῖ τῶν ἐπιδεδεμέ-
νων μορίων, οὕτω καὶ τὴν νομὴν τοῦ ἅμματός τε καὶ ῥάμμα-
τος, ἀλλὰ τὴν ἀνάτασιν ἴσχειν ἄνω, πρῶτον μὲν τοῦ πέρατος
τῆς ἐπιδέσεως ἀσφαλῶς ἀνατεινομένου τε καὶ κρατουμένου, δι

ut in brachio et femore et tibia, in his five a finiftris
partibus ad dextras aut contra acum trajicere ncceffe eft.
Utroque vero modo ejus ductum tentare furfum vergen-
tem, ita lintei extremum fubvolutis fpiris confuere. In
quibus autem eft ulcus, etiam oppofitis partibus, ut in
humero et ifchio fafciae extremum ad fuperiorem ductum
facere ftudendum eft. Deinde ifthic trajecta inferne fur-
fum acu futuram ita efficere fublimi deligationis parte
minime divulfa, fed revulfa ima parte. Enimvero utrum-
que in linteorum futura efficere licet. Verum futura acu
trajecta pars ejus inferior furfum porrigenda eft, neque
fuperne deorfum fternenda, quum deligationis fcopus fit
partes inferiores a fuperioribus trahi. Quemadmodum
enim haec deligationis partium figura, fic etiam tum fa-
fciae tum futurae diftributio fervanda eft, imo extenfio
furfum continenda, primum quidem extremi deligationis
quod tuto et per illud et per ipfam totam tum extendi-

ἐκείνου δὲ καὶ ὅλης αὐτῆς. χρὴ δὲ μήτε κατ᾽ ἐκεῖνο τὸ
μέρος τὰς ἀρχὰς τοῦ ῥάμματος, ἐν ᾧ τὸ ἕλκος ἐστὶ, μήτε
τὸ ἄμμα κατὰ τὸ ἕλκος γίνεσθαι. θλιφθήσεται γὰρ οὐ μό-
νον ὑπ᾽ αὐτοῦ τοῦ ἄμματος, ἀλλὰ καὶ τοῦ ἐπιδέσμου πι-
λουμένου σφοδρότερον ὑπ᾽ αὐτοῦ, δεομένου τοῦ ἄμματος
ἐσφίγχθαι βιαιότερον, εἰ μέλλοι κρατήσειεν τὸν ἐπίδεσμον.
οὗτος δὲ κἂν χωρὶς ῥάμματος ἄμμα γίγνηται, τῶν τοῦ ἐπι-
δέσμου περάτων ἐπιπλεκομένων ἀλλήλοις ἤ τινος ἔξωθεν κα-
τακλείμματος οὐ χρὴ βάλλεσθαι κατὰ τὸ ἕλκος αὐτά. τότε
οὖν ἄμμα τίθεσο μὴ κατὰ τὸ ἕλκος, ἀλλ᾽ ἔνθα δυνήσει τὴν
νομὴν αὐτοῦ πρὸς τὴν ἄνω χώραν ποιεῖσθαι, φυλαττόμενος,
ὥς φησιν Ἱπποκράτης, τρίβον καὶ ἔργον. τρίβον μὲν οὖν
καλεῖ, καθ᾽ ὃ τρίβεταί τι μέρος τοῦ σώματος, ἔργον δὲ καθ᾽
ὃ τὴν ἐνέργειαν ἔχει καμπτομένην ἐκτεινόμενον ἤ εἰς τὰ
πλάγια παραγενόμενον. ἔστι δὲ τρίβος τῷ μὲν βαδίζοντι
τὸ ἴχνος τοῦ ποδὸς, τῷ δὲ κατακειμένῳ τὸ ἰνίον ἅπαν καὶ
μάλιστ᾽ αὐτοῦ τὰ ἐξέχοντα τῆς κεφαλῆς ὀπίσω, τῷ δὲ καθη-
μένῳ τὰ κατὰ τὰς πυγὰς, εἰ δὲ καὶ διὰ τῶν χειρῶν ἐνερ-

tur, tum continetur. Neque vero in illa parte cui ulcus
infidet futurae principia facienda funt, neque fuper ulcus
copula. Non enim folum ab ipfa copula, fed etiam a
fafcia quam premit copula, vehementius comprimetur, quum
copula violentius conftringenda fit fafciam coercitura. Sic
autem et citra futuram fit copula extremis fafciae inter
fe connexis aut externo quodam adftringente, haec in ul-
cus decumbere non oportet. Tunc igitur non ulceri ad-
moveatur copula, fed ubi poteris ipfius diftributionem in
fuperiorem regionem efficere, fervato, ut pronunciat Hip-
pocrates, cum calle, tum officio. Callem etenim vocat,
quo pars aliqua corporis exercetur, officium vero, quo
functionem habet flectendi, extendendi aut obligandi. Eft
vero callis incedendi pedis veftigium decumbenti totum
occipitium, ac maxime pofteriores capitis partes eminentes,
fedenti clunium partes. Si quis autem etiam fafciatus
operaturus fit, exploranda eft tum functio qua functurus

Ed. Chart. XII. [503. 504.]

γεῖν τις ἐπιδεδεμένος μέλλοι, σκέψαι τίνα τε τὴν ἐνέργειαν
ἐνεργήσει καὶ περὶ τί τῶν ἔξωθεν. οὕτω γὰρ δυνήσει καὶ
τὴν ἐν αὑτῇ τρίβον ἐξευρεῖν, αἱ δ᾽ ἐνέργειαι δῆλον ὅτι κατὰ
τὰς διαρθρώσεις γίνονται. φυλάξει τοίνυν αὐτὰς ἀεὶ καὶ
μάλιστα τὰς μελλούσας ἐνεργεῖν ἐπιδεδεμένου τοῦ κάμνον-
τος. εἰ γὰρ τὸ συνέχον ὅλον τὸ ἄμμα τεθείη κατὰ τῶν
μάλιστα σχηματιζομένων μορίων ἐν ταῖς κινήσεσιν ἀναγκαῖον
ἔσται ποτὲ μὲν χαλαρὰ περαιτέρω τοῦ προσήκοντος, αὖθις
δὲ θλίβοντα γίγνεσθαι τὰ ἄμματα, καθ᾽ ἡντινοῦν ἐπιβεβλη-
μένα διάρθρωσιν. τῶν δ᾽ ἐπιδέσμων ἁπλαὶ τρεῖς εἰσιν ἐπι-
βολαί, ἔγκυκλος μὲν ἡ κατὰ κύκλον ἀπαρέγκλιτος, περιλαμ-
βάνουσα τὸ πεπονθὸς μέρος, ἐφ᾽ ἧς τὰ τῆς δευτέρας καὶ
τρίτης ἐπιβολῆς τῶν ὀθονίων τοῦ πλάτους πέρατα κατ᾽ ἀλ-
λήλων ἐπικείσεται, μήτ᾽ ὑπερέχοντός τινος, μήτ᾽ ἐνδέοντος.
τὴν δ᾽ ἐπ᾽ ὀλίγον ἐγκεκλιμένην σκέπαρνον ὀνομάζομεν, ὥσπερ
[504] γε τὴν ἐπὶ πολὺ σιμήν. τὸ δὲ τῆς ἐπιδέσεως εἶδος
ὃ καλοῦμεν ὀφθαλμὸν, ἐπ᾽ ὀφθαλμοῦ παραλαμβάνομεν, ἤτοι
προπεσεῖν κινδυνεύοντος ἢ κρατήματος ἕνεκα τῶν ἐπικειμέ-

eſt, tum res exterior circa quam ipſa verſatur. Sic enim
poterit et ipſum callum in ipſa comperire. Functiones
autem articulationibus fiunt. Quare ipſas ſemper ac ma-
xime in deligato laborante actiones obituras tuebitur. Si
namque totum callum continens copula ſuper figuratas
potiſſimum partes in motionibus definiret, interdum qui-
dem laxiores quam deceat, contra vero articulationem
comprimentes fieri copulas, in quamcunque articulationem
injectas neceſſe futurum eſt. Ceterum faſciarum ſpirae
tres ſunt ſimplices, una quidem orbicularis quae ambitu
neutrum in latus deflectens affectam partem circumvolvit,
in qua ſecundae et tertiae injectionis linteorum extrema
per. latitudinem ſibi invicem incumbent neque excedentem
neque deficientem. Quae vero ſpira paullulum transver-
ſim propendet, eam ſceparnum faſciam nominamus, quem-
admodum et quae multopere eam ſimam. Ea vero deli-
gationis ſpecies eſt quam oculum vocamus, quam pro
oculo aſſumimus, ſive is procidere periclitetur, ſive ea

Ed. Chart. XII. [504.]

νων αὐτῷ, τὸν δὲ ῥόμβον ἐπὶ κεφαλῆς, ἤτοι ῥαφὰς κεχα-
λασμένας βουλόμενοι συναγαγεῖν ἢ ἕλκους ἐκπεπταμένα χείλη,
καὶ ποτε καὶ προστεῖλαι καὶ κολλῆσαι τὸ δέρμα μέχρι πλείο-
νος ἀποσεσυρμένον. ἀνάλογον δὲ τοῖσδε καὶ ἡ τοῦ ἡμιῤ-
ῥομβίου γίνεται χρεία.

quae ipſi admoventur contineri poſtulent. Rhombum au-
tem in capite admittimus, quum vel laxatas ſuturas aut
diducta ulceris labra conjungere volumus, etiam interdum
cutem amplius detractam contrahere et agglutinare deſide-
ramus. His denique conſentaneum eſt ſemirhombi uſus.

Printed in the United States
By Bookmasters